Überreicht durch

Fa. DR. KOLASSA
+ MERZ GMBH

H. Bröll, R. Czurda, W. Siegmeth, J. Smolen, N. Thumb

Praktische Rheumatologie

Diagnostisch-therapeutische Empfehlungen
der Österreichischen Gesellschaft für Rheumatologie

3., erneuerte Auflage

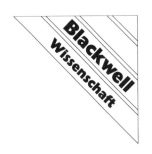

Praktische Rheumatologie

Diagnostisch-therapeutische Empfehlungen der Österreichischen Gesellschaft für Rheumatologie

3., erneuerte Auflage

Herausgegeben von:

H. Bröll, R. Czurda, W. Siegmeth, J. Smolen, N. Thumb

Unter Mitarbeit von:

F. Aglas, Graz – K. Ammer, Wien – Sylvia Auer, Wien – F. Böck , Wien – K. Chlud, Wien – G. Clarici, Graz – H. Czembirek, Wien – H. Donat, Wien – A. Dunky, Wien – R. Eberl, Wien – W. Ebner, Wien – Martha Eibl, Wien – W. Firbas, Wien – A. Fric, Baden – W. Gebhart, St. Pölten – Eva-Maria Geringer, Baden – W. Graninger, Wien – J. Gretler, Graz – W. Grisold, Wien – N. Gritzmann, Salzburg – R. Hawel, Bad Hofgastein – J. Hermann, Graz – J. C. Huber, Wien – H. Jesserer, Wien – Brigitte Kaik, Wien – G. Klein, Saalfelden – W. Knapp, Wien – G. Kolarz, Baden – B. Leeb, Wien – S. Leodolter, Wien – W. R. Mayr, Wien – F. Mayrhofer, Schallerbach – J. Menzel, Wien – P. Peichl, Wien – P. Petera, Wien – Ingrid Pilz, Wien – G. Pöllmann, Saalfelden – F. Rainer, Graz – O. Scherak, Baden – Ch. Scholten, Wien – W. Schütz, Wien – W. Schwägerl, Wien – F. Singer, Laab im Walde – G. Steiner, Wien – M. Stiskal, Wien – Ulrike Stuby, Linz – H. Tilscher, Wien – A. Ulreich, Gröbming – G. Wandner, Wien – A. Wanivenhaus, Wien – G. Witzmann, Wien – P. Zenz, Wien – C. Zielinski, Wien – U. Zifko, Wien

Blackwell Wissenschafts-Verlag, Berlin · Wien 1996

Die Deutsche Bibliothek – CIP-Einheitsaufnahme

Praktische Rheumatologie : diagnostisch-therapeutische Empfehlungen der Österreichische Gesellschaft für Rheumatologie / hrsg. von: H. Bröll . . . –
3., erneuerte Aufl. – Berlin ; Wien [u. a.]: Blackwell-
Wiss.-Verl., 1996
   ISBN 3-89412-271-4
NE: Bröll, Hans [Hrsg.]

ISBN 3-89412-271-4

Dosierungsangaben von Medikamenten

Autoren und Verlag haben alle Anstrengungen unternommen, um sicherzustellen, daß Auswahl und
Dosierungsangaben von Medikamenten im vorliegenden Text mit den aktuellen Vorschriften und
der Praxis übereinstimmen. Trotzdem muß der Leser im Hinblick auf den Stand der Forschung,
Änderungen staatlicher Gesetzgebungen und den ununterbrochenen Fluß neuer Forschungsergebnisse bezüglich Medikamentenwirkung und Nebenwirkungen darauf aufmerksam gemacht werden,
daß unbedingt bei jedem Medikament der Packungsprospekt konsultiert werden muß, um mögliche
Änderungen im Hinblick auf Indikation und Dosis nicht zu übersehen. Gleiches gilt für spezielle
Warnungen und Vorsichtsmaßnahmen. Ganz besonders gilt dieser Hinweis für empfohlene neue
und/oder nur selten gebrauchte Wirkstoffe.

Vorwort zur 3. Auflage

Seit der ersten Auflage des Buches „Praktische Rheumatologie" sind mehr als 2 Jahrzehnte vergangen. In der Zwischenzeit hat sich die Rheumatologie auch in Österreich weitgehend etabliert. Neben der Institutionalisierung auf universitärer Ebene, zunächst in Wien, wurde auch in Österreich für Fachärzte der Inneren Medizin, der Orthopädie und der physikalischen Medizin der Additivfacharzt für Rheumatologie geschaffen. Die Österreichische Gesellschaft für Rheumatologie hat aus diesem Grund beschlossen, die seinerzeit von der Österreichischen Rheumaliga in Form des Buches „Praktische Rheumatologie" publizierten diagnostisch-therapeutischen Empfehlungen zu überarbeiten und dem heutigen Wissensstand anzupassen. Das Redaktionskomitee hat sich die Aufgabe gestellt, unter Bedachtnahme des didaktischen Aufbaus der vorhergehenden Auflagen, ein aktuelles Lehrbuch der Rheumatologie zu schaffen.

Entsprechend der Konzeption dieses Buches werden Klinik, Diagnostik und Therapie der Erkrankungen des Rheumatischen Formenkreises dargestellt, wobei auch auf die heute übliche internationale Klassifikation der wesentlichsten Erkrankungen Bedacht genommen wurde. Hinzugefügt wurden Kapitel über die Grundlagen der Immunologie, des Knorpelstoffwechsels etc., die unter anderem auch dem in Ausbildung zum Additivfacharzt für Rheumatologie befindlichen Arzt entsprechendes Basiswissen vermitteln sollen. Weiters wurden den einzelnen Beiträgen dieses Buches Angaben über weiterführende Literatur zum Zweck der Vertiefung der Kenntnisse angefügt.

In dankenswerter Weise hat es der Blackwell Wissenschafts-Verlag übernommen, dieses Buch zu verlegen und es international einem größeren, interessierten Ärztekreis zugänglich zu machen.

Die Herausgeber danken für die Unterstützung seitens des Verlages und insbesondere Frau *Peter.* Der Sekretärin der Österreichischen Gesellschaft für Rheumatologie, Frau *Bergholtz,* sei für die ausgezeichnete Administration herzlich gedankt.

Die Österreichische Gesellschaft für Rheumatologie möchte, wie schon im Rahmen der vorigen Auflagen, traditionsgemäß für das Zustandekommen dieses neu aktualisierten Buches allen als Autoren beteiligten Damen und Herren ihren Dank aussprechen und hofft, daß dieses Werk im Sinne des edukativen Auftrages unserer Gesellschaft von den an der Rheumatologie interessierten Ärzten angenommen wird. Nur so kann dieses Buch einen weiteren Beitrag zur Bekämpfung der Erkrankungen des rheumatischen Formenkreises leisten.

H. Bröll

R. Czurda   *W. Siegmeth*

J. Smolen   *N. Thumb*

Vorwort zur 2. Auflage

Nach fünf Jahren ist die 1. Auflage des Buches „Praktische Rheumatologie" vergriffen. Wir möchten dies als Ausdruck des Interesses werten, das von der österreichischen Ärzteschaft diesen in Buchform herausgegebenen diagnostisch-therapeutischen Empfehlungen der Österreichischen Rheumaliga entgegengebracht wurde. Als Beitrag zu einer möglichst weiten Verbreitung der Kenntnisse über die Diagnostik und Therapie rheumatischer Erkrankungen erscheint nun im Auftrag der Österreichischen Rheumaliga die 2. Auflage dieses Buches. Dabei wurden der schon bewährte didaktische Aufbau beibehalten und die einzelnen Krankheitsbilder dem neuesten Stand des Wissens entsprechend überarbeitet. Hinzugekommen sind Darstellungen einiger neuerer Erkrankungen, wie z.B. die eosinophile Fasziitis, aber auch der Begriff der reaktiven Arthritiden und der Spondarthritiden. Ebenfalls überarbeitet wurden die verschiedenen Kapitel über Diagnostik und Therapie rheumatischer Erkrankungen.

Das Werk erscheint nun in neuem Gewand im Bohmann Verlag, dem wir für das Eingehen auf unsere redaktionellen Wünsche und die gute Ausstattung des Buches Dank sagen möchten. Die Realisierung unseres Vorhabens wäre aber auch diesmal nicht ohne die tatkräftige Mithilfe der Firma Merck Sharp & Dohme Wien möglich gewesen. Unser besonderer Dank gilt hier Herrn Dr. *Franco Mamoli* und Frau *Eva-Maria Lindermaier,* die uns bei der Reinschrift wie auch bei der Sammlung der Manuskripte, der Versendung der Druckfahnen und bei der endgültigen Drucklegung des Buches ihre Unterstützung zuteil werden ließen.

Die österreichische Rheumaliga möchte allen an dem Zustandekommen der 2. Auflage dieses Buches beteiligten Damen und Herren ihren Dank aussprechen und hofft, mit dem Werk einen weiteren Beitrag zur Bekämpfung der rheumatischen Erkrankungen in Österreich zu leisten.

H. Jesserer   *W. Siegmeth*

C. Steffen   *N. Thumb*

Vorwort zur 1. Auflage

Das Auftreten von rheumatischen Erkrankungen reicht weit in die Menschheitsgeschichte zurück und dürfte bis in jene Epoche zurück zu verfolgen sein, da der Mensch als aufrecht schreitendes Lebewesen in Erscheinung getreten ist. Aus der Geschichte der Medizin weiß man, daß bereits *Hippokrates* einen akuten fieberhaften Rheumatismus von einem akuten Gichtanfall unterschied, und daß der römische Arzt *Galen* den Begriff Rheumatismus kannte und in seinen Schriften lehrte, daß sich Rheumatismus mehr an den Weichteilen und inneren Organen manifestiere, während eine Arthritis die Gelenke befalle. Im weiteren Zeitverlauf wurden die Erscheinungsbilder der Erkrankungen des rheumatischen Formenkreises von verschiedenen Ärzten und Forschern wie *Paracelsus, Baillou (Ballonius), Cullen, Heberden, Bouillaud, Aschoff, Rössle, Klinge* immer klarer erkannt, klinisch genauer beschrieben, in zunehmendem Maße auf pathogenetische Mechanismen zurückgeführt und differentialdiagnostisch schärfer abgegrenzt.

Dieser zunehmend klareren Abgrenzung stand eine jahrhundertealte Vorstellung hemmend gegenüber, nach der alle fließenden und ziehenden Schmerzen am Bewegungsapparat einheitlich als Rheuma oder Rheumatismus aufgefaßt wurden. Erst im Laufe unseres Jahrhunderts begann sich die Ansicht durchzusetzen, daß der Begriff „Rheumatismus" keine Krankheitseinheit darstellt, sondern bestenfalls das Symptom der ziehenden Schmerzen als Sammelbezeichnung für die Erkrankungen des Bewegungsapparates umschreibt. Wenn der Ausdruck „ich leide an Rheuma" oder „ich habe Rheumatismus" im allgemein üblichen Sprachgebrauch wohl noch für pathogenetisch so verschiedene Formen wie chronische Polyarthritis, Arthrose, Myositis oder metabolisch bedingte Gelenkerkrankungen verwendet wird, so wird der Arzt seine Krankheitsbestimmung vom verwaschenen Begriff „Rheumatismus" lösen und seine Diagnose nach einer modernen Klassifikation der Erkrankungen des Bewegungsapparates vornehmen müssen. In dieser Klassifikation wird eine Ordnung nach: 1. Erkrankungen der Gelenke der Extremitäten und des Schulter-Hüftgürtels, 2. Erkrankungen der Wirbelsäule und ihrer Grenzgelenke, 3. Erkrankungen der Weichteile des Bewegungs- und Stützapparates (z. B. Erkrankungen des Unterhautbindegewebes, Erkrankungen der Muskulatur, Erkrankungen der Sehnen, Sehnenscheiden, Bänder und Fascien, Erkrankungen der Schleimbeutel, periphere Neuropathien), 4. Erkrankungen des Knochens und des Knorpels, aufgestellt. Innerhalb der einzelnen Gruppen wird außerdem definiert, ob es sich z. B. um eine entzündliche Krankheitsform (mit bekannter oder unbekannter Ursache), um eine durch metabolische oder ernährungsbedingte Störungen ausgelöste Krankheitsform (z. B. Arthritis urica), oder um eine durch Verschleiß bzw. mechanisch bedingte Fehlbelastung entstandene Krankheitsform (z. B. Arthrose, Spondylose) handelt.

Im vergangenen Jahrzehnt hat sich die Palette der zur Verfügung stehenden Therapeutika sowie der einsetzbaren diagnostischen Hilfsmittel beträchtlich ausgeweitet. Aus der Kombination bestimmter Gebiete der Inneren Medizin mit Grenzbereichen der Orthopädie, der Physikalischen Medizin, der Balneologie und der Serologie hat sich ein Fachbereich entwickelt, den man heute als Rheumatologie bezeichnet. Die Rheumaforschung hat in diesem Zeitabschnitt neue Erkenntnisse über pathogenetische Mechanismen, über das Auftreten bestimmter Faktoren und Zellen sowie bestimmter biochemischer Veränderungen erarbeitet und in Zusammenhang mit diesen Erkenntnissen neue diagnostische Methoden morphologischer, serologischer oder biochemischer Art entwickelt.

In Zusammenhang mit dieser zunehmend verbesserten Diagnostik und Therapie erhielten die Erkrankungen des rheumatischen Formenkreises immer mehr Beachtung in der Öffentlichkeit. Im Zuge statistischer Auswertungen wurde erkannt, daß diese Erkrankungen zu einem großen sozialmedizinischen und medizinisch-ökonomischen Problem herangewachsen sind. So zeigte es sich, daß die Erkrankungen des rheumatischen Formenkreises mit der Zahl der Krankenstandsfälle und Krankenhaustage, im Gesamtumsatz der Medikamente sowie in der Aufschlüsselung der wichtigsten Invaliditätsursachen und der Frühinvalidität jeweils in der Spitzengruppe der allgemeinen Krankheitsstatistik zu stehen kommen. Zusätzlich zu den durch diese Aufwendungen anfallenden Kosten sind Ausgaben für Badekuren und Heilbehelfe sowie alle jene, eher schwer überblickbaren Kosten einzukalkulieren, die durch den Verlust an Arbeitstagen und Produktion entstehen. Alle diese finanziellen Belastungen zusammen dürften in Österreich ein Ausmaß erreichen, das viele Milliarden Schilling pro Jahr ausmacht und in den Industriestaaten mit höherer Bevölkerungszahl ein dem entsprechend Vielfaches erreicht.

Die Häufigkeit und weite Verbreitung dieser Erkrankungen, die Härte ihres Zuschlagens, die den davon Betroffenen wohl nicht tödlich bedroht, jedoch jahrelang bewegungs- und arbeitsunfähig machen kann, die durch das Fehlen einer kausalen Behandlung sich des öfteren mit einer symptomatischen Therapie begnügen müssende ärztliche Hilfe, alles das stellt für den am Krankenbett tätigen wie für den im Laboratorium forschenden Mediziner eine Herausforderung zur Gegenwehr dar. Diese Herausforderung wurde von der Österreichischen Rheumaliga unter anderem durch die Herausgabe von ,,Diagnostisch-therapeutischen Empfehlungen'' beantwortet.

Eine interdisziplinär zusammengesetzte Gruppe von Spezialisten aus verschiedenen Sparten der Medizin hat in zweijähriger Zusammenarbeit Merkblätter über Krankheitsbild, Therapie, Diagnostik und sozialmedizinische Probleme verfaßt, die in einfacher, oft schlagwortartig abgefaßter Form sowohl dem praktischen Arzt, wie den an rheumatischen Erkrankungen interessierten Fachärzten eine für die tägliche Praxis abgefaßte Information über das Gebiet der Rheumatologie vermitteln sollen. Bewußt wurde von allem Anfang an auf eine umfangreiche wissenschaftliche Dokumentation verzichtet und nur auf jene Fragen eingegangen, die für die tägliche Praxis von besonderer Bedeutung sind. Mit dieser Absicht und ihrer Durchführung sollen sich die Empfehlungen der Österreichischen Rheumaliga auch von den üblichen Lehrbüchern unterscheiden. Obwohl die einzelnen Darstellungen jeweils von verschiedenen Autoren verfaßt worden sind, war es möglich, eine streng einheitliche Form beizubehalten und damit die Übersichtlichkeit des ganzen Bandes zu gewährleisten. Sowohl diese nach bestimmten Kriterien abgefaßte Gestaltung als auch der Verzicht auf die Nennung der Verfasser der einzelnen Kapitel, sollen als Ausdruck einer Gemeinschaftsarbeit der an der Gesamtgestaltung beteiligten Personen aufgefaßt werden.

Ursprünglich war ein abschnittsweise Erscheinen dieser Empfehlungen in Form von Merkblättern vorgesehen worden, die dann in einem Ringbuch gesammelt werden sollten. Bei der Durchführung dieses Vorhabens zeigte es sich jedoch, daß einzelne Sendungen verlegt wurden oder verlorengingen, so daß der Sammelband bei manchen Empfängern unvollständig wurde. Aus diesem Grunde haben sich die Herausgeber entschlossen, die Merkblätter in Buchform erscheinen zu lassen.

Das ganze Vorhaben, das im Interesse der in Frage kommenden Patienten, sowie der österreichischen Ärzteschaft unternommen worden ist, konnte erst durch die großzügige

Unterstützung von Merck, Sharp & Dohme realisiert werden. Sowohl die Niederschrift der letzten Reinschriften, die Sammlung der Manuskripte, die Drucklegung und Aussendung der ursprünglichen Merkblätter als auch die Drucklegung des endgültigen Buches konnte nur durch die personelle und materielle Hilfe des Wiener Büros von Merck, Sharp & Dohme ermöglicht werden. Hier sei Herrn *Peter Lange,* Herrn Dr. *Walter Klement* und Frau *Eva-Maria Lindermaier* besonders gedankt.
Mit der Abfassung des vorliegenden Buches hofft die Österreichische Rheumaliga der österreichischen Ärzteschaft ein zusätzliches Mittel für den Kampf gegen die Erkrankungen des Bewegungsapparates zur Verfügung zu stellen, Kolleginnen und Kollegen, die bisher mit diesen Krankheitsformen weniger befaßt waren, zu einer Beschäftigung mit Erkrankungen des rheumatischen Formenkreises anzuregen und die mit dem Gesundheitsdienst betrauten öffentlichen Stellen verstärkt auf die große Bedeutung der Rheumabehandlung und Rheumaprophylaxe aufmerksam zu machen.

C. Steffen

Mitarbeiter

Dr. F. **Aglas**
Medizinische Universitätsklinik, Arbeitsgruppe Rheumatologie
A-8036 Graz, Auenbruggerplatz 15

OA. Dr. K. **Ammer**
Ludwig-Boltzmann-Forschungsstelle für Physikalische Diagnostik
A-1140 Wien, Heinrich Collinstraße 30

Dr. Sylvia **Auer**
Facharzt für Physikalische Medizin
A-1120 Wien, Meidlinger Hauptstraße 7–9/1/3

Prim. Univ.-Doz. Dr. F. **Böck**
Abteilung für Neurochirurgie, Krankenhaus der Stadt Wien, Rudolfstiftung
A-1030 Wien, Juchgasse 25

Prim. Univ.-Prof. Dr. H. **Bröll**
2. Medizinische Abteilung mit Rheumatologie und Osteologie, Kaiser-Franz-Josef-Spital der Stadt Wien
A-1100 Wien, Kundratstraße 3

Univ.-Doz. Dr. K. **Chlud**
Facharzt für Innere Medizin (Rheumatologie)
A-1080 Wien, Skodagasse 19/6

Univ.-Doz. Dr. G. **Clarici**
Universitätsklinik für Neurochirurgie
A-8036 Graz, Auenbruggerplatz 29

Prim. Univ.-Prof. Dr. H. **Czembirek**
Vorstand des Zentralröntgeninstitutes, Krankenhaus der Stadt Wien-Lainz
A-1130 Wien, Wolkersbergerstraße 1

OA. Dr. R. **Czurda**
Orthopädische Abteilung am Pulmologischen Zentrum der Stadt Wien
A-1145 Wien, Sanatoriumstraße 2

Prim. Dr. H. **Donat**
Abteilung für Psychiatrie, Kaiser-Franz-Josef-Spital der Stadt Wien
A-1100 Wien, Kundratstraße 3

Prim. Dr. A. **Dunky**
5. Medizinische Abteilung mit Rheumatologie, Stoffwechselerkrankungen und
Rehabilitation, Wilhelminenspital der Stadt Wien
A-1171 Wien, Montleartstraße 37

HR. Univ.-Prof. Dr. R. **Eberl**
Facharzt für Innere Medizin (Rheumatologie)
A-1100 Wien, Friesenplatz 8/2/26

OA. Dr. W. **Ebner**
2. Medizinische Abteilung, Zentrum für Diagnostik und Therapie
rheumatischer Erkrankungen, Krankenhaus der Stadt Wien-Lainz
A-1130 Wien, Wolkersbergenstraße 1

Univ.-Prof. Dr. Martha **Eibl**
Institut für Immunologie der Universität Wien
A-1090 Wien, Borschkegasse 8a

Univ.-Prof. Dr. W. **Firbas**
Institut für Anatomie der Universität Wien
A-1090 Wien, Währingerstraße 13

OA. Dr. A. **Fric**
Interne Abteilung, A.ö. Krankenhaus Baden
A-2500 Baden, Wimmergasse 19

Prim. Univ.-Prof. Dr. W. **Gebhart**
Vorstand der Abteilung für Haut- und Geschlechtskrankheiten, A.ö. Krankenhaus der
Landeshauptstadt St. Pölten
A-3100 St. Pölten, Propst-Führer-Straße 4

Dr. Eva-Maria **Geringer**
Ludwig-Boltzmann-Forschungsstelle für Epidemiologie rheumatischer Erkrankungen
A-2500 Baden, Sauerhofstraße 9-15

Univ.-Doz. Dr. W. **Graninger**
Universitätsklinik für Innere Medizin III, Klinische Abteilung für Rheumatologie
A-1090 Wien, Währinger Gürtel 18–20

OA. Dr. J. **Gretler**
Medizinische Universitätsklinik, Arbeitsgruppe Rheumatologie
A-8036 Graz, Auenbruggerplatz 15

Prim. Univ.-Prof. Dr. W. **Grisold**
Neurologische Abteilung, Kaiser-Franz-Josef-Spital der Stadt Wien
A-1100 Wien, Kundratstraße 3

Univ.-Doz. Dr. N. **Gritzmann**
Röntgenabteilung und Nuklearmedizin, Krankenhaus der Barmherzigen Brüder
A-5010 Salzburg, Kajetanerplatz 1

Prim. Dr. R. **Hawel**
Rehabilitationszentrum für Erkrankungen des rheumatischen Formenkreises der PVAng.
A-5630 Bad Hofgastein, Salzburger Straße 26–30

Dr. J. **Hermann**
Medizinische Universitätsklinik, Arbeitsgruppe Rheumatologie
A-8036 Graz, Auenbruggerplatz 15

Univ.-Prof. DDr. J. C. **Huber**
Universitätsklinik für Frauenheilkunde, Klinische Abteilung füt gynäkologische Endokrinologie
A-1090 Wien, Währinger Gürtel 18–20

Univ.-Prof. Dr. H. **Jesserer**
Facharzt für Innere Medizin
A-1080 Wien, Albertgasse 10

OA. Dr. Brigitte **Kaik**
2. Medizinische Abteilung mit Rheumatologie und Osteologie, Kaiser Franz Josef-Spital der Stadt Wien
A-1100 Wien, Kundratstraße 3

Prim. Univ.-Prof. Dr. G. **Klein**
Rehab.-Zentrum für rheumatische Erkrankungen und Herz-Kreislauf-Krankheiten der PVArb. und Ludwig-Boltzmann-Institut für Rehabilitation interner Erkrankungen
A-5760 Saalfelden, Thorerstraße 26

Univ.-Prof. Dr. W. **Knapp**
Institut für Immunologie der Universität Wien
A-1090 Wien, Borschkegasse 8a

Prim. Univ.-Prof. Dr. G. **Kolarz**
Institut für Rheumatologie, A-2500 Baden, Trostgasse 5
und Rheuma-Sonderkrankenanstalt der Gew. Wirtschaft,
A-2500 Baden, A.-Malchergasse 1

OA. Dr. B. **Leeb**
2. Medizinische Abteilung, Zentrum für Diagnostik und Therapie rheumatischer Erkrankungen, Krankenhaus der Stadt Wien-Lainz
A-1130 Wien, Wolkersbergenstraße 1

Prim. Univ.-Prof. Dr. S. **Leodolter**
Abteilung für Gynäkologie und Geburtshilfe, Krankenhaus der Stadt Wien-Lainz
A-1130 Wien, Wolkersbergenstraße 1

Univ.-Prof. Dr. W. R. **Mayr**
Universitätsklinik für Blutgruppenserologie und Transfusionsmedizin, Klinische Abteilung
für Blutgruppenserologie,
A-1090 Wien, Währinger Gürtel 18–20

Prim. Dr. F. **Mayrhofer**
Rehabilitationszentrum für Rheumakranke und Bewegungsbehinderte der PVArb.
A-4701 Bad Schallerbach, Grieskirchnerstraße 43

Univ.-Prof. Dr. J. **Menzel**
Institut für Immunologie der Universität Wien
A-1090 Wien, Borschkegasse 8a

OA. Dr. P. **Peichl**
2. Medizinische Abteilung mit Rheumatologie und Osteologie, Kaiser Franz Joseph-Spital
der Stadt Wien
A-1100 Wien, Kundratstraße 3

OA. Dr. P. **Petera**
2. Medizinische Abteilung, Zentrum für Diagnostik und Therapie rheumatischer Erkrankungen, Krankenhaus der Stadt Wien-Lainz
A-1130 Wien, Wolkersbergenstraße 1

Ophysr. Dr. Ingrid **Pilz**
A-1040 Wien, Radeckgasse 1/9

OA. Dr. G. **Pöllmann**
Rehabilitationszentrum für rheumatische Erkrankungen und Herz-Kreislaufkrankheiten
der PVArb.
A-5760 Saalfelden, Thorerstraße 26

Ass. Prof. Dr. F. **Rainer**
Medizinische Universitätsklinik, Arbeitsgruppe Rheumatologie
A-8036 Graz, Auenbruggerplatz 15

Prim. Univ.-Prof. Dr. O. **Scherak**
Rheuma-Sonderkrankenanstalt der Sozialversicherungsanstalt der Bauern
A-2500 Baden, Renngasse 2

Dr. Ch. **Scholten**
Universitätsklinik für Innere Medizin I
A-1090 Wien, Währinger Gürtel 18-20

Univ.-Prof. Dr. W. **Schütz**
Pharmakologisches Institut der Universität Wien
A-1090 Wien, Währingerstraße 13a

Prim. Univ.-Prof. Dr. W. **Schwägerl**
Orthopädische Abteilung und Ludwig-Boltzmann-Institut für Orthopädische Rheuma-chirurgie am Pulmologischen Zentrum der Stadt Wien
A-1145 Wien, Sanatoriumstraße 2

Prim. Dr. W. **Siegmeth**
Ludwig-Boltzmann-Forschungsstelle für Epidemiologie rheumatischer Erkrankungen
A-2500 Baden, Sauerhofstraße 9-15

Prim. Univ.-Doz. Dr. F. **Singer**
Rehabilitationszentrum für Bewegungsstörungen und rheumatische Erkrankungen der PVArb.
A-2381 Laab im Walde, Tiergartenstraße 3c

Univ.-Prof. Dr. J. **Smolen**
Universitätsklinik für Innere Medizin III, Klinische Abteilung für Rheumatologie
A-1090 Wien, Währinger Gürtel 18-20

Dr. G. **Steiner**
Universitätsklinik für Innere Medizin III, Klinische Abteilung für Rheumatologie
A-1090 Wien, Währinger Gürtel 18–20

OA. Dr. M. **Stiskal**
Zentralröntgeninstitut-Schnittbildzentrum, Krankenhaus der Stadt Wien-Lainz
A-1130 Wien, Wolkersbergenstraße 1

Dr. Ulrike **Stuby**
2. Medizinische Abteilung, A.ö. Krankenhaus der Stadt Linz
A-4020 Linz, Krankenhausstraße 9

Prim. Univ.-Prof. Dr. N. **Thumb**
Institut für Rheumatologie, A-2500 Baden, Trostgasse 5
und Interne Abteilung, A.ö. Krankenhaus Baden, A-2500 Baden, Wimmergasse 19

Prim. Univ.-Prof. Dr. H. **Tilscher**
Orthopädisches Spital, Ludwig-Boltzmann-Institut und Abteilung für konservative The-rapie und Rehabilitation
A-1134 Wien, Speisingerstraße 109

Prim. Dr. A. **Ulreich**
Rehabilitationszentrum für Rheumakranke und Bewegungsbehinderte der PVArb.
A-8962 Gröbming

OA. Dr. G. **Wandner**
2. Medizinische Abteilung mit Rheumatologie und Osteologie, Kaiser-Franz-Josef-Spital der Stadt Wien
A-1100 Wien, Kundratstraße 3

Univ.-Prof. Dr. A. **Wanivenhaus**
Orthopädische Universitätsklinik
A-1090 Wien, Währinger Gürtel 18-20

Dr. G. **Witzmann**
2. Medizinische Abteilung, Zentrum für Diagnostik und Therapie rheumatischer Erkrankungen, Krankenhaus der Stadt Wien-Lainz
A-1130 Wien, Wolkersbergenstraße 1

OA. Dr. P. **Zenz**
Orthopädische Abteilung am Pulmologischen Zentrum der Stadt Wien
A-1145 Wien, Sanatoriumstraße 2

Univ.-Prof. Dr. C. **Zielinski**
Universitätsklinik für Innere Medizin I, Klinische Abteilung für Onkologie
A-1090 Wien, Währinger Gürtel 18-20

Dr. U. **Zifko**
Neurologische Abteilung, Kaiser-Franz-Josef-Spital der Stadt Wien
A-1100 Wien, Kundratstraße 3

Inhaltsverzeichnis

3. THERAPIE

3.1. Medikamentöse Therapien

3.2. Nichtmedikamentös-konservative Therapien

3.3. Orthopädische Therapien

4. KLASSIFIKATIONSKRITERIEN

SACHREGISTER

1. ALLGEMEINER TEIL

Historisches zum Begriff „Rheuma"

Eva-Maria Geringer

Der Rheumabegriff der Gegenwart stellt ein sehr komplexes und heterogenes Gebilde dar; Sinn und Gehalt des Begriffs „Rheuma" können nur aus seiner geschichtlichen Entwicklung und Wandlung heraus verstanden werden.

Seine medizingeschichtlichen Ursprünge sind nämlich bis in die griechische Antike zurückzuverfolgen. Damals galt die humoralbiologische Vorstellung von der Bedeutung der vier Kardinalsäfte („humores") Blut, Schleim, gelbe Galle und schwarze Galle für Leben, Gesundheit und Krankheit. Fehlerhafte Zusammensetzung oder Mischung (Dyskrasie) dieser Säfte führte zu Krankheit. Schon in der Schriftensammlung des in seinen wichtigsten Teilen *Hippokrates von Kos* (460–377 v. Chr.) zugeschriebenen und deshalb nach ihm benannten "Corpus hippocraticum" ist der Begriff „Rheuma" zu finden – ebenso wie das inhaltlich gleichwertige Wort „Katarrhos" zu übersetzen mit „Fluß", „Herabfluß", „Strom". Gemeint war damit der ziehende, fließende Schmerz. Der hippokratische Rheumabegriff umschreibt keine bestimmte Krankheitsgruppe, er verleiht der humoralpathologischen Vorstellung von Entstehung und Wesen der Krankheiten (von inneren Organen wie von Extremitäten) Ausdruck.

Unabhängig von diesem Rheumabegriff unterschied *Hippokrates* bereits zwischen Podagra und Arthritis – diese Differenzierung geht in späteren Epochen wieder verloren. *Galen* (129–199 n. Chr.) nannte viele Krankheitsbilder „Arthritis", führte Ischias, Podagra und Arthritis auf eine gemeinsame Ursache zurück und unterschied nur nach der Lokalisation (Podagra, Gonagra, Chiragra). *Alexander von Tralles* (525–605 n. Chr.) trennte von einander: durch den Überfluß galleartiger Säfte verursachte Rheumatismen ohne Gelenkschwellung, durch schleimige Krankheitsstoffe hervorgerufene Arthritiden ohne Rötung und ein „Rheuma" durch überhitztes Blut, das Gelenkhöhlen und Bänder ausdehne und dabei heftige Schmerzen verursache.

Eine allmähliche Reformation des Rheumabegriffs bahnte sich im Laufe des 16. und 17. Jahrhunderts an. 1603 teilte der Baseler Stadtarzt *Felix Platter* in seinem Buch „Praxeos medicae" Schmerzen im Bereich des „Habitus corporis" bzw. "Habitus externus" in solche der Knochen, der Gelenke oder der Weichteile ein. 1642 führte *Guillaume de Baillou (Ballonius),* der ebenfalls noch humoralpathologisch dachte, im „Liber de Rheumatismo et Pleuritide dorsali" den Begriff „Rheumatismus" ein und bezeichnete ihn als erster als Allgemeinerkrankung des menschlichen Stütz- und Bewegungsapparates (Gelenke/Knochen/Weichteile). *Thomas Sydenham* (1624–1689), selbst an Gicht erkrankt, unterschied klar zwischen dieser und einer akuten fieberhaften Polyarthritis.

Im Verlaufe des 18. Jahrhunderts rückten humoralpathologische gegenüber solidarpathologischen Überlegungen mehr und mehr zurück. Im 19. Jahrhundert fanden sich schließlich Ansätze einer Differenzierung zwischen verschiedenen chronischen Gelenkleiden; wichtige Erkenntnisse auf diesem Gebiet stammen u. a. von *Charcot, Meyer, Rokitansky, Virchow* und *Weichselbaum* (deutete Gelenkveränderungen beim alten Menschen nicht als Entzündung, sondern als degeneratives Geschehen). 1840 strich *J. B. Bouillaud* die Bedeutung der Herzbeteiligung (Endokarditis) beim akuten Gelenkrheumatismus heraus.

Zu Beginn des 20. Jahrhunderts begann die Suche nach einem eventuellen bakteriellen oder virusartigen auslösenden Agens für den entzündlichen Rheumatismus. 1904 entdeckten *Aschoff* und *Geipel* die charakteristischen Knötchen im Herzmuskel von an Gelenkrheumatismus verstorbenen Menschen (,,Noduli rheumatici"). Neben dieser Auffassung des akuten Rheumatismus als spezifische Infektionskrankheit entstand auch jene, daß es sich um eine hyperergische Reaktion innerhalb eines sensibilisierten Organismus handle (*Klinge, Bouchard* und andere).

Unabhängig von einander entdeckten *Waaler* im Jahre 1940 und *Rose* im Jahre 1948 den Rheumafaktor. Schließlich entstand auch noch die Konzeption der Autoimmunkrankheit. Im folgenden soll auf die Geschichte einzelner Krankheitsbilder genauer eingegangen werden.

Gicht

Obwohl schon *Hippokrates* oder *Sir Thomas Sydenham* die Gicht in beispielhaften Krankheitsbeschreibungen dargestellt hatten, herrschte ein jahrtausendelanges Nebeneinander von Gicht, Arthritis und ,,Rheumatismus".

Hippokrates unterschied bereits zwischen Podagra und einer weiteren schmerzhaften und entzündlichen Gelenkserkrankung, Arthritis genannt. Er beschrieb, daß die Gicht vor allem bei Erwachsenen (hauptsächlich Männern) und am ganzen Körper auftrete, bei Frauen vor der Menopause selten und bei Eunuchen nie zu finden sei. ,,Podagra ist die heftigste von allen diesen die Gelenke heimsuchenden Krankheiten, von längster Dauer und am schwersten zu vertreiben."

Als durch *Galen* die Humoralpathologie zum Dogma wurde, wurden Podagra und Gicht von neuem verwechselt und nur nach der Lokalisation differenziert. Noch jahrhundertelang versuchte man herauszufinden, ob die Schwellungen bei Gicht nun durch das Blut, den Schleim, die gelbe oder die schwarze Galle verursacht würden.

Der Begriff Gicht stammt von ,,gutta" (lat.: Tropfen) ab, ein Ausdruck, der im 13. Jahrhundert entstand (die Körpersäfte fließen Tropfen für Tropfen in verschiedene Teile des Körpers) und jahrhundertelang ganz unspezifisch verwendet wurde. Erst im 15. Jahrhundert wurden Gicht und Podagra zu Synonymen.

1683 stellte *Thomas Sydenham* in seinem ,,Tractus de podagra et hydrope" eindrucksvoll die Klinik einer Gichtattacke dar, er grenzte die Gicht klar vom Gelenkrheumatismus ab. *A. van Leeuwenhoek* beschrieb 1684 das mikroskopische Erscheinungsbild von Uratkristallen aus einem Tophus. 1776 befaßte sich *C. W. Scheele* mit der Zusammensetzung von Harnsteinen, 1797 *W. H. Wolaston* mit der von Gichttophi.

Alfred B. Garrod analysierte 1847 das Serum eines Gichtkranken und fand darin Harnsäure; er war der erste, der den Zusammenhang zwischen Gicht und Hyperurikämie aufzeigte. 1854 demonstrierte er das Ausfallen der Natriumuratkristalle. Seine Hypothese, daß die Gicht entweder auf einer verminderten renalen Ausscheidungskapazität oder auf einer erhöhen Harnsäurebildung beruhe, schrieb er 1859 in seinem Werk ,,Nature and Treatment of Gout and Rheumatic Gout" nieder – sie wurde ein Jahrhundert später bestätigt.

Chronische Polyarthritis (cP)

Im Gegensatz zur Spondylitis ankylosans gibt es keine Beweise (aufgrund Untersuchungen von Knochenfunden) dafür, daß die cP schon vor der Neuzeit existiert hätte; so konnte die Krankheit z. B. bei Mumien nicht nachgewiesen werden.

A. J. Landré-Beauvais stellte im Jahre 1800 in seiner Dissertation eine Krankheit vor, die er als „Goutte asthénique primitive" bezeichnete und die unserer cP entspricht. Er hielt diese Erkrankung für eine Variante der Gicht und meinte, sie käme bei Patienten mit einer „primären Schwäche" vor und sei mit Armut assoziiert.

1819 bot *B. C. Brodie* eine klare Beschreibung der chronischen Polyarthritis. Auch *J.-M. Charcot* beschrieb die cP (Goutte asthénique primitive) in eindrucksvoller Weise, er lieferte eine exzellente klinische Unterscheidung zwischen cP, Gicht und rheumatischem Fieber. Er erkannte, daß die cP keine seltene Erkrankung ist und diagnostizierte auch extraartikuläre Manifestationen.

Sir A. B. Garrod verwendete 1876 als erster den Begriff „rheumatoid arthritis", da er „rheumatoid gout" als unpassend erachtete. Sein Sohn *A. E. Garrod* unterschied eine primäre von einer sekundär-chronischen Polyarthritis, die sich aus dem akuten Gelenkrheumatismus entwickle.

1896 wurde in London von *G. A. Bannatyne* das erste Röntgenbild von cP-geschädigten Gelenken veröffentlicht. 1904 versuchte *J. E. Goldthwait* die cP von der Arthrose zu differenzieren.

Unabhängig voneinander entdeckten *E. Waaler* (1940, Oslo) und *H. Rose* (New York) den „Rheumafaktor". 1948 entwickelten *Rose* und *C. A. Ragan* aufgrund dieser Entdeckung ein Diagnostikverfahren, das auf der Agglutination sensibilisierter Schaferythrozyten beruhte.

Rheumatisches Fieber

Eine Trennung des akuten Gelenkrheumatismus von der Gicht erfolgte schon durch *Hippokrates,* er beschrieb Fieber zusammen mit schweren, kurzdauernden und nicht invalidisierenden Schmerzen in den Gelenken junger Menschen.

Auch *Sydenham* unterschied zwischen rheumatischem Fieber und anderen Erkrankungen sowie der Gicht, erkannte jedoch nicht den Einfluß von ersterem auf das Herz. Der Erste, der dies tat, war *D. Pitcain* (1788). *M. Baillie* beschrieb 1797 „eine Ossifikation oder Verdickung einiger Herzklappen" von Patienten, die an akutem Rheumatismus gelitten hatten. 1808 publizierte *D. Dundas* eine gute Beschreibung des Herzversagens bei Patienten mit akutem Rheumatismus. *W. C. Wells* bestätigte die klinischen Erkenntnisse von *Dundas* und fügte eine Beschreibung der subkutanen Knötchen hinzu. Die erste Monographie über das rheumatische Fieber stammt von *J. Haygart* – sie enthält keine Hinweise auf einen Zusammenhang mit Herzaffektionen – der Autor stellte das rheumatische Fieber als harmlos dar. *J.-P. Bouillaud* hingegen strich die Koinzidenz des fieberhaften Gelenkrheumatismus mit einem Rheumatismus des serofibrösen Herzgewebes deutlich heraus. Einige Jahre später, etwa Mitte des 19. Jahrhunderts, formulierte der Franzose *Lasègue* den berühmten Satz: „Der akute Rheumatismus leckt die Gelenke, aber er beißt das Herz."

1904 beschrieb *L. Aschoff* das myokardiale Granulom, das später als charakteristisch für rheumatische Karditis gilt. 1928 stellten *H. F. Swift* et al. die Theorie auf, daß die

Pathogenese des rheumatischen Fiebers durch die Entwicklung einer Hypersensibilität gegenüber Streptokokken zu erklären sei. *Kaplan* entdeckte später, daß die Außenwände von Streptokokken A und von Myokardfasern gemeinsame antigene Strukturen haben und demonstrierte eine Kreuzreaktion in humanem Serum; er bestätigte somit die Konzeption einer Autoimmunthese.

Spondylitis ankylosans

Schon an humanen Skeletteilen aus dem alten Ägypten sowie aus der europäischen Steinzeit konnten für die Spondylitis ankylosans charakteristische Läsionen gefunden werden.

Ende des 17. Jahrhunderts beschrieb der Ire *B. Conor* den Torso eines exhumierten menschlichen Skeletts, der eindeutig einer Spondylitis ankylosans zuzuordnende Veränderungen aufwies. *Conor* hielt sie für die Folgen einer fetalen Mißbildung.

Die erste klinische Beschreibung der Spondylitis ankylosans erfolgte in der Mitte des 19. Jahrhunderts durch *Brodie*, die erste deutschsprachige Erwähnung einige Jahrzehnte später durch *Strümpell*, der sie als chronisch ankylosierende Entzündung der Wirbelsäule und der Hüftgelenke charakterisierte. Damit widersprach er, ebenso wie *P. Marie, W. von Bechterew*, Professor der Neurologie und der Psychiatrie in St. Petersburg, der die Hypothese aufstellte, daß die Ätiologie der Erkrankung in einer erblichen Prädisposition und in einem Trauma zu suchen sei und daß die Symptome von einer Myelopathie herrührten. Am Ende seines Lebens unterschied er schließlich eine Bechterew-Krankheit (Wirbelsäulensteifigkeit plus ausgeprägte Nervensymptome) von einer Strümpell-Bechterew-Marie-Krankheit (Ankylose der Wirbelsäule plus chronische Affektion der großen Extremitätengelenke). Ebenso wie *E. Fraenkel* erwähnte er das Auftreten von Iritis bei Bechterew-Patienten.

Die enge Korrelation von Spondylitis ankylosans und dem HLA-B27-Antigen wurde in den frühen siebziger Jahren unseres Jahrhunderts entdeckt (*Schlosstein* et al., *Brewerton* et al.).

Arthrose

Vom hippokratischen Zeitalter bis ins 19. Jahrhundert wurde die Arthrose vermutlich inkludiert in Begriffe wie Gicht oder ,,Arthritis".

Zu Beginn des 19. Jahrhunderts beschrieben sowohl *Haygarth* als auch *Heberden* arthrotische Knotenbildungen an den Fingergelenken; zweiter hatte die Erkrankung klar dargestellt und besonders die Tatsache hervorgehoben, daß die Knoten nicht mit Gichtknoten verwechselt werden dürfen. 1884 berichtete *Bouchard* von Knoten an den proximalen Interphalangealgelenken der Finger, entsprechend den "Heberden-Knoten" an den distalen Interphalangealgelenken.

Später lehrte *Charcot*, daß der Arthrose und der chronischen Polyarthritis die selbe Pathologie zugrunde läge, dies führte zur Entstehung des Begriffs ,,Arthritis deformans". 1904 schlug *Goldthwait* die Unterteilung in die Begriffe ,,atrophische" und ,,hypertrophische" Arthritis vor, da er festgestellt hatte, daß die Röntgenbefunde bei den beiden Krankheitsbildern nicht ident waren.

Die Differenzierung in „Rheumatoid arthritis" und „Osteoarthritis" erfolgte schließlich 1907 durch *A. E. Garrod*, der erkannte, daß jeder der beiden Erkrankungen eine eigene spezielle Pathologie zugrunde liegt.

Rheumatherapie im Wandel der Zeit

Die frühe Rheumatherapie bestand unter anderem aus **Wärmeanwendungen,** vor allem aber aus dem Ableiten schädlicher Körpersäfte aus erkrankten Organen durch **„Ausleerung** (z. B. schwitzen, bluten, ziehen, erbrechen, purgieren und anderes). Schon früh wurden **Thermalbäder und Schlammpackungen** geschätzt, später nahm man an, das **Schwefelbad** sei als Substitutionstherapie bei degenerativem Rheumatismus einzusetzen.

Schon im 5. Jahrhundert brachte man die **Herbstzeitlose (Colchicum autumnale)** von Asien nach Byzanz, sie wurde als Heilmittel gegen Podagra eingesetzt. Da *Galen* sie aber strikt ablehnte, geriet sie dann wieder in Vergessenheit. Viele Jahrhunderte später galt sie als „Allheilmittel", u. a. auch gegen alle Gelenkkrankheiten (empfohlen u. a. von *D. Sennert* 1632 und mehr als hundert Jahre später von *A. von Stoerk*). Nach der Entdeckung der Harnsäure in Tophi und Harnsteinen fand man auch das aktive Alkaloid der Herbstzeitlose, das **Colchicin.**

1828 entdeckte *Buchner* im pharmakologischen Institut München eine Substanz, die er **Salicyl** nannte. Nachdem *K. E. Buss* 1875 die **Salicylsäure** als Antipyretikum angegeben hatte, empfahl sie *J. MacLagan* im Jahr darauf als Heilmittel bei Gelenkrheumatismus. *Stricker* führte sie im selben Jahr als spezifisches Medikament zur Behandlung des rheumatischen Fiebers ein. 1899 wurde erstmalig **Acetylsalicylsäure** von der Firma *Bayer & Co.* kommerziell hergestellt.

1946 wurde **Phenylbutazon/Butazolidin** synthetisiert; **Indometacin** wurde 1958 entwickelt. Die Zahl der **nichtsteroidalen Antirheumatika** erhöhte sich seither laufend – zuletzt wurde die Gruppe der **Oxicame** entwickelt.

Kortison wurde 1948 zum ersten Mal gegen die chronische Polyarthritis eingesetzt. *Hench* et al. beschrieben 1949 die großen Erfolge mit diesem Medikament – die anfängliche Euphorie wich aber bald einer Ernüchterung, als man sich der vielen Nebenwirkungen einer Kortisonlangzeittherapie bewußt wurde. Mit der Entwicklung neuer synthetischer Derivate, z. B. **Prednison** oder **Prednisolon,** wurde versucht, bei Erhaltung der Wirksamkeit die unerwünschten Nebenwirkungen einzuschränken.

Das zunehmende Wissen über die cP führte zur Entwicklung langsam wirkender Langzeitmedikamente, wie den **Goldsalzen** (1927), **Sulfasalazin** (1942) oder **Chloroquin** (1951). Aufgrund einiger klinischer Ähnlichkeiten zwischen der cP und der Tuberkulose und der Tatsache, daß Goldsalze das Wachstum von Tuberkelbakterien in vitro hemmten, schloß *Forestier,* daß eine **Goldtherapie** auch cP-Patienten helfen müßte, und gab (1936) den wohl größten Anstoß für selbige, denn er konnte wirklich gute Erfolge vorweisen.

Die Erforschung und der Einsatz von **Immunsuppressiva** begann damit, daß *Jimenez-Diaz* et al. 1951 gute Ergebnisse veröffentlichten, die sie mit N-Lost bei der cP erzielt hatten. In jüngster Zeit wurden **Immunmodulatoren** mit zum Teil sehr guten Erfolgen eingesetzt.

Zuletzt sei noch die **operative Therapie** der chronischen Polyarthritis erwähnt, ihre Geschichte ist nur kurz: Die **Synovialektomie** wurde bei der cP erstmals von *Müller* eingesetzt. Seit mehr als 30 Jahren gehört sie zum festen therapeutischen Repertoire bei dieser Erkrankung. Schon Ende des vorigen Jahrhunderts versuchte man, zerstörte Gelenke durch **Endoprothesen** – allerdings aus ungeeignetem Material – zu ersetzen (z. B. Einsatz einer Knieendoprothese aus Elfenbein durch *T. Gluck* 1890); erste entscheidende Neuerungen auf dem Materialsektor wurden von *J. Charnley* vollzogen.

Literatur

(1) Copeman WSC, Scott JT: Historical, in: Scott JT (ed): Copeman's Textbook of the Rheumatic Diseases. 5th ed. Edinburgh-London-New York, Churchill Livingstone, 1978, pp 3-13.
(2) Miehle W: Nomenklatur und Geschichte, in Fehr K, Miehle W, Schattenkirchner M, Tillmann K (eds): Rheumatologie in Praxis und Klinik. Stuttgart-New York, Thieme, 1989, pp 1.1-1.9.
(3) Moll W: Geschichte des Rheumatismus, in: Schoen R, Böni A, Miehlke K (eds): Klinik der rheumatischen Erkrankungen. Berlin-Heidelberg-New York, Springer, 1970, pp 4-10.
(4) Ragan C: The Clinical Picture of Rheumatoid Arthritis, in: Hollander JL (ed): Arthritis and Allied Conditions. 7th ed. Philadelphia, Lea & Febiger, 1966, pp 211-219.
(5) Rodnan GP, Schumacher HR (eds): Primer on the Rheumatic Diseases. Chapter 1: History of the rheumatic diseases. 8th ed. Atlanta, The Arthritis Foundation, 1983, pp 1-4.
(6) Wyklicky H: Gedanken zur Geschichte des Rheumatismus. Dr med 1981;3:42-43.

Bausteine des Bindegewebes

E. J. Menzel

Als Bindegewebe bezeichnet man ein komplexes mesenchymales Gewebe, das sich zwischen Organen und Muskeln ausbreitet. Die bindegewebigen Anteile der Haut und der inneren Membranen des Körpers sowie der Gefäßwände, die Knorpel, die bindegewebigen Anteile der Organe, Synovialgewebe, Faszien und Sehnen sowie die organische Grundsubstanz der Knochen gehören dazu. Das alte Konzept von der extrazellulären Matrix als inerter Gerüstsubstanz für Zellen ist einer dynamischeren Modellvorstellung gewichen. Danach gibt es eine kontinuierliche Wechselwirkung zwischen den Zellen und ihrer Matrix. An der Zelloberfläche besteht ein strukturelles und funktionelles Kontinuum zwischen Zellinnerem, Zellmembran und den Molekülen des Bindegewebes. So besitzen die meisten Zellen Rezeptoren für die verschiedenen Makromoleküle in ihrer Umgebung. Dazu zählen die faserbildenden Moleküle (Kollagene, Elastin) die Grundsubstanz (Proteoglykane) und bestimmte sogenannte Strukturproteine wie Laminin oder Fibronektin.

I. Die Grundsubstanz

Die wichtigsten Bestandteile der amorphen Grundsubstanz sind Polysaccharide, die sogenannten Glykosaminoglykane. Die Zuckerketten sind normalerweise kovalent an Protein gebunden und enthalten verschiedene Mengen an Sulfatresten, was ihre starke negative Ladung verursacht. Die resultierende Gesamtstruktur heißt Proteoglykan. Der obsolete Terminus Mukopolysaccharid beschreibt beide Molekülsorten. Das Proteoglykanmolekül kann das Tausendfache seines Eigenvolumens an Wasser binden. Glykosaminoglykane sind Makromoleküle, die aus alternierenden Saccharideinheiten aufgebaut sind. Man kann sie daher als eine Kette von Disacchariden auffassen, die aus Hexosaminen bestehen, welche mit Uronsäure oder mit einer Hexose verbunden sind. Die Aminogruppe des Hexosamins ist stets entweder sulfatiert oder azetyliert. In Hyaluronsäure z. B. ist die Aminogruppe von D-Glukosamin azetyliert. Glukuronsäure ist am C1 über eine Ätherbindung mit dem C3 des Glukosamins verbunden. Die hauptsächlichen Glykosaminoglykane des Knorpels sind Chondroitin-6-Sulfat und -4-Sulfat, Keratansulfat und Hyaluronsäure. In der Haut gibt es Dermatansulfat. Heparin und Heparansulfat gehören auch zu den Glykosaminoglykanen.

Die Proteoglykanstruktur ist besonders gründlich für Knorpelproteoglykan beschrieben worden (Abb. 1). Der Proteoglykan-Core ist ein Protein vom Molekulargewicht 1 bis 2 x 10^5. An diese Peptidkette („backbone") sind 50 oder mehr Glykosaminoglykanketten kovalent gebunden, wodurch sich für das gesamte flaschenbürstenähnliche Gebilde ein Molekulargewicht von über 10^6 ergibt. Hyaluronsäure selbst ist nicht kovalent an den Core gebunden, dient aber als Träger für zahlreiche Proteoglykanmonomere.

Unter Vermittlung durch die sogenannten Linkproteine können so riesige Aggregate entstehen, bei denen 100 oder mehr Proteoglykaneinheiten entlang einer Hyaluronsäurekette aneinander gereiht sind (Molekulargewicht 100 bis 150 x 10^6!).

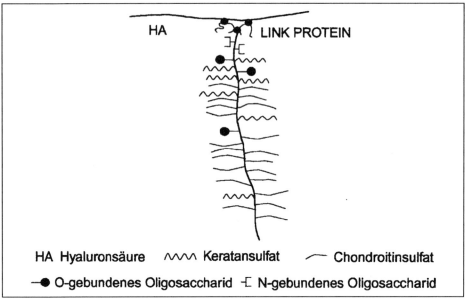

Abb. 1. *Strukturmodell des Proteoglykankomplexes aus Knorpel.*
Eigene Quellen.

Strukturelle und mechanische Funktionen

– Quellbarkeit, Elastizität und Viskosität. Aufgrund dieser Eigenschaften wirkt die Grundsubstanz als Füllstoff und Kitt zwischen den faserigen und zellulären Bestandteilen des Bindegewebes. Die viskoelastischen Eigenschaften der Hyaluronsäure verleihen so z. B. der Synovialflüssigkeit die Eigenschaften eines Schmiermittels.

– Speicherfunktion. Speicherung von extrazellulärem und extravasalem Wasser und damit Beitrag zum kolloidosmotischen (onkotischen) Druck sowie zur Gewebehydratation.

– Diffusibilität der Grundsubstanz. Art, Menge und Molekulargewicht der Glykosaminoglykane bestimmen oder beeinflussen den notwendigen Austausch von Nährstoffen und Stoffwechselprodukten durch die interstitielle Grundsubstanz (Verminderung bei degenerativen oder Altersveränderungen).

– Interaktion mit Kollagen. Die charakteristische elektrostatische Wechselwirkung zwischen den Proteoglykanen und den Kollagenen beeinflußt Struktur und Stabilität des Bindegewebes sehr wesentlich.

II. Faserbildende Moleküle

Kollagen. Kollagen ist der am häufigsten vorhandene Proteinbaustein im menschlichen Körper. So besteht die Haut zu 3 Vierteln, der Gelenksknorpel ungefähr zur Hälfte aus Kollagen. Sehnen sind überwiegend aus dieser Substanz aufgebaut.

Es existiert eine Vielzahl von Kollagentypen, die sich untereinander durch Aminosäuresequenz, Struktur, Molekulargewicht und Vernetzungsart unterscheiden. Diese Kollagenvarianten sind auf die einzelnen Gewebe unterschiedlich verteilt. Der am häufigsten vorhandene Kollagentyp ist Kollagen Typ I, welches eine uniquitäre Verteilung aufweist.

In quantitativ bedeutsamer Menge sind weiters Typ-II- und Typ-III-Kollagen vorhanden. Diese 3 Kollagentypen werden unter dem Überbegriff „interstitielle Kollagene" zusammengefaßt.

Das Kollagenmolekül in seiner einfachsten Ausprägung (Kollagene I bis III) hat die Gestalt eines extrem langen, dünnen Stäbchens. Es wird aus 3 gleichen oder verschiedenen Peptidketten aufgebaut, die eine Tripelhelix bilden. Diese wird durch hydrophobe und polare Wechselwirkungskräfte zusammengehalten. Hinzu kommen auch noch charakteristisch angeordnete Disulfidbindungen. Der Aufbau zu übergeordneten Strukturen, den Kollagenfibrillen, erfolgt nach Abspaltung nichttripelhelikaler Anteile in Prekursormolekülen („Prokollagene") durch Ausbildung von kovalenten Quervernetzungen zwischen den einzelnen Kollagenmolekülen (Abb. 2).

Im folgenden werden die wichtigsten Kollagentypen hinsichtlich Struktur und Vorkommen besprochen, wobei besonderes Gewicht auf die für den Rheumatologen interessanten Kollagene gelegt wird.

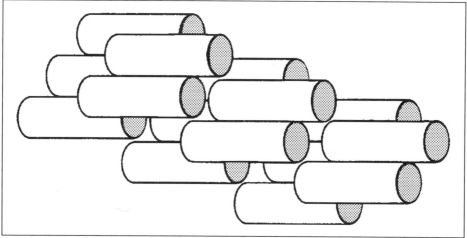

Abb. 2. Kollagenentwicklung und Fibrillenaufbau.

Interstitielle Kollagene

Diese auch als „klassische Kollagene" bezeichnete Gruppe umfaßt die Kollagene Typ I bis III, die Fibrillen bilden, tripelhelikale Molekülstruktur aufweisen und das für Kollagen typische Molekulargewicht 300 000 besitzen. Typ-III-Kollagen ist der überwiegende Kollagenbestandteil fetaler Haut, beim Erwachsenen hingegen macht Typ-I-Kollagen 80% des Gesamtkollagens aus. Typ-II-Kollagen ist das klassische Knorpelkollagen, das in diesem Gewebe nur noch von kleineren Anteilen an „Satellitenkollagenen" (minor collagens) begleitet wird. Im Knorpel sind die Kollagenfibrillen in komplizierter Art angeordnet. Im Elektronenmikroskop lassen sich 3 Schichten unterscheiden: In der oberflächennahen Zone verlaufen die Fibrillen parallel zur Gelenkfläche, in der mittleren Schicht gibt es keine bevorzugte Verlaufsrichtung, und in der knochennahen Zone zeigen die Fibrillen eine radiäre, senkrecht zur Gelenkfläche verlaufende Ausrichtung.

Typ-IV-Kollagen (Basalmembrankollagen)

Dieser Kollagentyp baut die Basalmembranen auf. Die einzelnen Moleküle assoziieren in charakteristischer Weise zu einer netzartigen Struktur.

Typ-V-Kollagen

Ist oft mit Typ I und III vergesellschaftet. Weist eine variable Trimerenzusammensetzung auf. Es wurden bisher 4 Peptidketten in den verschiedenen Typ-V-Varianten nachgewiesen.

Typ-VI-Kollagen

Zum 1. Mal aus Gefäßintima isoliert. Typ-VI-Moleküle sind nur ungefähr zur Hälfte aus tripelhelikalen Abschnitten aufgebaut. Die Monomere treten zu Oligomeren zusammenn, wodurch Mikrofibrillen entstehen, die man in der extrazellulären Matrix findet.

Typ-VII-Kollagen

Eines der größten Kollagenmoleküle, bildet antiparallele Dimere.

Typ-VIII-Kollagen

Dieser Kollagentyp wird von bestimmten Endothelzellen synthetisiert. Er weist eine unterbrochene Tripelhelix auf und kann von Thrombin angegriffen werden.

Typ IX, X und XI („minor collagens" des Knorpels)

Durch extensive Pepsinverdauung von hyalinem Knorpel können diese Kollagene gewonnen werden. Typ-IX-Kollagen weist 3 tripelhelikale und 4 nichttripelhelikale Abschnitte auf. Typ X wird nur während der endochondralen Ossifikation von den Chondrozyten synthetisiert und kommt beim Erwachsenen nur in der kalzifizierten Knorpelzone vor.

Biosynthese des Kollagens

Fibroblasten synthetisieren je nach Struktur und Funktion des Gewebes, in dem sie sich befinden, Typ-I- und/oder Typ-III-Kollagen. Im Knorpel sind es die Chondrozyten, die überwiegend Typ-II-Kollagen produzieren. Unter bestimmten Bedingungen schalten die Chondrozyten aber auch auf Typ-I-Kollagensynthese um (Gewebekultur, Arthrose). Intrazellulär wird zunächst ein Vorläufermolekül gebildet, das sogenannte Prokollagen, das an beiden Enden nichttripelhelikale Abschnitte aufweist. Während und nach der Sekretion dieses Vorläufermoleküls werden die Prokollagenpeptide abgespalten, wodurch erst das native, polymerisationsfähige Kollagenmolekül entsteht. Nur dieses kann normale, funktionsfähige Fibrillen ausbilden. Überschießende Typ-III-Kollagensynthese etwa in der Leber (bei Leberzirrhose z. B.) kann durch Bestimmung der Prokollagenpeptide im Blut mittels Radioimmunoassay nachgewiesen werden. Die nativen Kollagenmoleküle bilden nun Kollagenfibrillen, indem sie sich in charakteristischer Weise, vergleichbar den Ziegeln in einer Mauer, aneinanderlagern (Abb. 2). In einem Fibrillenverband ist das Kollagenmolekül wesentlich stabiler als das monomere Molekül. So ist die Denaturierungstemperatur um mehr als 20 °C erhöht (Schmelzen der Tripelhelix). Diese besondere Stabilität kommt durch die Ausbildung von Quervernetzungen zwischen den Kollagenbausteinen zustande. Die Zahl dieser kovalenten Bindungen nimmt im Alter und bei Diabetes mellitus deutlich zu, wodurch die biomechanischen Eigenschaften des Kollagens verändert werden. Natives, vor allem aber in Fibrillen organisiertes Kollagen ist gegen enzymatischen Abbau äußerst resistent, es gibt aber spezifische kollagenabbauende Enzyme, die sogenannten Kollagenasen, die das Molekül in typischer Weise fragmentieren können. Denaturiertes Kollagen hingegen wird von einer Vielzahl von Enzymen angegriffen.

Pathologie des Kollagens

1. Erbliche Erkrankungen des Bindegewebes durch fehlerhafte Kollagenbiosynthese (Ehlers-Danlos-Syndrom in seinen verschiedenen Ausprägungen, Marfan-Syndrom, Osteogenesis imperfecta).

2. Erkrankungen, deren Pathogenese mit Bindegewebsveränderungen und gesteigerter bzw. fehlgesteuerter Kollagensynthese verbunden ist.

Atherosklerose: Intimaplaque mit Bildung lockeren Bindegewebes und Fibrillen aus Typ-III-Kollagen, dann Umwandlung in derbere Form mit Typ-I-Kollagen, ähnlich Narbenbildung bei Wundheilung (fibröse Plaque).

Leberzirrhose: Neosynthese von verschiedenen Kollagentypen (besonders Typ III) führt zu einer desorganisierten Bindegewebearchitektur in der Leber.

Idiopathische Lungenfibrose: Auftreten von Kollagenfibrillen in unüblicher Anordnung und Größe, Antikörper gegen Kollagen nachweisbar, verändertes Typ-I- : Typ-III-Verhältnis.

Sklerodermie: Im Anschluß an das entzündliche Stadium der Erkrankung wird im fibrotischen Stadium vermehrt Typ-I-Kollagen deponiert; in der Haut gestörte Kollagenbiosynthese.

Chronische Polyarthritis: Kollagenautoimmunität mit Auftreten von Autoantikörpern gegen Typ-II-Kollagen.

Arthrose: Umschaltung der Kollagen-Typ-II-Synthese durch Chondrozyten auf Typ-I-Kollagen-Synthese, das als Knorpelbaustein ungeeignet ist.

Elastin

Tropoelastin, eine lösliche Form von Elastin, gewonnen aus kupferdefizienten Schweinen, besitzt eine einzelne Polypeptidkette mit ungefähr 800 Aminosäureresten. Wie beim Kollagen ist auch hier Glyzin die häufigste Aminosäure. Polare Aminosäuren machen nur 5% aller Aminosäuren im Elastin aus. Nur im Elastin findet man Desmosin und Isodesmosin (2 unter 1000 Resten). Ultrastrukturelle Untersuchungen haben gezeigt, daß Elastinfasern aus 2 Komponenten bestehen: Der zentrale amorphe Kern von Elastin ist von Mikrofibrillen umschlossen, die einen Durchmesser von 10 bis 12 mm aufweisen.

Die charakteristische biomechanische Eigenschaft der elastischen Fasern besteht darin, daß sie um das Doppelte ihrer ursprünglichen Länge gedehnt werden können und trotzdem bei Entlastung wieder in den ursprünglichen Zustand zurückkehren. Die charakteristische Fluoreszenz der Fasern wird u. a. durch die oben erwähnte Aminosäure Desmosin hervorgerufen.

In der Haut wird Elastin von Fibroblasten synthetisiert, an anderen Stellen jedoch von glatten Muskelzellen, Endothelzellen oder Chondroblasten. Im Gegensatz zu Kollagen gibt es kein Elastinprekursormolekül, d. h. neusynthetisiertes und extrazellulär deponiertes Elastinmolekül haben dieselbe Größe. Es gibt mehrere Säugetierelastasen, die Elastin abbauen können. Sie stammen aus dem Pankreas, aus Granulozyten oder aus Makrophagen.

Elastin stellt die am wenigsten lösliche Komponente des Bindegewebes dar. Diese geringe Löslichkeit ist eine Folge der Quervernetzungen im Elastin. An diesen Quervernetzungen nehmen in jedem Molekül 2 Lysine teil, 3 davon nach ihrer Umwandlung in Allysin durch das Enzym Lysyloxidase, welches die terminalen Lysinaminogruppen in

Aldehydgruppen umzuwandeln vermag. Elastin ist wie Kollagen eine langlebige Bindegewebekomponente.

III. Strukturproteine

Fibronektin

Mit Fibronektin bezeichnet man ein Glykoprotein, das auf bestimmten Zellen, in Körperflüssigkeiten und im Bindegewebe anzutreffen ist. Es ist aus 2 nahezu identischen Polypeptidketten aufgebaut, die über Disulfidketten verbunden sind und ein Gesamtmolekül vom Molekulargewicht 450 000 ergeben. Es spielt eine wichtige Rolle bei Zelladhäsionsvorgängen, Zellteilung, Zellwanderung und Differenzierung. Auch Blutzellen haben Fibronektinrezeptorstrukturen (VLA 5), z. B. die Lymphozyten. Für die Zellinteraktion von entscheidender Bedeutung sind 2 Abschnitte der Peptidsequenz, von denen die sogenannte RGDS-Sequenz (Arginin-Glyzin-Asparaginsre-Serin) die wichtigere ist. Auch mit einer Vielzahl von biologisch relevanten Molekülen tritt Fibronektin in Wechselwirkung: mit Kollagen, DNA, C1q, Heparin, Fibrin, Aktin usw. Das Fibronektin selbst existiert im Körper in mindestens 3 Varianten (zelluläres Fibronektin, Plasmafibronektin, Synovialfibronektin). Die vielseitige Interaktionsmöglichkeit des Fibronektins liegt in seiner Struktur begründet. Es weist perlenschnurartig aneinandergefügte Reaktionsbereiche auf, von denen jeder charakteristische Wechselwirkungen eingehen kann. Verbunden sind diese „Arbeitsbereiche" durch relativ instabile Peptidketten, welche leicht enzymatisch gespalten werden können. Fibronektin ist daher experimentell schwierig zu handhaben. In vivo haben seine Fragmente auch noch physiologische Wirksamkeit, sie wirken z. B. stark chemotaktisch. Die Hauptfunktion des integralen Moleküls dürfte die Verankerung von verschiedenen Zellen in der Bindegewebematrix sein.

Laminin

Laminin ist ein Bestandteil der Basalmembranen. Es wird u. a. von bestimmten Tumorzellen synthetisiert und weist ein Molekulargewicht von ungefähr 800 000 auf. Das schwertförmige Molekül vermittelt die Bindung bestimmter Epithelzellen an Typ-IV-Kollagen, die dazu nicht Fibronektin verwenden können. Vor einigen Jahren wurde entdeckt, daß Laminin in mehreren Varianten existiert, darunter das S-Laminin, welches auf synaptische Basalmembranen beschränkt ist. Alle Lamininvarianten weisen große Homologie auf. Merosin, eine weitere Lamininvariante, gibt es ausschließlich in Basalmembranen der gestreiften Muskulatur, der peripheren Nerven und der plazentaren Trophoblasten, während Laminin in anderen Basalmembranen vorkommt.

Literatur

(1) Kühn K, in: Structure and function of collagen types. Mayne E, Burgeson B (eds), Academic Press, 1987, pp 1-42.
(2) Timpl R, Wiedemann H, van Delden V, Furthmayr H, Kühn K: Eur J Biochem 1981;146:203-211.
(3) Fessler JH, Fessler LI, in: Structure and function of collagen types. Mayne E, Burgeson B (eds), Academic Press, 1987, pp 81-103.
(4) Mayne R, van der Rest M, Weaver DC, Butler WT: J Cell Biochem 1985;27:133-141.
(5) Grant WT, Wang GJ, Balian G: J Biol Chem 1985;260:3798-3803.
(6) Beeley JG, in: Glycoprotein and proteoglycan techniques. Burdon RH, van Knippenberg PH (eds), Elsevier, 1985, pp 5-28.

Gelenkmechanismen und periartikuläre Strukturen

W. Firbas

Das knorpelige und knöcherne Skelett des Menschen wird durch Kontaktstellen zusammengefügt. Diese Verbindungen dienen der Beweglichkeit und der Übertragung von Kräften zwischen diesen Skelettelementen.

Die moderne Nomenklatur dieser Verbindungen unterscheidet Articulationes fibrosae (Bandverbindungen), Articulationes cartilagineae (knorpelige Verbindungen) und Articulationes synoviales, die im Gegensatz zu den beiden erstgenannten Verbindungen als echte Gelenke mit Gelenksspalt imponieren. Band- und Knorpelverbindungen stellt man als Synarthrosen dem echten Gelenk, der Diarthrose, gegenüber. Die Beweglichkeit als wesentliches Merkmal der Verbindungen führt zum Begriff des Arthron, das passive Gelenkskonstruktion und aktiven Muskelapparat als funktionelle Einheit zusammenfaßt.

Diese Formen von Skelettverbindungen scheinen in einer phylogenetischen Reihenfolge entstanden zu sein: fibröse und knorpelige Verbindungen wurden, besonders bei Landwirbeltieren, zunehmend durch synoviale Gelenke ersetzt. Das Auftreten eines flüssigkeitshältigen Spalts führt zu einer verbesserten Bewegungsmöglichkeit auch beim Leben am Land. Allerdings entstanden die ersten synovialen Gelenke bereits bei Fischen als Kiefergelenke. Auch Rückbildung synovialer Gelenke zu einfacheren Skelettverbindungen sind umgekehrt ebenfalls zu beobachten und können bis zur Verschmelzung von Skelettelementen führen (Tibiotarsus der Vögel). Unter dem Aspekt der Beweglichkeit betrachtet, können diese Vorgänge von multiaxialen, aber beschränkten Verbindungen zu uniaxialen, aber weicher und umfangreicher arbeitenden Gelenken führen.

Die fibrösen Artikulationen werden entsprechend der verwendeten Bindegewebsmenge in Syndesmosis, Sutura und Gomphosis eingeteilt. Diese Verbindungen bestehen hauptsächlich aus kollagenen Fasern, gelegentlich sind sie fibroelastisch konstruiert.

Bei den knorpeligen Verbindungen dient das verwendete Knorpelmaterial als Einteilungsgrund, eine Verbindung durch hyalinen Knorpel heißt Synchondrosis, eine Verbindung durch Faserknorpel nennt man Symphysis. Synchondrosen sind primär als Wachstumszonen gedacht, die zur Biegsamkeit des Skeletts beitragen und die durch die mechanische Eigenschaft des hyalinen Knorpels den Kräften der Kompression, Abscherung und Verdrehung widerstehen können. Bisweilen verschwindet eine Synchondrose im Verlauf des Wachstums und wird zur Synostose. Die Symphysen liegen median und sind als Bandscheiben vorwiegend im Achsenskelett zu finden. Aufgrund ihres Materials überstehen sie Belastungen wie Torsion, Tension, Kompression, Abscherung besser und erlauben durch elastische Verformbarkeit eine gewisse Beweglichkeit. Der Flüssigkeitsgehalt der Symphyse führt zu speziellen Problemen, z. B. als Prolaps der Bandscheibe. Generell gilt, daß Synchondrosen verschwinden können, Symphysen aber zeitlebens erhalten bleiben, allerdings altersbedingten Umbauten unterliegen.

Die synovialen Skelettverbindungen sind im wesentlichen durch Gelenksspalt und Synovialflüssigkeit gekennzeichnet. Eine, durch Bänder verstärkte Gelenkskapsel verbindet die Skelettelemente. Die Beweglichkeit der synovialen Gelenke wird offensichtlich durch die Synovia verbessert, ein müheloses Gleiten der Gelenkskörper wie „Eis auf Eis" wird möglich. In der Stammesgeschichte erscheinen zuerst einfache Kugelgelenke als erste synoviale Gelenke, wie sie an den proximalen Verbindungen der Extremitäten erhalten bleiben. Distale Gelenke unterliegen einer Spezialisierung, die zu uniaxialen Schaniergelenken führen und durch Einschränkung der Beweglichkeit präzisere Bewegungen erlauben. Durch die Ausbildung eines umfangreichen Bandapparates an den echten Gelenken wird die Sicherheit der Verbindung erhöht, andererseits die Beweglichkeit eingeschränkt. Es kommt zu einem Kompromiß zwischen Stabilität und Beweglichkeit. Neben den Bändern definieren Knochenform der Gelenke, Muskeln und Weichteile den Bewegungsumfang und die Stabilität eines Gelenkes. Durch intraartikuläre Faserknorpelelemente (Diskus, Meniskus) entstehen weitere Einflüsse auf die Gelenksführung und Gelenkshemmung.

Die Stabilität eines Gelenkes beruht in erster Linie auf der Form der beteiligten Gelenkskörper. In zweiter Linie führen die Ligamente das Gelenk durch den Bewegungsbereich. Die Kreuzbänder des menschlichen Kniegelenks sind, abhängig von der Gelenksstellung, in einzelnen Faserkomponenten gespannt, besitzen jedoch ein ständig beanspruchtes Führungsbündel (3). Während bestimmten Bewegungsphasen springen Muskeln als Stabilisatoren ein und wirken als Halte- und Verspannungsmuskeln (Shunt-Muskeln [6]). Dabei kann auch die Belastung im Gelenk verstärkt werden. Als adhäsiver Film wirkt weiters die Synovia stabilisierend. Besonders bei großen Kontaktflächen spielt das eine Rolle. Die aktive Überwindung der Adhäsionskraft führt zum Auftreten von Stickstoffblasen im Gelenk, deren Zerplatzen als Gelenksknacken hörbar wird (z. B. in Fingergrundgelenken). Bei Gelenksergüssen verliert sich die stabilisierende Wirkung der Synovia.

In jedem Gelenk wird der Bewegungsumfang unterschiedlich begrenzt, Knochenhemmung (z. B. Olekranon im Ellbogengelenk), Bandhemmung (z. B. Extensionshemmung im Hüftgelenk durch das Ligamentum iliofemorale), Muskelhemmung (aktive und passive Insuffizienz von Muskeln, ein mehrgelenkiger Muskel kann z. B. nicht in allen Gelenken maximal wirken) und Weichteilhemmung (z. B. verringerte Beugung im Hüftgelenk durch Fettleibigkeit) spielen zusammen. Eine Klassifikation der synovialen Gelenke dient als Grundlage der Kinesiologie des Menschen. Einfache Gelenke mit zwei Partnern und zusammengesetzte Gelenke mit mehreren Partnern, auch intraartikulären, werden unterschieden. Durch eine grobe Vereinfachung der Geometrie der Gelenkskörper und der Beweglichkeit (Freiheitsgrade) kommt man zu einer Einteilung in plane Gelenke (Articulatio plana), Kugelgelenke (Articulatio spheroidea), Eigelenk (Articulatio ellipsoidea), Schaniergelenk (Ginglymus), Rad- oder Zapfengelenk (Articulatio trochoidea), Sattelgelenk (Articulatio sellaris) und Kondylengelenk (Articulatio condylaris).

Bewegung im Gelenk führt zur Belastung der Gelenksstrukturen. Diese Belastung muß auf die verschiedenen Strukturen verteilt werden. Die Stellung der Gelenkskörper bei einer Bewegung führt zu Zuständen guten oder losen Gelenkflächenschlusses. Dementsprechend wechselt der Gelenksdruck. Die Verteilung des Gelenksdrucks erfolgt durch Muskeln, Sehnen, Bänder und wirkt schließlich auf den Gelenksknorpel und das subchondrale Knochengewebe. Der Gelenksknorpel wirkt als viskoelastische Masse wie ein hydraulischer Stoßdämpfer. Wegen der geringen Dicke des Knorpels wird dennoch die meiste Belastung direkt auf den Knochen übertragen. Die subchondrale Kompaktalamelle setzt sich in die senkrecht ausstrahlenden Spongiosatrabekel fort. Untersuchungen der Knochendichte dieser Region haben interessante Umbauvorgänge bei Stellungsänderungen oder Verletzungen der Gelenke erbracht. Die Gelenksbeanspruchung hängt von der Größe der einwirkenden Kraft und von der Größe der kraftaufnehmenden Fläche ab. Die funktionelle Anpassungsfähigkeit des Knorpels ist durch eine Toleranzgrenze limitiert. Wird die Toleranzgrenze überschritten, kommt es zur Arthrose mit degenerativen Veränderungen an Knorpel und Knochen.

Der Aufbau des synovialen Gelenks läßt sich durch die Beschreibung von Gelenkskörpern mit Gelenksknorpel und subchondralem Knochengewebe, Gelenkskapsel, Gelenkhöhle und periartikulären Strukturen wie Bursen und Sehnenscheiden verstehen. Gefäß- und Nervenversorgung werden ebenfalls beschrieben.

Die Gelenkflächen sind von hyalinem Knorpel bedeckt, nur an den Gelenken der Clavicula und im Kiefergelenk findet sich Faserknorpel. Der normale Gelenksknorpel ist eine 1 bis 7 mm dicke Schicht von extrem glatter und resistenter Oberfläche, befeuchtet von Synovia. Die Knorpelschicht folgt der Knochenoberfläche, kann aber die Oberflächengeometrie des Gelenks akzentuieren und verändern. An den konvexen Stellen des Gelenks ist der Knorpel zentral am dicksten, bei den konkaven am Rand. Im Alter verdünnt sich die Knorpelschicht. An manchen Gelenken verbreitert sich der Gelenksknorpel in Form faserknorpeliger Gelenklippen. Die oberflächliche Schicht wird nach der Anordnung der Kollagenfibrillen als Tangentialschicht bezeichnet. Die Architektur dieser Schicht erklärt das Auftreten von fixen Spaltlinien bei Stichelung des Knorpels. Unter der Tangentialfaserzone leitet die Übergangszone in die Radiärzone über. Unter der Radiärfaserzone liegt eine Schicht mineralisierten Knorpels, die an das subchondrale Knochengewebe angrenzt. Jede Zone hat typische Merkmale von Zellen und Zusammensetzung der Knorpelmatrix und dient als poröses, flüssigkeitsdurchlässiges Medium (1), aus dem bei Belastung Flüssigkeit ausgepreßt werden kann. Untersuchungen an frischen Gelenksknorpeln haben altersabhängige Rauhigkeiten an der Oberfläche im mikroskopischen Bereich gezeigt.

Das subchondrale Knochengewebe besteht aus einer glatten, oberflächlichen Kompaktaschicht und einer darunterliegenden Spongiosaschicht. Durch radiologische und densitometrische Untersuchungen läßt sich beim Lebenden die funktionelle Anatomie dieser Region beurteilen (7). Umbauvorgänge nach gelenksnaher Osteotomie lassen sich hiermit begutachten und liefern für die Vorstellungen von *Pauwels* (9) über die adaptive Reaktion des Knochengewebes direkte Beweise. Außer den artikulierenden Skeletteilen kommen in manchen Gelenken intraartikuläre Gebilde als Discus oder Meniscus articularis vor. Disken treten als faserknorpeligbindegewebige Scheiben auf, die mit der Gelenkskapsel peripher verwachsen sind und den Gelenkraum in zwei vollständig getrennte Kammern trennen können. Als Menisken werden kreis- oder sichelförmige Knorpelteile bezeichnet, die sich von der Gelenkskapsel her zwischen die beiden Knochenstücke schieben. Durch diese Strukturen werden Inkongruenzen ausgeglichen und Stöße gedämpft. Die biomechanischen Eigenschaften des Meniskus bestehen in einer Verteilung der Belastung auf den Gelenksknorpel, in der Stoßdämpfung und in der verbesserten Gelenkschmierung (2). Das Meniskusmaterial ist bei Belastung halb so steif wie der Gelenksknorpel und verteilt die Belastung besser als dieser. Im Meniskus finden sich in unterschiedlicher Anordnung Kollagenfibrillen verschiedenen Kollagentyps (vorwiegend Typ I, III, V, aber auch IV und VI werden beobachtet). Der äußere Teil des Meniskus ist relativ gut mit Gefäßen versorgt, der innere besitzt kanalartige Strukturen, die Nährstoffe aus der Synovialflüssigkeit in tiefere Schichten transportieren und das gute Heilvermögen erklären helfen (8). Neuerdings werden den Disken und Menisken aufgrund ihrer sensiblen Innervation rezeptorische Funktionen im Dienste der Gelenkmechanik zugeschrieben. Bisweilen sind in der Gelenkhöhle auch intraartikuläre Bänder (Kreuzbänder, Ligamentum capitis femoris) und Sehnen (Sehne des Caput longum musculi bicipitis brachii) zu finden.

Die Gelenkskapsel besteht aus einer außenliegenden Membrana fibrosa und einer inneren Membrana synovialis, die sich durch Falten in das Gelenksinnere ausdehnt. Die verstärkenden Ligamente kommen als extrakapsuläre, kapsuläre und intrakapsuläre Strukturen vor. Die fibröse Kapsel ist direkt am Rand der Gelenkfläche oder etwas entfernt davon mit dem Knochen verwachsen. Sie ist häufig durch kollagene Faserzüge verstärkt (Ligamenta capsularia) und kann daher im Verein mit extrakapsulären Bändern für die Stabilität und Führung der Gelenke sorgen. Bisweilen strahlen Muskelfasern in die Gelenkskapsel ein und fungieren als Kapselspanner. Im Schultergelenk umgeben die Sehnen der Muskeln der Rotatorenmanschette die fibröse Gelenkskapsel und inserieren gemeinsam mit ihr am Humerus.

Die synoviale Innenauskleidung der Gelenkskapsel ist ein wesentlicher Teil des echten Gelenks. Diese glatte und glänzende Schicht ragt an verschiedenen Stellen in Form von fettgewebshältigen Wülsten und Falten in den Gelenksraum (Plicae alares, Plicae synoviales): Diese synoviale Membran entstammt dem embryonalen Mesenchym und findet sich außer im synovialen Gelenk noch in den Gleitbeuteln (Bursae synoviales) und Sehnenscheiden (Vagina tendinis mit Stratum synoviale). Die Absonderung und Resorption einer schleimigen, eiklarähnlichen Synovia ist die hervorstechendste Funktion dieser Membran. Die Synovialmembran besteht aus locker epithelartig angeordneten Bindegewebszellen in einer Bindegewebsmatrix. Die Typ A Zellen (Synoviozyten) entsprechen Makrophagen und liegen oberflächlich, die tiefer gelagerten Typ B Zellen ähneln Fibroblasten. Die Makrophagen beseitigen Abfall, beide Zelltypen synthetisieren Bestandteile der Synovialflüssigkeit, darunter Lubricin, ein Proteoglykan. Manche Synoviozyten präsentieren Antigene für Lymphozyten und sind damit an Immunvorgängen der Gelenkhöhle beteiligt.

Die Synovialflüssigkeit ist eine klare oder schwach gelbliche Flüssigkeit, leicht alkalisch und enthält 60 Zellen pro ml in ruhenden Gelenken. Die Flüssigkeit enthält visköse, elastische und plastische Komponenten. Nach ihrer Zusammensetzung ist sie ein Dialysat aus dem Blut (Proteingehalt 15 bis 25 g/l) der zahlreichen synovialen Kapillaren. Zusätzlich enthält sie Bestandteile des Bindegewebes wie Hyaluronsäure, Mucin und ein Glykoprotein als Schmiermittel (LGP-1). Die Synovialflüssigkeit liefert ein flüssiges Milieu für die Gelenkflächen mit stabilem pH-Wert, ernährt Gelenksknorpel, Menisken und Disken, dient als Schmiermittel und vermindert die mechanische Abnutzung. Die Art der Schmierwirkung durch die Synovia ist weiterhin umstritten: zuerst als hydrodynamische Schmierung (Flüssigkeitsfilmschmierung) gedeutet, später abgewandelt in ein elastohydrodynamisches Modell, schließlich als molekulare Grenzflächenschmierung betrachtet und danach als Quetschfilmschmierung aufgefaßt, die auf der Auspressung von Synovia aus einem spongiösen Gelenksknorpel beruht. Möglicherweise kommen bei verschiedenen Funktionszuständen unterschiedliche Mechanismen zum Tragen. Die von der Synovialmembran resorbierten Substanzen werden über fenestrierte Blutkapillaren oder Lymphkapillaren abtransportiert. Das subsynoviale Gewebe kann als lockeres, areoläres Bindegewebe, als Fettgewebe oder als straffes Bindegewebe auftreten, je nach der vorwiegenden Beanspruchung der Synovialmembran.

Die periartikulären Strukturen umfassen außerdem Muskelmantel der Gelenke die Gleitbeutel (Bursae synoviales) und die Sehnenscheiden (Vaginae tendinum, speziell Vaginae synoviales).

Die Bursa synovialis (Gleit- oder Schleimbeutel) ist ein üblicherweise enger Gleitspalt zwischen Synovialmembranen mit einem Film von Synovia. Der Lage nach werden subkutane, submuskuläre, subtendinöse, interligamentäre und subfasziale Bursen unterschieden. Manche dieser Gleitbeutel stehen in Verbindung mit Gelenksräumen (kommunizierende Bursen). Manche ausgedehnte Gleiträume dienen als Nebengelenke wie z. B. die Bursa subdeltoidea und die Bursa subacromialis im Schultergelenk. Wie bei der Gelenkskapsel findet man als Bursenwand ein Stratum fibrosum und ein Stratum synoviale.

Die Sehnenscheiden schützen die betätigten Sehnen vor Reibung. Der Aufbau entspricht wieder den übrigen synovialen Strukturen, ein Stratum fibrosum außen, ein Stratum synoviale, das über ein Mesotendineum auf die Sehne übergeht und diese überzieht. Bei den Sehnen unterscheidet man Zug- und Gleitsehnen. Gleitsehnen liegen an Widerlagern (Hypomochlien) und enthalten an den Druckstellen Knorpelzellen. Ein Sonderfall ist die Sehne des langen Bizepskopfes, die in einer Vagina synovialis intertubercularis, ausgehend von der Synovialmembran des Schultergelenks, den Gelenkraum durchquert.

Das Zusammenspiel von muskulären Strukturen mit Bändern und Gelenkskapsel ist an manchen Orten sehr wichtig. Als periartikuläre Fascia subdeltoidea umgeben die Muskelfaszien der Rotatorenmanschette das Schultergelenk und bilden das Ligamentum coracoacromiale als Teil des Schulterdaches. Die Fascia throacolumbalis strahlt in die Bänder der Wirbelsäule ein und wirkt als aktives Verspannungssystem.

Die Gefäß- und Nervenversorgung der Gelenksteile spielt für die Funktion eine große Rolle. Außer dem Knochen sind hauptsächlich bradytrophe Gewebe am Gelenk beteiligt. Knorpelgewebe ist, zumindest im hyalinen Typ gefäßfrei und wird von den Kapillaren des perichondralen Binde- oder Knochengewebes ernährt. Bei der geringen Dicke des Knorpels scheint das ausreichend. Faserknorpel enthält zumindest in den peripheren Partien Kapillaren. Die Gefäßversorgung des menschlichen Meniskus ist dafür ein gutes Beispiel (10). Über die Rolle der Synovialflüssigkeit für die Ernährung des Gelenksknorpels und intraartikulärer Knorpeln bestehen kontroversielle Vorstellungen.

Die afferente Innervation der Gelenke findet sich in allen bindegewebigen und faserknorpeligen Strukturen. Zahlreiche Nervenendigungen in eingekapselter oder freier Form sind beschrieben worden. Diese nervösen Gelenksrezeptoren spielen in der reflektorischen Hemmung von schädlichen oder belastenden Bewegungen eine große Rolle. Großes Interesse haben die Mechanorezeptoren in den Menisken und Kreuzbändern des Knies gefunden (5). Die Entdeckung des vorderen Kreuzbandreflexes ist ein klinisches Korrelat dieser morphologischen Befunde (4).

Literatur

(1) Clift SE: Finite-element analysis in cartilage biomechanics. J Biomed Eng 1992;14:217-221.
(2) Fithian DC, Kelly MA, Mow VC: Material properties and structure-function relationships in the menisci. Clin Orthop 1990;252:19-31.
(3) Fuss FK: Anatomy of the cruciate ligaments and their function in extension and flexion of the human knee joint. Amer J Anat 1989;184:165-176.
(4) Gruber J, Wolter D, Lierse W: Der vordere Kreuzbandreflex (LCA-Reflex). Unfallchirurg 1986;89:551-554.
(5) Johansson H, Sjölander P, Sojka P: Receptors in the knee joint ligaments and their role in the biomechanics of the joint. Biomed Eng 1991;18:341-368.
(6) MacConaill MA, Basmajian JV: Muscles and movements. 2nd ed. New York, Krieger, 1977.
(7) Müller-Gerbl M, Putz R, Hodapp N, Schulte E, Wimmer B: Computed tomography-osteoabsorptiometry: a method of assessing the mechanical condition of the major joints in a living subject. Clin Biomechanics 1990;5:193-198.
(8) Neurath M, Stofft E: Neue Aspekte der funktionellen Anatomie der Menisken. Unfallchirurg 1992;95:17-20.
(9) Pauwels F: Gesammelte Abhandlungen zur Biomechanik des Bewegungsapparates. Heidelberg, Springer, 1965.
(10) Scheuer I, Muhr G: Die Meniskusnaht: Eine sinnvolle Therapie. Berlin, Springer, 1988.

Immunologische Grundlagen der Entzündungsreaktion

W. Knapp

1. Einleitung

Schmerz und Bewegungseinschränkung sind Kardinalsymptome der Erkrankungen, die unter dem Sammelbegriff Rheuma zusammengefaßt werden. Bei den, diesen Symptomen zugrundeliegenden pathologischen Prozessen spielen Entzündungsprozesse eine wesentliche Rolle. Dies gilt insbesondere für die als entzündlich bezeichneten Gelenk-, Wirbelsäulen- und Weichteil-Rheumaerkrankungen, spielt aber auch bei primär degenerativen oder metabolischen Erkrankungen eine nicht zu übersehende Rolle.

Träger dieser Entzündungsprozesse sind Abwehrzellen, wobei je nach auslösendem Agens oder Entzündungsstadium Zellen des spezifischen Abwehrsystems (T- und B-Lymphozyten) oder des sogenannten unspezifischen oder natürlichen Abwehrsystems (Monozyten/Makrophagen, Granulozyten) im Vordergrund stehen können. Eine Aktivierung dieser Zellen und insbesondere der Zellen des unspezifischen Abwehrsystems kann durch eine Vielzahl exogener oder endogener Stimuli erfolgen. Antigenstimulation von T- und B-Lymphozyten ist also nur ein möglicher Mechanismus unter vielen, der einen Entzündungsprozeß auslösen und/oder perpetuieren kann.

2. T-Zellen

T-Lymphozyten spielen sowohl bei erwünschten wie auch bei unerwünschten Abwehrreaktionen eine Schlüsselrolle. Es sind, zumindest im Ruhestadium kleine Zellen, normalerweise nicht größer als 5-7 µm im Durchmesser, die im Organismus zirkulieren und periphere lymphatische Organe sowie Entzündungsbereiche besiedeln. Durch verschiedene Stimuli und insbesondere durch entsprechend präsentierte Antigenpeptide können die metabolisch inaktiven „ruhenden" T-Lymphozyten aktiviert werden. Erst nach erfolgter Aktivierung beteiligen sich T-Lymphozyten aktiv an Entzündungs- und Abwehrprozessen. Sie verändern ihre Form, werden größer, beginnen verschiedene Mediatorsubstanzen zu produzieren, vermehren sich und können zytotoxische Effektorfunktionen ausüben.

Im Blut stellen die Lymphozyten nach den Neutrophilen die größte Zahl der weißen Blutkörperchen dar. Die Blutlymphozyten machen allerdings nur einen geringen Teil der Gesamtlymphozyten aus. Im Körper eines erwachsenen Menschen befinden sich ungefähr 10^{12} Lymphozyten. Die meisten Lymphozyten sind kurzlebige Erscheinungen. Einige 10^9 Lymphozyten werden jeden Tag neu generiert, ungefähr die selbe Zahl stirbt in den peripheren lymphatischen Geweben sowie in Entzündungsbereichen ab.

2.1. T-Zellheterogenität

Morphologisch sind T-Lymphozyten von den übrigen Lymphozytenpopulationen nicht unterscheidbar. Auch innerhalb der T-Lymphozytenpopulation können morphologisch zwar einheitliche, aber funktionell unterschiedliche und jeweils eigenständige Populationen unterschieden werden. Die Unterteilung der T-Lymphozyten in die entsprechenden Subpopulationen erfolgt auf Basis der für die jeweilige Subpopulation charakteristischen funktionellen Eigenschatten und/oder molekularen Charakteristika. Die heute am besten bekannten T-Lymphozytensubpopulationen sind in Tabelle 1 zusammengefaßt. Jede dieser Subpopulationen stellt wiederum ein ganzes Mosaik von Klonen dar, wobei jeder Klon individuelle Antigenspezifität aufweist. In einem nichtimmunisierten Individuum liegt die Frequenz Antigen reaktiver T-Zellen für ein beliebiges Antigen in einem Bereich von 1 pro 10^4 bis 1 pro 10^6 T-Zellen. Bei einer Verdoppelungsrate von 24 h braucht es also 7 Tage, um eine Antigen reaktive T-Zellpopulation von 10^6 Zellen auf 10^8 zu vermehren.

Für die Charakterisierung der verschiedenen Lymphozytenpopulationen als besonders fruchtbringend hat sich die Aufklärung der Rezeptormoleküle auf der Zelloberfläche erwiesen. Über diese Rezeptorstrukturen treten die Zellen mit der Umgebung in Kontakt. Die Natur der Rezeptoren bestimmt somit die funktionelle Kapazität der jeweiligen Zelle, ihre Charakterisierung erlaubt daher die Erkennung funktionell unterschiedlicher Lymphozyten Subpopulationen. In den letzten 15 Jahren wurden eine Vielzahl derartiger Rezeptorstrukturen auf menschlichen Abwehrzellen molekular aufgeklärt. Man nimmt an, daß heute etwa ein Viertel aller Rezeptorstrukturen humaner Lymphozyten bereits bekannt sind.

Als „Schlüsselstruktur" exprimieren reife humane T-Lymphozyten auf ihrer Oberfläche Antigenrezeptoren, die entsprechend präsentierte (siehe unten) Antigenpeptide erkennen und binden können. Je nach molekularer Konfiguration der exprimierten Antigen- oder T-Zell-Rezeptoren (TCR) unterscheidet man TCRα/β- und TCRγ/δ-T-Lymphozyten, wobei die TCRα/β-Population in Humansystem vorherrschend ist (Tab. 1).

Die TCRα/β+-T-Zell Hauptpopulation wird in Abhängigkeit von der Koexpression der Oberflächenmoleküle CD4 oder CD8 in zwei weitere Subpopulationen unterteilt. Die

Tab. 1. Lymphozytensubpopulationen.

Subpopulation	Markermoleküle/ Charakteristika	Prozentanteil im Blut (% der Ly)
T-Lymphozyten	CD3	46 bis 83
Tα/β-Lymphozyten	TCRα/β	< 0,5 bis 11
Tγ/δ-Lymphozyten	TCRγ/δ	< 0,5 bis 11
CD4+-T-Lymphozyten	CD4 mit CD3	32 bis 62
CD8+-T-Lymphozyten	CD8 mit CD3	13 bis 45
Memory-T-Lymphozyten	CD45R0 mit CD3	25 bis 60*
B-Lymphozyten	CD19	CD20 oder CD22
CD5+ B-Lymphozyten	CD5 mit CD19	< 0,5 bis 3
NK-Zellen	CD56+CD3-	8 bis 22
TH1-Zellen	Bisher nur auf klonaler Ebene durch typisches Zytokinmuster (IFNγ, IL2, TNF, GM-CSF) charakterisiert	
TH2-Zellen	Bisher nur auf klonaler Ebene durch typisches Zytokinmuster (IL4, IL5, IL6, IL10) charakterisiert	

* mit zunehmendem Alter ansteigend

CD4+CD8-Population macht etwa 60 bis 80% der Blut-T-Lymphozyten aus, die CD4rCD8+-Population 20 bis 40%.

Diese CD4- bzw. CD8-Moleküle stellen Korezeptoren dar, die, wie wir später noch sehen werden, den Kontakt der T-Zelle mit jeweils unterschiedlichen Antigen präsentierenden Zellen intensivieren und am Aktivierungsprozeß der T-Zelle beteiligt sind.

Funktionell relevant ist auch die Unterteilung der T-Zellen in sogenannten „virgin" und „memory" T-cells, wobei angenommen wird, daß Virgin-T-Zellen frisch nachgebildete T-Zellen darstellen, die noch keinen Antigen Kontakt hatten, während Memory-T-Zellen bereits Antigenkontakt hatten und sich in einem quasi latenten Aktivierungszustand befinden, der wieder rasch belebbar ist. Diese beiden Funktionszustände können am besten durch das Fehlen (Virgin) oder Vorhandensein (Memory) des Oberflächenmoleküls CD45R0 unterschieden werden.

Im Stadium voller Aktivierung befindliche T-Zellen wiederum unterscheiden sich von ruhenden T-Zellen durch die Expression sogenannter Aktivierungsantigene wie z. B. CD25, CD71 und/oder HLA-D.

Neben diesen Unterteilungen auf Basis des Rezeptor Musters können auch Unterscheidungsverfahren auf Basis der induzierbaren Effektorfunktionen eingesetzt werden. Damit können z. B. innerhalb der T-Zell Population zwei Hauptuntergruppen, nämlich Helfer-T-Zellen und zytotoxische T-Zellen unterschieden werden. Helfer-T-Zellen werden so genannt, weil sie nach Aktivierung eine Reihe hormonähnlicher Proteine (= Zytokine) sezernieren, durch die sie andere Abwehrzellen kontrollieren und koordinieren (= ihnen helfen). Die zytotoxischen T-Zellen wiederum erwerben nach Aktivierung die Fähigkeit, Zielzellen zu lysieren.

Innerhalb der Helfer-T-Zellpopulation können, in Abhängigkeit vom produzierten Zytokinmuster, weitere Subsets unterschieden werden, die als TH0-, TH1- oder TH2-Zellen bezeichnet werden.

Im gesunden Gelenk finden sich zwar zahlreiche Makrophagen und Antigen präsentierende Zellen, aber nur wenige T-Zellen. Im Gegensatz dazu findet man bei der cP reichlich T-Zellen im Synovialsystem. Die Einwanderung dieser T-Zellen scheint also ein entscheidender Schritt bei der Entstehung der cP-Synovitis zu sein. Innerhalb dieser eingewanderten T-Zellen dominieren die CD4+-Zellen, aber es sind auch reichlich CD8+-Zellen vorhanden. Über 90% der CD4+-Zellen im cP-Gelenk exprimieren CD45R0-Moleküle und scheinen somit dem Memory-T-Subset anzugehören. Dazu paßt auch eine verstärkte Expression verschiedener Zytoadhäsionsmoleküle, die auf diesen Zellen beobachtet werden kann. Ein Teil der Infiltrat-T-Zellen exprimiert auch Aktivierungsantigene, aber nur ein relativ geringer Prozentsatz (2 bis 5%) befindet sich in einem aktiven Proliferationsstadium. Die lokale T-Zell-Vermehrung scheint daher vornehmlich auf Einwanderung und weniger auf lokaler Vermehrung zu beruhen. Die wichtige Frage, ob innerhalb eines cP-Gelenks ein oder einzelne T-Zellklone vorherrschen, die gegen ein bestimmtes Antigenpeptid gerichtet sind, ist nach wie vor offen. Die bisherigen Untersuchungen bezüglich der Klonalität der T-Zellinfiltrate bei cP sind widersprüchlich.

2.2. T-Zellaktivierung

Wie bereits oben gesagt, müssen T-Zellen aktiviert werden, um eine oder mehrere ihrer vielfältig möglichen Effektorfunktionen ausüben zu können. Art und Weise dieser Sti-

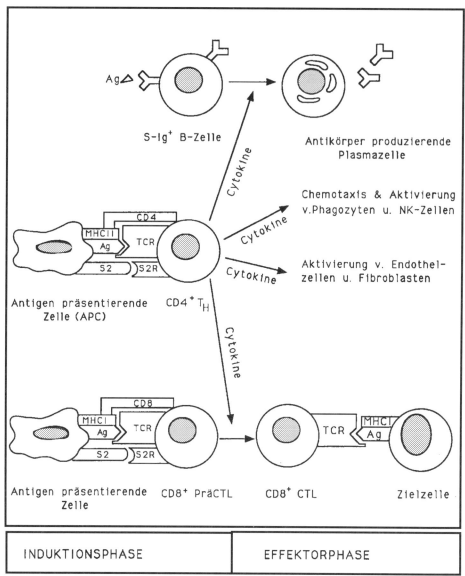

Ag△

S-Ig⁺ B-Zelle

Antikörper produzierende
Plasmazelle

Cytokine

Chemotaxis & Aktivierung
v.Phagozyten u. NK-Zellen

Cytokine

CD4

MHCII

Ag TCR

S2 S2R

Antigen präsentierende
Zelle (APC)

CD4⁺ T$_H$

Cytokine

Aktivierung v. Endothel-
zellen u. Fibroblasten

Cytokine

CD8

MHCI

Ag TCR

S2 S2R

Antigen präsentierende
Zelle

CD8⁺ PräCTL

TCR MHCI Ag

CD8⁺ CTL

Zielzelle

INDUKTIONSPHASE

EFFEKTORPHASE

MHCII = Transplantationsantigen der Klasse II, Ag = Antigen, TCR = T-Zell-Antigenrezeptor, S2 = Signale 2
(z. B. B7, CD58, CD54, IL1), S2R = Rezeptoren für Signale 2 (z. B. CD28, CTLA4, CD2, LFA1, IL1-Rezeptor)

Abb. 1. Zelluläre Interaktionen bei der Ingangsetzung von Abwehrreaktionen.

mulation sowie der entsprechenden Signalerkennung entscheidet über Ausmaß und
Qualität der T-Zellantwort. Der sogenannte T-Zellrezeptor an der Oberfläche der T-Zelle
stellt dabei zweifellos die zentrale Erkennungsstruktur dar, über die normalerweise das
primär auslösende Signal, das Fremd- oder Altered-self-Antigen erkannt wird. T-Zellre-
zeptoren unterscheiden sich allerdings von den Antigenrezeptoren z. B. auf B-Zellen,
indem sie Antigene lediglich in entsprechend prozessierter und präsentierter Form

erkennen. Dazu ist es notwendig, daß Antigenmoleküle von entsprechenden antigenpräsentierenden Zellen in Peptide aufgespalten und diese Peptide an die MHC (Mature
Histocompatibility Complex, im Humansystem HLA) -Moleküle der antigenpräsentierenden Zellen gebunden dem T-Zellrezeptor präsentiert werden (Abb. 1). Die vom
T-Zellrezeptor erkannte Struktur beinhaltet nun sowohl das präsentierte Antigenpeptid,
wie auch Teile des präsentierenden MHC-Moleküls. Der extreme Polymorphismus des
HLA-Systems nimmt daher schon aufgrund der unterscheidlichen Peptid-Bindungsmu-
ster Einfluß auf das Antigen-Erkennungsrepertoire des jeweiligen individuellen Immunsystems. Bezüglich der zwei MHC-Molekülsysteme – MHC-Moleküle der Klasse I (im
Humansystem HLA-A, -B, -C) und MHC-Moleküle der Klasse II (im Humansystem
HLA-DR, -DP, -DQ) scheint eine klare Aufgabentrennung zu bestehen. MHC-Moleküle
der Klasse I präsentieren präferenziell endogen von der jeweiligen Zelle synthetisierte
Peptide, MHC-Moleküle der Klasse II präsentieren präferenziell exogene Peptide, die
durch entsprechenden Abbau endozytierter oder phagozytierter Antigene entstanden
sind. Auch auf der T-Zellseite setzt sich diese Unterscheidung fort, in dem jene T-Zell-
Subpopulation, die CD8-Moleküle auf ihrer Oberfläche aufweist, präferenziell durch
Antigenpeptide, die von Klasse-I-MHC-Molekülen präsentiert werden, stimuliert wird,
während CD4$^+$-T-Zellen präferenziell auf von MHC-Klasse-II präsentierte Antigenpeptide reagieren. Primär verantwortlich für diese Selektivität ist die Bindungsaktivität von
CD8 für MHC-Klasse-I-Moleküle und die Bindungsaktivität von CD4 für MHC-Klasse-II-Moleküle (Abb. 1).
Um nach Kontakt zwischen T-Zell Rezeptor einerseits und Antigenpeptid/MHC-Kom-
plex andererseits tatsächlich eine volle T-Zell Aktivierung auslösen zu können, benötigt
die T-Zelle weitere Signale. Diese weiteren Signale werden auch oft unter dem Sammelbegriff Signal 2 zusammengefaßt. Diese Kosignale stehen heute im Mittelpunkt des
wissenschaftlichen und therapeutischen Interesses. Qualität und Intensität dieser Zweit-
signale scheint nämlich über Intensität und Qualität der T-Zellreaktion zu entscheiden.
Ein völliges Fehlen von Zweitsignalen kann sogar über das Ausbleiben einer T-Zellreaktion (Ignorierung) hinausgehend eine regelrechte Anergisierung (temporäre Reaktions-
unfähigkeit) der jeweiligen T-Zelle bewirken.

3. Antigenpräsentierende Zellen

Auf Basis des oben Gesagten, müssen antigenpräsentierende Zellen (APC) in der Lage
sein, Antigene in einer passenden Form zusammen mit den entsprechenden MHC-Mole-
külen zu präsentieren, und müssen darüber hinaus alle übrigen Signale (Signal 2) geben
können, die für eine T-Zellaktivierung benötigt werden.
Welche Zellen können nun als derartige APC fungieren? Grundvoraussetzung ist naturgemäß die Expression der entsprechenden MHC-Moleküle und die Fähigkeit zu Prozes-
sierung, Transport und Präsentation von Antigenpeptiden. Fast alle Zellen des
Organismus exprimieren Klasse-I-MHC-Moleküle. Von dieser Warte aus ist für die
Klasse-I-restringierte Erkennung faktisch jede Zelle des Organismus eine potentielle
APC, die intrazellulär produzierte Peptide, z. B. viruskodierte Peptide, präsentieren kann.
Zumindest primär wesentlich stärker eingeschränkt ist das Repertoire jener Zellen, die
zur Präsentation Klasse-II-restringierter Peptide befähigt sind. Zumindest konstitutiv
exprimieren nur wenige Zellen Klasse-II-Moleküle, dazu gehören z. B. B-Lymphozyten
und bestimmte dendritische Zellen in Haut, Schleimhäuten und lymphatischem Gewebe.

Durch entsprechende Stimuli, wie z. B. Interferon γ, induzierbar ist die Expression von Klasse-II-MHC-Molekülen jedoch in fast allen Zellen. Zumindest sekundär können daher sehr viele Zellen auch Klasse-II-restringierte Antigenpeptide präsentieren.

Ein sehr wesentlicher, limitierender Faktor scheint jedoch die Fähigkeit zur Vermittlung der zusätzlich benötigten Kosignale (Signal 2) zu sein. Nur wenige Zelltypen, wie z. B. die erwähnten dendritischen Zellen, verfügen über diese Fähigkeit. Ruhende B-Zellen scheinen dazu z. B. nicht in der Lage zu sein, sie wirken auf T-Zellen anergisierend statt aktivierend. Aktivierte B-Zellen hingegen sind sehr potente APC. Ähnlich ist die Situation bei Makrophagen, auch sie bedürfen einer vorherigen Aktivierung, um als APC fungieren zu können. Es kommt also bei der Ingangsetzung einer T-Zellreaktion sehr darauf an, von welcher Zelle des Organismus Antigenmoleküle aufgenommen, prozessiert und den entsprechenden T-Zellen präsentiert werden.

4. Zytokine

Zytokine sind lösliche Moleküle, welche in der Lage sind, Informationen zwischen Zellen zu vermitteln. Sie werden von der Ursprungszelle aufgrund eines spezifischen Signals freigesetzt und beeinflussen Funktionen der Zielzellen, hauptsächlich über einen positiven oder negativen Einfluß auf die Genexpression. Eine charakteristische Eigenschaft der Zytokine ist die Vielfältigkeit ihrer Effekte, die sich mit denen anderer Zytokine überschneiden und ergänzen. Einzelne Zytokine sind in der Lage, den biologischen Wirkungen anderer Zytokine entgegenzuwirken, daher repräsentieren die in vitro oder in vivo gemessenen biologischen Aktivitäten nur den Summeneffekt verschiedener Einzelfaktoren. Darauf hinzuweisen ist auch, daß ein bestimmtes Zytokin bei verschiedenen Zellen unterschiedliche Effekte auslösen kann.

Insgesamt sind also Zytokine eine sehr heterogene Gruppe von interzellulären Mediatorsubstanzen. Gemeinsam ist ihnen, daß sie in geringsten Mengen sezerniert werden, aber extrem wirksam sind und schon bei Konzentrationen von 10^{-15} bis 10^{-10} molar aktiv sind. Im Gegensatz zu den ebenfalls in extrem niedrigen Konzentrationen wirksamen Hormonen werden die Zytokine eher von isolierten Zellen als von einzelnen Drüsen sezerniert, die meisten sind im Normalzustand im Serum nicht oder nur in niedrigsten Konzentrationen nachweisbar und haben einen eher lokal begrenzten Wirkungsbereich, in dem sie autokrin oder parakrin regulierend einwirken. Aufgrund ihrer enormen funktionellen Potenz bei der Regulation erwünschter oder unerwünschter Abwehrreaktionen stehen diese Mediatorsubstanzen heute natürlich auch im Brennpunkt des klinisch-therapeutischen Interesses. In Tabelle 2 sind einige der am besten untersuchten Zytokine zusammengefaßt. Alle aufgelisteten Zytokine sind molekular aufgeklärt und können gentechnologisch hergestellt werden. Die Hauptbestrebungen gehen dahin, diese Zytokine direkt therapeutisch einzusetzen, durch entsprechende Maßnahmen ihre Produktion im Organismus zu hemmen oder ihre Wirkung durch blockierende Agenzien zu neutralisieren. Schwierigkeiten bereiten dabei das oft pleomorphe Wirkungsspektrum dieser Substanzen, die gegenseitige Beeinflussung, die kurze Halbwertzeit und die zumindest bei systemischer Applikation oft nicht unerheblichen Nebenwirkungen. Es kann aber kein Zweifel daran bestehen, daß auf diesem Gebiet in den kommenden Jahren noch beträchtliche Fortschritte zu erwarten sind.

Tab. 2. Liste der bekanntesten Zytokine und ihrer biologischen Effekte.

Zytokine	Wichtigste Responderzellen v. a. innerhalb des Abwehrsystems	Auswahl induzierter biologischer Effekte.
IL1α/IL1β	T, B, NK, G, M, Fib, EC, Syn, HEP und viele andere Zellen	Proliferation und Differenzierung von B-, T- und NK-Zellen, Aktivierung von Monozyten/Makrophagen und Neutrophilen, Chemotaxis, Wachstum von Fibroblasten, Synovial- und Endothelzellen, Freisetzung von Prostaglandin E_2, Kollagenase und Akutphaseproteinen, Fieber usw.
IL1ra	T, Fib	Blockiert IL1-Rezeptor Typ I
IL2	T, NK, B, M, Fib	Proliferation und Differenzierung von T-, B- und NK-Zellen, Lymphokinproduktion, zytotoxische Aktivität
IL3	Prog., MC, Eo, Bas	Wachstum und Differenzierung hämopoetischer Vorstufenzellen, Wachstum von Mastzellen
IL4	T, B, M, MC	Wachstum von T- und B-Zellen, Isotyp-Regulation, Wachstum von Mastzellen, Regulation von Monozyten/Makrophagenfunktionen
IL5	Eo, B, T, Bas	Differenzierung und Aktivierung von eosinophilen Granulozyten, Proliferation von B-Zellen, T-Zell-Zytotoxizität
IL6	B, PC, HEP, T, Fib, Meg	Wachstum von Plasmazellen und Thymozyten, Produktion von Akutphase-Proteine durch Hepatozyten, verstärkte Klasse-I-MHC-Expression auf Fibroblasten
IL7	T, B, Prog., M	Wachstum und Differenzierung von T- und B-Vorstufen, T-Zellaktivierung
IL8	Neurophile G (T-Zellen)	Chemotaktisch für Granulozyten, eventuell auch T-Zellen, in hohen Konzentrationen auch Granulozyten Degranulation und oxidative burst. Gehört wie MCP-1 zur neu definierten Gruppe der Chemokine
MCP-1	M	Chemotaktisch für Monozyten/Makrophagen. Gehört wie IL8 zur neu definierten Gruppe der Chemokine.
IL9	T, MC	Induziert T-Zellproliferation, Hämopoese, Mastzellwachstum
IL10	T, M, B, MC	Hemmt Synthese proinflammatorischer Zytokine wie z. B. IL1, induziert IL1ra-Synthese, hemmt MHC-II-Expression, induziert TH2- und hemmt TH1-Differenzierung, hemmt Stickoxydbildung in M
IL11	Prog, Mega	Induziert Thrombopoese
IL12	T, NK	Aktivierung und Differenzierung zytotoxischer T-Zellen und NK-Zellen
IFNα	Viele Zellen	Verminderte Virusreplikation in Zellen, vermindertes Zellwachstum
IFNβ	Viele Zellen	Verminderte Virusreplikation in Zellen, vermindertes Zellwachstum
IFNγ	B, T, NK, M, G, Ch, Fib und viele andere Zellen	Verminderte Virusreplikation in Zellen, vermindertes Zellwachstum, erhöhte Expression von Klasse-II-MCH- und Klasse-I-MHC-Molekülen auf verschiedensten Zellen, Aktivierung von NK-Zellen und Monozyten/Makrophagen sowie Granulozyten; Induktion von TNF-Produktion in Monozyten/Makrophagen.
TGFβ	T, B, M, G, Ch, Fib und viele andere Zellen	Ch- und Fib-Proliferation, ECM-Synthese, Ch-IL8-Synthese, chemotaktisch für Granulozyten hemmt Synthese von IL1, IL2, IL6, IL7, TNF, induziert IL1ra-Synthese
TNFα/TNFβ	Viele Zellen	Induziert Synthese von IL1, IL2, IL6, IL8, GM-CSF, TNF; Aktiviert G, M, EC; Induziert Fieber, wesentlich am Entzündungsprozeß bei cP beteiligt
G-CSF	Prog, G	Induziert Granulopoese
GM-CSF	Prog, G, M	Induziert Myelopoese, aktiviert G und M
M-CSF	Prog, M	Induziert Monopoese
SCF	Prog, MC, Melanozyten Vorst., Keimzellen	Induziert Proliferation hämopoetischer Vorstufenzellen und Mastzellen, Wachstumsfaktor für Melanozyten und Keimzellen

Abkürzungen: B = B-Lymphozyten, Bas = Basophile Granulozyten, Ch = Chrondrozyten, CSF = Colony stumulating factor, Eo = Eosinophile Granulozyten, Fib = Fibroblasten, G = Granulozyten, IFN = Interferon, IL = Interleukin, IL1ra = IL1-Rezeptorantagonist, M = Monozyten/Makrophagen, MC = Mastzellen, MCP = Macrophage chemotactic protein 1, Meg = Megakaryozyten, NK = Natural-killer-Zellen, Prog = hämopoetische Vorstufenzellen, T = T-Lymphozyten

5. Regulation der Antikörperproduktion

Die Ingangsetzung der Antikörperproduktion und Sekretion durch die dazu befähigten Zellen der B-Lymphozytenreihe unterscheidet sich in einem zentralen Punkt von der Ingangsetzung der T-Zellaktivierung. Antigenrezeptoren auf B-Lymphozyten können intakte Antigenmoleküle erkennen und binden. Antigenrezeptoren auf B-Lymphozyten unterscheiden sich daher auch in ihrer molekularen Konfiguration von Antigenrezeptoren auf T-Lymphozyten. Es sind in die Membran eingelassene Immunglobulinmoleküle (Membranimmunglobuline), vorwiegend der IgM- und IgD-Klasse. Auch die B-Zelle benötigt allerdings neben dem über den Antigenrezeptor empfangenen Stimulus noch weitere Signale, um ihr volles funktionelles Repertoire entwickeln zu können. Erst ein Zusammenspiel verschiedener Signale ermöglicht es ihr, sich zu vermehren und zur Plasmazelle mit voll ausgebildetem sekretorischem Apparat für die Immunglobulinsekretion auszureifen. Viele der für diese Proliferation und Differenzierung benötigten Kofaktoren werden von aktivierten Helfer-T-Zellen beigestellt. Um eine voll ausgebildete humorale Immunreaktion zu erreichen, ist es also nötig, gleichzeitig mit der B-Zellstimulation auch eine Aktivierung von Helfer-T-Zellen in Gang zu setzen (Abb. 1). Die meisten Antikörperreaktionen sind daher T-Zell-abhängig. Art und Zusammensetzung der von T-Zellen produzierten Mediatorsubstanzen können auch Einfluß auf die von den B-Zellen produzierten Immunglobulin-Isotypen nehmen. So konnte z. B. gezeigt werden, daß hohe IL4-Konzentrationen präferenziell IgE-Antikörperreaktionen bewirken, während Interferon γ eher IgG-Antikörperproduktionen fördert. Auch auf dem Gebiet der Regulation der Antikörperproduktion wird daher versucht, durch entsprechende Modulation der Kosignale Einfluß zu nehmen.

6. Natürliche Killer-Zellen

Unter dem Begriff natürliche Killer-Zellen (NK-Zellen) wird eine nach wie vor etwas mysteriöse Abwehrzellpopulation zusammengefaßt. Es sind Zellen, die ohne vorhergehende Aktivierung andere Zellen abtöten können. Damit unterscheiden sie sich von zytotoxischen T-Lymphozyten, die zwar ebenfalls Zellen abtöten können, aber erst nach vorhergehender, zumeist mehrtägiger Aktivierung und in selektiver antigenspezifischer Weise. Bezüglich der Spezifität der NK-Zellen besteht jedoch noch weitgehend Unklarheit. Es ist auffallend, daß NK-Zellen scheinbar präferenziell Tumorzellen oder virustransformierte Zellen abtöten. Es können aber auch zytotoxische Aktivitäten gegen normale körpereigene Zellen wie z. B. bestimmte Knochenmarkzellen oder Thymozyten beobachtet werden. Von vielen Autoren wird vermutet, daß NK-Zellen eine primitivere Population von Abwehrzellen darstellen, als dies antigenrezeptorexprimierende Lymphozyten sind. Die Natur der Erkennungsstruktur(en) der NK-Zellen, mit denen sie z. B. scheinbar transformierte von nichttransformierten Targetzellen unterscheiden können, ist jedoch nach wie vor nicht gesichert, obwohl schon verschiedene Kandidaten dafür präsentiert wurden. Morphologisch sind die meisten NK-Zellen etwas größer als T-Zellen und weisen kleine azurophile Granula auf. Sie werden deshalb auch als große granuläre Lymphozyten oder LGL (Large Granular Lymphocytes) bezeichnet. Weiters sind NK-Zellen durch erhöhte Strahlenresistenz, Thymusunabhängigkeit und durch eine offensichtlich spätere Entwicklung in der Ontogenese gekennzeichnet. Sie werden im Knochenmark nachgebildet und exprimieren auf ihrer Oberfläche einige typische Markermoleküle (wie z. B. CD56 und CD16), die neben der Abwesenheit von CD3 als Kriterien für ihre Analytik im Labor herangezogen werden. Im Blut machen sie etwa 12% der gesamten Lymphozytenpopulation aus, also einen nicht unerheblichen Teil der Blutleukozyten.

7. Phagozyten

Unter dem Begriff Phagozyten werden alle jene Zellen des Abwehrsystems zusammengefaßt, die befähigt sind, in sehr effizienter Weise partikuläre Fremdkörper oder geschädigte körpereigene Zellen oder Zellbestandteile in das Zellinnere aufzunehmen, also zu phagozytieren. Zu diesen, auch als professionelle Phagozyten bezeichneten Zellen gehören die Monozyten/Makrophagen, die neutrophilen und die eosinophilen Granulozyten. Sie gehen alle aus einer gemeinsamen Vorstufenzelle im Knochenmark, der sogenannten CFU-GM Zelle hervor.

7.1. Mononukleäre Phagozyten

Unter dem Sammelbegriff mononukleäre Phagozyten werden Promonozyten, Monozyten und die verschiedenen Formen der Makrophagen zusammengefaßt. Die Makrophagen stellen dabei die am weitesten differenzierte Zelle dieser Reihe dar. Makrophagen sind über den gesamten Organismus verteilt und zeichnen sich durch eine enorme strukturelle und funktionelle Heterogenität aus. Sie gehen aus der bereits erwähnten CFU-GM Vorstufenzelle im Knochenmark hervor und entwickeln sich im Knochenmark über das proliferative Monoblasten- und Promonozytenstadium zum Monozyten. Die reifen Monozyten verlassen das Knochenmark, treten in die Blutzirkulation und nach einer Halbwertszeit von etwa 70 Stunden weiter in das Gewebe über. Dort differenzieren sie dann weiter zu Makrophagen aus. Vom Gewebe treten Makrophagen nicht wieder in die Blutzirkulation ein, sie verlassen es entweder nach außen, wandern in den regionalen Lymphknoten oder sterben im Gewebe ab. Die durchschnittliche Lebensdauer im Gewebe beträgt mehrere Monate. Aktivierte Makrophagen besitzen die Fähigkeit, eine Vielzahl von Produkten zu sezernieren, die auf die eine oder andere Art an praktisch allen Abwehrprozessen beteiligt sind. Die Liste der von Makrophagen sezernierten Produkte ist schon ziemlich lang (über 50) und nimmt immer noch zu. Sie umfaßt Komponenten des klassischen und des alternativen Komplementweges, Gerinnungsfaktoren, neutrale und saure Proteinasen, andere Hydrolasen, Enzyminhibitoren, Arachidonsäurederivate, toxische Sauerstoff-Zwischenprodukte und verschiedene Zytokine, die regulierend auf die Zellen der Umgebung einwirken. Einige Produkte werden konstitutiv sezerniert, während für andere eine selektive Induktion über Zelloberflächenrezeptoren erforderlich ist. Über manche dieser Rezeptoren, z. B. Fc-Rezeptoren wird eine weit gestreute sekretorische Reaktion ausgelöst, andere Rezeptoren führen nur zur Einschaltung bestimmter Gene, einige Rezeptoren, wie z. B. die Komplementrezeptoren initiieren überhaupt keine sekretorische Reaktion.

Das biologische Potential der von Makrophagen produzierten und sezernierten Produktvielfalt ist außerordentlich groß. Verschiedene dieser Produkte sind beteiligt an enzymatischer Zerstörung und Entfernung geschädigter Zellen und Gewebe, der Regulation von Lymphozytenreaktionen, am Wiederaufbau der Gewebe während der Wundheilung, der Bildung von Blutgefäßen usw. Insbesondere diese Vielfalt macht den Makrophagen zu einer der wichtigsten Zellen des Organismus. Ein Leben ohne Makrophagen scheint nicht möglich zu sein, Personen, denen das Monozytenmakrophagensystem fehlt, wurden bisher nicht beobachtet.

7.2. Polymorphkernige Phagozyten

Neutrophile Granulozyten stellen eine unmittelbar bereite rasche Eingreifgruppe des zellulären Abwehrsystems dar. Neutrophile Granulozyten werden laufend im Knochenmark aus hämopoetischen Stammzellen nachgebildet, verlassen im funktionell voll ausgereiften Zustand das Knochenmark und treten in die Blutzirkulation ein. Täglich werden etwa 3 bis 30 x 10^{10} Granulozyten nachgebildet, die etwa gleiche Zahl stirbt ab und muß eliminiert werden. Im peripheren Blut machen die neutrophilen Granulozyten die Hauptpopulation der weißen Blutzellen aus. Granulozyten können die Gefäßwand durchdringen und gelangen auf diese Weise ins Gewebe. Blutgranulozyten können durch verschiedenste Stimuli dazu angeregt werden, sich an das Endothel zu haften und durch die darunterliegende Gefäßwandbasalmembran hindurch in das Gewebe in Richtung der höchsten Konzentrationen stimulatorischer chemotaktischer Substanzen zu bewegen (chemotaktische Wanderung). Eine derartige Auswanderung von Granulozyten kann auch durch eine Aktivierung der Endothelzellen eingeleitet werden. Im Gefolge einer derartigen Aktivierung von Endothelzellen beginnen diese Zellen spezielle Adhäsionsmoleküle auf ihre Oberfläche zu exprimieren, die eine Anhaftung von Granulozyten auslösen. Im Zusammenspiel können chemotaktische Stimuli für Granulozyten und aktiviertes Endothel massive Granulozytenauswanderungen induzieren. In entzündete Gelenke können mehr als 1 Milliarde (10^9) Granulozyten pro Tag einwandern. Neutrophile Granulozyten können bis zu mehr als 90% aller Zellen in Gelenksergüssen von cP-Patienten ausmachen. Angesichts der Vielzahl proinflammatorischer und gewebeschädigender Inhaltsstoffe dieser Zellen, kann man sich die möglichen Konsequenzen dieser massiven Infiltration leicht vorstellen.

7.3. Phagozytose

Sowohl mononukleäre wie polymorphkernige Phagozyten fressen eingedrungene Mikroorganismen oder veränderte körpereigene Zellen oder Zellbestandteile nur, wenn diese Partikel von dazu prädestinierten Rezeptorstrukturen auf der Phagozytenoberfläche erkannt werden und diese Liganden-Rezeptorinteraktion intrazelluläre Signale auslöst, die den komplexen Phagozytoseprozeß in Gang setzen können.

Der Mechanismus des Verschlingens von Partikeln ist von seiner Aufklärung noch weit entfernt. Man vermutet, daß eines der stimulierenden Signale aktinbindende Proteine aktiviert, die auf der inneren Oberfläche der Zellmembran lokalisiert sind. Die aktivierten aktinbindenden Proteine übertragen ein Signal auf die Myosinmoleküle, die in der Kontaktregion kontrahieren und die Bildung eines Pseudopodiums ermöglichen. Es werden Mikrofilamente gebildet, und das Pseudopodium entlang der Partikeloberfläche, geführt durch die Interaktion der Phagozytoserezeptoren mit den entsprechenden Liganden auf der Partikeloberfläche, umschließt zuletzt das gesamte Partikel. Am Treffpunkt der Pseudopodien verschmilzt schließlich die Membran, das dabei gebildete intrazelluläre Vesikel wird Phagosom genannt und beginnt von der Oberfläche ins Zellinnere zu wandern. Dieser Aufnahmeprozeß ist rasch, innerhalb von 30 min kann ein Makrophage genügend Partikel aufnehmen, um eine Internalisierung von etwa 50% seiner Gesamt-oberfläche zu verursachen.

Beim Zusammentreffen eines Phagosoms mit Lysosomen (in jedem Phagozyten vorkommende membranbegrenzte Beutel, die mit einem Sortiment von Enzymen gefüllt sind), kommt es zur Verschmelzung von Phagosom und Lysosom und dabei zu einer Entleerung der lysosomalen Enzyme in das Phagosom, das dann als Phagolysosom bezeichnet wird. In vielen Fällen erfolgt diese Verschmelzung bereits während das Phagosom noch durch einen Membrankanal nach außen hin geöffnet ist. Es kommt dabei zu einer teilweisen Freisetzung von lysosomalen Enzymen in die Umgebung.

Unter bestimmten pathologischen Bedingungen kann es auch zur Ausschüttung von gesamten Phagolysosomeninhalten in die Umgebung und damit zu beträchtlichen Gewebeschädigungen durch die ausgeschütteten Hydrolasen kommen.

8. Chronische Entzündung

Aus dem bisher Gesagten ergibt sich, daß ein chronischer Entzündungsprozeß über verschiedenste Wege ausgelöst und in Gang gehalten werden kann. Immer sind daran mehrere Abwehrzellsysteme beteiligt. Der initiale Auslösungsmechanismus ist bei einem fortgeschrittenen Prozeß schwer bis nicht mehr nachvollziehbar. Auch kann sich im Laufe einer chronischen Entzündung eine Eigendynamik entwickeln, die nichts mehr mit dem primär auslösenden Prozeß zu tun hat und somit auch nicht mehr ursächlich behebbar sein muß. Rein schematisch sind folgende Mechanismen für die Ingangsetzung und/oder Inganghaltung chronischer Entzündungsprozesse vorstellbar:

a) Stimulation durch exogene spezifische (Antigene) oder unspezifische Stimuli (z. B. mikrobielle Bestandteile, Superantigene),

b) Stimulation durch Autoantigene oder durch aberrante Zytokinproduktion,

c) Inganghaltung der Entzündung durch Persistenz/Nicht-Elimination der auslösenden Stimuli,

d) Persistenz der Entzündung durch entzündungsbedingte Freisetzung proinflammatorischer Stimulanzien (Autonomisierung des Entzündungsprozesses),

e) Inganghaltung des Entzündungsprozesses durch defekte Autoregulation der Abwehrzellen (unkontrollierte überschießende Abwehrreaktion).

Bei den sogenannten Autoimmunerkrankungen wie z. B. der chronischen Polyarthritis wird vermutet, daß es sich um einen gegen körpereigene Zellen oder Zellbestandteile gerichteten Abwehrprozeß handelt. Ein formaler Beweis, daß eine derartige Autoreaktivität kausal für die Erkrankung verantwortlich ist, konnte allerdings für die cP bis heute nicht erbracht werden. Tatsache ist, daß auch bei Gesunden, vor allem im höheren Alter, verschiedene Autoantikörper und auch T-Zellreaktivitäten gegen körpereigene Strukturen nachgewiesen werden können. Es müssen also zusätzliche Faktoren beteiligt sein, die den verhängnisvollen Schritt von normaler zu pathologischer Autoreaktivität ermöglichen. Prinzipiell wäre natürlich eine genaue Kenntnis von Autoantigenpeptiden, die eine derartige pathologische Immunreaktion auslösen können, außerordentlich wichtig, böte sich doch damit die zumindest prinzipielle Möglichkeit kausal z. B. auf dem Wege einer Toleranzinduktion eingreifen zu können.

Ein wesentliches Kennzeichen aller chronisch entzündlichen Prozesse ist die massive Infiltration von T-Lymphozyten, B-Lymphozyten, Monozyten/Makrophagen aber auch von Granulozyten. Alle diese Zellen, insbesondere die T-Lymphozyten und Phagozyten setzen eine Vielzahl von Mediatorsubstanzen frei, die die in situ vorhandenen Zellen weiter aktivieren und neue Entzündungszellen chemotaktisch anziehen. Dieser Infiltrationsprozeß wird weiters durch Aktivierung der Endothelzellen im Enzündungsbereich verstärkt. Das Normalgewebe im Entzündungsbereich wird einerseits durch Mediatorsubstanzen aktiviert, andererseits durch direkte zelluläre Zytotoxizität oder durch freigesetzte Sauerstoffradikale und Proteasen geschädigt, abgebaut und phagozytiert. Je nach Überwiegen der stimulatorischen oder degradierenden Prozesse kann im fortgeschrittenen Stadium die Fibrosierung oder eine massive Gewebezerstörung das klinische Bild dominieren. Es gibt eine Reihe von Hinweisen, daß Zytokine, wie z. B. TNFa und Interleukin 1 zur Pathogenese entzündlicher Autoimmunerkrankungen, wie z. B. der chronischen Polyarthritis, beitragen. Beide Zytokine haben direkte proinflammatorische Effekte auf das Synovialgewebe inklusive Knorpel und Knochen und sie können auch indirekt durch Induktion anderer Zytokine proinflammatorisch wirken, so z. B. durch Induktion von GM-CSF. GM-CSF seinerseits aktiviert neutrophile Granulozyten, erhöht ihre Adhäsivität und ihre Fähigkeit, sich am Knorpelabbau zu beteiligen. Darüber hinaus verstärkt GM-CSF auch die Expression von MHC-II-Antigenen auf Synovialzellen. Immunhistologische Untersuchungen haben auch gezeigt, daß in entzündetem Synovialgewebe vermehrt IL1- und TNFa-produzierende Zellen nachweisbar sind.

Neben der Induktion proinflammatorischer Zytokine wird im entzündeten Gelenksbereich jedoch auch eine vermehrte Produktion inhibitorischer Komponenten festgestellt. Dazu zählen z. B. der IL1-Rezeptorantagonist (IL1ra), TGF-β, IL10 und verschiedene lösliche Zytokinrezeptoren. Derartige lösliche Zytokinrezeptoren wurden schon für eine ganze Reihe von Zytokinen beschrieben, so z. B. IL1-, IL2-, IL4-, IL6-, IL7-, IFNg-, TNFp55- und TNFp75-Rezeptoren.

Die potentielle Bedeutung von Zytokinen in der Pathogenese entzündlicher Gelenkserkrankungen wird auch durch Beobachtungen bei experimentellen Arthritismodellen unterstützt. So konnte gezeigt werden, daß IL1 die experimentelle Kollagenarthritis verstärkt und die Gabe von Anti-TNF-Antikörpern die Knorpelzerstörung und Knochenresorption in diesen Modellen wesentlich reduziert. Vielleicht am eindrucksvollsten sind die Beobachtungen bei transgenen Mäusen, die das TNFa-Gen exprimieren. Alle diese Mäuse entwickelten eine Polyarthritis, die verhindert werden konnte, wenn man den Mäusen von Geburt an monoklonale Antikörper gegen TNFa applizierte. Trotz derartig eindrucksvoller Befunde muß allerdings betont werden, daß die Vielfalt, der in einem Entzündungsbereich gebildeten Zytokine, die sich in ihrer Wirkung gegenseitig beeinflussen, zum Teil antagonistisch wirken und zum Teil auch die Qualität der Reaktion des Zielgewebes gegenüber anderen Zytokinen beeinflussen, es außerordentlich schwierig macht, den Beitrag jedes Einzelzytokins auf den Gesamtprozeß zu beurteilen.

Angesichts der Massivität entzündlicher Prozesse und destruktiver Gewebsveränderungen wie sie z. B. bei der chronischen Polyarthritis feststellbar sind, fällt es schwer, an ein einzelnes vom Abwehrsystem als fremd erkanntes Autoantigen als alleinigen Auslösungsmechanismus zu glauben. Es könnten aber zusätzliche Faktoren dazukommen, die entweder unspezifisch breit aktivieren oder im Sinne des bereits mehrfach erwähnten Signals 2 kostimulatorisch wirken. Trifft diese Vermutung zu, wäre eine Aufklärung der Wirkungsweise und Regulationsmöglichkeit dieser kostimulatorischen Strukturen möglicherweise sogar zielführender als die Suche nach individuellen Autoantigenpeptiden, böten sie doch einen unabhängig vom Antigenpeptid zu erreichenden therapeutischen Angriffspunkt.

Tatsache ist, daß trotz klonaler Deletion im Thymus potentiell autoreaktive T-Zellklone auch beim Gesunden in der Peripherie vorkommen. Diese potentiell autoreaktiven T-Zellen können nun ruhend bleiben, anergisiert werden, in der Peripherie eliminiert werden oder eben aktiviert und gegen autologe Zellen bzw. Autozellbestandteile reaktiv werden. Prinzipiell dasselbe gilt auch für autoreaktive B-Zellen, die auch bei Gesunden in der Peripherie nachweisbar sind. Die unterschiedlichen potentiellen Reaktionsmuster einer autoreaktiven B-Zelle nach Antigenkontakt sind in Abbildung 2 schematisch dargestellt. Die Frage, warum sich eine autoreaktive B-oder T-Zelle in einem Fall so, in einem anderen Fall wieder anders „entscheidet", ist nach wie vor nicht vollständig geklärt. Faktoren, wie der Ausreifungsgrad der Zelle, ihr Präaktivierungszustand, aber auch exogene Faktoren, wie das gleichzeitige Einwirken oder das Fehlen kostimulatorischer Signale spielen dabei sicherlich eine Rolle. In diesem Zusammenhang interessant ist z. B. die Tatsache, daß MRL-lpr-Mäuse, die vermehrt antinukleäre Antikörper und Rheumafaktoren produzieren, einen Defekt im Fas-Gen aufwiesen, wodurch die Apoptose (programmierter Zelltod) Induktion in B- und T-Zellen durch Antigenstimulation verunmöglicht wird. Ähnliche Effekte treten in transgenen Mäusen auf, die das bcl-2-Gen tragen. Auch dadurch wird die Induktion eines apoptotischen Zelltods gehemmt und die

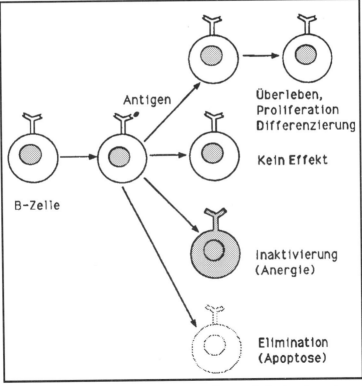

Abb. 2. Reaktionsmöglichkeit autoreaktiver B-Zellen nach Antigenkontakt.

Elimination autoreaktiver B-Zellen gestört. Es kommt zum vermehrten Auftreten anti-nukleärer Antikörper und bei einigen Tieren zum Tod durch eine Immunkomplexglome-rulonephritis. Auch Störungen auf dieser Ebene müssen daher bei der Erforschung der Pathogenese von Autoimmunerkrankungen in Betracht gezogen werden.

9. Therapeutische Angriffspunkte

Leider fehlen bei den meisten immunvermittelten chronischen Entzündungserkrankungen nach wie vor Informationen über grundlegende Pathomechanismen aufgrund derer ein rationaler und vor allem selektiver Ansatz für therapeutische Interventionen zu formulieren und experimentell zu untermauern wäre. Wir müssen also zunächst davon ausgehen, daß ein unbekanntes initiales Ereignis bzw. ein oder mehrere auslösende Agenzien am Beginn dieser Autoimmunerkrankungen stehen. Dieser Prozeß löst dann eine entzündliche Reaktion aus, die dann das klinische Bild der Gewebsschädigungen bewirkt. Die ideale Therapie bestünde nun in der Ausschaltung der auslösenden Noxe. In Ermangelung einer Kenntnis dieser Noxe bleibt als nächstbester Angriffspunkt die Verhinderung der entzündlichen Reaktion, wobei hier wiederum zwischen einer Hemmung der Induktionsphase und einer Hemmung der Effektorphase unterschieden werden muß. Der letztmögliche Angriffspunkt wäre dann Maßnahmen zum Schutz des Gewebes vor den schädigenden Einflüssen von Entzündungszellprodukten, z. B. freigesetzten Proteinasen, Sauerstoffradikalen, fibrosierenden Zytokinen usw.

Prinzipiell wären daher folgende therapeutische Ansatzpunkte denkbar:
1. Verhinderung der T-Zellaktivierung,
2. Verhinderung der Phagozytenaktivierung,
3. Hemmung der Effekte von Zytokinen,
4. Hemmung der Effekte von Sauerstoffradikalen oder/und Proteasen.

ad 1. Verhinderung der T-Zellaktivierung (Abb. 3)

Geht man davon aus, daß die zu behandelnde chronische Entzündungsfraktion durch ein oder mehrere spezifische Antigenpeptide ausgelöst wird, so wäre es sicherlich der erstmögliche Angriffspunkte die Verhinderung einer entsprechenden Präsentation dieser Antigenpeptide durch antigenpräsentierenden Zellen und damit auch die Verhinderung einer T-Zellaktivierung. Ein möglicher Angriffspunkt dafür wären die MHC-Moleküle auf Antigen präsentierenden Zellen. Es ist bekannt, daß ein bestimmtes HLA-DR-Epitop vorzugsweise mit chronischer cP assoziiert ist. Es wäre daher vorstellbar, künstlich Peptide herzustellen, die sozusagen als MHC-Blocker in vivo gebundene Peptide aus der MHC-Bindung verdrängen und selbst nicht immunogen wirken. Daß eine derartige Vorgangsweise prinzipiell möglich wäre, zeigen Tierversuche, bei denen derartige MHC-blockierende Peptide zumindest prophylaktisch eingesetzt erfolgreich waren. Als weitere Angriffsmöglichkeiten auf Seiten der antigenpräsentierenden Zellen wären z. B. mono-klonale Antikörper gegen MHC-Klasse-II-Moleküle oder gegen die als Kostimulatoren wirksamen B7/BB1-Moleküle denkbar bzw. wurden auch bereits experimentell einge-setzt.

Auf der T-Zellseite kann eine T-Zellinaktivierung durch Blockade der entsprechenden T-Zell-Rezeptorstrukturen erreicht werden. Dazu gehören z. B. der T-Zellrezeptor selbst bzw. die mit ihm assoziierte CD3-Struktur, weiters der Korezeptor CD4 auf Helfer-T-

Zellen wie auch die Kosignale empfangenden T-Zelloberflächenmoleküle CD2 und CD28. Erste Berichte über den Einsatz monoklonaler Antikörper gegen die angeführten Strukturen sowie auch mit Antikörpern gegen die CD7- und CD5-Strukturen auf T-Zellen liegen bereits vor. Großteils wurden bisher allerdings mausmonoklonale Antikörper eingesetzt, für einen breiteren Ansatz wären sicherlich humane oder zumindest humanisierte monoklonale Antikörper erforderlich. Bei allen diesen Blockaden antigenunspezifischer Rezeptoren muß natürlich davon ausgegangen werden, daß das Immunsystem insgesamt und nicht nur die unerwünschten Reaktionen gehemmt und beeinträchtigt werden. Ein klinischer Einsatz kommt daher wirklich nur bei schweren, sonst nicht beherrschbaren Fällen in Frage.

Schon etwas selektiver, da nicht gegen alle, sondern nur gegen bereits aktivierte T-Zellen gerichtet, wäre der Einsatz monoklonaler Antikörper gegen die CD25-Struktur, also gegen den Rezeptor für das Interleukin 2. Auch Antikörper wurden bereits zur Verhinderung von dieser Spezifität wie auch zur Unterdrückung von Organabstoßungsreaktionen, Autoimmunreaktionen experimentell eingesetzt.

ad 2. Verhinderung der Phagozytenaktivierung
Phagozyten können, wie bereits oben gesagt, über eine Vielzahl von Rezeptorstrukturen aktiviert werden. Eine Blockade sämtlicher Rezeptorstrukturen erscheint daher nicht möglich. Überraschenderweise hat sich aber gezeigt, daß bereits durch Blockade einzel-

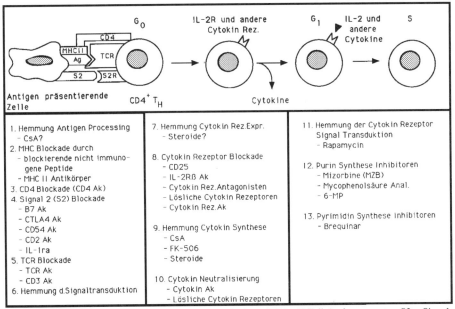

MHCII = Transplantationsantigen der Klasse II, Ag = Antigen, TCR = T-Zell-Antigenrezeptor, S2 = Signale 2 (z. B. B7, CD58, CD54, IL1), S2R = Rezeptoren für Signale 2 (z. B. CD28, CTLA4, CD2, LFA1, IL1-Rezeptor)

Abb. 3. T-Zellaktivierung: Inhibitorisch therapeutische Interventionsmöglichkeiten.

ner Rezeptoren Infiltration und Aktivierung entzündlicher Phagozyten gehemmt werden können. Erste diesbezügliche Ergebnisse liegen für monoklonale Antikörper gegen Zytokine und den Komplementrezeptor CR3 sowie für in vivo applizierte lösliche Zytokinrezeptor- und Komplement-CR1-Moleküle vor.

Am Effektorarm aktivierter Phagozyten greifen die nichtsteroidalen antiinflammatorischen Drogen (NSAID) ein. Sie scheinen insbesondere die Zyklooxigenaseaktivität und damit die Synthese von Prostaglandinen zu hemmen. Insbesondere Prostaglandin E_2 hat eine sehr stark gefäßerweiternde Wirkung, kann gemeinsam mit IL-1 und TNF Osteoklasten aktivieren und damit Knochenabbau bewirken.

Die Inhibition einer anderen Phagozytenmediatorgruppe, der Leukotriene, scheint an den kürzlich beschriebenen Erfolgen einer Fischöldiät beteiligt zu sein. Dieses Fischöl ist reich an einem Arachidonsäureanalog, das die Produktion des Leukotriens LTB4 zugunsten anderer, weniger potenter Leukotriene, wie z. B. LTB_5 reduziert. Auswirkungen auf den Lipoxygenase pathway wurden auch für einige NSAID, wie z. B. Diclofenac und Indomethacin beschrieben, die nicht nur die Prostaglandin-, sondern auch die Leukotriensynthese zu hemmen scheinen. Neben dem Eingriff in den Arachidonsäurestoffwechsel scheinen die NSAID möglicherweise in unterschiedlichem Ausmaß auch auf verschiedene andere membranassoziierten Prozesse entzündlicher Phagozyten einzuwirken, so z. B. auf die Sauerstoffradikalbildung, die Aggressivität und Motilität neutrophiler Granulozyten und mononukleärer Phagozyten. Diese Effekte sind jedoch variabel, stark dosisabhängig, und es ist unklar, inwieweit sie an den klinischen Effekten der NSAID beteiligt sind.

ad 3. Hemmung der Effekte von Zytokinen

Therapeutisch besonders interessant sind natürlich auch die Versuche, freigesetzte Zytokine mit Antikörpern oder durch lösliche Zytokinrezeptoren zu neutralisieren bzw. deren Bindung an Zytokinrezeptoren durch Antikörper gegen Zytokinrezeptoren zu blockieren. In die gleiche Richtung gehen auch Versuche, antiinflammatorisch wirkende Zytokine einzusetzen bzw. die Zytokinsynthese möglichst selektiv pharmakologisch zu beeinflussen.

Ein Problem bei Rezeptorantagonisten konnte unter Umständen sein, daß Zielzellen bereits auf kleinste Mengen von Zytokin reagieren können und schon bei der Besetzung von 2 bis 5% aller verfügbaren Rezeptoren (Beispiel IL1-Rezeptor) der maximale biologische Effekt erzielt wird. Man benötigt daher entsprechend große Mengen an Antagonisten, um die Bindung von Zytokinen an nur wenige dieser Rezeptoren zu blockieren.

Wahrscheinlich interagieren auch einige der heute gebräuchlichen Therapeutika bei cP mit dem Zytokinnetzwerk. So hemmen z. B. Kortikosteroide die Transkription multipler aktivierungsassoziierter Zytokingene. Neuere Evidenzen sprechen dafür, daß sie direkt die Zytokingenexpression hemmen. Sowohl unter Methotrexat wie unter Goldtherapie wurde eine reduzierte IL-8-Synthese beobachtet. Der zugrunde liegende Mechanismus ist jedoch völlig unklar.

ad 4. Hemmung der Effekte von Sauerstoffradikalen und Proteasen

Insbesondere die Produkte aktivierter Phagozyten (Granulozyten und Monozyten/Makrophagen) sind es, die wesentlich zur Gewebszerstörung im Rahmen chronisch entzündlicher Prozesse, wie sie z. B. bei der cP auftreten, beitragen. Die Aktivierung dieser Zellen führt zur Synthese und Freisetzung von Prostaglandinen, Leukotrienen, Sauerstoffradikalen und proteolytischen Enzymen. Alle diese Komponenten können Gewebsschäden verursachen. Sauerstoffradikale und ihre Abkömmlinge können z. B. die Viskosität der Synovialflüssigkeit durch die Polymerisierung von Hyaloronaten herabsetzen, sie verändern auch Knorpelkollagen und Proteoglykane. Ein möglichst rascher Abbau dieser Radikale sowie eine Hemmung der freigesetzten Proteasen könnte daher zur Schadensbegrenzung beitragen.

Mediatoren der Entzündung

W. Schütz

Mediatoren sind Stoffe mit einem meist vielfältigen Wirkungsspektrum, die bei bestimmten Erkrankungen aus Gewebe freigesetzt oder aus Vorläufern neu gebildet werden. Zu den Mediatoren, denen pathogenetische Bedeutung bei der Entzündung, der Allergie und bestimmten Schockzuständen (Verbrennung, Endotoxinschock) zugemessen wird, gehören die biogenen Amine Histamin und Serotonin (5-Hydroxytryptamin), Produkte des Arachidonsäurestoffwechsels (Prostaglandine, Thromboxan A_2, Leukotriene), reaktive Sauerstoffspecies (z.B.$O_2^{\cdot-}$), der aus dem Fettstoffwechsel stammende „Platelet Activating Factor" (PAF) sowie das Nonapeptid Bradykinin. Letzteres wird aus Bestandteilen des Blutplasmas gebildet, während die anderen erwähnten Mediatoren aus dem Gewebe bzw. aus Blutzellen stammen. Auch Proteinen wird eine Mediatorfunktion zugeschrieben, deren Abhandlung – mit Ausnahme der Anaphylatoxine – den Rahmen dieses Kapitels sprengen würde. Zu ihnen zählen leukozytäre Enzyme (lysosomale Hydrolasen, Elastasen) und Zytokine (Interleukine, Interferone, Tumornekrosefaktoren, koloniestimulierenden Faktoren); sie stammen vor allem aus Makrophagen, Monozyten und Lymphozyten und spielen beispielsweise bei der Immunmodulation und als endogenes Pyrogen eine Rolle. Eine Überblick über die wichtigsten Mediatoren gibt Tab. 1.

Tab. 1. Mediatoren und ihre wichtigsten Wirkungen im Rahmen von Entzündungsprozessen.

	Gefäßtonus	Gefäßpermeabilität	Plättchenaggregation	Leukozyten	Schmerz
Histamin	Dilatation*	Zunahme			Auslösung
Serotonin					Auslösung
Bradykinin	Dilatation	Zunahme			Auslösung
PGE_2		Zunahme			
PGD_2					Auslösung
Prostacyclin	Dilatation		Hemmung		Auslösung
TXA_2	Kontraktion	Förderung			
LTB_4		Zunahme		Chemotaxis	
LTC_4, LTD_4	Kontraktion				
PAF	Kontraktion* Dilatation*	Zunahme	Förderung		
C5a	Kontraktion			Chemotaxis	Auslösung
$O_2^{\cdot-}$		Zunahme**		Chemotaxis	

* abhängig von Kreislaufabschnitt und Tierspezies; ** in Gegenwart neutrohiler Granulozyten

Es ist außerordentlich schwierig, den Grad der Bedeutung eines einzelnen Mediators für ein Krankheitssymptom festzulegen. Es treten bei Entzündungsprozessen mehrere Mediatoren mit ähnlichem Wirkungsspektrum gleichzeitig nebeneinander auf, und Interaktionen zwischen den Mediatoren, die zu einer Modulation der Wirkung führen, sind sehr häufig. Ferner besitzen Mediatoren (ähnlich den Neurotransmittern) die Fähigkeit, andere Mediatoren freizusetzen. So können Anaphylatoxine Histamin freisetzen, oder Bradykinin kann die Bildung von Prostaglandinen und NO auslösen.

Schließlich haben einige Mediatoren auch physiologische Bedeutung: So ist Histamin an der Aktivierung der Salzsäureproduktion in der Magenschleimhaut beteiligt, während Prostaglandinen für die Magenschleimhaut eine Schutzfunktion zukommt; Serotonin ist auch ein zentraler und periphere Neurotransmitter.

Histamin

Bildung, Abbau: Die Bildung des Histamins erfolgt durch Decarboxylierung des Histidins. Eine spezifische Histidindecarboxylase ist in Gewebsmastzellen und basophilen Leukozyten lokalisiert, in deren Granula Histamin gespeichert ist. Der rasche Abbau des Histamins am Menschen erfolgt vor allem durch die im menschlichen Gewebe weit verbreitete Histaminmethyltransferase, in geringerem Ausmaß durch Diaminoxidasen. Die Ausscheidung von Histamin und seinen Metaboliten (u. a. Methylimidazolessigsäure) im Urin kann ein Hinweis auf eine Beteiligung des Histamins in pathologischen Prozessen sein. Eine Zunahme wurde beobachtet bei akuten allergischen Erkrankungen (Urtikaria), bei einer pathologischen Mastzellvermehrung der Haut (Urticaria pigmentosa), beim Karzinoidsyndrom und nach ausgedehnten Verbrennungen der Haut.

Wirkungen

Bedingt durch zwei Rezeptor-Subtypen (H_1-, H_2-Rezeptoren), hat Histamin eine komplexe Wirkung auf den **Gesamtkreislauf.** Bei den meisten Menschen kommt es nach Histamininjektion zu einer Blutdrucksenkung, bedingt durch eine Erweiterung der Widerstands- und Kapazitätsgefäße. Die Wirkung ist wesentlich an die Freisetzung von NO, dem „Endothelium-Derived Relaxant Factor" (EDRF), aus dem Endothel gebunden und hängt daher von der Intaktheit des Endothels ab. Daher kann bei Endothelschädigung (Atherosklerose) die gefäßerweiternde Wirkung zugunsten einer direkten am glatten Gefäßmuskel ansetzenden vasokonstriktorischen Wirkung zurücktreten.

Eine **Permeabilitätserhöhung** in den Venolen beruht auf einer Kontraktion des Endothels, sichtbar als elektronenoptische Verbreiterung der Spalten zwischen den Endothelzellen. Quaddelbildung, der als Permeabilitätstest verwendete Durchtritt von Farbstoffen durch die Gefäßwand, der erhöhte Lymphfluß sowie die Hämokonzentration lassen sich auf diese Weise erklären. Die Permeabilitätserhöhung ist erheblich verstärkt in Anwesenheit gefäßerweiternder Prostaglandine. Typisch ist eine „triple response" nach intrakutaner Histaminverabreichung; sie besteht in 1. einer punktförmigen, sofort auftretenden Rötung (Vasodilatation), 2. einem nach Latenz um die Einstichstelle auftretenden Flush (reflektorisches, über sensible Nervenendigungen vermitteltes Erythem) und 3. einer Quaddelbildung als Folge der Erhöhung der Gefäßpermeabilität.

Andere glattmuskuläre Organe, wie Bronchien und Darm, reagieren auf Histamin im Sinne einer Kontraktion. Eine ausschließlich über H_2-Rezeptoren ausgelöste Wirkung ist die Stimulierung der Magensaftsekretion.

Histaminfreisetzung

Eine Histaminliberation ist Folge einer Erhöhung der Kalziumkonzentration in der Mastzelle, die zu einer Fusion der histaminspeichernden Granula mit der Zellmembran und schließlich zur Exozytose ohne Zytolyse führt. Sie wird ausgelöst durch bestimmte Arzneimittel (z. B. Morphin, Dextran, jodhaltige Röntgenkontrastmittel), vor allem aber bei allergischen Reaktionen. Die wichtigste davon ist die Allergie vom Typ I (Frühtyp) mit den Symptomen Urtikaria, Rhinitis, Konjunktivitis, Larynxödem und anaphylaktischer Schock. Um eine Histaminfreisetzung in Gang zu setzen, müssen mastzellständige Antikörper (IgE-Globuline) brückenartig durch das (bivalente) Antigen verbunden werden. Die je nach der Symptomatik bisweilen unbefriedigende therapeutische Wirkung von Antihistaminika läßt sich darauf zurückführen, daß noch andere Mediatoren neben Histamin beteiligt sind.

Beim Endotoxinschock, bei der Verbrennung und bei entzündlichen Vorgängen kommt es vor allem in der Frühphase zur Histaminfreisetzung bzw. Mastzelldegranulation. Dafür sind jedoch nicht IgE-Globuline verantwortlich, sondern andere Faktoren, wie Spaltprodukte des Komplements (insbesondere die Anaphylatoxine C3a und C5a) und basische Inhaltsstoffe aus zerfallenden Leukozyten mit histaminliberierender Wirkung. Auch hier geht die Histaminliberation mit der Bildung oder Freisetzung anderer Mediatoren parallel, so daß auch hier der therapeutische Effekt von Antihistaminika limitiert ist.

Serotonin (5-Hydroxy-Tryptamin)

Die wesentliche Rolle des Serotonins beim Menschen ist eher die eines Neurotransmitters im zentralen Nervensystem als die eines Mediators, ganz im Gegensatz zu Maus, Ratte und Kaninchen, wo es bei der Allergie und beim Dextranödem eine dem Histamin äquivalente Bedeutung hat. Serotonin wird aber auch am Menschen für die Auslösung von Schmerz und Juckreiz, bedingt durch eine depolarisierende Wirkung an sensorischen Nervenendigungen verantwortlich gemacht.

Serotonin (5-Hydroxy-Tryptamin) entsteht durch Decarboxylierung der Aminosäure 5-Hydroxy-Tryptophan; 90% des im Organismus vorhandenen Serotonins sind in den enterochromaffinen Zellen des Gastrointestinaltraktes lokalisiert, in deren Granula es in hoher Dichte gespeichert ist. Ins Blut freigesetztes Serotonin wird durch aktiven Transport in Thrombozyten aufgenommen. Aus aggregierenden Thrombozyten (z. B. bei Gefäßverletzungen) freigewordenes Serotonin beeinflußt die Hämostase, indem es 1. die Wirkung anderer Plättchenaggregatoren potenziert und 2. über Rezeptoren am glatten Gefäßmuskel direkt vasokonstriktorisch wirkt. Am intakten Endothel induziert Serotonin – wie Histamin (siehe oben) – die Bildung von NO und wirkt auf diese Weise vasodilatatorisch. Der Abbau des kurzlebigen Amins erfolgt durch mitochondriale Monoaminoxidasen. Hauptausscheidungsprodukt ist 5-Hydroxyindolessigsäure.

Das Wirkungsspektrum von Serotonin (insbesondere am vaskulären System) ist sehr komplex, da zahlreiche Rezeptor-Subtypen existieren, die teilweise in weitere Untergruppen gegliedert sind. Ihre Beschreibung würde den Inhalt dieses Kapitels sprengen.

Bradykinin

Bildung und Abbau: Das Nonapeptid Bradykinin entsteht **im Blutplasma** aus einer Kininogen-Vorstufe hohen Molekulargewichts (> 100.000) unter Vermittlung des Enzyms Kallikrein. Die Umwandlung des in der Leber gebildeten Präkallikreins in Kallikrein erfolgt über eine Aktivierung des Hagemann-Faktors. Es liegt eine positive Rückkopplung vor, da Kallikrein (ebenso wie Plasmin) in der Lage ist, über die Aktivierung des Hagemann-Faktors seine eigene Aktivierung zu fördern.

Der Kininabbau erfolgt über zwei Kininasen: Kininase I ist im Blut enthalten und ist auch verantwortlich für die Inaktivierung der Komplement-Komponenten C3a, C4a und C5a (der Anaphylatoxine, siehe unten), die Kininase II ist in den Endothelzellen lokalisiert und bewirkt den Bradykininabbau während der Lungenpassage. Sie ist auch verantwortlich für die Umwandlung von Angiotensin I in Angiotensin II und daher Angriffspunkt für ACE-Hemmer.

Wirkungen: Die Bradykinin-Wirkung am Kreislauf ähnelt teilweise dem Histamin bzw. ist durch die Interaktion mehrerer Mediatoren bedingt: die Hypotension beruht nicht nur auf einem direkten vasodilatierenden Effekt von Bradykinin, sondern auch auf der Bildung von gefäßerweiternden Prostaglandinen (Prostazyklin, PGE_2) durch Aktivierung der Phospholipase A_2. Gleichzeitig läßt sich die bradykinininduzierte Permeabilitätssteigerung durch diese Prostaglandine erheblich verstärken.

Pathophysiologische Bedeutung: Die permeabilitätssteigernde Wirkung des Bradykinins auf die Kapillaren wird mit der Ausbildung entzündlicher, allergischer und thermischer Ödeme in Zusammenhang gebracht. Beim Asthma und bestimmten Formen allergischer Rhinitis ist die Bradykinin-Konzentration im Plasma bzw. Nasensekret erhöht. Bei rheumatischen Gelenkserkrankungen liegt ein erhöhter Bradykinin-Spiegel in der Synovialflüssigkeit vor. Bradykinin löst bei intrakutaner Gabe geringster Dosen Schmerzen aus, wobei auch hier Prostaglandine eine Verstärkerfunktion besitzen.

Eicosanoide

Es handelt sich um Produkte des Arachidonsäurestoffwechsels. Aus ungesättigten Fettsäuren der Zellmembran wie der Arachidonsäure werden C_{20}-Fettsäuren gebildet. Über das Enzyms Zyklooxygenase entstehen dabei die Prostaglandine und Thromboxane, über die Lipoxygenasen unter anderem die Leukotriene. Da das Substrat Arachidonsäure nur in veresterter Form (an Membranphospholipide gebunden) vorliegt, muß es vorher durch Vermittlung von Phospholipasen (A2,C) in die freie Form übergeführt werden.

Zyklooxygenaseabhängige Arachidonsäuremetaboliten

Die Bildung der Prostaglandine (PG) E_2, D_2 und $F_{2\alpha}$ über extrem kurzlebige Zwischenprodukte (Endoperoxide) zeigt Abbildung 1 am Beispiel von PGE_2. Sie werden in der Lunge, nahezu vollständig während einer einzigen Lungenpassage, enzymatisch inaktiviert. Über einen anderen Abbauweg der PG-Endoperoxide entstehen als weitere biologisch relevante Prostaglandine in den Thrombozyten das aggregatorisch und vasokonstriktorisch wirkende Thromboxan (TX) A_2 und im Endothel das antiaggregatorisch und vasodilatierend wirksame Prostazyklin (PGI_2). Sie werden innerhalb weniger Minuten enzymatisch in inaktives TXB_2 bzw. 6-Keto-$PGF_{1\alpha}$ umgewandelt.

Prostaglandine der E-Serie wirken vasodilatatorisch und verstärken die Wirkung von Histamin und Bradykinin. Antiphlogistische Effekte resultieren durch Hemmung der Mediatorfreisetzung (Histamin) aus Mastzellen im Rahmen anaphylaktischer Reaktionen, aber auch über eine Hemmung der Freisetzung von Sauerstoffradikalen und Leukotrienen aus aktivierten Leukozyten. Eine immunmodulatorische Wirkung resultiert aus der Hemmung der Differenzierung der B-Lymphozyten und der Proliferation und Funktion von T-Lymphozyten. Schmerzauslösung (Hyperalgesie) durch Prostaglandine der E-Serie und von PGI_2 unterstreicht zusätzlich deren herausragende Funktion als Entzündungsmediatoren. Sie sensibilisieren Afferenzen auf chemische und mechanische Stimuli. Umstritten ist hingegen ein ursächlicher Zusammenhang zwischen der Freisetzung von PGE_2 im Zentralnervensystem und pyrogeninduziertem Fieber.

Lipoxygenaseabhängige Arachidonsäuremetabolite

Im Gegensatz zur ubiquitären Zyklooxygenase ist die Lipoxygenase auf bestimmte Zelltypen, wie Granulozyten, Thrombozyten, Makrophagen und Retikulozyten, beschränkt. Auch die Leukotriene (LT) entstehen über instabile Zwischenprodukte und sind selbst aufgrund enzymatischer Inaktivierung extrem kurzlebig.

Das im entzündlichen Gewebe nachweisbare LTB_4 wirkt auf Leukozyten chemotaktisch, aggregatorisch und degranulierend. Durch Freisetzung von Sauerstoffradikalen und Enzymen werden vor allem infiltrative Entzündungsprozesse beeinflußt. Zusätzlich erhöht LTB_4 die Kapillarpermeabilität. Eine herausragende Wirkung anderer Leukotriene, wie LTC_4 und LTD_4 ist ihr konstriktorischer Effekt auf die glatte Muskulatur (Gefäße, Bronchien, Gastrointestinaltrakt).

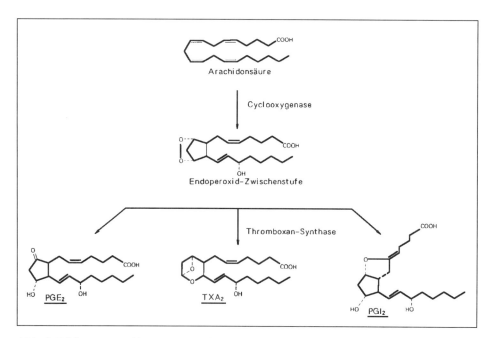

Abb. 1. Bildung von zyklooxygenaseabhängigen Arachidonsäuremetaboliten am Beispiel von PGE_2, TXA_2 und PGI_2.

Plättchenaktivierender Faktor (PAF)

Es handelt sich um ein azylsubstituiertes Glyzerylphosphorylcholin, das unter anderem in Thrombozyten, Leukozyten, Makrophagen und Endothelzellen synthetisiert wird. An der Bildung von PAF ist Phospholipase A_2 beteiligt. Am Kaninchen wird es im Rahmen einer IgE-abhängigen immunologischen Reaktion aus basophilen Leukozyten freigesetzt. Es wirkt als Mediator der Thrombose und der Histaminfreisetzung. Über seine Bedeutung im Rahmen von Entzündungsprozessen herrscht noch keine endgültige Klarheit.

Anaphylatoxine

Anaphylatoxine sind die Komplementspaltprodukte C3a, C4a und C5a. Sie spielen eine Rolle in der Entstehung von Entzündungsreaktionen der komplementabhängigen pathologischen Antwort auf die Invasion von Fremdmaterial in den Organismus.
Wirkungen: Die bekannte klassische Wirkung am Meerschweinchen ist eine innerhalb weniger Minuten zum Tod führende Schockreaktion. Sie ist Folge einer explosionsartig auftretenden Histaminfreisetzung und wurde am Menschen bisher nicht beobachtet. Eine spasmogene Wirkung von C5a ist wahrscheinlich über die Bildung von Mediatoren aus dem Arachidonsäurestoffwechsel zu erklären (Leukotriene, TXA_2, siehe oben). Eine ausgeprägt chemotaktische Wirksamkeit zeigt C5a auf polymorphkernige Leukozyten, die von einer Freisetzung lysosomaler Enzyme und der Bildung reaktiver Sauerstoffspezies gefolgt ist. Durch eine gleichzeitige Wirkung auf das Endothel kann es zu einer Leukozytenaggregation und -adhäsion an den Endothelien und schließlich zu einer Gefäßwandpassage der Leukozyten führen.
Pathologische Bedeutung: Eine **systemische** Anaphylatoxinbildung tritt im Rahmen einer Komplementaktivierung auf, meist bei Berührung von Plasma mit Fremdstoffen (z. B. Endotoxinämie, Hämodialyse). Dabei steht als Krankheitsbild die Schocklunge im Vordergrund. Eine **lokale** Beteiligung von Anaphylatoxinen ist einerseits bei Vorhandensein von Komplementkomponenten in der Lymphflüssigkeit zu erwarten, andererseits aber auch bei Extravasation von Plasma ins Gewebe. So wurde C5a in der Synovialflüssigkeit rheumatischer Patienten, in entzündlichen Exsudaten, in Gefäßen mit immunologisch bedingten Entzündungen und auch im Liquor bei Meningitis nachgewiesen. Die leukozytäre Infiltration bei derartigen Entzündungen kann demnach auf der chemotaktischen Wirkung von C5a beruhen.

Reaktive Sauerstoffspecies

Molekularer Sauerstoff (O_2) ist sehr reaktionsträge, während dessen radikale wie das Superoxid-Radikal-Anion $O_2 \cdot ^-$ und das Hydroxyl-Radikal $OH \cdot$ aufgrund ihrer chemischen Aggressivität gewebsschädigend wirken. Besonders $O_2 \cdot ^-$, ein Nebenprodukt der mitochondrialen Atmung, ist pathogenetischer Faktor bei Entzündungsphänomenen. Dessen Bildung kann in Phagozyten (Monozyten, Makrophagen, polymorphkernigen Leukozyten) durch Bakterien, nicht-infektiöse Fremdstoffe, aber auch durch andere Mediatoren, wie Leukotriene und den Komplementfaktor C5a, angeregt werden („oxidative burst"), ein Mechanismus, der der Infektabwehr dient, da phagozytierte Bakterien und Protozoen auf diese Weise (und im Zusammenspiel mit lytischen Enzymen) abgetötet und verdaut werden können. Der Zelle stehen mehrere wirksame Entgiftungsmechanismen zur Verfügung, z.B. die Reaktionskette Superoxid-Dismutase - Katalase, welche $O_2 \cdot ^-$ über eine Wasserstoffperoxid (H_2O_2)-Zwischenstufe in O_2 umwandelt.

Trotzdem können $O_2^{.-}$ und seine Metaboliten auch das Wirtsgewebe schädigen, zumal der extrazelluläre Raum arm an Superoxid-Dismutase ist. Außerdem antworten Phagozyten weitgehend ähnlich auf *nicht*-infektiöse Entzündungsreize, vorzugsweise wenn diese korpuskulärer Natur sind. Auch bei Kontakt mit aggregierten Immunkomplexen, aggregiertem IgG und Zelldetritus reagieren Phagozyten mit $O_2^{.-}$ - Bildung. Folgeprodukte der phagozytären $O_2^{.-}$ - Bildung, wie $OH^.$ und OCl^-, ein in polymorphkernigen Leukozyten gebildetes Myeloperoxidase-Produkt, können die Collagen-abbauende Elastase aktivieren. Dieses Enzym wird bei Aktivierung von polymorphkernigen Leukozyten nicht nur vermehrt freigesetzt, sondern seine Wirkung auch durch ein simultan ablaufenden „oxidative burst" verstärkt, ein Vorgang, der für die Knorpeldestruktion in entzündeten Geweben von eminenter Bedeutung zu sein scheint.

Stickstoff-Monoxid (NO)

Es mehren sich die Befunde, die auch dem Gas NO eine entscheidende Rolle in der Entzündungs- und Schmerzreaktion zusprechen. NO wird in eine Reihe von Zellpopulationen, wie in Endothelzellen, Neutrophilen, Makrophagen, Kupffer'schen Zellen, Hepatozyten und auch neuronal gebildet. Seine Bildung wird durch andere Mediatoren, wie Bradykinin, Serotonin oder Interleukine ausgelöst. Aus dem Endothel freigesetes NO wirkt einerseits vasodilatierend, andererseits hemmend auf die Thrombozytenaggregation und -adhäsion. Große Mengen aus Makrophagen freigesetzten NOs wirken zusätzlich cytotoxisch. Die schmerzauslösende Wirkung von NO dürfte auf dessen neuronale Modularfunktion zurückzuführen sein (wie beispielsweise ein fazilitierender Effekt auf die durch Substanz P vermittelte Neurotransmission). Die NO-Synthese wird durch Glucocorticoide gehemmt, was möglicherweise zu deren antiinflammatorischer Wirkung beiträgt.

Literatur

(1) Elstner EF: Der Sauerstoff. Mannheim-Zürich, Bibliograpisches Institut, Wissenschaftsverlag, 1990.
(2) Uetrecht J: Mechanisms of hypersensitivity reactions: proposed involvement of reactive metabolites generated by activated leucocytes. Trend Pharmacol Sci (TiPS) 1989;10:463-467.
(3) Sharma JN, Mohsin SS: The role of chemical mediators in the pathogenesis of inflammation with emphasis on the kinin system. Exp Path 1990;38:73-76.
(4) Oates JA, Fitzgerald GA, Branch RA, Jackson EK, Knapp HR, Roberts LJ: Clinical implications of prostaglandin and thromboxane A_2 formation. N Engl J Med 1988;319:689-698 and 761-767.
(5) Uvnäs B: Histamine and histamine antagonists, in: Handbuch der experimentellen Pharmakologie. Berlin-Heidelberg-New York, Springer, 1991, pp 97.
(6) Moncada S, Higgs A: The L-arginine-nitric oxide pathway. N Engl J Med 1993;329:2002-2012.

Genetik und rheumatische Erkrankungen

O. Scherak und W. R. Mayr

Hinweise für die Bedeutung von genetischen Faktoren bei der Ätiologie entzündlich rheumatischer Erkrankungen sind:

1. familiäre Häufung bei der chronischen Polyarthritis, bei den Spondarthritiden, beim systemischen Lupus erythematodes;

2. erhöhte Konkordanzrate von Autoimmunerkrankungen bei monozygoten Zwillingen;

3. unterschiedlich häufiges Vorkommen einer Erkrankung in verschiedenen Populationen;

4. Assoziation einer Erkrankung mit einem genetisch determinierten Merkmal, wie z. B. einem bestimmten HLA-Antigen.

HLA-System

Das HLA (**H**umane **L**eukozyten **A**ntigen) – System stellt den Haupthistokompatibilitäts-komplex des Menschen dar. Es spielt eine essentielle Rolle bei der Kooperation von Zellen im Rahmen der Immunantwort. Das HLA-System ist am kurzen Arm des Chromosoms 6 lokalisiert und umfaßt mit etwa 4000 Kilobasen ein Tausendstel des menschlichen Genoms. Innerhalb des HLA-Systems liegen unterschiedliche Genorte:

1. Klasse-I- (HLA-A, -B, -C) und Klasse-II- (HLA-D-Region mit DR-, DQ- und DP-Subregion) Genorte.

2. Gene mit einer Funktion im Rahmen der immunologischen Abwehr, welche unter anderem die Komplementkomponenten C2, C4, BF, die Tumornekrosefaktoren und Hitzeschockproteine steuern.

Jeder der polymorphen HLA-Genorte ist charakterisiert durch eine Anzahl verschiedener Allele, die in der WHO-Nomenklatur durch Zahlen gekennzeichnet sind. Die HLA-Merkmale weisen einen kodominanten Erbgang auf. Wegen der Nähe der einzelnen Genorte am Chromosom 6 wird die gesamte HLA-Region in der Regel en bloc weitergegeben.

Die Klasse-I-Antigene (HLA-A, -B, -C) kommen auf allen kernhaltigen Zellen vor und bestehen aus einem Polypeptid, an welches sich β2-Mikroglobulin anlagert. Der extrazelluläre Teil des Polypeptids besitzt eine α-1- und α-2-Domäne mit hypervariablen Regionen (enthalten die alloantigenen Determinanten) und eine α-3-Domäne. Anschließend daran folgt die Transmembranregion und der intrazelluläre Teil. Die kristallographische Struktur des Polypeptides ist zum Teil aufgeklärt. Klasse-I-Antigene haben folgende Funktionen: Präsentation von intrazellulär entstandenen Fremd-Antigenfragmenten an die Zellrezeptoren von zytotoxischen T-Lymphozyten (CD8 positiv), Restriktionsphänomen.

Die Klasse-II-Antigene (HLA-DR, -DQ, -DP) kommen auf B-Lymphozyten, aktivierten T-Lymphozyten, Monozyten, Makrophagen und dendritischen Zellen vor und bestehen aus zwei nicht kovalent gebundenen Polypeptiden (α- und β-Kette). Der extrazelluläre

Teil der beiden Polypeptide besitzt eine α-1- und β-1-Domäne mit hypervariablen Regionen (enthalten die alloantigenen Determinanten) und eine α-2- und β-2-Domäne. Anschließend daran folgt die Transmembranregion und der intrazelluläre Teil. Klasse-II-Antigene haben folgende Funktionen: Präsentation von extrazellulär entstandenen Fremd-Antigenfragmenten an die Zellrezeptoren von T-Helferlymphozyten (CD4 positiv), Restriktionsphänomen, Steuerung von Art und Ausmaß der Immunantwort.

Wichtige Begriffe

Allele: Sind alternative Formen eines Gens (HLA-Polymorphismus).
Haplotyp: Kombination der Allele, die auf einem Chromosom liegen und en bloc weitergegeben werden.
Kopplungsungleichgewicht: Einige Allelkombinationen liegen häufiger als erwartet an einem Haplotyp.
Relatives Risiko (RR): Gibt an, um wieviele Male die Krankheit bei einem Antigenträger häufiger vorkommt als bei einem antigennegativen Individuum.

Nachweismethoden

1. **Mikrolymphozytotoxizitätstest:** Zum Nachweis der serologisch definierten HLA-, -A-, B-, -C-, -DR- und -DQ-Antigene.
2. **Gemischte Lymphozytenkultur (MLC):** Zum Nachweis der lymphozytär definierten Determinanten der HLA-D-Region. Diese Spezifitäten werden HLA-Dw genannt.
3. **Isoelektrofokusierung:** Zur Unterteilung von zahlreichen HLA-Merkmalen (z. B. 7 Subtypen von HLA-B27).
4. **Restriktions-Fragment-Längen-Polymorphismus (RFLP):** Molekulargenetische Methode zum Nachweis des Polymorphismus der Länge von DNA-Fragmenten, welche durch Verdauung mit Restriktionsendonukleasen erhalten werden. Die einzigen Vorteile dieser aufwendigen Methode sind: Die Bandenintensität kann Rückschlüsse auf die Homo- bzw. Heterozygotie eines Gens geben und bisher unbekannte Allele sind aufgrund der atypischen Bandenmuster erkennbar.
5. **Polymerase-Kettenreaktion (PCR):** Mit dieser molekulargenetischen Methode werden Teile des zu untersuchenden Gens amplifiziert und die Amplifikate mit Hilfe verschiedener Techniken analysiert.
5.1. **Amplifikation:**
5.1.1. **Generische HLA-Klasse-II-Amplifikation:** Der polymorphe Teil des zweiten Exons, welches der äußeren extrazellulären Domäne entspricht, wird durch entsprechende Primerpaare spezifisch amplifiziert.
5.1.2. **Sequenzspezifische HLA-Klasse-II-Amplifikation:** Nukleotidsequenz der Primer wird so gewählt, daß nur bestimmte Allele oder Allelgruppen amplifiziert werden.
5.2. **Analyse der amplifizierten DNA:**
5.2.1. Mit **sequenzspezifischen Oligonukleotiden.**
5.2.2. Mit der **RFLP-Technik (PCR-RFLP).**
5.2.3. Mit einer **direkten Elektrophorese der Amplifikate.**
5.2.4. **Direkte Sequenzierung der Amplifikate.**
Die Bezeichnung der mit der PCR oder anderen molekulargenetischen Methoden bestimmten Allele erfolgt mit Hilfe folgender Konvention: Definition des Lokus und

Angabe einer für das Allel spezifischen Zahl, die durch ein Sternchen getrennt sind (z. B. DRB1*0401 = Genort DRB1, Allel 1 innerhalb der Gene, die DR4 kodieren).

Ergebnisse

Neben der Bedeutung der HLA-Antigene für die Spenderselektion bei Transplantationen sind seit 1973 Assoziationen zwischen verschiedenen entzündlichen Rheumaerkrankungen und HLA-Antigenen der Klasse I und Klasse II beschrieben worden. So wird im Gegensatz zur Normalbevölkerung HLA-B27 in signifikant erhöhter Frequenz bei Spondylarthritis ankylosans, beim Morbus Reiter sowie bei reaktiven Arthritiden nach Infektionen mit Yersinia enterocolitica, Salmonellen oder Shigellen beobachtet (Tab. 1). Eine B27-positive Person hat ein etwa 90fach höheres Risiko an einer Spondylarthritis ankylosans zu erkranken als eine B27-negative Person. Verwandte ersten Grades von B27-positiven Kranken mit einer Spondylarthritis ankylosans haben zu 50% ebenfalls dieses Antigen, wobei auch ein Teil der Verwandten von einer Spondylarthritis ankylosans oder einer anderen mit HLA-B27 assoziierten Krankheit befallen werden kann. Zwischen den B27-positiven und -negativen Patienten konnten keine eindeutigen Unterschiede im klinischen oder röntgenologischen Verlauf dieser Erkrankung festgestellt werden. Im Gegensatz dazu besteht bei Patienten mit Arthropathia psoriatica, juveniler chronischer Arthritis oder bei Begleitarthritiden im Rahmen einer Colitis ulcerosa oder eines Morbus Crohn meist nur dann eine Assoziation mit B27, wenn entzündliche Veränderungen des Achsenskelettes, ähnlich wie bei der Spondylarthritis ankylosans, bestehen, nicht aber, wenn nur Arthritiden der peripheren Gelenke auftreten.

Antigene der HLA-D-Region werden in erhöhter Frequenz bei verschiedenen Erkrankungen beobachtet, wo autoimmunologische Störungen oder Fehlregulationen pathogenetisch eine Rolle spielen. Unter den entzündlichen Rheumaerkrankungen ist die

Tab. 1. Assoziation zwischen HLA-B27 und rheumatischen Erkrankungen.

	HLA-B27 positiv (%)	RR
Normalbevölkerung	5 bis 10	
Spondylarthritis ankylosans	88 bis 96	87
Morbus Reiter	63 bis 96	37
reaktive Arthritis (Salmonellen, Shigellen, Yersinien)	67 bis 80	40
Arthropathia psoriatica Achsenskelett	35 bis 83	
periphere Gelenke	11 bis 24	
juvenile chronische Arthritis (JCA) Achsenskelett	61 bis 90	
periphere Gelenke	10 bis 26	
Arthritis bei Colitis ulcerosa und Morbus Crohn Achsenskelett	33 bis 72	
periphere Gelenke	8 bis 15	

signifikante Assoziation zwischen der chronischen Polyarthritis und den Antigenen DR4 und DR1 bekannt (Tab. 2). Aufgrund der bislang vorliegenden Resultate kann zwar ein Zusammenhang zwischen DR4 und einem schwereren Verlauf der chronischen Arthritis, dem Auftreten von Rheumafaktoren, Erosionen und extraartikulären Manifestationen, dem Felty-Syndrom sowie der Immunität gegen Kollagen vermutet, aber derzeit noch nicht bewiesen werden. Auch bei der juvenilen chronischen Arthritis sind je nach klinischer und serologischer Verlaufsform Assoziationen mit verschiedenen Antigenen der HLA-D-Region bekannt. Beim systemischen Lupus erythematodes wird eine erhöhte Frequenz der Antigene DR2 und DR3 beobachtet. Bei diesen beiden Antigenen ist auch ein Zusammenhang mit dem Auftreten von Antikörpern gegen ds-DNA, Ro(SS-A) und La(SS-B) beschrieben worden. Das primäre Sjögren-Syndrom ist mit dem Antigen DR3 assoziiert.

Tab. 2. Assoziation zwischen Klasse-II-Antigenen und rheumatischen Erkrankungen.

Chronische Polyarthritis	DR4 (RR4):DRB1*0401, *0404, *0408 DR1: DRB1*01
juvenile Arthritis pauziartikulär polyartikulär	DR5, DR6, DR8, DR52, DPw2 DR4
Morbus Behcet	B51 (RR6)
SLE	DR3 (RR6), DR2
Sjögren-Syndrom	DR3 (RR10)
Polymyositis	DR3
progressiv systemische Sklerodermie	DR1, DR3, DR5

Ursachen für die Assoziation zwischen dem HLA-System und bestimmten Erkrankungen

HLA-Antigene
– stellen einen Rezeptor für ein Pathogen dar;
– besitzen gemeinsame Antigen-Determinanten mit dem Pathogen, dies kann zur Immuntoleranz führen;
– werden an der Zelloberfläche durch ein Pathogen verändert, wodurch autoimmunologische Reaktionen ausgelöst werden;
– beeinflussen die Selektion des T-Zell-Repertoires (T-Zell-Rezeptor) im Thymus;
– haben unterschiedliche Fähigkeit, bestimmte Antigenpeptide zu binden und den T-Zellen zu präsentieren (Determinantenselektion).

Praktische Bedeutung der HLA-Typisierung

Grundsätzlich muß man sich im Klaren sein, daß aus der Positivität eines der oben angeführten HLA-Antigene noch keine Diagnose abzuleiten ist, es besteht lediglich ein Hinweis auf das Vorhandensein von genetischen Faktoren für eine Krankheitsdisposition. Aufgrund der bisher gefundenen Assoziationen hat derzeit die Typisierung der Klasse-

II-Antigene noch keine diagnostische Aussagekraft, ebenso erscheint die HLA-B27-Bestimmung als diagnostische Screening-Untersuchung nicht sinnvoll, da nur etwa 5% der B27-positiven Männer und 1% der B27-positiven Frauen an einer Spondylarthritis ankylosans erkranken. Hingegen ist aber die HLA-B27-Untersuchung ein brauchbares differentialdiagnostisches Hilfsmittel bei Verdacht auf inkompletten Morbus Reiter und bei unklaren rheumafaktornegativen peripheren Arthritisformen, vor allem bei Männern. Außerdem kann die HLA-B27-Bestimmung als prognostisches Hilfsmittel verwendet werden bezüglich der Wahrscheinlichkeit einer entzündlichen Mitbeteiligung des Achsenskelettes bei Kranken mit Arthropathia psoriatica, juveniler chronischer Arthritis sowie Arthritiden im Rahmen von chronisch entzündlichen Darmerkrankungen. Bei Patienten mit chronischer Polyarthritis läßt sich durch die HLA-Typisierung derzeit noch keine sichere Beurteilung des klinischen und serologischen Verlaufs der Erkrankung durchführen. Obwohl mehrere Arbeiten über Assoziationen zwischen bestimmten HLA-Antigenen und dem Erfolg bzw. dem Auftreten von Nebenwirkungen einer Basistherapie (Goldsalze, D-Penicillamin) vorliegen, können diese Beobachtungen aufgrund der geringen Signifikanz derzeit noch nicht im rheumatologischen Routinebetrieb verwendet werden.

Literatur

(1) Lechler R (ed): HLA & disease. London, Academic Press, 1994.
(2) Tsuji K, Aizawa M, Sasazuki T (ed): HLA 1991. Oxford, Oxford University Press, 1992.

Epidemiologie in der Rheumatologie

W. Siegmeth

Einleitung

Die Epidemiologie befaßt sich mit der Untersuchung der Verbreitung von Krankheiten in der Bevölkerung, physiologischen, variablen und sozialen Krankheitsfolgen in menschlichen Bevölkerungsgruppen sowie mit den Faktoren, die diese Verteilung beeinflussen. War die Epidemiologie ursprünglich eine Art „Seuchenkunde", weil sie sich mit der Erkennung, Bekämpfung und Verhütung übertragbarer Krankheiten befaßte, so hat sich mit zunehmender Bedeutung der chronischen, nichtinfektiösen Erkrankungen das Arbeitsgebiet der Epidemiologie verändert und schließt nun auch die nichtinfektiösen Erkrankungen, ihre Ursachen und Risikofaktoren mit ein. Der Ausgangspunkt epidemiologischer Untersuchungen ist oft eine auffällige Häufung bestimmter Erkrankungen oder Symptome bzw. klinischer Befunde. Dieses Gemeinsame zu erkennen und zu beschreiben, gehört zu den Aufgaben der Epidemiologie. Man kann die Epidemiologie somit als Nachrichtendienst des Gesundheitswesens bezeichnen, wobei sie unter anderem folgende Leistungen erbringt: Informationen über die Häufigkeit von Krankheiten, Hinweise auf unbekannte Gesundheitsstörungen, Beiträge zur Aufklärung von Risikofaktoren und Erkrankungsursachen, Bestimmung der Verteilung der Risikofaktoren und Erkrankungsursachen in der Bevölkerung oder in der Umwelt und damit Hinweise auf Ansatzpunkte für die Prävention und schließlich Kontrolle der Wirksamkeit von Maßnahmen des Gesundheitswesens.

Besondere Beiträge der Epidemiologie bei der Erfassung rheumatischer Erkrankungen sind die Abfassung von Diagnose- und Klassifikationskriterien und diese im Rahmen epidemiologischer Studien gegeneinander abzugrenzen; weiters die Entwicklung therapeutischer Strategien mittels experimentell-epidemiologischer Methoden und die Ausarbeitung prognostischer Daten unter Berücksichtigung der Häufigkeit und des Verlaufs und die Entwicklung von Richtlinien zur Früherfassung und eventuellen Prävention.

Einteilung und Methoden

Hinsichtlich ihrer Anwendungsbereiche läßt sich die Epidemiologie folgendermaßen einteilen:
– deskriptive Epidemiologie,
– analytische Epidemiologie,
– experimentelle Epidemiologie.
Die deskriptive Epidemiologie ist mit der Beschreibung der Häufigkeit bestimmter Erkrankungen und deren Verteilung in der Bevölkerung befaßt. Sie ist Ausgangspunkt für weiterführende Studien im Rahmen der analytischen Epidemiologie, die zur Ursachenforschung einer bestimmten Krankheit beiträgt. Die Beurteilung des Effekts von

Interventionsmaßnahmen gegen bereits aufgetretene Erkrankungen oder von Präventionsmaßnahmen liegt im Bereich der experimentellen Epidemiologie.

In den verschiedenen Arbeitsbereichen der Epidemiologie werden sehr unterschiedliche Untersuchungsmethoden verwendet, und diese müssen jeweils nach einem exakt erstellten Untersuchungsplan eingesetzt werden. Dennoch haben alle epidemiologischen Untersuchungen gewisse gemeinsame Grundlagen: Bevölkerungen können nach verschiedenen Gesichtspunkten in Untergruppen eingeteilt werden, wobei bei Vergleichen innerhalb dieser Untergruppen zu beachten ist, daß die Untergruppen sich in den übrigen, nicht für die Einteilung verwendeten Kriterien gleichen müssen. Häufig wird in Untergruppen unterteilt bezüglich: Alter, Geschlecht, Ort, Zeit, Herkunft, soziale Schicht und Beruf. Weiters ist die Definition und vor allem die Abgrenzung eines Krankheitsfalles gegenüber dem Gesundheitszustand und damit die Einteilung von Befunden eine unabdingbare Voraussetzung. „Fälle" können klar definiert sein, meistens wird man sich in der Epidemiologie aber mit Übergängen zwischen „normal" und „krank" konfrontiert sehen, und aufgrund verschiedener Kriterien müssen jeweils spezifisch die Grenzen definiert werden. Diese Kriterien beinhalten statistische Überlegungen bezüglich Krankheitswert und Risikowert der Befunde sowie therapeutische Überlegungen bezüglich Behandelbarkeit und Behandlungsbedürftigkeit von Befunden.

Wichtige epidemiologische Begriffe

Qualitätsmaßzahlen

Validität (Gültigkeit): Dies ist ein Maß der Übereinstimmung zwischen einer Meßmethode (z. B. Fragebogen) und dem, was die Methode zu messen beabsichtigt.

Reliabilität: Dies ist das Maß für die Zuverlässigkeit einer Messung bei Wiederholung unter gleichbleibenden Bedingungen.

Sensitivität (Empfindlichkeit): Dies ist die bedingte Wahrscheinlichkeit, mit einem bestimmten Test eine erkrankte Person auch als krank zu erkennen.

Spezifität: Dies ist die bedingte Wahrscheinlichkeit, mit einem Test eine gesunde Person auch als gesund einstufen zu können.

Positive Korrektheit: Dies ist die Wahrscheinlichkeit, daß eine Test-positive Person tatsächlich krank ist.

Negative Korrektheit: Dies ist die Wahrscheinlichkeit, daß eine Test-negative Person tatsächlich gesund ist.

Epidemiologische Meßzahlen

Inzidenz: Dies ist die Zahl der neu aufgetretenen Fälle einer bestimmten Krankheit pro Zeiteinheit (meist Jahr) in einer bestimmten Bevölkerung bezogen auf die Grundgesamtheit.

Prävalenz: Dies ist die Anzahl der Fälle einer bestimmten Krankheit in einer bestimmten Bevölkerung zu einem bestimmten Zeitpunkt bzw. Zeitraum (Punkt- bzw. Periodenprävalenz).

Risiko: Dies ist die bedingte Wahrscheinlichkeit, daß eine exponierte gesunde Person innerhalb einer bestimmten Zeitspanne an der zu untersuchenden Krankheit tatsächlich erkrankt.

Relatives Risiko (Risk Ratio): Dies ist das Verhältnis des Risikos bei den Exponierten zum Risiko bei den Nichtexponierten.

Chancenverhältnis (Odds Ratio): Dies ist das Verhältnis der Quotienten von Exponierten zu Nichtexponierten bei Fällen und Kontrollen.

Wichtige Fehlermöglichkeiten

Verzerrung (Bias): Eine Verzerrung beruht auf systematischen Fehlern – z. B. bei der Auswahl der zu untersuchenden Person – welche nicht bei der Analyse der Daten kontrolliert werden können. Der Wert einer Studie und die Validität ihrer Aussagen wird hierdurch in Frage gestellt.

Confounder (Störfaktor): Rauchen ist z. B. ein Störfaktor bei der Erfassung eines Berufsrisikos für Erkrankungen der Atemwege.

Rheumatische Krankheiten

Häufigkeit und Krankheitsausmaß rheumatischer Erkrankungen werden durch rassische und geographische Einflüsse, durch Umweltbedingungen und Lebensstil sowie durch medizinische Betreuung beeinflußt. Diese Faktoren werden im Rahmen epidemiologischer Untersuchungen erhoben, um Risikofaktoren und Methoden der Krankheitsprävention zu erarbeiten.

Rheumatische Krankheiten sind an der Spitze der Ursachen des chronischen Krankseins, an zweiter Stelle der Krankenstandsfälle, an erster Stelle der Krankenstandstage, an vierter Stelle der Ursachen von Spitalsaufenthalten und an zweiter Stelle der Anzahl der Spitalsaufenthaltstage. Somit wird die große volkswirtschaftliche Bedeutung der rheumatischen Erkrankungen und ihrer Prävention offenkundig. Fast ein Drittel der Neuzugänge an Pensionen aufgrund geminderter Arbeitsfähigkeit wird durch rheumatische Erkrankungen verursacht (Handbuch der österreichischen Sozialversicherung 1986).

Abgesehen von den laufenden statistischen Erhebungen seitens der österreichischen Sozialversicherungsträger, wurden epidemiologische Studien über rheumatische Erkrankungen u. a. von *Biron* et al. (1), *Kunze* (2), *Ackermann-Liebrich* et al. (3), *Karetta* (4, 5) und *Karetta* et al. (6) verfaßt.

Auch seitens der Österreichischen Gesellschaft für Rheumatologie wurde von *Kolarz* et al. (7) eine groß angelegte epidemiologische Untersuchung an 2911 Patienten in Ordinationen niedergelassener Ärzte und Ambulatorien durchgeführt. Diese Untersuchung brachte interessante Ergebnisse über die Häufigkeit, Diagnostik und Behandlungsmodalitäten rheumatischer Erkrankungen, aber auch Ansätze für Verbesserungen. So litten von den 2911 Patienten 1660 (57%) an einer rheumatischen Erkrankung. Von den 801 berufstätigen Patienten, die sich unter den Rheumakranken befanden, waren zum Zeitpunkt der Erhebung 128 (16,7%) aus eben diesem Grund arbeitsunfähig. Der Anteil der Patienten mit entzündlichen Rheumaerkrankungen (überwiegend chronische Polyarthritis) betrug 5,5%, mit Gicht 5,6%. 1162 Patienten (39,9%) wurden unter der Diagnose degenerativer Rheumatismus, 188 Patienten (6,5%) unter der Diagnose Weichteilrheumatismus behandelt. Bei beiden Krankheiten handelte es sich überwiegend um Frauen. Der Erkrankungsgipfel bei den Patienten mit Weichteilrheuma lag zwischen dem 31. und

50. Lebensjahr, bei Gicht zwischen dem 50. und 70. Lebensjahr, bei Arthrose zwischen dem 51. und 80. Lebensjahr und bei chronischer Polyarthritis fanden sich zwei Krankheitsgipfel, nämlich zwischen dem 51. und 60. sowie dem 71. und 80. Lebensjahr.

Die Datenauswertung zeigte deutlich, daß die Erkenntnisse der Prävention rheumatischer Erkrankungen noch sehr ungenügend angewendet wurden. Dies betrifft insbesondere Diät, Alkoholkonsum und Sportausübung.

In Fortführung der statistischen Aufarbeitung des erhobenen Datenmaterials wurden von *Singer* et al. (8) auch Art und Häufigkeit von Begleiterkrankungen, regionale Unterschiede des Vorkommens rheumatischer Erkrankungen und die Häufigkeit von Krankenständen, bezogen auf einzelne rheumatische Krankheitsgruppen, untersucht. Von weiterem Interesse waren die angewandten Diagnosekriterien und Behandlungsstrategien für die jeweiligen Krankheiten, auch unter Berücksichtigung der Altersstruktur der Patienten und des Alters des behandelnden Arztes. Zur Auswertung gelangten die Daten von 725 Ärzten und 11.588 Patienten. Davon konsultierten 6465 Patienten die Ordination wegen rheumatischen Beschwerden. Die Ergebnisse dieser Untersuchungen waren:

Was das Spektrum an Begleiterkrankungen betrifft, fällt auf, daß die Inzidenz der koronaren Herzkrankheit bei Patienten mit Arthrose mehr als doppelt so hoch liegt wie bei Patienten mit Weichteilrheumatismus, erklärbar mit dem durchschnittlich höheren Lebensalter der Patienten mit Arthrose. Auffallend war, daß fast jeder 2. Patient mit Gicht auch an Hypertonie litt und daß ein Diabetes bei Patienten mit Gicht signifikant häufiger war. Die Patienten mit Gicht stellen auch den höchsten Anteil an Übergewichtigen.

Die geographische Verteilung der einzelnen Diagnosegruppen erscheint ziemlich gleichmäßig, lediglich der Anteil von Gichtpatienten war in den ländlichen Gebieten höher als in der Großstadt. Die regelmäßige Einnahme einer Gichtdiät war in den Landgemeinden geringer als in der Stadt. Eine Diät zur Gewichtsreduktion wurde nur von jedem 20. Rheumapatienten eingehalten, obwohl 30,5% aller Patienten, bezogen auf den Brocaindex, mehr als 10% Übergewicht hatten. Die Stadtbevölkerung betrieb gegenüber der Landbevölkerung wesentlich häufiger Sport. Somit gäbe es bei Diät und Sport noch viele Möglichkeiten einer Prävention.

Ein überraschend hoher Anteil von Patienten mit der Diagnose entzündlich rheumatischer Erkrankungen hatte eine normale Blutsenkung. Ein Befund, der für Arthritis bzw. Polyarthritis untypisch ist. Es ist anzunehmen, daß zumindest ein Teil dieser Patienten an einer schmerzhaften degenerativen Rheumakrankheit, z. B. einer Fingergelenkspolyarthrose, litt. Bemerkenswert ist weiters, daß entzündlich rheumatische Erkrankungen bei den älteren Ärzten signifikant häufiger diagnostiziert wurden. Dies läßt die Vermutung zu, daß mitunter die Kriterien zur Diagnose einer definitiven entzündlichen Erkrankung nicht genau zur Anwendung kamen.

Auffällig ist weiters, daß 80 (1,6%) von 4084 Patienten mit der Diagnose Arthrose, Gicht oder Weichteilrheumatismus auch mit klassischen Basistherapeutika behandelt wurden, deren Einsatz aber ausschließlich entzündlich rheumatischen Erkrankungen vorbehalten sein sollte.

Analysiert man die Verordnungshäufigkeit an Basistherapeutika bei 951 Patienten mit der Diagnose entzündlich rheumatische Erkrankung, d. h. Polyarthritis, fand sich ein Einsatz dieser Medikamente (Gold, D-Penicillamin und Chloroquin) bei 384. Nichtsteroidale Antirheumatika wurden bei 50% aller Patienten mit rheumatischen Beschwerden angewendet, Kortikosteroide bei 25% der Patienten.

Maßnahmen der physikalischen Therapie erhielten 40% aller Patienten. Überwiegend waren verschiedene Maßnahmen der Thermotherapie, wenig verordnet wurde Heilgymnastik.Hauptindikationsgebiete physikalischer Maßnahmen waren Arthrose und Weichteilrheumatismus. Relativ gering, d. h. 25%, war die Verordnung an physikalischer Therapie, unter anderem Heilgymnastik, bei entzündlich rheumatischen Krankheiten.

Die Ergebnisse der epidemiologischen Untersuchung bei einer großen Zahl österreichischer Ärzte brachten somit eine Reihe wertvoller Erkenntnisse über rheumatische Erkrankungen und deren geographische Verteilung, Diagnosekriterien, Behandlungsmodalitäten und Patientenverhalten.

Zusammenfassung

Die Geburtsstunde der Epidemiologie war der Beginn des 19. Jahrhunderts mit seiner „Seuchenkunde", unter anderem über Pocken, Cholera und Tuberkulose. Die dabei gewonnenen Erkenntnisse konnten wohl nicht sofort auf eine wirksame Behandlung umgelegt werden, brachten aber die Basis dafür. In weiterer Folge wurden dann auch die nichtinfektiösen chronischen Krankheiten, so auch der rheumatische Formenkreis, in epidemiologische Untersuchungen miteinbezogen. Ziel der Epidemiologie rheumatischer Erkrankungen ist es, die Häufigkeit und Verteilung dieser zu beschreiben. So wird beispielsweise zu klären versucht, ob bestimmte rheumatische Erkrankungen weltweit auftreten oder von geographischen Gegebenheiten bzw. Umweltbedingungen abhängen. Ein weiteres Ziel ist, ethnische Faktoren in der Pathogenese zu identifizieren. Mittels epidemiologischer Methoden lassen sich auch Koinzidenzen mit anderen Erkrankungen erfassen. Epidemiologische Methoden ermöglichen es, Daten zu gewinnen, welche für die Planung von präventiven Maßnahmen oder Einrichtung therapeutischer Zentren nützlich sind. Es gelingt ferner, die Art der Vererbung von genetisch bedingten oder beeinflußten Erkrankungen zu erforschen. Die Umsetzung all dieser Erkenntnisse hat nicht nur Bedeutung für den wissenschaftlich Tätigen, sondern auch für alle praktisch tätigen Ärzte. Ermöglichen doch Daten und Ergebnisse, erhoben an großen Patientenzahlen, auch im Einzelfall angewendet zu werden. Dies betrifft u. a. die Diagnosefindung, Prognoseerstellung, Arzneimittelsicherheit und Therapieanwendungen. Gerade für die Behandlung erbrachten prospektive epidemiologische Untersuchungen wertvolle Erkenntnisse. Diese interessanten und wichtigen Aspekte der rheumatischen Erkrankungen sind in den entsprechenden Kapiteln nachzulesen. Die Häufigkeitsangaben zu einigen wichtigen rheumatischen Erkrankungen, die in Tabelle 1 zusammengestellt wurden, sind - mit wenigen Ausnahmen - den entsprechenden Kapiteln entnommen, um mit den jeweiligen Autoren konform zu gehen.

Tab. 1. Häufigkeit rheumatischer Erkrankungen.

	Häufigkeit	**Anmerkungen**
1. Entzündliche Gelenkserkrankungen		
Chronische Polyarthritis	0,5 bis 2% der Gesamtbevölkerung	f: m=5:1 (zw. 45. und 60. Lebensjahr) f: m=1,4:1 (nach dem 60. Lebensjahr) (Lit.**)
Juvenile Arthritis	1 bis 2 pro 10.000 Kinder	(in Europa)
Psoriasisarthropathie	5 bis 23 % der Psoriasis-vulgaris-Fälle	
Reaktive Arthritis und Reiter-Syndrom	2 bis 3% der an typ. Infekt. Erkrankten	
Rheumatisches Fieber	0,2 pro 100.000 in Industrieländern	
Spondylitis ankylosans (Morbus Bechterew)	0,05 bis 0,5%	(in Mitteleuropa)
SLE	0,01 bis 0,1% der Bevölkerung	
Systemische Sklerose und Sonderformen	2 pro 100.000 und Jahr	
Polymyositis, Dermatomyositis	0,1 bis 0,5 pro 100.000	Beim Erwachsenen die seltenste Kollagenerkrankung (f > m). Bei Kindern die häufigste Kollagenerkrankung (f = m)
Sjögren-Syndrom	3 bis 5/100.000 und Jahr	
Gicht (primäre)	Prävalenz 0,3% (in Europa und Nordamerika (Lit. **)	Prävalenz bei Verwandten 1. Grades: 6% (Lit. **)
Chondrokalzinose	sporadisch isolierte Form: ca. 6% bei 60-70jährigen, ca. 15% bei 80-90jährigen (Lit. **)	je nach Diagnosekriterien und Untersuchungstechnik)
2. Degenerative Gelenkserkrankungen		
Arthrosen großer Gelenke	klinisch manifest: 5 bis 10% der über 50jährigen	
Arthrosen kleiner Gelenke	28,2% (f), 21,8% (m) leiden an Fingerpoly-arthrosen (Lit*)	bei Frauen ab 50 5-8x häufiger als bei Männern diesen Alters
3. Weichteilrheumatismus		
Periarthropathien	sehr häufig	
Fibrositis/Fibromyalgiesyndrom	Allgemeinpraxis 1 bis 5%, Rheumaambulanz 2 bis 20%	insbesondere Frauen betroffen

Lit.: Häufigkeitsangaben beziehen sich auf die Angaben im jeweiligen Kapitel (außer *: Wagenhäuser FJ: Die Rheumamorbidität. Bern, Huber, 1974 und **Fehr K, Miehle W, Schattenkirchner M, Tillmann K: Rheumatologie in Praxis und Klinik. Stuttgart, New York, Thieme, 1989).
f = Frauen, m = Männer (Zusammengestellt von *Eva-Maria Geringer*)

Literatur

(1) Biron, et al: Krankheiten des Bewegungs- und Stützapparates in Wien, Epidemiologische Ergebnisse der „Wiener Gesundheitsstudie 79". Wien Med Wschr 1981;21:533-538.
(2) Kunze M: Sozialmedizin in Forschung, Lehre und Praxis. Edition ÖH, 1982.
(3) Ackermann-Liebrich, et al: Epidemiologie, Meducation Foundation, 1986.
(4) Karetta M: Erkrankungen des rheumatischen Formenkreises aus sozialmedizinischer Sicht. Therapiewoche 1986;1:46-51.
(5) Karetta M: Sozialmedizin der rheumatischen Erkrankungen in Österreich (Vortrag). Symposium „Rheumatische Erkrankungen und ihre sozialmedizinischen Aspekte". Institut für Sozialmedizin der Universität Wien, 1988.
(6) Karetta, et al: Erkrankungen des rheumatischen Formenkreises aus sozialmedizinischer Sicht. Österr Ärztez 1987;42:11.
(7) Kolarz G, et al: Rheumatische Erkrankungen in Österreich. Therapiew Österr 1988;9:853-858.
(8) Singer F, et al: Rheumatische Erkrankungen in Österreich – Analyse bei 725 niedergelassenen Ärzten. Akt Rheumatol 1992;17:156-161.

Psychosomatik in der Rheumatologie

A. Fric

Definition

Psychosomatische Medizin meint die Bereitschaft psychische Vorgänge und soziale Gegebenheiten als Komponenten des Krankheitsgeschehens zu akzeptieren, sie in Überlegungen zu Ätiologie und Pathogenese einzubeziehen und Diagnostik und Therapie danach auszurichten. Damit stellt sich die Aufgabe, dem kranken Menschen in seiner individuellen biopsychosozialen Ganzheit gerecht zu werden und Krankheit als multifaktoriell bedingt zu begreifen.

Die psychosomatische Rheumatologie ist eine junge medizinische Disziplin, wenngleich erste spekulative Annahmen weit in die Vergangenheit zurückreichen. Ihre Zielsetzung ist es Schmerz und Bewegungseinschränkung als die Kardinalsymptome der rheumatischen Erkrankungen einerseits auf ihre jeweilige subjektive Bedeutungsmöglichkeit hin zu untersuchen und andererseits als Ursache psychischer Veränderungen zu erkennen. Dies ist nicht nur von medizinisch-wissenschaftlichem Interesse und ärztliche Aufgabe, sondern auch aus sozialmedizinischer und volkswirtschaftlicher Sicht notwendig. Rheumatische Erkrankungen sind aufgrund ihrer Häufigkeit – Lebenszeitprävalenz von Rückenschmerzen über 50% – der hohen Rezidivneigung und der oft chronischen Verläufe ein gesundheits- und sozialpolitisches Problem ersten Ranges. Rheumapatienten liegen im Spitzenfeld der Statistik bei Krankenstand, Hospitalisierung, Medikamentenkosten und Berentung.

Psychosomatische Diagnose- und Therapiekonzepte sind wirksam und führen zu verbesserten Behandlungserfolgen. Dies konnte seit 1972 *(Dührssen)* mehrfach nachgewiesen werden. So benötigten in der genannten umfangreichen Untersuchung an 845 psychoneurotischen und psychosomatischen Patienten nach 5 Jahren die zusätzlich psychotherapeutisch behandelten nur noch 6 Krankenhausbehandlungstage pro Jahr entgegen den herkömmlich behandelten, die nach wie vor 26 Tage im Krankenhaus verbrachten. Somit erscheint ein psychosomatischer Zugang zum Rheumapatienten auch für den Nichtspezialisten sinnvoll, wenngleich einschränkend festgestellt werden muß, daß die psychosomatische Medizin als Wissenschaft trotz weitreichender Konzepte keine holistische Theorie vorzuweisen hat. Sie versucht, menschliches Leben, Erleben und Zusammenleben mit Hilfe verschiedener Wissenschaftssprachen entweder kausalanalytisch oder verstehend-hermeneutisch zu erschließen. Dies führt trotz aller integrativen Bemühungen zu Verständigungsschwierigkeiten zwischen naturwissenschaftlich orientierten Ärzten und den Psychotherapeuten, doch ist die Diskussion über den psychosomatischen Wirkzusammenhang und die Gewichtung der sogenannten „psychogenen Komponente" auf der Basis des jeweils neuen Wissensstandes wichtig und fruchtbar.

Psychosomatische Konzepte

Gegenstand psychosomatischer Sichtweise ist in der Rheumatologie der Körper mit seinem Skelett- und Muskelsystem als integraler Bestandteil der zwischenmenschliche

Beziehungen erlebenden und diese gestaltenden Persönlichkeit. Jede Lebensbewegung – das Regulieren von Nähe und Distanz, das Aushandeln von Über- und Unterlegenheit und das Umgehen mit erotisch-sexueller Anziehung oder mit aversiven Regungen – wird auch körperlich erlebt und durch zumindest intendierte Bewegung vollzogen. Mimik, Gestik und Körperhaltung sind oft deutlich sichtbare Zeichen für Befindlichkeit und Einstellung, also die innere Haltung der Person. Soziale Belastungen und psychische Anspannung wirken sich immer auch körperlich aus und führen bei entsprechender Disposition zu Krankheit.

Umfassend und grundsätzlich läßt sich aus psychosomatischer Sicht folgende **Hypothese** zur Pathogenese rheumatischer Erkrankungen formulieren: Belastende Erfahrungen aus der frühen Kindheit und die daraus erwachsene Selbstunsicherheit und Aggressionshemmung lassen den Patienten an Lebenssituationen scheitern, die Anforderungen an Selbststand und Handlungsfähigkeit stellen. Er entwickelt eine Erkrankung im Bereich des Bewegungsapparates, da dieser entweder eine **angeborene Schwachstelle** darstellt, sich als **Ort der stattgehabten Einschränkung von Bewegungsfreiheit und Kraftentfaltung** anbietet oder sich zur **symbolischen Darstellung** der inneren Not eignet.

Nach dem klinischen Bild und dem Vorherrschen der psychischen Störung lassen sich die Beschwerdebilder wie folgt diagnostisch einordnen:

1. Konversionsstörung (ICD-10:F44),
2. Angststörung (ICD-10:F41),
3. depressive Störung (ICD-10:F32),
4. Somatisierungsstörung (ICD-10:F45),
5. psychosomatische Erkrankung im engeren Sinne (z. B. chronische Polyarthritis).

Die jeweiligen diagnostischen Charakteristika sollen in der Folge angedeutet, im wesentlichen aber weiterführender Literatur vorbehalten bleiben.

Der oben genannte psychodynamische Hintergrund – frühe Mangellage, Aggressionskonflikt – kann aufgrund neuer Untersuchungen zwar als für Rheumakranke typisch, jedoch nicht wie früher angenommen als spezifisch gelten. Dies korreliert mit Untersuchungsergebnissen zu dem dort typischen Abhängigkeits-/Unabhängigkeitskonflikt bei Patienten mit Magenbeschwerden (*Platz* 1992). Die oft genannte **Rheumapersönlichkeit** – beherrscht, zwanghaft perfektionistisch, Ambivalenzkonflikt zwischen Fremd- und Selbstbeherrschung einerseits und dienend-aufopfernder Haltung andererseits – ist somit zwar kein ,,psychodiagnostischer Mythos‘‘, aber doch nicht generell zu finden.

Der jeweiligen Individualität des Patienten, aber auch den Gemeinsamkeiten mit anderen psychosomatischen Erkrankungen, allerdings auf Kosten der Spezifität, wird eher gerecht, sich an einer **,,psychosomatischen Persönlichkeitsstruktur‘‘** (Alexithymiekonzept) zu orientieren. Diese ist von vier typischen im Einzelfall unterschiedlich ausgeprägten Merkmalen gekennzeichnet:

1. Einschränkung der Phantasiefähigkeit,
2. Unfähigkeit, erlebte Gefühle auszudrücken,
3. gesellschaftlich angepaßt – ,,hypernormal‘‘,
4. Unfähigkeit zu echter Objekt- und Übertragungsbeziehung.

Entsprechungen finden sich auch zu dem von *Egle* (1992) formulierten **pathogenetischen Modell für psychogenen Schmerz.**

In allen genannten Konzepten angeführt sind emotional unerreichbare Eltern, legalistischer Erziehungsstil, Mißhandlungen, konfliktreiche Ehe der Eltern, aber auch chronische Krankheit und Schmerz. Dies führe zu einer frühen emotionalen Deprivation mit chronischer Anspannung und Schmerz als Kommunikationsform sowie als Kompensation zu Überaktivität und Leistungsorientierung. Es resultiere eine ängstlich depressive Grundpersönlichkeit oft mit zwanghaften Zügen mit abgewehrten Abhängigkeitswünschen, aggressionsgehemmt und überangepaßt. Da hauptsächlich unreife und neurotische Abwehrmechanismen zur Verfügung stehen, können akut verändernde Lebensereignisse wie körperliche Krankheit, Unfall, äußere psychosoziale Belastungssituationen durch Verlusterlebnisse, Trennung und berufliche Schwierigkeiten oder innere Konfliktsituationen aus Familie und Partnerschaft nicht oder nicht ausreichend verarbeitet werden, und es kommt zum Ausbruch der Erkrankung.

Oft nicht von der primären Persönlichkeit abzugrenzen sind **psychische Veränderungen als Krankheitsfolge,** wobei es durch Chronizität, Progredienz und zumindest drohende Invalidität zu einer zunehmenden Selbsteinengung in den Lebensbezügen, im Selbstbild, im Körperbild und im Kommunikations- und Sozialverhalten kommt. Es ist allgemein menschlich nachzuempfinden, daß eine anhaltend schmerzhafte, behindernde und gestaltverändernde Erkrankung seelische und soziale Probleme mit sich bringen muß. Es ist kein Lebensbereich denkbar, der etwa von einer chronischen Polyarthritis nicht berührt würde.

Trotz aller Bedachtnahme auf psychische und soziale Komponenten des Krankheitsgeschehens ist vor allem bei der chronischen Polyarthritis und anderen entzündlich rheumatischen Erkrankungen die oft schon nachweisbare **genetische Disposition** hoch zu gewichten, da sie ätiologisch psychogenetische Überlegungen in derzeit noch nicht einschätzbarem Ausmaß relativiert.

Entzündlich rheumatische Erkrankungen sind durch ein vielfach noch ungeklärtes immunpathologisches Geschehen bestimmt, das zu psychologischen Überlegungen zu Autoaggression stimuliert und zu **psychoneuroimmunologischer Forschung** geführt hat. Die Konditionierbarkeit der Immunsuppression und die Wirkung von psychischen Stressoren auf das immunologische Geschehen konnten demonstriert werden. Dennoch sind Aussagen, wie die vielfach formulierte Hypothese, daß Streß das Immunsystem schwäche und deshalb vermehrt Krankheiten entstünden, verfrüht, da sie aufgrund der bisher vorliegenden Daten weder zu bestätigen noch zu negieren sind (*Hodel* 1993).

Entzündliche Gelenk- und Wirbelsäulenerkrankungen

An entzündlich rheumatischen Erkrankungen wurde bisher neben der chronischen Polyarthritis die juvenile Arthritis, die Spondylitis ankylosans, die Psoriasisarthropathie, der Morbus Reiter, der systemische Lupus erythematodes und die systemische Sklerose psychologisch untersucht. Die Anzahl der Untersuchungen ist mit Ausnahme der zur chronischen Polyarthritis gering, die jeweils untersuchte Patientenzahl niedrig, so daß derzeit eine sichere Aussage zum psychosomatischen Wirkzusammenhang nicht möglich ist.

Die Entwicklung der psychosomatischen Forschung sei nun anhand der **chronischen Polyarthritis** dargestellt: Die klinische Beobachtung auffälliger Duldsamkeit und Schicksalsergebenheit, die in krassem Gegensatz zu der oft schweren körperlichen Behinderung steht, hat schon früh zu Spekulationen über psychologische Aspekte veranlaßt und zur Hypothese einer spezifisch psychosomatischen Ätiologie geführt. *Plügge* (1953) spricht von Selbstlosigkeit als einem Verlust des Selbst, einem ,,Gliederungschaden" der Persönlichkeit wie des Körpers. Psychoanalytiker interpretierten die genannte auffällige Diskrepanz zwischen dem körperlich schwer beeinträchtigten schmerzhaften Zustand und dem bewußten Erleben als eine Ich-Veränderung mit Hilfe der Reaktionsbildung. *Fennichl* (1945): „Die Person, die Reaktionsbildungen aufgebaut hat, entwikkelt nicht Abwehrmechanismen, die sie im Falle einer drohenden Triebgefahr anwendet, sie hat ihre Persönlichkeitsstruktur verändert, als ob diese Gefahr ständig bestünde." *Alexander* (1951) sprach von einem chronisch gehemmten feindselig aggressiven Zustand, mit dem die Patientinnen in „böser Demut" *(Bondy)* sowohl ihre Gefühle wie ihre Umgebung beherrschen. Gehemmte Aggression meint, daß alle diese Patienten gewisse gleichartige emotionale Konflikte hatten, deren Lösung ihnen nur mit Hilfe der Muskulatur im Sinne einer Spannungserhöhung, oft bis zur Verkrampfung, gelang (*Cremerius* 1954). *Pieringer, Klein* (1977) fanden dieses Charakteristikum bei etwa der Hälfte der Patientinnen und bestätigten den von *Alexander* beschriebenen gemeinsamen psychodynamischen Hintergrund. Sie sahen die übereinstimmend beschriebene körperliche Überaktivität vor der Erkrankung und die schmerzliche Bewegungshemmung in der Erkrankung als eine dasselbe Ziel verfolgende fiktive Konfliktlösung. Beides seien Funktionen einer bedroht erscheinenden seelisch körperlichen Bewegungsfreiheit und Autonomie. *Jordan* (1987) bestätigte diese Hypothese durch eine psychoanalytische Untersuchung der interpersonellen Konfliktabwehr und konnte plausibel machen, warum Patienten in einer bestimmten Lebensphase somatisch erkranken, keine anderen Mechanismen der Konfliktbewältigung zur Verfügung haben, und auch wodurch ein erneuter Rheumaschub einsetzte. In verschiedenen Studien wurde unterdurchschnittliche spontane Aggressivität, Erregbarkeit und Offenheit nachgewiesen (z. B. *Mattussek* und *Raspe* 1988).

Dennoch fällt es vielen Autoren schwer, dem offenbar zentralen Aggressionskonflikt und seiner Abwehr ätiologische Signifikanz für die Entstehung der chronischen Polyarthritis zuzuerkennen.

Degenerative und weichteilrheumatische Erkrankungen

Für die Entstehung der nichtentzündlichen Beschwerdebilder im Bereich von Unterhautbindegewebe, Muskulatur, Sehnen und Bändern werden eine Reihe klinisch und anamnestisch eruierbarer Faktoren verantwortlich gemacht, die im Sinne multifaktorieller Genese zur Manifestation des Krankheitsbildes beitragen. Die Bedeutung der einzelnen Faktoren für die Prädisposition wie für Auslösung, Aufrechterhaltung oder Rezidivieren der Beschwerden ist jeweils neu einzuschätzen. Erkrankungen des Bewegungsapparates, der inneren Organe, Traumen, isometrische Muskelarbeit, Kälte und auch psychische Faktoren führen zu einer Muskelverspannung. Diese hat Schmerzen und Funktionsbeeinträchtigung zur Folge, die als Circulus vitiosus die Verspannung weiter erhöhen und das Leiden verstärken. Dabei werden auch die angrenzenden bindegeweblichen Strukturen irritiert bis geschädigt, die dann das Krankheitsbild prägen können wie etwa bei der Epicondylitis humeri, der Periarthropathia humeroscapularis oder der primären Fibromyalgie.

Voraussetzung für die Diagnose eines „psychosomatischen" Schmerzsyndroms ist in jedem Fall die möglichst exakte rheumatologische oder orthopädische Abklärung und Langzeitbeobachtung. Eine zu frühe „Etikettierung" kann eine Gefahr darstellen, wenn unter psychosomatisch lediglich das Fehlen faßbarer Organ- oder Laborbefunde verstanden wird. Rückenschmerzen, insbesondere im Bereich der Hals- und Lendenwirbelsäule stellen die häufigste Form rheumatischer Beschwerden in der Bevölkerung dar. Einem Großteil dieser Beschwerdebilder sind relevante psychogenetische Aspekte zuzumessen. Dies ist nicht nur eine allgemeinmedizinische Erfahrung, sondern kommt auch in umgangssprachlichen Wendungen wie „hartnäckig", „Rückgrat haben", „lendenlahm" und vielen anderen mehr zum Ausdruck. Hinweisend ist auch die häufige Diskrepanz zwischen Befunden und Beschwerden. Massive röntgenologische Veränderungen bleiben ohne adäquate Symptomatik, während bei heftigen Schmerzen kein krankhaft verändertes Substrat zu fassen ist. Bestätigend ist die hohe Prävalenz von chronischem Rückenschmerz bei Geschiedenen und Verwitweten und ein Rückgang der Beschwerden nach dem Ausscheiden aus dem Erwerbsleben sowie Risikofaktoren am Arbeitsplatz (*Keel* et al. 1990), wo sich neben ungünstigen körperlichen Bedingungen auch Zeitvorgaben und Termindruck, Monotonie der Arbeit, Unzufriedenheit mit der Arbeitssituation und wenig qualifizierte Arbeit finden. An ungünstigen Einflüssen auf den Verlauf von Rückenschmerzen fanden sich geringe Schulbildung, niedrige Schicht, Eheschließung, wenig Bewegung, starkes Rauchen, neurotische Persönlichkeitszüge, von Passivität und Hilflosigkeit geprägtes Bewältigungsverhalten, schwaches Durchsetzungsvermögen und die Schwierigkeit, Gefühle wahrzunehmen und auszudrücken (Alexithymiekonzept). An Einflüssen im medizinischen System waren länger dauernde Krankschreibung oder Berentung, Therapien, die Passivität fördern, Empfehlungen zu Schonung und mangelhafte Information über die Natur des Leidens nachzuweisen.

Wie bei der chronischen Polyarthritis sind die Befunde psychosomatischer Untersuchungen nicht eindeutig und zum Teil widersprüchlich. Erhöhte Werte der Hypochondrie-Hysterie- und Depressionsskalen des MMPI waren nicht sicher als der Krankheit vorangehend abzugrenzen und sind auch als psychosoziale Folgen des Leidens aufzufassen. Jedenfalls haben sie einen ungünstigen Einfluß auf den Verlauf der Erkrankung. Höhere Aussagekraft haben prospektive Untersuchungen. So gelingt es mit einer Kombination aus medizinischen, sozialen und psychologischen Variablen in 87% der Fälle den Behandlungserfolg von Bandscheibenoperierten vorherzusagen.

Im Einzelfall diagnostisch interessant und weiterführend ist es, bei der körperlichen Untersuchung auch für den Ausdrucksgehalt der schmerzhaften Bewegungsstörung offen zu sein. So zeige nach *Weintraub* – die **Zervikalgie** emotional erschwerte Behauptung und hartnäckiges Gesichtwahren, die **Dorsalgie** Trauer, Verzweiflung, Mutlosigkeit und kompensierend, aufrechte Zwangshaltung. Die **Lumbalgie** weise auf psychische Überlastung, Sprunghaftigkeit und Frustration im Bereich von Arbeit und Sexualität hin. **Brachialgie** zeige gehemmte Aggression, **Beschwerden in den Beinen** oft „nicht mit beiden Beinen auf der Erde Stehen" oder „nicht Fuß fassen können". In typischer Weise handelt es sich dabei um intendierte Bewegungen, die durch Gegenimpulse nicht zustande kommen, so zu dauerhaft erhöhtem Muskeltonus und dadurch zu Schmerzen führen.

Arzt-Patienten-Beziehung

Zielführende Behandlung steht und fällt mit dem Gelingen der Arzt-Patienten-Beziehung. Sie ist der Angelpunkt jeden ärztlichen Handelns, gewinnt jedoch in der Rheumatologie infolge der Vielzahl an chronisch progredienten und chronisch rezidivierenden Krankheitsverläufen besonders an Bedeutung. Sie kann hilfreich, das eigentliche therapeutische Agens sein, aber auch schädigen. Dies z. B. wenn langfristige oft auch mehrmals wiederholte Untersuchungsgänge zu keiner Diagnose führen, Therapien erfolglos bleiben, der Patient keine Hilfe erfährt, enttäuscht und unzufrieden ist, der Arzt sich insuffizient und hilflos fühlt, den Patienten abwertet und loszuwerden trachtet. Dabei kann sich besonders bei Patienten mit einem depressiven Grundkonflikt ein Beziehungsgeschehen wiederholen, das den Patienten darin bestätigt, mit seinem Anliegen nicht verstanden, nicht gemocht und abgewiesen zu werden. Wenn der Arzt hingegen den Beschwerden, dem Befinden, der Lebenssituation und der persönlichen Geschichte des Kranken Aufmerksamkeit zuwendet und sich so in die psychosoziale Wirklichkeit seines Patienten einführen läßt, hat er den Grundstein für eine tragfähige Arzt-Patienten-Beziehung gesetzt und die Voraussetzung für ausreichende Compliance geschaffen.

Das **Beziehungsklima** und das **Gespräch** sind die wichtigsten, weil immer gegebenen, dem Arzt aber auch immer verfügbaren Momente die Behandlung für den Patienten hilfreich zu gestalten. Dabei lohnt es, dem Krankheitsangebot, also der Art wie der Patient sich mit seinem Leiden seinem Arzt darstellt, aber auch der eigenen affektiven Resonanz Beachtung und Aufmerksamkeit zu schenken. Sie dienen als Diagnostikum und helfen den Patienten zu verstehen. Dabei ist zu beachten, daß neben dem gesprochenen Wort und den Wahrnehmungen bei der körperlichen Untersuchung eine Vielzahl von mimischen, gestischen und situativen Zeichen zwischen dem Arzt und seinem Patienten ausgetauscht und entsprechend der jeweils individuellen Wirklichkeit interpretiert werden. So ist es für den Arzt oft schwierig, das eigentliche Anliegen seines Patienten zu entschlüsseln, zumal die Symptombildung unter anderem Ausdruck der Unfähigkeit ist, Gefühle ausreichend in Worten auszudrücken. Im alltäglichen medizinischen Umgang stellen sich Rheumapatienten durchaus unterschiedlich dar. So sind Patienten mit entzündlichen rheumatischen Erkrankungen etwa der chronischen Polyarthritis infolge der schon dargelegten Charakteristika von Patienten mit Psychosomatosen vordergründig einfach zu behandeln, da sie Gefühle wie Angst, Ärger und Bedürftigkeit nicht zeigen können, obgleich dies Teil des Krankheitsgeschehens ist. Patienten mit weichteilrheumatischen Beschwerdebildern, etwa der primären Fibromyalgie, bringen den Arzt hingegen häufig auch bei bestem Bemühen an die Grenzen seiner Möglichkeiten ruhig, zugewandt, aufmerksam und hilfsbereit zu bleiben, wenn herkömmliche Therapien nicht wirken und die Patientinnen immer wieder klagsam, fordernd und vorwurfsvoll an ihn herantreten. Neben Rahmenbedingungen wie ausreichend Zeit und ungeteilte Aufmerksamkeit des Arztes hat sich die **psychotherapeutische Grundhaltung** im Sinne von einfühlendem Verstehen, möglichst vorurteilsloser Wertschätzung und Echtheit im Umgang mit dem Patienten als geeignet erwiesen, Gespräche für den Patient förderlich zu führen und die Arzt Patienten-Beziehung tauglich zu erhalten.

Schwierigkeiten im Umgang und Grenzen der eigenen Möglichkeiten zu helfen, sind oftmals nicht Zeichen ärztlicher Insuffizienz, sondern Ausdruck und Folge des Krankheitsgeschehens. Der Besuch einer **Balint-Gruppe** kann dem Arzt weiterhelfen, seinen Patienten, aber auch sich selbst besser zu verstehen.

Diagnostik

Psychosomatisches Diagnostizieren wird sich bei unverminderter Bedachtnahme auf den körperlichen Befund und Untersuchungsergebnisse in einer höheren Gewichtung und Ausdifferenzierung des diagnostischen Gespräches niederschlagen. Dies erfordert mehr Zeit – mindestens 20 min, Aufmerksamkeit auf die Art der Selbstdarstellung des Patien-

ten, das eigene emotionale Stellungnehmen und freie Gesprächsgestaltung, die Themenkreise eher anstößt als Symptome abfrägt. Die Annahme eines ätiologischen Zusammenhanges zwischen der aktuellen Symptomatik und psychosozialen Faktoren ist grundsätzlich durch positive Hinweise zu sichern. Daher sind folgende Fragen zu klären:
1. Sind frühere Erkrankungen des Patienten „psychosomatisch"? – Litt er etwa an einem Ulcus duodeni, an einem Colon irritabile, an labiler Hypertonie oder pseudopektanginösen Beschwerden?
2. Findet sich ein zeitlicher und verstehbarer Zusammenhang zwischen den in diesem Falle rheumatischen Beschwerden und einem Geschehnis, das die äußere und innerpsychische Situation des Patienten verändert und seine Verarbeitungskapazität überfordert?
3. Stützt der lebensgeschichtliche Rückblick eine erste Hypothese?
4. Zeigt die Persönlichkeit des Patienten eine typische Schwierigkeit in zwischenmenschlichen Beziehungen, die hier neuerlich wirksam wird?
Das diagnostische Gespräch wird je nach Ausgangssituation hiebei unterschiedliche Schwerpunkte setzen. Handelt es sich um einen Patienten mit einer bekannten körperlichen Erkrankung, deren seelische Auswirkungen geklärt werden sollen, oder handelt es sich um einen Kranken, bei dem psychosoziale Faktoren für das Auftreten oder für den Verlauf der Erkrankung vermutet werden?
Immer ist zu bedenken, daß schon eine psychosomatische Anamneseerhebung auch therapeutisch wirksam ist und darauf zu achten, daß der Patient – auf Schwächen, Konflikte und Überforderung hin angesprochen – das diagnostische Gespräch nicht als Verhör mit drohender Entlarvung oder als Demontage seiner Persönlichkeit erlebt. Oft hat seelisches Leid im Gegensatz zu körperlichem Schmerz in seinem kommunikativen Erfahrungsschatz keine Chance auf Respekt und Mitgefühl. Werden aber Hypothesen zum psychosomatischen Wirkzusammenhang behutsam angeboten, treffen erste Interpretationen zu, dann kann es gelingen, daß sich das Beschwerdebild auch einmal rasch ändert und etwa ein Ganzkörperschmerz von Tränen abgelöst wird.

Therapie

1. Das Gespräch

Schon das diagnostische Gespräch soll therapeutisch sein, auch wenn der Arzt selbst nicht psychotherapeutisch geschult ist. Es soll annehmend und entlastend sein und den Patienten ermutigen und dabei unterstützen, Zusammenhänge zwischen der Erkrankung, der Lebenssituation und seiner Persönlichkeit herzustellen. Nur so kann es gelingen, den Patienten zur Kooperation zu gewinnen und einem Beziehungsangebot: „Du sollst mein Retter sein" entgegenzuwirken. Übergroße – „frühe" – Wünsche und Erwartungen sind immer unerfüllbar und werden daher auch im Regelfall enttäuscht, und der Patient sucht den nächsten Arzt („Koryphäenkiller"). Dem Arzt selbst erschließt ein Gespräch, bei dem der Patient die Möglichkeit hat, sich mit seinem Erleben und Verhalten zur Sprache zu bringen, Informationen, die er wieder diagnostisch nützen kann (= diagnostisch-therapeutischer Zirkel).

2. Medikamente

Neben den etablierten medikamentösen Behandlungsstrategien wie Antirheumatika, Muskelrelaxanzien, Basistherapie und Kortison kommt vorwiegend bei den als psychosomatisch etikettierten Krankheitsbildern Psychopharmaka erhöhte Bedeutung zu. Tranquillanzien, niedrig dosierte Neuroleptika und Antidepressiva sollen verordnet werden, wenn es gilt, nervöse Unruhe zu dämpfen, innere Gespanntheit zu lösen oder eine Depression aufzuhellen (siehe „Psychopharmaka in der Rheumatologie"), nicht jedoch als Ultima ratio bei Therapieresistenz anstelle eines diagnostisch und therapeutisch weiterführenden Gesprächs. Bei intakter Arzt-Patienten-Beziehung ist nicht zu befürchten, daß Psychopharmaka eine die Erkrankung mitbestimmende Lebensproblematik zudecken, sie ermöglichen oft erst jene innere Distanz, die zu erweiterter Selbstsicht und zur Anbahnung von Veränderung nötig ist.

3. Physiotherapie

Aus dem unmittelbaren Verspüren der Anwendung und der oft zeitlich aufwendigen Beschäftigung mit dem schmerzenden und bewegungsbehinderten Körper messen Rheumapatienten häufig der Physiotherapie den Hauptteil an der Wirksamkeit der medizinischen Maßnahmen zu. Bei der Verordnung ist darauf Bedacht zu nehmen, daß jede Einwirkung des Therapeuten, sei sie nun wohltuend oder schmerzhaft – wie jeder nahe zwischenmenschliche Kontakt – Gefühle und Impulse aus früheren oft frühkindlichen Beziehungen mobilisiert und den Heilungsverlauf beeinflußt. Die Erfolgschancen eines psychosomatischen Behandlungskonzeptes sind größer, wird der Physiotherapeut eingebunden und ausreichend über den Patienten informiert.

4. Entspannungsmethoden

Zur Minderung des in vielen Fällen primär oder sekundär pathologisch erhöhten Muskeltonus ist das Erlernen einer Entspannungstechnik für Rheumapatienten immer sinnvoll. Autogenes Training, funktionelle Entspannung, progressive Muskelrelaxation, Biofeedback und andere haben sich bei zahlreichen psychischen und körperlichen, vor allem aber „psychosomatischen" Beschwerdebildern als Behandlungsmöglichkeit bewährt und weite Verbreitung erlangt. Sie sind lediglich bei floriden Psychosen, Debilität oder schweren akuten Körperkrankheiten kontraindiziert oder nicht durchführbar. Wegen der in Einzelfällen dabei auftretenden neurotischen oder psychosomatischen Symptome soll die Unterweisung jedoch nur durch entsprechend ausgebildete Psychotherapeuten oder Ärzte erfolgen. Die Methoden sind rasch zu erlernen, erfordern vom Patienten zwar Motivation und Eigenaktivität, ermöglichen aber langfristige Hilfe zur Selbsthilfe. Durch den schrittweise eingeübten Entspannungszustand erfährt der Patient erholsame Pausen, Verminderung, zumindest aber Distanzierung von Schmerzen, positives Körpererleben, innere Ruhe und Gelassenheit. Dadurch wird es dem Patienten möglich, Bewältigungsstrategien für Schmerz und Behinderung, aber auch Einstellungs- und Verhaltensänderungen zu erarbeiten.

5. Psychotherapie

Rheumapatienten sind meist schwer zur Psychotherapie zu motivieren, da sie oft an einer lediglich organischen Krankheitsursache festhalten. Besteht jedoch neben den körperlichen Beschwerden auch psychischer Leidensdruck oder zumindest ansatzweise Einsicht in einen psychosomatischen Wirkzusammenhang, soll der behandelnde Arzt über Psychotherapie informieren und mit seinem Patienten gemeinsam Möglichkeiten und Zielsetzung einer derartigen Behandlung erarbeiten, noch bevor eine Zuweisung zum Psychotherapeuten erfolgt. Dies setzt voraus, daß der praktische Arzt, Internist, Rheumatologe oder Orthopäde selbst Basiskenntnisse und eine konstruktive Einstellung zu Psychotherapie besitzt. Er soll die Psychotherapeuten, denen er zuweist, persönlich kennen und über deren Arbeitsweise Bescheid wissen. Die Wahl der Methode ist weniger bedeutsam als die Qualität des Therapeuten.

Vorteilhaft, jedoch oft nur im Rahmen stationärer Psychotherapie zu erlangen, sind nonverbale Therapieformen wie Malen, freies Gestalten, Musiktherapie und körperorientierte Verfahren. Sie eröffnen den „somatisierenden" Patienten oft erstaunlich rasch Zugang zu bis dahin ungekannten Gefühlen und Impulsen und dadurch erst die Voraussetzung zu sprachlichem Umgang mit ihren Problemen. Soll der Patient nicht nur Tröstung, Stütze und Führung erfahren, soll er Einsicht gewinnen und Eigenverantwortung übernehmen, so zielt Psychotherapie auf tiefergreifende Veränderung ab. Dies erfordert vom Patienten persönlichen Einsatz und Engagement und oft auch erhebliche Frustrationstoleranz. Auch darüber muß der Patient informiert werden.

In den letzten Jahren entwickelt, inzwischen bewährt, in Österreich derzeit aber noch nicht ausreichend verfügbar, sind Schmerzbewältigungsprogramme. Sie sind aus verschiedenen Therapiemethoden kombiniert (multimodales Behandlungskonzept) und zielen auf ein besseres Zurandekommen (Coping) mit chronischen Schmerzen und Bewegungseinschränkung ab und ermöglichen deutlich bessere Lebensqualität.

6. Selbsthilfegruppen

Selbsthilfegruppen – derzeit vielfach im Aufbau – entlasten durch Schicksalsgemeinschaft und Information. Die Teilnehmer erarbeiten eine kritisch-konstruktive Einstellung zu ihrer Krankheit, den therapeutischen Möglichkeiten und gegenüber den behandelnden Ärzten. Sozialer Kontakt und gemeinsame Aktivitäten verhindern die Entwicklung krankheitsbedingter psychischer Deformation wie depressiver Verstimmung und beugen einem Rückzug aus gesellschaftlichen Bindungen vor.

7. Kuren

Eine Zuweisung zur Kur ist neben der rheumatologischen Indikationsstellung unter psychosozialen Gesichtspunkten zu überdenken. Durch vegetative Umstimmung, Ablenkung und Anregung durch neue vom Alltagsstreß unbelastete soziale Kontakte vermag ein Kuraufenthalt allgemein verbessertes Befinden und Lebensfreude zu vermitteln. So sehr dies bei andauernder psychisch-körperlicher Überbelastung und degenerativen Erkrankungen sinnvoll und hilfreich ist, profitiert der „psychosomatische" Rheumapatient auf längere Sicht wenig, da die Beschwerden unter den die Symptomatik mitbedingenden familiären und beruflichen Bezügen im allgemeinen rasch wiederkehren. Eher erfolgversprechend ist ein Kuraufenthalt, werden neben medikamentösen und physiotherapeutischen Behandlungsmaßnahmen auch diagnostisch-therapeutische Gespräche, Gruppentherapie und eine Entspannungsmethode angeboten. Meist reicht die Zeit jedoch nicht aus, den Patienten instandzusetzen, einmal zurückgekehrt, belastende Bedingungen zu beeinflussen, zumal Familienangehörige, Freundeskreis, Chef oder Berufskollegen meist wenig Verständnis für Veränderungswünsche zeigen. Psychotherapeutische Weiterbetreuung ist meist nicht zu erreichen. Bruchstückhafte Einsicht schafft unter diesen Gegebenheiten eher seelische Not als sie hilfreich sein könnte. So steigt die Begehrlichkeit nach einem abermaligen „Aussteigen". Ein neuerlicher Kuraufenthalt wird beantragt – gerechtfertigt durch das fortbestehende Leiden. Es besteht die Gefahr, daß dieses dadurch eher organisch fixiert als vermindert, und das Gesundheitswesen durch eine in diesem Fall nicht zielführende Behandlungsmaßnahme zusätzlich belastet wird. Daher soll der Arzt, ist eine die Krankheit wesentlich mitbestimmende psychosoziale Problematik festzumachen, rechtzeitig zu Psychotherapie raten, zumindest aber über Chancen und Grenzen einer Kurbehandlung informieren.

8. Berentung

Insertionstendopathien und Wirbelsäulensyndrome stellen die häufigsten Diagnosen dar, die zur Berentung führen. Es handelt sich hiebei überwiegend um chronifizierte psychosomatische Beschwerdebilder im Sinne als unerträglich geschilderter Schmerzen bei wenig objektivierbaren rheumatologischen Befunden. Sie stellen den Gutachter vor das Problem, einerseits subjektiv empfundenes Leid ausreichend zu gewichten und andererseits versicherungsrechtlichen und volkswirtschaftlichen Verpflichtungen gerecht zu werden. Dies ist rechtzeitig – also unter Vermeidung von oft langjährig verschleppten Verfahren mit zahlreichen Verhandlungen, Einsprüchen, immer wieder neuen Gutachten, Behandlungen und Kuren – eher aus einem psychosomatischen Krankheitsverständnis bei höherer Gewichtung psychologischer Befunde lösbar. Allemal sind aber chronifizierte psychosomatische Krankheitsbilder prognostisch ungünstig, da die subjektiv empfundenen Vorteile durch die Rolle des chronisch Kranken wie Zuwendung und Ruhestand (= sekundärer Krankheitsgewinn) auch psychotherapeutisch kaum noch angehbar sind. Somit stellt sich besonders bei weichteilrheumatischen Syndromen die Aufgabe frühzeitig an die Gefahr einer am Ende stehenden Berentung zu denken und prophylaktisch wirksam zu werden. Ein Infragestellen der Beschwerden und die Unterstellung von Übertreibung, Wehleidigkeit, Arbeitsscheu und finanziellen Interessen vermindert immer die Chance, den Patienten im Arbeitsprozeß zu halten. Wenn es auch schwierig ist, tatsächlich gegebene Aggravierung abzugrenzen, wird es durch frühzeitige psychosomatische Diagnostik und multimodale Therapieformen doch immer wieder gelingen, den Patienten soweit zu ermutigen, daß er lernen kann, seine Not in Worte zu fassen und auf das Symptom als Ausdrucksmittel zu verzichten.

Literatur

(1) Bräutigam W, Christian P, Rad M v: Psychosomatische Medizin. Thieme, Stuttgart 1992.
(2) Eich W (ed): Psychosomatische Rheumatologie. Berlin-Heidelberg-New York, Springer, 1991.
(3) Eich W: Erweiterte Anamnese und psychodiagnostische Einordnung beim psychosomatischen Rheumapatienten. Z Rheumatol 1993;52:219-226.
(4) Härter M: Psychosomatische Aspekte bei rheumatischen Erkrankungen. Psychother Psychosom Med Psychol 1993;Heft 3/4, 43. Jg:100-109
(5) Egle, UT: Das benigne chronische Schmerzsyndrom. Psychother Psychosom Med Psychol 1992;Heft 8, 42. Jg:261-272.
(6) Rudolf G: Psychotherapeutische Medizin. Stuttgart, Enke, 1993.
(7) Weintraub, A: Rheuma, seelische Gründe und Hintergründe. Bern-Göttingen, Huber, 1992.

Rheumatische Erkrankungen und Schwangerschaft

S. Leodolter und J. C. Huber

Einleitung

Bedeutende Verbesserungen im medizinischen Management von Autoimmunkrankheiten haben dazu geführt, daß in den letzten Jahren unsere Erfahrungen im Umgang mit Schwangeren, die unter diesen Erkrankungen leiden, zugenommen haben. Trotzdem bestehen aber auch heute noch in bezug auf die mannigfaltigen Wechselwirkungen zwischen Schwangerschaft und dem Verlauf rheumatischer Erkrankungen in vielen Punkten kontroversielle Meinungen. Tatsache ist, daß durch die Schwangerschaft zumeist eine Änderung des klinischen Verlaufs der rheumatischen Erkrankung erfolgt, aber auch die Schwangerschaft selbst sehr nachhaltig durch die jeweilige Erkrankung und durch die zur Therapie eingesetzten Medikamente beeinflußt wird. So ist bei bestimmten Autoimmunkrankheiten die Rate an Fehlgeburten erhöht bzw. es besteht die Gefahr eines intrauterinen Fruchttodes, andererseits ist aber auch mit einer erhöhten mütterlichen Morbidität und potentiell auch Mortalität zu rechnen.

In diesem Sinn liegt also beim Zusammentreffen von Schwangerschaft und Autoimmunkrankheit zweifellos eine besondere Risikosituation für Mutter und Kind vor, und es bedarf einer besonders kompetenten medizinischen Betreuung um ein zufriedenstellendes Ergebnis für Mutter und Kind zu erzielen. Die spezifischen Probleme, die sich bei der Betreuung schwangerer Rheumatikerinnen stellen, sind äußerst vielfältig. Es soll deshalb im folgenden auf die Interaktion zwischen vier, dem rheumatischen Formenkreis zuzuordnenden Erkrankungen und dem weiblichen Reproduktionsverhalten eingegangen werden. Bezüglich

– chronischer Polyarthritis,
– ankylosierender Spondylitis,
– progressiver Sklerodermie und
– systemischem Lupus erythematodes (SLE)

liegen ausreichend Erfahrungen vor, um zumindest tendenziell Richtlinien geben zu können.

Im einzelnen interessiert der Einfluß dieser Erkrankungen auf

– Fertilität und Beratung bei Kinderwunsch,
– Interaktionen zwischen rheumatischer Erkrankung und Schwangerschaft,
– spezifische geburtshilfliche Betreuung,
– „fetal outcome" und Laktation.

Abschließend ist noch auf die Prognose der rheumatischen Erkrankungen bezüglich ihres weiteren Verlaufs nach Beendigung der Schwangerschaft einzugehen.

Fertilität und Beratung bei Kinderwunsch

Ob eine Erkrankung des rheumatischen Formenkreises die Fertilität beeinflußt oder die Möglichkeit, schwanger zu werden, herabgesetzt ist, läßt sich aus der Literatur nicht schlüssig ableiten. Wenn auch Erkrankungen des rheumatologischen Formenkreises zumeist kein Einfluß auf die Fertilität zuzukommen scheint, finden sich doch Hinweise, daß bei Patientinnen mit bestimmten chronischen Erkrankungen eine reduzierte Fertilität besteht (Abb. 1). Erklärbar wird dieser Umstand weniger durch den Einfluß der Grundkrankheit auf die Fertilität, sondern vielmehr aus dem Umstand, daß in den meisten Fällen eine chronische Erkrankung mit verminderter sexueller Aktivität einhergeht.

Während bei Patientinnen mit chronischer Polyarthritis keine Einschränkung bezüglich Kinderwunsch gegeben ist, sollten z. B. Patientinnen mit SLE während Phasen erhöhter Lupusaktivität nicht konzipieren, da die Schwangerschaft eine weitere Eskalation der Lupuskrankheit bewirkt. Es wird allgemein empfohlen, eine Remission von etwa 6 Monaten vor der geplanten Schwangerschaft abzuwarten. Bei Einhalten dieser Frist ist mit einem hohen Prozentsatz von erfolgreich verlaufenden Graviditäten zu rechnen.

Empfängnisverhütung ist weiters vor allem unter potentiell teratogener Medikation indiziert. Bei Kinderwunsch ist diese Medikation bereits etwa 4 Monate vor Beendigung der Empfängnisverhütung abzusetzen.

Interaktion zwischen rheumatischer Erkrankung und Schwangerschaft

Das erklärte Ziel des Geburtshelfers besteht darin, eine weitgehend unauffällige Schwangerschaft mit der Geburt eines reifen, gesunden Kindes abzuschließen.

Chronische Polyarthritis

Patientinnen mit chronischer Polyarthritis unterscheiden sich hinsichtlich ihrer Fertilität nicht von gesunden Frauen. In der Mehrzahl der Fälle wird durch die Schwangerschaft die Krankheitsaktivität vorübergehend supprimiert, insgesamt ist in etwa 75% eine Besserung der klinischen Beschwerden festzustellen (Abb. 2). Zumeist kommt es bereits im 1. Trimenon zur Remission. Andererseits verläuft bei etwa 25% der Fälle die chronische Polyarthritis entweder unbeeinflußt durch die Schwangerschaft, oder es kommt sogar zur Exazerbation bzw. überhaupt zur Erstmanifestation der Krankheit. Post partum ist bei 90% der Patientinnen schon nach wenigen Wochen eine neuerliche Aktivierung der chronischen Polyarthritis zu beobachten, wobei das Krankheitsbild im ersten Jahr nach der Geburt allerdings nicht stärker ausgeprägt ist, als es vor der Schwangerschaft war.

Als Grund für die schwangerschaftsinduzierten Remissionen der Arthritis werden vor allem fetomaternale immunologische Faktoren diskutiert. Weiters ist anzumerken, daß die Schwangerschaft ein Zustand ist, der zu ganz entscheidenden Veränderungen bezüglich der Organdurchblutung, der Atmung, des Stoffwechselgeschehens und nicht zuletzt des Endokriniums führt.

Die Remissionen sind unabhängig vom mütterlichen Alter, Parität, Dauer der Erkrankung, vom Vorhandensein von Rheumafaktoren und ebenso unabhängig vom Geschlecht des Kindes und dem Gewicht des Mutterkuchens. Die postpartale Verschlechterung des

Krankheitsbildes ist ihrerseits nicht korelliert mit dem Beginn und dem Ausmaß der Laktation oder dem Wiedereinsetzen der Monatsblutung.

Bezüglich des Schwangerschaftsverlaufs ist von geburtshilflicher Seite her anzumerken, daß bei Patientinnen mit chronischer Polyarthritis der erfolgreiche Ausgang einer Schwangerschaft die Regel ist und keineswegs eine Seltenheit darstellt (Abb. 3). Aus diesen Gründen besteht auch keine Indikation zum Schwangerschaftsabbruch. Eine operative Beendigungen der Schwangerschaft ist selten und erfolgt dann zumeist nicht aus kindlicher, sondern aus mütterlicher Indikation, so z. B. bei Hüftgelenkserkrankungen.

Frauen mit Kinderwunsch und chronischer Polyarthritis können also dahingehend beraten werden, daß eine signifikante Erhöhung der Inzidenz von schwangerschaftsbedingten, mütterlichen oder fetalen Problemen nicht zu erwarten ist.

Ankylosierende Spondylitis

Die Aktivität der ankylosierenden Spondylitis während einer Schwangerschaft ist von Fall zu Fall sehr variabel. Man kann davon ausgehen, daß in etwa der Hälfte der Fälle keine Änderung eintritt (Abb. 2). In etwa 20% bessert sich das Krankheitsbild, in 30% ist jedoch eine Exazerbation der Erkrankung zu erwarten. Es wurde außerdem beobachtet, daß speziell für Morbus Bechterew die Tendenz zur Erstmanifestation während bzw. kurz nach einer Schwangerschaft besteht

Andererseits scheint die ankylosierende Spondylitis weder einen Einfluß auf die Fertilität der Mutter (Abb. 1) noch auf den Schwangerschaftsverlauf und die Entwicklung des Fetus in utero zu haben (Abb. 3). Es wird keine erhöhte Rate von Fällen mit Spontanaborten, Früh- oder Totgeburten berichtet. Die schwangerschaftsinduzierten Remissionen betreffen vor allem die Arthritis der kleinen Gelenke, die Psoriasis, sowie entzündliche Darmveränderungen.

Progressive Sklerodermie

Da die progressive Sklerodermie vorwiegend eine Erkrankung des späteren Lebensalters ist – mit einer Erstmanifestation ist im allgemeinen erst in der 4. bzw. 5. Lebensdekade zu rechnen –, sind Schwangerschaften bei dieser Erkrankung eher selten (Abb. 1). Die wenigen Hinweise in der Literatur über Interaktion zwischen progressiver Sklerodermie und Schwangerschaft sind außerdem kontroversiell. Fest steht jedoch, daß bei diesem Krankheitsbild die Fertilität herabgesetzt ist.

Übersichtsarbeiten berichten weiters, daß es durch die Schwangerschaft in 40% der Fälle zu einer Verschlechterung des Krankheitsbildes kommt (Abb. 2). In 20% ist allerdings ein günstiger Einfluß und in den restlichen 40% ist keine Beeinflussung der Erkrankung feststellbar.

Von geburtshilflicher Seite werden Schwangerschaftsverlauf und " fetal outcome" allgemein als Risiko angesehen (Abb. 3). Für die Schwangere besteht die Gefahr der raschen Entwicklung einer Hochdruckerkrankung (eventuell Pfropfgestose mit Nierenversagen), andererseits wird eine erhöhte Rate an Fehlgeburten berichtet, sowie eine Gefährdung des Feten durch Prämaturität, intrauteriner Wachstumsretardierung bis hin zum intrauterinen Fruchttod. In diesem Sinn ist der Geburtshelfer besonders gefordert, wobei die Beratung schon präkonzeptionell einsetzen muß. In die Entscheidung einzubeziehen ist, ob bei der Patientin bereits pulmonale, kardiale oder renale Veränderungen vorhanden sind. Ist die Patientin allerdings bereits schwanger und es bestehen Organmanifestationen, so ist der therapeutische Abortus zu diskutieren. Aber auch bei Fehlen von Organmanifestationen muß die Patientin zumindest dahingehend informiert werden, daß die Möglichkeit der Entwicklung von Komplikationen besteht und Schwangerschaftsverlauf bzw. " fetal outcome" Unsicherheiten beinhaltet.

Während der Schwangerschaft sind von mütterlicher Seite mehrere diagnostische Schwerpunkte zu setzen. Einerseits sind Nierenfunktion und kardio-pulmonale Situation zu evaluieren, andererseits ist auf Symptome von Seiten der Speiseröhre und des Gastrointestinaltraktes zu achten. Zur Überwachung der fetalen Entwicklung ist das gesamte Spektrum an geburtshilflichen Überwachungsmethoden einzusetzen (siehe SLE, Abb. 4).

Systemischer Lupus erythematodes (SLE)

Eine Schwangerschaft bei SLE stellt, wie kaum eine andere Erkrankung, eine Herausforderung für Rheumatologen und Geburtshelfer dar.

Die meisten Autoren stimmen darin überein, daß bei Patientinnen mit SLE eine Schwangerschaft jedoch selten während aktiver Phasen der Lupuserkrankung eintritt, sondern eher während der Remission (siehe auch Beratung bei Kinderwunsch [Abb. 1]).

Im Gegensatz zur chronischen Polyarthritis ist der Verlauf der Lupuserkrankung kaum vorhersehbar. Es wurden wiederholt Exazerbationen, aber auch Erstmanifestationen des SLE während einer Schwangerschaft bzw. post partum beobachtet. Andererseits werden in etwa 30% der Fälle Remissionen berichtet (Abb. 2).

Tatsache ist, daß eine Schwangerschaft am besten von jenen Patientinnen toleriert wird, die weder an einer Nephropathie noch an einer Kardiomyopathie leiden, und bei denen zwischen Eintritt der klinischen Remission und der Konzeption zumindest eine Zeitdauer von 6 Monaten liegt. Kommt es jedoch zu einer Erstmanifestation des SLE während der Schwangerschaft oder post partum, so ist die mütterliche Prognose äußerst schlecht. Vor allem besteht die Gefahr des Auftretens einer Lupus-Nephritis. Der Prozentsatz schwerer Nierenstörungen bei SLE und Schwangerschaft wird mit bis zu 50% angegeben, wobei diese Störung zumeist im 3. Schwangerschaftstrimenon eintritt. Es besteht vor allem die Gefahr des Auftretens einer sogenannten Pfropfgestose (Präeklampsie), wobei sich die klinischen Bilder einer superimponierten Präeklampsie und einer Lupusnephropathie ähneln. Die einzig sichere Methode, diese beiden Krankheitsbilder zu unterscheiden, wäre die Durchführung einer Nierenbiopsie. Da jedoch beide Erkrankungen die gleiche medizinische Konsequenz erfordern, ist dieses diagnostische Verfahren in der Schwangerschaft kaum angebracht.

Zwar stellt der SLE keine absolute Kontraindikation für eine Schwangerschaft dar, bei fortgeschrittener Nierenerkrankung ist jedoch ein Schwangerschaftsabbruch zu diskutieren. Es ist Patientinnen mit SLE weiters geraten eine Antikörperbestimmung durchzuführen, um einen Hinweis auf eine mögliche fetale Gefährdung zu erhalten. Umgekehrt sollte bei wiederholtem, intrauterinem Fruchttod oder bei Fällen mit Abortus habitualis die Bestimmung von Lupus-Antikörpern im Serum vorgenommen werden, selbst wenn keine klinischen Zeichen eines SLE nachweisbar sind.

Hormonale Kontrazeptive sind beim SLE kontraindiziert, die intrauterine Kontrazeption (IUP), insbesondere während immunsuppressiver Therapie ebenfalls, wegen der Gefahr pelviner Infektionen. Bei erfülltem Kinderwunsch ist die Tubensterilisation zu empfehlen.

Bei SLE und Schwangerschaft besteht aber nicht nur eine Hochrisikosituation für die werdende Mutter, sondern auch für das Kind (Abb. 3).

Im 1. Trimester ist die Rate an Spontanaborten erhöht (16 bis 40%), wobei nicht unbedingt ein florides Krankheitsgeschehen vorliegen muß. Auch ist der Prozentsatz von Früh- und Totgeburten erhöht.

Für die hohe Rate an Fehlgeburten werden unter anderem genetische Faktoren oder auch die systemische Vaskulitis verantwortlich gemacht, die nicht selten auch die Gefäße der Plazenta betrifft. Wegen Plazentainsuffizienz und intrauteriner Hypoxie liegt die Zahl an Schnittentbindungen bei diesem Krankheitsbild etwa bei 50%.

Die Berichte über die Auswirkung einer Schwangerschaft auf die Langzeitprognose bei Patientinnen mit SLE sind widersprüchlich. Zweifellos ist aber im Wochenbett nicht nur die Gefahr für eine erhöhte maternale Morbidität gegeben, sondern es besteht eine potentielle Lebensgefahr für die Mutter. Die meisten Todesfälle sind Folge von Lungenblutungen oder Lupuspneumonien.

Die Betreuung des Fetus während der Schwangerschaft durch den Geburtshelfer gleicht weitgehend der geburtshilflichen Kontrolle wie sie bei Fällen mit insulinpflichtigem Diabetes mellitus Standard ist (Abb. 4).

Bis etwa zur 12. Schwangerschaftswoche (SSW) ist die exakte Bestimmung des Schwangerschaftsalters vorzunehmen. Im weiteren ist schon in der Frühschwangerschaft ein exaktes Mißbildungsscreening durch Vaginalsonographie obligat.

Zwischen der 20. und 22. SSW erfolgt ein zweites Mal die Kontrolle auf fetale Mißbildungen, außerdem ist die Durchführung einer fetale Echokardiographie anzuraten. Häufig liegt bei Feten aus diesen Schwangerschaften eine asymmetrische Wachstumsretardierung vor. Grund dafür ist, daß durch die Zentralisation des fetalen Kreislaufs der kindliche Kopf relativ größer ist als der Rumpf, die Kopf-Abdominal-Ratio also erhöht ist. Aus diesem Grund ist ab dem 2. Schwangerschaftsdrittel in monatlichen Abständen eine Fetal-Biometrie durchzuführen.

In diesem Zusammenhang ist auch die Fruchtwassermenge zu beachten, da eine Reduktion des Fruchtwassers (Oligo-Hydramnion) auf eine intrauterine Wachstumsretardierung (IUGR) hindeutet.

Nach der 28. SSW sind elektronische Registrierung der fetalen Herztätigkeit und fetale Doppleruntersuchungen, etwa alle 1 bis 2 Wochen, obligat. Über die Funktion des autonomen Nervensystems des Feten und eine ausreichenden Oxygenation gibt der reaktive Non-Streß-Test (NST) Auskunft. Diesem Test zugrunde liegt die Tatsache, daß es physiologischerweise bei Bewegungen des Feten zu einer Akzeleration der fetalen Herzfrequenz kommt. Das Testergebnis besitzt einen prospektiven Wert von etwa einer Woche. Bei nichtreaktivem NST muß in der Folge ein Oxytozin-Belastungs-Test (OBT) durchgeführt werden. Beim OBT wird mittels Infusionspumpe der Patientin das Wehenmittel Oxytozin zugeführt und die fetale Herzaktivität in Relation zur Wehentätigkeit gesetzt, um die Reservekapazität der Plazenta zu evaluieren.

In neuerer Zeit werden außerdem sogenannte biophysikalische Profile des Feten erstellt. Diese Profile bestehen aus mittels „Real-time-Ultraschall" beurteilter Qualität des fetalen Tonus, der Kindsbewegungen, weiters in einer quantitativen Evaluierung des fetalen Wachstums der Amnionflüssigkeit und der fetalen Atembewegungen. Alle diese Untersuchungen sind ab der 34. SSW 2 x pro Woche vorzunehmen.

Besondere Beachtung ist auch dem mütterlichen Blutdruck und einer etwaigen übermäßigen Gewichtszunahme zu schenken. Diese Faktoren können, wie auch eine Erhöhung des Harnsäurespiegels, einen frühen Hinweis auf eine sich entwickelnde Pfropfgestose geben. Es empfielt sich weiters die Bestimmung der Kreatinin-Clearance und eine Quantifizierung der Eiweißausscheidung im 24-Stunden-Harn sowie die Kreatininbestimmung im Serum. Die große Gefahr besteht im plötzlichen Auftreten des Vollbildes einer Präeklampsie und Eklampsie. In diesen Fällen ist eine umgehende Beendigung der Schwangerschaft angezeigt.

Besondere Beachtung kommt weiters dem möglichen Vorhandenseins eines kompletten Herzblockes beim Feten zu, der durch Ablagerung von Immunkomplexen im fetalen Herzgewebe mit konsekutiver Störung des Reizleitungssystems bedingt sein kann. In über 80% der Feten mit komplettem, kongenitalem Herzblock werden bei der Mutter Lupus-Antikörper gefunden. Bei Fehlen von strukturellen Anomalitäten im Bereich des Herzens, liegt die fetale Mortalität bei 5%, bei Vorhandensein dieser Befunde bei etwa 30%. Die Mehrzahl dieser Mütter weist zum Zeitpunkt der Entbindung noch keinerlei Zeichen einer Kollagenose auf, es ist jedoch zu einem späteren Zeitpunkt mit der Entwicklung von Symptomen zu rechnen. Bei den Kindern dieser Mütter liegt das Risiko, daß es zu einem späteren Zeitpunkt zum Auftreten einer Autoimmunkrankheit kommt, bei etwa 30 bis 60%.

Aus den komplexen Problemen bei SLE und Schwangerschaft ist abzuleiten, daß nicht zuletzt auch einer Festsetzung des Entbindungszeitpunktes und der Auswahl des geeigneten Entbindungsmodus besonders große Bedeutung zukommt. Der Entscheidung hat ein eingehendes Konsilium zwischen Geburtshelfer und Perinatologen bzw. Kinderkardiologen und Anästhesisten vorauszugehen. Ist bei einer Patientin eine Schnittentbindung vorgesehen, so sollte peripartal eine intravenöse Steroidgabe (bis 48 Stunden postoperativ) erfolgen, um eine Exazerbation des SLE zu vermeiden.

Zusammenfassend läßt sich für den Problemkreis SLE und Schwangerschaft anmerken, daß aus mütterlicher, aber auch aus kindlicher Indikation jede Patientin die an einem SLE leidet, bereits vor einer geplanten Schwangerschaft entsprechend beraten werden muß. Insbesondere bei Vorhandensein von Lupus-Antikörpern ist eine Schwangerschaft für Mutter und Kind als Hochrisikosituation einzuschätzen.

Abb. 1. Einfluß der rheumatischen Erkrankung auf die Fertilität.

kein Einfluß	neg. Einfluß (relative Infertilität)
chronische Polyarthritis	progressive Sklerodermie
ankylosierende Spondylitis	syst. Lupus erythematodes (SLE)

Abb. 2. Einfluß der Schwangerschaft auf die rheumatische Erkrankung.

	pos. Einfluß	**kein Einfluß**	**neg. Einfluß**
chronische Polyarthritis	75 %	25 %	
ankylosierende Spondylitis	20 %	50 %	30 %
Sklerodermie	20 %	40 %	
syst. Lupus erythematodes (SLE)	30 %	70 %	

Abb. 3. Einfluß der rheumatischen Erkrankungen auf die Schwangerschaft.

kein Einfluß	**neg. Einfluß**
chron. Polyarthritis	progressive Sklerodermie
ankylosierende Spondylitis	systemischer Lupus erythematodes (SLE)

Abb. 4. Geburtshilfliche Intensivüberwachung bei Hochrisikoschwangerschaften (vereinfachte Darstellung).

Schwangerschaftswoche (SSW)	
zw. 8. u. 12. SSW	Bestimmung des Schwangerschaftsalters
etwa 12. SSW	1. Mißbildungsscreening (Vaginalsonographie)
20. - 22. SSW	1. oGTT, Echokardiographie 2. Mißbildungsscreening
28. SSW	2. oGTT
28. - 33. SSW	1x/Woche: Biometrie u. Doppler, Biophysik, Profil, NSR
34. - 37. SSW	1x/Woche: Biometrie 2x/Woche: Biophysik, Profil,NST, Doppler
38. SSW - Geburt	2x/Woche: Biophysik, Profil, OBT, Doppler, Biometrie

Schlußbetrachtung

Zusammenfassend läßt sich sagen, daß, so vielfältig die Erscheinungsformen der Erkrankungen des rheumatischen Formenkreises sind, so different sind auch die Interaktionen zwischen Schwangerschaft und der jeweiligen Autoimmunkrankheit. Sind auch bei der Mehrzahl der Fälle eine normale Schwangerschaft, Wehentätigkeit und Geburt zu erwarten, mit gutem Ausgang für Mutter und Kind, so besteht doch vor allem bei Patientinnen mit progressiver Sklerodermie und SLE die Gefahr der Entwicklung ernster geburtshilflicher, aber auch internistischer Probleme. Nur durch eine entsprechende Zusammenarbeit zwischen Geburtshelfer, Rheumatologen, Pädiater (eventuell ergänzt durch Kinderkardiologen) und Psychologen werden die mütterlichen und kindlichen Risiken während der Schwangerschaft, unter der Geburt und im Wochenbett einigermaßen kontrollierbar.

Literatur

(1) Dudley DJ, Ware-Brach D: Pregnancy in patients with rheumatic disease. The obstetrician's perspective. Baill Clin Rheumatol 1990;4:141-156.
(2) Held E: Schwangerschaft bei systemischen Autoimmunkrankheiten. Internist 1992;33:90-99.
(3) Kean WF, Buchanan WW: Pregnancy and rheumatoid disease. Baill Clin Rheumatol 1990;4:125-140.
(4) Kipple GL, Cecere FA: Rheumatoid arthritis and pregnancy. Rheum Dis Clin North Am 1989;15:3213-239.
(5) Maier DB, Parke A: Subclinical autoimmunity in recurrent aborters. Fertil Steril 1989;51:280-285.
(6) Ostensen M: Counselling women with rheumatic disease - How many children are desirable? Scand J Rheumatol 1991;20:121-126.
(7) Runge HM, Rother E, Kerl J, DuBois A, Quaas L, Hillemanns HG: Systemischer Lupus erythematodes und Schwangerschaft. Klinik, Serologie und Management. Geburtshilfe Frauenheilkunde 990;50:560-568.
(8) Silman A, Kay A, Brenan P. Timing of pregnancy in relation to the onset of rheumatoid arthritis. Arthritis Rheum 1992;35:152-155.

Klinische Differentialdiagnose – Algorithmen

G. Kolarz

Die Beziehung zwischen einem bestimmten Symptom und einer bestimmten Krankheit kann hinsichtlich der Wertigkeit eines Symptoms für die Diagnose auf 2 Kenngrößen, nämlich die **Häufigkeit des Symptoms** bei einer bestimmten Krankheit und auf seine **Beweiskraft** für diese Krankheit, zurückgeführt werden. Gerade in der Rheumatologie gibt es praktisch kein Symptom, das bei einer bestimmten Krankheit in jedem Falle vorkommt und für diese Krankheit auch beweisend wäre. So ist z. B. der Nachweis von Harnsäurekristallen im Gewebe zwar definitionsgemäß für die Erkrankung „Gicht" beweisend, nicht bei jedem Gichtpatienten kann allerdings eine solche Kristallablagerung im Gewebe auch gefunden werden. Andererseits gibt es auch Befunde, welche bei mehr als 90% der an einer bestimmten Erkrankung leidenden Patienten vorkommen, die aber deswegen, weil sie auch bei anderen Erkrankungen oder sogar bei Gesunden zu finden sind, für die Diagnose zuwenig aussagekräftig sind. Zum Beispiel kann das Erbmaterial HLA B 27 bei Patienten mit Spondylitis ancylopoetica in mehr als 90% der Fälle nachgewiesen werden; allerdings kann man dieses Erbmaterial auch bei 8% der gesunden Population sowie in verschieden hohen Prozentsätzen (bis zu 60%) bei anderen entzündlichen Erkrankungen der Wirbelsäule finden. Somit kann man für die Rheumatologie generell feststellen, daß es für die Diagnose und die Differentialdiagnose praktisch keine Einzelsymptome oder Einzelbefunde gibt, die bei einem Krankheitsbild immer vorkommen und dieses auch beweisen. Somit kann man auch keine klaren Ja/Nein-Regeln anführen, die zu einer eindeutigen rheumatologischen Diagnose führen. Alle solche Versuche sind in größerem oder kleinerem Ausmaß auf statistische Aussagen beschränkt, welche naturgemäß für den Einzelfall nur mit einer bestimmten Wahrscheinlichkeit zutreffen.

Die Erstellung einer Diagnose geht im allgemeinen so vor sich, daß der Arzt aus den erhobenen Symptomen und Befunden ein bestimmtes Symptom oder eine bestimmte Symptomenkombination als Leitsymptom wählt und danach seine differentialdiagnostischen Erwägungen anstellt. Erst nach dieser 1. Einengung der Diagnose sucht der Arzt dann andere dazupassende Symptome oder aber Symptome, die die Vermutungsdiagnose ausschließen. Zur Verifizierung der Diagnose ist somit immer eine **Kombination von Symptomen** und zusätzlich das **Beachten der Ausschlußkriterien** erforderlich.

In der Regel ist das führende Symptom bei rheumatischen Erkrankungen, mit denen ein Patient den Arzt aufsucht, der Schmerz im Bereich des Stütz- und Bewegungsapparates. Für die Differentialdiagnose ist es in einem 1. Schritt erforderlich, eine grobe Abgrenzung zwischen entzündlichen, degenerativen und weichteilrheumatischen Erkrankungen zu treffen. Neben dieser groben Einteilung müssen auch andere Erkrankungen (metabolische, wie z. B. die Osteoporose oder die diabetische Arthropathie; funktionelle, wie z.B. die Algodystrophie; neurologische, wie z. B. periphere Nervenkompressionssyndrome und andere) in Erwägung gezogen werden.

Da weichteilrheumatische Erkrankungen als Begleitsymptomatik von degenerativen und entzündlichen Gelenkerkrankungen sehr häufig vorkommen und degenerative Gelenkerkrankungen sehr häufig auch sekundär nach Gelenkentzündungen auftreten können, sollte zuerst die Möglichkeit einer entzündlichen Erkrankung erwogen werden, wenn diese auszuschließen ist, sollte geprüft werden, ob eine degenerative Gelenkerkrankung vorliegt. Ist auch eine solche auszuschließen, muß nach metabolischen, funktionellen, weichteilrheumatischen oder anderen Krankheitsbildern geforscht werden.

Nach Erhebung einer allgemeinen **Anamnese** (Familienerkrankung, persönliche Daten, andere Grundkrankheiten, vorangegangenes Trauma, Allgemeinsymptome) sollte zuerst ein anamnestisches **Leitsymptom** gefunden werden – stehen Rückenschmerzen oder Beschwerden in den Extremitäten, Schmerzen in den Gelenken oder Weichteilbeschwerden im Vordergrund? Anamnestischer Hinweis für das Vorliegen einer entzündlichen Gelenkerkrankung kann die Angabe von Gelenksschwellungen (DD: Diffuses Schwellungsgefühl eines Teils einer Extremität gilt nicht als Gelenksschwellung! Auch bei Zervikalsyndromen kann ein Schwellungsgefühl in den Händen auftreten) sein, wobei hier vor allem teigig weiche Schwellungen mit oder ohne Überwärmung des Gelenkes in Frage kommen. Auch die Angabe einer Morgensteifigkeit von mehr als 45 Minuten (der Patient kann nach dem Aufwachen für längere Zeit keine Faust machen) kann ein solcher Hinweis sein; auch hier ist zu beachten, daß kürzer dauerndes Steifigkeitsgefühl am Morgen auch durch ein Zervikalsyndrom hervorgerufen sein kann.

Der genaue **physikalische Befund** mit Prüfung der Gelenkfunktion ist für die Erstellung einer rheumatologischen Diagnose unerläßlich. Bei dieser Untersuchung kann man z. B. auch die Gelenksschwellung bestimmten Krankheitsgruppen zuordnen: Eine relativ weiche periartikuläre Schwellung wird eher einer entzündlichen Rheumakrankheit zugehören; wenn dieses Gelenk zusätzlich noch überwärmt ist, muß man auch an die bakterielle Arthritis oder an eine Kristallarthropathie denken. Eine knöcherne Schwellung oder eine Weichteilschwellung, bei der die Gelenkkonturen deutlich erkennbar sind, ist eher der Arthrose zuzuordnen. Gelenkergüsse können sowohl auf entzündlicher als auch auf degenerativer Basis entstehen; ein Gelenkerguß bei einer degenerativen Gelenkerkrankung wird eher nach Überlastung des Gelenkes auftreten und kann bei Entlastung des Gelenkes innerhalb von Tagen wieder verschwinden. Bei entzündlichen Gelenkerkrankungen gibt der Patient in der Regel keine typische Belastungsabhängigkeit an.

Erst nach differentialdiagnostischer Einengung aufgrund von Anamnese und physikalischem Befund sollten **spezielle Untersuchungen** (Laboruntersuchungen, Röntgenuntersuchungen, andere bildgebende Verfahren, neurophysiologische Untersuchung usw.) durchgeführt werden, um eine bestimmte Erkrankung durch den Nachweis einer bestimmten Befundkonstellation zu beweisen oder aber auszuschließen.

In der Folge sollen beispielhaft in tabellarischer Form Grundzüge zur Differentialdiagnose angeführt werden. Es ist aber darauf hinzuweisen, daß, wie erwähnt, immer die statistischen Zusammenhänge im Gedächtnis behalten werden müssen.

Tab. 1. Hinweise zur Differentialdiagnose des Rückenschmerzes.

Eigenanamnese			
maligne Erkrankung	(ja)		((ja))
chronische Arthritis		(ja)	
Trauma	(ja)		((ja))
Darmerkrankung		(ja)	((ja))
Schmerzlokalisation			
generalisiert	ja	ja	ja
lokalisiert	ja	ja	(ja)
ausstrahlend	ja		
Schmerzbeginn			
akut	ja	(ja)	ja
chronisch	ja	ja	ja
radikulärer Ausfall	nein (ja)	nein	nein
BSG erhöht	nein (ja)	ja	nein
alkalische Phosphatase erhöht	nein (ja)	nein	nein (ja)
	↓	↓	↓
	mechanisch	**entzündlich**	**metabolisch**

Ausdrücke in Klammern geben geringere ( ) oder sehr geringe (( )) Wahrscheinlichkeiten an.

77

Tab. 2. Hinweise zur Differentialdiagnose bei mechanisch bedingten Rückenschmerzen.

Eigenanamnese				
maligne Erkrankung	ja			
Trauma		ja	(ja)	((ja))
Schmerzlokalisation				
generalisiert	ja			
lokalisiert	ja	ja	ja	ja
ausstrahlend	(ja)	(ja)	(ja)	ja
Physikalischer Befund				
Segmentale Funktionsstörung		(ja)	((ja))	
radikulärer Ausfall				ja
pseudoradikuläre Ausstrahlung	(ja)	(ja)	ja	
BSG erhöht	ja	nein	nein	nein
alkalische Phosphatase erhöht	(ja)	nein	nein	nein
konventionelles **Röntgen**	osteolytischer /-blastischer Prozeß	Fraktur oder negativ	negativ oder Spondylose, Spondyl-arthrose	negativ oder Spondylose, Spondyl-arthrose
weitere bildgebende Verfahren	Knochen-szintigramm positiv	initial Knochenszint igramm positiv		Myelographie oder CT oder MRI positiv
	↓	↓	↓	↓
	maligne Erkrankung	**Trauma**	**funktionelle oder degenerative Beschwerden**	**Nerven-wurzel-kompression**

Tab. 3. Hinweise zur Differentialdiagnose bei entzündlich bedingten Rückenschmerzen.

Familienanamnese					
Morbus Bechterew		(ja)			
Psoriasis			(ja)		
Eigenanamnese					
Schwäche der Infektab-wehr	(ja)				
Enteropathie				(ja)	
Psoriasis			ja		
nächtlicher Kreuzschmerz	(ja)	ja	((ja))	((ja))	((ja))
vorangegangene Schleim-hautaffektion (genital oder/und enteral)				ja	
Schmerzlokalisation					
generalisiert	(ja)	ja	ja	ja	ja
lokalisiert	ja	(ja)	(ja)	(ja)	(ja)
Schmerzbeginn					
akut	ja	((ja))	((ja))	(ja)	(ja)
chronisch		ja	ja	ja	ja
schleichend		(ja)	(ja)	(ja)	(ja)
HLA B27 positiv	((ja))	ja	(ja)	(ja)	(ja)
konventionelles Röntgen	Diszitis, osteolytischer Prozeß	Sakroiliitis, Shiny-corner-Spondyl-arthritis, Syndesmo-phyten	Sakroiliitis, Spondyl-arthritis, Parasyn-desmophyten	Sakroiliitis, Spondyl-arthritis, Mixta-/Parasyn-desmophyten	Sakroiliitis, meist gering ausgeprägte Spondyl-arthritis
weitere bildgebende Verfahren	Knochenscan: frühzeitig positiv, Szintigramm mit markierten Leukozyten positiv	initial eventuell CT (SIG) oder Knochenscan	eventuell CT (SIG) (Knochen-scan)	eventuell CT (SIG) (Knochen-scan)	eventuell CT (SIG) (Knochen-scan)
Erregernachweis (Punktion)	positiv	negativ	negativ	positiv (Abstrich oder AGGL)	negativ
	↓	↓	↓	↓	↓
	bakterielle Spondyl-arthritis	**Spondyl-arthritis ancylopoetica**	**Spondyl-arthropathia psoriatica**	**Spondyl-arthritis bei Reiter-Syndrom**	**Spondyl-arthritis bei Enteropathie (Morbus Crohn usw.)**

Tab. 4. Differentialdiagnose bei der Erkrankung peripherer Gelenke.

Schmerz-lokalisation				
monoartikulär	ja	ja	ja	
oligoartikulär	ja	(ja)	(ja)	
polyartikulär	ja	((ja))	((ja))	
Schmerzbeginn				
akuter Beginn	ja	ja	((ja))	ja
rezidivierend	ja	(ja)	(ja)	(ja)
chronisch	ja	((ja))	ja	ja
weitere anamnes-tische Angaben				
Nachtschmerz	ja	ja	(ja)	(ja)
Morgensteifigkeit	ja		nein	(,,ja")
Anlaufschmerz	(ja)		ja	
Klinischer Befund				
teigige Gelenk-schwellung	ja		nein	
Gelenkerguß	ja	ja	(ja)	nein
ossäre Gelenk-schwellung	(ja)	((,,ja"))	ja	nein
BSG Beschleuni-gung	ja	((ja))	nein	nein
Zellzahl in der Synovia über 3000 cm^3	ja	ja	nein	
	↓	↓	↓	↓
	entzündlich	**metabolisch**	**degenerativ**	**weichteil-rheumatisch**

Ausdrücke in Klammern geben geringere Wahrscheinlichkeit an. Ausdrücke unter Anführungszeichen geben mögliche Fehldeutung, z. B.: ((,,ja")) bei metabolischer Krankheit und ossärer Gelenksschwellung = Fehldeutung eines periartikulären Knochentophus

Tab. 5. *Hinweise zur Differentialdiagnose häufiger entzündlicher Gelenkerkrankungen.*

Familienanamnese				
Psoriasis		ja		
Eigenanamnese				
maligne Erkrankung	nein	nein	nein	nein
Sarkoidose	nein	nein	nein	nein
vorangegangener enteraler Infekt			ja	
vorangegangene Schleimhautentzündung			ja	
Psoriasis		ja		
monoartikular	(ja)	(ja)	ja	ja
polyartikulär	(ja)	ja	ja	nein
Befall distaler Finger- oder Zehengelenke	((ja))	ja	ja	(ja)
Befall im Strahl		ja		
Befall mittlerer und großer Gelenke		ja	ja	ja
Rheumafaktor positiv	ja (nein)	nein ((ja))	nein ((ja))	nein ((ja))
konventionelles Röntgen				
Erosion, Usuren	ja	ja	ja	ja
Arthritis mutilans		ja		
periostale Knochenneubildung		ja	ja	nein
Zellzahl in der Synovia über 25.000 cm^3	nein	nein	nein	ja
	↓	↓	↓	↓
	Verdacht auf chronische Polyarthritis	**Verdacht auf Arthropathia psoriatica**	**Verdacht auf reaktive Arthritis**	**Verdacht auf bakterielle Arthritis**

Literatur

(1) Leitich H, Adlassnig KP, Kolarz G: Knowledge acquisition study and accuracy rate evaluation for cardiag-2/rheuma with 308 clinical cases. Med Informatics Europe 1991, Proceedings 19-32.

(2) Mathies H (ed): Leitfaden für Diagnose und Therapie rheumatischer Erkrankungen. Basel, Eular, 1984.

(3) Müller W, Schilling F (eds): Differentialdiagnose rheumatischer Erkrankungen. Basel-Wiesbaden, Aesopus, 1982.

Physikalische Untersuchung des Bewegungsapparates

N. Thumb

Merksätze

Die physikalische Untersuchung des Bewegungsapparates umfaßt Gelenke, Sehnen, Sehnenansätze und Sehnenscheiden sowie Muskeln und teilweise auch Nerven. In der Mehrzahl der Fälle ist für die exakte diagnostische Klärung einer Erkrankung des Bewegungsapparates neben der Anamnese die physikalische Untersuchung von entscheidender Bedeutung. Labor und Röntgen liefern meist erst relativ spät ergänzende Hilfsbefunde. Zur Erfassung eventueller viszeraler Manifestationen ist immer auch eine allgemeine physikalische Untersuchung anzuschließen. Wesentlich für die Untersuchung im Routinebetrieb ist das Vorgehen nach einem vorgegebenen Untersuchungsschema.

Untersuchungstechniken

1. Eingehende Untersuchung jedes einzelnen Gelenks und der umgebenden Weichteile bzw. der jeweils schmerzhaften Körperregion.
2. Globale Untersuchung durch komplexe Funktionstests für die einzelnen Abschnitte des Bewegungsapparates (Finger, Hand, Arm, usw.).
3. Grobe Beurteilung mit sogenannten Gesamtfunktionstests als Suchtests.

Zu 1.: Eingehende Untersuchung des einzelnen Gelenks

Sie erfolgt mittels Inspektion, Palpation und Prüfung des Bewegungsschmerzes und des Bewegungsumfanges (aktiv und passiv). Es sollte auch immer ganz grob das Ausmaß der nicht immer objektiv meßbaren Gelenksveränderungen wie z. B. Schwellung oder Druckschmerzhaftigkeit nach einer Skala von 1 bis 3 oder 1 bis 4 registriert werden.
Im einzelnen sind folgende Punkte zu beurteilen: Vorliegen einer entzündlichen (sukkulenten) oder fibrösen Verdickung der Synovialmembran, eines Ergusses (z. B. am Kniegelenk Ballottement der Patella) oder einer knöchernen Verdickung des Gelenks (Arthrose!). Eventuell periartikuläre Weichteilschwellung. Besteht Rötung des Gelenks? Druckempfindlichkeit des Gelenksspaltes, der Meniszi, der Ligamente, der Band- und Sehnenansätze. Untersuchung hinsichtlich Stabilität des Gelenks, einer Subluxation oder Fingerdeviation.
Wesentlich ist weiters die Messung des Bewegungsumfanges in den einzelnen Bewegungsebenen nach der Neutral-0-Methode. Mit "0" ist jeweils jene Gelenksposition gemeint, die beim stehenden Menschen mit herabhängenden Armen eingenommen wird. Beispiel: Volle Extension im Kniegelenk = 0°, maximale Flexion im allgemeinen 140°. Daneben auch Anwendung der 0-Durchgangsmethode (z. B. Pro- und Supination im Handgelenk 70°-0°-70°; bei Beugekontraktur z. B. im Ellenbogengelenk Registrierung mit 0°-30°-140°). Darüber hinaus ist zu unterscheiden zwischen aktivem und passivem Bewegungsumfang (unterschiedlich z. B. bei Ruptur einer Fingerstrecksehne).

Da bei einem geübteren Untersucher zwischen den geschätzten und den mit einem Winkelmesser gemessenen Bewegungsumfängen meist keine großen Differenzen bestehen, kann oft auf eine Gradmessung verzichtet werden. Auch sind solche Messungen im Hinblick auf die relativ großen Meßfehler (z. B. abhängig von der Branchenlänge des Meßgerätes) zum Teil problematisch. Tabelle 1 gibt den Bewegungsumfang in Graden in den verschiedenen Bewegungsebenen für die einzelnen Gelenke wieder.

Tab. 1. Bewegungsumfänge in den verschiedenen Bewegungsebenen für einige Gelenke.

Handgelenk:
Pronation – Supination 70°-0°-70°
Dorsal – Volarflexion 70°-0°-80°
Radial – Ulnarduktion 20°-0°-30°
Ellenbogengelenk:
Extension – Flexion 0°-140°
Schultergelenk:
Adduktion – Abduktion 30°-0°-90° (bei fixierter Skapula)
Innenrotation – Außenrotation 90°-0°-90°
Anteflexion – Retroflexion 150°-0°-40°
Hüftgelenk:
Extension – Flexion 15°-0°-120° (bei 90° gebeugtem Knie)
Abduktion – Adduktion 40°-0°-15°
Innenrotation – Außenrotation 40°-0°-45°
Kniegelenk:
Extension – Flexion 0°-130°
Innenrotation – Außenrotation 5°-0°-15°
Oberes Sprunggelenk:
Extension – Flexion 60°-0°-30°
Unteres Sprunggelenk:
Pronation – Supination: 15°-0°-30°

Untersuchung auf Weichteilveränderungen

Beurteilung der Sehnen und Sehnenscheiden bezüglich Tenosynovitis und/oder Sehnenknötchen, diese nur durch Palpation des gesamten Sehnenverlaufes erfaßbar. Zusätzlich Prüfung der verschiedenen Nervendruckpunkte, der Muskulatur und des Unterhautzellgewebes (Orangenschalenphänomen bei "Zellulitis"!). Erst eine solche eingehende Untersuchung der periartikulären Weichteile (einschließlich der Ligament- und Sehnenansätze) erlaubt die Abgrenzung der **Periarthropathien** von den eigentlichen Gelenkerkrankungen.
Beurteilung der **Trophik** und der **Durchblutung** (z. B. Varikositas, fehlende Pulse!).

Einige wichtige differentialdiagnostische physikalische Befunde am Bewegungsapparat

Hand:

Distale Interphalangealgelenke (DIP) befallen bei:

1. Psoriasisarthritis (oft asymmetrisch, Gelenke häufig gerötet; Befall aber auch im „Strahl", sogenannter Wurstfinger; Suche nach Haut- und/oder Nagelveränderungen!);

2. Heberdenarthrose: Dorsolateral angeordnete Knoten über den distalen Interphalangealgelenken („Heberdenknoten", häufig kombiniert mit arthrotischen Veränderungen mit regelloser Medial- oder Lateralabweichung nur der Endphalangen, besonders zweiter und dritter Strahl);

3. Gichtanfall (akute Arthritis mit Rötung und Schwellung). Selten tophöse Veränderungen (Harnsäure meist gelblich durch die Haut durchschimmernd) – chronische Gichtarthritis;

4. Reaktive Arthritis – Reiter-Syndrom: Oft nur einzelne Gelenke befallen, gerötet, häufig Veränderungen an den unteren Extremitäten, „Wurstzehe".

Proximale Interphalangealgelenke (PIP) und Metakarpophalangealgelenke (MCP) befallen bei:

1. chronischer Polyarthritis (cP);

2. andere Arthritiden (z. B. Lyme-Arthritis, enteropathische Arthritis usw.).

3. Bouchard-Arthrose (nur PIP), entweder isoliert oder in Kombination mit einer Heberdenarthrose.

Weitere **Veränderungen an der Hand:** Isolierter Druckschmerz und meist mehr knöcherne Verdickung des Daumensattelgelenkes bei Rhizarthrose. Bei mehr diffuser Schwellung des Karpus und des Handrückens neben den Arthritiden (cP, aber auch andere Arthritiden) und der Gicht auch an ein Sudeck-Syndrom denken. Unterscheide auch zwischen Tenosynovitis der Strecksehnen und eigentlicher Synovitis des Karpus. Bei Arthritis der MCP: Gaensslenscher Handgriff positiv (Schmerzen bei gleichzeitigem Druck von medial und lateral auf die Reihe der Fingergrundgelenke). Schnellender Finger durch Tendovaginitis stenosans (de Quervain) im Bereich der Hohlhand oder durch Sehnenknötchen (wichtig: exakte Palpation des jeweiligen Sehnenverlaufes!).

Karpaltunnelsyndrom: Dysästhesien und vor allem nächtliche Schmerzen im Bereich der Volarseite der Hand und des ersten bis dritten Fingers sowie der Radialseite des vierten Fingers, ausstrahlend bis zum Ellenbogen und eventuell zum Nacken; später Atrophie der Thenarmuskulatur.

Weiters Beurteilung folgender Größen an den **Fingergelenken** und der **Hand:** Messung des Umfanges einzelner Fingergelenke, z. B. mit einem Satz Ringe. Messung der Kraft des Faustschlusses durch Zusammenpressen entweder einer zusammengebundenen und auf 20 mm Hg aufgeblasenen Manschette eines Blutdruckmeßgerätes oder des Gummiballons eines Dynamometers (geeichtes Dosenmanometer mit angeschlossenem Gummiballon). Messung des Finger-Hohlhand-Abstands in cm jeweils für den schlechtesten Finger zur Beurteilung eines Faustschlußdefizits.

Ellenbogen: Epikondylitis (Druckschmerz über dem Epicondylus lateralis und/oder medialis mit Ausstrahlung in die Hand [Tennis- bzw. Golfellenbogen]). Bursitis olecrani bei Gicht. Synovitis bei den verschiedenen Arthritiden.

Schulter: Kapsulitis und Arthritis des Schultergelenkes wie auch ein chronischer Einriß der Rotatorenmanschette führen zu tief lokalisierten Schulterschmerzen während Akromioklavikularveränderungen und eine Tendinitis der Rotatorenmanschette mit mehr lokalisierten Schmerzen einhergehen.

Prüfung der Abduktion, Adduktion, Vor- und Rückwärtsduktion, Außen- und Innenrotation.

Bei Befall des Schultergelenkes und/oder der Gelenkkapsel Einschränkung der aktiven und passiven Bewegung z. B. bei cP.

Schmerzen sowohl bei der Abduktion wie auch bei der Anteduktion und Rotation sprechen für Gelenksbefall; der sogenannte schmerzhafte Bogen, d. h. Schmerzen im mittleren Bereich der Abduktion spricht für einen Rotatorenmanschettenbefall bzw. Befall der Sehne des M. supraspinatus. Bei Elevation des Armes nach vorne wird die Rotatorenmanschette gegen das Akromium gedrückt (impingement), wodurch es bei Veränderungen an der Rotatorenmanschette zu Schmerzen kommt.

Bei ausgeprägten Rotatorenmanschetteneinrissen kann der Arm nicht mehr aktiv abduziert werden.

Bei Schmerzen im Schulterbereich ist auch an maligne Tumoren (Lymphknoten, Pancoast-Tumor) sowie an Erkrankungen des Herzens und des Thoraxraumes zu denken – oft in Verbindung mit Halswirbelsäulenveränderungen.

Halswirbelsäule (HWS): Einerseits degenerative Veränderungen mit Einschränkung der Beweglichkeit und deutlicher Bewegungsschmerz, eher unilateral. Bei oberem Zervikalsyndrom mit Wurzelneuralgie N. occipitalis druckempfindlich, bei unterem Zervikalsyndrom Schmerzen und Parästhesien bei C6, C7, C8. Verspannung der Nackenmuskulatur. Entzündliche Veränderungen im späteren Verlauf bei M. Bechterew (zunehmende Versteifung) und cP (bis hin zur atlantoaxialen Subluxation mit neurologischer Symptomatik im Hinterkopfbereich und peripherer Nerven).

Bei Verdacht auf Diskusläsion Fehlhaltung zur Seite der Läsion, Fehlen bzw. Abschwächung des Reflexes im entsprechenden Segment. Schmerzverstärkung bei Husten, Niesen und Pressen.

Lendenwirbelsäule: Prüfung auf Fehlhaltung, paravertebrale Muskelverspannung, Stauchungsschmerz, Lasegue-Test bei Wurzelläsion positiv. Schobersche Distanz: Im Stehen 10 cm ab L5 kranial auftragen, bei maximalem Vorbeugen Zunahme um etwa 5 cm (verkürzt bei M. Bechterew).

Sakroiliakalbereich: Sehr häufig Sakroiliakalfibrositis (Orangenschalenphänomen und Kneif- und Rollschmerz der Subkutis) bzw. Ligamentose oder Tendinose (umschriebener Druckschmerz der Ansatzpunkte, z. B. am Sakrum oder Ilium). Bei Sakroiliitis (M. Bechterew, Spondarthritis): Menellscher Handgriff positiv (bei Liegen auf dem Bauch und auf der Unterlage fixiertem Becken Schmerz beim Hochziehen [Überstrecken] des Oberschenkels).

Hüftgelenk: Unterscheide zwischen Periarthropathia coxae (deutliche Druckempfindlichkeit über dem großen Trochanter entweder durch Ansatztendinose oder Bursitis) und direktem Gelenksbefall (als erstes Zeichen oft Einschränkung der Innen- und Außenrotation, Schmerz oft inguinal).

Kniegelenk: Bei Arthrose fibröse und knöcherne Verdickung sowie deutliches Krepitieren. Bei Arthritis sukkulente Verdickung der Gelenkkapsel und häufig – wie auch bei aktivierter Arthrose – Kniegelenkerguß möglich (bilaterale Verdickung kranial der Patella durch Füllung des Recessus superior, Ballottement der Patella). Verdickung bzw. gut abgrenzbare Schwellung im Bereich der Kniekehle durch Bakerzyste (Ausstülpung der Synovialmembran oder eventuell auch Gastrocnemiusbursa).

Periarthropathie des Kniegelenkes: Ansatztendinose bzw. -ligamentose (Druckempfindlichkeit des Ligamentum patellae an der Tuberositas tibiae, des Pes anserinus!). Bursitis praepatellaris (fluktuierende Schwellung über der Patella). Abzugrenzen ist auch eine Meniskopathie (z. B. Druckempfindlichkeit des Gelenksspaltes im entsprechenden Meniskusbereich). Beachte auch Fehlstellungen wie Genu valgum oder Genu varum bzw. Instabilität durch Bandlockerung, etc. Bei Knieschmerz immer auch an Hüftaffektion denken. Abgrenzung gegenüber Fibrositis an der Kniegelenkinnenseite: deutliches Orangenschalenphänomen und Kneif- und Rollschmerz der Subkutis (Cave Verwechslung mit Arthrose!). Eventuell Kombination von Fibrositis und Arthrose.

Sprunggelenk und Fuß: Bei Arthritis des oberen Sprunggelenkes Schwellung unterhalb und vor den Malleoli. Wichtig auch Untersuchung auf statische Insuffizienz, wie Pedes planovalgi oder Deformitäten wie Hallux valgus oder Hammerzehen. Wesentlich auch Palpation des Talonavikulargelenkes (Arthrose!). Am Großzehengrundgelenk Prädilektionsstelle für Gichtarthritis, fast immer verbunden mit ausgeprägter Weichteilschwellung am Vorfuß. Befall der Metatarsophalangealgelenke vor allem bei der cP. Befall der proximalen und distalen Interphalangealgelenke z. B. bei Psoriasisarthritis oder reaktiver Arthritis bzw. Reiter-Syndrom (oft Wurstzehe!, vorwiegend 2. bis 5. Strahl).

Fersenbereich: Fersenschmerzen allgemein bei Spondylitis ankylosans, reaktiver Arthritis und Reiter-Syndrom, Psoriasis-Spondylitis aber auch bei Spondylitiden anderer Genese (z. B. ulzeröse Kolitis).

Unterscheide zwischen plantarer Fasziitis (Druckempfindlichkeit über dem Ansatz der Faszie an der Ferse), Ansatztendinose der Achillessehne (entsprechende Druckempfindlichkeit knapp oberhalb des Kalkaneus) und der Bursitis calcanea (Druckempfindlichkeit über dem Kalkaneus dorsokranial).

Zu 2.: Komplexe Funktionsprüfung

Hand und Finger: Messung der Kraft des Faustschlusses wie oben beschrieben, Beurteilung der Handtrophik. Handaufspreizen, Faustschluß, Extensionsprüfung, Präzisionsgriffe (Kuppe des Daumens nacheinander auf Kuppen der übrigen vier Finger bringen).

Obere Extremität: Pro- und Supination des Unterarmes, Nacken- und Schürzengriff (Öffnen eines Schürzenbandes).

Wirbelsäule, Hüftgelenke und untere Extremitäten: Hinsetzen, aufrecht Sitzen, Rumpf drehen, Kopf drehen, Kopf vor- und zurückneigen, Stehen, Einbeinstand, Grätschen, Hinhocken und Aufrichten, Bücken und Aufrichten nach dem Bücken, Gehen, Fersengang, Zehengang, eventuell Treppensteigen. Graduierung nach Ausmaß der Einschränkung, z. B. gering, um ein Drittel, um zwei Drittel, nahezu komplett bzw. komplett.

Zu 3.: Beurteilung der Gesamtfunktion

Diese ist anhand der Beantwortung eines entsprechenden Fragebogens durch den Patienten ohne Untersuchung durch den Arzt grob möglich. Solche Fragebögen wurden von verschiedenen Rheumazentren (z. B. Mathies, Bad Abbach) entwickelt und beinhalten Fragen wie:

Können Sie Telefonnummern wählen, Zeitungen umblättern, die Armbanduhr aufziehen, Kühlschranktür öffnen und schließen, Stecker in Steckdose schieben, vom Bett aufstehen etc.? Hier wäre dann bei den mit „nein" oder „mit Mühe" beantworteten Fragen einzuhaken und näher zu untersuchen. Diese Möglichkeit erscheint jedoch für den praktischen Arzt eher aufwendig und wird hier nur der Vollständigkeit halber erwähnt.

Dokumentation der Gelenkbefunde

Zur Dokumentation der erhobenen pathologischen Befunde haben sich sogenannte Gelenkmännchen (Strichfiguren), auf denen die Veränderungen mit einem Strich eingezeichnet werden können, bewährt (Abb. 1). Bei entsprechender Größe der Vorlagen besteht zusätzlich die Möglichkeit, die Gelenkveränderungen auch qualitativ und quantitativ durch gleichzeitige Eintragung von Abkürzungen zu definieren (Abb. 1).

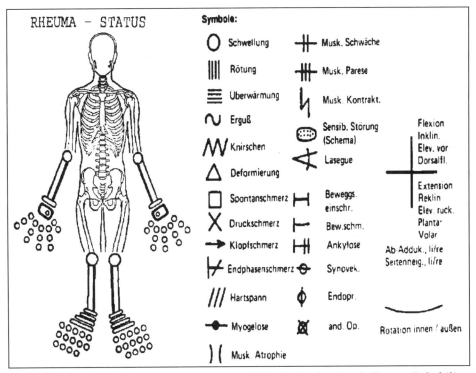

Abb. 1. Strichfigur zur Dokumentation des Gelenkbefundes (nach Singer, Rehabilitationszentrum der Pensionsversicherungsanstalt der Arbeiter, Laab im Walde, Österreich).

Serologische Untersuchungen in der Rheumatologie

G. Steiner und J. Smolen

Einleitung

Serologische Untersuchungen haben in den letzten Jahren in der Diagnostik rheumatischer Erkrankungen erheblich an Bedeutung gewonnen. Dies wurde durch Fortschritte in Molekularbiologie und Biochemie (gentechnische Herstellung „rekombinanter" Proteine, verbesserte Proteinreinigungstechniken) bewirkt, die zu einer beträchtlichen Erweiterung der diagnostischen Möglichkeiten geführt haben. Dies gilt in ganz besonderem Maß für den Nachweis von Autoantikörpern, die gegen intrazelluläre Strukturen gerichtet sind (antinukleäre und antizytoplasmatische Autoantikörper).

Das Auftreten von Autoantikörpern gegen derartige Strukturen ist ein charakteristisches Merkmal systemischer (rheumatischer) Autoimmunerkrankungen, wie etwa der chronischen Polyarthritis, des systemischen Lupus erythematosus (SLE), der Sklerodermie oder der Polymyositis/Dermatomyositis. Dabei sind insbesondere antinukleäre Antikörper (ANA) von Interesse, da einige ANA-Untergruppen charakteristischerweise mit bestimmten Krankheiten assoziiert sind. Zum Nachweis der ANA dient nach wie vor die Methode der indirekten Immunfluoreszenz, bei der das Patientenserum mit Gewebspräparaten (meistens Rattenleberschnitte oder HEp-2-Zellen, eine menschliche Leberzellinie) inkubiert wird. Das Vorliegen von ANA führt zu einer charakteristischen Anfärbung der Zellkerne, die im Fluoreszenzmikroskop deutlich zu sehen ist. ANA sind insbesondere charakteristisch (aber nicht spezifisch) für den SLE, da sie bei mehr als 95% aller Patienten nachweisbar sind und eine gewisse Korrelation mit der Krankheitsaktivität zeigen; zudem werden in SLE-Seren im allgemeinen sehr hohe ANA-Konzentrationen (Titer) gefunden. Nun können ANA aufgrund unterschiedlicher Fluoreszenzmuster zwar weiter subtypisiert werden, doch erfordert dies viel Übung und Erfahrung, ist zudem nicht standardisierbar und somit als Routinemethode nur sehr beschränkt einsetzbar. Durch Referenzseren war es immerhin möglich, ANA-Reaktivitäten serologisch zu charakterisieren und mittels Präzipitationstechniken (z. B. Doppelimmundiffusion nach *Ouchterlony* oder Gegenstromelektrophorese) in Patientenseren nachzuweisen. Die wichtigsten auf diese Weise definierten ANA-Subtypen sind Reaktivitäten gegen die Antigene Ro (SS-A), La (SS-B), Sm, U1-snRNP (RNP), Scl-70, Jo-1, und doppelsträngige DNA (dsDNA).

Diese Subtypisierung bedeutete zwar einen beträchtlichen Fortschritt in der ANA-Diagnostik, ermöglichte aber keine oder nur sehr beschränkte Aussagen über die biochemische Natur der involvierten Antigene. Erst infolge der eingangs erwähnten technischen Fortschritte in der biologischen Grundlagenforschung gelang in den letzten Jahren die biochemische Charakterisierung der wichtigsten intrazellulären Autoantigene. Zudem führten neue hochsensitive Nachweismethoden zur Entdeckung bislang unbekannter Spezifitäten von hohem diagnostischen Wert. Durch Reinigung bzw. Klonierung der Antigene (d. h. Produktion von menschlichem Antigen in Bakterien) ist es möglich geworden, alternative Nachweissysteme zu entwickeln, die hinsichtlich Handhabung und Interpretation der Ergebnisse weitaus einfacher als die traditionellen Nachweisverfahren sind. Dies gilt vor allem für Streifchentests, aber auch für ELISA (Enzyme Linked

ImmunoSorbent Assay). Allerdings ist die Gefahr falscher, insbesondere falsch positiver, Ergebnisse bei derartigen Assays relativ groß, so daß sie erst nach sorgfältiger Evaluierung durch ein Speziallabor in die Routinediagnostik übernommen werden sollten. Darüber hinaus eröffnet die Kenntnis der molekularen Strukturen der Antigene die Möglichkeit, deren immunreaktive Teilbereiche (Epitope) genau zu definieren (durch Herstellung sogenannter Deletionsmutanten bzw. synthetischer Peptide).

Im folgenden werden die wichtigsten Antigen-Antikörpersysteme unter besonderer Berücksichtigung der in den vergangenen Jahren erzielten Fortschritte kurz beschrieben. In einem abschließenden Überblick soll dann der Versuch unternommen werden, aufzuzeigen, in welche Richtung die zukünftige Entwicklung gehen wird.

Das Ro-Antigen

Autoantikörper gegen das Ro-Antigen sind mittels Immundiffusion bei 30 bis 50% der SLE-Patienten, bei bis zu 70% der Patienten mit primärem Sjögren-Syndrom (SS) und in niedriger Frequenz (weniger als 2%) auch bei Gesunden nachweisbar. Das Vorhandensein von Anti-Ro bei Schwangeren ist mit einem erhöhten Risiko für kongenitalen Herzblock des Kindes korreliert. Anti-Ro-Antikörper sind gegen 2 unterschiedliche Proteine mit Molekulargewichten von 52 kD und 60 kD gerichtet, deren biologische Funktion noch weitgehend unaufgeklärt ist. Obwohl keine immunologische Kreuzreaktivität zwischen den beiden Ro-Proteinen besteht, dürften die meisten anti-Ro-positiven Seren Antikörper gegen beide Antigene, wenn auch in unterschiedlichen Konzentrationen, enthalten. Das Auftreten von Anti-Ro ist bei etwa 30 bis 40% der anti-Ro-positiven SLE-Patienten und bei etwa 60 bis 70% der anti-Ro-positiven primären SS-Patienten mit Antikörpern gegen das La-Antigen assoziiert (s. unten). Es wird vermutet, daß diese 3 Antigene in subzellulären Partikeln organisiert sind, dessen detaillierte Struktur noch weitgehend unbekannt ist. Das häufige gemeinsame Auftreten von Antikörpern gegen Ro und La wird aber als Hinweis für die Existenz derartiger Partikel angesehen.

Da seit kurzem beide Ro-Proteine gentechnisch hergestellt werden können, ist es möglich geworden, mittels ELISA Patientenseren auf Antikörper gegen beide Komponenten zu untersuchen. Bei allen bisher eingesetzten Nachweisverfahren (mit Ausnahme der sehr aufwendigen und für die Routinediagnostik nur beschränkt geeigneten Immunoblottechnik) war dies nicht möglich, da die beiden Ro-Proteine biochemisch nur schwer voneinander zu trennen sind. Von besonderem Interesse ist dabei wie bei allen anderen Autoantigenen die Untersuchung der reaktiven Epitope. Es besteht die Hoffnung, den diagnostischen Wert der Anti-Ro-Bestimmung verbessern zu können, da jüngste Befunde darauf hinweisen, da SLE-Patienten möglicherweise andere Epitope erkennen als Patienten mit primärem SS.

Das La-Antigen

Antikörper gegen das La-Antigen, ein 48-kD-Phosphorprotein, werden in relativ hoher Frequenz (40 bis 60%) bei Patienten mit primärem SS und bei etwa 10 bis 20% der SLE-Patienten nachgewiesen. Wie schon erwähnt, ist das Auftreten dieser Antikörper fast immer mit Antikörpern gegen Ro assoziiert. Ähnlich wie Anti-Ro-Antikörper, besteht auch bei anti-La-positiven Schwangeren ein erhöhtes Risiko für kongenitalen Herzblock des Kindes. Die reaktiven Epitope für La sind bereits recht gut definiert. Interessanterweise besteht eine Sequenzhomologie zwischen einem der immunodominanten Epitope und einem entsprechenden Teilabschnitt eines retroviralen Proteins. Zum Nachweis von

Anti-La-Antikörpern werden heute neben den traditionellen Techniken zunehmend ELISA eingesetzt, die im allgemeinen sensitiver als Präzipitationstechniken sind. Als Kontrollmethode ist in diesem Fall die Immunoblottechnik besonders geeignet, da sie derzeit noch die empfindlichste Nachweismethode für Anti-La-Antikörper darstellt (abgesehen von der RNA-Präzipitationstechnik, die nur in der Forschung angewendet wird).

Das Sm-Antigen

Autoantikörper gegen dieses Antigen erkennen einen Komplex aus mehreren Proteinen, dessen biologische Funktion relativ gut bekannt ist. Die 3 wichtigsten dieser Proteine werden mit den Buchstaben B, B', D bezeichnet. Anti-Sm-Antikörper treten fast ausschließlich bei SLE-Patienten auf und sind daher von hohem diagnostischen Wert. Ihre Frequenz ist bei europäischen Patienten mit etwa 10% allerdings relativ niedrig. Anti-Sm-positive Patienten haben gelegentlich eine schlechtere Prognose und einen schwereren Krankheitsverlauf. Anti-Sm ist fast immer mit Antikörpern gegen U1-snRNP assoziiert (siehe unten). Auch bei diesem Antigen sind die reaktiven Epitope schon relativ gut definiert, und es ist zu erwarten, daß in absehbarer Zukunft entsprechende Testsysteme zum Einsatz kommen werden.

Das U1-snRNP-(RNP-)Antigen

Dieses Antigen besteht ähnlich wie Sm aus mehreren Komponenten (70 kD, A, C) und ist mit diesem immunologisch nahe verwandt, da erhebliche Kreuzreaktivitäten zwischen den beiden Antikörpersystemen bestehen. Anti-RNP-Antikörper sind in praktisch allen Seren von „Mixed-Connective-Tissue-Disease"-(MCTD-)Patienten nachweisbar und in 20 bis 40% der SLE-Seren, in niedriger Frequenz (< 10%) auch bei Sklerodermie. Beim SLE sind hohe Anti-RNP-Titer negativ mit Nephritis korreliert, wobei das quantitative Verhältnis von Anti-RNP zu Anti-Sm entscheidend sein dürfte. Detaillierte Studien haben gezeigt, daß dieser „protektive" Effekt vor allem mit Antikörpern gegen die 70-kD-Komponente von U1-snRNP korreliert. Aufgrund der möglichen Kreuzreaktivität von Anti-RNP mit Sm besteht die Gefahr, anti-RNP-positive Seren fälschlich auch als anti-Sm-positiv zu befunden. Daher sollten als anti-RNP/anti-Sm-positiv befundete Seren immer mittels einer 2. Nachweismethode überprüft werden. Zum Nachweis der Antikörper sind Doppelimmundiffusion und ELISA geeignet, zum Ausschluß einer etwaigen Anti-Sm-Reaktivität ist allerdings der Immunoblot die Methode der Wahl. Der Einsatz von synthetischen bzw. rekombinanten Peptiden in ELISA-Testsystemen könnte gerade bei diesem Autoantikörper zu einer wesentlichen Verbesserung der Diagnostik führen.

Das Scl-70-Antigen und die Zentromer-Antigene

Wie der Name andeutet, sind Antikörper gegen Scl-70 spezifische Marker für die systemische Sklerose (Sklerodermie), treten aber dort nur bei etwa 30 bis 40% der Fälle auf. Sie sind gegen ein 100-kD-Protein (Topoisomerase I) bzw. gegen dessen 70-kD-Abbauprodukt gerichtet und klinisch vor allem mit einem erhöhten Risiko der Lungenfibrose und einer schlechten Prognose der Raynaud-Symptomatik korreliert. Der Nachweis der Antikörper erfolgt durch Doppelimmundiffusion, ELISA oder Immunoblot.

Weitere 20 bis 30% der Sklerodermiepatienten weisen Antikörper gegen Zentromer-Antigene auf, die besonders charakteristisch für eine Sonderform der Erkrankung, das CREST-Syndrom (**C**alcinose, **R**aynaud, **E**sophagus, **S**klerodaktylie, **T**eleangiektasie), mit recht guter Prognose sind. Die Antikörper sind gegen 3 Zentromer-Proteine (CENP-A,

CENP-B, CENP-C) gerichtet, von denen CENP-B bereits gentechnisch hergestellt werden konnte. Die Verfügbarkeit von rekombinantem Material sollte die zukünftige Anti-Zentromer-Diagnostik, die heute vor allem mittels Immunfluoreszenz durchgeführt wird, bedeutend erleichtern.

Das Jo-1-Antigen

Jo-1 (Histidyl-tRNA Aminoacylsynthetase) ist ein zytoplasmatisches Antigen, gegen das 30 bis 40% der Myositis-(Polymyositis-, Dermatomyositis-)Patienten Antikörper bilden, insbesondere Patienten mit Lungenbeteiligung. Anti-Jo-1-Antikörper werden im allgemeinen durch Doppelimmundiffusion nachgewiesen, doch scheinen Immunoblot und ELISA in diesem Fall wesentlich empfindlichere Methoden zu sein.

Doppelsträngige Desoxyribonukleinsäure (dsDNS)

Antikörper gegen doppelsträngige DNS (dsDNS) sind in hohen Titern beim SLE nachweisbar und korrelieren dort mit der Krankheitsaktivität. Ihre quantitative Bestimmung hat prädiktiven Wert, da ein Anstieg des Serumtiters häufig einem Aktivitätsschub vorausgeht und ein Abfall oft mit dem Therapieerfolg korreliert. Anti-dsDNS-Antikörper spielen im Gegensatz zu den meisten anderen hier beschriebenen Autoantikörpern auch eine gewisse pathogenetische Rolle, da die Anlagerung von DNS-Immunkomplexen an das Glomerulum zu schweren Läsionen (Lupus Nephritis) führen kann. Zum Nachweis von anti-dsDNS-Antikörpern dient einerseits der Crithidien-Test, eine Immunfluoreszenzmethode, andererseits der Farr-Assay, ein radiochemisches Verfahren. Die erstgenannte Methode zeichnet sich durch Einfachheit aus, ist aber nicht besonders sensitiv, während der Farr-Assay den Einsatz von Radioaktivität verlangt und daher nur in entsprechend ausgerüsteten Speziallabors durchgeführt werden kann. Aufgrund seiner hohen Sensitivität ist er aber besser für Verlaufskontrollen geeignet. Obwohl zum Anti-DNS-Antikörpernachweis auch ELISA eingesetzt werden können, sind die derzeit verfügbaren Testsysteme noch nicht ausgereift und sollten nur in Verbindung mit einer der beiden anderen Methoden verwendet werden.

Die anti-dsDNS-Antikörper sind - im Gegensatz zu den meisten anderen hier beschriebenen Autoantikörpern - insoferne von pathogenetischer Bedeutung, als sie in Form von Immunkomplexen (TK) zirkulieren oder an den Glomeruli der Niere binden und eine Glomerulonephritis induzieren können und dabei Komplement aktivieren. Somit zählen das Auftreten zirkulierender IK und die Hypokomplementämie zu den wesentlichen serologischen Eigenschaften des SLE (daher auch andere Erkrankungen, insbesondere einiger Vaskulitisformen). Antikörper gegen einfachsträngige (ss) DNS und gegen RNS können bei allen entzündlichen rheumatischen Erkrankungen auftreten und sind, im Gegensatz zu jenen dsDNS, nicht krankheitstypisch.

Neuere Entwicklungen

In den letzten 10 Jahren ist eine Vielzahl neuer Autoantikörper bzw. Autoantigene beschrieben worden, die aber im allgemeinen keinen oder nur geringen Wert für die Diagnostik haben. Einige wenige dieser Autoantikörper könnten allerdings schon in naher Zukunft eine den oben angeführten Spezifitäten vergleichbare Bedeutung erlangen. Als markante Beispiele seien Antikörper gegen zytoplasmatische Antigene neutrophiler Granulozyten (sogenannte ANCA), der antiperinukleäre Faktor (APF) und Anti-RA33 genannt, die kurz beschrieben werden sollen.

Anti-Neutrophilen-Zytoplasma-Antikörper (ANCA)

Diese Klasse von Autoantikörpern ist gegen lysosomale Proteine neutrophiler Granulo-zyten gerichtet. In der Immunfluoreszenz lassen sich 2 typische Färbemuster unterschei-den: ein zytoplasmatisches (c-ANCA), das einer Anfärbung der azurophilen Granula entspricht und vor allem durch Autoreaktivität gegen das Enzym Proteinase 3 (PR 3) verursacht wird und ein perinukleäres (p-ANCA), dem Autoreaktivität gegen das Enzym Myeloperoxidase (MPO) zugrunde liegt. Klinische Bedeutung haben insbesondere die c-ANCA, da sie spezifische Markerantikörper für die Wegener Granulomatose darstellen und dort bei mehr als 75% der Patienten nachweisbar sind. Sie sind auch für Verlaufs-kontrollen wertvoll, da die Titer mit der Krankheitsaktivität korrelieren. p-ANCA (anti-MPO) sind weniger spezifisch als c-ANCA und treten auch bei Panarteriitis nodosa und anderen Vaskulitiden auf; sie scheinen insbesondere mit schweren Formen von progres-siver Glomerulonephritis zu korrelieren. Neben Immunfluoreszenz und Durchflußzyto-metrie stehen für beide Spezifitäten neuerdings auch ELISA zur Verfügung, die von vergleichbarer Sensitivität und Spezifität wie die Immunfluoreszenz zu sein scheinen.

Der antiperinukleäre Faktor (APF)

Autoantikörper gegen den sogenannten perinukleären Faktor erkennen eine granuläre Struktur in menschlichen Mundschleimhautzellen. Sie sind vor allem bei chronischer Polyarthritis nachweisbar, und zwar sowohl bei Rheumafaktor-(RF-)positiven wie RF-negativen Patienten. Ihr Auftreten ist nicht auf die chronische Polyarthritis beschränkt, da sie auch bei anderen rheumatischen Erkrankungen (insbesondere SLE, Sklerodermie) und Epstein-Barr-Virusinfektionen nachweisbar sind. Allerdings herrscht derzeit hin-sichtlich ihrer Spezifität für die chronische Polyarthritis noch keine Einigkeit. Das dürfte unter anderem darauf zurückzuführen sein, daß es kein standardisiertes Nachweissystem gibt und somit jedes Labor sein eigenes Substrat (Mundschleimhautzellen) herstellen muß. Diese Schwierigkeit steht einer breiten Anwendung dieses an sich vielverspechen-den Antikörpersystems derzeit noch im Wege, doch ist zu hoffen, daß die Aufklärung der antigenen Struktur zur Lösung dieses Problems beitragen wird.

Antikörper gegen das RA33-Antigen

Wie aus den bisherigen Ausführungen hervorgeht, sind die genannten Autoantikörper mit Ausnahme des APF nicht zur Diagnose der chronischen Polyarthritis, der häufigsten rheumatischen Autoimmunerkrankung, geeignet. Hier gilt nach wie vor der schon vor mehr als 50 Jahren beschriebene RF, ein gegen körpereigenes Immunglobulin G gerichteter Antikörper, als wichtigster serologischer Marker. Allerdings tritt der RF auch bei anderen Kollagenosen und mit zunehmendem Lebensalter bei bis zu 15% der Gesunden auf. Obwohl ANA bei der chronischen Polyarthritis häufig nachweisbar sind, war bis vor kurzem kein für diese Erkrankung charakteristisches nukleäres oder zytoplasmatisches Antigen bekannt.

Vor einigen Jahren ist es unserer Arbeitsgruppe gelungen, ein für die chronische Polyarthritis charakteristisches nukleäres Antigen zu identifizieren, das RA33 genannt wurde. Anti-körper gegen RA33 sind bei etwa 1 Drittel der chronischen Polyarthritispatienten nachweisbar, sind aber nicht auf diese Krankheit beschränkt, da sie auch bei etwa 40% der MCTD- und etwa 20% der SLE-Patienten nachweisbar sind. Allerdings treten anti-RA33-Antikörper bei letzteren beiden Diagnosen so gut wie immer gemeinsam mit

Anti-RNP-Antikörpern auf, so daß die anti-RA33-positive chronische Polyarthritis serologisch von den beiden anderen Diagnosen klar unterschieden werden kann (Anti-RNP-Antikörper treten bei der chronischen Polyarthritis nicht auf, siehe oben). Da ähnlich wie bei APF keine Korrelation zwischen Anti-RA33 und RF besteht, stellt die Anti-RA33-Bestimmung eine wesentliche serologische Erweiterung in der Diagnostik der chronischen Polyarthritis dar. Zudem kann dieser Antikörper schon im Frühstadium der Krankheit auftreten, wenn eine chronische Polyarthritis noch nicht eindeutig diagnostiziert werden kann. Der Nachweis von Antikörpern gegen RA33 ist derzeit noch nur mittels der sehr aufwendigen Immunoblottechnik möglich. Da die molekulare Struktur des Antigens mittlerweile aufgeklärt werden konnte (es handelt sich dabei um das A2-Protein des sogenannten heterogenen nukleären Ribonukleoproteins [hnRNP]), ist nun die Entwicklung des ELISA möglich geworden, was die routinemäßige Anwendung der Anti-RA33-Bestimmung bedeutend erleichtern sollte.

Rheumafaktor

Der Rheumafaktor (RF) wurde in den Vierzigerjahren als erster Autoantikörper bei der chronischen Polyarthritis (englisch: "rheumatoid arthritis") beschrieben und ist ein Antikörper (AK) gegen körpereigene Immunglobuline. Er kann allen AK-Klassen angehören und ist diagnostisch als IgM-, pathogenetisch (besonders bei cP-Vaskulitiden) auch als IgG-RF von Bedeutung. er bindet üblicherweise an den Fe-Anteil der Immunglobuline, gelegentlich aber auch an andere Stellen (anti-Fab-AK). Durch den RF-Nachweis könne die sog. "seronegativen" Arthritiden von jenen, die RF aufweisen, unterschieden werden. Zu letzteren gehört in erster Linie die cP: 60-80% der Patienten sind "seropositiv" in Frühstadien und mit mildem Verlauf seltener als in Spätstadien und bei Verlauf mit extraartikulären Manifestationen. Der RF kann aber auch bei Kollagenosen (bis 30%, besonders beim primären Sjögren Syndrom), bei chronischen Krankheiten (Infekten, Hepatopathien), und im höheren Lebensalter (bis 15% der über 80jährigen Gesunden) nachweisbar sein.

Antikörper gegen Erregerantigene

Diese sind zum Nachweis einer mit einer Gelenksentzündung in Zusammenhand stehenden Infektion von großer Bedeutung. Hierzu zählen historisch in erster Linie AK gegen Streptokokkenantigene, wie Streptolysin (ASLO) und Streptodornase, die bei der Diagnose des rheumatischen Fieber hilfreich sind. Da aber jeder Mensch mit Streptokokken in Berührung kommt, ist ein hoher ASLO allein, ohne entsprechende klinische Manifestation, nicht hilfreich. Andere AK-Nachweise dienen der Diagnose von Infektionen mit Borrelien (Lyme-Krankheit), Chlamydien, Myeoplasmen, Shigellen, Yersinien, Salmonellen (reaktive Arthritis) oder Viren (z.B. insbesondere Parvovirus B19, Hepatitis B-Virus, u.v.a.). Wichtig ist dabei immer der Titeranstieg im Zuge der Infektion bzw. -abfall unter Therapie.

Antiphospholipid-Antikörper

Diese AK treten beim SLE und beim primären Antiphospholipidsyndrom (PAPS) auf und werden auf S. XX im Detail beschrieben.

Zusammenfassung und Ausblicke

Das vergangene Jahrzehnt hat eine bemerkenswerte Bereicherung der Rheumaserologie gebracht. Neben traditionellen Verfahren, wie Immunglobulintypisierung, ANA-Nachweis, ASLO, Messung von RF, C-reaktivem Protein oder von Komplementfaktoren, hat die Bestimmung antinukleärer und antizytoplasmatischer Autoantikörper die Palette der diagnostischen Möglichkeiten bedeutend erweitert. Die meisten Bestimmungen sind allerdings einigen wenigen Speziallabors vorbehalten, da die derzeit angebotenen Testsysteme noch nicht jene Zuverlässigkeit haben, die die Voraussetzung für einen breiten Einsatz bilden muß; doch sind Bestrebungen im Gange, durch entsprechende Qualitäts- und Konsensstudien eine Standardisierung zu erreichen. Das Autoantikörper-Testsystem der (nahen) Zukunft wird der ELISA sein, in dem aber nicht, wie derzeit üblich, „komplette" Antigene eingesetzt werden, sondern vielmehr nur die immunreaktiven (gentechnisch oder durch chemische Synthese hergestellten) Teilsequenzen, die Auto-epitope. Dadurch werden sich voraussichtlich sowohl Sensitivitäten als auch Spezifitäten der verschiedenen Bestimmungen deutlich erhöhen. Es ist außerdem zu erwarten, daß in den nächsten Jahren die molekulare Struktur neuer Autoantigene aufgeklärt werden wird, deren diagnostische Wertigkeit derzeit noch unsicher ist. Somit besteht Anlaß zur Hoffnung, daß das kommende Jahrzehnt einen weiteren Aufschwung der Rheumaserologie bringen wird, wodurch sowohl die diagnostischen als auch die therapeutischen Möglichkeiten entscheidend verbessert werden können.

Abschließend soll noch festgehalten werden, daß die auftretenden Autoantikörper, seien sie pathognomonisch oder nicht, bei der Pathogenese rheumatischer Autoimmunerkrankungen keine wesentliche Rolle spielen dürften, wenn man von der Möglichkeit der Bildung von Immunkomplexen absieht (z. B. DNS-anti-DNS-Komplexe bei der SLE-Glomerulonephritis). Ihr Auftreten scheint nach dem gegenwärtigen Kenntnisstand ein Epiphänomen zu sein. Auffallend ist freilich, daß die Mehrzahl dieser Antikörper gegen Proteine gerichtet ist, die Nukleinsäuren (DNS oder RNS) zu binden vermögen, oder gar gegen Nukleinsäuren selbst. Die Aufklärung dieses derzeit noch nicht verstandenen Phänomens könnte durchaus Hinweise auf pathogenetische Mechanismen (etwa eine mögliche Beteiligung von Viren an der Krankheitsentstehung) liefern. Somit stellen diese Autoantikörper nicht nur wertvolle diagnostische Hilfsmittel dar, sondern sind auch für die Grundlagenforschung von erheblichem Interesse. Es besteht somit die nicht unberechtigte Hoffnung, daß eine vertiefte Kenntnis der Antigene und der entsprechenden Autoantikörper wesentlich zum Verständnis der Pathogenese von Autoimmunerkrankungen beitragen wird.

Literatur

(1) Naparstek Y, Plotz PH: The role of autoantibodies in autoimmune disease. Annu Rev Immunol 1993;11:79-104.

(2) Tan EM: Antinuclear antibodies: diagnostic markers for autoimmune diseases and probes for cell biology. Adv Immunol 1989;44:93-151.

(3) Craft J, Hardin JA: Antinuclear antibodies, in Kelly WN, Harris ED, Ruddy S, Sledge CB (eds): Textbook of Rheumatology. Saunders, 1993, pp 164-187.

(4) Carson DA: Rheumatoid factor, in Kelly WN, Harris ED, Ruddy S, Sledge CB (eds): Textbook of Rheumatology. Saunders, 1993, pp 155-163.

(5) Gross WL, Hauschild S, Schmitt WH: Immunodiagnostische und immunopathogenetische Bedeutung von Anti-Neutrophilen-Cytoplasma-Antikörpern. Dtsch Med Wschr 1993;118:191-199.

(6) Meyer O, Tauxe F, Fabregas D, Gabay C, Goycochea M, Haim T, Elias A, Kahn MF: Anti-RA33 antinuclear autoantibody in rheumatoid arthritis and mixed connective tissue disease: comparison with antikeratin and antiperinuclear antibodies. Clin Exp Rheumatol 1993;11:473-478.

(7) Van Venrooij WJ, van Gelder CWG: B Cell epitopes on nuclear autoantigens. Arthris Rheum 1994;37:608-616.

(8) Van Venrooij WJ, Maini RN (eds): Manual of Biological Markers of Disease. Kluwer Academic Publishers, 1993.

Synoviaanalyse

N. Thumb

Merksätze

Die Synovialflüssigkeit ist ein Dialysat des Blutplasmas mit einem zusätzlichen Gehalt von Glykosaminoglykanen (Hyaluronsäure). Die Synoviaanalyse ist eine wertvolle diagnostische Maßnahme zur Beurteilung der lokalen Entzündungsaktivität im Gelenk und gibt Hinweise zur Differentialdiagnose. Im Einzelfall ist allerdings eine exakte Diagnosestellung nur beim Nachweis von z. B. Kristallen (Kalziumpyrophosphat, Natriumurat) oder einer bakteriellen Besiedlung möglich. Insbesondere Kniegelenksergüsse sollten im Hinblick auf deren leichte Zugänglichkeit zu diagnostischen Zwecken punktiert werden. Folgende Untersuchungen sollten durchgeführt werden:
– grobe Beurteilung der Viskosität (Fadenlänge beim Abtropfen aus der Punktionsnadel im Normalfall etwa 5 cm, besser exakte Messung im Viskosimeter);
– Beurteilung von Aussehen und Farbe der Synovia (klar – trüb – farblos – xanthochrom hämorrhagisch) sowie auch der Gerinnbarkeit;
– Beurteilung und Zahl der zellulären Elemente;
– Kristallnachweis;
– Keimnachweis (Bakteriologie);
– in speziellen Fällen laborchemische und immunologische Parameter.

Praktische Durchführung der Synoviaanalyse

Nach Punktion (Technik siehe bei „Intraartikuläre Therapie") Synovia mit einigen Tropfen Heparin versetzen oder defibrinieren durch Schütteln in einem mit Glasperlen beschickten Erlenmayer-Kölbchen. Bei hoher Viskosität Zusatz von Hyaluronidase. Danach Weiterverarbeitung.

Methoden

– Zellzählung möglichst in der Zählkammer (ungenauere Werte im Zählgerät), als Verdünnungsflüssigkeit statt Türkscher Lösung (Ausflockung des Hyaluronats) 1%iges Methylenblau oder physiologische Kochsalzlösung.
– Differentialzählung: Färbung des Ausstriches z. B. mit May-Grünwald-Giemsa.
– Rhagozytenzählung: 1 Tropfen der Synovia auf Objektträger aufbringen und Beurteilung des Anteiles der Rhagozyten (Körnchenzellen) an der Gesamtzellzahl durch Auszählung von 100 Zellen im Lichtmikroskop, besser noch Phasenkontrastmikroskop. Rhagozyt = „Maulbeerform" der Granulozyten, Körnchen entsprechen Phagolysosomen. Ihre Zahl wird in Prozent angegeben.
– Kristallnachweis: Schon in der Nativsynovia intraleukozytäre Kristalle nachweisbar. Im Polarisationsmikroskop leichteres Auffinden der Kristalle und Differenzierung in Mononatriumuratkristalle (deutlich negativ doppelbrechend, meist nadelförmige Stäb-

chen) und Kalziumpyrophosphatkristalle (positiv doppelbrechend, meist gedrungene Form).

Daneben sehr selten Cholesterinkristalle, nie intrazellulär. Eventuell auch Glukokortikoidkristalle nach intraartikulärer Injektion.

Hydroxyapatitkristalle optisch nicht faßbar, stellen sich als amorphe Masse dar, können mit 2%igem Alizarinrot gefärbt werden, damit orangeroter Niederschlag, jedoch nicht spezifisch.

– Bakteriennachweis: Abnahme in ein steriles Röhrchen, bei Verdacht unspezifische und spezifische Kultur.

– Chemische und immunologische Untersuchungen im Überstand nach Zentrifugation: Harnsäure. Gesamteiweiß, saure Phosphatase und LDH gehen der Entzündungsaktivität parallel.

Elektrophorese am nicht heparinisierten, jedoch defibrinierten Erguß nach Hyaluronidasezusatz.

Latex-RF oder Waaler-Rose-Test. Eventuell Immunglobuline, Komplement etc.

– Muzinprobe (Beurteilung der Qualität und der Menge des Hyaluronats): Im Reagenzglas Zugabe einiger Tropfen 5%iger Essigsäure zum zentrifugierten Überstand. Positiv: deutliches Präzipitat am Röhrchenboden.

Normalwerte der Synovia: 0,2 bis maximal 3,5 ml, Gesamtzellzahl bis 200, überwiegend Lymphozyten und Monozyten, gering Granulozyten und Synovialzellen. Rhagozyten bis maximal 5%, Gesamteiweiß 1,07 bis 2,13 g/dl, Viskosität hoch.

Bezüglich des Verhaltens der Synovia bei einzelnen rheumatischen Erkrankungen siehe Tabelle 1.

Hämorrhagische Ergüsse finden sich bei Traumen, villonodulärer Synovitis, Milwaukeeschulter. **Zellzahlen** normal bis 200, Arthrose aktiviert bis 2000, chronische Polyar-

Tab. 1. Differentialdiagnose der Ergüsse.

	entzündlich				nicht entzündlich	
	allgemein	cP	Gicht	bakteriell	Arthrose, Meniskus	traumatisch
Viskosität	↓↓	↓↓↓	↓↓	↓↓↓	hoch	hoch
Aussehen	trüb	trüb	trüb	trüb	klar	klar, xanthochrom, hämorrhagisch
Fibrinogen	+ +	+ + +	+ + +	+ + +	0	0
Zellzahl	↑↑	↑↑↑	↑↑↑	↑↑↑	normal-(↑)	normal-↑
Diff.-Zählung	überwiegend Granulozyten				vorwiegend Lymphozyten und Monozyten	
Rhagozyten	+, + +	+ + +	+	+ + +	0 (-5%)	0 (-5%)
Kristalle	0	0	+ +	0	0	0
Muzingerinnsel	schwach (flockig)				stark	
Gesamteiweiß	↑↑	↑↑↑	↑↑↑	↑↑↑	normal bis (↑)	normal bis ↑
E-Phorese	wie im Blut				Albumine hoch	
Rheumafaktor	0	+ + +	0	0	0	0
Komplement	normal	0 – ↓↓	normal	normal	normal	normal

thritis 2500 bis 25.000 (bis 50.000), Gicht und Chondrokalzinose überwiegend zwischen 2500 und 20.000, bakterielle Arthritis bis 100.000 und deutlich mehr.

Für die Praxis genügen im allgemeinen die Beurteilung der Viskosität, des Aussehens und der Farbe der Synovia und weiters vor allem der Zellzahl, der Rhagozytenzahl, der Differentialzählung und des Kristallnachweises sowie bei entsprechendem Verdacht die bakteriologische Untersuchung. Auf die Bestimmung der übrigen Parameter kann in der Routine im allgemeinen verzichtet werden.

Literatur

(1)   Ropes MW, Bauer W: Synovial fluid changes in joint disease. Cambridge, Harward University/Press, Mass 1953.
(2)   Gangl A, Horak W, Richter K, Thumb N, Weidinger P: Die Synovialflüssigkeit bei verschiedenen rheumatischen Erkrankungen. Wien Z Inn Med 1969;50:382-383.
(3)   Thumb N, Kellner G, Mayrhofer F, Wottawa A: Lokale und systemische Parameter im synovialen Milieu. Z Rheumatol 1985;44:20-25.

Radiologie bei Erkrankungen des rheumatischen Formenkreises

H. Czembirek und M. Stiskal

A) Allgemeiner Teil

1. Symptome der rheumatischen Erkrankungen – Wertigkeit der bildgebenden Verfahren
2. Bildgebende Verfahren – Überblick
3. Verteilungsmuster der Erkrankungen des rheumatischen Formenkreises

B) Spezieller Teil

1. Sonderformen
2. Differentialdiagnose
3. Abbildungen

Die Aufgabe der Radiologie im Rahmen der Diagnostik und Therapie der Erkrankungen des rheumatischen Formenkreises ist es, die entzündungsbedingten Weichteil- und Gelenksveränderungen nachzuweisen und aufgrund des röntgenmorphologischen Erscheinungsbildes und des Verteilungsmusters zur Diagnose beizutragen. Darüber hinaus sind die radiologischen Verfahren jedoch besonders wertvoll in der Beurteilung des Verlaufs dieser Erkrankungen.

Ziel des Beitrages ist es, für die unterschiedlichen bekannten Einzelsymptome der Erkrankungen des rheumatischen Formenkreises die Wertigkeit verschiedener bildgebender Verfahren nach heutigem Erkenntnisstand festzulegen. Die Möglichkeiten der einzelnen bildgebenden Verfahren in bezug auf die typischen Veränderungen des Weichteilrheumatismus und der Gelenksveränderungen unter besonderer Berücksichtigung der indirekten (subchondrale Osteochondrose, juxtaartikuläre Osteoporose) und direkten Arthritiszeichen (Usur, Erosion, Signalzyste, Destruktion, Ankylose) werden im folgenden besprochen.

Untersuchungsverfahren

1. **Konventionelle Röntgenuntersuchung** (Rö): Aufnahmen in zwei oder mehreren Ebenen (siehe Anhang).
2. **Sonographie (US):** in der Mehrzahl als Small-parts-Untersuchung mit hochfrequenten Schallköpfen (5 bis 10 MHz).
3. **Computertomographie (CT):** inklusive Kontrastmittelapplikation.
4. **Magnetresonanztomographie (MRT):** inklusive Kontrastmittelgabe.

Weichteilrheumatismus

Die Schwellung ist ein klinisches Zeichen des Weichteilrheumatismus. Ihre Ursache kann das Weichteilödem, der Gelenkserguß oder Gelenkspannus sein. Kalkeinlagerungen sind ebenfalls Veränderungen des Weichteilrheumatismus, die mit Hilfe der bildgebenden Verfahren nachgewiesen werden können.

Die Schwellung ist in konventionellen röntgenologischen Verfahren durch eine Verbreiterung des Weichteilschattens gekennzeichnet, wobei es aufgrund des Weichteilödems zur Dichtezunahme mit vermehrter Röntgenstrahlabsorption kommt. Die Ultraschalldiagnostik ist in der Lage, die Verbreiterung des Weichteilmantels exakt zu definieren; dasselbe gilt für CT und MRT.

Liegt lediglich ein **Weichteilödem** der Schwellung zugrunde, so ist das zielführende Verfahren die MRT. Aufgrund der geänderten Reflexionsverhältnisse bietet die Ultraschalldiagnostik eine gleich gute Aussagekraft, unter der Voraussetzung, daß die Gelenksregion sonographisch erreichbar ist.

Die CT zeigt hinsichtlich des Weichteilödems eine sehr geringe Sensitivität.

Der Nachweis des **Gelenksergusses** gelingt mittels Sonographie durch Einsatz von hochauflösenden Schallköpfen, verbunden mit der eindeutigen Symptomatik (echofreie bis echoarme Flüssigkeit im Gelenksbinnenraum) optimal; gleiches gilt für die MRT, wobei allerdings der wesentliche Vorteil gegenüber dem US besteht, sämtliche Gelenke untersuchen zu können.

Die Nachweistrefferquote ist für die CT insofern niedriger, da vor allem die Unterscheidung zwischen Flüssigkeit und weichteildichten, soliden Prozessen nicht immer suffizient durchführbar ist. Grund dafür ist der sogenannte Teilvolumeneffekt bei kleinen Ergüssen. Das Nativröntgen kann zwischen Erguß und Veränderungen der Weichteile nur ausnahmsweise unterscheiden.

Für den Nachweis des **Pannus** (Oberflächen-/Markpannus) ist die MRT die Untersuchungsmethode der Wahl. Insbesondere durch den Einsatz von extrazellulären, paramagnetischen Substanzen als Kontrastmittel gelingt es in einem sehr hohen Prozentsatz (ca. 90%), die Veränderungen des Pannus von jenen des Gelenksergusses exakt abzugrenzen (1). Auch die CT kann unter Einschränkung (axiale Ebene, Strahlenbelastung, Auflösung) zu dieser Differentialdiagnose herangezogen werden. Hinsichtlich der Sonographie liegen keine eindeutigen Aussagen vor. Die Nativradiologie hat in diesem Zusammenhang keine Bedeutung.

Für den Nachweis von **Kalk** ist unverändert das Nativbild die bildgebende Methode der Wahl.

Die Zeichen der Atrophie sind im Prinzip klinische Symptome, die im Rahmen der Nativradiologie durch geeignete Aufnahmetechniken mitbeurteilt werden (z. B. June-Index), US und CT haben in diesem Zusammenhang keine Bedeutung.

Tab. 1. Wertigkeit bildgebender Untersuchungsverfahren beim Weichteilrheumatismus.

	Nativrö.	US	CT	MRT
Schwellung Weichteilödem	–	+	+/-	+ +
Erguß	–	+ +	+	+ +
Pannus	–	?	+	+ +
Kalk	+ +	–	–	–
Atrophie	+ +	+/-	+/-	+

Juxtaartikuläre Osteoporose (subchondrale Osteoporose)

Definition

In der knöchernen Umgebung entzündeter Gelenke kommt es gewöhnlich schon nach Wochen bis Monaten zu einer scharf oder unscharf strukturierten, fleckigen oder gleichmäßigen, unmittelbar subchondral und metaphysär auch bandförmigen, manchmal strähnigen Transparenzerhöhung für Röntgenstrahlen. Ursachen sind eine durch die Arthritis ausgelöste örtliche Kreislaufstörung im gelenksnahen Knochenmark, weiters die schmerz- und/oder therapiebedingte Immobilisation des erkrankten Gelenkes. Diskutiert wird bei der rheumatoiden Arthritis ebenso wie bei der Gelenkstuberkulose eine direkte oder indirekte (über Osteoklastenstimulation) Schädigung der Osteoblastentätigkeit (2).

Wertigkeit bildgebender Untersuchungsverfahren bei der juxtaartikulären Osteoporose

Liegt eine gelenksnahe Osteoporose im Rahmen der Arthritis vor, so ist das Nativröntgen zunächst die bildgebende Methode der Wahl. Voraussetzung zur Erkennung der Osteoporose ist allerdings eine „Mindestentkalkung" von 30%. Da in der Mehrzahl der Fälle die kleinen Gelenke (Fingergelenke, Handgelenke, Fußgelenke) untersucht werden, kommt die Computertomographie in dieser Fragestellung nur eingeschränkt zum Einsatz (Auflösung, Strahlenbelastung, Verfügbarkeit, technischer Aufwand).

Aufgrund der quantitativen Absorptionsmessungsmöglichkeiten ist die CT allerdings grundsätzlich geeignet, die Osteoporose zu bestimmen. Mit dem Sichtbarwerden der Strukturverminderung im Rahmen entzündlicher Gelenkserkrankungen ist in einem Zeitabstand von drei Wochen bis Monaten nach Beginn der klinischen Symptomatik zu rechnen. Die Erfassung durch die CT ist theoretisch früher möglich.

Die Bedeutung der CT (siehe unten) als bildgebendes Verfahren, betrifft vorwiegend den kraniozervikalen Übergangsbereich und die Hüftgelenksregion (die Bedeutung der nuklearmedizinischen Verfahren und der Osteoporosebestimmungen mittels Doppler-Energie-Absorptionsmessungen ist derzeit noch nicht geklärt).

In der MRT ist die Demineralisation nur dann zu erfassen, wenn aufgrund der geänderten lokalen Durchblutungssituation es zu einem erhöhten Wassergehalt des Knochenmarks im Sinne eines gelenksnahen unspezifischen Knochenmarksödems kommt. Dies bedeutet, auf die Kernspinbilder umgesetzt, eine Erhöhung der Signalintensität. Die Demineralisation als solche ist in der MRT allerdings nicht zu erfassen. Die Sonographie ist für die Erfassung von Demineralisationen nicht geeignet.

Tab. 2. Wertigkeit bildgebender Verfahren bei der juxtaartikulären Osteoporose.

Rö	+
US	0
CT	-
MRT	+/-

Arthritische Direktzeichen

Durch entzündliche Exsudation, zelluläre Infiltration sowie Pannusbildung (Oberflächenpannus, Markpannus) kommt es zur Ausbildung von Signalzysten (Signalgeoden) und Begleitzysten (Begleitgeoden), in Folge dann zum Schwund der subchondralen Grenzlamelle, zur Erosion, Mutilation, Destruktion und Dissektion, Gelenksfehlstellungen (Deviation, Subluxation, Luxation) und fibrösen und ossären Ankylosen.

Erosion: Kleiner, oft marginaler, an der Knorpel-Knochen-Grenze liegender Konturdefekt. **Geglättete Erosionen** sind Knochendefekte mit kortikalisähnlicher Randzone als Ausdruck eines lokal stationären abgeheilten arthritischen Prozesses.

Destruktion: Erfaßt zum Unterschied von der Erosion größere Teile des artikulierenden Knochens.

Mutilation: Die arthritische Zerstörung des artikulären Gleit- und Stützgewebes hat auch gelenksfernere Knochenteile erfaßt. Ebenso wie die Ankylose gehört sie zum Endstadium der Arthritis.

Dissektion: Ein aus dem Verband gelöstes (nekrotisches) Stück des unmittelbar subchondralen Knochens.

Gelenksfehlstellung: Folge der arthritischen Auflockerung oder Zerstörung des Kapsel-Bandapparates sowie exzentrischer Kapselschrumpfung.

Ankylose: Endstadium der Arthritis. Der Gelenksknorpel ist abgebaut und zwischen den artikulierenden Knochen befinden sich entweder faserreiches Bindegewebe oder Knochenbälkchen.

Wertigkeit bildgebender Methoden bei arthritischen Direktzeichen

Für die Erkennung der einzelnen Symptome im Rahmen der arthritischen Erkrankung haben die verschiedenen Verfahren auch unterschiedliche Möglichkeiten. Für die meisten der Symptome ist das Nativröntgen das Verfahren der Wahl. Signalzysten, Erosionen, Destruktionen, Mutilationen, die Gelenksfehlstellung und die Ankylose sind jene Symptome, die augenscheinlich und am schnellsten und sichersten mittels des Nativröntgens erkannt werden können. Als Ausnahme in diesem Schema gilt die Dissektion, welcher durch die MRT aufgrund der multiplanaren Schichtebene und der optimalen Zuordnung eines Dissektats der Vorzug gegeben werden kann. In diesem Zusammenhang haben die CT nur eingeschränkte und die Sonographie keine Bedeutung. Bei der Erfassung arthritischer Direktzeichen ist aufgrund der US-Limitationen nicht zu erwarten, daß dieses Verfahren diagnostisch sein kann. Allerdings sind in Einzelfällen sowohl Signalzysten, Erosionen als auch Gelenksdestruktionen sonographisch erfaßbar. Die Symptome Signalzysten, Erosion und Destruktion sind auch mittels der CT vergleichbar gut zur Nativröntgenologie darstellbar, aufgrund der Darstellung in Transversalschichten ist die Übersichtlichkeit mangelhaft. Der MRT gelingt es, die Signalzysten und die Dissektion (siehe oben) optimal darzustellen. Der CT kommt im Rahmen der Darstellung des kraniozervikalen Übergangsbereiches eine besondere Bedeutung zu (siehe Diskussion). Die schlechtere Wertigkeit von CT und MRT bei der Beurteilung von Gelenksfehlstellungen und Ankylosen basiert auf der Darstellung in Schnittebenen und der dadurch resultierenden fehlenden Übersichtlichkeit. Grundsätzlich ist bei entsprechend dünner Schnittführung allerdings auch damit eine Beurteilung möglich.

Tab. 3. Wertigkeit der verschiedenen bildgebenden Verfahren zur Erfassung der arthritischen Direktzeichen.

	Rö	US	CT	MRT
Signalzysten	+	-/+	+	+ +
Erosion	+ +	-/+	+ +	-/+
Destruktion	+ +	-/+	+ +	-/+
Mutilation	+ +	–	-/+	–
Dissektion	+/-	–	–	+ +
Gelenksfehlstellung	+ +	–	+/-	+/-
Ankylose	+ +	–	+/-	–

Bewertung einzelner Verfahren für die Gesamtdiagnostik im Rahmen der Erkrankungen des rheumatischen Formenkreises

Nativröntgen

Das Nativröntgen ist die bildgebende Methode der Wahl bei der Erstdiagnostik von Erkrankungen im Rahmen des rheumatischen Formenkreises. Der Vorteil dieser Methode ist zweifellos ihre insgesamt gute Aussagekraft, neben der generellen Verfügbarkeit und der Möglichkeit, alle in Frage kommenden Gelenksbereiche und Skelettabschnitte schnell und qualitätsvoll darzustellen. Aus der Kombination der Einzelsymptome erlaubt die Nativradiologie eine Einengung der möglichen Differentialdiagnosen und in zahlreichen Fällen die spezifische Enddiagnose. Die Stärke liegt also in der Erkennung der entzündlichen Direktzeichen der Osteoporose, in geringem Ausmaß in den Veränderungen der Weichteile, aber vor allem in der Beurteilung des Verteilungsmusters. In einem hohen Prozentsatz sind auch Subunterscheidungen zu den anderen seronegativen Arthritiden möglich.

Die früher häufig angewandte konventionelle Tomographie hat in diesem Zusammenhang ihre Bedeutung verloren. Die von der konventionellen Tomographie zu beantwortenden Fragestellungen werden heute von der CT und der MRT übernommen. Im besonderen erscheint an dieser Stelle die Beurteilung des kraniozervikalen Übergangsbereiches erwähnenswert, die heute mit konventionellen Verfahren nicht mehr durchgeführt werden sollte.

Ultraschall (US)

Die großen Stärken der US-Diagnostik liegen im Nachweis von Gelenksergüssen mit der Möglichkeit der Unterscheidung zwischen Erguß und Pannus sowie in der etwas eingeschränkten Beurteilung der Weichteilentzündung. Die genannten Symptome oder Symptomkonstellationen sind jedoch in jedem Falle unspezifisch und sind grundsätzlich in Ergänzung zur konventionellen Röntgenologie zu sehen. In diesem Falle gestattet die konventionelle Radiologie, durch die Sonographie ergänzt, eine Erhöhung der spezifischen Aussagekraft hinsichtlich der Einzeldiagnostik.

Die Sonographie ist allerdings anatomisch limitiert. Aufgrund der limitierenden Faktoren (Luft, Knochen), gelingt es nicht, hinter diesen Bereichen Gelenksabschnitte darzustellen.

Gut zugänglich sind das Kniegelenk, das Schultergelenk, die Sprunggelenke, Hüftgelenk und Ellenbogengelenk (3).

Vor allem die großen Gelenke eignen sich dabei zum Nachweis entzündlich bedingter Gelenksergüsse, in Einzelfällen auch der Kortikalisdestruktion. Über diese Diagnostik hinaus ist auch eine Beurteilung der Muskelsehnen möglich. So hat sich die Ultraschalldiagnostik im Rahmen der Beurteilung von Rotatorenmanschetterupturen außerordentlich bewährt (4).

In letzter Zeit haben Arbeiten von *Kainberger* und eigene Studien bewiesen, daß die Achillessehne der Ultraschalldiagnostik optimal zugänglich ist und daß etwa beim Achillobursitisdefekt dieser sonographisch optimal abgebildet werden kann (5, 6). Die darunterliegende ossäre Veränderung kann allerdings aufgrund der oben erwähnten Limitationen nicht beurteilt werden.

Computertomographie (CT)

Die Verfügbarkeit der CT ist gut, ihr Einsatz im Rahmen der Gelenksdiagnostik jedoch eingeschränkt. Aufgrund ihrer hohen Ortsauflösung eignet sich die CT sehr gut zur Erfassung von komplexen ossären Veränderungen. Durch den Einsatz von Kontrastmittel lassen sich zusätzlich Veränderungen im Rahmen des Weichteilrheumatismus verifizieren; in jüngsten Literaturangaben gelingt dadurch die Differenzierung zwischen Erguß und hypervaskularisiertem Pannusgewebe mit großer Sicherheit (7).

Praktische Bedeutung hat die CT in der Beurteilung des kraniozervikalen Übergangsbereiches erlangt. Die überlagerungsfreie Schichtdarstellung bietet eindeutig Vorteile gegenüber Übersichtsaufnahmen auf konventioneller Basis (8). Veränderungen in dieser Region sind dem US nicht zugänglich. Dieser Bereich ist, wie unten noch auszuführen, auch für die MRT ein wichtiger Einsatzbereich. Wie bei der Bewertung der Einzelsymptome erwähnt, ist die CT in der Lage, nahezu alle Fragestellungen grundsätzlich zu beantworten. Die Problematik der CT als bildgebende Methode bei Erkrankungen des rheumatischen Formenkreises besteht in einem Mangel an Übersichtlichkeit durch die vorgegebene transversale Ebene. Um diesen auszugleichen, sind aufwendige Rekonstruktionsvorgänge notwendig (3D-CT); die Verfahren sind jedoch derzeit so kosten- und arbeitsintensiv, so daß lediglich im Einzelfall darauf zurückgegriffen werden kann. Diese rekonstruktiven Verfahren fordern eine sehr dünne Schichtwahl wodurch die örtliche Strahlenbelastung deutlich erhöht wird. Zunächst wird in wenigen Einzelfällen die dreidimensionale Rekonstruktion vermutlich insbesondere im kraniozervikalen Übergangsbereich einzusetzen sein (präoperative Operationsplanung).

Magnetresonanztomographie (MRT)

Der wesentliche Vorteil der MRT gegenüber allen anderen bildgebenden Verfahren liegt in der gleichzeitigen Erfassung von komplexen Befunden. Eine Unterscheidung von verschiedenen Pannusstadien (hypervaskularisierter – hypovaskularisierter – fibröser Pannus) und Erguß ist auch in Gelenksbereichen möglich, die der US-Diagnostik nicht zugänglich sind. Besondere Bedeutung kommt der MRT deshalb im Bereich der kraniozervikalen Region zu, wo sie zur Diagnostik von frühen Veränderungen der cP als einzige bildgebende Methode so verfügbar zum Einsatz kommen sollte (9).

Neben der kraniozervikalen Übergangsregion werden die großen Gelenke vorzugsweise bei der Fragestellung nach rheumatischer Affektion, untersucht, aber auch kleine periphere Gelenke sind aufgrund der multiplanaren Schichtführung vermehrt untersucht worden.

Die bildgebende Methode der Wahl stellt die MRT zur Zeit bei der Diagnostik von komplexen und diskreten Sehnenveränderungen (10) als auch bei der Frage nach Dissektion dar. So gibt es zahlreiche Untersuchungen zu rheumatoiden Veränderungen im Bereich der Hände und der Vorfüße (11).

Durch die hohe Sensitivität dieses bildgebenden Verfahrens ist es nun möglich, auch intraossäre, mit den anderen Verfahren nicht nachweisbare Veränderungen wie Markpannus (auch ohne Erosionen!), oberflächlicher Pannus oder Marködem, zu beurteilen.

Alle genannten Symptome sind grundsätzlich jedoch unspezifisch, und für die MRT gilt ähnliches wie für die Sonographie; sie sollte in Ergänzung zum Nativröntgen durchgeführt werden; die kombinierte Aussagekraft der beiden Verfahren ergibt nach heutigen Erkenntnissen ein optimales diagnostisches Vorgehen.

Ein weiterer Vorteil der MRT dürfte, neuesten Literaturberichten zufolge, in der Erfassung von frühen Veränderungen bei Erkrankungen des rheumatischen Formenkreises liegen. Im speziellen handelt es sich um frühe Weichteilveränderungen, die weder nativradiologisch noch sonographisch oder computertomographisch erfaßbar werden (Tendovaginitis, Markpannus, geringer Erguß) (9, 11, 12).

Mit Applikation von paramagnetischem Kontrastmittel (GD – DTPA) gelingt eine signifikante Erhöhung der Sensitivität dieser Methode, so daß ein deutliches zeitliches Plus gegenüber den anderen Verfahren in der Erkennung dieser Veränderungen besteht.

Trotz sehr hoher Detailerkennbarkeit von Veränderungen im Rahmen entzündlicher Gelenkserkrankungen erlaubt dieses bildgebende Verfahren keine Beurteilung der aktuellen Aktivität.

Unverändert obliegt es der Beurteilung der klinischen Symptomatik, diese Fragestellung zu beantworten. Zukünftig dürfte die MRT jedoch die Methode der Wahl besonders für Verlaufskontrollen darstellen, um einerseits prognostische, andererseits therapeutische Aussagen zu treffen.

Bildgebende Verfahren bei extraartikulärer Manifestation bei Erkrankungen des rheumatischen Formenkreises

Grundsätzlich können alle Organbereiche im Rahmen einer rheumatischen Grunderkrankung mitbefallen werden. Erscheinungsform, Organbereich und Häufigkeit sind abhängig von der jeweiligen Einzelerkrankung. Herz, Lunge, Pleura, lymphoretikuläres System sind die am häufigsten befallenen Organbereiche, aber auch Gehirn, ZNS (13), Nieren, Pankreas, Leber und das gesamte Gefäßsystem können erfaßt werden.

Das bedeutet, daß alle Möglichkeiten der diagnostischen Bildgebung ausgeschöpft werden sollten, wenn es um den Nachweis extraartikulärer Manifestationen geht.

Die Kenntnis der Untersuchungsverfahren und ihrer Aussagemöglichkeiten sind Voraussetzung für ihren sinnvollen Einsatz.

Die tabellarische Präsentation von Organbereichen – möglicher Pathologie und vorzugsweise einzusetzender bildgebender Verfahren – erfolgt vor dem Hintergrund des bekannten Befallsmusters bei extraartikulärer Manifestation rheumatischer Erkrankungen.

So ist etwa beim systemischen Lupus erythematodes in über 60% mit einem Pleuraerguß zu rechnen, bei der Periarteriitis nodosa ist ein Befall der Nieren in 90% bekannt, bei ähnlich hoher Manifestationsrate im Herzen und beim Felty-Syndrom ist eine Lymphadenopathie in über 50% beschrieben.

Tab. 4. Bildgebende Verfahren bei extraartikulären Manifestationen rheumatischer Erkrankungen.

Herz	Perikarditis	US
	Myokarditis	US
	Endokarditis	US
Lunge	Fibrose	Nativröntgen, HR-CT
	Rheumaknoten	Nativröntgen, CT
	Atelektasen	Nativröntgen
Pleura	Erguß	Nativröntgen, US (Quertisch)
Niere	Arteriitis (PAN)	Angiographie
	Glomerulonephritis	US (CT)
Lymphoretikuläres System	(Adenopathie)	US
	Lymphknoten vergrößert	US (CT)
	Milz vergrößert	US (CT)
	Leber vergrößert	US (CT)
ZNS	„Enzephalitis"	MRT
	„Herdgeschehen"	MRT
Gefäße	Aorta	Angiographie
	Mesenterialgefäße	Angiographie
	Niere	Angiographie
	Gehirn	MRT
Magen-Darm	Ulzera	Doppelkontraströntgen
	Motilitätsstörung	Doppelkontraströntgen
	Pseudosakkulation (Kolon)	Doppelkontraströntgen
Speicheldrüsen	Sjögren-Syndrom	US, MRT

Da bei einigen der Erkrankungen des rheumatischen Formenkreises die Karzinominzidenz mit bis zu 20% angegeben wird, sind die zur Diagnose nötigen radiologischen Verfahren uneingeschränkt einzusetzen.

Im übrigen reicht im allgemeinen die Nativradiologie in Kombination mit der Sonographie aus, um einen Großteil der Fragestellung bezüglich entzündlicher Gelenksmanifestationen und deren Eingrenzung zu beantworten.

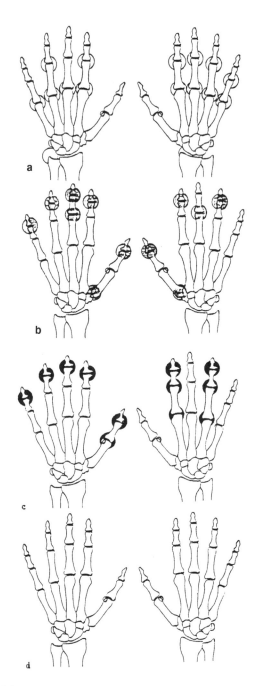

Abb. A. Differentialdiagnose von Gelenkserkrankungen. Initiales Befallsmuster am Handskelett für einige Gelenkerkrankungen (nach Schacherl). a) cP, b) Polyarthrose, c) Psoriasisarthritis, d) Gicht (keine Änderungen während der ersten 3 Jahre) (nach Freyschmidt).

106

Tab. 5. Diagnostisches Leitschema für Gelenkerkrankungen (klinisch-radiologische Primärbefunde) (nach Freyschmidt).

Monoartikuläre Erkrankung	*Überwiegend entzündlich anmutend (schmerzhafte Weichteilschwellung, Erguß)*	- bakterielle Arthritis - traumatisch mit Hämarthros - kristallinduziert (Gicht, Chondrokalzinose) - fremdstoffinduziert - sympathisch (z. B. Osteoidosteom) - symptomatisch (ungewöhnlich) - rheumatisch (ungewöhnlich, z. B. juvenile Sp.a.) - tumoröse (z. B. Metastasen)
	Überwiegend nicht entzündlich anmutend (Volumenzunahme durch Osteoproliferation oder Weichgewebe)	- neurogene Arthropathie - Monarthrose - villonoduläre Synovitis - tumoröse (z. B. Synovialom) - Gelenkchondromatose
Oligoartikuläre Erkrankung	*Überwiegend entzündlich anmutend (schmerzhafte Weichteilschwellung, Erguß)*	- mit Iliosakralgelenkbeteiligung und Fibroostitis: Sp.a. und andere seronegative Spondarthritiden, juvenile rheumatoide Arthritis - rheumatisches Fieber - symptomatisch - kristallinduziert (Chondrokalzinose, Gicht) - Sarkoidose (oft nur Arthralgien) - hämophile Arthropathie - aktivierte Arthrose (besonders Hände)
	Überwiegend nicht entzündlich anmutend	- Polyarthrose
Polyartikuläre Erkrankung	*Überwiegend entzündlich anmutend (schmerzhafte Weichteilschwellung, Erguß)*	- symmetrischer Befall kleiner Gelenke: c.P.; SLE (gewöhnlich nur Arthralgien) - asymmetrischer Befall kleiner Gelenke (regellos, axial, transversal) und Iliosakralgelenke und Fibroostitis: Psoriasisarthritis - erosive/destruktive Polyarthrose - rheumatisches Fieber - symptomatisch
	Überwiegend nicht entzündlich anmutend	- Handskelett (DIP- und PIP- und Karpalgelenke), Polyarthrose - multizentrische Retikulohistiozytose

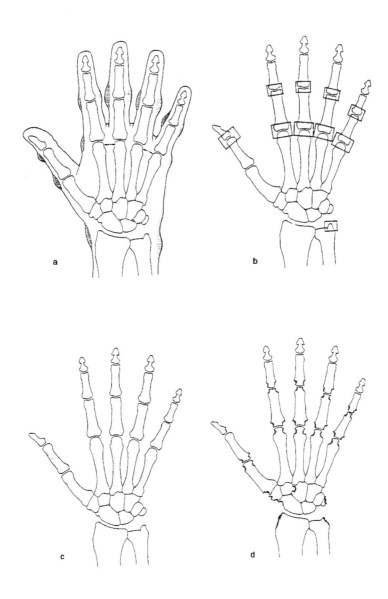

Abb. B. a) Prädilektionsorte für röntgenologisch erkennbare Weichteilschwellungen am Handskelett. Vergrößerung der Metakarpuskopfdistanz durch Erguß und/oder Synovialisproliferation. b) Typische Befallstopik der cP am Handskelett. c) Verteilungsmuster der gelenknahen Osteoporose bei cP. d) Befallstopik bei cP.

Stadium	Röntgenbefund	Muskel-atrophie	Extraartikuläre Veränderungen (subkutane Knoten), Tendovaginitis	Gelenkdeformation	Ankylose
I	Osteoporose (keine destruktiven Veränderungen)	–	–	–	–
II	Osteoporose (eventuell geringe Destruktion des Knorpels oder subchondralen Knochens)	Umgebung	eventuell vorhanden	–	–
III	Osteoporose, Knorpel- und Knochendestruktion	ausgeprägt	eventuell vorhanden	Subluxation, ulnare Deviation, Hyperextension	–
IV	Wie III., jedoch mit knöcherner Ankylose	ausgeprägt	eventuell vorhanden	wie III	fibrös oder knöchern

II. Spezieller Teil

A) Sonderformen

1. Chronische Polyarthritis (cP) (Abb. 1, 2, 3, 4 und 5)

Röntgensymptomatik/Befallstopik: Polyartikulär bilateral symmetrischer Befall der kleinen Gelenke.

Röntgenologische Frühzeichen: Weichteilschwellungen der PIP-Gelenke sowie am 1. und 2. MCP-Gelenk radial, 5. MCP-Gelenk ulnar, gelenksnahe Osteoporose der PIP- und MCP-Gelenke sowie im Karpusbereich, Schwund der subchondralen Grenzlamelle, marginale oder zentrale Erosionen (Abb. B), Begleitzysten, Destruktionen, Mutilationen, grobe Fehlstellungen und Deformitäten (Knopfloch-, Schwanenhalsdeformität, Krallenhand), fibröse oder ossäre Ankylosen.

Halswirbelsäule: Spondylarthritis, Spondylodiszitis, atlantodentale und -axiale Dislokation.

Temporomandibulargelenke: Entzündliche Veränderungen führen zu Kieferklemme, bei grober Destruktion und Mutilation des Unterkiefers Entstehung des „Vogelgesichtes".

Sakroiliakalgelenke: Beteiligung in 40 bis 45% (*Carvalho* und *Graudal* 1980), ab dem 40. Lebensjahr, meistens sehr hohe BSG.

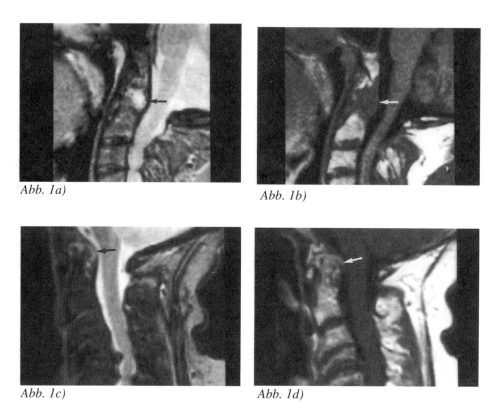

Abb. 1a)

Abb. 1b)

Abb. 1c)

Abb. 1d)

Abb. 1. Rheumatoide Arthritis der kraniozervikalen Übergangsregion in der MRT:
entzündlicher Erguß – hypervaskularisiertes Pannusgewebe. a) T2*-GRE sag.; Erguß:
hyperindens (Pfeil). b) T1+Gd-DTPA sag.; Erguß: hypoindens – kein KM-Enhancement
(Pfeil). c) T2*-GRE sag.; hypervaskularisiertes Pannusgewebe: hyperindens (Pfeil).
d) T1+Gd-DTPA sag.; hypervaskularisiertes Pannusgewebe: positives KM-Enhancement (Pfeil).

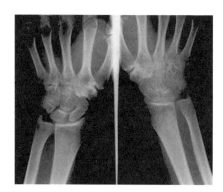

Abb. 2. Chronische
Polyarthritis, Stein-
brocker-Stadium I.

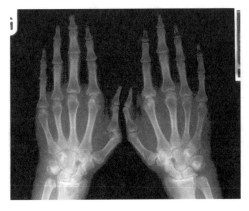

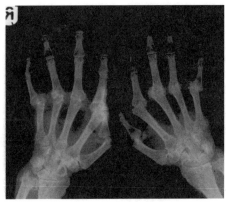

Abb. 3. Chronische Polyarthritis, Stein-brocker-Stadium II.

Abb. 4. Chronische Polyarthritis, Stein-brocker-Stadium III.

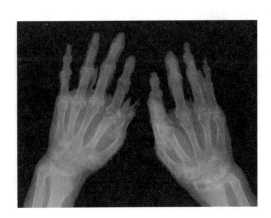

Abb. 5. Chronische Polyarthritis, Steinbrocker-Stadium IV.

2. Juvenile rheumatoide Arthritis (Abb. 11)

Röntgensymptomatik/Befallstopik: Knie-, Hand-, obere Sprunggelenke; ausgeprägte Veränderungen im Rahmen des Weichteilrheumatismus, frühe Ankylosierungen, Fehlstellungen in den betroffenen Gelenken ohne Usuren, z. B. zervikale Synostose; metaphysäre und diaphysäre Periostreaktionen mit Schaftverdickung, endostale Resorptionsvorgänge mit Zerstörung von Knochen. Wachstums- und Entwicklungsstörungen, ankylosierte Wirbelbogengelenke, Wirbelkörperhypoplasien und partielle Blockwirbel, Wirbelbogensynostosen und hypoplastische, stummelförmige Dornfortsätze (Abb. 11).

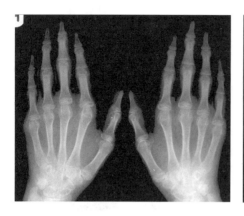 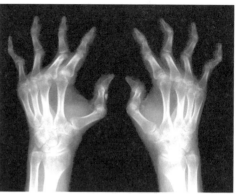

Abb. 11. Seronegative, juvenile cP: zy-
stoide Aufhellungen im Os naviculare
beidseits sowie im Bereich der Basis der
Grundphalanx des 1. Strahles beidseits.

Abb. 6. Systemischer Lupus erythematodes:
Fehlstellungen, Schwanenhalsdeformitä-
ten, keine ossären Laesionen.

3. Rheumatisches Fieber

Röntgensymptomatik/Befallstopik: ,,Springende Arthritis'' (Bevorzugung der großen Gelenke [Sprunggelenke!]), begleitet von hohem Fieber und viszeralen Manifestationen (bis 80%), (Karditis, Pleuritis, Erythema marginatum, Urticaria rheumatica, 5 bis 20% Chorea minor); die Röntgensymptomatik ist im akuten Stadium äußerst spärlich; Verbreiterung des Weichteilschattens bedingt durch Synovialitis und Erguß; bei chronischem Verlauf starke Ulnardeviationen in MCP-Gelenken; gelenksnahe Osteoporose fehlt häufig.

4. Bakterielle Arthritis (Synonym: pyogene Arthritis)

Röntgensymptomatik/Befallstopik: Ablauf in kurzer Zeit (Tage/Wochen); unbehandelt endet die bakterielle Arthritis in grober Destruktion oder Ankylose; nicht selten Periostverknöcherungen der angrenzenden Knochen; röntgenologische Veränderungen ,,hinken nach''.

Handgelenke: Hämatogene Arthritis: Karpalgelenke. Bakterielle Arthritis: Fingergelenke. Grobe Entkalkung auch der distalen Radius- und Ulnaabschnitte sowie der proximalen Metakarpalanteile; Gelenksspaltverschmälerung, Schwund der subchondralen Grenzlamelle, Erosionen, Destruktionen, Ankylosen.

Hüftgelenk: Konzentrische Gelenksspaltverschmälerung bei Zerstörung des Gelenkknorpels; Folgezustände: Dissektion, Osteonekrose, knöcherne Ankylose, Wachstumsstörungen bei Befall im Kindesalter.

Sonderform am Schultergelenk: Caries sicca: umschriebene Porosierung des Tuberculum majus, scharf begrenzte Usur im Übergangsbereich Gelenksfläche/Tuberculum majus, keine größeren Destruktionen.

Weitere Sonderformen: Lues; Lyme-Krankheit: Borrelieninfektion, mono-oligoartikulär mit Bevorzugung der großen Gelenke, kann in eine chronische erosive Arthritis einmünden; **Pilzinfektionen:** äußerst selten (Candida albicans, Kryptokokken, Histoplasmen, Kokzidioidomyzeten, Aspergillen, Sporotrichomarten); **Virusinfektionen:** Mumpsarthritis, Rötelnarthritis, Pockenarthritis, Wurminfektionen.

5. Kollagenosen

5.1. Progressive Sklerodermie (Abb. 7 und 8)
Röntgenologische Testregion: Hand. **Röntgensymptomatik:** Diffuse, seltener gelenksnahe Osteoporose; Weichteilmantel erst verdickt, dann verdünnt, insbesondere um Proc. unguiculares (June-Index); konische Verdünnung wird „Zuckerhutzeichen" genannt; reaktionslose Osteolysen der Proc. unguiculares; interstitielle Weichteilverkalkungen (Calcinosis interstitialis localisata, seltener universalis, Thibierge-Weissenbach-Syndrom).

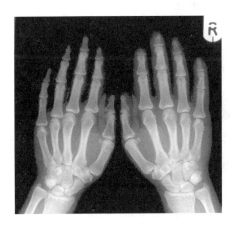

Abb. 7. Sklerodermie: reaktionslose Akroosteolysen am 1., 2. und 3. Strahl rechts sowie am 2. und 4. Strahl links.

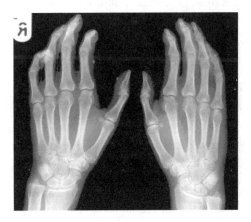

Abb. 8. Sklerodermie: Calcinosis interstitialis, Thibierge-Weissenbach-Syndrom.

5.2. Polymyositis/Dermatomyositis
Röntgensymptomatik: Gelenksnahe Osteoporose, bei längerem Bestehen auch strähnig anmutend; typisch sind interstitielle subkutane und auch tiefergelegene Kalzinosen.

5.3. Periarteriitis nodosa
Das röntgenologische Bild entspricht dem der cP.

5.4. Systemischer Lupus erythematodes (SLE) (Abb. 6)

Röntgensymptomatik: Häufig keinerlei pathologische Röntgenzeichen. Stärkere klinische Gelenkssymptome bei negativen oder geringen röntgenologischen Gelenksbefunden sollten an das Vorliegen eines SLE denken lassen!

Extraossäre Manifestationen: Pleuraergüsse, -schwielen, Perikarderguß, interstitielle Lungenveränderungen.

5.5. Sharp-Syndrom/,,Mixed Connective Tissue Disease" (MCTD)

Röntgensymptomatik: Ähnlich Sklerodermie: akrale und gelenksrandständige Osteolysen, insbesondere an den DIP-Gelenken, interstitielle Kalzinosen. Ähnlich c.P.: Erosionen und gelenksnahe Osteoporose, Fehlstellungen.

6.Seronegative Spondylarthritiden

6.1. Ankylosierende Spondylitis (Synonyme: M. Bechterew, Spondylitis ancylopoetica)
Befallstopik/Röntgensymptomatik: Sakroiliakalgelenke 100%, lumbosakrale Wirbelsäule 71,5%; andere Abschnitte der Wirbelsäule 2,7%; Kniegelenke 9%; andere Gelenke 12,9%; Iritis 2,4%; Sehnen oder deren Insertionen 1,6%.
Sakroiliakalgelenke, Sakroiliitis vom Typ ,,buntes Bild":
1. Destruktion,
2. subchondrale Sklerose,
3. knöcherne Ankylose.
Auftreten charakteristischerweise gleichzeitig und nebeneinander.

Wirbelsäule: Entwicklung von Syndesmophyten; 61% im dorsolumbalen Übergang. Syndesmophyten treten in der Regel nicht vor dem 20. Lebensjahr auf; bei jugendlichen Bechterew-Patienten erfolgt die Wirbelsäulenversteifung durch Ankylosierung der Intervertebralgelenke und Verknöcherungen der Ligamenta flava. Destruktive und metaplastisch verknöchernde Vorgänge kommen auch im Bereich der Kostovertebral- und Kostotransversalgelenke vor.
Spondylitis anterior (Romanus-Läsion) (Abb. 9): Subdiskale und marginale Randleistendestruktion. Konturdefekt im subdiskalen ventralen Bereich der Wirbelkörperrandleiste (besonders L 3-5); **Frühzeichen:** sogenannte ,,glänzende Ecke", **Spätstadium:** Kastenwirbel, Tonnenwirbel.
Anderson-Läsion (Abb. 10): Destruktiver Prozeß der Zwischenwirbelscheibe und der angrenzenden Wirbelkörper im Rahmen einer ankylosierenden Spondylitis. **Unterscheidung:** entzündlicher/nichtentzündlicher Typ der Anderson-Läsion (14). Röntgenologische Unterscheidung von bakterieller Spondylitis nicht möglich!
Extravertebrale Begleitbefunde: Mono- und Oligoarthritiden, Befall der Manubriosternalverbindung in über 50%, sternokostoklavikuläre Hyperostosen, rarefizierende oder produktive Fibroostitis, produktive und destruktive Periostitiden (Achillobursitis rheumatica).

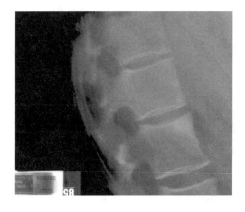 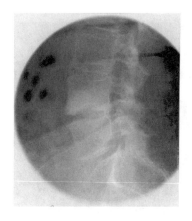

Abb. 9. Spondylitis anterior: Romanus-Läsion.

Abb. 10. Morbus Bechterew: Anderson-Läsion.

6.2. Morbus Reiter

Röntgensymptomatik: Ähnlich der Psoriasisarthritis, mit anderer Befallstopik, finden sich röntgenologisch nebeneinander osteodestruktive oder osteoproliferative Veränderungen. Überwiegender Befall der Gelenke der unteren Extremität. In der akuten Phase überwiegen die Veränderungen des Weichteilrheumatismus; es folgen die arthritischen Kollateralphänomene.

Pathognomonisches Zeichen: Frühestens 4 Tage nach klinischem Beginn wird eine zarte Periostlamelle am angrenzenden Röhrenknochen metadiaphysär deutlich, dem erst später eine gelenksnahe Entkalkung folgt (15).

Fortgeschrittenes Krankheitsstadium: Destruktionen, Mutilationen und Fehlstellungen, progredient polyartikulär; Polyarthritisähnliches Bild mit periostalen Verknöcherungen und späterer Verdickung der Schaftkompakta.

Obligat: Sakroiliitis vom Typ „buntes Bild", oft asymmetrischer Befall.

Wirbelsäule: Ausbildung von Parasyndesmophyten, aber auch Syndesmophyten; Ankylosierungen, Morbus-Bechterew-ähnliches Bild. Fibroostitische Veränderungen.

6.3. Arthritis psoriatica *(Abb. 12 a, b und c)*

Befallstopik/Röntgensymptomatik: Hand- und Fußskelett, Sakroiliakalgelenke, Wirbelsäule.

Inzidenz: ETWA 7% der Patienten mit Psoriasis vulgaris erkranken an einer Psoriasisarthritis.

Gliedmaßengelenke: Nebeneinander von gelenksdestruktiven und osteoproliferativen Veränderungen, ausgeprägte Mutilationen.

Osteoproliferative Veränderungen: stachelartige oder irreguläre Verknöcherungen im Kapsel- und Bandansatzbereich an den Metaphysen und Diaphysen vor allem der kleinen Röhrenknochen; Protuberanzen: spikuläre Ossifikationen am Gelenksrand (16); lamelläre oder undulierte periostotische Ossifikationen an den Röhrenknochenschäften.

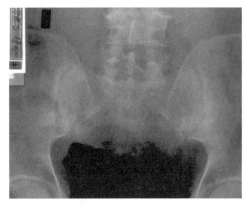

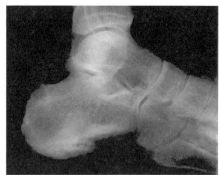

Abb. 12a)   *Abb. 12b)*

Abb. 12c)

Abb. 12. Psoriatische Arthropathie.
a) Iliosakralarthritis, b) Kalkaneusfi-
broosteopathie, c) Vorfüße: Spiculae-
artige Periostitis am Kuboid sowie
Periostarthropathie an den Interpha-
lan- gealgelenken des 1. Strahles
beidseits.

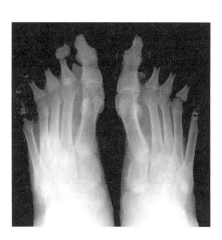

Frühzeichen: Stachel- oder wollartige Ossifikationen an den Epiphysen, insbesondere im Endphalanxbereich; **osteodestruktive Veränderungen,** Osteolysen der Gelenksrändern, Schwund der subchondralen Grenzlamelle, Signalzysten, gelenksnahe Osteoporose in ca. 10%.

Gelenke des Stammskeletts: Sakroiliakalgelenke in 50% der Fälle (17), Pseudoerweiterung des Gelenksspaltes, subchondrale Erosionen, Knochenbrücken Typ ,,buntes Bild", häufiger in asymmetrischer Anordnung.

116

Spondylitis psoriatica: Kantenerosionen, paravertebrale Ossifikationen (Parasyndesmophyten) (18).

Extraartikuläre Röntgenbefunde: sogenannte Enthesiopathien: Ossifikationen am Ansatzbereich von Sehnen, Bändern und Kapseln.

6.4. Gelenks- und Knochenveränderungen bei der Sarkoidose (Morbus Boeck)
Inzidenz: röntgenologisch nachweisbare Skelettbeteiligung ca. 14%.
Befallstopik/Röntgensymptomatik: Handskelett, seltener Fußskelett.
– polyzystische Form (Ostitis multiplex cystoides Jüngling),
– netzig-wabige Strukturveränderungen,
– größere, scharf begrenzte Defekte in den Phalangen,
– mutilierende Spätform,
– fleckige Spongiosasklerose,
– subperiostale Erosionen,
– periostale Form (sehr selten).

6.5. Multizentrische Retikulohistiozytose
Befallstopik/Röntgensymptomatik: Finger- und Zehengelenke in 77%. Erosionen, Gelenksspaltverschmälerung, Mutilation; keine Ankylosen, gelenksnahe Entkalkungen, reaktive Hyperostosen und periartikuläre Weichteilverkalkungen fehlen.

Literatur

(1) König H, Sieper J, Wolf K-J: Rheumatoid Arthritis: Evaluation of Hypervascular and Fibrous Pannus with Dynamic, MR Imaging Enhanced with Gd-DTPA. Radiology 1990;176:473-474.
(2) Shimizu S, Shiozawa S, Shiozawa K, et al: Quantitative histologic studies on the pathogenesis of periarticular osteoporosis in rheumatoid arthritis. Arthr Rheum 1985;28:25-31.
(3) Scheible W: US Gelenke, in Resnick, Niwayama (eds): Diagnostic ultrasound in diagnosis of bone and joint disorders. Philadelphia, Saunders, 1988.
(4) Katthagen B-D: Schultersonographie. Stuttgart-New York, Thieme, 1988.
(5) Neuhold A, Stiskal M, Kainberger F, Schwaighofer B: Degenerative achilles tendon disease: assessment by magnetic resonance and ultra sonography. Eur J Radiol 1992;14:213-220.
(6) Kainberger F, Frühwald F, Engel A, Windhager R, Schwaighofer B, Seidl G: Die Sonographie der Achillessehne und ihres Gleitlagers. Röfo 1988;148:394-397.
(7) Cerny C, Stiskal M, Neuhold A, et al: RA of the atlantoaxial joint; Assessment of inflammatory soft tissue changes with contrast enhanced HR-CT (work in progress).
(8) Castor WR, Miller JDR, Russell AS, Chiu PL, Grace M, Hanson J: Computed Tomography of the craniocervical junction in rheumatoid arthritis. J Comp Ass Tomogr 1983;7:31:36.
(9) Stiskal M, Neuhold A, Brainin M, Platzer C, Smolen J: Gadolinium-DTPA-enhanced MRI of the craniocervical region in rheumatoid arthritis. Neuroradiology 1991;33 (Suppl): 410-412.
(10) Stiskal M, Neuhold A, Kainberger F, et al: MR-Tomographische Befunde bei Achillodynie. Röfo 1990;153:9-13.
(11) Nägele M, Kunze V, Koch W, et al: Rheumatoide Arthritis des Handgelenkes: Dynamische Gd-DTPA-verstärkte MRT. Röfo 1993;158:141-146.
(12) Herve-Somma CMP, Sebag GH, Prieur A-M, Bonnerot V, Lallemand DP: Juvenile rheumatoid arthritis of the knee: MR Evaluation with Gd-DOTA. Radiology 1992;182:93-98.
(13) Alexander EL, Beall SS, et al: MRI of cerebral lesions in patients with the Sjögren-Syndrome. Ann Int Med 1988;108:815-823.
(14) Carvalho A de, Graudal H: Sacroiliac joints involvement in classical or definite rheumatoid arthritis. Acta Radiol Diagn 1980;21:41.

(15) Dihlmann W, Lindenfelser R: Polysegmentäre Anderson Läsion bei segmentärer Spondylitis. Röfo 1989;130:454.
(16) Schacherl M, Schilling F: Röntgenbefunde an den Gliedmaßengelenken bei Polyarthritis psoriatica. Rheumaforsch 1967;26:442.
(17) Loreck D, Schulze P, Miehe M: Röntgenmorphologische Befunde am Skelettsystem bei der Psoriasis arthropatica. Radiol Diagn (Berlin) 1981;22:742.
(18) Dihlmann W: Spondylitis ankylopoetica – die Bechterew'sche Krankheit. Stuttgart, Thieme, 1968.

1.10.4.1

Sehr hochauflösende Sonographie
kleiner Gelenke

N. Gritzmann

In den letzten Jahren ermöglichten technische Verbesserungen den Einsatz von Ultra-
schallfrequenzen von über 10 MHz.
Für die Diagnostik der Handgelenke haben sich 10 bis 13 MHz Transducer bewährt. Es
gibt Schallköpfe mit integrierter Wasservorlaufstrecke und einer flexiblen Kunststoff-
membran, so daß zumeist eine gute Ankopplung zwischen den Handgelenken und dem
Transducer erfolgen kann, ohne daß ein Silikonkissen als Vorlauf eingesetzt werden muß.
Ein Vorteil der sehr hochauflösenden Sonographie ist, daß die Synovia stets direkt
dargestellt werden kann.
Im normalen Metakarpophalangealgelenk können die Knochenkontur, die Synovia, Teile
des Gelenkknorpels und die Sehnen beurteilt werden (Abb. 1).
Entzündungen der Synovia können mittels hochauflösender Sonographie frühzeitig
diagnostiziert werden.

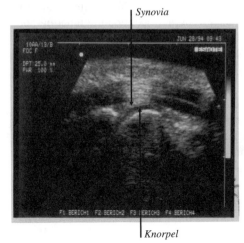

Abb. 1. Längsschnitt eines normalen Meta-
carpophalangealgelenkes. Normale Dicke
der Synovialis ↓, unauffälliger Gelenks-
knorpel ↑.

Tab. 1. Möglichkeiten der sehr hochauflösenden Sonographie kleiner Gelenke.

- sensitive Arthritisdiagnostik
- eventuell Verlaufskontrolle-CP
- Tendosynovitis
- Karpaltunnelsyndrom
- Ganglien, Glomustumoren, Fremdkörper
- Bandrupturen (Skidaumen, Sprunggelenk)
- ultraschallgezielte Punktion

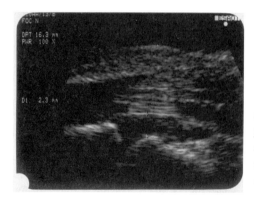

Abb. 2. Längsschnitt eines Metacarpophalangealgelenkes bei rheumatoider Arthritis, Verdickung der Synovialis ‡ bis auf 2.3 mm mit diffuser Echoarmut, der Knorpel läßt sich nicht mehr abgrenzen.

Es zeigt sich eine Verdickung der Gelenkskapsel mit zumeist echoarmer Transformation und zum Teil mit Ergußbildung (Abb. 2). Die sichere Differenzierung zwischen synovialer Schwellung und Ergußbildung ist nicht immer möglich. Dargestellt werden können Tendosynovitiden und Alterationen der Sehnen selbst (Aufquellungen, Kaliberunregelmäßigkeiten).

Weiters kann echoarmes, extraossäres Pannusgewebe nachgewiesen werden. Im Gegensatz zur akuten Synovitis ist der Pannus in der farbkodierten Dopplersonographie nicht oder kaum durchblutet. Mittels farbkodierter Dopplersonographie dürfte somit eine Differenzierung zwischen chronischem Pannusgewebe und akuter Inflammation auch sonographisch möglich sein.

Bei entsprechender Lage können auch knöcherne Usuren sonographisch diagnostiziert werden. Während das Nativröntgen vorwiegend konturbildende Erosionen abbildet, werden sonographisch schallkopfzugewandte Erosionen besser dargestellt.

Im Vergleich zur Röntgenuntersuchung ist die sehr hochauflösende Handsonographie wesentlich sensitiver im Nachweis auf eine Arthritis. Vergleiche zur Szintigraphie oder Magnetresonanztomographie fehlen in der Literatur bis dato.

Neben Arthritiden verschiedener Genese kann die Ultraschalluntersuchung sehr einfach Ganglien nachweisen und auch Glomustumoren an den Phalangen lokalisieren. Auch der Fremdkörpernachweis ist zumeist möglich. Im Rahmen des Karpaltunnelsyndroms kann bei der häufig narbigen Genese eine Abplattung des Nervus medianus im Karpaltunnel, unter dem darstellbaren Ligamentum carpi transversum gefunden werden. Insbesondere diese spezielle sonographische Handdiagnostik erfordert aber große Ultraschallerfahrung.

Das Hauptproblem der Sonographie ist die eingeschränkte bzw. schwierige Standardisierbarkeit. Im Metakarpophalangealgelenk und an den Interphalangealgelenken können Standardlängsschnitte genau über den Sehnen gemessen und dokumentiert werden. Auch die Vermessung von Sehnenscheidenergüssen im Querschnitt dürfte die für Verlaufskontrollen notwendige Reproduzierbarkeit besitzen. Starke Deviationen der Phalangen gestalten das Einstellen einer Standardebene aber schwierig. Problematisch gestaltet sich auch die Verlaufskontrolle von entzündlichen Veränderungen in der Karpalregion. Aufgrund der äußerst komplexen Sonoanatomie ist in dieser Region eine Standardisierung schwierig. Wenngleich auch hier Lösungen durch Einzeichnen von Standardebenen in eine schematische Skizze und entsprechende Ultraschallbilddokumentation eine Lösung möglich erscheinen lassen. Es ist denkbar, daß die Sonographie bei entsprechender Standardisierung, wie sie z. B. an der Säuglingshüfte schon erreicht wurde, auch für die Therapiekontrolle im Rahmen einer chronischen Polyarthritis eingesetzt werden könnte. Zusammenfassend erweist sich die sehr hochauflösende Sonographie als sensitive Methode im Nachweis einer Arthritis. Es kann gut zwischen synovialer Entzündung bzw. Entzündung der umgebenden anatomischen Strukturen (Tendosynovitis) unterschieden werden.

Bei entsprechenden sonographischen Vorkenntnissen ist das Erlernen der Untersuchungstechnik relativ unproblematisch. Auch halten sich die Gerätekosten – besonders wenn man den Vergleich zu anderen bildgebenden Verfahren heranzieht – in einem vertretbaren Ausmaß.

Literatur

(1) Grassi W, Tittarelli E, Pirani O, Avaltroni D: Ultrasound Examination of Metacarpophalangeal Joints in Rheumatoid Arthritis. Scand J Rheumatol 1992;22:243-247.
(2) Fornage BD: Soft-tissue changes in the hand in rheumatoid arthritis evolutation with US. Radiologie 1988;173:735-737.

Isotopendiagnostik

G. Kolarz

Merksätze: Untersuchungen mit radioaktiven Stoffen können in vitro und in vivo durchgeführt werden. Die In-vitro-Tests dienen meist dem Nachweis kleinster Mengen organischer Substanzen, die In-vivo-Untersuchungen werden zur Darstellung von Organen (Szintigramm) oder Prüfung einzelner Organe oder Organsysteme (Umsatz- und Speichermessungen usw.) herangezogen. In-vitro-Tests sind heute meistens zugunsten von Enzymimmunassays aus Strahlenschutzgründen verlassen.

1. In-vitro-Untersuchungen in der Rheumatologie

Anti-DNS-Radioimmunoassay: Er dient zum Nachweis von Antikörpern gegen native Desoxyribonukleinsäure (n-DNS) im Serum.

Prinzip der Methoden: Patientenserum wird mit radioaktiv markierter DNS inkubiert. Eventuell im Serum vorhandene n-DNS-Antikörper binden einen Teil der markierten DNS zu Antigenantikörperkomplexen. Diese Komplexe können mit Ammonsulfat gefällt werden. Nach Zentrifugation kann das Verhältnis zwischen gebundener und gesamter radioaktiver DNS im Zähler bestimmt werden.

Bewertung: Ein erhöhter Anteil gebundener DNS bedeutet, daß im untersuchten Serum Antikörper gegen native DNS vorhanden sind. Solche Antikörper finden sich im Serum von Patienten mit aktivem SLE (100%) mit cP (etwa 3%), mit anderen Kollagenosen (etwa 5%), mit chronisch aggressiver Hepatitis (etwa 11%).

Cave: Nicht mit antinukleären Faktoren verwechseln!

2. In-vivo-Untersuchungen in der Rheumatologie

Szintigraphie. Sie dient hauptsächlich zum Nachweis von Gelenksentzündungen, ist aber auch für die Früherkennung von Knochenprozessen wertvoll.

Prinzip der Methode. Nach i.v. Injektion des radioaktiven Isotops wird die Gammastrahlung für jeden Punkt der untersuchten Region einzeln registriert und graphisch dargestellt. Diese Untersuchung wird mittels Gammakamera durchgeführt, in welcher in einem NaJ-Kristall als Detektor jeder Gammastrahl einen Fotoblitz auslöst, der mit einer geeigneten Verstärkungseinrichtung aufgezeichnet wird. Die Gesamtheit aller registrierten Gammastrahlen ergibt somit ein Abbild der untersuchten Region.

Zur Darstellung von Gelenken können als Isotope 99-m-Tc-Pertechnetat oder sogenannte Knochen-Tracer (Isotope, die sich besonders im Skelett anreichern) wie 99-m-Tc-Polyphosphat oder 99-m-Tc-Pyrophosphat verwendet werden. Da in der Umgebung entzündeter Gelenke auch der Knochenstoffwechsel gesteigert ist, reichern sich dort auch Knochen-Tracer vermehrt an.

Radioaktiv markierte Leukozyten oder radioaktiv markiertes Immunglobulin können ebenfalls für bestimmte Fragestellungen (z. B. Osteomyelitis, bakterielle Arthritis) eingesetzt werden. Die Unterscheidung zwischen chronischer Arthritis und aktivierter Arthrose gelingt auch mit diesen Substanzen nicht immer eindeutig. Es wurden daher auch andere Marker (99m-Tc-Nanocolloid, 99m-Tc-anti CD4 monoklonale Antikörper, 99m-Tc-J001X, welches an Makrophagen bindet) eingesetzt.

Auswertung: Aktivitätsvermehrungen in Gelenken lassen in der Regel auf eine Gelenkserkrankung schließen. Die Ursache derselben (entzündlich rheumatische Erkrankung, degenerative Gelenkprozesse usw.) läßt sich jedoch damit nicht feststellen. Differentialdiagnostische Hinweise zur Unterscheidung einer Arthritis von einer Arthrose sind durch die richtige Auswahl des Tracers (vor allem die neueren Substanzen, die an Lympho- oder Monozyten/Makrophagen-Oberflächen binden, scheinen in einigen Studien eine gute Diskriminanz aufzuweisen) und des Meßzeitpunktes möglich. Das Ausmaß der Entzündung ist nur mit Spezialmethoden (Szintimetrie) feststellbar. Aktivitätsvermehrungen im Knochen zeigen früher als Röntgenuntersuchungen den Ort einer pathologischen Knochenveränderung an, lassen aber gleichfalls allein keine Rückschlüsse auf deren Ursache zu. Zur Darstellung von Gelenksbinnenräumen und den damit kommunizierenden Bursen können Isotope (z. B. 99-m-Tc-Pertechnetat oder 131J-Albumin) auch direkt intraartikulär appliziert werden. Diese Methode kann für bestimmte Fragestellungen (z. B. Verteilung des Tracers vor Radiosynovektomie) angewandt werden; sie ist aber seit Einführung der Small-part-Ultraschalldiagnostik so wie die Arthrographie auf Einzelfragen beschränkt.

„Uptake"-Messungen. Sie liefern die Möglichkeit, eine Aktivität über der untersuchten Region quantitativ zu erfassen und dienen in der Rheumatologie zur Messung des Ausmaßes der Entzündungsaktivität in Gelenken.

Prinzip der Methode: Nach i.v. Injektion einer bestimmten Menge eines radioaktiven Isotops wird die regionale Gammastrahlung mittels Sonde (wenn nur wenige Gelenke beurteilt werden), Gammakamera (Szintimetrie) oder mittels Ganzkörperprofilscan (zur Messung möglichst vieler Gelenke) quantitativ gemessen und in Prozent der injizierten Radioaktivität oder bei Knochen-Tracern als Quotient im Vergleich zu einer Referenzmessung (z. B. zur Aktivität in der Tibia) ausgedrückt. Als Isotope können die gleichen Tracer wie zur Szintigraphie verwendet werden.

Bewertung: Je höher die gemessene Aktivität, desto stärker ist das Ausmaß der Entzündung.

Indikation und Kontraindikation: Für die angeführten In-vivo-Untersuchungsmethoden gelten bezüglich Indikation und Kontraindikation ähnliche Überlegungen wie bei Röntgenuntersuchungen. Jede Strahlenbelastung soll prinzipiell vermieden werden. Deshalb ist eine nuklearmedizinische Untersuchung nur indiziert, wenn die zu erwartende Information für Diagnose oder Beurteilung des Krankheitsverlaufes wesentlich ist.
Kontraindikation für nuklearmedizinische Untersuchungen ist eine Schwangerschaft.
Die Strahlenbelastung macht bei der Szintigraphie etwa 1 Viertel der Belastung durch ein Thoraxröntgen aus, bei „Uptake"-Messungen ist sie etwa um das 10fache niedriger als bei Szintigraphie. Deshalb können „Uptake"-Messungen auch für kurzfristige Kontrollen der Entzündungsaktivität eingesetzt werden.

Literatur

(1) Kolarz G, Thumb N (eds): Methods of Nuclear Medicine in Rheumatology. Stuttgart-New York, Schattauer, 1982.
(2) Rosenspire CK, Kennedy AC, Russomanna L, Steinbach J, Blau M, Green FA: Comparison of four methods of analysis of 99 m Te Pyrophosphate uptake in rheumatoid arthritic joints. J Rheumatology 1980;7:461-468.
(3) Goupille Ph, Valat JP, LePage A: Imaging of synovitis in Rheumatoid Arthritis with radionuclid tracers. J Rheumatol 1993;20:1975-1976.

Osteodensitometrie

H. Bröll

Für die Objektivierung der Knochenmasse stehen heute zahlreiche Methoden zur Verfügung, die im Hinblick auf ihre unterschiedliche Technik vom klinischen Beurteiler genau gekannt werden müssen. Die heutigen Meßmethoden zeichnen sich durch relativ geringe Strahlenbelastung aus, wobei die höchste Strahlenexposition der quantitativen Computertomographie (QCT) zukommt (SEQCT: 100 m Rem/DEQCT: 1000 m Rem). Es gilt heute als gesichert, daß eine gute Korrelation zwischen Knochenmasse und dem Auftreten von Frakturen besteht.

Planimetrische Methoden

Single-Photonen-Absorptiometrie/SPA(Single-XRay-Absorptiometrie/SXA)

Im Rahmen dieser Untersuchungsmethoden wird die Absorption von Photonen oder Röntgenstrahlen am Unterarm ermittelt. Im Hinblick auf eine relativ hohe Streuung im Rahmen der Reproduzierbarkeit (15 bis 20%) verliert diese Methode zunehmend an Bedeutung. Ein weiterer negativer Aspekt ist die Entsorgungsproblematik der emitierenden Strahlenquelle bei SPA.

Dual-Energy-Absorption (Photonen-Absorption/DPA; Röntgen/DEXA)

Diese Methode besitzt eine Reproduzierbarkeit um 1 bis 2%, die Knochenmasse wird in der Lendenwirbelsäule bestimmt, bei erweiterter Software kann man daneben die Knochendichte in verschiedenen anderen Skelettanteilen ermitteln.

Die Meßergebnisse können durch Osteophyten, Knochenspangen und Kalkablagerungen in den Gefäßen verfälscht werden. Die Stärke der DEXA-Methode liegt in der Beurteilungsmöglichkeit des Hydroxyapatitäquivalenz (HE) im Schenkelhals und in der Vergleichsuntersuchung peripherer Knochen.

Diese derzeit gebräuchlichste Methode wird für orientierende Serienuntersuchungen angewandt und kann zur Beurteilung eines Therapieeffektes herangezogen werden.

Sämtliche planimetrischen Methoden sind derzeit nicht in der Lage, das HE in Kompakta und Spongiosa getrennt zu ermitteln.

Volumetrische Methoden

Periphere quantitativer Computertomographie (pQCT)

Diese Computertomographie, die ausschließlich für Knochendichtemessungen entwickelt wurde, erfaßt das HE im Volumen peripherer Knochen, wobei meist die Messung am Unterarm der nicht dominierenden Hand erfolgt. Mit Hilfe einer automatischen Formerkennung wird das HE ermittelt, wobei eine Differenzierung zwischen Kompakta und Spongiosa erfolgt.

Ein verminderter pQCT-Wert ist in der Regel mit einem systemischen Knochenrarefizierenden Prozeß im Bereich des Achsenorgans korrelierbar. Der umgekehrte Schluß ist jedoch nicht zulässig, da bei verstärktem Knochenabbau der osteopenische Prozeß zunächst im Stammskelett in Erscheinung tritt.

Die pQCT besitzt eine Reproduzierbarkeit von 0,3 bis 0,5%.

Quantitative Computertomographie (QCT)

Computertomographen konventioneller Art können mit einer speziellen Software zur Knochendichtemessung ausgestattet werden. Mit dieser Methode kann man dem wahren HE bei Messung mittels Zweifachenergie (DEQCT) sehr nahe kommen. Eine Voraussetzung ist jedoch, daß die Bestimmung in anatomisch einwandfreien Knochen von homogener Struktur erfolgt. Die Reproduzierbarkeit ist gegenüber der weniger meßgenauen Bestimmung des HE mittels Einfachenergie (SEQCT) geringer, so daß sich obige Methode für die Diagnostik und letztere Technik für Verlaufsuntersuchungen anbietet.

Es ist zu betonen, daß die Qualität der QCT-Messung bei einzelnen Firmenprodukten äußerst differieren kann, nicht jeder Computertomograph ist so ausgestattet, daß man das HE im Knochen, sowohl in Kompakta als auch in Spongiosa errechnen kann, was an sich den Vorteil dieser volumetrischen Bestimmungsmethoden darstellt.

Im Hinblick auf die Kompliziertheit der Technik und des daraus resultierenden Zeitaufwandes dieser Untersuchung und der damit verbundenen höheren Kosten, eignet sich diese mit Recht als Goldstandard der Densitometrie bezeichnete Methode, nur für den Einsatz in zweiter Linie, nach vorangegangener Screening-Untersuchung.

Die Reproduzierbarkeit hängt vom Fabrikat des Computertomographen ab und kann unter 1% liegen.

Ultraschall-Absorption (Bone-Ultrasound-Absorption/BUA)

Im Rahmen dieser Methodik wird die Durchdringungsgeschwindigkeit des Ultraschalls im Knochen im Vergleich zu Wasser bestimmt. Diese Methode kommt praktisch ohne Strahlenbelastung aus. Die Messung erfolgt stets am Kalkaneus der nichtdominierenden Seite. Nach Angabe der Techniker sollen in Zukunft neben der Ermittlung eines HE auch Struktur- und Architekturanalysen des Knochens erfolgen können.

Merksatz

1. Densitometrische Reihenuntersuchungen müssen stets mit demselben Gerät beim selben Untersucher durchgeführt werden.

2. Das im Rahmen der Knochendichtemessung ermittelte Hydroxyapatitäquivalenz (HE) ist stets klinisch zu interpretieren.

3. Eine Osteoporosediagnose aus der Densitometrie allein ist nicht möglich und daher unzulässig.

Literatur

(1) Favus MJ (ed): Primer on the Metabolic Bone Diseases and Disorders of Mineral Metabolism. 2nd ed. New York, Raven Press, 1993.

(2) Cameron JR, Sorenson J: Measurement of bone mineral in vivo: An improved method. Science 1963;142:230.

(3) Genant HK, Boyd DP: Quantitative bone mineral analysis using dual-energy computed tomography. Invest Radiol 1977;12:545-551.

(4) Rüegsegger P, Anliker M, Dambacher MA: Quantification of trabecular bone with low-dose computed tomography. J Comput Assist Tomogr 1981;5:384-390.

Elektrophysikalische Untersuchung (EMG, ENG, RD, Rheographie)

F. Singer und S. Auer

Vorbemerkung

Vor jeder elektrophysiologischen Untersuchung ist eine ausführliche klinische Untersuchung durchzuführen. Diese hat gegebenenfalls einen manuellen Muskelstatus einzuschließen und mit einer präzisen Fragestellung für die gewünschte elektrophysiologische Untersuchung zu enden.

Indikationen umfassen

– Myogene Erkrankungen (Muskeldystrophien, Myotonien, Myositiden).
– Peripher neurogene Erkrankungen (Vorderhornzelle, Polyneuropathien, radikuläre Lä sionen, Plexusläsionen, Kompressionssyndrome).
– Kompressionssyndrome (komplett, inkomplett, Regenerationsvorgänge).
– Zentralnervöse Erkrankungen (evozierte Potentiale).
Für kinesiologische Untersuchungen kann die Polymyographie angewandt werden. (Sie ist aber heute einer Routinediagnostik noch nicht zugänglich.)

Kontraindikationen

Kontraindikationen zur Durchführung dieser Techniken bestehen eigentlich keine. Jedoch sind ein nichtkooperatives Verhalten des Patienten (mangelhafte Entspannung, mangelhafte Anspannung) und eine Gerinnungsstörung bzw. eine Antikoagulantientherapie mitunter als relative Kontraindikation für das EMG anzusehen.

Elektromyographie

Sie stellt in vielen Bereichen der Medizin (Neurologie, Neurochirurgie, Unfallchirurgie, Orthopädie, Innere Medizin und anderen) eine wertvolle diagnostische Methode dar (Prozeßlokalisation, -spezifikation, -dynamik).
Die Elektromyographie registriert Muskelaktionspotentiale, die durch Oberflächen- oder Nadelektroden aufgenommen werden und über eine entsprechende apparative Vorrichtung hörbar und/oder sichtbar gemacht werden.

Hauptkriterien zur diagnostischen Beurteilung
– Muskelaktionspotentiale nach ihrer Form (mono-, bi-, tri-, polyphasisch), Dauer (ms) und Amplitude (mV);
– Spontanaktivität, wie Fibrillationspotentiale, Faszikulationspotentiale, positiv scharfe Wellen;
– Aktivitätsmuster bei maximaler Willkürinnervation nach Dichte und Amplitude.

Resultate

Eine ausgeprägte Myopathie (z. B. Muskeldystrophie) zeigt in der Elektromyographie durch erhöhte Entladungsfrequenz ein auffallend reichliches Innervationsmuster von niedriger Amplitude. Eine Neuropathie weist durch Ausfall motorischer Einheiten ein gelichtetes Interferenzbild mit meist erhöhten Amplituden auf. Exakte Analyse der Aktionspotentiale ist notwendig, um das Vorliegen einer Myopathie oder Neuropathie zu bestätigen. Myopathische EMG-Veränderungen findet man mitunter im Bereich der proximalen Muskeln bei der Polymyalgia rheumatica und in den distalen Muskeln bei der chronischen Polyarthritis, wobei diese jedoch keine Krankheitsspezifität besitzen. Eine Tatsache ist, daß die Inaktivitätsatrophie, der Muskelschwund im Rahmen einer Kachexie, Tendoperiostosen, lokale Myogelosen oder z. B. der Hartspann der paravertebralen Rückenmuskulatur keine elektromyographisch faßbaren Veränderungen bewirken.

Elektroneurographie

Sie mißt die sensible und motorische Nervenleitgeschwindigkeit. Sie ist das feinste Maß für die Funktionstüchtigkeit des peripheren Nerven.

Indikation

Erfassen von Läsionen des peripheren Nerven; Erkennen von Reinnervationsvorgängen.

Resultate

In der Rheumatologie interessieren besonders die Nervenkompressionssyndrome sowie die toxischen und metabolischen Nervenschädigungen. Es ist damit aber z. B. nicht möglich, die Polyneuropathie einer bestimmten Ursache zuzuordnen. Diese kann unterschiedlich sein (Alkohol, Gold, Oxychinoline, Hyperinsulinneuropathie, Myxödem, chronische Polyarthritis und andere). Sie gibt jedoch zuverlässig Auskunft über den Typ der Nervenläsion (axonale Degeneration, Demyelinisierung).

ENG-Kriterien der Kompressionssyndrome peripherer Nerven: Im Nervensegment, das einer chronischen Kompression ausgesetzt ist, entwickelt sich zunächst eine Störung der Erregungsleitung. Das Ziel der ENG-Untersuchung muß es sein, die ,,Entrapement neuropathy" schon im reinen Schmerzstadium, bevor klinisch faßbare Ausfälle vorhanden sind, zu erfassen.

Topographische Bereiche, die zum Nachweis mittels ENG/EMG geeignet sind:
Plexus brachialis,
N. suprascapularis,
N. radialis,
N. ulnaris,
N. medianus,
N. obturatorius,
N. cutaneus femoris lateralis,
N. femoralis,
N. saphenus,
N. ischiadicus,

N. peronaeus communis,
N. peronaeus superficialis,
N. peronaeus profundus,
N. tibialis.

Nicht geeignet sind:
N. iliohypogastricus,
N. ilioinguinalis,
N. genitofemoralis,
Nn. clunei superiores et medii,
Mortonsche Neuralgie.

Reizstromdiagnostik (RD)

Definition: Elektrische Stromimpulse, die mittels bipolarer Oberflächenelektrode ausgelöst werden, bewirken durch Depolarisation der Zellmembran eine Erregung von Nerven und Muskeln, die nach verschiedenen Parametern beurteilt wird.

Parameter
Rheobase: minimale Stromstärke, die bei Verwendung eines Rechteckimpulses eine Zuckung auslöst. Die Rheobase ist erhöht bei älteren, erniedrigt bei frischen Nervenläsionen. Erfolgt die Muskelzuckung blitzartig, liegt keine Störung der motorischen Endplatte vor. Ist sie hingegen träge, gibt das einen Hinweis auf die Denervierung des Muskels.
Akkommodationsfähigkeit: Ein allmählich ansteigender Impuls ermöglicht der gesunden Muskulatur sich anzupassen, zu „akkommodieren".
Akkommodationsquotient = Reizungsdivisor. Nach Feststellung der Rheobase wird mit Dreieckimpulsen eine Zuckung ausgelöst. Der Quotient aus Dreieckschwelle und Rechteckschwelle beträgt im Normalwert 1,5 bis 2,5. Darunter liegende Werte zeigen eine Nervenläsion an, die klinisch noch kaum faßbar ist. Der Reizungsdivisor erlaubt auch eine prognostische Beurteilung des Lähmungsverlaufs.
Chronaxie = minimale Reizzeit, die bei doppelter Rheobase eben noch eine Zuckung auslöst. Normalwerte unter 1 ms. Eine Verlängerung bis 10 ms läßt die Wiederherstellung der normalen Innervation erwarten. Bei Werten über 10 ms ist diese ausgeschlossen, d. h. es liegt eine irreversible Schädigung der Nerv-/Muskeleinheit vor.

Anwendung
Diagnostische und prognostische Beurteilung einer Funktionsstörung des Muskels. Feststellung des Schweregrades der Läsion. Verlaufsbeobachtung der peripheren motorischen Lähmung. Aufzeichnung der zunehmenden Denervation bzw. der allmählichen Reinnervation, am besten durch Reizstärke-/Reizzeitkurven (i/t-Kurven).

Differentialdiagnose

Lokalisation der Störung durch Prüfung der „Kennmuskeln" zur Höhenangabe einer radikulären Läsion, periphere gegenüber zentraler Lähmung, psychische gegen organische Lähmung. Bei primären Muskelerkrankungen besteht trotz eventuell hochgradiger Parese ein reizelektrisch unauffälliges Verhalten.

Diese Messungen haben heute kaum mehr Bedeutung (gegenüber EMG/ENG), da sie hinsichtlich ihrer Aussagekraft deutlich hinter jenen gereiht sind.

Rheographie

Grundlagen

Die Pulswelle bewirkt Blutfüllungsschwankungen, wodurch sich die elektrische Leitfähigkeit ändert. Im gewählten Meßabschnitt wird diese elektrische Spannungsschwankung graphisch als Kurve dargestellt. Bei dieser unblutigen Gefäßdiagnostik können die Beschaffenheit der Gefäße und die Durchströmungsverhältnisse an jedem beliebig gewählten Meßbereich festgestellt werden. Diese Methode belastet den Patienten nicht und ist daher auch für Langzeitbeobachtungen bestens geeignet, z. B. um das Ansprechen eines Behandlungsprogrammes zu kontrollieren.

Durchführung

Unter Standardbedingungen werden zur Ableitung eines Längsrheogramms flexible Aluminiumstreifen ringförmig um den gewünschten Extremitätenabschnitt gelegt bzw. mittels Gummilaschen plättchenförmige Elektroden für das Schädel-A.-carotis-, -A.-vertebralis-Rheogramm fixiert.

Bewertung der Kurvendiagnostik aus
– Amplitude,
– Pulswellenlaufzeit,
– Kurvenform.

Normalkurve: Steiler systolischer Anstieg, schmaler Gipfel, im absteigenden Kurvenschenkel deutlich ausgebildete elastische Nachwellen. Abweichungen davon geben Aussage über Starre der Gefäßwände, Durchströmungshindernisse bis zum Stop, kollaterale Gefäßneubildung, Erschlaffung des Gefäßwandtonus, funktionelle Angiopathien.

Arthroskopie

R. Czurda

Definition

Endoskopische Intervention am Gelenk mit diagnostischem oder therapeutischem Ziel.

Einsatzbereich

Lange Zeit war das Kniegelenk die ausschließliche Domäne; in den letzten 10 Jahren zunehmend auch an anderen Gelenken eingesetzt, vor allem am Schultergelenk und oberen Sprunggelenk sowie Ellbogen (beschränkt am Hüftgelenk und Handgelenk).

Geschichte

Erste Versuche schon 1918 von *Takagi,* 1921 durch *Bircher* in Basel. Beginn der modernen Entwicklung durch *Watanabe* 1949. In Österreich wesentliche Beiträge ab 1969 durch *Wruhs* (Kniegelenk). Seit 1970 stürmische Entwicklung und Verfeinerung der Methode, besonders ermöglicht durch den Einsatz von Videokameras. Ausweitung auf andere Gelenke und Entwicklung zahlreicher therapeutischer Methoden.

Vorteile

- Diagnostische Treffsicherheit bei geübtem Untersucher über 95%.
- Kürzere postoperative Morbidität und Rehabilitation (kürzerer Spitalsaufenthalt, eventuell ambulante Operation,
- Kombination von diagnostischen und therapeutischen Maßnahmen.
- Komplikationsarmut.
- Bessere Frühresultate nach transarthroskopischen Eingriffen (siehe oben).

Nachteile

Großer apparativer Aufwand, besonders durch die Notwendigkeit, die Eingriffe unter Operationssaalbedingungen durchführen zu müssen.

Methodik

Der Eingriff erfolgt unter streng aseptischen Bedingungen (Operationssaal), meist in Allgemeinnarkose und Blutsperre. Nach Distension des Gelenkes durch Auffüllung mit NaCl Einbringen einer etwa 4 mm starken Faseroptik in das Gelenk und systematische Inspektion. Zur Durchführung operativer Maßnahmen Anlegung weiterer Zugangsinzisionen zur Einbringung der Instrumente.

Komplikationen

Selten. Nur in Einzelfällen Erguß oder Hämarthros. Verletzungen des Gelenksknorpels oder anderer Strukturen möglich, durch vorsichtige Manipulation jedoch weitgehend zu vermeiden.

Kontraindikation

Besteht nur bei Gerinnungsstörungen oder Antikoagulanzientherapie.

Indikationen

1. Abklärung unklarer Gelenksbeschwerden bei degenerativen Veränderungen (Chondromalazie, Meniskusläsion, Arthrose, Nekrose).
2. Verlaufskontrolle nach operativen Eingriffen (Umstellungsosteotomie, Meniskusnaht, Knorpelplastik, Synovektomie) sowie bei chronischen progredienten Prozessen (chronische Polyarthritis).
3. Durchführung operativer Eingriffe: Vor allem am Knie, jedoch auch am Schultergelenk sind heute eine große Zahl von effektiven Methoden möglich.

Beispiele
Kniegelenk:
– Meniskusresektion und Meniskusnaht,
– Entfernung von freien Körpern,
– Chondroplastik, Glättung und Entfernung störender Knorpelanteile, Anbohrung malazischer Herde,
– Fixation osteochondritischer Herde,
– Naht und Ersatz des vorderen Kreuzbandes,
– Lavage des Gelenkes,
– laterale Retinakulumspaltung,
– Synovektomie, besonders im Frühstadium lohnend; Erreichung auch entlegener Gelenksanteile durch mehrere Zugänge ventral und dorsal gewährleistet. Bei massiver Synovitis Radikalität der Methode fraglich, in diesen Fällen empfiehlt sich eventuell die Kombination mit einer postoperativen Radiosynoviorthese.

Schulter:
Diagnostische Abklärung unklarer Instabilitäten sowie bei Impingementsyndromen. Aufgrund der hohen Aussagekraft anderer nichtinvasiver Methoden (Sonographie, CT, Kernspin) Wertigkeit jedoch eher gering.
Therapie:
– subakromeale Dekompression bei Impingement,
– Bursektomie,
– Ausräumung von Kalkdepots,
– Stabilisierung bei rezidivierender Schulterluxation,
– Synovektomie,
– Naht der Rotatorenmanschette.

Oberes Sprunggelenk:
Diagnostik und Therapie der Osteochondritis dissecans mit Dissektatentfernung.

Ellenbogen:
Entfernung von Dissektaten, Synovektomie.

Hüftgelenk:
Aufgrund der anatomischen Verhältnisse nur bedingt geeignet, möglich ist eine Teilsynovektomie.
Carpaltunnelsyndrom: Spaltung des lig. carpi transversummittels Spezialinstrumentars unter endoskopischer Sicht (Nachteil: motorischer Thenarast gefährdet).

Handgelenk:
Diagnostik unklarer posttraumatischer Schmerzzustände sowie von Verletzungen des Discus triangularis.

Ausblick

Durch technische Innovation ist die Entwicklung weiterer operativer Möglichkeiten und somit eine Ausweitung des Indikationsgebietes zu erwarten.

Literatur

(1) Hempfling H, Burri C: Diagnostische und operative Arthroskopie aller Gelenke. Bern, Huber, 1991.
(2) Henche R: Die Arthroskopie des Kniegelenkes. Berlin-Heidelberg-New York, Springer, 1988.
(3) Hofer H (ed): Fortschritte in der Arthroskopie. Stuttgart-New York, Enke, 1985.
(4) Sprague NF (ed): Operative Arthroscopy. Clin Orth 1982;167.

Gelenkbiopsie

N. Thumb

Merksätze

Eine Gelenkkapselbiopsie ist vor allem bei unklaren mono- bzw. oligoartikulären Gelenkerkrankungen indiziert. Am Kniegelenk vorwiegend Anwendung der relativ komplikationsarmen, in Lokalanästhesie durchführbaren Trokar- bzw. Nadelbiopsie.

Wichtig: strenge Asepsis, gute Beherrschung der Punktions-Biopsietechnik. Daneben heute häufig gezielte Gelenkkapselbiopsie unter Sicht im Rahmen einer Arthroskopie des Kniegelenkes, aber auch des Schultergelenkes, zum Teil auch im Rahmen therapeutisch-arthroskopischer Eingriffe.

In selteneren Fällen, insbesondere an mittleren und kleinen Gelenken offene, chirurgische Gelenkkapselbiopsie.

Die Histologie der Synovialmembran ist allerdings nur bei wenigen Gelenkerkrankungen pathognomonisch (z. B. Gicht, Tuberkulose, Sarkoidose usw.), sonst finden sich meist nur hinweisende Befunde, die erst in der Zusammenschau von Anamnese, Klinik und Labor zu bewerten sind.

Biopsietechniken

a) Trokar- bzw. Nadelbiopsie: Verwendet wurden früher der Trokar nach *Polley* und *Bickel* (6 mm dick), heute meist die Nadel nach *Parker* und *Pearson* (Durchmesser: 2 mm). Mit dem Instrument von *Polley* und *Bickel* ist eine Biopsie nur am Kniegelenk möglich, mit dem von *Parker* und *Pearson* bei Vorliegen ausgedehnter Ergüsse gelegentlich auch am Schulter- und Sprunggelenk. Nach Lokalanästhesie und Einführen des jeweiligen Instruments in den lateralen Rezessus des Kniegelenkes etwa in Höhe des kranialen Randes der Patella werden von mindestens 5 bis 6 verschiedenen Stellen Gewebeproben entnommen. In den folgenden 24 Stunden weitgehend Bettruhe bzw. Gehen nur mit gestrecktem Kniegelenk.

b) Gelenkbiopsie im Rahmen einer Arthroskopie: Hier kann unter Sicht durch einen zusätzlichen Kanal im Arthroskop mit einer Biopsiezange ein Stück aus der Synovialmembran entnommen werden. Dem Vorteil der gezielten Gewebsentnahme steht freilich der wesentlich höhere technische Aufwand gegenüber.

c) Offene, chirurgische Gelenkbiopsie: An allen Gelenken durchführbar, erfordert jedoch je nach Gelenk und Alter des Patienten eventuell eine Narkose. Vorteil: Durch Eröffnung des Gelenkes Inspektion desselben und gezielte Entnahme eines größeren Gewebsstückes möglich.

Indikationen zur Gelenkbiopsie

Eine Gelenkkapselbiopsie ist bei jeder unklaren mono- oder oligoartikulären Gelenkerkrankung, die durch Klinik, Röntgen und Labor nicht ausreichend abgeklärt werden kann, indiziert, insbesondere dann, wenn der Verdacht auf eine Tuberkulose oder ein malignes Geschehen vorliegt. Eine relative Indikation zur Biopsie, vor allem mit der schonenden Parker-Pearson-Nadel, ist aber auch bei nicht ganz geklärten generalisierten entzündlichen Gelenkprozessen gegeben.

Kontraindikationen

Infektionen im Bereich der Haut des zu biopsierenden Gelenkes. Gerinnungsstörungen. Allergie gegenüber Lokalanästhetika.
Relative Kontraindikation für eine Trokar- bzw. Nadelbiopsie: Beginnende Kniegelenkkontraktur, da dann der Gelenkspalt oft für das Eingehen mit dem Instrument zu schmal ist.

Komplikationen

Sind bei Trokar- bzw. Nadelbiopsie selten und betreffen die Entwicklung eines Hämarthros, eines Reizergusses, eventuell Infektionen im Bereich der Hautwunde sowie passagere Schmerzen, die jedoch im allgemeinen gering sind. Schwerste Komplikation ist eine durch die Biopsie verursachte Gelenkinfektion.

Hinweise zur Histologie der Synovialmembran

Die Synovialmembran vermag als mesenchymales Gewebe auf verschiedene Noxen nur relativ einförmig zu reagieren. Dementsprechend sind die histologischen Unterschiede bei den einzelnen Gelenkerkrankungen oft relativ gering.

Chronische Polyarthritis: Spezifisch für die chronische Polyarthritis sind lediglich die bei der seropositiven chronischen Polyarthritis bisweilen anzutreffenden Nekrosen mit umgebender pallisadenförmiger Fibroblastenumrahmung. Daneben Synovialzottenhyperplasie mit pallisadenförmiger Proliferation der Deckzellen (normalerweise einzellige Schicht mit waagrechter Zellanordnung). Teilweise Fibrinabscheidung an der Synovialisoberfläche. Proliferation großkerniger Mesenchymzellen. Mehr oder weniger dichte, zum Teil follikelartig angeordnete Rundzellinfiltrate (Lymphozyten, Plasmazellen). Bei frischen Schüben auch granulozytäre Infiltrate.

Psoriasis-Arthropathie: Bild ähnlich wie bei chronischer Polyarthritis, jedoch meist weniger entzündlich, keine Nekrosen. Hinweisend eine Fibrosierung der Synovialmembran bzw. perivaskuläre Sklerose.

Reiter-Syndrom und reaktive Arthritiden: Synovialzottenhyperplasie mit meist nur mäßiger Deckzellvermehrung. Gefäße zahlreich. Perivaskulär betonte polymorphzellige Infiltrate. In fortgeschritteneren Stadien abschnittweise homogene Sklerose mit Gefäßwandverdickungen.

Spondylarthritis ankylosans: Fehlende Synovialzottenhyperplasie, die Deckzellschicht kaum proliferiert, fast immer fehlendes Exsudat. Die darunterliegenden Schichten sklerosiert, Verdickung der Gefäßwände zum Teil durch Proliferation der Media und Intima (hyalines Aussehen), ähnlich wie bei Morbus Reiter.

Arthritiden bei Kollagenosen im engeren Sinn: Beim SLE überwiegen die Gefäßveränderungen: Fibrinoide Veränderungen der Intima. Zwiebelschalenphänomen um die Gefäße, lymphozytäre Infiltration, im übrigen meist nur geringe oder fehlende Synovitiszeichen.

Sklerodermie: Dichte hyaline Sklerose der Synovialisoberfläche sowie ganzer Zotten. Schwund der Deckzellschicht; wenig Gefäße, jedoch mit deutlicher Gefäßwandverdikkung. Nur wenige lymphoplasmazelluläre Infiltratzellen.

Panarteriitis nodosa: Granulomatöse Angionekrose.

Gicht: Bei florider Arthritis Fibrinabscheidung mit Synovialdeckzellenproliferation, Fremdkörperriesenzellen mit Fremdkörpergranulomen. Später unspezifische entzündliche Veränderungen mit Tendenz zur Sklerose. Kristallnachweise diagnostisch wichtig!

Tuberkulose: Neben dem typischen Granulom mit Epitheloid- und Riesenzellen Synovialishyperplasie, die mitunter an das Bild einer cP erinnert.

Pigmentierte villonoduläre Synovitis: Verdickung der Deckzellschicht, subsynovial plumpe, mehrkernige Riesenzellen, Siderinkörnchen zum Teil haufenförmig, schüttere lymphozytäre Infiltration um kleine Gefäße.

Arthrose: Deckzellschicht meist unverändert. Fibrosierung des Synovialisstroma, zum Teil ödematöses Aussehen. Gelegentlich auch Hyalinisierung der Gefäßwand, vereinzelte Entzündungszellen. Gelegentlich im Stroma Einschlüsse von Knorpel- oder Knochensplittern. Bei Aktivierung auch stärkere Entzündungszeichen.

Tumoren (sehr selten): Histologischer Befund je nach Tumorart; Synovialom nur selten mit Punktionsnadel erfaßbar.

Praktische Bedeutung der Gelenkbiopsie

Ein typischer histologischer Befund läßt sich nur bei Gicht, Tuberkulose, villonodulärer Synovitis und bei chronischer Polyarthritis (bei Vorliegen von Nekrosen mit umgebendem Fibroblastenwall) erheben. Bei vielen anderen Arthritisformen finden sich allerdings bisweilen Befunde, die den Verdacht auf eine bestimmte Gelenkerkrankung nahelegen. Dementsprechend sollte die Indikation zu einer Gelenkbiopsie nicht zu eng gestellt werden.

Literatur

(1) Thumb N, Kolarz G, Klicpera M, Obiditsch-Mayer I: Diagnostische Bedeutung der Trocar-Gelenkbiopsie. Nachuntersuchung nach 2–7 Jahren. Verh Dtsch Ges Rheumatol 1976;4:377-382.
(2) Polley HF, Bickel WH: Punchbiopsy of Synovial Membrane. Ann Rheum Dis 1951;10:277-287.
(3) Parker RH, Pearson CM: A simplified synovial biopsy needle. Arthritis Rheum 1963;6:172-175.
(4) Veal D, Yanni G, Rogers S, Barnes L, Bresnihan B, Fitzgerald O: Reduced synovial membrane macrophage numbers, ELAM-1 expression, and lining layer hyperplasia in psoriatic arthritis as compared with rheumatoid arthritis. Arthritis Rheum 1993;636:893-900.

Organbiopsien

G. Kolarz

Merksätze

Eine Organbiopsie kann wie z. B. im Bereich der quergestreiften Muskulatur, der Gefäße oder des Dünndarms usw. entscheidende diagnostische Hinweise oder Verdachtsmomente für eine bestimmte Erkrankung liefern. Bei der Besprechung der einzelnen Organbiopsien wird auf die praktische Bedeutung und damit die Indikation einer Biopsie der verschiedenen Organe eingegangen, jedoch nicht auf die praktische Durchführung derselben.

Hautbiopsie

Zahlreiche rheumatische Erkrankungen können an der Haut, zahlreiche Hauterkrankungen auch an den Gelenken manifest sein. Dazu zählen die Psoriasisarthropathie, die Sklerodermie, die Dermatomyositis, der Lupus erythematodes disseminatus, Vaskulitiden, aber auch - wenn man an Rheumaknoten oder Amyloidablagerungen denkt - die chronische Polyarthritis. Auch das Reiter-Syndrom kann zu Hautveränderungen führen. Im Regelfall ist die feingewebliche Untersuchung zur Diagnosestellung nicht erforderlich, meist kann der erfahrene Dermatologe das sich ihm bietende klinische Bild richtig zuordnen. In Einzelfällen wie bei der Abgrenzung einer lokalisierten Sklerodermie von einem Lichen sclerosus, eines Erythema anulare von einem Granuloma anulare oder einer Psoriasis von einer Parapsoriasis kann die Biopsie allerdings hilfreich sein. In der Diagnostik von kutanen Lymphomen ist der histologische Befund dagegen in der Regel ein wichtiger Bestandteil der Abklärung. Typische immunfluoreszenzoptische Bilder sieht man beim Lupus erythematodes (immunfluoreszenzoptisch darstellbare Immunglobulinablagerungen an der Basalmembran), typische lichtoptische Bilder bei Rheumaknoten bei chronischer Polyarthritis, typische (polarisations-, aber auch lichtoptische) Bilder bei Hauttophi (cave: Paraffineinbettung löst Harnsäurekristalle!); im Regelfall sind aber die histologischen Veränderungen nicht für eine bestimmte Erkrankung beweisend. Zur Differentialdiagnose bei Vaskulitiden kann eine Hautbiopsie manchmal hilfreich sein, einerseits um die Etage festzustellen, in der die Blutgefäße entzündlich verändert sind, andererseits um den Typ der Vaskulitis - leukoklastisch oder lymphozytär - zu bestimmen. Wichtig ist dabei, daß die Biopsie aus einem frischen Herd erfolgen muß, da sich das histologische Bild innerhalb von Stunden nach dem Auftreten einer vaskulitischen Läsion bereits soweit verändern kann, daß der Befund unspezifisch wird.

Leberbiopsie

Die Leberblindbiopsie hat allgemein an Bedeutung verloren, nur bei diffusen parenchymatösen Veränderungen kann sie noch sinnvoll sein. In der Rheumatologie kommen solche Veränderungen hauptsächlich im Rahmen arzneimittelinduzierter Nebenwirkungen - hier besonders unter Methotrexat - vor. Im allgemeinen kann aber ein arzneimittelbedingter Leberschaden durch biochemische Parameter abgeschätzt werden. Ultraschall gezielte Biopsien oder laparoskopische Biopsien können auch in der Rheumatologie zur histologischen Sicherung einer Diagnose im Einzelfall sinnvoll eingesetzt werden. Das betrifft z. B. granulomatöse Veränderungen wie bei der Sarkoidose oder rheumatische Erkrankungen bei parasitärem Befall.

Nierenbiopsie

Auch die Nierenbiopsie ist in der Rheumatologie eine sehr selten erforderliche Untersuchung. Sie kann zum Nachweis entzündlicher Veränderungen der Niere im Rahmen eines Lupus erythematodes sinnvoll sein, da ein positiver Befund therapeutische Konsequenzen hat. Auch zur Diagnose des Goodpasture-Syndroms kann der histologische Nierenbefund hilfreich sein. In seltenen Fällen ist die Nierenbiopsie zum Nachweis einer Amyloidose, welche im Rahmen verschiedener chronischer entzündlicher Rheumaerkrankungen auftreten kann, erforderlich. Im Einzelfall kann auch eine Niereneinschränkung, die im Rahmen arzneimittelinduzierter Nebenwirkungen auftritt (z. B. eine Nephritis bei Gold- oder D-Penicillamintherapie, eine interstitielle Nephritis unter manchen Analgetika usw.) eine bioptische Abklärung erforderlich machen.

Lungenbiopsie

Die transbronchiale Biopsie kann in Ausnahmefällen (z. B. Einzelfälle von Arthritis bei Sarkoidose) hilfreich sein. Im Regelfall ist eine histologische Diagnose aus dem Bereich der Lunge bei rheumatischen Erkrankungen nicht erforderlich, manchmal kann (z. B. bei Sarkoidose, eventuell auch bei interstitiellen Lungenprozessen) ein zytologischer Befund, wie er durch die Bronchiallavage zu erhalten ist, sinnvoll sein. Auch bei arzneimittelinduzierten Nebenwirkungen (Alveolitis unter Methotrexat, seltener unter Gold oder D-Penicillamin usw.) kann eine Bronchiallavage hilfreich sein.

Magen-, Dünndarmbiopsie

Im Regelfall genügt im Rahmen rheumatologischer Erkrankungen die endoskopische Befundung von Magen und Duodenum, vor allem im Hinblick auf Arzneimittelnebenwirkungen. Wichtig ist die Dünndarmbiopsie zur Diagnose eines Whipple-Syndroms, gelegentlich kann ein histologischer Befund auch bei Malabsorptionssyndromen hilfreich sein. Paraneoplastische rheumatische Syndrome müssen in diesem Zusammenhang ausgeklammert werden, da hier in jedem Fall eine histologische Abklärung in der verdächtigen Region erfolgen muß.

Dickdarmbiopsie

Auch die Dickdarmbiopsie ist in der Rheumatologie nur in Einzelfällen erforderlich. Dazu zählen vor allem die Arthritiden bei Colitis ulcerosa oder Morbus Crohn, bei denen zur Sicherung der Diagnose manchmal ein histologischer Befund erhoben werden muß. Als Spezialfall soll die Rektumbiopsie zum Nachweis einer Amyloidose erwähnt werden.

Muskel-, Gefäßbiopsie

Diese Biopsien sind in der Rheumatologie nicht so selten, die Indikationen überschneiden sich häufig mit neurologischen Fragestellungen, aber auch zur Abklärung einer Poly-

oder Dermatomyositis kann eine Muskelbiopsie beitragen. Die Biopsie der A. temporalis ist für die Diagnose Arteriitis temporalis entscheidend, hier ist darauf zu achten, daß ein längeres Stück des Arterienastes entnommen wird und davon Serienschnitte angefertigt werden, da diese Erkrankung sehr häufig segmentale Veränderungen aufweist. Ähnliches gilt für den histologischen Nachweis einer Panarteriitis nodosa, auch hier können die Veränderungen segmental sein. Es ist daher vor der Biopsie durch bildgebende Verfahren eine Gefäßdarstellung anzustreben, um durch die Wahl der richtigen Biopsiestelle die Trefferquote zu erhöhen. Allgemein gilt, daß ein negatives Biopsieergebnis eine Vaskulitis nicht ausschließt.

Tab. 1. Auflistung einzelner rheumatischer Erkrankungen, bei denen Organbiopsien hilfreich sein können.

Hautbiopsie	Psoriasis Sklerodermie Dermatomyositis Vaskulitis (PAN usw.) LED CLE cP (Rheumaknoten) arzneimittelinduzierte Nebenwirkungen
Muskel-, Gefäßbiopsie	Poly-, Dermatomyositis Arteriitis temporalis andere Vaskulitiden
Speicheldrüsen	Sjögren-Syndrom
Leberbiopsie	Methotrexat-Therapie Sarkoidose arzneimittelinduzierte Nebenwirkungen
Nierenbiopsie	SLE Goodpasture-Syndrom Amyloidose arzneimittelinduzierte Nebenwirkungen
Lymphknotenbiopsie	Morbus Whipple
Lungenbiopsie	Sarkoidose (+BAL)
Dünndarm-, Magenbiopsie	Morbus Whipple Sprue
Dickdarmbiopsie	Colitis ulcerosa Morbus Crohn Amyloidose
Knochenmarksbiopsie, Sternalpunktat	LED Agranulozytose medik. Thrombopenie medik.

Biopsie kleiner Speicheldrüsen

Diese Biopsie wird heute hauptsächlich als Schleimhautbiopsie der Lippe zum Nachweis eines Sjögren-Syndroms durchgeführt. Man findet dabei eine Atrophie der Schleim- und Speicheldrüsen mit lymphozytärer Infiltration und Kaliberschwankungen der Drüsengänge.

Lymphknotenbiopsie

Lymphknotenbiopsien sind in der Regel zur Diagnose rheumatischer Erkrankungen nicht erforderlich, als Ausnahme kann ein paraneoplastisches Syndrom als Erstmanifestation zu Beschwerden im Stützapparat fuhren; dies gilt nicht nur für den Morbus Hodgkin oder Non-Hodgkin-Lymphome, sondern auch für andere maligne Erkrankungen. Mesenteriale Lymphknotenschwellungen können auch bei Morbus Whipple auftreten, hier findet sich dann eine typische Histologie mit Speicherung von PAS-positivem Material.

Knochenmarksbiopsie, Sternalpunktion

Diese Untersuchungen sind hauptsächlich bei medikamentösen Nebenwirkungen (toxische oder allergische Thrombopenie; Agranulozytose) erforderlich. In seltenen Fällen kann ein Knochenmarksbefund auch bei Blutbildveränderungen im Rahmen eines Lupus erythematodes zur Frage, ob z. B. eine Thrombopenie autoimmun oder medikamentös-toxisch bedingt ist, hilfreich sein. Tab. 1. Auflistung einzelner rheumatischer Erkrankungen, bei denen Organbiopsien hilfreich sein können.

Myelographie

F. W. Böck

Die Einführung der nichtinvasiven bildgebenden Verfahren wie Computertomographie (CT) und Magnetresonanztomographie (NMR) hat die Diagnostik der degenerativen (Bandscheibenvorfälle) und der tumorösen Erkrankungen der Wirbelsäule revolutioniert. Die früher unumgänglich notwendige Myelographie wird in Zukunft sicher nur mehr in Ausnahmefällen notwendig sein.

1. Solange keine flächendeckende Versorgung mit CT- und NMR-Geräten besteht, wird man in dringlichen Fällen (periphere Lähmung, Blasen- und Mastdarmlähmung) sicherlich die Myelographie zur Erstellung einer raschen, sicheren Diagnose benötigen.

2. In zweifelhaften Fällen, wenn trotz CT und NMR keine eindeutige Diagnose zustande kommt (Rezidivdiskusprolaps) wird man auch in Zukunft auf die Myelographie eventuell in Kombination mit der CT (Myelo-CT) zurückgreifen müssen.

3. Nervenwurzelanomalien sind durch die Myelographie besser darstellbar als durch CT und NMR.

4. Ein unbestreitbarer Vorteil der Myelographie ist natürlich die Möglichkeit der Untersuchung des Liquor cerebrospinalis in **einem** Untersuchungsgang.

Technik der Myelographie

1. Lumbale Myelographie

Nach Lumbalpunktion an typischer Stelle wird ein wasserlösliches, nichtionisches Kontrastmittel in den Liquorraum eingebracht und der Patient anschließend auf dem Röntgen-Kipptisch (Röntgenbildwandlerfernsehkette) durchleuchtet. Durch Kippung und Drehung des Patienten gelingt es sehr gut, die Nervenwurzeln der Cauda equina und die unteren Bereiche des Rückenmarks (Conus medullae spin.) darzustellen. Höhere Abschnitte des Spinalkanals (oberer Thorakalbereich, Zervikalbereich) sind durch die Verdünnung des Kontrastmittels meist nur insuffizient darstellbar.

2. Zervikale Myelographie

Punktion des Liquorraumes zwischen C1 und C2 von lateral bei exakter Röntgendurchleuchtungskontrolle. Nach Einbringen des Kontrastmittels kann deszendierend der Zervikal- und Thorakalbereich ausgezeichnet dargestellt werden. Diese Methode bewährt sich besonders zur Diagnostik des zervikalen Bandscheibenvorfalls.

Bei Verdacht auf einen raumfordernden spinalen Prozeß (Tumor) im Spinalbereich sollte die Myelographie aus zwei Gründen unbedingt zervikal deszendierend durchgeführt werden:

a) Darstellung der kranialen Kontur eines Tumors bei einem kompletten Stop (ein von kaudal her festgestellter, kompletter Stop kann durch arachnoidale Verklebungen bei eiweißreichem Liquor vorgetäuscht sein und zu falscher Höhenlokalisation führen).

b) Vermeidung einer „spinalen Einklemmung" bei intraduralen Tumoren.

Bei Lumbalpunktion unterhalb eines spinalen intraduralen Tumors kann es zu einer Einklemmung des Rückenmarks durch den Tumor infolge einer Druckentlastung kaudal des Tumors kommen. Dies führt zu einer abrupten Verschlechterung der neurologischen Querschnittssymptomatik.

Nach der Myelographie sollte der Patient Bettruhe für mindestens 24 Stunden einhalten. Als unangenehme Kurzzeitnebenwirkung kann es bei Nichteinhaltung der Bettruhe nach Lumbalpunktion durch Nachsickern von Liquor durch die Punktionsstelle in den epiduralen Raum zu einer Liquorunterdrucksymptomatik kommen (Kopf- und Nackenschmerzen, Nackensteifigkeit, Übelkeit, Tinnitus, ,,Gürtelgefühl" im oberen Thorakalbereich).

Indikationen zur Myelographie

1. Degenerative Wirbelsäulenprozesse: Bandscheibenprotrusion und Bandscheibenprolaps, osteochondrotische Nervenwurzelkompression und Vertebrostenose, Spondylolisthese.

2. Entzündliche Prozesse: Spondylitis mit Kompression des Rückenmarks, epidurale Abszesse, Arachnitis – Arachnoidose.

3. Tumoren: intramedulläre, intradurale extramedulläre und extradurale Tumoren.

4. Mißbildungen: sackartige Ausweitungen des Duralsackes, zystische Wurzeltaschenerweiterungen, Nervenwurzelanomalien (Doppelwurzel), Meningozele – Myelomeningozele, Diastematomyelie, Syringomyelie.

5. Spinale Gefäßmißbildungen: a. v. Angiom des Rückenmarks, Varicosis spinalis.

6. Posttraumatische Raumforderungen: Einengung des Wirbelkanals und Kompression des Rückenmarks durch Wirbelfrakturen und Luxationen, Blutungen intra- und epidural.

Kontraindikation
Gravidität, schwere Niereninsuffizienz.

Discographie

Durch Injektion von Kontrastmittel in den Bandscheibenkern ist es möglich, eine Perforation des Anulus fibrosus beim Bandscheibenprolaps nachzuweisen. Das Kontrastmittel tritt dann durch die Perforationsstelle in den epiduralen Raum aus. Von Bedeutung ist diese Untersuchung für die Indikationsstellung zu neuen perkutanen Behandlungsmöglichkeiten des Diskusprolapses (Chemonukleolyse, perkutane Diskektomie, perkutane Laser-Diskus-Dekompression). Ist der Anulus fibrosus perforiert und ein Teil des Nucleus pulposus in den Epiduralraum ausgetreten (Sequesterbildung), so sind die perkutanen Methoden entweder kontraindiziert oder bringen nicht den erwarteten Erfolg.

Literatur

(1) Bingas B: Spinale Computertomographie. Berlin, Schering, 1984.
(2) Fries JW, Abodeely D: Computed tomography of herniated and extruded Nucleus pulposus. J Comput assist Tomogr 1982;6:874.
(3) Genant HK: Spine Up Date 1984. Berkeley/California, University of California Press, 1984.
(4) Gonsette RE: Watersoluble contrast media in neuroradiology. Clin Radiol 1971;22:44.
(5) Gottesleben A, Selle G: Die lumbale Radiculographie mit Dimer-X. Nervenarzt 1972;43:646.
(6) Haughton V, Williams A: Computed Tomography of the Spine. St. Louis, Mosby, 1982.
(7) Huk WJ, Gademann G, Friedmann G: MRI of central nervous system diseases. Berlin-Heidelberg-New York, Springer, 1990.

(8) Krämer J: Bandscheibenbedingte Erkrankung. Stuttgart-New York, Thieme, 1986.
(9) Waldecker B, Prömper KH: Die Aussagekraft von Computertomographie und Myelographie bei der LWS-Prolapsdiagnostik. Z Orthop 1983;121:374.
(10) Wellauer J: Die Myelographie mit positiven Kontrastmitteln. Stuttgart-New York, Thieme, 1961.

Therapiestrategien

J. Smolen und N. Thumb

1. Generelle Aspekte

Therapeutische Empfehlungen werden in der Rheumatologie nach ganz ähnlichen Grundlagen erstellt, wie sie auch für andere Fachrichtungen der inneren Medizin Geltung haben: unter Berücksichtigung der Diagnose, des Zustandes des Patienten (aktuelles Beschwerdebild, Krankheitsaktivität, erkannte oder vermutete Krankheitsprogression, Co-Morbidität, Co-Medikation u.m.). Wie immer gilt es, in einer Gesamtschau des Patienten und seiner Erkrankung das Ausmaß und die Folgen der Krankheit und die erwarteten Therapieeffekte gegen die potentiell unerwünschten Wirkungen der Behandlung abzuwägen. Therapie in der Rheumatologie hat mit jener in anderen Fächern gemein, daß zur Unterdrückung der Krankheitsmanifestationen verschiedenste Medikamente zur Verfügung stehen, die der jeweiligen Situation angepaßt eingesetzt werden müssen. Da der Stütz- und Bewegungsapparat aber auch Ziel-"Organ"psychischer Alterationen sein kann, sind auch psychotherapeutische Maßnahmen oft primär oder additiv in Erwägung zu ziehen. Mit der orthopädischen Chirurgie (und z.T. der Neurochirurgie) stehen der Rheumatologie auch operative Fächer nahe, die sich speziell mit anders als chirurgisch nicht mehr beherrschbaren Problemen des Bewegungs- und Stützapparates befassen (aber auch mit konservativen Hilfsmitteln zur Verfügung stehen). Der rheumatologische Patient leidet, je nach Krankheitsbild, fast immer an Schmerzen, gelegentlich an Schwellungen, häufig an Veränderungen der Knorpel- und/oder Knochenstruktur, an Veränderungen der periartikulären oder auch gelenkfernen Weichteile (Sehnen, Bänder, Muskel usw.). In seltenen Fällen, aber dann um so gefährlicher, können auch andere Organsysteme von entzündlichen Veränderungen befallen sein ("systemische" rheumatische Erkrankungen). Mit der Diagnose, der Erhebung diagnostischer Hilfsbefunde, und mit der klinischen Differentialdiagnose setzen sich viele Kapitel dieses Buches auseinander, ebenso mit der Therapie der einzelnen Krankheiten und spezifischen Medikamenten und verschiedenen anderen therapeutischen Maßnahmen. Hier soll kurz eine generelle "Therapiestrategie" für die Rheumatologie diskutiert werden.

2. Therapeutische Angriffspunkte

a) Schmerz

Schmerz kann mit blanden Analgetika bis hin zu Opiaten therapiert werden. Nichtsteroidale Antirheumatika (NSAR) sollten für den entzündungsbedingten Schmerz (Reduktion der Entzündung) vorbehalten bleiben, wobei aber beachtet werden muß, daß es selbst bei nicht entzündlichen rheumatischen Erkrankungen (z.B. Arthrosen) zu sekundären Entzündungsphänomenen (lokal und systemisch) kommen kann. NSAR haben jedenfalls auch analgetische Wirkung, die oft in viel geringeren Dosen, als sie für eine Antiphlogistie erforderlich sind, eintritt. Physikalische Maßnahmen können auch ohne

Zusatz von Medikamenten schmerzlindernd wirken: Kälteapplikation bei entzündlichem Schmerz, Wärmeapplikation und physikalische Therapie (etwa Massage oder Heilgymnastik) bei "degenerativen" Schmerzzuständen. Auch Psychotherapie kann Schmerzen lindern helfen, und zwar sowohl sekundäre Schmerzzustände als auch primäre (wie etwa das Fibromyalgiesyndrom). "Schmerzdistanzierende" Medikamente (z.B. trizyklische Antidepressiva in niedriger Dosierung) können dabei ebenfalls hilfreich sein. Schmerz kann aber nicht nur durch direkte "Analgesie" vermindert werden, sondern auch durch Schmerzvermeidung: Kräftigung der Oberschenkelmuskulatur etwa reduziert den Kniegelenkschmerz der Arthrose beim Gehen, Sitzerhöhungen den Hüft- und Kniegelenkschmerz beim Aufstehen aus dem Sitzen, Schienen etwa den Rhizarthroseschmerz, weitere ergotherapeutische Maßnahmen ("Gelenkschutz") sind bei vielen entzündlichen und nicht entzündlichen Erkrankungen ebenfalls schmerzvermeidend und gelenkentlastend wirksam. Bei einer schon weit fortgeschrittenen, stark schmerzhaften Coxarthrose, bei der eine Operation in Anbetracht z .B. des hohen Alters oder anderer Begleiterkrankungen bei dem Patienten nicht mehr möglich ist, können auch retardierte Codein- oder Morphinpräparate zur Anwendung kommen, um die Lebensqualität des Patienten zu sichern. Auch die Gabe von Glukokortikoiden kann in bestimmten seltenen Situationen mit und ohne NSAR oder Analgetika schmerzstillend sein - das klassische Beispiel ist die Polymyalgie, die nach anfänglich höheren Dosen in der Dauertherapie meist auf verhältnismäßig geringe Dosen anspricht.

b) Entzündung

Entzündungsphänomene, insbesondere akuter Natur, sind mit NSAR meist gut beherrschbar. Kortikosteroide (lokal, systemisch) sind besonders stark antiphlogistisch wirksam, haben aber eine Reihe zusätzlicher Wirkungen (einschließlich unerwünschter). Bei chronischen Entzündungen sind möglichst Medikamente einzusetzen, die den Krankheitsprozeß beeinflussen, wie z.B. die "klassischen" Basistherapeutika bei der chronischen Polyarthritis, aber auch das Allopurinol bei der Gicht, Antibiotika beim rheumatischen Fieber, bei der Borreliose und bei der reaktiven Arthritis, Glukokortikoide und Immunsuppressiva vor allem bei den Kollagenosen usw. Wiederum können aber auch zusätzlich verordnete physikalische Maßnahmen, insbesondere Kryotherapie, entzündungsmindernd wirken. Entzündung ist häufig Ursache von Schmerzen, und Schmerzen begleiten meist das entzündliche Geschehen. Es gibt nur wenige Schmerzzustände, die von heftigeren Schmerzen gekennzeichnet sind als akute Periarthritiden und Arthritiden, insbesondere die kristallinduzierten, zu denen die Gicht, die Pseudogicht und die Hydroxylapatiterkrankungen zählen. Insbesondere letztere sind durch Lokalinfiltrationen oft gut beherrschbar. Beim Einsatz von NSAR ist zu beachten, daß diese meist stärkere unerwünschte Wirkungen (insbesondere hinsichtlich intestinaler Toxizität) aufweisen als die Analgetika. Die Kombination von NSAR mit Analgetika kann zur Reduktion des NSAR-Verbrauchs führen. Eine Kombination unterschiedlicher NSAR ist nicht sinnvoll; falls nötig, sollte ein starker Entzündungshemmer wie z.B. ein Glucocorticoid eingesetzt werden. Da Glucocorticoide stark entzündungshemmend sind, ist ihr Einsatz für die Beherrschung von entzündlichen rheumatischen Krankheiten oft notwendig. Klassische Beispiele hinsichtlich systemischer Gabe sind die Polymyalgia rheumatica, die chronische Polyarthritis und die Kollagenosen, hinsichtlich der lokalen Applikation die Periarthropathien (periartikulär) und die Arthritiden (intraartikuär).

3. Schutz vor unerwünschten Wirkungen

NSAR, Glucocorticoide und viele andere in der Rheumatologie eingesetzte Medikamente können eine Vielzahl von Nebenwirkungen haben, die vor allem auf unerwünschte pharmakologische Effekte zurückzuführen sind. Risikopatienten sollten vor diesen Wirkungen geschützt werden, insbesondere was etwa die Ulcerogenität von NSAR (besonders in Kombination mit Glucocorticoiden), die Osteoporoseinduktion durch Glucocorticoide, oder die Blutbildveränderungen durch Methotrexate betrifft. Auch derartige Maßnahmen gehören zur Therapiestrategie. Maßnahmen gegen unerwünschte gastrointestinale Wirkungen sind Prostaglandinanaloga wie Misoprostol, H2-Blocker und andere schleinhautschützende Medikamente, wobei vermutlich die ersteren den effizientesten Schutz bieten. Eine Reduktion des Osteoporoserisikos durch Glucocorticoide kann durch abendliche Applikation von Calcium und Vitamin D erfolgen, aber auch durch entsprechende physikalische Maßnahmen (Ruhe fördert die Demineralisation!). Blutbildveränderungen unter Methotrexate, insbesondere jene des roten Blutbildes (hyperchrome Anämie), lassen sich gut durch Folatgabe kompensieren (ähnlich bei Salazopyrin), ebenso aber auch gastrointestinale Nebenwirkungen des Methotrexate.

Maßnahmen bei			
Stellenwert	Schmerz	Akute Entzündung	Chronische Entzündung
1	Analgetika	NSAR ev. lokale Infiltr.	NSAR Basistherapie ev. Glucocorticoide
2	NSAR	Glucocorticoide	Physikalisch
3	Physikalisch	Physikalisch	Analgetika
4	Schutzbehandlung		Schutzbehandlung

Literatur

siehe 1.11.2

Experimentelle Therapie

J. Smolen und N. Thumb

1. Einleitung

Die Pathogenese der meisten rheumatischen Erkrankungen ist bis heute ungeklärt. Für Erkrankungen wie etwa die Arthrose, die chronische Polyarthritis oder die Kollagenosen sind zwar einige Risikofaktoren, genetische Assoziationen und pathogenetische Schritte geklärt, doch reichen diese Kenntnisse zur Institution einer kausalen Therapie nicht aus. Während historisch Medikamente in die Rheumatologie meist empirisch (z. B. Aspirin, Chloroquin, Glukokortikoide, Cyclophosphamid usw.) oder aufgrund falscher Prämissen (z. B. Goldsalze, D-Penicillamin) Eingang gefunden haben, hat in den letzten Jahrzehnten die Suche nach Substanzen mit ganz spezifischen Eigenschaften für ganz spezifische Einsatzbereiche Priorität erhalten. Dementsprechend steht gegenwärtig eine Reihe neuer Substanzen in klinischer Erprobung.

Zum Teil handelt es sich um klassisch pharmakologische Substanzen, wie sie im Zuge der Analyse von Wirkungen neuer oder mit alten strukturverwandten Substanzen in die klinische Untersuchung gelangen. Zum Teil sind es maßgeschneiderte, an bestimmten Rezeptorstrukturen hemmende oder aktivierende, auf den jeweils gewünschten Effekt angepaßte Medikamente. Darüber hinaus werden auch zunehmend biotechnologische Substanzen eingesetzt, üblicherweise Peptide oder Proteine, die sich aus In-vivo-, Ex-vivo- oder In-vitro-Studien, z. B. durch Interaktion mit Zelloberflächenstrukturen oder mit löslichen Mediatoren, als besonders effizient erwiesen haben und nun großindustriell in höchster Reinheit produziert werden in der Hoffnung, daß sie am ehesten pathophysiologische Geschehnisse unterbinden.

Darüber hinaus ist der Transfer fehlender Proteine auf direktem Wege (etwa durch Enzymsubstitution bei seltenen Enzymmangelerkrankungen) oder aber indirekt durch Gentherapie heute prinzipiell möglich und durchführbar.

2. Gegenwärtige experimentelle Therapie und ihre Einsatzbereiche

Im folgenden sollen heute bereits etablierte oder vor dem Einsatz stehende experimentelle Therapieformen bei einigen Erkrankungen erwähnt werden:

2.1 Pharmakologische Substanzen

Zur Therapie der chronischen Polyarthritis stehen gegenwärtig u. a. folgende pharmakologische Substanzen in experimenteller Verwendung:

2.1.1 Der Vollständigkeit halber ist hier noch Tenidap, ein Oxindolderivat, zu erwähnen, das aber bereits Eingang in die klinische Therapie gefunden hat und in einzelnen Ländern Europas bereits registriert ist. Es besitzt eine hemmende Wirkung auf die Cyclooxygenase, Lipoxygenase, aber auch zytokininhibitorische und möglicherweise basistherapeutische Effekte.

2.1.2 Leflunomid, ein Isoxazolderivat mit immunodulierender Wirkung, das das für den Pyramidenstoffwechsel wesentliche Enzym DHODH (Dihydroorotdehydrogenase) hemmt und überdies die Signaltransduktion inhibiert, wird gegenwärtig als Basistherapeutikum für die chronische Polyarthritis klinischen Studien unterzogen. Im Tierexperiment hat es interessante immunsuppressive Effekte, etwa beim experimentellen systemischen Lupus erythematosus der MRL/lpr-Maus und bei der Transplantatabstoßungsreaktion.

2.1.3 Enzyminhibitoren, insbesondere Kollagenaseinhibitoren, stehen, sofern ihre Toxizität in präklinischen Phasen ausreichend gering ist, gegenwärtig knapp vor frühen klinischen Studien.

2.1.4 Hemmer einzelner Enzyme der Arachidonsäurekaskade (siehe auch Beitrag über Enzündungsmediatoren).

2.1.4.1 LOX-5-Hemmer
Das Ferment 5-Lipoxygenase greift in den Eikosanoidmetabolismus ein und ist insbesondere für die Bildung von Leukotrien B_4 und Leukotrien C_4 verantwortlich. Diese beiden Leukotriene sind vor allem im pathogenetischen Mechanismus beim allergischen Asthma, entzündlichen Darmerkrankungen und auch chronischer Polyarthritis involviert.In letzter Zeit wurde ein Protein, und zwar das 5-Lipoxygenase aktivierende Protein (FLAP) charakterisiert, das den Substrattransfer zum 5-LOX-Enzym steuert und damit die Arachidonsäure bindet und diese dann in die Zelle abgibt. Die Leukotriensynthesehemmer blockieren diese Translokation.

2.1.4.2 COX-2-Hemmer
Die Cyclooxygenase ist ein Schlüsselenzym für die Bildung der verschiedenen Prostaglandine im Rahmen der Arachidonsäurekaskade. Neben der in vielen Zellen vorhandenen Cyclooxygenase-1 (COX-1) wurde vor kurzem auch ein Isoenzym COX-2 identifiziert, das selektiv an der Stelle des Enzündungsprozesses durch proinflammatorische Zytokine induziert wird. Die klinisch bisher verwendeten NSAR führen in unterschiedlichem Maße zu einer Hemmung sowohl von COX-1 wie auch COX-2 und damit durch Hemmung der magenwirksamen Prostaglandine auch zu den entsprechenden Nebenwirkungen. Demgegenüber beeinflussen selektive COX-2-Inhibitoren, wie z. B. Dexamethason und die neue Substanz NS-398, nur die Synthese der Entzündungsprostaglandine. Diese Befunde könnten der Anfang für eine den NSAR gleich wirksame, aber deutlich nebenwirkungsärmere Therapie sein.

2.2 Natürliche Extrakte
2.2.1 Subreum, ein Bakterienextrakt aus E. coli, ist nach ersten kontrollierten klinischen Studien als mildes Basistherapeutikum bei mäßig aktiver chronischer Polyarthritis effizient und in Deutschland und in der Schweiz bereits registriert. Gegenwärtig haben in anderen Ländern Europas großangelegte klinische Studien begonnen, die die Effizienz unter Beweis stellen sollen.

2.2.2 Wobenzym/Mulsal u. ä. Enzymgemische („Enzymtherapie") werden gegenwärtig ebenfalls in kontrollierten klinischen Studien untersucht. Die Wirkungsweise dieser Substanzen bei der chronischen Polyarthritis ist ungeklärt; es besteht die Hypothese, daß Immunkomplexe inaktiviert werden.

2.3 Immunglobulintherapie

2.3.1 Die hochdosierte Immunglobulintherapie, bei der aus menschlichem Plasma gewonnene polyklonale Immunglobuline eingesetzt werden, scheint in kontrollierten Studien bei der Dermatomyositis, und zwar bei glukokortikoidabhängigen bzw. -refraktären Patienten, erfolgreich zu sein. Ob dies auch für andere Kollagenosen und für die chronische Polyarthritis gilt, ist nicht ausreichend untersucht.

2.3.2 Monoklonale Antikörper gegen Zelloberflächenstrukturen.
2.3.2.1 Monoklonale Antikörper gegen T-Zellepitope (z. B. Anti-CD4, Anti-CD5 u. a.) sind bei der chronischen Polyarthritis überwiegend nur in offenen Studien eingesetzt worden, in denen über Erfolge berichtet wurde, die aber kaum je ausreichend überzeugend und jedenfalls nicht anhaltend waren. Kontrollierte Studien von Anti-CD4 haben keine bessere Wirksamkeit als Plazebo gezeigt.
2.3.2.2 Beim systemischen Lupus erythematosus könnten monoklonale Antikörper gegen CD4 aber hilfreich sein; zumindest gibt es dazu erfolgreiche tierexperimentelle Untersuchungen. Beim Menschen liegen aber noch keine ausreichenden Erfahrungen vor, klinische Studien haben begonnen.

2.4 Zytokine, Zytokinantagonisten, Zytokininhibitoren

Zytokine spielen in der Pathogenese der chronischen Polyarthritis eine entscheidende Rolle. Insbesondere Monokine, wie das TNF-alpha, das Interleukin-1 und das Interleukin-6 scheinen starke proinflammatorische Effekte aufzuweisen. Ihre Inhibition führt im Tierexperiment zu einer eindeutigen antiarthritischen Wirkung, und diese wird bereits klinisch untersucht (siehe unten). Im Gegensatz zu den Monokinen werden Lymphokine bei der chronischen Polyarthritis in geringerem Ausmaß produziert, so daß nicht auszuschließen ist, daß T-Zelllymphokine unter Umständen sogar protektive Effekte haben.

2.4.1 Gamma-Interferon ist das einzige Lymphokin, das bei der chronischen Polyarthritis ausgiebig untersucht wurde. Die Daten der Literatur sind widersprüchlich, doch gibt es einige kontrollierte Studien, die eine Effizienz nachweisen (andere nicht). Gamma-Interferon ist in Deutschland für die Indikation chronische Polyarthritis registriert, in anderen Ländern nicht. Die potentielle Gefahr der Zytokintherapie liegt in der Immunstimulation, und tatsächlich gibt es Fallberichte über eine Induktion von SLE mit Gamma-Interferon.

2.4.2 Der transformierende Wachstumsfaktor beta (transforming growth factor beta, TGFβ) könnte ein therapeutischer Kandidat für eine Zytokintherapie sein, da er stark antiinflammatorische Wirkung hat, Untersuchungen dazu fehlen aber.

2.4.3 Chimärische monoklonale Antikörper gegen Tumornekrosefaktor alpha sind in offenen und ersten kontrollierten Studien bei der chronischen Polyarthritis erfolgreich eingesetzt worden. Die Wirkung setzt innerhalb von Stunden bis Tagen ein und kann mehrere Wochen anhalten, ehe die Erkrankung wieder aktiv wird. Kaum eine bekannte

Therapieform reduziert die Krankheitsaktivität der chronischen Polyarthritis derart dramatisch; und mit der klinischen Besserung geht auch eine Reduktion der Akutphaseantwort einher. Die regelmäßige Applikation und Kombinationstherapien stehen gegenwärtig in klinischer Untersuchung.

2.4.4 Rekombinante Konstrukte von Tumornekrosefaktorrezeptoren stehen gegenwärtig ebenfalls in klinischer Untersuchung und haben zum Prinzip die Inhibition des TNFα. Von den beiden verfügbaren Rezeptorkonstrukten ist der TNF-RI mit dem Molekulargewicht von 55 kD nach ersten offenen Studien wahrscheilich effizienter als der 75-kD-TNF-RII. Kontrollierte Studien sind im Gange.

2.4.5 Ein Konstrukt des IL-1-Rezeptorantagonisten (IL-1ra), der das proinflammatorische Zytokin IL-1 von seinem Rezeptor verdrängt, scheint nach ersten offenen Studien ebenfalls bei der chronischen Polyarthritis effizient, wenn auch wohl nicht im Ausmaß einer TNFα-Blockierung. Kontrollierte klinische Studien sind im Gange.

2.4.6 Lösliche IL-2-Rezeptorkonstrukte stehen gegenwärtig ebenfalls in Erprobung. Ihre Effekte können gegenwärtig noch nicht vorhergesagt werden.

2.4.7 Monoklonale Antikörper gegen IL-6 scheinen nach ersten offenen Studien bei der chronischen Polyarthritis effizient zu sein, ein Ergebnis, das zu kontrollierten Untersuchungen Anlaß geben sollte.

2.4.8 Monoklonale Antikörper gegen IL-2-Rezeptor (IL2R) sind erfolgreich beim tierexperimentellen Lupus erythematosus eingesetzt worden, über Untersuchungen beim Menschen gibt es gegenwärtig zu wenige Daten.

2.5 Apherese
2.5.1 Die Plasmapherese ist als Therapiemaßnahme bei der chronischen Polyarthritis und dem systemischen Lupus erythematosus in kontrollierten Studien nicht ausreichend effizient. Bei hyperakuten Zustandsbildern, die mit lebensbedrohlichen Organkomplikationen einhergehen, ist die Plasmapherese aber in aller Regel erfolgreich, vorausgesetzt, daß gleichzeitig mit Immunsuppressiva begonnen wird. Kontrollierte Studien derartig lebensbedrohlicher Zustände gibt es nicht – die Aussagen beruhen lediglich auf Empirie. Ähnliche Ergebnisse wie mit der Plasmapherese können oft mittels Ultrafiltrationsverfahren unter Verwendung entsprechender Säulen erzielt werden.

2.5.2 Die IgG-Apherese ist eine Variante der Plasmapherese, bei der allerdings über eine Immunadsorptionssäule die zumeist pathogenen IgG-Antikörper selektiv eliminiert werden, wodurch das Substitutionsproblem mit Albumin oder Frischplasma (AIDS-Übertragungsgefahr) vermieden wird, da der Rest des autologen Plasmas rückgeführt wird. Für spezielle Situationen lassen sich auch andere Proteine selektiv durch Immunadsorption eliminieren. Die Kosten sind aber noch größer als jene der Plasmapherese.

3. Etablierte Therapien in experimentellen Anwendungsformen

Chronische Polyarthritis

Die Basistherapie der chronischen Polyarthritis ist meist nicht ausreichend effizient. Der Goldstandard, an dem alle experimentellen Therapien zu messen sind, ist die Methotrexattherapie: Jede neue Therapie müßte MTX an Wirksamkeit übertreffen und an Nebenwirkungen unterbieten.

Eine gegenwärtig praktizierte Form experimenteller Therapie ist die Kombinationstherapie, bei der mehrere etablierte Basistherapeutika kombiniert werden. Die optimale Kombination ist noch nicht bekannt. Manche Kombinationen scheinen nach ersten kontrollierten Untersuchungen nicht besser zu sein als die Einzelsubstanzen. Die Kombinationen reichen jedenfalls von der Applikation etwa von Goldsalzen zusammen mit Chloroquin bis zur Kombination von Methotrexat mit Cyclosporin A.

Erfolgreiche Kombinationstherapien wären nicht nur für eine Effizienzsteigerung wichtig, sondern könnten durch potentiell synergistische Effekte auch eine Dosisreduktion der Einzelmedikamente ermöglichen. Die Suche nach den optimalen Kombinationen, die auch mehr als 2 Substanzen umfassen können, wird einige Jahre in Anspruch nehmen. Von besonderem Interesse wird die Kombination von etablierten mit gegenwärtig in klinischer Untersuchung stehenden, vielversprechenden Substanzen (einschließlich der Biologika) sein.

4. Künftige Therapieformen

Die zunehmenden Detailkenntnisse des Genoms des Menschen, die zu erwartenden Erkenntnisse über genetische Varianten und ihre Krankheitsbeziehungen und die weiteren Fortschritte in der molekularen Medizin werden eine somatische Gentherapie aus dem heutigen Bereich der Möglichkeit künftig in die klinische Praxis verlagern. Die Aktivierung und Inhibierung bestimmter Gene in bestimmten Zellen wird als therapeutische Maßnahme genützt werden können. Voraussetzung dafür werden naturgemäß bessere Kenntnisse von Ätiologie und Pathogenese, aber auch klare ethische Richtlinien sein.

5. Prävention

Durch eine genauere Kenntnis der Krankheitsmechanismen werden für viele rheumatische Krankheiten präventive Maßnahmen möglich werden. Der Umstand, daß viele dieser Erkrankungen eine genetische Komponente aufweisen, erlaubt die Spekulation, daß die frühe Kenntnis der individuellen genetischen Konstellation gezielte, individuelle präventive Maßnahmen ermöglichen wird. Erfolgreich praktiziert wird eine derartige Prävention beim Phenylkotonurieprogramm oder Hypothyreosescreening Neugeborener. Daß Prophylaxe durch Vermeidung bestimmter Expositionen, Vakzination oder etwa antibiotische Therapie in bestimmten Situationen oder gar durch frühzeitige Gentherapie einsetzen kann, ist zumindest denkmöglich und in Zukunft wohl sogar verwirklichbar.

Literatur

(1)   Bartlett RR, Dimitrijevic M, Mattar T, et al: Leflunomide (HWA 486), a novel immunomodulating compound for the treatment of autoimmune disorders and reactions leading to transplant rejection. Agents Actions 1991;32:10-21.

(2) Battisti R, Botting R, Bakhle YS: COX-1 and COX-2: Toward the development of more selective NSAIDs. Drugs News & Persp 1994;7:501-512.

(3) Bensen W, Tugwell P, Roberts RM, Ludwin D, Ross H, Grace E, Gent M: Combination therapy of cyclosporine with methotrexate and gold in rheumatoid arthritis (2 pilot studies). J Rheumatol 1994;21:2034-2038.

(4) Domljan Z, Popovic M, Mladenovic V, Rozman R, Mihajlovic D, Jajic I, Zivkovic M, Strand V, Löw-Friedrich I, Oed C, Musikic P, Seifert H: Efficacy and safety of leflunomide in the treatment of patients with rheumatoid arthritis. Arthritis Rheum 1993;36:108 (Abstract).

(5) Elliott WJ, Maini RN, Feldmann M, Kalden JR, Antoni C, Smolen JS, Leeb B, Breedveld FC, Macfarlane JD, Rijl H, Woody JN: Treatment with a chimaeric monoclonal antibody to tumour necrosis factor alpha suppresses disease activity in rheumatoid arthritis. Lancet 1994;344:1105-1110.

(6) Leeming MRG and the Tenidap early RA group: A double-blind randomised comparison of tenidap versus auranofin plus diclofenac in early rheumatoid arthritis (RA). Clin Rheumatol 1994;13:355 (Abstract).

(7) Sipe JD, Bartle IM, Loose LD: Modification of proinflammatory cytokine production by the antirheumatic agents tenidap and naproxen. A possible correlate with clinical acute phases response. J Immunol 1992;148:480-484.

(8) Vischer TL: A double-blind multicentre study of OM-8980 and auranofin in rheumatoid arthritis. Ann Rheum Dis 1988;47:582-587.

(9) Wendling D, Racadot E, Wijdenes J: Treatment of severe rheumatoid arthritis by anti-interleukin 6 monoclonal antibody. J Rheumatol 1993;20:259-262.

Einteilung rheumatischer Erkrankungen

I. Entzündliche Gelenkerkrankungen

1. Chronische Polyarthritis und Sonderformen
2. Juvenile Arthritis
3. Psoriasisarthropathie

4. Reaktive und analoge Arthritiden
– Reaktive Arthritis nach Darm- und Urogenitalinfekten inklusive Morbus Reiter
– Rheumatisches Fieber
– Enteropathische Arthritis bei Morbus Crohn und Morbus Whipple, Colitis ulcerosa und intestinalem Bypass-Syndrom
– Sarkoidose, inklusive Löfgren-Syndrom

5. Spondarthritiden
– Spondylitis ankylosans (Morbus Bechterew)
– Wirbelsäulenform-Psoriasisarthropathie
– Wirbelsäulenbefall bei Morbus Reiter
– Reaktive Arthritis, enteropathische Arthritis

6. Arthritis, direkt durch Krankheitserreger (Gelenkinfektion)
– Grampositive Kokken
– Gramnegative Erreger
– Mykobakterien
– Borrelien
– virusindiziert
– Andere (Pilze, Parasiten usw.)

7. Kollagenosen (im engeren Sinn)
– SLE
– Systemische Sklerose und Sonderformen
– Eosinophile Fasziitis
– Polymyositis/Dermatomyositis
– Overlap-Syndrom (inklusive MCTD)
– Sjögren-Syndrom
– Antiphospholipidsyndrom

8. Nekrotisierende Vaskulitiden und andere Vaskulopathien
– Polyarteriitis-nodosa-Gruppe (inklusive allergische Granulomatose nach *Churg-Strauß*)

– Hypersensitivitätsvaskulitis (inklusive Henoch-Schönlein-Purpura)
– Wegenersche Granulomatose
– Mukokutanes Lymphknotensyndrom (Kawasaki-Vaskulitis)
– Behçet-Syndrom
– Kryoglobulinämie
– Riesenzellarteriitis einschließlich Arteriitis temporalis und Takayasu-Arteriitis

9. Polymyalgia rheumatica

10. Palindromer Rheumatismus

11. Kristallinduzierte Arthropathien und Periarthropathien
– Gicht (Mononatriumurat)
– Kalziumpyrophosphatdihydrat (Chondrokalzinose)
– Apatit und andere basische Kalziumphosphate

II. Degenerative Gelenkerkrankungen

1. Arthrosen großer Gelenke
2. Fingerpolyarthrose
3. Wirbelsäule
– Spondylarthrose
– Diskopathien

III. Weichteilrheumatismus (extraartikulärer Rheumatismus)

1. Periarthropathien
2. Veränderungen des Unterhautzellgewebes
3. Reizzustände an Sehnen, Sehnenscheiden und Schleimbeutel (Ansatztendinosen, Bursitiden usw.)
4. Muskelrheumatismus (Myogelosen usw., exklusive Myositis)
5. Psychogen-rheumatische Affektionen
6. Fibrositis/Fibromyalgie-Syndrom u. a.

IV. Seltene Stoffwechselerkrankungen mit Rheumasymptomatik

1. Hämochromatose
2. Ochronose (Alkaptonurie)
3. Oxalose
4. Wilsonsche Erkrankung
5. Amyloidose

V. Genetische Bindegewebsanomalien

1. Kollagenanomalien (Ehlers-Danlos, Marfan-Syndrom usw.)
2. Mukopolysaccharidosen
3. Andere

VI. Endokrine Erkrankungen

1. Diabetes mellitus
2. Akromegalie
3. Hyperparathyreoidismus
4. Schilddrüsenerkrankungen
5. Andere

VII. Immunmangelzustände (primär oder sekundär erworbenes Immundefizienzsyndrom [AIDS])

VIII. Rheumatische Affektionen bei hereditären hämatologischen Erkrankungen

1. Hämophilie und Pseudohämophilie
2. Hämoglobinopathien (Sichelzellerkrankung usw.)

IX. Rheumatische Affektionen bei Neoplasmen

1. Benigne Tumoren
2. Maligne Tumoren
3. Leukämien
4. Plasmozytom
5. Hodgkin und Non-Hodgkin-Lymphome
6. Paraneoplastische Syndrome (insbesondere hypertrophische Osteoarthropathie)

X. Rheumatische Affektionen bei neurogenen Erkrankungen

1. Neuropathische Arthropathie (Tabes dorsalis, diabetische Neuropathie)
2. Algodystrophie (Sudeck-Syndrom)
3. Nervenkompressionssyndrome

XI. Knochenerkrankungen

1. Metabolische Osteopathien
– Osteoporose
– Osteomalazie
– Hyperparathyreoidismus
– Osteosklerose

2. Infektiöse Osteopathien

3. Zirkulatorische Osteopathien
– avaskuläre (juvenile Osteonekrosen)
– Osteochondrosis dissecans
– Scheuermann-Syndrom
– Knocheninfarkt
– Algodystrophie

4. Knochenveränderungen des hämatopoetischen und retikulohistozytären Systems
– Histiozytosis X

5. Kryptogenetische Osteopathien
– Osteodystrophia deformans (Paget)
– Osteophthise

6. Neurogene Osteoarthropathien

7. Dysplastische Osteoarthropathien
– Chondrodystrophie
– Chondromatose des Knochens
– Exostosenkrankheit
– Osteogenesis imperfecta
– Neurofibromatose
– Osteopetrose
– Dysostosis multiplex

XII. Andere Erkrankungen

1. Polychondritis
2. Pannikulitis (Pfeiffer-Weber-Christian)
3. Familiäres Mittelmeerfieber
4. Goodpasture-Syndrom
5. Medikameninduzierte rheumatische Syndrome (z. B. Nitrofurantoin usw.)
6. Dialyseassoziierte Syndrome
7. Pankreatitis
8. Pustulosis palmaris et plantaris
9. Sweet-Syndrom
10. Sneddon-Syndrom
11. Andere

2. KRANKHEITSBILDER

Chronische Polyarthritis
(progredient chronische Polyarthritis, primär chronische Polyarthritis, rheumatoide Arthritis)

G. Kolarz

Definition

Chronische, systemische, remittierend oder schubweise verlaufende, entzündliche, nicht ansteckende Erkrankung mit symmetrischem Gelenkbefall.

Häufigkeit und Vorkommen

0,5 bis 2% der Gesamtbevölkerung leiden an chronischer Polyarthritis. Frauen werden etwa 3mal häufiger befallen als Männer. Die jährliche Inzidenz der Erkrankung liegt bei etwa 0,1%.

Ätiologie und Pathogenese

Die Ätiologie ist unbekannt; es besteht allerdings eine genetische Prädisposition. Träger des Erbmerkmales HLA DR4 tragen ein 3- bis 4mal höheres Risiko, an chronischer Polyarthritis zu erkranken, als HLA-DR4-negative Personen.

Die Pathogenese der Erkrankung ist nur teilweise aufgeklärt. Man nimmt an, daß eine exogene Noxe (Retroviren, Mykoplasmen, Epstein-Barr-Viren usw.?) bei entsprechender genetischer Disposition über eine Dysregulation des Immunsystems zur Alteration von arteigenem Eiweiß in der Synovialis und anderem körpereigenen Bindegewebe führt. Bei der nun ablaufenden Immunreaktion kommt es zur Dysbalance zwischen T-Helfer und T-Suppressorzellen, so daß der physiologische Abwehrprozeß nach adäquater Immunantwort nicht gestoppt wird. Die körpereigenen denaturierten Proteine bzw. ihre Bruchstücke wirken ihrerseits als Autoantigen. In der Folge werden Autoantikörper gebildet; die bekanntesten sind solche gegen denaturiertes oder komplexgebundenes Immunglobulin (Rheumafaktoren). Diese Rheumafaktoren bilden mit körpereigenem Globulin, z.B. Gammaglobulin plus Rheumafaktor oder Kollagen plus Gammaglobulin, Immunkomplexe, welche im Gewebe abgelagert werden. Wenn diese Komplexe Komplement aktivieren, kommt es zu entzündlichen Reaktionen. Daneben laufen zelluläre Immunmechanismen ab, wobei aktivierte Immunzellen Zytokine freisetzen, die ihrerseits auf Fibrozyten, Chondrozyten, Endothelzellen, Hepatozyten usw. wirken. Durch die Aktivierung dieser Zellen können verschiedene Phänomene auftreten: in der Folge der Aktivierung der Hepatozytenbildung von Akute-Phase-Proteinen (CRP usw.), die Fibroblastenaktivierung kann im Synovialgewebe zur Pannusbildung führen, durch Freisetzen von Proteasen und anderer Enzyme kommt es zur Knorpel- und Knochendestruktion.

Krankheitsbild und Verlauf

Frühsymptome: Rezidivierende, polyartikuläre (80%) Gelenkschmerzen und Gelenkschwellungen, vor allem an den Handgelenken, den Metakarpophalangeal-, den proximalen Interphalangeal- und den Zehengrundgelenken. Bei 20% der Kranken mono- oder oligoartikulärer Beginn an den großen Gelenken, insbesondere Kniegelenk (50%), seltener Schulter- und Hüftgelenk (30%), Sprung- und Ellbogengelenke (20%).

Leitsymptome: Chronisch (oder remittierend oder schubweise) verlaufende Gelenkschmerzen und -schwellungen, vorwiegend symmetrisch an den kleinen Gelenken der Hände und Füße; Morgensteifigkeit.

Andere Merkmale: Störung des Allgemeinbefindens, Gewichtsverlust, Fieber, Schwitzen an Handflächen und Fußsohlen, Palmarerythem, Tenosynovitis, Bursitis, HWS-Beteiligung.

Verlauf: Mit Fortdauer der Erkrankung kann es zu Fehlstellungen der Gelenke kommen (typisch besonders an der Hand, z. B. ulnare Deviation der Finger), gleichzeitig läßt sich eine deutliche Muskelatrophie, vor allem an den Händen erkennen. In weiterer Folge können einzelne Gelenke versteifen (fibröse oder knöcherne Ankylose). In Gelenknähe können subkutane Rheumaknoten auftreten (25%). (DD: Knötchen an den distalen Fingergelenken sprechen für Heberdenarthrose!)

Außer dieser klassischen Verlaufsform gibt es auch benigne Verlaufsformen (20%) mit episodischer polyarthritischer Manifestation. Nach einem polyarthritischen Schub, der die Kriterien der chronischen Polyarthritis aufweist, kann es ohne Therapie zu einer jahrelang anhaltenden Remission kommen.

Vom klassischen Typ lassen sich einige besondere Verlaufsformen abgrenzen:
1. Juvenile chronische Polyarthritis: Erstmanifestation vor dem 16. Lebensjahr (s. S. 170).
2. Alterspolyarthritis: Erstmanifestation nach dem 60. Lebensjahr, bisweilen oligoartikulär, häufig ausgeprägte Allgemeinsymptome, Dysproteinämie, Anämie, oft rasche Progredienz.
3. Pfropfarthritis: Auf eine seit längerer Zeit bestehende Polyarthrose pfropft sich eine chronische Polyarthritis auf; die Erkennung dieser Form ist aus therapeutischen Gründen (Indikation zur Basistherapie!) von großer praktischer Bedeutung.
4. Maligne Verlaufsform (siehe auch viszerale Manifestation): meist mit hohem Rheumafaktortiter und antinukleären Faktoren einhergehende, rasch progrediente Form mit ausgeprägten Allgemeinsymptomen bzw. extraartikulären Manifestationen. Übergang in Kollagenose möglich!

Stadieneinteilung (nach *Steinbrocker* et al.): Stadium I: Gelenkschwellung ohne Deformierung, im Röntgenbild leichte gelenknahe Osteoporose. Stadium II: Zusätzliche Bewegungseinschränkung, leichte Muskelatrophie, im Röntgenbild Usuren. Stadium III: Gelenkdeformation (röntgenologisch Subluxation, Achsendeviation), starke Muskelatrophie, Arbeitsfähigkeit stark eingeschränkt. Stadium IV: Fibröse oder knöcherne Ankylose in zumindest 1 Gelenk.

Hilfsbefunde

Laborbefunde: Blutsenkungsbeschleunigung, Alpha-2-Globulinvermehrung, normohypochrome Anämie, Serumeisen vermindert, CRP positiv. Serologische Befunde: Rheumafaktoren bei 70 bis 80% der Patienten mit einer Krankheitsdauer von mindestens 2 Jahren nachweisbar (Latextest, Waaler-Rose-Test), bedingt Einteilung in seropositive und seronegative Fälle. Antinukleäre Faktoren und Kollagenantikörper in prognostisch ungünstigeren Fällen nachweisbar. Andere Antikörper: RA 33 bei 30 bis 40% der Fälle positiv (auch bei Frühfällen!). Im Gelenkpunktat verminderte Viskosität, Zellzahl über 3000/mm^3, Ragozyten nachweisbar, saure Phosphate und LDH erhöht, Kultur steril.

Röntgen: Initial Weichteilzeichen (als Folge der Schwellung), gelenknahe Osteoporose, später Erosionen und Verschmälerung des Gelenkspaltes, Usuren und Zysten an der Grenze zwischen Knorpel und gelenknahem Knochenteil. Subluxationen, Knochendestruktionen und -dislokationen, Mutilationen, Ankylosen.

Eine Magnetresonanzuntersuchung kann zur Diagnose einer entzündlichen Mitbeteiligung der Weichteilstrukturen der oberen HWS erforderlich sein.

Gelenkszintigraphie: Sowohl in der Durchblutungsphase als auch zum Zeitpunkt der Knochenmarkierung ist im entzündlichen Gelenk eine Aktivitätsanreicherung meßbar.

Komplikationen und Spätfolgen

1. Extraartikuläre Manifestationen – Tendovaginitis, Sehnenruptur, Rheumaknoten, lokale Nervenkompressionssyndrome (u. a. Karpaltunnelsyndrom).
2. Viszerale Manifestationen, wie Amyloidose, Vaskulitis, Hyperviskositätssyndrom, Polyneuropathie, Myo- und Perikarditis, Pleuritis, Lungenfibrose, Nephropathie, Lymphadenopathie, Splenomegalie, Uveitis.
3. Ossäre Komplikationen – Osteoporose, Subluxation des Epistropheus, Ankylosen, ischämische Knochennekrosen.

Differentialdiagnose

Folgende Erkrankungen sind differentialdiagnostisch in Erwägung zu ziehen: Sjögren-Syndrom, Reiter-Syndrom, Arthritis psoriatica, Morbus Bechterew, akute Sarkoidose, rheumatisches Fieber, reaktive Arthritiden, Gicht, Lupus erythematodes und andere Kollagenosen. Das Fehlen oder Vorhandensein einzelner Symptome kann die Diagnose „chronische Polyarthritis" nicht ausschließen. Folgende zu arthritischen Beschwerden zusätzlich faßbare Befunde sollten jedoch zu einem neuerlichen Überdenken der Diagnose führen: Beginn mit Angina und erhöhtem ASLO (rheumatisches Fieber?); anfallsweise auftretende Gelenksymptome (Gicht?); Fingerendgelenkbefall (Arthritis psoriatica, Gicht?); Raynaud-Symptomatik (Kollagenose?); Verhärtung und Starre der Haut; z. B. wachsartige Fingerspitzen, spitze Nase (Sklerodermie?); Trockenheit im Mund und Auge, Keratoconjunctivitis sicca und Laryngitis sicca, Vergrößerung der Parotiden (Sjögren-Syndrom?); Psoriasis (Arthritis psoriatica?); Herzinsuffizienz, Vitium cordis, Pleuritis, Leber- und Milzvergrößerungen, Lymphknotenschwellung, Fieberschübe (LE?, rheumatisches Fieber?); Gesichtserythem (LE?); Erythema nodosum an den Unterschenkeln (Sarkoidose?). Zu diesen Symptomen kommen noch folgende Laborbefunde: Blutsenkungsgeschwindigkeit über 90 mm in der 1. Stunde; hoch positive antinukleäre Faktoren, Antikörper gegen n-DNS (LE?), Antikörper gegen Sm (LE?), Antikörper gegen n-RNP (MCTD?); Serumharnsäure wiederholt über 8,0 mg% (Gicht?).

Diagnosekriterien (nach den Klassifikationskriterien der ARA 1987)
1. Morgensteifigkeit von mindestens 1 Stunde durch mindestens 6 Wochen.
2. Arthritis von 3 oder mehr Gelenkregionen (durch einen Arzt festgestellt) durch mindestens 6 Wochen.
3. Gelenkschwellung (Arthritis) der proximalen Interphalangeal-, der Metakarpophalangealgelenke oder der Handgelenke durch mindestens 6 Wochen.
4. Symmetrische Gelenkschwellung (Arthritis) durch mindestens 6 Wochen.
5. Rheumaknoten.
6. Rheumafaktornachweis.
7. Radiologischer Nachweis von Erosionen und/oder gelenknahe Osteopenie der betroffenen Gelenke auf einer p.-a. Aufnahme der Hand.
Mindestens 4 dieser Kriterien sollten für die Diagnose einer chronischen Polyarthritis (bei Ausschluß der unter „Differentialdiagnose" angeführten Erkrankungen) erfüllt sein.

Prognose

Die chronische Polyarthritis ist eine derzeit nicht heilbare Erkrankung, welche jedoch in der überwiegenden Zahl der Fälle therapeutisch gut beeinflußbar ist. Es hat sich in mehreren Untersuchungen der letzten Jahre gezeigt, daß Patienten mit chronischer Polyarthritis eine gegenüber der Gesamtbevölkerung kürzere Lebenserwartung haben. Prognostisch ungünstig ist einerseits ein „maligner Verlauf" (gekennzeichnet durch hohen Rheumfaktortiter, Ansteigen des Titers der antinukleären Faktoren, positives LE-Zellphänomen, Nachweis von Kollagenantikörpern) sowie andererseits die Entwicklung einer Amyloidose und anderer extraartikulärer Organmanifestationen. Die atlantodentale Subluxation kann ohne rechtzeitigen operativen Eingriff zum Tod durch Atemlähmung führen (Kompression der Medulla oblongata).

Therapie

Behandlungsziele sind die Hemmung der Entzündungsaktivität sowie die Schmerzbekämpfung. Beurteilung von Aktivität und Progredienz sowie medikamentöse Einstellung sollten in einer Fachabteilung erfolgen. Fortführung und Therapiekontrolle beim Hausarzt.

Medikamentös: Im Frühstadium nichtsteroidale Antirheumatika. Bei gesicherter Diagnose zusätzlich Basistherapie mit Methotrexat, Chloroquin, Gold, Salazopyrin oder D-Penicillamin, im akuten Schub kurzfristig Kortisonoide, in seltenen Fällen Kortisondauertherapie (einmalige Gabe am Morgen, eventuell jeden 2. Tag). Bei bestimmten Komplikationen der chronischen Polyarthritis kann auch eine immunsuppressive Therapie erforderlich sein.

Lokalinfiltration mit Depotanästhetika, Kortisonsuspensionen. Medikamentöse Synovektomie (Varicocid, ^{90}Yttrium, ^{165}Dysprosium, ^{186}Rhenium).

Physikalisch: Am wichtigsten ist bei nicht mehr ganz akuten Fällen aktive Bewegungstherapie, eventuell zusätzlich Massage, Elektrotherapie, Hydrotherapie. Thermalbäderkuren sind heute, entgegen der früher bestehenden Lehrmeinung, nur noch in ganz ausgewählten Fällen (z. B. Rehabilitation bei fehlender Krankheitsaktivität) indiziert.
Bei akutem Schub eventuell Kryotherapie, Galvanisation, Iontophorese.

Ergotherapie: Prophylaktisch Aufrechterhalten der Funktionstüchtigkeit befallener Gelenke (z. B. Lagerungsschienen, Üben gelenkschonender Arbeitshaltung, Fingerübungen zur Kräftigung der Mm. interossei und Erhaltung der Gelenkbeweglichkeit). Rehabilitativ, z. B. Anpassung von Hilfsmitteln (je nach Behinderung u. a. Wasserhahnöffner, Dosenöffner, Strumpfanzieher usw.) zur Erlangung einer möglichst vollständigen Selbständigkeit im täglichen Leben.

Chirurgisch: Synovektomie (besonders erfolgversprechend, wenn noch kein Knorpelschaden erkennbar ist); Osteotomie, Endoprothese, Arthrodese zur Wiederherstellung der Gelenksfunktion je nach Ausmaß des Knorpel-, Knochenschadens. Tenosynovektomie, Operation lokaler Nervenkompressionssyndrome. Stabilisierungsoperation bei Arthritis C1/C2 bzw. atlantodentaler Subluxation.

Mögliche künftige therapeutische Ansätze

Mit genaueren Kenntnissen über die Pathogenese der chronischen Polyarthritis werden zunehmend Substanzen in die Therapie eingeführt, die bestimmte Reaktionen des Autoimmunprozesses beeinflussen. Diese Substanzen werden Immunmodulatoren genannt. Dazu zählen niedrig dosiertes Cyclosporin A, monoklonale Antikörper (z. B. gegen T-Helferzellen), Zytokine (z. B. Interferon Gamma), Zytokininhibitoren, antigene Peptide und die Plasmapherese. Größere Erfahrungen bestehen bisher vor allem mit Cyclosporin A und mit Interferon; beide Substanzen sind aber nur ausgewählten Fällen, die auf Spezialabteilungen eingestellt werden sollten, vorbehalten. Andere Substanzen dieser Gruppe stehen im klinischen Versuch. Daneben kann die Auswirkung der Autoimmunmechanismen auf die Zielorgane beeinflußt werden. So konnte gezeigt werden, daß die hochdosierte Gabe von Omega-3-Fettsäuren zu einer verminderten Produktion von Prostaglandin E_2 führt und dadurch das Ausmaß der Entzündung verringert werden kann. Auch Sauerstoffradikalfänger (z. B. hochdosiertes Vitamin E) können die Entzündung bis zu einem gewissen Umfang vermindern.

Einzelheiten über die verschiedenen Maßnahmen siehe Abschnitt Therapie (siehe auch 1.11.2).

Literatur

(1) Rheumatoid Arthritis, in McCarty DJ (ed): Arthritis and Allied Conditions. Philadelphia-London, Lea & Febiger, 1989, pp 659-904.
(2) Dixon JS, Furst DE (eds): Second-line agents in the treatment of rheumatic diseases. New York-Basel-Hongkong, Dekker, 1992.
(3) Chronische Polyarthritis, in Fehr K, Miehlke W, Schattenkirchner M, Tillmann K (eds): Rheumatologie in Praxis und Klinik. Stuttgart-New York, Thieme, 1989, pp 7.1-7.170.
(4) Harris Jr ED: Rheumatoid Arthritis. Curr Op Rheumatology 1994;6:287-289.

Felty-Syndrom
(Polyarthritis chronica
splenomegalica et leucopenica)

G. Kolarz

Definition

Seltene Sonderform der chronischen Polyarthritis, charakterisiert durch die Trias: Poly-arthritis, Splenomegalie und Granulopenie.

Häufigkeit und Vorkommen

Selten, unter 1% der Fälle mit chronischer Polyarthritis. Vornehmlich betroffen sind Frauen in der Menopause.

Ätiologie und Pathogenese

Unbekannt. Das genetische Merkmal HLA DR 4 findet sich bei Patienten mit Felty-Syn-drom in etwa 2 Drittel der Fälle (bei chronischer Polyarthritis ohne Splenomegalie und Leukopenie in 45 bis 50%).

Krankheitsbild und Verlauf

Meist fortgeschrittene chronische Polyarthritis mit schwerem Verlauf, subkutane Rheu-maknoten in 85%, gelegentlich auch im Anfangsstadium derselben, kombiniert mit meist mäßig vergrößerter Milz und Neutropenie – unter 2000 Zellen/mm^3 im peripheren Blut. Die Leukopenie ist unabhängig von der Milzgröße, nimmt während eines akuten Schubes zu – oft bis auf wenige hundert Zellen/mm^3 im peripheren Blut – und bleibt von interkurrenten Infekten unbeeinflußt.

Kennzeichnend sind eine Neigung zu Infektionen und ein reduzierter Allgemeinzustand, in 50% generalisierte Lymphadenopathie, in etwa 30% Hepatomegalie, in 20% Hautpig-mentierungen, auch Hautulzera an den Unterschenkeln, Neuropathien, Pleuritis, Episkle-ritiden können auftreten.

Hilfsbefunde

Laborbefunde: Neutropenie, Anämie (ausgeprägt in 65%), leichte Thrombopenie, Be-schleunigung der Blutsenkungsgeschwindigkeit, uncharakteristische Dysproteinämie. Rheumafaktoren in etwa 90%, Leukozytenautoantikörper in 80 bis 90%, Kollagenanti-körper in 50 bis 60% der Fälle nachweisbar, antinukleäre Faktoren in 20 bis 40% positiv, auch LE-Zellen im Blut gelegentlich vorhanden.
Bildgebende Verfahren: Radiologische Veränderungen entsprechen der chronischen Polyarthritis; in der Sonographie Splenomegalie, eventuell Hepatomegalie und paraaor-tale Lymphome nachweisbar.

Komplikationen und Begleiterkrankungen

Infektionskrankheiten, eventuell splenomegale Markhemmung.

Differentialdiagnose

Lupus erythematodes disseminatus, Banti'sche Erkrankung.

Diagnostische Kriterien

Kriterien der chronischen Polyarthritis, zusätzlich Splenomegalie, Neutropenie.

Prognose

Hängt vom Schweregrad der Erkrankung ab. Sie ist um so schlechter, je ausgeprägter die Leukopenie wird und interkurrent Infektionen auftreten.

Therapie

Nach den Grundsätzen der chronischen Polyarthritis (siehe 3 0). Eventuell additiv G-CSF (bei Neutropenie). Splenektomie kommt bei hochgradiger Leukopenie und bei gehäuft interkurrierenden Infektionen in Frage.

Literatur

(1) Bacon PA: Extra-articular rheumatoid arthritis, in McCarty DJ (ed): Arthritis and Allied Conditions. Philadelphia-London, Lea & Febiger, 1989, pp 1987-1990.
(2) Fehr D: Ätiologie und Pathogenese der chronischen Polyarthritis, in Fehr K, Miehlke W, Schattenkirchner M, Tillmann K (eds): Rheumatologie in Praxis und Klinik. Stuttgart-New York, Thieme, 1989, pp 7.53.

Caplan-Syndrom
(Siliko-Arthritis, rheumatoides
Pneumokoniose-Syndrom,
Caplan-Colinet-Syndrom)

G. Kolarz

Definition

Zusammentreffen von chronischer Polyarthritis mit ungewöhnlich starker Fibrose der Lunge im Rahmen einer Pneumokoniose.

Häufigkeit und Vorkommen

Bei staubexponierten Bergleuten findet man das typische Bild in einer Häufigkeit von etwa 35%. Das Syndrom findet sich aber auch bei Arbeitern, die anhaltend mit Asbest, Schleifmitteln und Silikaten in Kontakt kommen.

Ätiologie und Pathogenese

Die Läsionen in der Lunge zeigen eine unspezifische Entzündung um nekrotisches Granulationsgewebe. Inwieweit zusätzlich zur Staubexposition auch die chronische Polyarthritis am Erscheinungsbild dieser Lungenveränderung – nämlich der großen Knoten, die auch histologisch Rheumaknoten ähneln – beteiligt ist, ist unklar.

Krankheitsbild

Beim klassischen Caplan-Syndrom fällt das Erscheinen der arthritischen Symptome mit dem Auftreten der Lungenveränderungen zusammen. Bei 30% der Patienten finden sich zunächst Lungenveränderungen mit positivem Rheumafaktor ohne arthritische Veränderungen, die erst nach einem Intervall von bis zu 5 Jahren in Erscheinung treten können.

Hilfsbefunde

Laborbefunde wie bei chronischer Polyarthritis, der Rheumafaktor ist bei mehr als 80% positiv. Der positive Rheumafaktor allein zusammen mit dem Befund der Pneumokoniose genügt für die Diagnose eines Caplan-Syndroms nicht (mehr als 40% der Patienten mit Pneumokoniose haben auch ohne Arthritis einen positiven Rheumafaktor).
Das klassische **Röntgenbild** der Lunge zeigt multiple, gut begrenzte, runde Verschattungen von mehr als 1 cm Durchmesser, die über beide Lungenfelder verteilt sind. Der Großteil der Patienten weist jedoch diskrete knotige Verschattungen über beide Lungen mit einem Durchmesser bis 10 mm auf.
Es findet sich eine mehr oder minder ausgeprägte restriktive **Lungenfunktionsstörung** mit Compliance-Verminderung.

Prognose

Hängt von der Lungenerkrankung ab.

Therapie

Entfernung aus Staubexposition. Therapie der chronischen Polyarthritis wie üblich.

Literatur

(1) Bacon PA: Extra-articular rheumatoid arthritis, in McCarty DJ (ed): Arthritis and Allied Conditions. Philadelphia-London, Lea & Febiger, 1989, p 1978.
(2) Papiris SA, Constantopoulos SH: Chronische Polyarthritis mit Beteiligung der Atemwege. EULAR Bulletin 1992;21:40-44.

Adulte Form des Morbus Still

W. Siegmeth

Definition

Das Still-Syndrom ist die systemische Manifestation der juvenilen chronischen Arthritis, einer Erkrankung des Kindes- und Jugendalters. Selten tritt diese Erkrankung als eine besondere Verlaufsform der chronischen Polyarthritis erst in der Adoleszenz auf (= adulte Form des M. Still, adult onset Still's disease).

Häufigkeit und Vorkommen

In einer Übersichtsarbeit berichteten *Ohta* et al. über 228 Patienten. Die Erkrankung ist selten, nur 1 ‰ der cP-Kranken leiden an einem adulten Morbus Still. Das Geschlechtsverhältnis ist ausgeglichen. Die 1. Beschreibung erfolgte durch *Bywaters* 1971.

Krankheitsbild und -verlauf

Die Erkrankung zeichnet sich durch die Trias Fieber - Exanthem - Arthritis aus. Fieberattacken können der Erkrankung oft um mehrere Monate vorausgehen. Das Fieber ist hoch (bis 40 °C), gleichzeitig besteht eine Leukozytose bis zu 60.000/mm^3 mit einem makulösen, lachsfarbenen Exanthem am Stamm und an den Extremitäten. Exanthem und Fieber erreichen charakteristischerweise gegen Abend den Höhepunkt. Die Arthritis, meistens asymmetrisch, betrifft Hand-, Ellbogen-, Sprung- und Kniegelenke, weniger die Fingergelenke. In der Regel ist sie nicht erosiv, kommt es aber doch zu Destruktionen, dann resultieren relativ rasch Versteifungen im Bereiche der Hand-, Ellbogen- und Sprunggelenke. Im Rahmen der systemischen Beteiligung finden sich in absteigender Häufigkeit Pharyngitis, Lymphadenopathie, Splenomegalie, Hepatomegalie, Pleuritis, Perikarditis, Abdominalschmerzen, Neuropathien, Nieren- und Augenbefall. Eine große Seltenheit sind subkutane Rheumaknoten; gelegentlich besteht eine Mitbeteiligung des Nackens im Sinne einer Spondarthritis besonders in Höhe C1 bis C3.
Die Erkrankung verläuft charakteristischerweise in Schüben, es können mehrere Schübe pro Jahr oder komplette Remissionen während mehrerer Jahre vorkommen.

Labor

An Laborbefunden hervorzuheben sind eine Leukozytose bis 60.000/mm^3, eine Thrombozytose bis 600.000/mm^3, das Fehlen von Rheumafaktoren oder ANA sowie eine erhöhte BSG und häufig auch eine Erhöhung der Leberenzyme.

Differentialdiagnose

Bei den atypischen Verläufen ist eine differentialdiagnostische Abgrenzung u. a. gegen septische Erkrankungen, Hämoblastosen, Lupus erythematodes visceralis, Neoplasien oder rheumatisches Fieber notwendig.

Therapie

In etwa 1 Fünftel ist die Behandlung mit nichtsteroidalen Antirheumatika ausreichend; allenfalls ist kurzzeitig eine Kortisonstoßtherapie indiziert, bei viszeralen Komplikationen Kortison und Immunsuppressiva.

Prognose

Die Prognose ist meist relativ gut; schlecht ist sie bei akut polyartikulärem Beginn und chronischem Verlauf der Arthritis.

Literatur

(1) Fehr K, Böni A: Adulte Form des Morbus Still, in Fehr K, Miehle W, Schattenkirchner M, Tillmann K: Rheumatologie in Praxis und Klinik. Stuttgart-New York, Thieme, 1989, pp 7.107-7.108.
(2) Reginato A: Adult onset Still's disease, in Schumacher jr HR (ed): Primer on the Rheumatic Diseases. 10th ed. Atlanta, Arthritis Foundation, 1993, pp 182-183.
(3) Elkon KB, et al: Adult-onset Still's disease. Twenty-year follow-up and further studies of patients with active disease. Arthritis Rheum 1982;25:647-654.
(4) Bywaters EGL: Still's disease in the adult. Ann Rheum Dis 1971;30:121-133.
(5) Reginato AJ, et al: Adult onset Still's disease: experience with 23 patients and literature review with emphasis on organ failure. Semin Arthritis Rheum 1987;17:39-57.
(6) Ohta A, et al: Adult onset Still's disease: review of 228 cases from the literature. J Rheumatol 1987;14:1139-1146.

Juvenile chronische Arthritis

I. Pilz

Definition

Arthritis (mono-, oligo- oder polyartikulär), bestehend aus Gelenksschwellung, Schmerz und/oder Funktionseinschränkung, die vor Ende des 16. Lebensjahres auftritt und mindestens 3 Monate anhält.

Da zahlreiche andere Erkrankungen mit gleicher oder ähnlicher Symptomatik einhergehen und es keine beweisenden Befunde für die juvenile chronische Arthritis gibt, gehört zur Diagnose der Ausschluß aller ähnlichen Erkrankungen.

Die **JCA** stellt kein einheitliches Krankheitsbild dar und wird vielmehr in **5 Untergruppen** gegliedert.

Die Einteilung erfolgt entsprechend der Symptomatik während der ersten 3 bzw. 6 Monate. Entscheidend für die Klassifikation ist das klinische Bild. Laborbefunde ergänzen und erweitern die diagnostischen Möglichkeiten, dürfen aber nur im Zusammenhang mit der Klinik gesehen werden.

Man unterscheidet:
1. systemische juvenile chronische Arthritis,
2. seronegative Polyarthritis,
3. seropositive Polyarthritis,
4. frühkindliche Oligoarthritis (Typ I),
5. spätkindliche Oligoarthritis (Typ II) (HLA – B 27 assoziiert).

Als Sonderform können noch die **juvenile Spondarthritis,** die Arthritiden bei chronisch entzündlichen Darmerkrankungen sowie die juvenile Psoriasisarthritis genannt werden. Die Erkrankungshäufigkeit beträgt nach Schätzung in europäischen Ländern 1 bis 2 pro 10.000 Kinder.

Ätiologie und Pathogenese

Unbekannt; vermutlich besteht eine genetische Prädisposition mit unterschiedlichen Auslösemechanismen.

Krankheitsbilder

Systemische juvenile chronische Arthritis (Still-Syndrom)
Häufigkeit: 10 bis 15%. Beginn meist im Kleinkindesalter. Im Vordergrund stehen systemische Erscheinungen wie intermittierendes Fieber, Exanthem, Lymphknotenschwellung und Vergrößerung von Milz und Leber, Myalgien und Arthralgien, später eine Arthritis (Oligoarthritis 40%, Polyarthritis 60%) mit destruierendem Verlauf.

Laborbefunde: hohe Entzündungsaktivität (BKS, CRP, Thrombo, Diff. BB: Linksverschiebung, Granulozytose). In 10 bis 15% als Folgekomplikation Amyloidose mit Organinsuffizienz, vor allem der Niere.

Seronegative Polyarthritis

Beginn im gesamten Kindheitsalter, mehrere Untergruppen, Rheumafaktor negativ. Häufigkeit 20 bis 30%.

Es sind mehr als 4 Gelenke während der ersten 6 Monate der Krankheit betroffen. Häufiger erkranken Mädchen.

Gelenkbefall: Im Vordergrund stehen die Hand- und Fingergelenke mit Tenosynovitiden, so daß sehr bald eine Handskoliose entsteht. An den übrigen Gelenken sind Gelenkdestruktionen eher selten.

ANA in 25% positiv, derzeit keine HLA bestimmte Assoziation. Uveitis selten. Wesentlich ist für diese Gruppe und auch für die seropositive Polyarthritis die früh einsetzende Physio- und Ergotherapie.

Seropositive Polyarthritis

Dies ist die adulte Form der JCA mit 5 bis 10% Häufigkeit. Beginn im späten Kindesalter. Symptome und Verlauf ähneln somit der seropositiven Polyarthritis des Erwachsenen. Häufig sind Mädchen betroffen, der IgM-Rheumafaktor ist zu 100% positiv, bei 50 bis 75% der Patienten findet man außerdem positive ANA. Mögliche Assoziation zu DR4. Symmetrischer Befall der Hand- und Fingergelenke sowie Zehengelenke, Hüftgelenkbefall selten und später. Ein Teil der Kinder hat subkutane Rheumaknötchen. Der Verlauf ist rasch progredient mit schweren Destruktionen und Ankylosen.

Wesentlich auch hier eine früh einsetzende, umfassende Therapie.

Frühkindliche Oligoarthritis (Typ I)

Häufigkeit 25 bis 30%. Beginn im frühen Kindesalter, oft schon im 1. Lebensjahr. Mädchen sind 2- bis 3mal häufiger betroffen als Knaben. Bei 50% der Kinder ist ein Knie- bzw. ein Sprunggelenk betroffen, wobei rasch eine typische Kontraktur und Fehlstellung entsteht. Im weiteren Verlauf können auch Hand, Ellbogen, Finger, Zehen, Kiefergelenke, Schultern, Hüften, aber auch die Halswirbelsäule mitbetroffen sein.

Der Gelenkbefall bleibt meist oligoartikulär (bis 4 Gelenke). Selten kommen asymmetrisch noch einige Gelenke dazu; wir sprechen dann von der „erweiterten Oliogoarthritis". Bei 10% der Kinder entsteht eine Polyarthritis. Bei 60% der Kinder sind die ANA positiv, diese Kinder neigen zu einer chronisch rezidivierenden Iridozyklitis, die schmerzlos verläuft und meist nur durch eine regelmäßige Spaltlampenuntersuchung des Auges erkannt werden kann. Diese chronische Iridozyklitis kann rasch zur Synechierung, bleibenden Augenschäden bis hin zu Erblindung (10%) führen.

Oligoarthritis (Typ II)

Häufigkeit: 25 bis 30%. Beginn nach dem sechsten Lebensjahr, 80 bis 90% Knaben, häufig mit genetischer Disposition (etwa 80% der Patienten sind HLA-B-27-positiv). Wesentlich ist die Familienanamnese (Häufung von HLA-B-27-assoziierten Erkrankungen).

Das Befallsmuster ist oligoartikulär, asymmetrisch, meist ist die untere Extremität betroffen (Knie, Sprunggelenke, Zehengelenke, Hüftgelenke). Destruktionen sind im Verlauf häufig im Hüft- und Zehengelenk zu sehen. Ein diagnostisches Symptom sind außerdem die Enthesopathien (Schmerzen an den Sehnenansätzen, z. B. Achillessehne, am Ansatz der Plantaraponeurose sowie am Fibulaköpfchen).

Eine Iridozyklitis in dieser Gruppe verläuft meist akut mit Schmerzen und Rötung der Konjunktiva. Unter lokaler Therapie sind rasches Abklingen und keine bleibenden Schäden zu erwarten.

Im weiteren Verlauf treten bei einigen Jugendlichen Schmerzen im Bereich der LWS, HWS und des Ileosakralbereiches auf. Auch ohne Beschwerden im Bereich der Ileosakralgelenke sollten bei dieser Gruppe gelegentlich Röntgenaufnahmen durchgeführt werden. Häufig besteht eine frühe Entzündungsaktivität in diesem Bereich.

Die Früherkennung der Sakroiliitis zur Diagnostik der juvenilen Spondarthritis als Klassifikation wird international derzeit noch diskutiert.

Wirbelsäulenveränderungen sind erst im 20. Lebensjahr zu erwarten.

Da viele Jugendliche im Stadium der Sakroiliitis bleiben, ohne daß eine Achsenbeteiligung hinzukommt, würden wir von einer Frühdiagnose eines zu erwartenden Morbus Bechterew wegen einer doch erheblichen psychischen Belastung abraten.

Therapie

Die Behandlung der JCA weist trotz gewisser Ähnlichkeiten mit der chronischen Polyarthritis bei Erwachsenen einige Besonderheiten auf, die je nach Krankheitstyp und individueller Situation zu beachten sind. Die Behandlung beginnt mit der Verabreichung eines nichtsteroidalen Antirheumatikums. Bei einigen leichten Verlaufsformen kann man damit das Auslangen finden. Das Medikament und die Dosis werden altersabhängig und nach dem entsprechenden Körpergewicht dosiert.

Hochaktive und hartnäckige Oligo- und Polyarthritiden sowie systemische Formen erfordern zusätzlich den Einsatz von Basismedikamenten. Glukokortikoide werden überwiegend lokal (intraartikulär oder in Form von Tropfen bei Iridozyklitis) verabreicht. Systemische Glukokortikoide bleiben den lebensbedrohlichen Komplikationen der systemischen Form vorbehalten.

Nichtsteroidale Antiphlogistika
Azetylsalizylsäure, Diclofenac, Ibuprofen, Indometacin, Naproxen, Tolmetin.

Basisantirheumatika
Chloroquin, Goldsalze, D-Penicillamin (derzeit eher verlassen), Sulfasalazin, Immunsuppressiva (Azathioprin, Methotrexat). Alkylierende Substanzen (Chlorambucil und Cylophosphamid) bleiben wegen ihrer potentiellen onkogenen Wirkung im wesentlichen auf die Behandlung schwerer Komplikationen, wie z. B. der Amyloidose, beschränkt.

Krankengymnastische und physikalische Behandlung
Bei der Behandlung der JCA ist die krankengymnastische Therapie genauso wesentlich wie die medikamentöse. Bereits die Tendenz zu einer Fehlstellung muß erkannt werden, es muß die Gelenkfunktion erhalten bleiben. Lokale Kälte- und Wärmeanwendung ergänzen die lokale Therapie.

Ergotherapie
Schulung und Gelenkschutz, Muskeltraining und Schienenversorgung zur Verhinderung von achsenabweichender Fehlstellung von Gelenken (Handgelenke) sind Aufgaben, die die Ergotherapie in der Kinderrheumatologie zu erfüllen hat.

Auch ist die orthopädische sowie die psychologische und sozialmedizinische Betreuung der Kinder mit JCA zu gewährleisten.

Literatur

(1) Woo P, White P, Ansell B: Paediatric Rheumatology Update. 1990.
(2) Cassedy JT, Petty RE: Textbook of Pediatric Rheumatology. 1991.
(3) Jacobs JC: Pediatric Rheumatology for the Practitioner. 1993.
(4) Shoutwood TR, Malleson PN. Clinical Paediatrics, Arthritis in children and adolescents. 1993.
(5) Ansell BM, Rudge S, Schaller JG. Paediatric Rheumatology - A Color Atlas. 1991.
(6) Hicks RV. Vasculopathies of Childhodd. 1992.
(7) Altenbockum VC, Hibler M, Spamer M, Truckenbrodt H. Juvenile chronische Arthritis. 1993.

Arthritis psoriatica

A. Dunky

1. Definition: Die Arthritis psoriatica ist eine entzündliche Gelenkerkrankung, die vor Beginn oder bei bestehender Psoriasis mono-, oligo- oder polyartikulär, häufig auch mit strahlenförmigem Befall der Gelenke (Daktylitis), auftritt und sowohl mit Destruktion als auch proliferativen Gelenk- und Knochenveränderungen einhergeht. Sie ist klassischerweise seronegativ und befällt gelegentlich das Achsenskelett.

2. Häufigkeit und Vorkommen: Die PA tritt in 5 bis 23% unter den Psoriasis-vulgaris-Fällen auf. Einzelne Autoren geben bis zu 49% an, wobei hier die Abgrenzung gegenüber weichteilrheumatischen oder osteoarthrotischen Beschwerden oft schwer ist. Eine genetische Disposition zur PA wurde in Familienuntersuchungen nachgewiesen. Verwandte 1. Grades von PA-Patienten entwickeln 40mal häufiger eine PA als die Normalbevölkerung. Bis jetzt konnte kein zeitlicher Zusammenhang zwischen dem Auftreten der Hautmanifestation und der Arthritis gefunden werden.

Die Geschlechtsverteilung Männer zu Frauen beträgt 1 : 1, außer beim Achsenskelettbefall, wo ein Überwiegen des männlichen Geschlechtes vorliegt. Die Erstmanifestation der Erkrankung liegt zwischen dem 25. und 40. Lebensjahr, mit schleichendem, überwiegend oligoartikulärem Beginn.

3. Ätiologie und Pathogenese: Die Verbindung zwischen Psoriasis und Arthritis wurde von französischen Ärzten am Beginn des 19. Jahrhunderts beschrieben. *Alibert* und *Pazin* führten den Begriff Psoriasisarthritis (PA) ein. Bei der Psoriasis vulgaris (PV) finden sich mikrovaskuläre Veränderungen, sowohl in der normalen als auch der befallenen Haut. Untersuchungen an der befallenen Synovialmembran bei PA-Patienten zeigten Schwellung der Endothelzellen, Verdickung der Gefäßwände und eine entzündliche Zellinfiltration. Es ist möglich, daß diese Gefäßveränderungen nicht primäre Ursache, sondern sekundäre Merkmale des Befalles darstellen.

In den psoriatischen Hautveränderungen hat man gehäuft Streptokokken und Staphylokokken nachgewiesen. Ebenso in den psoriatischen Nagelveränderungen. Es ist durchaus vorstellbar, daß verschiedene Substanzen, wie z. B. Antigene, Bakterien und deren Bestandteile, möglicherweise die Arthritis triggern, entsprechend den uns bekannten reaktiven Arthropathien. Diese Hypothese einer bakteriell antigeninduzierten PA ist beeindruckend, aber nicht abgesichert. Das Protein (P 27), ein retrovirusähnliches Partikel, wird gehäuft von Epidermiszellen in psoriatischen Läsionen exprimiert. Ebenso wurde es bei monoklonalen synovialen Membranzellen und an Synovialblutgefäßwänden gefunden. Dieses Partikel ist nicht infektiös, könnte jedoch als Trigger wirken.

Die Möglichkeit, daß ein Trauma die PA auslöst, sozusagen ein „tiefes" Köbnerphänomen, wurde wiederholt diskutiert.

Untersuchungen des Synovialgewebes bei der PA zeigten, daß Plasmazellen überwiegend IGG und IGA gelegentlich IGM und C3 enthielten. Dieses Muster unterscheidet sich von der seropositiven RA, wo IGM und C3 gegenüber IGA und IGG überwiegt.

Die Expression des Rheumafaktors ist selten bei der PA Dies bedeutet entweder eine andere Antigenstimulation oder eine geänderte Kompetenz auf einen chronischen Antigenreiz, Rheumafaktor zu synthetisieren. Der Rheumafaktor wird in einer prozentual kleinen Untergruppe gefunden, bei welcher das Befallmuster dem der RA ähnelt. Hier könnte auch eine Koinzidenz von rheumatoider Arthritis und Psoriasis vorliegen. Bei der PA mit einem distalen Gelenksbefall findet sich in keinem der Fälle ein Rheumafaktor. Der reguläre Mechanismus zur Kontrolle der Expression des Rheumafaktors ist jedoch intakt.

Etwa 60% der Patienten mit PA zeigen zirkulierende Immunkomplexe und eine Erhöhung der Serum-IGG- und -IGA-Spiegel. Es besteht aber keine Beziehung zwischen den zirkulierenden Immunkomplexen und der Krankheitsaktivität. Diese IGA-Komplexe werden bei allen Formen der PA gefunden.

Es findet sich eine Verminderung der effektiven Supressorzellen bei der Psoriasis und der PA. Die totale T-Zellpopulation bei der Psoriasis ist jedoch normal, aber die frühen und späten Formen sind vermindert. Dies mag darauf hinweisen, daß unreife T-Zellen vorliegen oder daß einzelne Zellrezeptoren blockiert sind.

Die pathologische Grundläsion bei der peripheren Arthritis der Psoriasis ist die Synovitis, die im allgemeinen keine Unterscheidungen zu den RA zeigt. Das Synovium größerer Gelenke zeigt hypertrophe Reifungszentren ähnlich der RA. Einzelne Autoren berichten jedoch, daß die Synovialmembran der PA mehr proliferative Fibroblasten, Ödeme und Gefäßwandnekrosen enthält. Die Gefäßläsion ist ein dominierendes Zeichen des psoriatischen Synoviums in den Gelenken. Die frühen Läsionen besonders in den kleinen Fingergelenken zeigen eine Verdickung und Schwellung der Synovialmembran. Spätere Läsionen zeigen mehr fibröse Reaktionen. Untersuchungen fortgeschrittener distaler Fingergelenkssynovitiden zeigten eine Gelenksdestruktion, Knochenresorptionen und marginale Knochenhyperplasie in der Höhe der Sehneneinstrahlung. Der erweiterte Gelenksspalt wird durch zellulär fibröses Gewebe ersetzt, das jedoch keine Residuen einer Synovialmembran zeigt. Es besteht eine exzessive fibröse Gelenksreaktion in den befallenen Gelenken und in der Kapsel. Dies drückt sich letztendlich in der diffusen Schwellung der Gelenke aus.

HLA-Typisierungen reflektieren einen polygenetischen Einfluß der Psoriasis und der PA; HLA-CW 6 zeigt eine feste Verbindung mit DR 7 und wurde in der psoriatischen Population am häufigsten beobachtet. HLA-B 13 und B 17 zeigen ein erhöhtes Auftreten bei einer Psoriasis mit frühzeitiger Manifestation und eine lose Beziehung zur Arthritis. HLA-B-38- und -B-39-Splitts von B 16 haben eine Beziehung zur PA; HLA B 27 wird in 46 bis 78% bei einer psoriatischen Spondylarthritis beobachtet. Einzelne Autoren haben über eine Beziehung zwischen HLA-DR 4 und einen rheumatoidähnlichen Verlauf berichtet, DR 2 und Erosivität der Erkrankung, B 27 und Wirbelsäulenbefall sowie HLA B 38 und frühzeitigen asymmetrischen Gelenksbefall.

Wahrscheinlich sollen 2 HLA-Gene für die Psoriasis verantwortlich sein, wenn diese in Disposition am selben Haplotyp auftreten. Wenn sie in der Transposition an verschiedenen Haplotypen auftreten, ist die Erkrankung nicht manifest.

4. Krankheitsbild und -verlauf

Der Beginn der PA ist wesentlich schleichender als das der RA, lediglich 20 bis 23% beginnen akut. Die Erstmanifestation ist, ähnlich der RA, meistens zwischen dem 35. und 45. Lebensjahr, wohingegen die Geschlechtsverteilung 1 : 1 beträgt.

Es wurden verschiedene Untertypen der PA beschrieben. Es kann auch ein Befallmuster in das andere übergehen. Die Dominanz des distalen Gelenksbefalls (DIP-Gelenke) ist jedoch charakteristisch für die PA. Der oligartikuläre Befall ist sehr häufig mit einer Spondarthritis verbunden; beide, Sakroiliitis und Spondylitis, können mit allen Formen der peripheren Arthritis verknüpft sein. Die Hälfte der Patienten zeigt nur eine mono- oder oligoartikuläre Verlaufsform.

Gelenksbefallmuster

a) Asymmetrisch oligartrikuläre Arthritis

Dies ist die häufigste Form und findet sich in etwa 50% der Fälle. Dabei sind die distalen Interphalangealgelenke (DIP), die proximalen Interphalangealgelenke (PIP), ebenso die MCP- und MTP-Gelenke der Hand und der Zehen befallen. Knie, Hüfte, Sprunggelenke und Karpalgelenke sind seltener befallen.

Häufig findet sich bei dieser Form gleichzeitig eine Tendovaginitis, die dem Finger manchmal ein wurstförmiges Aussehen verleiht.

b) Distaler Gelenksbefall

Diese klassische Form der PA ist oft mit einem psoriatischen Nagelbefall verbunden. Sie imponiert als eine oligartikuläre Form und ist in 5 bis 10% der Fälle zu finden.

c) Arthritis mutilans

In etwa 5% der Fälle bei distaler Arthritis kommt es zusätzlich zu einer Osteolyse der befallenen Phalanx, die dann in schweren Deformitäten resultiert. Die Arthritis mutilans entwickelt sich besonders bei frühzeitigem Befall zwischen dem 20. und 30. Lebensjahr und zeigt auch Systemmanifestationen wie Fieber und Gewichtsverlust.

Diese Patienten haben häufig auch eine ausgeprägte Hautmanifestation und nicht selten eine Sakroiliitis.

d) Symmetrische Polyarthritis

Diese Gruppe umfaßt etwa 25% der Fälle. Darunter findet man auch etwa 3 bis 4% mit seropositivem Verlauf; dabei scheint es sich um eine Koinzidenz zwischen Psoriasis und RA zu handeln. Andere sind klinisch nicht von einer RA zu unterscheiden, haben aber einen seronegativen Verlauf und eine besondere Prädilektion in den PIP- und DIP-Gelenken. Die Arthritis verläuft jedoch häufig milder, als eine seropositive RA.

e) Wirbelsäulenbefall

Wirbelsäulen- und Sakroiliakalbefall kann bei allen seronegativen peripheren Befallmustern zusätzlich auftreten und ist noch dazu sehr häufig asymptomatisch. Die Sakralgelenke werden in etwa 20 bis 40% der Fälle bei PA befallen. Die Spondylitis manifestiert sich durch Syndesmophyten und Parasyndesmophyten. Sie finden sich in etwa 40% der Fälle. Syndesmophyten können auch ohne einer Sakroiliitis und in jedem Abschnitt der Wirbelsäule auftreten. Imponieren hier als marginale oder submarginale Veränderungen. Der Befall der Halswirbelsäule wird bevorzugt.

Eine Form der Spondylitis befällt überwiegend Männer mit später Psoriasismanifestation, assoziiert eine Iritis, unregelmäßigem peripheren Gelenksbefall und relativ rasche Progression des spinalen Befalles, besonders der Ileosakralgelenke. Diese Form könnte auch als eine Koinzidenz von psoriatischer und ankylosierender Spondylitis angesehen werden. Eine andere Form befällt beide Geschlechter gleichermaßen und äußert sich praktisch nur in submarginalen Parasyndesmophyten, Sakroiliakalbefall und peripherer Arthritis. Dieser Typ ist sehr häufig mit einer ausgeprägten Psoriasis vergesellschaftet. Die HLA-B-27-Positivität korreliert überwiegend mit dem Ileosakralbefall.

f) Atypische Gelenksmanifestation

Selten findet man bei einer ausgeprägten Psoriasis vulgaris Resorptionen in dem distalen Phalangealbereich (Akroosteolyse) ohne jegliche klinische und röntgenologische Zeichen einer Arthritis. Eine destruktive Arthritis des Sternoklavikulargelenks findet sich bei einer pustulösen Psoriasis. Der Sternoklavikularbefall ist verbunden mit einer Wirbelsäulen- und peripheren Arthritis. Die Halswirbelsäule ist in ähnlicher Art befallen wie bei der RA, besonders in den Segmenten C 1 und C 2 mit manchmal lateraler oder subaxialer Luxation.

Hautbefall

Die PA unterscheidet sich primär von anderen entzündlichen Gelenkserkrankungen durch die Gegenwart der Psoriasis vulgaris. Bei den meisten Fällen tritt erst die Psoriasis und dann die Arthritis auf. Die Latenz dauert oft viele Jahre. Seltener (etwa 10 bis 12%) folgt die Psoriasis der Arthritis. Kein Befallmuster der Psoriasis ist für eine Arthritis signifikant und der Befall kann von kleinen versteckten Hautarealen bis zu einer generalisierten Exfoliation reichen. Sehr häufig wird ein Befall im Bereich der Kopfhaut, des Nabels, der Analfalte und im Bereich des Perineums übersehen, ebenso im Bereich des Gehörganges. Die Psoriasis neigt zu einem ausgeprägten Verlauf bei jenen Patienten mit einer ausgeprägten deformierenden Arthritis.

Nagelbefall ist in etwa 80% der PA-Fälle, im Vergleich bei nur 15% von unkomplizierten Psoriasis-vulgaris-Fällen, beschrieben. Die Arten des Nagelbefalls sind in entsprechende Häufigkeit folgend:

1. Verdickung (Hyperkeratose) am distalen Nagelbereich;
2. Abhebung aus dem Nagelbett;
3. Nagelbrüche und Bruchleisten;
4. Tüpfelung der Nägel;
5. löffelförmige Aufhebung der Nagelung;
6. Randbefall.

Es besteht der Anschein, daß zwischen einer distalen Arthritis und dem Nagelbefall Zusammenhänge bestehen. Es kommt häufiger zu einem Gelenksschub bei einer Zunahme des Nagelbefalls, als diese Koexistenz mit der Haut sich zeigt. Patienten mit ausgeprägter Arthritis haben meistens ausgeprägte Nagelveränderungen.

Extraartikuläre Manifestationen

Extraartikuläre Manifestationen, wie wir sie bei der RA finden, werden bei einer PA sehr selten beschrieben. In etwa 30% der Fälle findet man eine Konjunktivitis oder Keratokonjunktivits, Ititis in 7% der Fälle. Andere extraartikuläre Manifestationen, wie wir sie bei einer Spondylitis ankylosans finden, sind vereinzelt auch bei der psoriatischen Spondylitis beschrieben worden.

5. Diagnose

Die Diagnose der PA ist gegeben bei der Manifestation einer Psoriasis und einer seronegativen peripheren Arthritis mit oder ohne axialem Skelettbefall. Der periphere Gelenksbefall kann von monartrikulär über eine Daktylitis bis zu distalem Gelenksbefall asymmetrischer Oligarthritis oder symmetrischer RA-ähnlicher Arthritis reichen. Bis manchmal hin zu der destruktiven Arthritis. Aus all diesen Gründen muß zuerst die Diagnose der Psoriasis vulgaris gesichert sein. Manchmal kann man aus der Art und Form des Gelenksbefalls auf eine PA schließen, auch wenn man direkt keinen Hautbefall nachweisen kann; dann muß nach einer Psoriasis inversa gesucht werden. Die Psoriasis muß von ähnlichen Hauterkrankungen (insbesondere der seborrhoischen Dermatitis) abgegrenzt werden. Wenn der psoriatische Nagelbefall die einzige kutane Manifestation darstellt, muß diese sehr genau von einem Pilzbefall abgegrenzt werden. Dann sind Kulturen unbedingt durchzuführen.

6. Differentialdiagnose

Die Unterscheidung von einem Reiter-Syndrom ist oft schwierig, da die Hautveränderungen sehr ähnlich einer pustulären Psoriasis sind. Andere Hautläsionen wie Ulzeration im Bereich der mukösen Membranen und eine Balanitis circinata unterstützen die Reiter'sche Trias.

Ein asymptomatischer peripherer Gelenksbefall der Hand und der Zehen muß außerdem von aktivierten Polyarthrosen unterschieden werden. Diese sind charakterisiert durch eine Knochenhypertrophie und eine Verschmälerung des Gelenksspaltes.

Bei einem monartikulären Gelenksbefall muß außerdem die **Gicht** ausgeschlossen werden. Hier müssen unter Umständen Uratkristalle in der Synovialflüssigkeit nachgewiesen werden. Eine symmetrische Arthritis kann als eine PA oder eine RA gedeutet werden. In diesem Fall muß auf die Verlaufsbeobachtungen bezüglich der Seronegativität geachtet werden. Die Spondylitis ankylosans ist sicher die wichtigste differentialdiagnostische Abklärung.

7. Laborbefunde

Es gibt keine charakteristischen Laborveränderungen bei der PA. Anaylsen der Synovialflüssigkeit bei PA-Patienten zeigten die Charakteristika einer Synovialitis. Die weißen Blutzellen sind zwischen 1000 und 5000 Zellen pro cm^3; es überwiegen polymorphkernige Leukozyten. Die hämolytische Komplementkapazität ist erhöht im Vergleich zu einem Normalerguß und gering erhöht im Vergleich mit einer RA. Die Patienten mit einer Psoriasis haben häufiger einen erhöhten IgA-Spiegel. Patienten mit akuter Arthritis zeigen manchmal erhöhte Senkungsreaktionen, gelegentlich eine leichte Anämie. Antinukleäre Antikörper (ANA) werden selten beobachtet.

Eine Hyperurikämie findet sich bei einzelnen Patienten, besonders bei Patienten mit ausgeprägten Hautmanifestationen.

8. Röntgenbefunde

Bei der PA sind besonders die distalen Interphalangealgelenke, Endgelenke und Sakroilikalgelenke befallen. Auffallend ist die eindeutige Charakteristik dieses Befalles und sein morphologisches Bild. Diese umfassen einerseits Knochenankylosierungen, andererseits Destruktionen mit Gelenksspalterweiterung, zugleich aber auch Knochenproliferationen. Diese Kombination von Erosion im Bereich der proximalen Gelenksanteile und Proliferation im distalen Teil verursacht das „Pencil-in-cup"-Phänomen.

Die Ileosakralgelenke sind sehr häufig einseitig befallen und zeigen ein ähnliches Bild wie bei der SPA. Parasyndesmophytäre Kalzifikationen sind asymmetrisch und ein Charakteristikum für die Spondarthritis psoriatica. Sie finden sich besonders häufig im Halswirbelsäulenabschnitt. Veränderungen an Wirbelkörper und Ligamentkalzifikationen werden jedoch weniger häufig beobachtet als bei der SPA.

9. Therapie

Durch den episodenhaften Verlauf der PA ist oft eine kontinuierliche längerfristige Therapie mit nichtsteroidalen Antirheumatika nicht erforderlich. Entsprechend den einzelnen Schüben sind jedoch antiinflammatorische Medikamente indiziert. Da im Bereich der psoriatischen Plaques sich ebenfalls lokale Entzündungen abspielen, können nichtsteroidale Antirheumatika auch eine Besserung der psoriatischen Hautläsionen bewirken. Der 2. Schritt sind topische Infiltrationen, die besonders infolge des asymmetrischen oligartikulären Gelenksbefalles und der Synovitis indiziert sind. Wegen der psoriatischen Plaques besteht erhöhtes Infektionsrisiko. Das entscheidende Prinzip bei der Behandlung ist die Koordination der dermatologischen Therapie mit der rheumatologischen Therapie. Die Basistherapeutika sind bei schwereren Verlaufsformen der PA ebenfalls in Verwendung, wobei die parenterale Goldtherapie einen guten Effekt zeigt. Versuche mit D-Penicillamin zeigten keinen überzeugenden Erfolg. Ebenso ist die Beurteilung der Antimalariatherapie kontroversiell. Es wurden Exazerbationen der Hautmanifestation berichtet. Methotrexat wurde schon bei der Psoriasis vulgaris verwendet und zeigt einen sehr guten Effekt bei der Arthritis psoriatica. Die entsprechenden Richtlinien für die Methotrexattherapie müssen beachtet werden. Bei der PA werden häufiger Nebenwirkungen von seiten der Leber beschrieben. Azathioprin und 6-Mercaptopurin sind ebenfalls bei einzelnen schwerer multilierenden Formen verwendet worden. Retinoide sind als Basistherapeutikum in Verwendung. Der Einsatz dieser Mittel ist jedoch dann am geeignetsten, wenn ein kombinierter ausgeprägter Haut- und Gelenksbefall vorliegt. Die 3. Generation der Retinoide, die Aretinoide, sollen sehr gute Effekte zeigen.

Cyclosporin A ist vielleicht die beste Basistherapie bei gleichzeitigem ausgeprägtem Haut- und Gelenksbefall.

Über die Vitamin-D-Therapie liegen noch zuwenig Erfahrungen vor.

10. Orthopädische Eingriffe

Bei der PA sind orthopädische Eingriffe genau vorzubereiten, da durch die dermatologischen Plaques die Sekundärinfektionsrate größer ist als bei der RA. Operationen an den kleinen Gelenken zeigen eher Neigungen zu Fibrosierungen und Ankylosierungen als bei der RA. Operationen von „Pencil-in-cup"- oder „Opernglas"phänomenen sind wenig erfolgversprechend.

Zusammenfassend haben Patienten mit einer PA meistens weniger starke funktionelle Einschränkungen als die RA-Patienten. Sehr viele Patienten zeigen eine lange asymptomatische Periode zwischen den einzelnen Gelenksschüben. Etwa 26% der PA-Fälle zeigen einen ausgeprägten Gelenksbefall und progressive Zerstörungen. Bei diesen Patienten findet sich häufiger eine Korrelation der Haut und arthritische Schübe.

Die Mortalität durch die PA ist allgemein gering. Bei schweren Verlaufsformen kann es zu sekundären Komplikationen durch die zahlreichen Therapieformen kommen.

Juvenile Arthritis psoriatica

1. Definition

Gelenksentzündung vor dem 16. Lebensjahr mit asymmetrischem Befall, chronischen Weichteilschwellungen (Daktylitis) und psoriasisähnlichen Hautveränderungen. Häufig positive Familienanamnese.

2. Häufigkeit

Etwa 8% der chronisch entzündlichen Gelenkserkrankungen im Kindesalter. Bei positiver Familienanamnese bis zu 30%.

3. Ätiologie und Pathogenese: Nicht bekannt. Genetische Disposition. Bei positiver Familienanamnese und verdächtigen Hautmanifestationen erhalten HLA-B 13, -16 und -17 einen hohen Stellenwert.

4. Krankheitsbild und -verlauf

Berücksichtigung der Familienanamnese! Überwiegend der psoriatischen Erstmanifestation. Psoriasis inversa, Nagelbefall, Gelenksbefall überwiegend oligoartikulär-asymmetrisch Fingerendgelenke, Daktylitis. In Schüben auftretend, lange luzide Intervalle. Kein Zusammenhang mit Hautveränderungen, Wirbelsäulenbeschwerden stehen im Hintergrund.

5. Hilfsbefunde

a) Labor: Allgemeine Entzündungszeichen mäßig erhöht, negative Rheumaserologie. Akutphaseproteine kaum aussagefähig. HLA-Mapping angezeigt.

b) Röntgenbefunde: Kaum aussagefähig, nur in einzelnen Fällen schwere Destruktionen mit schneller Ankylosierungstendenz.

6. Komplikatonen

Überwiegend dermatologische Komplikationen.

7. Differentialdiagnose

Juvenile chronische Arthritis, reaktive Arthritis, rheumatisches Fieber.

8. Prognose

Überwiegend günstiger Verlauf, bei remittierendem Verlauf Gelenksschädigung eher zu erwarten, dann auch Sakroiliitis.

9. Therapie

Analgetika, mildes NSAR in der Schubsituation. Physikalisch therapeutische Maßnahmen im Intervall, dermatologische Begleittherapie beachten.

Spondarthritis hyperostotica pustulosa-psoriatica (pustulöse Arthroosteitis)

1. Definition

Sternokostoklavikuläre Hyperostose bei gleichzeitiger oder vorausgehender Pustulosis palmaris et plantaris oder einer Psoriasis pustulosa sowie einer hyperostotisch-enthesiopathischen Form der Osteoarthropathia psoriatica.

2. Häufigkeit

Durch uneinheitliches Auftreten der Krankheitsbilder schwer zu beurteilen. In letzter Zeit häufiger beschrieben.

3. Ätiologie und Pathogenese

Nicht bekannt.

4. Krankheitsbild und -verlauf

Auftreten einer palmoplantaren Hautmanifestation im Sinne einer palmoplantaren Pustulosis, gleichzeitig klinisch im oberen Thoraxbereich schmerzhafte und röntgenologisch nachweisbare Hyperostosen im Sternokostoklavikularbereich. Weiters röntgenologisch im WS-Bereich hyperostotische Syndesmophyten und Parasyndesmophyten. Vereinzelt auch eine Spondylodiszitis und/oder eine Spondylitis anterior, selten Iliosakralveränderungen. Fallweise flüchtige periphere Arthritis.

5. Hilfsbefunde

a) Labor: Bei Akutmanifestation hohe systemische Entzündungsaktivität, erhöhte alkalische Phosphatase, HLA-B-27-Negativität. b) Röntgen: Tendoostitis kostoklavikularis mit produktiv-hyperostotischer Manifestation, besonders im oberen Thoraxbereich.

6. Komplikationen

Nervenirritationen an der oberen Extremität. Subluxation der Klavikula. Thrombosen im Bereich der V. subclavia.

7. Differentialdiagnose

Posttraumatische Veränderungen, chronische Osteomyelitis, Titze-Syndrom, Morbus Paget, Reiter-Syndrom, Aknearthroosteitis. Morbus Friedrich (Osteonekrose der Klavikula), Spondylosis hyperostotica.

8. Prognose

Remittierend, zum Teil benigner Verlauf.

9. Therapie

a) Medikamentös: NSAR, Kortikoide, topische Infiltration, Röntgenschwachbestrahlung. b) Physikalische Therapie: eventuell Balneotherapie.

Literatur

(1) Schilling F: Arthritis und Spondylitis psoriatica. Darmstadt, Steinkopfverlag, 1986.
(2) Miehle W: Arthritis psoriatica. Basel, Eular, 1987.
(3) Holzmann H, Altmeyer P, et al: Dermatologie und Rheuma. Springer, 1987.
(4) Roenigk jr, HH, Maibach HI: Psoriasis. Dekker, 1990.
(5) Gerber LH, Espinoza LR: Psoriatic Arthritis. Grune & Stratton, 1983.
(6) Kelley, Harris, Ruddy, Sledge: Textbook of Rheumatology. Saunders, 1989.

Rheumatisches Fieber

W. Graninger und W. Siegmeth

Synonyme: Streptokokkenrheumatismus, akutes rheumatisches Fieber.

Definition

Entzündliche Allgemeinerkrankung bei Kindern und Jugendlichen mit besonderer Beteiligung der Gelenke und des Herzens, die als Folgeerkrankung nach einer Infektion mit Streptokokken der Gruppe A auftritt.

Häufigkeit und Vorkommen

In Industrieländern selten (0,2/100.000) (1), in Entwicklungsländern häufigste kardiale Todesursache bei Kindern, Inzidenz u. a. vom sozioökonomischen Status abhängig (2), rezent wiederansteigende Häufigkeit in USA beobachtet. Altersgipfel zwischen 3. und 9. Lebensjahr, tritt bei Erwachsenen jenseits des 24. Lebensjahres nur als Rarität auf.

Ätiologie und Pathogenese

β-hämolytische Streptokokken der Gruppe A führen zur meist purulenten Pharyngitis. Die Immunantwort auf bestimmte Bakterienbestandteile (M-Proteine) führt in der Folge zu einer Kreuzreaktion gegen Gelenksbestandteile (3). Die Pathogenität der Streptokokken hängt von den M-Serotypen ab, deren Distribution ändert sich über die Zeit und die geographische Verteilung. Zudem kommt es zu Autoimmunphänomenen, wie etwa Autoantikörpern gegen Herzmuskulatur, die Ablagerung der entstehenden Immunkomplexe in der Herzmuskulatur ist erwiesen. Die Rolle von Bakterientoxinen (die etwa das Exanthem verursachen) beim rheumatischen Fieber ist Gegenstand neuer Untersuchungen (4). Pathohistologisch entsteht eine Pankarditis mit den typischen Aschoffschen Knötchen und Klappendestruktionen, die Synovitis ist uncharakteristisch. Das rheumatische Fieber entspricht pathogenetisch der Definition der reaktiven Arthritis.

Krankheitsbild und Verlauf

In 30% ist keine Pharyngitis erhebbar. Zwischen Pharyngitis und dem Beginn des rheumatischen Fiebers liegt eine Latenzperiode von 2 bis 3 Wochen. Bei Kindern und Jugendlichen treten sowohl die Arthritis als auch die kardialen Symptome in den Vordergrund, bei Erwachsenen ist zunächst meist nur die Polyarthritis faßbar (5). Die Polyarthritis beginnt akut mit starken Schmerzen und sichtbaren Gelenksschwellungen, das Verteilungsmuster kann symmetrisch sein, wandernde und zum Teil additive Gelenksbeteiligung ist häufig, meist besteht hohes Fieber. Sowohl Fieber als auch Arthritis können fehlen. Die oft asymptomatische und bei Erwachsenen seltene Herzbeteiligung geht oft mit neu auftretenden Herzgeräuschen (oft Mitralinsuffizienz) und Reizleitungsstörungen, selten mit Perikardreiben und Zeichen der akuten Herzinsuffizienz einher. Zusätzlich können bei Kindern das Erythema marginatum (10%), subkutane Knötchen und abrupte, unmotivierte Bewegungen (Chorea) auftreten. Der Verlauf ist nach 1 bis 3 Monaten selbstlimitierend, Exazerbationen können nur ohne die Sekundärprävention mit Penicillin auftreten.

Hilfsbefunde

Erhöhte BSG und CRP, hohe Konzentrationen von Antikörpern gegen Streptolysin O (ASLO = AST) in 80% der Fälle. Die Sensitivität und Treffsicherheit des Nachweises einer vorangegangenen Streptokokkeninfektion wird durch die parallele Bestimmung von Antikörpern gegen DNAse B erhöht. Erhöhter ASLO unterstützt, aber beweist nicht die Diagnose rheumatisches Fieber. Erhöhte ASLO-Werte kommen bei Kindern und Erwachsenen häufig vor und sind allein kein Krankheitszeichen! Für die Verlaufsbeurteilung ist ASLO nicht geeignet. Die Synovialanalyse zeigt eine entzündliche Zellzahlvermehrung. Gelegentlich erhöhte Leberenzyme, milde normochrome Anämie.

Komplikationen

Bei nicht rechtzeitiger Therapie Herzklappenfehler verschiedener Schweregrade, historisch Jaccoud-Arthropathie (ulnare Deviation der MCP-Gelenke aufgrund einer Kapselfibrose).

Differentialdiagnose

Chronische Polyarthritis, systemischer Lupus erythematosus, leukozytoklastische Vaskulitis, Endocarditis lenta, Still, Felty.

Diagnostische Kriterien

Jones-Kriterien 1965 (6).
Hauptkriterien: Karditis, Polyarthritis, Chorea, Erythema marginatum, subkutane Knoten.
Nebenkriterien: Fieber, Arthralgie, vorangegangenes rheumatisches Fieber.
Zusatzkriterien: erhöhte Streptokokkenantikörper, positiver Rachenabstrich, vorangegangener Scharlach.
2 Hauptkriterien oder 1 Haupt- und 2 Nebenkriterien sichern die Diagnose, die Zusatzkriterien erhöhen die Wahrscheinlichkeit.
Revidierte Jones-Kriterien 1992 (1).

Prognose

Bei entsprechender Penicillinprophylaxe ausgezeichnete Prognose, nach 5 Jahren nur minimale Rückfallquote. Sonst Konsequenzen der Herzklappenschädigung.

Therapie

Im akuten Schub NSAR (80 mg/kg/die Aspirin, Spiegelbestimmung bei Kindern, bei Erwachsenen auch andere NSAR, rascher Beginn der Antibiotikatherapie (parenteraler Beginn mit 1 Mega Penicillin G durch 10 Tage bei Kindern, bei Erwachsenen höher. Als Dauerprophylaxe monatlich 1,2 Mega Benzathin-Penicillin i.m., bei Erwachsenen und bei guter Compliance auch oral. Bei Penicillinallergie Erythromycin. Dauer der Sekundärprophylaxe 5 Jahre nach dem letzten Schub, besonders bei Kindern unter 18 Jahren;

bei erwiesener Klappenbeteiligung (Echokardiographie) oder bei häufiger Streptokokkenexposition (Kindergärtnerin) lebenslang. Bei akuter Herzbeteiligung vorübergehend Kortison (40 mg Prednisolon täglich).

Literatur

(1) Markowitz, et al: J Pediatr 1985;106:545-550.
(2) Vlajinac, et al: Eur J Epidem 1991;7:702-704.
(3) Baird, et al: J Immunol 1991;146:3132-3137.
(4) Belani, et al: Pediatr Infect Dis 1991;10:351-354.
(5) Barnert, et al: JAMA 1975;232:925-928.
(6) Stollermann, et al: Circulation 1965;32:664-668.
(7) Dajani, et al: JAMA, 1992;268;2069-2073.
(8) Taranta A, Markowitz M (eds.) Rheumatic fever. Kluwer Acad Publisher, Boston 1989.
(9) Coovadia HM: Rheumatic fever. Curr Opinion Rheumatol 1992;4:718-724.

Reaktive Arthritis und Reiter-Syndrom

W. Graninger und W. Siegmeth

Synonyme: Sexually acquired reactive arthritis (SARA), postenteritische reaktive Arthritis (z. B. Yersinienarthritis), genito-okulo-artikuläres Syndrom, Reiter-Fiessinger-Leroy-Syndrom.

Definition

Eine infolge einer Infektion im Urogenital- und/oder Intestinaltrakt auftretende seronegative, meist mono- oder oligoartikuläre Arthritis. Sie kann von manifester Urethritis, Konjunktivitis und Uveitis begleitet sein und das Achsenskelett befallen.

Häufigkeit und Vorkommen

Aufgrund der oft flüchtigen Vorsymptome im Urogenital- und Intestinaltrakt schwer festzustellen. 2 bis 3% der an typischen Infektionen Erkrankten, bei Urethritis bis zu 37%. Bei posturethritischer REA mehr Männer betroffen, allerdings ist eine unspezifische Urethritis per se bei Männern häufiger. Häufigkeitsmaximum im 3. bis 4. Lebensjahrzehnt.

Ätiologie und Pathogenese

Einerseits Erbfaktoren innerhalb des Gene des Immunsystems (z. B. haben 77 bis 85% der Patienten mit REA das Merkmal HLA-B27, während Gesunde nur in 7 bis 14% HLA-B27 haben). Andererseits spielen infektiöse Mikroorganismen eine ganz wesentliche Rolle. Typische Erreger sind Chlamydien, Mykoplasmen, Yersinien, Shigellen besonders bei Epidemien, Salmonellen und viele andere. Obwohl diese Keime nicht aus der Synovialflüssigkeit kultiviert werden können (,,sterile" Arthritis im Gegensatz zu den ,,eitrigen" Gelenksinfektionen), können Teile der Mikroorganismen (z. B. Eiweißbruchstücke oder RNA) lokal nachgewiesen werden (2). Zellen des Immunsystems verursachen (im Sinne einer Kreuzreaktion oder ,,molekularer Mimikry") die lokale Synovitis als Reaktion (daher der Name reaktive Arthritis) auf die verschleppten Erregerbruchstücke. Der Nachweis von bakterieller RNA spricht für die Anwesenheit vereinzelter lebender Erreger.

Krankheitsbild und Verlauf

2 bis 6 Wochen nach der (klinisch oft inapparenten) Infektion tritt eine Mono- oder Oligoarthritis der mittleren bis großen Gelenke zumindest der unteren Extremität (Knie, Sprunggelenk) auf. Zudem kann es zum Auftreten von wurstartigen, häufig geröteten Schwellungen der Finger oder Zehen (wie bei Psoriasiarthropathie) kommen. Häufig sind extraartikuläre Manifestationen wie eine Achillessehnentendinitis oder Plantarfasziitis am Fersenbein. Anhaltende Rückenschmerzen können auf eine zusätzliche Sakroileitis hinweisen. Das Spektrum zusätzlicher Symptome reicht von der Urethritis, Balanitis circinata, Konjunktivitis, Iridozyklitis, hyperkeratotischen Hautläsionen (Keratoderma

blenorrhagicum), Ulzerationen der Mundschleimhaut, Erythema nodosum nach Yersinien bis zu den sehr seltenen kardialen Reizleitungsstörungen und peripheren Neuropathien. Der Verlauf kann nach einer einzigen Episode von wenigen Wochen selbstlimitierend sein, häufig kommt es aber zu Rückfällen von Arthritis (in bis zu 80% der Fälle [3]) und zu chronischen Formen mit Gelenksdestruktionen.

Hilfsbefunde

BSG-Beschleunigung, manchmal Leukozytose, Rheumafaktor negativ, HLA-B27 of positiv, Synovialanalyse erhöhte Zellzahl. Zum Nachweis einer zugrunde liegenden Infektion ist auch bei urogenital asymptomatischen Patienten die Durchführung nur bei anamnestischer gastrointestinaler Symptomatik eines Urethra/Zervixabstriches mit Kultur von Chlamydien und Mykoplasmen sowie die 2malige Titererhebung von Antikörpern gegen Salmonellen, Campylobacter, Yersinien, Borrelien und die Stuhlkultur pathogener Darmkeime (Shigella, Yersinia, Salmonella) angezeigt (8). Röntgenologisch meist nur Sehnenansatzverkalkungen, gelegentlich Sakroileitis und Syndesmophyten.

Komplikationen

Ausbildung einer Spondyarthritis in 5 bis 20%, Iridozyklitis mit bleibenden Schäden, Aorteninsuffizienz.

Differentialdiagnose

Septische (eitrige) Gelenksinfektion, Arthritiden anderer Genese (Psoriasisarthritis, Gicht, Sarkoidose, inzipiente chronische Polyarthritis, Arthritis bei chronisch-entzündlichen Darmerkrankungen, Behçet, Bechterew).

Diagnostische Kriterien

Siehe Definition.

Prognose

Unbehandelt oft chronischer Verlauf über Monate bis zu vielen Jahren.

Therapie

Symptomatische Therapie mit NSAR und lokalen antiphlogistischen Maßnahmen. Obwohl die zugrunde liegende Infektion oft schon vorbei ist, kann der Einsatz von Antibiotika (im Hinblick auf das Erregerspektrum Tetrazykline, Makrolide oder Gyrasehemmer) erwogen werden. Aufgrund der nachgewiesenen Erregerpersistenz (z. B. im Gelenk) muß dann eine ausreichende Therapiedauer und Dosishöhe gewährleistet werden (z. B. 1 x 200 mg Doxyzyklin über mindestens 4 Wochen bis zu 3 Monaten). Bei nachgewiesener Urogenitalinfektion gleichzeitige Behandlung aller Geschlechtspartner. Die Effektivität der Antibiotikatherapie ist bei Chlamydienarthritis erwiesen (4). Nur in chronischen Fällen Einsatz von immunmodulierenden Substanzen, z.B. Salazopyrin oder Methotrexat.

Literatur

(1) Wilkens, et al: Arthritis Rheum 1981;24:844-849.
(2) Rahman, et al: Arthritis Rheum 1992;35(5):521.
(3) Sidel-Nikova, et al: Revmatologia 1991;2:19-26.
(4) Lauhio, et al: Arthritis Rheum, 1991.
(5) Taurog J, Fan PT, Yu D: Seronegative Spondylarthropathies. Primer of the Rheumatic Diseases, 10th ed, 1993, Arthritis Foundation, Atlanta, pp 151-161.
(6) Lauhio A, Leirisal-Repo M, Lähdevirta J: Double-blind, placebo-controlled study of three-month treatment with lymecycline in reactive arthritis, with special reference to chlamydia arthritis. Arthritis rheumatism 1991;34:6-14.
(7) Toivanen P (ed): Reactive arthritis. CRC Press Boca Raton, Florida, 1988.
(8) Erlacher L, Wintersberger W, Menschik M, Machold K, Stanek G, Szölts-Sötz M, Smolen S, Graninger W: Reactive arthritis: Urogenital swab culture is the only useful test in urogenitally asymptomatic patients with undifferentiated digoarthritis. Brit J Rheumatol 1995, in press.

Spondylitis ankylosans

W. Ebner

Synonyme: Morbus Bechterew, Morbus Strümpell-Marie-Bechterew, Spondylitis anky-lopoetica, ankylosierende Spondylitis; englisch: ankylosing spondylitis.

Definition

Entzündliche ankylosierende Erkrankung des Achsenskelettes mit der Möglichkeit peripherer Gelenksbeteiligung und extraartikulärer Organmanifestationen.

Häufigkeit und Vorkommen

Angaben über die Morbidität der Spondylitis ankylosans (Sp. a.) schwanken in den verschiedenen Studien außerordentlich. Eine Häufigkeit von 0,05 bis 0,5% für den mitteleuropäischen Raum dürfte einen realistischen Wert darstellen. Familienangehörige Sp.-a.-Kranker haben ein deutlich erhöhtes Risiko, ebenfalls an einer Sp. a. oder einer anderen seronegativen Spondarthropathie zu erkranken: Die Chance ist über 20mal größer als im gesunden Vergleichskollektiv. Es ist aber auch eine höhere Erkrankungshäufigkeit bei Verwandten von Patienten mit anderen Erkrankungen aus dem Formenkreis der sogenannten seronegativen Spondarthropathien beschrieben (z. B. Patienten mit Colitis ulcerosa).

Vor der HLA-Ära war eine eindeutige Bevorzugung des männlichen Geschlechts angenommen worden. Durch die verbesserte Diagnostik und dadurch Erfassung auch larvierter Formen ist eine Zunahme der weiblichen Bechterew-Kranken zu verzeichnen.

In einer eigenen Untersuchung konnte eine Verteilung von 3 : 1 zugunsten des männlichen Geschlechtes festgestellt werden.

Die Spitze der Erstmanifestation liegt im 3. Lebensjahrzehnt. Auch hier scheint sich eine Verschiebung zu einem höheren Erstmanifestationsalter anzubahnen (*Calin* et al. 1989). Auffallend sind rassische Unterschiede in der Häufigkeit des Auftretens der Erkrankung, was allerdings bei der infolge der HLA-B27-Assoziation anzunehmenden genetischen Prädisposition nicht verwundert. Bestimmte Indianerstämme (Pima und Haida) haben eine hohe HLA-B27-Inzidenz und akquirieren dementsprechend häufiger eine Sp. a. Allerdings dürften auch geographische bzw. Umweltfaktoren einen Einfluß auf die Manifestationsform der seronegativen Spondarthropathie haben, da andere Volksgruppen mit hoher HLA-B27-Inzidenz eher ein Reiter-Syndrom als eine Sp. a. entwickeln (Navaho-Indianer, bestimmte Eskimostämme). Japaner erkranken kaum und Schwarzafrikaner praktisch überhaupt nicht an einer Sp. a.; die HLA-B27-Prävalenz in diesen Volksgruppen beträgt etwa 1%!

Ätiologie und Pathogenese

Die Ursache der Sp. a. ist noch immer unbekannt. Mit dem Nachweis der Assoziation der Erkrankung zum HLA-B27 konnte zwar eine genetische Komponente aufgezeigt werden, sie stellt aber lediglich eine Prädisposition dar und bedarf anderer, exogener Faktoren zum Krankheitsausbruch, sozusagen eines auslösenden Faktors. Verschiedenste Vermutungen und Theorien wurden bisher erarbeitet, ohne letztlich den Beweis für ihre Richtigkeit erbringen zu können. Die „Infektionstheorie" ist eine der ältesten Vorstellungen über diesen exogenen Faktor und nach den von den Patienten oft anamnestisch zu erhebenden Angaben auch durchaus plausibel. So kommen bei Bechterew-Kranken immer wieder urogenitale Infektionen, aber auch gastrointestinale Entzündungen vor. Eine lymphogene Fortleitung von Erregern bzw. Toxinen in den spinalen Bereich wurde diskutiert. Dies ist aber sicher eine zu mechanistische Vorstellung. Ein Zusammenhang mit Klebsielleninfektionen, die den Ausbruch einer Sp. a. triggern könnten, wird diskutiert, vor allem im Sinne einer Kreuzreaktion der gegen Klebsiellen gebildeten Antikörper mit körpereigenem Gewebe, was bei partieller Antigenverwandtschaft zwischen HLA-B27 und Bakterium möglich wäre. Es konnte nachgewiesen werden, daß Antikörper gegen HLA-B27 mit Antigenen von Klebsiellen, aber auch von Yersinien und Shigellen reagiert. Eine Erklärung für die HLA-B27-negativen Formen der Sp. a. bieten diese Erkenntnisse aber nicht.

Zusammenfassend muß daher aber festgestellt werden, daß wir trotz einzelner attraktiver Forschungsergebnisse über die Ätiologie und auch den pathogenetischen Ablauf bei der Sp. a. noch immer keine klare Vorstellung haben.

Krankheitsbild und Verlauf

Nach *Schilling* kann man den Krankheitsverlauf in 4 Stadien einteilen:

Stadium I: Prodromal- oder Verdachtsstadium. Die Erkrankung beginnt oft mit einem tiefsitzenden „Kreuzschmerz" von entzündlichem Charakter, d. h. er ist auch in Ruhe vorhanden. Typischerweise hat er seine größte Intensität in der 2. Nachthälfte und treibt den Patienten aus dem Bett, da er auf Bewegung besser wird. Selten beginnt die Erkrankung mit peripheren Gelenksbeschwerden, dann meist im Bereich der unteren Extremität. In diesem Krankheitsstadium kann die Beweglichkeit der Wirbelsäule bereits mäßiggradig bis mittelgradig eingeschränkt sein. Die Iliosakralgelenke sind druckdolent, und die Menellsche Probe ist positiv. Gelegentlich kann eine Uveitis in diesem Stadium auftreten. Der Übergang in das **Stadium II (Iliosakralstadium)** ist fließend. Jetzt ist radiologisch eine meist bilaterale Sakroiliitis festzustellen. Die Meßdaten FBA und lumbales Schober-Zeichen sind bereits eingeschränkt.

In der Folge greift die Erkrankung auf die distalen Wirbelsäulenabschnitte über und breitet sich aufsteigend über das gesamte Achsenskelett aus.

Stadium III (Wirbelsäulenstadium): Selten werden die distalen Wirbelsäulenabschnitte übersprungen, und es wird nach den Sakroiliakalgelenken die Halswirbelsäule befallen (häufiger bei Frauen). Entsprechend auch die Reduktion des Ottschen Maßes und des Fleche (Hinterhauptwandabstand = HWA). Die meisten viszeralen und artikulären bzw. enthesiopathischen Veränderungen treten in diesem Stadium auf, können aber selbstverständlich auch im Stadium II bereits manifest werden, extrem selten auch einmal im Stadium I. Eine totale Versteifung des Achsenskeletts liegt im **Stadium IV (Spät- und Endstadium)** vor. Die Versteifung kann in verschiedenen Kyphosierungsgraden eintreten, im ungünstigsten Fall kann der horizontale Blickkontakt nicht mehr gewährleistet sein. Das pathomorphologische Substrat für diese Versteifung ist in der entzündungsbedingten Ossifikation der Iliosakralgelenke, der kleinen Wirbelgelenke und der ligamentären Strukturen begründet.

Laborbefunde

Die Entzündungsparameter (Skg und CRP) sind erhöht. Die Blutsenkung entspricht dabei nicht immer der Krankheitsaktivität. Erhöhte Gamma-Globulinfraktionen in der Elektrophorese können vorkommen, ebenso erhöhte Werte für die Immunglobuline der Klasse IgA und IgG. Ein positiver Rheumafaktor gehört nicht zum Krankheitsbild. Über einen Autoantikörper (MBD-AK) bei Sp.-a.-Patienten wurde berichtet, über die Wertigkeit kann noch keine Aussage gemacht werden.

Das Histokompatibilitätsantigen HLA B27 kann in 90 bis 95% der Bechterew-Kranken nachgewiesen werden. Einen Screening-Test stellt die HLA-Typisierung aber keinesfalls dar; es ist zu bedenken, daß 5 bis 7% der nicht an Sp. a. erkrankten Population ebenfalls das HLA-B27-Antigen aufweisen und es daher wesentlich mehr ,,Gesunde" als an Sp. a. Erkrankte gibt.

Bildgebende Diagnostik

Die Diagnose der Sp. a. ist vor allem eine radiologische. Im konventionellen Röntgen ist die bilaterale Sakroiliitis in Verbindung mit einem Wirbelsäulenbefall für die Diagnose beweisend. Die Sakroiliitis weist das sogenannte bunte Bild auf, d. h. es bestehen destruierende, sklerosierende und ankylosierende Elemente simultan nebeneinander auf einem Bild. An der Wirbelsäule finden sich Syndesmophyten, die für die Sp. a. typisch sind. Sie bilden sich aber kaum vor dem 30. Lebensjahr aus. Das Auftreten von Parasyndesmophyten ist möglich, kommt aber häufiger bei den anderen seronegativen Spondarthritiden vor. Weitere röntgenologische Merkmale für die Sp. a. stellen die Kasten- und Tonnenwirbel dar, bedingt durch das ,,filling in" an der Konkavität des Wirbelkörpers (Periostreaktion); ebenso die Romanus-Läsion (Spondylitis anterior) und die glänzende Ecke (shining corner). Die **Anderson-Läsion** beschreibt eine diskovertebrale Destruktion, die ebenfalls bei der Sp. a. auftritt. Auch die kleinen Wirbelgelenke sind entzündlich verändert. Im Endstadium der Erkrankung liegt meist eine in den Längsbändern sklerosierte Wirbelsäule vor (Bambusstab). Meist genügt für die Diagnosestellung das konventionelle Röntgenbild; bei Frühformen kann insbesondere im Bereich der Iliosakralgelenke die Computertomographie (CT) oft erfolgreich eingesetzt werden. Die Magnetresonanztomographie scheint hier die Diagnose in noch früheren Stadien zu ermöglichen. Der Einsatz der Knochenszintigraphie hat kontinuierlich abgenommen, stellt aber immer noch eine wertvolle Übersichtsdarstellung zur Krankheitslokalisation dar. Prinzipiell ist bei Verdacht auf eine Sp. a. bzw. eine Sakroiliitis eine Beckenübersichtsaufnahme anzufertigen. Bei nicht eindeutigem Befund oder einem negativen Befund in Konnex mit einer klassischen Anamnese und Symptomatik sollte zumindest eine konventionelle Tomographie der Iliosakralgelenke oder besser eine CT durchgeführt werden.

Andere Hilfsbefunde

Weniger zur Diagnosestellung als zum Staging und zum Ausschluß einer extravertebralen Organbeteiligung (siehe diese) sollte die ophthalmologische Begutachtung durchgeführt werden. Ebenso ist eine Lungenfunktionsprüfung angezeigt und eine EKG-Schreibung. Bei Auftreten von Darmblutungen Durchführung einer Kolonoskopie. Auch die urologische Begutachtung sollte in das Routineprogramm eingebaut werden.

Komplikationen und Begleiterkrankungen

Die Sp. a. kann mit vielfältigen extravertebralen und extraartikulären Organmanifestationen ablaufen. Eine **Iritis** mit den üblichen Komplikationsmöglichkeiten tritt in zumindest 20% der Fälle im Lauf der Jahre auf. **Entzündungen im Urogenitalbereich** sind häufig (Prostatitis, Urethritis). Die Rigidität des Thorax infolge der Ankylosierung der kostovertebralen Gelenke sowie der kostosternalen Synchondrosen führen zu einer Einschränkung der Atemexkursionen, welche aber üblicherweise über eine verstärkte Bauchatmung kompensiert werden kann. Bei zusätzlicher Belastung infolge chronischer Atemwegsinfektionen kann es aber zu einer respiratorischen Insuffizienz kommen. Unabhängig davon kann sich, wenn auch selten, eine für die Sp. a. typische **zystische Lungenoberlappenfibrose** entwickeln. Eine **kardiovaskuläre Beteiligung** wird in 3 bis 10% beschrieben. Führend dabei ist die Aortitis, welche sich an der Aortenbasis manifestiert und zur **Aorteninsuffizienz** führen kann. Es kann aber auch zur Ausbildung von kombinierten Aortenvitien oder aber auch zu Mitbeteiligungen der Mitralklappen kommen. Auch sind atrioventrikuläre Überleitungsstörungen möglich. Vereinzelt ist über Fälle von **Takayasu-Arteriitis** bei Sp. a. berichtet worden. Die Kombination eines Morbus Bechterew mit einer **Enterokolitis,** speziell mit einer Colitis ulcerosa, tritt auffällig häufig auf. **Neurologische Manifestationen:** Radikuläre Irritationen: Cauda-equina-Syndrom, atlanto-axiale Dislokation mit entsprechender Symptomatik. Wie bei allen chronischen Entzündungen, so kann sich auch bei der Sp. a. eine **Amyloidose** ausbilden. Klinisch wird sie allerdings nur in etwa 1% als Nierenamyloidose relevant.

Diagnose und Differentialdiagnosen

Die Diagnose der Sp. a. ist eine vorwiegend radiologische, was auch in der Wertigkeit des radiologischen Nachweises der Sakroiliitis in den **Diagnosekriterien** (siehe nächste Seite) zum Ausdruck kommt.

Differentialdiagnostisch ist primär an die anderen Erkrankungen aus dem Formenkreis der **seronegativen Spondarthritiden** (nichtbakterielle Spondarthritiden, siehe diese) und an die **Arthropathia psoriatica** zu denken. Auch die **juvenile chronische Polyarthritis** kann mit einer Sakroiliitis einhergehen. Auszuschließen sind weiters **infektiöse Erkrankungen des Achsenskeletts** (siehe Kapitel: Infektiös bedingte Spondylitiden), wie auch die **degenerativen Veränderungen** an Wirbelsäule und Sakroiliakalgelenken (Spondylarthrosen, Ostitis condensans ilii u. a.). Schwierig kann die Differentialdiagnose gegenüber der **Spondylosis hyperostotica** speziell im höheren Lebensalter sein. Prinzipiell muß jede mit Lumbosakralgien einhergehende Erkrankung in die differentialdiagnostischen Überlegungen einbezogen werden. Nicht so selten stellt sich bei jüngeren Patienten im Rahmen der Untersuchung ein **Morbus Scheuermann** heraus. Paraplegien der unteren Extremitäten können zur Sakroiliakalgelenksveränderungen führen, eine differentialdiagnostische Schwierigkeit sollte hier aber nicht auftreten.

Prognose

Die Prognose quoad vitam ist für Bechterew-Kranke gegenüber einem gesunden Kollektiv nicht wesentlich schlechter. Treten Organkomplikationen auf, ändert sich das meist (Aortenvitium, Amyloidose). Eine ausgeprägte Hypergammaglobulinanämie weist auf einen ungünstigeren Verlauf hin. Ein positiver HLA-B27-Test hat für die Prognose keine erwiesene Relevanz. Frauen zeigen oft eine mildere Verlaufsform. Bei später Erstmanifestation werden ebenfalls mildere Verläufe beobachtet. Sonst ist der Verlauf kaum abzuschätzen, die überwiegende Zahl der Erkrankten kommt aber mit ihrer Krankheit gut zurecht und bleibt oft über lange Zeit arbeitsfähig, auch über Jahrzehnte.

Therapie

Das wesentlichste Therapieprinzip bei der Sp. a. stellt die **spezifische Heilgymnastik** dar. Sie ist in jedem Fall und auch bei Anwendung der nachbeschriebenen Therapieform unverzichtbar. Der Patient muß sie unter fachlicher Anweisung erlernen und sie in der Folge konsequent täglich durchführen; dazu soll er, wenn die Möglichkeit besteht, regelmäßig an einer speziellen Bechterew-Gruppengymnastik teilnehmen (1- bis 2mal wöchentlich).

Unterstützend können physikalische Maßnahmen eingesetzt werden, sie dienen der Entspannung hypertoner Muskelgruppen (Massagen, Wärmeanwendung mittels Packungen, Elektrotherapien, Unterwassermassagen). Bei akuten Gelenksentzündungen auch Einsatz von lokalen Kryotherapien. Die balneologische Therapie bedarf der üblichen Beachtung der Kontraindikationen, ebenso die Stollentherapie, wie sie aus Böckstein bekannt ist. Die **medikamentöse Therapie** wird vor allem durch die Anwendung von nichtsteroidalen Antiphlogistika getragen (siehe diese). In akuten Phasen kann fallweise eine systemische Glukokortikoidgabe notwendig sein. Erfahrungsgemäß zeigten sie aber bei dieser Erkrankung in akuten Schubsituationen nicht immer den von anderen rheumatischen Erkrankungen bekannten deutlichen Erfolg. Ihr Einsatz sollte daher sehr zurückhaltend geschehen. Adjuvant können auch Muskelrelaxanzien eingesetzt werden. Verschiedene Studien berichten über einen günstigen Langzeiteffekt von Sulfasalazin im Sinne eines Basistherapeutikums. Die Behandlung akuter Mono- oder Oligoarthritiden im Rahmen der Sp. a. folgt den Richtlinien, wie sie bei der chronischen Polyarthritis beschrieben sind.

Operative Maßnahmen: Synovektomie bei therapieresistenten, rezidivierenden akuten Monoarthritiden und/oder Gelenksergüssen. Rekonstruktive orthopädische Eingriffe bis zum endoprothetischen Gelenksersatz bei entsprechender Indikation. Entlastungsoperationen bei drohenden neurologischen Komplikationen (siehe diese).

Aufrichtungsoperationen bei massiv hyperkyphosierter Wirbelsäule mit starker Behinderung und psychischer Belastung (Unmöglichkeit des Blickkontaktes).

Diagnosekriterien der Spondylitis ankylosans (Rom 1986)

1. Schmerzen im lumbosakralen Bereich, verbunden mit Steifigkeit, bestehend seit 3 Monaten, auch in Ruhe auftretend.
2. Thoraxschmerzen und -steifigkeit bei Patienten, die HLA-B27-positiv sind oder Verwandte 1. oder 2. Grades mit einem Morbus Bechterew haben.

3. Eingeschränkte Lendenwirbelsäulenbeweglichkeit bei Ausschluß einer infektiösen Spondylitis und degenerativer Wirbelsäulenveränderungen.

4. Eingeschränkte Atemexkursion, die nicht auf einer erworbenen Thoraxdeformierung oder einer Herz- oder Lungenerkrankung beruht.

5. Akute oder abgelaufene Uveitis, Fersenschmerz oder Oligoarthritis mit positivem Nachweis des HLA-B27 oder wenn bei Verwandten 1. oder 2. Grades eine Sp. a. bekannt ist.

6. Bilaterale Sakroiliitis mindestens 2. Grades oder einseitige Sakroiliitis 3. oder 4. Grades.

Tab. 1. Gradeinteilung der Sakroiliitis.

Grad	röntgenologische Veränderung
0	Normalbefund
1	verwaschener Gelenksspalt, Pseuodoerweiterung, mäßige Sklerosierung
2	unregelmäßige Gelenksspalterweiterung, Erosionen, „Perlschnur", deutliche Sklerosierung
3	wie Grad 2, plus partielle Ankylosierung
4	totale Ankylose

Gesicherte Diagnose bei Vorliegen folgender Kombinationen:
* Letztes Kriterium (6) und ein weiteres Kriterium (1 bis 5).
* mindestens 3 der 5 klinischen Kriterien (1 bis 5).

Literatur

(1) Hartl PW: Ankylosierende Spondylitis. München-Gräfeling, Werk-Verlag, 1982.
(2) Fellmann N, Sprung H (ed): Spondylitis ankylosans – Morbus Bechterew. Bern-Stuttgart-Toronto, Huber, 1989.
(3) Wollheim FA: Ankylosing spondylitis, in: Textbook of Rheumatic Diseases. Saunders, 4th Edition, 1993, pp 943-956.
(4) Ankylosing spondylitis and the spondylarthropathies, in Schumacher HR Jr (ed): Primer on the Rheumatic Diseases. Atlanta, Arthritis Foundation, 9th Edition, 1988, pp 142 ff.
(5) Mau W, Zeidler H: Spondylitis ankylosans, in Zeidler H (ed): Rheumatologie, Teil C und D. München-Wien-Baltimore, Urban & Schwarzenberg, 1989, pp 394-409.
(6) Wright V, Moll JH: Seronegative polyarthritis. North-Holland Publishing Company, 1976.
(7) Dihlmann W: Gelenke – Wirbelverbindungen, Klinische Radiologie, 2. Auflage, Sonderausgabe in 3 Teilen. New York, Thieme, 1982.

Wirbelsäulenbefall bei Psoriasis, reaktiver Arthritis, Morbus Reiter, enteropathischer Arthritis u. a.

W. Ebner

Definition

Darunter soll die Subsummierung entzündlicher Veränderungen am Achsenskelett verstanden werden, welche im Rahmen gut definierter Krankheitsbilder des rheumatischen Formenkreises auftreten (chronische Polyarthritis, JRA, Still-Syndrom, Psoriasisarthropathie, die reaktiven Arthritiden, Arthritiden bei Colitis ulcera, Morbus Crohn und M. Whipple, Behcet-Syndrom). Diese Krankheiten werden in den entsprechenden Kapiteln abgehandelt.

Vorkommen und Häufigkeit

Eine Veränderung an den Sakroiliakalgelenken ist wesentlich häufiger nachzuweisen als ein Befall des übrigen Achsenskeletts, ist aber vom zugrunde liegenden rheumatischen Krankheitsbild abhängig.

Angaben über die Häufigkeit des Achsenskelettbefalls zeigen große Schwankungsbreiten:

Tab. 1.

Chronische Polyarthritis des Erwachsenen (meist Halswirbelsäulenbefall)	17%
JRA und Still-Syndrom	bis 66%
Arthropathia psoriatica	bis 30%
"reaktive Arthritiden"	> 50%
Colitis ulcerosa und Morbus Crohn	bis 20%
Zöliakie	vereinzelt beschrieben
Morbus Whipple	bis 18%
Behcet-Syndrom	1%
Akne fulminans	vereinzelt
Pustulotische Arthroosteitis	bis 30%

Die pustulotische Arthroosteitis wurde von japanischen Autoren erstmals beschrieben. Sie stellt die Kombination der Spondylarthritis hyperostotica mit einer palmoplantaren Pustulosis als neue Krankheitseinheit dar. In Europa ist das Krankheitsbild bisher selten beschrieben. Bei etwa 30% zeigt sich eine Sakroiliitis.

Ätiologie und Pathogenese

Bei den entsprechenden Krankheitsbildern abgehandelt. Bei den Veränderungen am Achsenskelett handelt es sich um entzündliche destruierende Prozesse mit oft simultanem produktiven Verhalten (Psoriasis) und Neigung zu knöcherner Metaplasie. Ausgangspunkt dieser Veränderungen sind häufig ligamentär-ossäre Verbindungen (Enthesen). Im Bereich der kleinen Wirbelgelenke wird Pannusgewebe über eine chondroide Metaplasie und nachfolgende enchondralen Ossifikation in Knochengewebe umgewandelt. Im Bereich der Wirbelkörper geht der Prozeß von der Wirbelkörperrandleiste aus.

Die chronische Polyarthritis reagiert im Bereich der Wirbelgelenke einschließlich des Segmentes C1/C2 wie an den peripheren Gelenken, was *Schilling* von der HWS als 5. Extremität der chronischen Polyarthritis sprechen läßt.

Krankheitsbild und Verlauf

Die Wirbelsäule ist meist nur segmental betroffen, die Lokalisation hängt oft von der Grundkrankheit ab. So ist bei der chronischen Polyarthritis vor allem die HWS befallen, bei den reaktiven Arthritiden vor allem die Sakroiliakalgelenke. Oft kann ein radiologischer Zufallsbefund erhoben werden, z. B. der Nachweis von Parasyndesmophyten, ohne daß Beschwerden angegeben werden. Komplette Ankylosierungen kommen praktisch nicht vor. Die Symptomatik ist vielfältig und unspezifisch. Im befallenen Bereich treten Nacht- und Ruheschmerzen auf, Klopfempfindlichkeit und Belastungsschmerz sind natürlich ebenfalls möglich.

Der Verlauf ist chronisch mit fallweisen akuten Schubattacken. Übergänge in eine Spondylitis ankylosans (Sp. a.) wurden beschrieben, besonders beim Reiter-Syndrom. Bei der im Beginn oft sehr schwierigen Differentialdiagnose zwischen diesen Krankheitsbildern sind solche Verlaufsbeschreibungen kritisch zu bewerten.

Labor

Entzündungsparameter erhöht (Skg, CRP, eventuell auch Alpha-1-, Alpha-2- und Gammaglobulinfraktion in der Elektrophorese). Positiver Rheumafaktor nur bei der chronischen Polyarthritis des Erwachsenen zu erwarten. Vermehrte Assoziation zum HLA B27, Ausmaß je nach Grundkrankheit differierend (Reiter-Syndrom 80 bis 90%, pustulotische Arthroosteitis ohne Bezug zum HLA B27).

Bildgebende Verfahren

Das röntgenologische Bild der Sakroiliitis bei den HLA-B27-assoziierten seronegativen Spondylarthritiden kann vom „bunten Typ" sein, d. h. es bestehen Destruktions-, Sklerose- und Ankylosezeichen simultan wie bei der Sp. a. Die Röntgenzeichen können zu Beginn oft sehr diskret sein, ein Nachweis mit der konventionellen Technik ist im Frühstadium nicht immer möglich. Bei typischer klinischer Symptomatik und negativem Beckenübersichtsröntgen sollte eine konventionelle Tomographie der Iliosakralgelenke oder ein CT angefordert werden. Bei letzterer Technik sind erfahrungsgemäß auch kleinste erosive Veränderungen gut darstellbar.

Gegenüber der Sp. a. tritt die Sakroiliitis häufiger auch unilateral auf. An der Wirbelsäule selbst bilden sich **Parasyndesmophyten,** Syndesmophyten kommen aber ebenfalls vor, auch Zeichen einer Spondylodiszitis oder einer Intervertebralarthritis.

Letztere sind im Rahmen einer chronischen Polyarthritis, besonders an der HWS, zu finden. Die Entzündung des Atlantoaxialgelenkes kann zur Subluxation in diesem Gelenk führen (überwiegend vordere atlanto-axiale Subluxation). Neben der konventionellen röntgenologischen Darstellung führt hier die übliche Schichtaufnahme zu weiterem Informationsgewinn. Mittels der Kernspintomographie können bereits frühe entzündliche Veränderungen im Atlantoaxialgelenk (Ergußbildungen) nachgewiesen werden. Weitere Röntgenzeichen sind die Dornfortsatzosteolyse und die knöcherne Fusion der Wirbelbogengelenke; letztere kommt bei der JRA häufiger vor als bei der adulten Form.

Komplikationen

Neurologische Komplikationen bei vorderer atlanto-axialer Subluxation möglich, glücklicherweise aber eher selten.

Diagnose: Erfolgt über die Kriterien der jeweiligen Grunderkrankung. Die Stammskelettbeteiligung kann dabei fallweise die Diagnosefindung unterstützen.

Differentialdiagnose

Die Abgrenzung zur **Sp. a.** ist häufig schwierig und in der Frühphase oft nicht möglich (Überlappung). Siehe auch ,,Diagnosekriterien" der Sp. a.

Infektiöse Spondylitiden sind in Anamnese, Klinik, Labor und Röntgenmorphologie meist deutlich differenziert. **Spondylosis hyperostotica** und **degenerative Wirbelsäulenerkrankungen** sind neben Anamnese und Klinik vor allem auch röntgenmorphologisch zu unterscheiden.

Therapie

Primär entsprechend der Grundkrankheit. Zusätzlich adäquate Physiko- und Physiotherapien. Cave: Veränderungen im Atlantoaxialgelenk und bei Spondylodiszitis. Halskrawatte. Eventuelle Verblockungsoperationen (Spondylodese). Kurbehandlungen, Balneotherapien.

Prognose

Je nach Grunderkrankung unterschiedlich. Die Beteiligung der oberen HWS bei der chronischen Polyarthritis stellt, neben den möglichen neurologischen Komplikationen, auch ein Risiko quoad vitam dar. Die Versteifung der Wirbelsäule ist meist regionär begrenzt, Durchsteifungen der gesamten Wirbelsäule sind seltene Ausnahmen.

Literatur

(1) Wagner P, Zeidler H: Postinfektiös-reaktive Arthritiden und Spondylarthritiden, in Zeidler H (ed): Rheumatologie, Teil C und D. München-Wien-Baltimore, Urban&Schwarzenberg, 1989, pp 429-451.

(2) Dihlmann W: Gelenke- Wirbelverbindungen, Klinische Radiologie, 2. Auflage, Sonderausgabe in 3 Teilen, Georg Thieme Verlag, Stuttgart-New York, 1982.

(3) Kelley WN, Harris ED, Ruddy S, Sledge CB (ed): Textbook of Rheumatology, Volume 2, Fourth Edition, W.B. Saunders Company, 1993.

Infektiöse Arthritiden

W. Schwägerl

Definition

Durch verschiedene Erreger bedingte, meist purulente Synovitis, die zur Zerstörung von Knorpel- und Knochengewebe des erkrankten Gelenkes führen kann.

1. Bakterielle Infektionen der Gelenke:

a) Akute eitrige Arthritis

Ätiologie: Hämatogen, lymphogen, von primärem Eiterherd ausgehend lokales Eindringen von Eitererregern (Wunde oder artifiziell); sekundäre eitrige Entzündung eines Gelenkes bei Polyarthritis chronica; iatrogen nach intraartikulären Injektionen.

Erreger: Staphylokokken, Pneumokokken, Streptokokken, Pseudomonas pyocyanea, Escherichia coli.

Klinik: Monarthritis – bei Kindern häufig Hüftgelenk. Akuter, schmerzhafter Beginn mit septischen Temperaturen und ausgeprägtem Krankheitsgefühl. Gelenk gerötet, überwärmt, geschwollen. Wird in leicht gebeugter Stellung fixiert.

Diagnose: Bei Punktion entleert sich eitrige Flüssigkeit (polymorphkernige Zellen über 50.000/mm^3), Bakteriennachweis durch Ausstrich oder Kultur.

Labor: Blutzucker manchmal erhöht. Leukozytose mit Linksverschiebung. Kulturelle Untersuchung der Synovialflüssigkeit. Ein deutlich erhöhter Antistaphylolysintiter spricht für eine Staphylokokkeninfektion.

Differentialdiagnose: Akute traumatische Arthritis, akute monoartikuläre Arthritis bei rheumatischem Fieber, chronische Polyarthritis oder Gicht.

Therapie: Entlastungspunktion des Gelenkes. Antibiotikainstallationen bis Punktionsflüssigkeit klar und steril. Sofortige allgemeine Antibiotikagaben. Schienung des erkrankten Gelenkes. Saugspüldrainage. Spannungsübungen für die am Gelenk angreifenden Muskeln. Gewichtsbelastung erst, wenn akut entzündliche Symptome abgeklungen. Später Mobilisierung und Übungen gegen Widerstand.

b) Tuberkulöse Arthritis

Ätiologie: Hämatogene Keimansiedlung im Rahmen einer tuberkulösen Organerkrankung.

Pathologie: Erkrankungsherd im parartikulären Knochen oder in der Synovialmembran. Riesenzellhaltiges Granulationsgewebe breitet sich über Gelenkknorpel und Synovialmembran aus. Kalte Abszesse in Faszienlogen. Fibröse Ankylosierung.

Klinik: Meist Monarthritis mit ausgeprägtem Muskelschwund. Schmerz am stärksten abends. Bei Kindern nächtliche Schmerzattacken. Deformierung (meist in Flexionsstellung) durch Zug der stärkeren Muskelgruppen. Schwellung und Tumor albus, gelegentlich Ergüsse. In tiefliegenden Gelenken, wie Schulter und Hüfte, oft einziges Symptom der Schmerz, die Steifigkeit und der Muskelschwund.

Röntgen: Im Frühstadium unauffällig oder lokale Osteoporose. Später Gelenksspaltverschmälerung. Unregelmäßigkeit der knöchernen Begrenzung, parartikuläre Begleitschatten durch kalte Abszesse.

Diagnose: Monoartikuläre Arthritis mit Abendschmerz, ausgeprägtem Muskelschwund und hoher Blutsenkungsgeschwindigkeit. Nachweis einer anderen tuberkulösen Organerkrankung (Thoraxröntgen). Synovialflüssigkeit: trüb, starke Zellvermehrung (mononukleär), säurefeste Stäbchen im Ausstrich, Kultur oder Tierversuch.

Gelenkbiopsie: Verkäsung, Riesenzellen und säurefeste Stäbchen innerhalb der Synovialmembran.

Therapie: Bettruhe, Schienung des erkrankten Gelenkes, tuberkulostatische Chemotherapie in Form einer Dreierkombination (z. B. Rifampicin, INH und Myambutol) 6 Monate bis 1 Jahr, anschließend Monotherapie mit INH für ein weiteres Jahr. Im Frühstadium empfiehlt sich die Synovektomie des erkrankten Gelenkes. Liegt bereits eine fortgeschrittene Gelenkdestruktion vor, ist zur Stabilisierung des Gelenkes Arthrodese zu empfehlen.

c) Arthritis gonorrhoica

Ätiologie: Im Rahmen einer Gonorrhoe auftretende, durch intraartikuläre Ansiedlung von Gonokokken hervorgerufene Arthritis.

Klinik: Mono- oder oligoartikulärer Befall. Betroffene Gelenke stark schmerzhaft. Fieber. Häufig Tendosynovitiden.

Diagnose: In Gelenkflüssigkeit polymorphkernige Zellen stark vermehrt. Kulturell in 70% Gonokokken nachweisbar. Müller-Oppenheim positiv.

Therapie: Rasches Ansprechen auf systematische Penicillinmedikation.

d) Meningokokkenarthritis

Ätiologie: Im Rahmen einer meningealen Meningokokkeninfektion auftretende Arthritis.

Erreger: Meningokokken.

Klinik: Während akuter Meningokokkenseptikämie auftretende Polyarthritis oder Monarthritis. Während chronischer Meningokokkenseptikämie auftretende mono- oder oligoartikuläre Arthritis. Postmeningitische Spondylitis.

Diagnose: Nachweis der meningealen Infektion. Gelenkerguß eitrig oder steril.

Therapie: Behandlung der Primärerkrankung. Entsprechend dem Antitiogramm des gezüchteten Keimes aus dem Liquor bzw. aus der Blutkultur oder aus dem Gelenkerguß. Weitere lokale Maßnahmen siehe bei 1 a.

e) Arthritis bei Brucellose

Ätiologie: Während der Fieberschübe bei Brucellose auftretende Gelenkschmerzen, monoartikuläre Arthritis oder Bursitis.

Erreger: Brucellae.

Klinik: Gelenkschmerzen, Monarthritis oder Bursitis während der Fieberschübe bei Brucellose auftretend.

Brucellöse Spondylitis = Wirbelosteomyelitis mit Beteiligung von Zwischenwirbelscheiben (besonders im Lumbalbereich).

Eventuell unilaterale oder asymmetrische Sakroileitis.

Diagnose: Nachweis der Brucellose.

Therapie: Kombinierte Gaben von Tetrazyklin-Streptomyzin. Abheilung innerhalb 1 Monats. Rezidive jedoch häufig!

f) Arthritis bei Typhus abdominalis

Sehr seltene Komplikation des Typhus. Periostitis vorwiegend der LWS und der Tibia häufiger; ausgeprägte Knochenneubildungen („Typhuswirbelsäule", „Typhustibia").

2. Bakterielle Entzündungen der Wirbelsäule

a) Spondylitis tuberculosa

Trotz weitgehender hygienischer Maßnahmen ist es nicht gelungen, die Ausbreitung der Tuberkulose vollständig zu verhindern. Durch verbesserte therapeutische Möglichkeiten sind aber Krankheitsbilder, wie sie unter der Pottschen Trias zusammengefaßt wurden, selten geworden.

Pathogenese: Die Erreger (Typ. bovinus und Typ. humanus) gelangen hämatogen in den Wirbelkörper. Die Ausstreuung der Erreger erfolgt im Stadium des pulmonalen oder intestinalen Primäraffektes. Eine oft lange Latenzzeit von mehreren Jahren macht die Zuordnung zum Primäraffekt schwierig.

Klinik: Die klinische Früherfassung ist schwierig, da die Symptome gering sein können. Als differentialdiagnostische Hinweise gegenüber unspezifischen Wirbelsäulenerkrankungen gelten die Erhöhung der Blutsenkungsgeschwindigkeit und allgemeine Symptome, wie Appetitlosigkeit, Müdigkeit und Nachtschweiß. Bei 1 Drittel der Fälle wird eine normale Blutsenkungsgeschwindigkeit angetroffen. Sie schließt eine spezifisch entzündliche Affektion nicht aus. Lymphozytose und subfebrile Temperaturen geben Hinweise, der Tine-Test oder ähnliche Tuberkulinproben sind hingegen unzuverlässig. Eine Sicherung der Diagnose ist nur durch den Nachweis von säurefesten Stäbchen im Punktat des Senkungsabszesses oder durch Biopsie möglich. Ein Tierversuch am Meerschweinchen sollte immer durchgeführt werden.

Röntgen: Im Frühstadium sind keine sicheren Merkmale vorhanden. Erste Hinweise ergeben sich durch eine Verschmälerung des Zwischenwirbelraumes und durch die Ausbildung einer paravertebralen Verschattung entlang des Psoas (Senkungsabszeß).

Im fortgeschrittenen Stadium kommt es zur Destruktion der Wirbelkörper mit lytischen Aufhellungsherden und Bezirken vermehrter Sklerosierung. Bei starker Ausdehnung der Zerstörung: Gibbusbildung.

In der Ausheilungsphase wird der formveränderte Wirbelkörper wieder kompakt und tragfähig. Die reparativen Vorgänge können zur Überbrückung eines oder mehrerer Bewegungssegmente mit Blockwirbelbildung führen.

Differentialdiagnose: Im Gegensatz zu unspezifischen Entzündungen der Wirbelsäule treten bei der Spondylitis tuberculosa mitunter Affektionen an mehreren Wirbelkörpern auf. Umgekehrt ist die unspezifische Entzündung meist von beträchtlichen reaktiven Veränderungen des Wirbelkörpers (Spangenbildung und beträchtliche Hypersklerose) begleitet. Bei Befall der ventralen Wirbelkörperpartie (Spondylitis anterior) ist die differentialdiagnostische Abgrenzung zu apophysären Verknöcherungsstörungen wichtig.

Therapie: Behandlungsziele sind: Beherrschung der Infektion mit ihren Allgemeinerscheinungen und Verhütung bleibender Deformierung der Wirbelsäule zur Erhaltung der Belastungsfähigkeit.

Tuberkulostatische Therapie (z. B. als Dreierkombination Rifampicin, INH und Myambutol).

Deformierungen lassen sich nur durch konsequente Lagerung im Gipsbett verhindern. Die Dauer der Ruhigstellung richtet sich nach der Konsolidierung der Wirbelkörper. Nach Möglichkeit frühe funktionelle Behandlung. Hierzu wird nach mehrwöchiger Ruhigstellung im Gipsbett und nach Abklingen der Beschwerden ein Gipskorsett angelegt.

Operative Maßnahmen zur Herdausräumung gestatten zusätzlich die Möglichkeit, Tuberkulostatika lokal anzuwenden. Fisteln kommen in der Regel zur Ausheilung, wenn der Primärherd im Wirbelkörper inaktiv geworden ist.

b) Weitere spezifische entzündliche Wirbelsäulenerkrankungen

Bekannt sind neben der tuberkulösen Spondylitis die luetische und typhöse Ostitis bzw. Osteomyelitis der Wirbelsäule. Beide Erkrankungen spielen in unseren Regionen keine wesentliche Rolle und sollen deshalb nur erwähnt werden. Meist ist nur 1 Wirbelkörper befallen. Diagnostische Klärung durch zusätzliche serologische Untersuchungen (Luesserologie, Agglutinationstests).

c) Unspezifische entzündliche Wirbelsäulenerkrankungen (Osteomyelitis)

Die Wirbelsäulenosteomyelitis ist selten. In der Regel handelt es sich um eine Staphylokokkeninfektion nach hämatogener Ausbreitung.

Klinik: Die Allgemeinerscheinungen sind gravierender als bei der tuberkulösen Form. Hohes Fieber, extrem hohe Blutsenkungsgeschwindigkeit, deutliche Leukozytose. Meist ist nur 1 Wirbelkörper befallen.

Therapie: Hohe Antibiotikagaben und Immobilisation im Gipsbett bis zum Abklingen der subjektiven Beschwerden. Bei rückläufiger Blutsenkungsgeschwindigkeit, Fieberfreiheit und Normalisierung des Blutbildes Mobilisation des Patienten mit Gipsmieder. Als operative Maßnahmen kommt auch hier die Herdausräumung und lokale antibiotische Spülung in Frage. Die Indikation dazu hängt von der Röntgensymptomatik ab. Liegt eine ausgesprochene Herdbildung vor, so ist die Vertebrotomie angezeigt.

3. Mykotische Infektionen

a) Aktinomykose,
b) Kokzidiomykose,
c) Histoplasmose,
d) Blastomykose,
e) Aspergillose,
f) Kryptokokkose (Torulose),
g) Sporotrichose.

Symptome: An eitrige oder tuberkulöse Osteomyelitis erinnernde Knochenläsionen vorwiegend bei Aktinomykose, Blastomykose und Sporotrichose. Chronisch suppurative Arthritis mit pilzhaltiger Synovialflüssigkeit bei Kokzidiomykose.

Aktinomykose: Knochen erkrankt sekundär von Herd in Lunge oder Gastrointestinaltrakt.

Röntgen: Gitterwerk kleiner Kavernen in der Wirbelsäule, umgeben von dichter, knöcherner Sklerose und ausgeprägter Osteophytenbildung.

Therapie: Hochdosierte Penicillintherapie, eventuell auch Streptomyzin.

Literatur

(1) Unspezifische und spezifische entzündliche Erkrankungen des Skeletts, in: Orthopädie in Praxis und Klinik, Bd. IV, 2. Aufl. 1982.

2.1.6.2

Borreliose

W. Graninger und W. Siegmeth

Synonyme: Lyme-Krankheit, Lyme-Arthritis.

Definition

Multisystemerkrankung, die auch mit Arthralgien oder Arthritiden einhergeht, als Folge einer durch Insekten (insbesondere Zecken) übertragenen Infektion mit der Spirochäte Borrelia burgdorferi.

Häufigkeit und Vorkommen

Das Vorkommen deckt sich geographisch mit der Verteilung der Ixodes-Zecken. Nur 20% der Zecken in Endemiegebieten sind infektiös.

Ätiologie und Pathogenese

Nach der Infektion (meist durch Zeckenbiß) kommt es zur Persistenz der sich nur sehr langsam teilenden Spirochäten in verschiedenen Geweben (Gelenke, Herz, Haut, ZNS). Wahrscheinlich durch Mediation des Immunsystems (siehe reaktive Arthritis) kommt es zur langsamen entzündlichen Schädigung der betroffenen Organsysteme.

Krankheitsbild und Verlauf

In 4% der Zeckenbisse tritt 3 Tage bis 3 Wochen nach dem Zeckenstich ein rotes, makuläres oder pustulöses Exanthem mit einer ringförmigen Begrenzung und teilweisen zentralen Aufhellung (Erythema chronicum migrans) auf. Zusammen mit einer Lymphadenopathie, entspricht dies dem Stadium I der Borrelienkrankheit. Der Hautausschlag kann lokalisiert bleiben oder sich hämatogen auf andere Körperteile ausbreiten. Es tritt eine flüchtige Kombination von unspezifischen Allgemeinsymptomen auf: Fieber, Nakkensteife, Kopfschmerzen, Gelenks- und Muskelschmerzen und Krankheitsgefühl. Sehr selten sind Splenomegalie, Husten, Augen- und Hodenentzündung erhebbar. Aufgrund der Flüchtigkeit oft dem Patienten nicht erinnerliche Symptome; 25% erinnern sich nicht an einen Hautausschlag. Zusammen mit einer Myoperikarditis und Reizleitungsstörungen, einer milden Hepatitis und Proteinurie wird so das Stadium 2 definiert. Im Stadium 2 kann es auch zu starken Schmerzen und Lähmungen im Rahmen der gefürchteten ZNS-Beteiligung mit Radikuloneuritis, Meningitis und zur Meningopolyneuritis Bannwarth kommen. Im chronischen Stadium 3 entstehen Monate bis Jahre nach der Infektion die Acrodermatitis chronica atrophicans, sklerodermieartige Hautveränderungen, eine intermittierende Mono- und Oligoarthritis oder eine chronische, symmetrische Polyarthritis. Es können chronische Enzephalopathien, Persönlichkeits- veränderungen und eine Kardiomyopathie auftreten.

Hilfsbefunde

Antikörper gegen Borrelien (bei kurz zurückliegender Infektion vom Typ IgM, dann IgG) können im Serum, Liquor und in der Synovialflüssigkeit nachgewiesen werden. Der Nachweis dieser Antikörper im Liquor unterstützt wesentlich die Diagnose einer ZNS-Infektion. Im Serum bleiben 2 Drittel der Patienten mit Erythem wochen- bis monatelang negativ. Für die Beurteilung eines Behandlungserfolges ist die Serologie aufgrund der oft persistierenden Antikörperspiegel nicht geeignet. 20% von zeckenexponierten Waldläufern und 8% der übrigen Population entwickeln Antikörper gegen Borrelien; nur in 3‰ dieser seropositiven Individuen entsteht eine klinisch gesicherte Borreliose (1, 2). Die diagnostische Bedeutung der Borrelienserologie im Blut ist ohne dazugehörige Klinik nicht konklusiv und sollte nicht zu einer Überdiagnostizierung führen.

Komplikationen

Siehe Spätfolgen (Kapitel Krankheitsbild und Verlauf)

Differentialdiagnose

Gelenksmanifestationen: Chronische Polyarthritis, reaktive Arthritis, Fibromyalgie. Diagnostische Kriterien: Typischer klinischer Verlauf, nur zusätzliche Unterstützung durch Serologie.

Prognose

Durch rechtzeitige Antibiotikagabe heilbar, in Spätstadien oft bleibende Schäden an Haut, ZNS und Gelenken.

Therapie

Frühstadien (1 und 2) ohne ZNS-Beteiligung: 200 mg Doxyzyklin einmal täglich durch mindestens 3 Wochen (langsame Teilungsrate der Bakterien!). Alternativ (bei Kindern) Penicillin p.o. oder Erythromycin. Bei ZNS-Beteiligung hochdosiertes Penicillin G i.v. durch 2 Wochen. In Spätstadien Ceftriaxon oder Cefodizim i.v. durch 2 bis 3 Wochen. Häufig Herxheimer-Jarisch-Reaktion.

Literatur

(1) Fahrer, et al: Zbl Bakt 1989; (suppl 18): 329.
(2) Schmidt, et al: Epidemiologie der Borreliose in der BRD. Fischer Verlag, 1987.
(3) Stanek G: Lyme Borreliosis III. Zbl Bakteriol 1993; Suppl 24.
(4) Dattwyler R, Halperin J, Volkman D: Treatment of late Lyme borreliosis-randomized comparison of ceftriaxon and penicillin. Lancet 1988;I:1191-1194.

Infektiös bedingte Spondylitiden

W. Ebner

Definition

Meist spezifische (tuberkulöse) oder unspezifische (andere Bakterien) Infektion des Wirbelkörpers und/oder der Zwischenwirbelsäule (Spondylodiszitis, Diszitis).

Häufigkeit und Vorkommen

Die Spondylitis tuberculosa ist bei zwar abnehmender Tendenz noch immer die häufigste und wichtigste Form der durch Mikroorganismen verursachten Spondylitis.

Die unspezifische Spondylitis infectiosa wird am häufigsten durch **Staphylokokken** verursacht, seltener sind Infektionen mit **Streptokokken, Salmonellen (Enterobakterien), Brucellen, Echinokokkus und Pilzen.**

Ätiologie und Pathogenese

Für die Spondylitis tuberculosa sind ursächlich Tuberkelbakterien (Mykobakterium tuberculosis) verantwortlich. Die unspezifischen Spondylitiden werden vor allem durch Staphylokokken ausgelöst; fortgeleitete Infektionen kommen aber auch durch Streptokokken, Salmonellen, Shigellen, Brucellen, Spirochäten, Pilzen und andere Erreger vor. Der Infektionsweg ist meist indirekt im Sinne einer hämatogenen Aussaat. Seltener kommt es zur direkten Infektion der Wirbelsäule (offene Traumen, Operationen, Punktionen).

Bei der **Spondylitis tuberculosa** kommt es zu ersten Absiedlungen im Grenzgebiet der unteren Deckplatte oder entlang der Ventralfläche des Wirbelkörpers. Umgebende Strukturen wie Bandscheibe und Weichteile sind mitbetroffen. Es kommt zur käsigen Einschmelzung, Destruktion, Abszeßbildung (kalter Abszeß) und zu reparativen Vorgängen (Knochenverdichtungen, „Elfenbeinwirbel", Blockwirbelbildungen).

Bei der **Spondylitis infectiosa** können prinzipiell die gleichen Strukturen befallen sein; es wird aber eine häufigere Lokalisation in den Wirbelbogenanteilen beschrieben.

Krankheitsbild und Verlauf

Spondylitis tuberculosa: meist unspezifischer, schleichender Beginn, Abgeschlagenheit, Subfebrilität, Appetitlosigkeit, Nachtschweiß **(Primärphase).** Dann zunehmend Wirbelsäulenschmerzen, umschriebene Klopfschmerzhaftigkeit eines Dornfortsatzes, Muskelhartspann. Therapieresistenz! Beginnende Deformierung mit Gibbusbildung, eventuell Abszeßbildung **(Destruktionsphase).** Die Schwere der Formveränderung der Wirbelsäule hängt wesentlich von der Frühdiagnostik und der Sorgfalt der Immobilisation ab. Sie wird in der Phase der Ausheilung **(Reparationsphase)** stabilisiert und reicht von der erhaltenen physiologischen Form bis zum schweren Gibbus.

Die **unspezifische Spondylitis infectiosa** verläuft im Gegensatz dazu stürmisch, mit hohem Fieber, fulminanten Wirbelsäulenschmerzen, oft septischem Erscheinungsbild. Auftreten oft wenige Tage oder Wochen nach einem lokalen oder allgemeinen Infekt (Tonsillitis, Abszeß, Infektion mit Enterobakterien usw.). Für den Gesamtverlauf spielen die Virulenzen sowie die Abwehrlage des Körpers eine wesentliche Rolle. Abgesehen vom hohen Fieber und den Wirbelsäulenschmerzen kann das Allgemeinbefinden beträchtlich reduziert sein; es besteht eine deutliche Klopfempfindlichkeit der betroffenen Wirbelsäulenregion. Regionaler Muskelhartspann. Belastungsschmerzhaftigkeit. Ausheilung mit Defektbildung, aber auch mit Restitutio ad integrum möglich. Zunächst ruhende Infektionsherde können nach Jahren, insbesondere bei Resistenzverminderung, wieder aufflackern, wie es auch von der tuberkulösen Spondylitis bekannt ist.

Laborbefunde

Blutsenkung bei der Spondylitis tuberculosa mäßig- bis mittelgradig erhöht, fallweise kann die Senkung auch normal sein. Die Tuberkulinprobe ist positiv, was allerdings auch nach abgelaufenen tuberkulösen Prozessen der Fall ist (Aussagekraft umstritten). Bei unspezifischer infektiöser Spondylitis die Entzündungsparameter massiv erhöht (Skg, CRP, Alpha-1-, Alpha-2-Globuline). Leukozytose. Bakteriennachweise eventuell in der Blutkultur oder nach Punktionen oder chirurgischen Interventionen.

Bildgebende Verfahren

Die Röntgendiagnostik ist in der Frühphase der Spondylitis tuberculosa meist insuffizient. Erste radiologische Zeichen manifestieren sich erst Monate nach Keimansiedlung. Röntgenologische Verdachtssymptome sind eine **Verschmälerung des Zwischenwirbelraumes,** weiters eine **Verbreiterung des Paravertebralschattens.** Die ersten Herde zeigen sich in Wirbelkörperrandnähe, vorwiegend kaudal und ventral. Die LWS ist am häufigsten betroffen. Ausbreitung als Spondylodiszitis. In der Ausheilungsphase Osteosklerose (Elfenbeinwirbel), Wirbelkörperzusammenbrüche, Blockwirbel und Gibbus. Bei etwa 30% ein spezifischer Lungenprozeß nachweisbar.

Die radiologische Symptomatik manifestiert sich bei der unspezifischen infektiösen Spondylitis rascher, die Lokalisation ist im wesentlichen gleich, nur werden häufiger die Wirbelbögen und Gelenkfortsätze befallen. CT und MRT können in der Frühphase der infektiösen Spondylitis wesentliches zur Diagnostik beitragen. Ebenso die Skelettszintigraphie, speziell die HIG-Technik.

Komplikationen

Abszeßbildung und Durchbruch in die angrenzenden Regionen, z. B. von der BWS in das Mediastinum. Blockwirbelbildung. Befällt die Tuberkulose die Wirbelsäule vor Abschluß der Wachstumsphase, so kann es zu schweren Wachstumsstörungen kommen. Greift der Prozeß auf das Rückenmark über, so können radikuläre Symptome bis zum Querschnitt die Folge sein. Fistelbildungen und Entwicklung einer Amyloidose sind möglich. Wirbelsäulendeformierung, am häufigsten Gibbusbildung, im Verlauf einer tuberkulösen Spondylitis.

Differentialdiagnosen

Die Unterteilung in 4 größere Gruppen der Spondylopathien, ausgenommen traumatische und angeborene Veränderungen, sollten das differentialdiagnostische Procedere erleichtern (**Spondylitis tuberculosa, Spondylitis durch einen nicht spezifischen Erreger, „rheumatische" Spondylopathien** – entzündlich oder degenerativ, **neoplastische Spondylopathien** – primär oder metastatisch).

Bei Verdacht auf eine infektiöse Spondylitis, spezifisch oder unspezifisch, sollte immer der Erregernachweis angestrebt werden (Salmonellen, Brucellen, Echinokokkus, Luesserologie). Ein Befall der Wirbelsäule mit Aktinomyzeten geht meist vom Ösophagus oder der Lunge aus (Befall der BWS am häufigsten).

Die klassische Staphylokokkenspondylitis (Osteomyelitis) ist durch ihren stürmischen Verlauf gekennzeichnet.

Die „rheumatischen" Spondylopathien sind in ihrem Gesamtaspekt zu beurteilen (siehe entsprechende Kapitel über die Spondylitis ankylosans, die nicht bakteriellen, reaktiven Spondarthritiden, die degenerativen Wirbelsäulenveränderungen usw.).

Neoplasmen der Wirbelkörper brechen nur selten in die Bandscheibenregion durch, weitere Charakteristika siehe Kapitel über primäre und sekundäre Wirbelsäulentumoren (2.9). Bei Unklarheit sollte die Punktion oder Biopsie angestrebt werden.

Therapie

Tuberkulostatika zur Behandlung der Spondylitis tuberculosa über ein bis eineinhalb Jahre. Ruhigstellung. Antibiotika je nach Erreger bei den unspezifischen infektiösen Spondylitiden, unterstützt durch Bettruhe. Eventuell lokale Instillation von Tuberkulostatika bzw. Antibiotika, Herdausräumung, Abszeßeröffnung und Drainagen.

Prognose

Bei rechtzeitiger Diagnose infolge der potenten tuberkulostatischen und antibiotischen Therapiemöglichkeiten gute Heilungschancen. Formveränderungen und Funktionseinschränkungen sind aber möglich. Die Möglichkeit des Aufflammens knöchern abgekapselter tuberkulöser und unspezifischer Herde besteht zwar prinzipiell, wird aber überschätzt.

Literatur

(1) Schmid FR: Infectious arthritis and immun dysfunction. Curr Opin Rheum Dis 1991;3:601.
(2) Junghanns H: Die gesunde und die kranke Wirbelsäule in Röntgenbild und Klinik. Stuttgart, Thieme, 1968.
(3) Rettig H, Oest O, Eichler J: Wirbelsäulen-Fibel. Stuttgart, Thieme, 1974.
(4) Brocher JEW: Die Prognose der Wirbelsäulenleiden. Stuttgart, Thieme, 1973.
(5) Brackertz D: Infektiöse Arthritiden und Spondylitiden, in: Rheumatologie, Teil C und D. München-Wien-Baltimore, Urban & Schwarzenberg, 1989, pp 635-647.
(6) Goldenberg DL: Bacterial Arthritis, in: Textbook of Rheumatic Diseases. 4th ed. Saunders, 1993, pp 1449-1466.

2.1.7.1

Systemischer Lupus erythematosus

J. Smolen und W. Graninger

Synonym: Systemischer Lupus erythematodes (SLE).

Definition

Chronisch-entzündliche, remittierende und exazerbierende, systemische Erkrankung, bei der aufgrund von Autoantikörperbildung und Immunkomplexbildung und -ablagerung fast alle Organsysteme mit einem breiten Spektrum klinischer Manifestationen befallen sein können. Prototyp der Autoimmunerkrankungen.

Häufigkeit und Vorkommen

Etwa 0,01 bis 0,1% der Bevölkerung, somit 10mal seltener als die chronische Polyarthritis, jedoch die häufigste Kollagenose. Frauen 5- bis 8mal häufiger betroffen als Männer, Altersgipfel zwischen dem 20. und 40. Lebensjahr. Die Krankheit kommt in der ganzen Welt vor und ist bei Schwarzen 3- bis 5mal häufiger als bei Weißen oder anderen Rassen. Inzidenz bei weißen Frauen 2 bis 4 Fälle pro 100.000 und Jahr; somit sind in Österreich jährlich etwa 150 bis 300 neue Patienten zu erwarten.

Ätiologie und Pathogenese

Multifaktorielle Genese: Auslösende Ursache(n) unbekannt, genetische, immunologische, hormonelle und Umweltkomponenten.

Genetische Komponenten: familiäre Häufung; Assoziation mit HLA-DR3 und DR2; Assoziation mit Komplement- und möglicherweise auch TNF-alpha-Genanomalien.

Immunologische Komponente: Hinweise für gestörte Immunregulation (B-Zellhyperaktivität, Suppressorzelldefekt, Helferzelldefekt; Gammainterferon und andere Zytokine in vivo hoch); Autoantikörperbildung; Immunkomplexbildung und -ablagerung, mangelhafte Immunkomplexelimination durch das RES.

Hormonelle Komponente: Frauen (besonders im reproduktiven Alter) häufiger betroffen als Männer, Hinweise für Anomalien des Östrogenmetabolismus bei Frauen und Männern mit SLE.

Umweltkomponente: UV-Licht, Medikamente, Infekte, möglicherweise auch Schwangerschaft, lösen häufig Krankheit oder Schub aus. Erhöhte Prävalenz von Autoantikörpern bei Verwandten und bei Nichtverwandten, die im gleichen Haushalt leben.

Hypothese für Ätiologie des SLE: Bei genetischer Prädisposition und unter entsprechendem hormonellen Einfluß kann eine (latente) Immundysregulation bestehen, die bei Konfrontation mit bestimmten Umweltfaktoren (infektiöses Agens als Auslöser?) manifest wird und sich vor allem in B-Zellhyperaktivität und Autoantikörperbildung manifestiert. (Derzeit intensive, aber bisher nicht ausreichend erfolgreiche Suche nach retroviralem Agens als Auslöser.)

Pathogenese: Ist die B-Zellhyperaktivität manifest geworden, kommt es zu einer vermehrten Immunglobulin- und Autoantikörperproduktion. Dabei können die in Tabelle 1 angeführten Autoantikörper auftreten und zur Immunkomplex(IK)bildung führen. Die der IK-Bildung bzw. -Ablagerung folgende Komplementaktivierung führt direkt (z. B. Hämolyse) oder durch die nachfolgend infiltrierenden Zellen (Granulozyten, Monozyten, Lymphozyten) zur Gewebsschädigung (z. B. Glomerulonephritis). Menge und Größe der Immunkomplexe sowie der Isotyp und die Avidität und Affinität der Autoantikörper sind bestimmende Faktoren der Tendenz zur Ablagerung im Gewebe und der Komplementaktivierung.

Einfluß auf die Ereignisse nehmen auch noch die verminderte Immunkomplexclearance und eventuell vorliegende Komplementdefizienten (beide führen zu verminderter Immunkomplexelimination).

Tab. 1. Autoantikörper, die beim SLE auftreten können.

A. Antikörper gegen nukleäre und zytoplasmastische Antigene
DNS: ds-DNS, ss-DNS, Z-DNS
RNS: ss-RNS, t-RNS
Histone
Small nuclear ribonucleoproteins ("snurps"): Sm, U1nRNP, andere UnRNPs, Roo/SSA, La/SSR
Heterogeneous nuclear ribonucleoproteins ("hnRNPs"): RA33 (A2hnRNP), A1hnRNP
Andere: Proliferating cell nuclear antigen (PCNA), Sjögren/Lupus antigen (SL), MA-Antigen,
Ribosomale Ribonucleoproteine: rRNP, ribosomales P-Protein
B. Antikörper gegen Zellmembran-Antigene
Erythrozyten, Granulozyten, Lymphozyten (Helfer-T-, Suppressor-T, B-, NK-Zellen etc), Thrombozyten, neuronale Zellen, Gliazellen, Trophoblasten-Antigene, HLA-Antigene, ß2-Mikroglobulin
C. Antikörper gegen lösliche Proteine bzw. Proteine, die nicht primär Zell-assoziiert sind
Immunglobuline (Rheumafaktoren), Kollagen (Typ I-III), tubuläre Basalmembran (selten), Phospholipide (div. Gerinnungsfaktoren = meist LE-Antikoagulans, Cardiolipin, falsch-positiver Syphilis-Test), Thyreoglobulin u.a.

Krankheitsbild und -verlauf

Beim SLE kann grundsätzlich jedes Organsystem betroffen sein. Der Schweregrad des Befalls ist jedoch variabel. Die Diagnosestellung wird durch die Klassifikationskriterien des American College of Rheumatology erleichtert (siehe Anhang).

Allgemeinerscheinungen: Fieber (oft hoch), Müdigkeit (charakteristisch auch für imminente Schubsituationen), Appetitlosigkeit, Gewichtsverlust und Krankheitsgefühl, Neigung zu allergischen Reaktionen (insbesondere gegen Sulfonamide). (Fieber stellt bei behandelten Patienten mit SLE immer ein Problem dar, da es einerseits auf eine Exazerbation, andererseits auf eine Infektion deuten kann; in dubio [bei suffizient immunsuppressiv behandelten Patienten] immer zunächst Infektion als Ursache annehmen bis zum Beweis des Gegenteils!)

Gelenke: Arthralgien oder Arthritis bei bis zu 90% der Patienten (Bewegungsschmerz, Druckschmerz, symmetrisch, Morgensteifigkeit > 1 Stunde, bei Gelenksschwellung meist vom Frühstadium einer chronischen Polyarthritis klinisch nicht zu unterscheiden; röntgenologisch Erosionen selten, Gelenkdeformationen möglich (Schwanenhalsfinger, Ulnardeviation, etwa wie bei Jaccoud-Arthropathie).

Muskulatur: Myalgien oder Myositis bei 30 bis 40% der Kranken; häufig Muskelschwäche, Elektromyogramm und Muskelenzyme normal bis hochpathologisch, Muskelbiopsie normal bis schwere Myositiszeichen.

Haut- und Anhangsgebilde: „Schmetterlingserythem" (unter Aussparung der Nasolabialfalten), diskoider Lupus (diskoide Läsionen führen zu Narbenbildung), akute oder subakute Läsionen (erythematöse, leicht schuppende, teils konfluierende Läsionen, ohne Narbenbildung), Palmarerythem, periunguales Erythem, Photosensitivität, Alopezie, Rheumaknoten, Pannikulitis, vaskulitische Exantheme (purpuriform, bullös, urtikariell, „Rattenbißnekrosen" im und um das Nagelbett), Livedo reticularis.

Hämatopoetisches System: In etwa 50% Leukopenie (Neutro- oder Lymphopenien), Leukozytose selten; bei etwa 20% Thrombopenie; bei etwa 10% Coombs-positive hämolytische Anämie, bei etwa 60% Anämie der chronischen Entzündung (Eisenutilisationsstörung, normochrom).

Gerinnungsstörung: Thromboembolische Komplikationen insbesondere bei Lupusantikoagulans und Antiphospholipid-Antikörpern.

Nierenveränderungen: Glomerulonephritis (bei 50%), bedingt durch Immunkomplexablagerung und/oder -bildung. Histologisch: segmentale, diffus-proliferative, membrano-proliferative, membranöse Glomerulonephritis oder nur minimale mesangiale Veränderungen. Proteinurie (bis nephrotisches Syndrom), Hämaturie, Zylindrurie. Unter Umständen Funktionseinschränkung bis zur Urämie. Auch interstitielle Nephritiden möglich. Hypertonie bei etwa 25%.

Zentralnervensystem: epileptiforme Krämpfe, Koma, organisches Psychosyndrom, Ataxie, Chorea, Parkinsonismus, psychotische Störungen, Kopfschmerzen, Hirnnervenmitbeteiligung (z. B. Doppelbilder) als Ausdruck des ZNS-Befalls (Vaskulitis, direkte Schädigung durch Autoantikörper). Zerebrale Embolien oder Blutungen, besonders bei Antikoagulans oder Antiphospholipid-Antikörpern.

Peripheres Nervensystem: periphere Neuropathien mit sensorischen und/oder motorischen Ausfällen (z. B. Mononeuritis multiplex).

Kardiale Manifestationen: Perikarditis, Myokarditis, Endokarditis (Libman-Sacks), Myokardinfarkte (durch Vaskulitis der Koronargefäße).

Gefäßsystem: Vaskulitiden in allen Strombahnen möglich; Raynaud; thromboembolische Komplikationen (s. o.).

Respirationstrakt: Pleuritis, Vaskulitis mit Ulzerationen im oberen Respirationstrakt; Pneumonitis (Infiltrate), Plattenatelektasen, Lungenfunktionsstörungen, Lungenfibrose.

Verdauungstrakt: Orale Ulzerationen, Xerostomie als Ausdruck eines sekundären Sjögren-Syndroms, Vaskulitiden (Mesenterialgefäße) mit Darminfarkt; Hepatomegalie, Pankreatitis (selten), Peritonitis.

Serositis: am häufigsten Pleuritis, seltener Perikarditis, Peritonitis sehr selten.

Immunkompetente Organe: unspezifische Lymphadenitis, Splenomegalie.

Augenmanifestationen: Hautveränderungen am Augenlid, Konjunktivitis, Episkleritis, Vaskulitis der Retinalarterien, Stauungspapille, Keratoconjunctivitis sicca.

Reproduktionsfähigkeit: Menstruationsanomalien, Tendenz zu Spontanaborten (insbesondere bei Vorliegen eines LE-Antikoagulans).

Schwangerschaft und SLE: Schübe durch Schwangerschaft eher selten ausgelöst, daher keine primäre KI gegen Gravidität (Prognose abhängig von Organbefall, insbesondere Niere, ZNS, Herz: bei schwerem Befall: Graviditäts-KI). **Neonataler Lupus** möglich durch passiven Transfer von Autoantikörpern, insbesondere mit Hautmanifestationen, Besserung innerhalb weniger Wochen bis Monate. **Kongenitaler AV-Block** selten, aber gehäuft bei Auftreten von Anti-Ro, La oder RNP bei der Mutter.

Knochen: Aseptische Knochennekrosen, insbesondere unter hochdosierter Glukokortikoidtherapie gehäuft.

Krankheitsbild und -verlauf ist durch Exazerbartion und Remissionen gekennzeichnet. Der SLE kann ein breites Spektrum klinischer Manifestationen verursachen: von akut fieberhafter, schwerer, rasch progredienter Erkrankung bis zu subklinischem Verlauf. Prinzipiell können alle Symptome zu jedem Zeitpunkt auftreten, doch besteht Tendenz zur Wiederausbildung früherer Manifestationen. Abschwächung der Schwere der Exazerbationen postmenopausal. Von besonderer prognostischer (und therapeutischer) Bedeutung ist der Befall vitaler Organe (Niere, ZNS, Herz, Vaskulitiden der Organe). Manchmal keine oder minimale klinische Manifestationen trotz „hoher serologischer Aktivität". Besondere Verlaufsform stellt der subakut kutane LE dar (klassischer Hautbefall, wenig systemische Manifestationen, siehe später). Thromboembolische Komplikationen bei LE-Antikoagulans (siehe auch Antiphospholipidsyndrom). Bei immunsuppressiv behandelten Patienten ist Krankheitsgefühl und Fieber oft auf Infektionen (Viren, Bakterien, Pilze) zurückzuführen.

Hilfsbefunde

a) Labor

Routinelaborbefunde: gering- bis mittelgradige BSG-Erhöhung, Dysproteinämie (Hypalbuminämie, Hypergammaglobulinämie), Fe gelegentlich vermindert, CRP oft normal oder nur leicht erhöht. Bei Infektionen CRP stark erhöht, andere Akutphasenreaktionen ebenfalls hoch. Blutbild: normochrome, hypochrome oder hämolytische Anämie, Leukopenie mit Neutro- und/oder Lymphopenie, Thrombopenie. In der Blutchemie, je nach Organbefall, Kreatininerhöhungen, CPK, LDH, Transaminasen usw. Im Harn Proteinurie, Erythrozyturie, Zylindrurie. Bei ZNS-Befall: Liquorveränderungen. Gerinnungsanalysen (verlängerte aPTT bei LE-Antikoagulans).

Immunologische Befunde

1. Autoantikörper (Tab. 1): Insbesondere antinukleäre Antikörper (ANA = ANF, bei über 90%); Anti-DNS: bei 60 bis 70%, aber nicht pathognomotisch; Anti-Sm: bei etwa 10%, pathognomonisch; Anti-Ro: bei etwa 50%, Anti-La: bei etwa 15%, Anti-nRNP: bei etwa 30%; Anti-rRNP: bei etwa 2%; andere seltener. Anti-Histon: häufig, aber nicht pathognomonisch. Positives LE-Zellphänomen durch antinukleäre Antikörper (Antihiston?); Antikörper gegen Erythrozyten (positiver Coombs-Test); Antikörper gegen Gerinnungsfaktoren („LE-Antikoagulans").

2. Komplementsystem: Verminderung des gesamthämolytischen Komplements (CH50) sowie von C3, C4, C2, C1q. Komplementverminderung und Höhe der Anti-dsDNS-Antikörper können (mit Rücksichtnahme auf die klinische Symptomatik) als Aktivitätsparameter und zur **Verlaufsbeobachtung** herangezogen werden.

3. Immunkomplexnachweis: positiv (meist komplementbindende); in Serum und in Gewebe (immunhistologisch). Im Serum zur Verlaufsbeobachtung nützlich.

4. a) Immungenetik: In Österreich 40% HLA-B8 und HLA-DR3, 40% HLA-DR2 positiv; häufig (etwa 30 bis 40%) heterozygote C4A-Defizienz.

b) Bildgebende Verfahren

Röntgenuntersuchungen, Sonographie, nuklearmedizinische Untersuchungen, MRI (z. B. für ZNS).

c) Sonstiges

Lungenfunktionsprüfung; histologische Untersuchungen von Biopsiematerial; konsiliare Zusammenarbeit mit Neurologen, Dermatologen, Ophthalmologen u. a. oft wichtig. Bakterien- und Pilzkulturen, Virusinfektionsnachweis bei Fieber oft wesentlich.

Biopsien (Haut, Niere, Muskel usw.) und deren auch immunhistologische Auswertung sind bei der SLE-Diagnostik (sowohl zwecks Differentialdiagnose als auch zwecks einer Art „Staging") von besonderer Bedeutung.

Komplikationen und Begleiterkrankungen

Assoziierte Erkrankungen: Bei etwa 25% sekundäres Sjögren-Syndrom; gelegentlich andere Autoimmunerkrankungen assoziiert (Mischform mit chronischer Polyarthritis, Myasthenia gravis).

Komplikationen: Therapierefraktärer Verlauf möglich; besonders schwer ist, insbesondere bei immunsuppressiver Therapie, die Differenzierung zwischen Exazerbation und Infektion.

Differentialdiagnose

Chronische Polyarthritis, juvenile Arthritis, rheumatisches Fieber, andere Kollagenosen und Vaskulitiden, Goodpasture-Syndrom, Kortison- oder Chloroquinmyopathie, idiopathische thrombopenische Purpura, angioimmunoblastische Lymphadenopathie, andere Erkrankungen des hämatopoetischen und lymphatischen Systems.

Diagnostische Kriterien des American College von Rheumatology siehe Anhang.

Prognose

Die 5-Jahres-Überlebensrate des SLE beträgt derzeit etwa 90%, wobei die meisten Todesfälle in den ersten 2 Jahren der Erkrankung auftreten. Die häufigsten SLE-bedingten Todesursachen sind renale, kardiovaskuläre und ZNS-Manifestationen sowie intestinale Vaskulitis. Allerdings nehmen Infektionen eine zunehmende Rolle als Todesursache ein.

Therapie

a) Medikamentös

1. Nichtsteroidale Antirheumatika (für Arthralgien; Cave: zusätzliche Funktionseinschränkung bei renaler Manifestation).

2. Chloroquin, Hydroxychloroquin: besonders zur Behandlung kutaner Manifestationen, aber oft auch bei Serositis, insbesondere zur Verhinderung neuerlicher Exazerbationen ausreichend.

3. Glukokortikoide: in akuten Phasen bis 1 g/d als Bolustherapie, meist 1-2 mg/kg/d Prednisolonäquivalent initial ausreichend, Erhaltungsdosen 5 bis 25 mg/d. Grundlegende Therapieform bei ausgeprägten Manifestationen. Ehebaldige Reduktion und möglichst Umstellung von täglicher auf alternierende Medikation zur Verringerung der Nebenwirkungen angezeigt.

4. Immunsuppressiva in Kombination mit Glukokortikoiden:

a) Azathioprin: 50 bis 200 mg täglich unter Blutbild- und Immunglobulinkontrollen (Cave: Dosisreduktion bei gleichzeitiger Allopurinolgabe!).

b) Cyclophosphamid als intermittierende Bolustherapie (bis 1 g alle 1 bis 3 Monate) oder kurzfristig kontinuierlich (50 bis 200 mg täglich) unter Blutbild- und Immunglobulin-kontrolle, insbesondere bei ZNS- und Nierenmitbeteiligung.

b) Physikalisch

Bei Befall des Bewegungsapparates unter Umständen Heilgymnastik, Kryotherapie (wo nötig); Meidung von Sonnenbestrahlung (konsequente prophylaktische Verwendung von UV-Blockern: Sonnenschutzfaktor 18 bis 25!); Wärmetherapie (Paraffin, Warmluft) bei Raynaud-Symptomatik.

c) Mögliche künftige therapeutische Ansätze

Monoklonale Antikörper gegen Lymphozytenantigene (z. B. gegen CD4, ist besonders wirksam beim experimentellen SLE) oder gegen Zytokine (z. B. gegen Gammainterferon), Leflunomid (wirkt beim experimentellen SLE)!

Plasmapherese ist hinreichend erprobt, in akuten lebensbedrohlichen Situationen möglicherweise hilfreich, falls zugleich Immunsuppression angewandt wird; sie fördert aber die Infektneigung. Plasmapherese plus Immunsuppression nicht besser als Immunsuppression allein (außer in akut lebensbedrohenden Situationen), experimentelle extrakorporale Photochemotherapie (Photopherese) oder Immunglobulinadsorption.

d) Kontraindizierte Verfahren

Eigenblut, Interferone (insbesondere Gammainterferon), Zellextraktverabreichung.

Sonderformen des SLE

1. Medikameneninduzierter LE

Dieses Syndrom wird durch eine Reihe von Medikamenten (Tab. 2) ausgelöst. Nach Absetzen des betreffenden Medikamentes schwindet die Krankheit wieder (wenn auch oft sehr langsam). Grundsätzlich ist aber festzuhalten, daß einige Medikamente auch einen „klassischen" SLE auslösen können (z. B. D-Penicillamin), der nach Absetzen nicht reversibel ist. Die häufigste auslösende Substanz ist Procainamid (bis zu 25% der damit behandelten Patienten entwickeln die Krankheit). Antinukleäre **Autoantikörper** werden – ohne von klinischen Manifestationen begleitet zu sein – durch die genannten Medikamente noch viel häufiger induziert (Procainamid: etwa 50% der Patienten, Isoniazid: etwa 20%, Hydralazin: etwa 50%). Üblicherweise fehlen Antikörper gegen dsDNA, typischerweise treten aber Antikörper gegen Histone auf.

Klinisch verläuft der medikamenteninduzierte LE meist mit Arthritis, Exanthem, Serositis und gelegentlich Lungenatelektasen, nur selten kommt es zum Auftreten von Nephritiden oder anderen bedrohlichen Manifestationen.

Therapie: Absetzen des Medikamentes, symptomatisch, eventuell niedrige Dosen an Kortikosteroiden.

2. Subakut kutaner LE

Sonderform des LE mit subakuten, nicht vernarbenden kutanen Läsionen und geringgradigen systemischen Manifestationen (z. B. Leukopenie), meist ohne Befall vitaler Organe; oft erst nach der Menopause beginnend. Häufig ANA niedrig-titrig und anti-Ro-positiv.

3. Neonataler Lupus

SLE bei Neugeborenen von Müttern mit SLE oder Müttern (auch gesunden) mit bestimmten Autoantikörpern (insbesondere Anti-Ro, Anti-La und Anti-RNP, die diaplazentar in den Fötus gelangen). Meist transient, vor allem mit Exanthem einhergehend. Gelegentlich **kongenitaler AV-Block** (AV-Block III) durch Interaktion von Autoantikörpern mit dem Reizleitungssystem; dies kann tödlich (gelegentlich auch in utero) sein. (Nicht zu verwechseln mit der erhöhten Spontanabortneigung von Müttern mit Antikardiolipin-Antikörpern bzw. Lupusantikoagulans [siehe oben].)

Tab. 2. Medikamente, die einen LE induzieren können.

A. Antiarrhythmika (z.B. Procainamid, Disopyramid)
B. Antibiotika (z.B. Penicillin, Tetrazyklin, Griscofulvin, Nitrofurantoin)
C. Antihypertensiva (z.B. Hydralazin, Mathyldopa, selten: Prazosin, Clonidin, Captopril, Atenolol)
D. Antikonvulsiva (z.B. Diphenylhydantoin, Mephenyotoin, Trimethadion, Primidon, Carbomazepin)
E. Antirheumatika (z.B. D-Penicillamin, Sulfasalazin, Phenylbutazon)
F. Psychopharmaka (z.B. Chlorpromazin, Promethacin, Lithium Carbonat)
G. Tuberkulostatika (z.B. Isoniazid, Streptomycin)
H. Cytokine (z.B. Interferone)
I. Andere (selten)

Literatur

(1) Lahita RG: Systemic lupus erythematosus. New York-Brisbane-Toronto, Wiley, 1993.
(2) Gladman DD: Indicators of disease activity, prognosis and treatment of SLE. Curr Opinion Rheum 1992;5:587-595.
(3) Smolen JS, Zielinski (ed): Systemic lupus erythematosus. Clinical and experimental aspects. Berlin-Heidelberg-New York, Springer, 1987.
(4) Wallace DJ (ed): Systemic lupus erythematosus and Sjögren's syndrome. Curr Opin Rheumatol 1994;6:459-508.
(5) Wallace DJ, Hahn BH (ed): Dubois' lupus erythematosus. Philadelphia-London, Lea & Febiger, 1993.

2.1.7.2

Systemische Sklerose

J. S. Smolen, P. Petera und G. Kolarz

Synonym: Progressive systemische Sklerose (PSS), Sklerodermie (SKL).

Definition

Die SS ist eine chronische entzündliche, systemisch generalisierte Bindegewebserkrankung, die mit Fibrose und mit Veränderungen der Blutgefäße, der Haut und verschiedener Organsysteme einhergeht. Unter Sklerodermie (SKL) versteht man in erster Linie die kutanen Veränderungen der SS.
Klassifikationskriterien siehe Kapitel von Witzmann.

Häufigkeit und Vorkommen

Inzidenz etwa 2 pro 100.000 und Jahr; Frauen etwa 3- bis 4mal häufiger betroffen als Männer; weltweites Vorkommen. Krankheitsbeginn meist zwischen 30. und 50. Lebensjahr.

Ätiologie und Pathogenese

Die Ursachen der Erkrankung sind unbekannt, die Pathogenese wohl multifaktoriell.
Genetische Disposition: Nicht sicher bedeutend; Verwandte von PSS-Patienten haben gelegentlich eine Kollagenose; keine sichere HLA-Assoziation.
Umweltfaktoren: Die PSS tritt auch bei Arbeitern in Gold- und Kohlengruben auf nach Silikat, Polyvinylchlorid-(PVC-), Benzen-, Toluen- und Epoxyharzexposition und nach Bleomycintherapie auf. Eine Beziehung zu Paraffin- oder Silikoninjektionen (inklusive Brustimplantaten) wird postuliert, ist aber wissenschaftlich gegenwärtig nicht gesichert.
Immunologische Phänomene: Bei vielen Patienten treten Autoantikörper auf, insbesondere solche gegen nukleäre Antigene. Die pathogenetische Bedeutung dieser Autoantikörper ist unklar. Humorale und zelluläre Immunantwort gegen Endothelzellen wird postuliert.
Hypothese: Eine Autoimmunerkrankung gegen Endothelzellen führt zu Fibrose als Folge einer der Endothelzellaktivierung und -funktionsänderung nachfolgenden Fibroblastaktivierung. Parallele Aktivierung von T-Zellen und Monozyten führt zu einem chronischen Wechselspiel der Zellen und ihrer Kräfte. Grundsätzlich könnte ein exogener Stimulus (etwa Bleomycin oder andere Trigger, siehe oben) z. B. Endothelzellen schädigen und damit einen Circulus vitiosus auslösen. Histologisch finden sich im Frühstadium der Erkrankung häufig Kollagen-Typ-III-Fibrillen, im Spätstadium überwiegen Typ-I-Kollagen-Fibrillen in den befallenen Arealen.

Krankheitsbild und -verlauf

Die PSS ist eine multisystemische Erkrankung; wenn auch der Organbefall nicht so weitgestreut ist wie jener beim SLE, so werden die befallenen Organe besonders schwer und meist progredient und irreversibel geschädigt.

Allgemeinsymptome: Müdigkeit, Kältegefühl, Appetitlosigkeit, Gewichtsverlust.

Haut: Initial meist Engegefühl und diffuse, oft ödematöse Schwellung der Hände und Unterarme mit Hyperhidrose, danach zunehmende Verdickung („Induration") der Haut mit Verdünnung der Epidermis (Verlust der Hautfalten, der Schweißdrüsen usw.). Deformation der Finger (Kontrakturen, Sklerodaktylie) bis zur Unbeweglichkeit, Mikrostomie. Verkürzung des Zungenbändchens, sekundäre Sikkasymptomatik, Auftreten von Teleangiektasien. Verdickung der Haut auch am Rumpf. Hyperpigmentierung; subkutane Verkalkungen (Thibiérge-Weissenbach-Syndrom). Vulnerabilität der Haut (Ulzerationen mit Sekundärinfektionen). Gangrän (aufgrund der vaskulären Probleme). Subkutane Weichteilverkalkungen sind radiologisch und oft auch klinisch nachweisbar, sie können exulzerieren.

Periphere Gefäße: Raynaud-Phänomen bei über 90% der Patienten, oft anderen Manifestationen lange vorausgehend. Verengung und Verschluß der peripheren Arterien bis hin zu Gangrän.

Gelenke und Muskulatur: Symmetrische Polyarthritis, meist der Finger-, seltener der großen Gelenke; generalisierte Schwellung der Finger (in der Frühphase); Tendovaginitis; radiologisch Akroosteolysen, resorptive Veränderungen an den Akren, selten Usuren an den Gelenken. Bis zu 15% der Patienten haben eine (myositische) Muskelmitbeteiligung, meist eher mild verlaufend.

Gastrointestinaltrakt: Paradontose; Ösophagusdys- bis -amotilität (aufgrund des Befalls des glattmuskulären Anteils) bis hin zu Dysphagie; Kardiainsuffizienz mit Refluxösophagitis; Magenatonie und -dilatation; abdominale Spasmen, Diarrhoen und Resorptionsstörung aufgrund eines Befalls des Dünndarms; Obstipation mit Divertikelbildung bei Befall des Dickdarms; Volvulus und Pseudoileus.

Serositis: Pleuritis, Perikarditis, Peritonitis gelegentlich auftretend.

Lungenbeteiligung: Tritt bei 50 bis 75% der Patienten auf. Häufigste Todesursache. Belastungs-, später Ruhedyspnoe durch diffuse Lungenfibrose mit nachfolgender pulmonaler Hypertension und Cor pulmonale. Eine pulmonale Hypertensions kann häufig auch beim CREST-Syndrom auftreten. In der Lungenfunktion: Restriktion, verminderte Diffusionskapazität.

Herzbeteiligung: Perikarditis, Myokardfibrose, Arrhythmien, Hypertrophie (bei Hypertonie) und Cor pulmonale (siehe oben). Maligne Hypertonie möglich (mit allen klinischen Symptomen, meist massiv hyperreninämisch, siehe unten).

Nierenbeteiligung: Zweithäufigste Todesursache. Tritt bei 10 bis 20% der Patienten auf, manchmal im Sinne einer „Krise" mit rascher, dann oft therapierefraktärer Progredienz bis zur Urämie bei gleichzeitigem Auftreten einer malignen arteriellen Hypertonie. Dabei Hämaturie und Proteinurie (meist nur eher geringen Ausmaßes). Seit Einsatz von ACE-Inhibitoren ist die Prognose dieser Form der SKL wesentlich besser (und die Organschädigung reversibel) geworden. Histologisch dabei typische Veränderungen an den Nierenarteriolen (mit Wandnekrosen, Intimahyperplasie und Thrombosierung).

Hämatologische Manifestationen: Gelegentlich Auftreten einer hämolytischen Anämie oder Leukopenie, etwas häufiger Thrombopenie.

Krankheitsbild und -verlauf sind einerseits vom Ausmaß der Hautveränderungen, andererseits vom Organbefall abhängig. Während die früher meist unweigerlich tödliche Nierenbeteiligung heute u. a. durch ACE-Hemmer relativ gut beherrschbar ist, sind Lungenbeteiligung mit Cor pulmonale und gastrointestinale Beteiligung heute limitierend. Periphere gangränöse Veränderungen führen oft zu Amputationen, die zusätzlich zu den häufigen Kontrakturen auch die Mobilität weiter limitieren. Milde Verlaufsformen und spontane Verbesserungen auch der kutanen Veränderungen sind nicht selten. Eine Reihe von SKL-Varianten zeichnen sich durch besonders milden Verlauf aus. Es gibt **Klassifikationskriterien** für die SKL.

Hilfsbefunde

a) Labor

Routinelaborbefunde: Anomalien in Abhängigkeit von entsprechendem Organbefall; Akutphasenproteine gelegentlich deutlich erhöht, ebenso Gammaglobuline. Anämie chronischer Krankheiten häufig, Hypoferriämie (Eisenutilisationsstörung). Renin-, Aldosteronspiegeluntersuchungen.

Immunologische Befunde: Autoantikörper (Anti-Scl70, Anti-Zentromer, Anti-RNA-Polymerase u. a), zumeist handelt es sich um nukleoläre Antigene (die vereinzelt auch im Zellkern selbst vorkommen können). Komplement normal bis erhöht (im Sinne einer Akutphasenantwort). Andere Autoantikörper: Rheumafaktor häufig, Antikardiolipin-AK bei etwa 5 bis 10% in niedrigen Titern.

b) Bildgebende Verfahren

Röntgenuntersuchungen (Lunge, Skelett, Schluckakt, Dünndarmpassage, Irrigoskopie usw.), Sonographie, HRCT, Szintigraphie (Niere), eventuell Angiographie (periphere Gefäße).

c) Andere

Lungenfunktionsprüfung, Nagelfalzkapillarmikroskopie, EMG, Ösophagusmanometrie (ist viel sensitiver als Schluckakt), Gastroskopie, Koloskopie, akrale Thermometrie bzw. Thermographie, H2-Atemlufttest, Biopsien (Haut, Niere); Speicheldrüsenszintigraphie (sek. Sikkasyndrom); konsiliare Zusammenarbeit mit Dermatologen, Pulmologen u. a. Detaillierte Anamneseerhebung nach potentiellen Umweltnoxen wichtig.

Komplikationen und Begleiterkrankungen

Assoziierte Erkrankungen: Bestandteil von Overlap-Erkrankungen (siehe dort), bei entsprechender Exposition gelegentlich Silikose.

Komplikationen: gelegentlich therapierefraktärer, progredienter Verlauf; Infektionen (bei Ulzerationen und unter Immunsuppressiva); Ileus und Pseudoileus.

Differentialdiagnose

Andere Kollagenosen, chronische Polyarthritis, Sonderformen der SKL (siehe unten). Skleroedema Bueschke, Porphyrie, Amyloidose, Acrodermatitis atrophicans (Borreliose), Lichen sclerosus, algodystrophische Syndrome, Halsrippen/Skalenussyndrome, Karzinoidsyndrom, Progeriesyndrome.

Prognose

Die 5-Jahres-Überlebensrate beträgt 40 bis 70%, wobei Männer eine schlechtere Prognose als Frauen haben; besonders schlechte Prognose bei Lungen-, Herz- und Nierenbeteiligung.

Therapie

a) Medikamentös

Grundsätzlich gibt es keine gesicherte, effektive Therapie der SKL. D-Penicillamin scheint die Haut- und Lungenmanifestationen zu verbessern; Immunsuppressiva, wie Azathioprin und zuletzt insbesondere auch Cyclosporin A, könnten ebenfalls effizient sein. Kortikosteroide sind als zusätzliche Therapie wohl hilfreich, beeinflussen aber allein den Krankheitsverlauf eher wenig und sollten isoliert daher insbesondere bei von ihnen gut beeinflußbaren Manifestationen, wie Serositis, Myositis und eventuell auch bei ausgeprägteren Arthritiden eingesetzt werden; eventuell ist für diese Manifestationen zusätzlich Methotrexat nötig/sinnvoll. Auch der Einsatz von Griseofulvin und Colchicin wurde gelegentlich beschrieben.

Die Hypertonie der SKL spricht, ebenso wie die mikroangiopathischen Veränderungen der Niere, gut auf ACE-Hemmer an. Aber auch andere Antihypertensiva (Ca-Antagonisten) können effizient sein; die Hypertonie der PSS sollte jedenfalls aggressiv behandelt werden.

Thrombozytenaggregationshemmer und Vasodilatantien (besonders Kalziumantagonisten und Prostaglandinpräparate) sind insbesondere auch für die peripheren Gefäßveränderungen (Raynaud-Phänomen) hilfreich. Antikoagulantien bei gleichzeitigem Auftreten von Antikardiolipinantikörpern.

Falls nötig, Analgetika, eventuell Antirheumatika, medikamentöse Stuhlregulierung (Diarrhö, Obstipation). Prokinetika bei Ösophagusmitbeteiligung, künstliche Tränenflüssigkeit bei sek. Sikkasyndrom.

b) Physikalisch

Heilgymnastik zur Prävention von Kontrakturen, Paraffinbäder für die Hände zur Verbesserung der Beweglichkeit und der Hautveränderungen, Wärmeapplikation (Paraffinbäder, Warmluft, „Handofen") bei Raynaud-Phänomen. Cave: Nagelfalznekrosen.

c) Sonstiges

Stuhlregulierung, intensive und häufige Mundhygiene, eventuell Sympathektomie (bei peripheren Gefäßproblemen), Amputation (Gangrän), operative Entfernung von Kalzinosen (falls störend), Schutz gegen Ulzerationen.

Sonderformen der systemischen Sklerose

1. CREST-Syndrom: Benignere = limitierte (akrosklerotische) Verlaufsform der systemischen Sklerose mit Kalzinose, Raynaud, Ösophagusmitbeteiligung, Sklerodaktylie und massiven Teleangiektasien; Nierenbeteiligung dabei selten, ebenso ist die kutane Beteiligung meist eher auf Peripherie limitiert. Hingegen können dabei pulmonale

Hypertensionen ohne ausgeprägte Lungenfibrosen durchaus auftreten. Ähnliche Sonderform ist das **CRST-Syndrom,** bei dem der Ösophagus nicht mitbetroffen ist, oder das CREST-Syndrom mit Arthritis.

2. Morphea: lokale Hautverdickung, manchmal multipel, meist ohne Organbeteiligung, gelegentlich mit anderer Kollagenose assoziiert. Meist selbstlimitierend, relativ gutes Ansprechen auf niedrige Dosen von Kortikosteroiden, eventuell auch D-Penicillamin.

3. Lineare SKL: Befällt oft nur 1 Extremität oder den Schädel (Coup de sabre); verläuft meist ohne Organmanifestationen.

4. Eosinophile Fasziitis (Syn.: **Shulman-Syndrom**): Oft plötzliches Auftreten von Schmerzen, Schwellung und Druckschmerzhaftigkeit der Hände, Unterarme, Füße und Beine, die mit Induration der Haut dieser Regionen einhergeht; die Finger sind dabei eher ausgespart, eine Ausbreitung auf den Rumpf kann folgen; relativ typisches „Orangenhautphänomen". Eosinophilie ist charakteristisch. Eine tiefe Biopsie, bei der auch die Faszie involviert ist, führt durch typische Histologie (Lymphozyten, Plasmazellen, Histiozyten, Eosinophile) zur Diagnose. Meist gut auf niedrigdosierte Kortikosteroidtherapie ansprechend und nach einigen Jahren reversibel, manchmal aber auch persistent. Kontrakturprophylaxe!

5. Eosinophilie-Myalgiesyndrom: siehe unter Myositiden.

6. Vinylchlorid-, epoxyharzassoziierte SKL u. a. wurden bereits initial behandelt.

Literatur

(1) LeRoy CD (ed): Scleroderma. Rheum Dis Clin N Am 1990, p16.
(2) Miehle W: (Neue) medikamentöse und physikalisch-therapeutische Therapieansätze, psychologische Aspekte in der Therapie der Progressiv Systemischen Sklerose. Eular Bull 1989;18:101-105.
(3) Medsger TA jr: Systemic sclerosis (Scleroderma), localized scleroderma, eosinophilic fasciitis, and calcinosis, in McCarty DJ (ed): Arthritis and Allied Conditions. Philadelphia-London, Lea & Febiger, 1989, pp 1118-1165.
(4) Black CM, Myers AR (eds): Systemic sclerosis (Scleroderm). New York, Gower Medical, 1985.
(5) Silver RM, LeRoy ED: Systemic sclerosis (scleroderma), in Samter M (ed): Immunological Disease. Boston, Little, Brown & Co, 1988, pp 1459-1500.

Polymyositis und Dermatomyositis

J. S. Smolen, G. Kolarz und P. Petera

Synonym: Wagner-Unverricht-Syndrom, weißfleckige Lilakrankheit.

Definition

Chronisch-entzündliche Erkrankung der quergestreiften Muskulatur unbekannter Ursache, charakterisiert durch zunehmende Muskelschwäche. Die DM unterscheidet sich von der PM durch das Auftreten eines charakteristischen Exanthems.

Häufigkeit und Vorkommen

Inzidenz 0,1 bis 0,5 Fälle pro 100.000 Einwohner und Jahr (somit seltener als andere Kollagenosen); bei Kindern und bei Malignomassoziation bei Frauen und Männern gleich häufig, im Erwachsenenalter als primäre Autoimmunkrankheit bei Frauen häufiger als bei Männern (wie die meisten anderen Kollagenosen). Bei Schwarzen 4- bis 5mal häufiger als bei Weißen.

Ätiologie und Pathogenese

Grundsätzlich unbekannt. Eine akute bis chronische Myositis kann jedoch durch verschiedene Viren (Coxsackie-B-, Echo-, Influenza- und andere Viren), Protozoen (z. B. Toxoplasmen), Borrelien (Lyme-Myositis) ausgelöst werden. Die Ursache der Assoziation mit Malignomen (bis zu 20% der Patienten) ist unbekannt und betrifft insbesondere, aber nicht ausschließlich, Patienten mit Karzinomen (Lunge, Brust, Ovar, Magen-Darmtrakt). Antikörper gegen Muskelbestandteile (Myoglobin, Myosin, Filamin, Troponin u. a.) sind häufig, ihre pathogenetische Bedeutung aber unklar. Autoantikörper gegen zytoplasmatische Antigene (z. B. Jo-1, siehe unten) sind wohl pathogenetisch unbedeutend, aber pathognomonisch und möglicherweise ätiologisch indikativ. Letztere sind bei Patienten mit Malignomen selten, bei „Autoimmunmyositis" häufig. Bei dieser Form ist, wie bei anderen Autoimmunkrankheiten, eine genetische Assoziation mit HLA-DR3 auffallend.

Krankheitsbild und -verlauf

Zu Beginn der Erkrankung zeigen sich Allgemeinerscheinungen wie Müdigkeit, Subfebrilität bzw. Fieber. Eine Muskelschwäche steht im Vordergrund (proximale Extremitäten-, Rumpf-, Nackenmuskulatur); Myalgien möglich; bei Progredienz auch Befall der distalen Muskelpartien, Dysphagie, Dysphonie. Das Exanthem der Dermatomyositis (DM) besteht aus rötlich-violetten, leicht erhaben, leicht schuppend imponierenden Plaques, insbesondere periorbital („heliotropes Exanthem" der Augenlider) und am Handrücken unter Bevorzugung der Knöchel und der Periungualregion (Nagelfalzhyperkeratosen), auch in Kombination mit ödematös-teigigen Schwellungen. Kutane Vaskulitiden sind bei DM und Polymyositis (PM) möglich. Weichteilverkalkungen (gelegentlich mit Ulzerationen) bei Kindern häufiger als bei Erwachsenen. Lungenfibrose kann bei bis zu 20% der Patienten auftreten. Kardiale Mitbeteiligung relativ häufig, aber selten schwer (AV-Block, Extrasystolie). Die Arthritis der PM ist meist symmetrisch, kleine und große Gelenke befallend. Raynaud-Phänomen häufig. Der Verlauf kann rapid-progressiv sein, wobei insbesondere eine progrediente Muskelbeteiligung mit Befall der Schlund- und Atemmuskulatur und eine Lungenfibrose zu befürchten sind. Therapeutisches Ansprechen bei Kindern meist besser als bei Erwachsenen.

Hilfsbefunde

a) Labor

Routinelaborbefunde: gering- bis mittelgradige BSG-Erhöhung, gelegentlich Dysproteinämie (Hypergammaglobulinämie), CRP meist normal oder nur leicht erhöht. Bei Infektionen CRP stark erhöht, andere Akutphasenreaktionen ebenfalls hoch. Blutbild, eventuell normochrome Anämie. In der Blutchemie Erhöhung der CPK und der Aldolase, eventuell der Transaminasen und LDH entsprechend der Akuität. Blutgase bei Lungenbefall pathologisch. Myoglobinbestimmung gelegentlich hilfreich.

Immunologische Befunde:

1. Autoantikörper): Positiver Rheumafaktor bei bis 25%, negative bis niedrigtitrige ANA, aber positive Fluoreszenz des Zytoplasmas durch Autoantikörper gegen Synthetasen (Jo-1: Histidyl-t-RNA-Synthetase, PL-7: Threonyl-t-RNA-Synthetase usw.) treten bei etwa 40% der PM/DM-Patienten auf. Antikörper gegen Mi2, ein nukleäres Protein, kommen bei etwa 20% der Dermatomyositiden vor.

2. Andere (z. B. Komplement) meist normal, eventuell positiver Immunkomplexnachweis.

Virologische/bakteriologische Befunde:

Zum differentialdiagnostischen Ausschluß Untersuchung auf Antikörper gegen virale Antigene (Coxsackie, Echo, Influenza u. a.), eventuell Virusisolierung; Untersuchung auf Protozoen und diverse Bakterien einschließlich Borrelien.

b) Bildgebende Verfahren

Röntgenuntersuchungen (insbesondere Lunge, einschließlich HRCT; Gelenke), Nachweis der Kalzinose, Sonographie (insbesondere Echokardiographie), MRI (insbesondere MR-Spektroskopie) der Muskulatur.

c) Sonstiges

Elektromyogramm (charakteristische polyphasische Potentiale mit niedriger Amplitude, Fibrillationen; gelegentlich aber auch unauffällig), Ösophagusmanometrie (oberes und mittleres Drittel befallen!) bzw. Röntgen-Schluckakt; Lungenfunktionsprüfung; konsiliare Zusammenarbeit mit Neurologen, Dermatologen u. a. oft wichtig. Malignomsuche, eventuell bis zu operativer Diagnostik, ist insbesondere bei DM mit rapidem Verlauf indiziert.

Biopsien (Haut, Muskel [auch immunhistologische Auswertung sowie eventuelle Suche nach viralen Strukturen]).

Komplikationen und Begleiterkrankungen

Besonders bei Kindern häufig Kontrakturen; bei Befall der Atemmuskulatur und bei immunsuppresiver Therapie cave Infektionen; Myositis kann Begleiterkrankung fast aller Kollagenosen sein, typischerweise auch von Mischkollagenosen (dann sind andere Autoantikörper involviert). Lungen- und Herzmitbeteiligung komplizieren die Erkrankung. Malignomassoziation (insbesondere, aber wohl nicht ausschließlich, bei PM und DM vom Nichtautoimmuntyp).

Differentialdiagnose

Andere Kollagenosen, Psoriasis (Haut!), virale Infekte (einschließlich HIV und HTLV-1), andere Infekte, kongenitale Muskelerkrankungen (z. B. Muskeldystrophien), Polymyalgia rheumatica, medikamenteninduzierte Myopathien.

Prognose

In Abhängigkeit von der klinischen Symptomatik: bei Lungenmitbeteiligung schlecht, bei kardialer Mitbeteiligung in Abhängigkeit vom therapeutischen Ansprechen; bei Malignom oft rapid progredient (Atemmuskulatur!). Bei Kindern bis zu 50% Spontanremission. Bei Erwachsenen bis zu 50% Mortalität in den ersten 10 Jahren. Therapeutisches Ansprechen bei Kindern meist besser als bei Erwachsenen.

Therapie

a) Medikamentös: Kortikosteroide (bis 2mg/kg Prednisolonäquivalent pro Tag und mehr), Immunsuppressiva: Methotrexate (10 bis 50 mg/Woche), Azathioprin, Cyclophosphamid, Cyclosporin A, Analgetika/Antirheumatika falls nötig.
b) Physikalisch: Im aktiven Krankheitsstadium viel Ruhe und passive physikalische Therapie zur Vermeidung von Kontrakturen; in der Remission Muskelkräftigung.
c) Operativ: Entfernung von störenden Verkalkungen, Malignomoperation.

Sonderformen der PM/DM

1. Medikamenteninduzierte Myopathien: Myositiden können nach Penicillin, Sulfonamiden, Isoniazid, Thyreostatika, Lipidsenker (Clofibrat, Gemfibrozil, Lovastatin), D-Penicillamin auftreten; (Hydroxy-)Chloroquin kann eine (vakuoläre) Myopathie auslösen, Kortikosteroide eine „Kortisonmyopathie", die mit Muskelschwäche (ohne CPK-Erhöhung) einhergeht und histologisch keine Myositiszeichen aufweist.
Eosinophilie-/Myalgiesyndrom: Im Jahre 1989 aufgetretene, neue durch bestimmte Chargen von L-Tryptophan ausgelöste Erkrankung mit Myalgie, Krämpfen, Fieber, Leukozytose, Hypereosinophilie, Lungenmitbeteiligung, Fasziitis bis zu sklerodermiformen Veränderungen; abruptes Ende der „Epidemie" nach Verbot von L-Tryptophan. Ähnliche klinische Symptome auch beim „Toxic Oil Syndrome" in Spanien im Jahre 1982.
2. Myositis bei anderen Grundkrankheiten: In erster Linie bei Kollagenosen und Infektionen (siehe oben), aber auch bei Sarkoidose und M. Crohn („granulomatöse Myopathie"), Zystizerkose, Trichinose. Auch beim hypereosinophilen Syndrom und der eosinophilen Fasziitis kann Myositis begleitend sein.
3. Einschlußkörpermyositis: Zunehmende Muskelschwäche und Abnahme der Muskelmasse, histologisch Einschlüsse in Kernen und Zytoplasmen von Muskelzellen, meist bei älteren Männern, selten. Meist therapierefraktär (gelegentlich Ansprechen auf Steroide), aber nur langsam progredient.

4. Tropische Myositis: Früher vor allem in den Tropen, zuletzt auch in unseren Breiten (meist nach Tropenaufenthalten); unbekanntes auslösendes Agens mit nachfolgendem Auftreten von (multiplen) Abszessen in der Muskulatur (Staphylokokken, Yersinien); Prognose wie bakterielle Sepsis, rasche Diagnose wichtig.

5. Myositis (Fibrodysplasia) ossificans progressiva: ektopische Kalzifikationen und Ossifikationen in Faszien, Aponeurosen und anderen fibrösen Strukturen des Muskels. Beginn oft posttraumatisch, meist in der Kindheit. Autosomal dominant vererbt? Beginn mit lokaler entzündlicher Reaktion (Schwellung, Rötung), die fribrosiert und ossifiziert und zu Kontrakturen führt. Rezidive führen zu Schädigung der Muskulatur. Bei Befall der Atemmuskulatur zunehmende respiratorische Insuffizienz und Pneumonien.

Literatur

(1) Hughes GRV: Connective tissue diseases. Oxford-London-Edinburgh-Victoria, Blackwell, 1977, pp 151-161.

(2) Ansell BM: Polymyositis and dermatomyositis, in Scott JT (ed): Copeman's Textbook of rheumatic diseases. Edinburgh-London-Melbourne-New York, Churchill Livingstone, 1986, pp 1350-1363.

(3) Kagen LJ: Polymyositis/Dermatomyositis, in McCarty DJ (ed): Arthritis and Allied Conditions. Philadelphia-London, Lea & Febiger, 1989, pp 1092-1117.

(4) Jerusalem F: Polymyositis/Dermatomysitis und andere entzündliche Muskelerkrankungen, in Fehr K, Miehlke W, Schattenkirchner M, Tillmann K (eds): Rheumatologie in Praxis und Klinik. Stuttgart-New York, Thieme, 1989, pp 11-41-11.59.

(5) Hochberg MC, Feldman D, Stevens MB: Adult onset polymyositis/dermatomyositis: an analysis of clinical and laboratory features and survival in 76 patients with a review of the literature. Sem Arthritis Rheum 1986;15:168-178.

(6) Mathews MB, Bernstein RM: Myositis autoantibody inhibits histidyl-tRNA synthetase: a model for autoimmunity. Nature 1983;304:177-179.

(7) Miller FW, Twitty SA, Biswas T, Plotz PH: Origin and regulation of a disease-specific autoantibody response. J Clin Invest 1990;85:468-475.

Mischkollagenosen:
Mixed Connective Tissue Disease (MCTD)
und andere „Overlap"-Syndrome

J. S. Smolen und W. B. Graninger

Definition

Chronisch-entzündliche, systemische Erkrankungen mit gleichzeitig auftretenden Charakteristika von mehr als 1 entzündlichen rheumatischen Erkrankung bzw. Kollagenose.

Häufigkeit und Vorkommen

MCTD ist seltener als SLE, etwa so häufig wie die systemische Sklerose (Sklerodermie), also Inzidenz etwa 1 neuer Fall pro 100.000 Einwohner und Jahr; andere Overlap-Erkrankungen sind noch seltener. Kommt in der ganzen Welt vor. Frauen etwa 4- bis 5mal häufiger betroffen als Männer.

Ätiologie und Pathogenese

Multifaktorielle Genese: Wie bei allen Kollagenosen auslösende Ursache(n) unbekannt; genetische, immunologische, hormonelle und Umweltkomponenten werden angenommen.
Genetische Komponenten: Assoziation mit HLA-DR4 (MCTD).
Immunologische Komponente: Hinweise für gestörte Immunregulation (B-Zellhyperaktivität, Autoantikörper).
Pathogenese: wie bei den „komponierenden" Kollagenosen.

Krankheitsbild und -verlauf

In Abhängigkeit von Art der Mischkollagenose.
Mixed Connective Tissue Disease (Sharp-Syndrom; MCTD): Mischung von Symptomen der chronischen Polyarthritis (meist ohne die klassischen Usuren), der systemischen Sklerose (Raynaud-Phänomen, Sklerodaktylie, Ösophagusmitbeteiligung, gelegentlich pulmonale Mitbeteiligung), des SLE (Hautveränderungen, Leukopenie, selten milde Glomerulonephritis) und der Polymyositis (Myositis). Charakteristischerweise treten sehr hochtitrige antinukleäre Antikörper (Titer meist > 1 : 5000) und Anti-U1RNP-Antikörper auf (siehe Laboratoriumsuntersuchungen). Es gibt diagnostisch hilfreiche Klassifikationskriterien.
Sklerodermatomyositis (Polymyositis/Skleroderma Overlap; PMScl): Krankheit mit Symptomen der beiden genannten, meist milder verlaufend als systemische Sklerose; charakteristische Autoantikörper (siehe Laboruntersuchungen).
Undifferenzierte Mischkollagenose (UCTD): Klinisch und serologisch nicht eindeutig zuordenbare Kollagenose oft mit Raynaud-Symptomatik und myositischer Komponente,

ohne pathognomonische serologische Charakteristika, geht meist in systemische Sklerose über.

cP/SLE-Overlap: Gelegentliches (seltenes) Auftreten eines (meist milden, aber typischen) SLE bei Patienten mit langjähriger chronischer Polyarthritis (mit und ohne D-Penicillaminbehandlung).

Alle diese Kollagenosen können mit einem **Sjögren-Syndrom** einhergehen.

Hilfsbefunde und Laboruntersuchungen

Wie bei den anderen Kollagenosen (siehe dort). Serologisch Auftreten von ANA (bei MCTD besonders hochtitrig); 100% der MCTD haben Anti-U1RNP (etwa die Hälfte auch Anti-RA33); Patienten mit Overlap von Myositis und Sklerodermie (PMScl) haben oft eigenständige pathognomotische Autoantikörper; einer davon ist Anti-PMScl, ein Autoantikörper gegen ein nukleäres Antigen; ein anderer ist Anti-Ku, ein Antikörper gegen internukleosomale Segmente der DNA, der aber auch gelegentlich beim SLE auftreten kann; und gelegentlich können auch Anti-U2RNP-Antikörper gefunden werden. Alle diese Antikörper sind mittels Immunoblot, einige auch mittels Immundiffusion nachweisbar. Sie treten allein (und praktisch nie in Kombination) auf und definieren derart gemeinsam eine eigenständige Gruppe von Overlap-Erkrankungen.

Komplikationen und Begleiterkrankungen

Sekundäres Sjögren-Syndrom; therapierefraktärer Verlauf nicht selten; Infekte bei immunsuppressiver Therapie.

Differentialdiagnose

Die Kollagenosen.

Prognose

Ursprünglich wurde die Prognose etwa der MCTD günstig eingestuft, doch wird gegenwärtig eine mittlere Krankheitsdauer von 6 bis 12 Jahren angenommen, und es treten immer wieder eher rasch progrediente Fälle (z. B. pulmonale Manifestationen, kardiale Insuffizienzen usw.) auf.

Therapie

In Abhängigkeit von der klinischen Symptomatik und grundsätzlich entsprechend der Klinik der Einzelkomponenten: Bei vorwiegend arthritischem Befall – Therapie wie cP, bei Serositis, anderen milden SLE-Manifestationen und Myositis niedrige bis mittelhohe Kortikosteroiddosen, bei Symptomen der systemischen Sklerose eventuell D-Penicillamin, bei aggressiverem Verlauf sind auch Immunsuppressiva (Azathioprin, Cyclosporin A, Methotrexat) nötig. Da, wie erwähnt, die Prognose nicht grundsätzlich günstig ist, sollte die Therapie auf diesen Umstand Bedacht nehmen. Additive Maßnahmen (wie z. B. Vasodilatantien für Raynaud).

Literatur

(1) Kallenberg CG: Overlapping syndromes and undifferentiated connective tissue diseases. Curr Opinion Rheum 1993;5:809-815.

(2) Snaith M: Overlap syndromes, in: Oxford Textbook of Rheumatology. Oxford-New York-Tokio, Oxford University Press, 1993.

(3) Sharp GC, et al: Mixed connective tissue disease. An apparently distinct rheumatic disease syndrome associated with a specific antibody to an extractable nuclear antigen (ENA). Am J Med 1972;52:148-159.

(4) Kasukawa R, Sharp GC (ed): Mixed connective tissue disease and antinuclear antibodies. Amsterdam, Elsevier Science Publishers, 1987.

(5) Reichlin M: Introduction to systemic rheumatic diseases. Nosology and overlap syndromes, in McCarty DJ, Koopman WJ: Arthritis and allied conditions. Philadelphia-London, Lea & Febiger, 1993, 1149-1153.

Sjögren-Syndrom

P. Petera und J. S. Smolen

Synonym: Sikkasyndrom, Keratoconjunctivitis sicca (KCS) und Xerostomie, Mikulicz-Syndrom, autoimmune Exokrinopathie.

Definition

Chronisch-entzündliche Erkrankung exokriner Drüsen (Xerophthalmie, Xerostomie) gelegentlich mit extraglandulärer Manifestation.
Primäres Sjögren-Syndrom: eigenständige Erkrankung
Sekundäres Sjögren-Syndrom: mit einer chronischen Polyarthritis oder mit anderen Kollagenosen einhergehend.

Häufigkeit und Vorkommen

Inzidenz etwa 3 bis 5 Fälle pro 100.000 und Jahr; Frauen 7- bis 9mal häufiger befallen als Männer. Altersgipfel im 5. bis 6. Lebensjahrzehnt. Ubiquitäres Vorkommen. Häufig mit chronischer Polyarthritis (als sekundäres Sikkasyndrom) assoziiert.

Ätiologie und Pathogenese

Multifaktorielle Genese analog dem SLE: genetische Disposition (Assoziation mit HLA-DR3), immunregulatorischer Defekt, B-Zellhyperaktivität (charakterisiert durch Hypergammaglobulinämie und Autoantikörperproduktion), hormonelle Faktoren (Frauen häufiger befallen), Umweltkomponente (Hinweise für retrovirales Agens bei einigen Patienten).
Pathogenese: Infiltration der exokrinen Drüsen durch Lymphozyten und Plasmazellen, Destruktion der Zellen, rezidivierende Parotitis; darüber hinaus Auftreten von Autoantikörpern und Immunkomplexbildung mit Ablagerung in einigen Strombahnen (insbesondere Haut im Sinne einer leukozytoklastischen Vaskulitis).

Krankheitsbild und -verlauf

Fremdkörpergefühl in den Augen mit Rötung, Brennen, Schwellung und anderen Manifestationen einer Keratoconjunctivitis sicca (KCS) bis hin zu Ulzerationen; Mundtrockenheit mit Kau- und Schluckschwierigkeiten sowie Karies und Paradontose; rezidivierende Parotisschwellungen (ein- oder beidseitig). Auch andere Drüsen können betroffen sein: Schweißdrüsen (Hauttrockenheit und Pruritus), Drüsen des oberen Respirationstraktes (Ozaena, Bronchitis, Heiserkeit), Pankreas (Pankreasinsuffizienz), Drüsen der Ohren (Otitis media), Drüsen des Genitalbereiches (Vaginitis) usw. Nierenbefall führt zu interstitieller Nephritis (tubuläre Azidose). Immunkomplexablagerung zu purpuriformer leukozytoklastischer Vaskulitis. Die Arthritis (bei 20% der Patienten) ist wie jene des SLE, also cP-ähnlich ohne Erosionen. Raynaud-Phänomen und Leukopenie sind eher häufig (20 bis 30%), periphere Ulzera, periphere Neuropathie, Vaskulitis des ZNS und eine Muskelbeteiligung können gelegentlich auftreten. Lymphknotenschwellungen, oft beträchtlichen Ausmaßes, sind häufig, gelegentliches Auftreten von Pseudolymphomen, auch maligne Transformation zu Non-Hodgkin-B-Zellymphomen ist möglich. Im Rahmen der extraglandulären Manifestationen sind auch gelegentliche Diffusionsstörungen der Lunge bis zu interstitiellen Lungenfibrosen beschrieben.

Krankheitsbild und -verlauf sind durch Exazerbationen und Remissionen der extraglandulären Veränderungen gekennzeichnet; die glandulären können quälend sein; die Erkrankung hat aber einen günstigeren Verlauf als die meisten anderen Kollagenosen.

Hilfsbefunde

a) Labor
Routinelaborbefunde: Dysproteinämie (Hypergammaglobulinämie oft beträchtlichen Ausmaßes), gelegentlich Leukopenie, eventuell normochrome, milde Anämie, bei Nierenbefall eventuell minimale Proteinurie, hoher pH-Wert des Harns, aber auch Hypokaliämie und erhöhtes Kreatinin möglich.

Immunologische Befunde: positive ANA; Nachweis von ANA-Subsets, Anti-Ro/SSA, Anti-La/SSB; Rheumafaktor; gelegentlich monoklonale (Auto-)Antikörper (dann Lymphom häufiger). Immunkomplexe und Kryoglobuline häufig positiv. Komplement meist normal (außer bei hereditärer C4-Defizienz); 60 bis 80% HLA-DR3 positiv.

b) Bildgebende Verfahren
Röntgenuntersuchungen (einschließlich Sialographie), Sonographie, Szintigraphie (Parotisszintigramm), Magnetresonanztomographie (MRT).

c) Sonstiges
Ophthalmologische Untersuchung (Spaltlampe, rosa Bengal- oder Fluoreszeinfärbung, Laktoferrintest der Tränenflüssigkeit, Schirmer-Test), Quantifizierung des spontanen und stimulierten Speichelflusses, Lungenfunktionsprüfung, Schleimhautbiopsien (wichtig) mit Infiltratbeurteilung (Scoring-System); eventuell Nieren-, Haut-, Lymphknotenbiopsie.

Komplikationen und Begleiterkrankungen

Assoziierte Erkrankungen: Sekundäres Sjögren-Syndrom mit anderen Kollagenosen assoziiert (s. o.). **Komplikationen:** schwer ophthalmologischer Verlauf mit Perforation; ausgeprägte Immunkomplexbildung; Lymphombildung.

Differentialdiagnose

Andere Kollagenosen (einschließlich Vaskulitis), Mumps, Malignome (einschließlich primärer Lymphome) der Speicheldrüsen, Atrophie der exokrinen Drüsen (vor allem im Alter), primäre Nierenerkrankungen (Fanconi-Syndrom), Lymphome.

Diagnostische Kriterien der Europäischen Rheumaliga.

Prognose

Meist gut, insbesondere beim sekundären Sjögren-Syndrom. Schlechter bei systemischem glandulären und extraglandulären Befall und bei Auftreten eines malignen Lymphoms.

Therapie

Grundsätzlich ist gegenwärtig keine Therapie der Grundkrankheit bekannt, die die Sikkasymptomatik in Remission bringt.

a) Medikamentös: Mukolytika wie Azetylzystein oder Bromhexin; Kortikosteroide, eventuell Immunsuppressiva (Methotrexat, Azathioprin, Cyclophosphamid) bei Vaskulitis, renalen Manifestationen oder Pseudolymphomen. NSAR, eventuell Chloroquin bei Gelenkbeteiligung, Therapie der Grundkrankheiten bei sekundärem Sjögren-Syndrom diesen entsprechend.

b) Lokal: Symptomatische Maßnahmen wie Befeuchtung des Mundes (häufiges Trinken von Wasser, eventuell künstlicher Speichel).
Befeuchtung des Auges (Methylzellulose o. ä.), Vaginalcremes.

c) Sonstiges: Mehrfach täglich Mundhygiene, Raumbefeuchtung.

Literatur

(1) Talal N, Moutsopoulos HM, Kassan SS (eds): Sjögren's syndrome: clinical and immunological aspects. New York, Springer, 1987.
(2) Wallace DJ (ed): Systemic lupus erythematosus and Sjögren's syndrome. Curr Opin Rheumatol 1994;6:459-508.

Antiphospholipid-Syndrom

J. S. Smolen

Synonyme: Primäres Antiphospholipid-Syndrom, Sneddon-Syndrom (eine Sonderform des APL).

Definition

Erkrankung von Patienten mit Autoantikörpern gegen Phospholipide, bei der wiederholt venöse oder arterielle Thrombosen, Spontanaborte und häufig auch eine Livedo reticularis und eine Thrombozytopenie auftreten. Symptome von Kollagenosen, insbesondere SLE, können gleichfalls vorkommen.

Häufigkeit und Vorkommen

Noch nicht endgültig geklärt, da wohl viele (junge) Patient(inn)en mit zerebralen Infarkten, Spontanaborten oder rezidivierenden Thrombosen und Embolien nicht hinreichend auf das Vorliegen eines primären Anti-Phospholipid-Syndroms (PAPS) untersucht werden. Die Prävalenz ist sicher höher als die der Mischkollagenosen (1 pro 100.000 Bevölkerung und Jahr) und könnte nahe an jene des SLE reichen.

Ätiologie und Pathogenese

Die Ätiologie ist unbekannt. Für das PAPS verantwortlich ist eine erhöhte Thromboseneigung der Patienten mit Anti-Phospholipid- (APL-) Antikörpern. Die Ursache dieser Hyperkoagulabilität ist nicht endgültig geklärt, zumal APL In-vitro-Gerinnungszeiten verlängern (,,LE-Antikoagulans") ohne daß es aber in vivo zu einer verstärkten Blutungsneigung käme. Mögliche Ursachen sind eine Inhibition der Fibrinolyse, eine Interaktion der APL mit Thrombozyten und nachfolgende Aggregation oder eine Interaktion mit Apolipoprotein H, einem natürlichen Antikoagulans (siehe unten).

Krankheitsbild und Verlauf

Thrombosen können arteriell oder venös, in kleinen oder großen, in tiefen oder oberflächlichen Gefäßen auftreten. Arteriell sind Verschlüsse der zerebralen Arterien am häufigsten anzutreffen (Insulte), aber auch andere Arterien bis hin zu den Koronar- oder Mesenterialarterien können betroffen sein. Venös sind es oft oberflächliche Venen der Extremitäten, aber auch Pulmonalembolien sind häufig. Pulmonale Hypertension aufgrund (rezidivierender) Pulmonalembolien kann auftreten. Thrombopenien sind Teil des Syndroms, liegen aber kaum je unter 50.000/mm^3 und verursachen daher selten Blutungsneigungen. Rezidivierende Spontanaborte (in jedem Schwangerschaftsstadium) gehen bei Frauen anderen Symptomen häufig voraus. Ursache für die Spontanaborte ist am ehesten eine Thrombosierung der Plazentagefäße. Andere mögliche Symptome sind periphere kutane Ulzera, Livedo reticularis, Migräne, Herzklappenerkrankungen (wie bei

Libman-Sacks-Endokarditis). Andere Manifestationen, insbesondere klinische Manifestationen verschiedener Kollagenosen, sind möglich aber selten. APS-Symptome können hingegen beim SLE und bei anderen Kollagenosen häufig als Begleitmanifestation auftreten.

Hilfsbefunde

a) Labor

Routinelaborbefunde sind mit Ausnahme einer Thrombopenie meist unauffällig; auch die PTZ ist normal, die aPTT ist hingegen zumeist verlängert (LE-Antikoagulans).
Immunologische Befunde: Diagnostisch wichtig ist der Nachweis von Anti-Phospholipid-Antikörpern. Am empfindlichsten ist gegenwärtig der Nachweis von Anti-Kardiolipin-Antikörpern (ELISA oder RIA). (Aber: Hochgereinigte APL reagieren mit reinem Kardiolipin nur, wenn Serum im System vorliegt; der entsprechende „Serum-Kofaktor" ist das β_2-Glykoprotein I oder Apolipoprotein H, das eine starke Affinität für anionische Phospholipide aufweist; der Anti-Phospholipid-Antikörper dürfte mit einem Neoantigen des Komplexes aus Kardiolipin und Apolipoprotein H reagieren; Serum ist natürlich im konventionellen Terstsystem immer vorhanden, da ja Serum auf das Vorliegen des Antikörpers untersucht wird.) Die Antikörper können in Gegenwart von Serum grundsätzlich auch mit anderen Phospholipiden reagieren und etwa einen „falsch positiven" VDRL bewirken.
ANA treten beim PAPS selten und dann niedrigtitrig auf.

b) Bildgebende Verfahren

sind wesentlich für den Nachweis von Thrombosen (Doppler-Sonographie, Szintigraphie, Angiographie), von Embolien (Angiographie, Szintigraphie) und von zerebralen Ereignissen (CT, MRI).

c) Sonstiges

Kooperation mit Neurologen, eventuell Dermatologen, Opthalmologen usw.

Komplikationen, Sonderformen und Begleiterkrankungen

Schwere Verlaufsformen mit multiplen zerebralen Infarkten (Demenz), massiven Insulten, und Pulmonalembolien, Cor pulmonale nicht selten. Beim Sneddon-Syndrom tritt eine Livedo reticularis in Kombination mit zentralnervösen Manifestationen auf (insbesondere epileptiforme Symptome, meist postthrombotisch). Gelegentlich ist das APS Teil der Manifestationen von Kollagenosen (insbesondere SLE, systemische Sklerose; dann sekundäres APS).

Differentialdiagnose

Kollagenosen, Vaskulitis, Cholesterin-Embolie-Syndrom, Malignome, Protein C- oder Protein-S-Defizienz, u.a.m.

Prognose

In Abhängigkeit vom Ausmaß des thromboembolischen Geschehens und seiner Beherrschung (bzw. Prävention). Kann jedenfalls sehr schlecht sein.

Therapie

Medikamentös

1. Thromboseneigung: Antikoagulation, Thrombozytenaggregationshemmung, eventuell Thrombolysetherapie (bei Akutereignissen).

2. Spontanaborte: Thrombozytenaggregationshemmung, eventuell zusätzlich geringe Kortikosteroiddosen.

3. Immunsuppressiva: Es gibt keine gesicherten Nachweise ihrer Wirksamkeit gegen APL-Antikörper; bei Thrombopenie eventuell Kortikosteroide.

Wegen der Bedeutung und Gefahren des Syndroms sind aber neue Therapieformen unbedingt zu suchen.

Literatur

(1) Asherson RA, Khamashta MA, Ordi-Ros J, et al: The primary anti-phospholipid syndrome: major clinical and serological features. Medicine (Baltimore) 1989;68:366.

Behçet-Syndrom

W. Graninger und W. Siegmeth

Definition

Entzündliche Systemerkrankung mit histologisch nachweisbarer Vaskulitis und indivi-
duell sehr wechselhaftem Organbefall. Bevorzugte Organe sind Schleimhaut (Mund und
Genitalbereich), Haut und Augen. Intermittierende Attacken von mono-, oligartikulärer
Arthralgie bzw. Arthritis sind möglich.

Häufigkeit und Vorkommen

In Mitteleuropa äußerst selten (Gastarbeiter), häufig in Japan, Korea und im östlichen
Mittelmeerraum. Männer sind häufiger betroffen. Der Erkrankungsgipfel ist im 3. Lebensjahrzehnt.

Ätiologie und Pathogenese

Die genaue Ursache ist unbekannt. Eine genetische Disposition ist aufgrund der regionalen und ethnischen Häufigkeit als wahrscheinlich anzunehmen. Den Organschäden
liegt eine Vaskulitis der kleinen und mittleren Arterien und Venen mit lymphozytärer
Infiltration und Antikörpern gegen Epithelien (Immunkomplexvaskulitis) zugrunde.

Krankheitsbild und Verlauf

Es besteht eine große Vielfalt der Haut-, Schleimhaut- und Organmanifestationen. Als
diagnostisches Kriterium unabdingbar sind die schmerzhaften scharf begrenzten Ulzera
mit gelbem Grund im Bereiche der Mundschleimhaut, Lippen und Genitale (Scrotum,
große Labien). Sehr oft kommt es zum Augenbefall als Uveitis. Gefürchtet als Komplikation dieser Manifestation ist eine Erblindung. Groß ist die Vielfalt an Hautmanifestationen, so unter anderem Erythema nodosum, Pusteln und Pyodermie. Ein
charakteristischer Befund, wenn auch nicht immer auslösbar, ist nach Hautstich mit einer
sterilen Nadel die Ausbildung eines sterilen Bläschens (Pathergie).
Als Folge einer Phlebitis und Arteriitis können verschiedenste Organmanifestationen
auftreten. Solche sind eine Mitbeteiligung des Magen-/Darmtraktes, Epididymitis, ZNS-
Veränderungen, Glomerulonephritis, Neuropathie, Myositis und Lungeninfiltrate. Eine
Arteriitis oder Thrombophlebitis größerer Gefäße kann zu einer arteriellen Verschlußkrankheit, Aneurysmen und Thrombose führen. Meist besteht hohes Fieber.
Die häufigsten Gelenksmanifestationen sind Arthralgien, seltener Arthritis. In der Regel
handelt es sich um intermittierende akute Attacken von Gelenksbeschwerden. Überwiegend betroffen sind das Knie- und Sprunggelenk. Nicht selten kommt es auch zu einer
Lumbosakralgie, bedingt durch eine Sakroiliitis. Aseptische Knochennekrosen, am häufigsten im Bereich des Femurkopfes, sind die Folge einer Vaskulitis.

Hilfsbefunde

Als Zeichen der hohen entzündlichen Aktivität finden sich eine Blutsenkungsbeschleunigung, Vermehrung der Akutphaseproteine, Leukozytose und Anämie. An immunologischen Phänomenen polyklonale Gammaglobulinvermehrung. ANCA von fraglichem Wert.

Differentialdiagnose

Chronische Aphten, Herpes, reaktive Arthritis und Morbus Reiter, Erythema nodosum aus anderen Gründen, systemischer Lupus erythematodes, Vaskulitiden und Morbus Crohn.

Therapie

Im Schub 60 bis 100 mg Prednisolon äquivalent, eventuell zusätzlich Immunsupressiva wie Endoxan, Azathioprin. Bei Augenmitbeteiligung wegen Gefahr der Erblindung Cyclosporin und/oder Colchizin. Wichtig ist auch die symptomatische Therapie von Aphten, Ulzera, und Uveitis. Bei Thrombosen ist eine Behandlung mittels lokaler Fibrinolyse erfolgversprechend.

Literatur

(1) Momoi et al: Guidance for the diagnosis of Behcet syndrome. Tokyo, Ministry of Welfare, 1982.
(2) International Study Group for Behcet's Disease: Criteria for diagnosis of Behcet's disease. Lancet 1990;335:1078-1080.
(3) Yazici H, Pazarli H, Barnes CG: A controlled trial of azathioprine in Behcet's syndrome. N Eng J Med 1990;322:281-285.
(4) Conn D, Hunder G, O'Duffy J: Behcet's disease, in Kelley W, Harris E, Ruddy S, Sledge C (eds): Textbook of Rheumatology. 4th ed. Philadelphia, Saunders, 1993, pp 1097-1099.

Vaskulitiden

W. Graninger

Definition

Gruppe von seltenen Krankheitssyndromen, denen histologisch eine Entzündung (und oft Nekrose) der Wand von Blutgefäßen zugrunde liegt. Da sie ein breites Spektrum von klinischen Symptomen umfassen, sind die Klassifikation und die klinische Diagnosestellung schwierig (Tab. 1).

Tab. 1.

Symptom	Panart. nodosa	Wegener Granul.	Churg-Strauss	Hypersens. Vaskulitis	Hypokompl. Vaskulitits	Takayasu
Gewichtsverlust	+ +	+	+ +	–	+	+ +
Myalgie	+ +	–	+	–	–	+ +
Mono-/Polyneuropathie	+ +	–	+ +	–	–	–
Gastrointest. Symptome	+ +	+	+	+	+	–
Glomerulonephritis	+ + +	+	+	+ +	+	–
Hypertonie	+	–	–	–	–	+
Lungeninfiltrat	–	+ +	+	–	–	–
Hämoptysen	–	+	–	–	–	–
Asthma/COPD	–	–	+ + +	–	+ +	–
Allergische Diathese	–	–	+ +	+	–	–
Sinusitis/Rhinitis	–	+ + +	+ + +	–	–	–
Polyarthritis	+ +	+	+	+	+ +	+
Nonthrombot. Purpura	+	–	+	+++	+++	–
Livedo reticularis	+	–	–	–	–	–
Hepatitis B	+ +	–	–	–	–	–

I. Periarteriitis nodosa

Synonyme: Panarteriitis, Polyarteriitis, Kußmaul-Mayersche Erkrankung.

Definition

Nekrotisierende Entzündung der Arterienwand mit simultanem Auftreten von hyaliner Verquellung, lymphozytärer Infiltration, Proliferation und Vernarbung. Betrifft die Wand kleiner und mittlerer Arterien, eine Sonderform mit Befall mikroskopisch kleiner Gefäße wird beschrieben. Thrombosierung und Infarzierung in den betroffenen Organen.

Häufigkeit und Vorkommen

Sehr selten (jährliche Inzidenz 0,4 bis 0,9 Patienten/100.000 Population), häufiger bei Männern als bei Frauen, alle Altersgruppen, Häufung 30 bis 50 Jahre.

Ätiologie und Pathogenese

Ursache unbekannt, möglicherweise Viren (insbesondere Hepatitis B) oder medikamentöse Allergene.

Krankheitsbild und -verlauf

Zunächst Allgemeinsymptome (Gewichtsverlust, Schwäche, Fieber), dann Organsymptome (Nephritis in 70%, periphere Neuropathie in 60%, Epilepsie, Hautbeteiligung mit Purpura, Livedo und Fingerkuppeninfarkten, Arthralgien in 50%, Polyarthritis in 20%, Darmnekrosen, Koliken, Ulzera, Ileus in 50 bis 70%, Herzrhythmusstörungen und Kardiomyopathie, Infarkt bis zu 70%, Leber- und Pankreasbeteiligung, Lungeninfiltrate und Fibrose, Polyneuropathie, Hypertonie. Foudroyante und chronisch-rezidivierende Verlaufsformen. Mit massiver und langdauernder Immunsuppression stationärer Verlauf erzielbar.

Hilfsbefunde (Tab. 2)

Unspezifische Entzündungszeichen (BSG, Leukozytose, Thrombozytose, CRP); selten ANA, HBsAg positiv in bis zu 50%, p-ANCA und MPO positiv, Hypokomplementämie. Organspezifische Werte (Niere), Biopsie von Haut, Muskel, Nerven und Niere unbedingt angezeigt, wenn Biopsie nicht möglich: Mesenterialangiographie.

Tab. 2.

Laborwert	Panart. nodosa	Wegener Granul.	Churg-Strauss	Hypersens. Vaskulitis	Hypokompl. Vaskulitits	Takayasu
BSG/Akutphasenreaktion	+ +	+ +	+ +	+	+ +	+ +
Eosinophilie	–	–	+ + +	–	–	–
Hypokomplementämie	–	–	–	–	+ + +	–
GM/BM Ak	–	–	–	–	–	–
c-ANCA (α-Pr3)	+	+	+ + +	+	–	–
p-ANCA (α-MPO)	++	+ +	+	+	–	–

Komplikationen

Darmperforation, Ileus, Niereninsuffizienz, Infarkte, Lähmungen, Therapienebenwirkungen (Infekte, Spätmalignome).

Differentialdiagnose

Alle anderen Vaskulitiden (Tab. 1; oft ähnliche Histologie), Panarteriitis nodosa kann als Komplikation von Kollagenosen, chronischer Polyarthritis, Kryoglobulinämie und bei Haarzelleukämie auftreten. Aufgrund der polytopen Symptomatik sind differentialdiagnostisch Sepsis, Endokarditis, Neoplasien (Lymphome), mykotische und Cholesterinembolien, Vorhofmyxome abzugrenzen.

Diagnostische Kriterien

American College of Rheumatology Criteria 1990.
Mindestens 3 der folgenden 10 Symptome sind erforderlich.
1. Gewichtsabnahme < 4 kg, 2. Livedo reticularis, 3. Hodenschmerzen, 4. Muskelschmerzen/-schwäche, 5. Mono-/Polyneuropathie, 6. Hypertonie, 7. BUN oder Kreatinin, 8. Hepatitis B Ag positiv, 9. positive Angiographie, 10. histologische nekrotis. Vaskulitis mit Granulozyten und mononukleären Zellen.

Prognose

Unbehandelt infauste Prognose; mit Kortison- und Cyclophosphamidbehandlung 5-Jahres-Überlebensrate besser als 60%.

Therapie

Hochdosiertes Kortison (30 bis 50 mg Prednisolon) und Cyclophosphamid (als i.v. Bolusgabe oder p.o.).

II. Churg-Strauss-Syndrom

Synonyme: allergische Granulomatose und Angiitis.

Definition

Systemische Vaskulitis der kleinen Gefäße mit Granulomen und Gewebseosinophilie, Allergien, Asthma und peripherer Eosinophilie.

Häufigkeit und Vorkommen

Sehr selten, Frauen häufiger betroffen als Männer.

Ätiologie und Pathogenese

Unbekannt.

Krankheitsbild und -verlauf

Allgemeinsymptome, Sinusitis/Rhinitis, Asthma bronchiale; Bluteosinophilie, Lungeninfiltrat, Enteritis, purpuraartige Effloreszenzen mit subkutanen Knoten und schließlich systemische Vaskulitissymptome. Oftmals Mono- oder Polyneuritis, nicht sehr rasch progrediente Glomerulonephritis. Als ernsteste Organbeteiligung Myokarditis und Kardiomyopathie häufig.

Hilfsbefunde (Tab. 2)

Leukozytose mit deutlicher Eosinophilie, BSG, IgE, p-ANCA/Anti-MPO nur manchmal positiv. Angiographieergebnisse wie bei Polyarteriitis. Kardiomyopathiediagnostik (Echokardiographie, Auswurffraktion, Schwemmkatheter, Myokardbiopsie).

Komplikationen

Kardiomyopathie, Herzinsuffizienz.

Differentialdiagnose

Alle Vaskulitiden, insbesondere Wegenersche Granulomatose.

Diagnostische Kriterien

4 von 6 ACR-Kriterien: Asthma bronchiale, Eosinophilie, Neuropathie, flüchtiges Lungeninfiltrat, Sinusitis und histologische Vaskulitis mit Eosinophilen.

Prognose

Ernst, Todesursache meist Herzinsuffizienz, 5-Jahres-Überlebensrate mit Behandlung > 60%.

Therapie

Hochdosiertes Kortison, Endoxan.

III. Wegenersche Granulomatose

Definition

Nekrotisierende granulomatöse Vaskulitis der kleinen und mittleren Gefäße des oberen und unteren Respirationstraktes mit Nieren- und Systembeteiligung.

Häufigkeit und Vorkommen

Sehr selten (etwa 0,4 Fälle pro 100.000).

Ätiologie und Pathogenese

Unbekannt, Immunkomplexablagerungen nachweisbar.

Krankheitsbild und -verlauf

Chronisch progrediente Sinusitis (bis zur Sattelnasenbildung), Rhinitis, Otitis media, Skleritis, Visusverlust, Proptosis, Tracheobronchitis mit Husten, Hämoptoe und Hämoptysen. Oft Arthralgien, Arthritis, Hautulzera, Glomerulonephritis, Neuropathie und Skleritis/Uveitis (50%). Beteiligung aller Organe möglich. Selten abdominelle Symptomatik, sehr selten zentraler Diabetes insipidus.

Hilfsbefunde (Tab. 2)

Leukozytose ohne Eosinophilie, Thrombozytose, Anämie, BSG, CRP, IgA und IgE, c-ANCA positiv, Titerverlauf von c-ANCA wichtig für die Verlaufskontrolle (Anstieg geht einer Exazerbation voran).

Komplikationen

Lungenkavernen, Septumperforation, Niereninsuffizienz.

Differentialdiagnose

Alle Vaskulitiden, insbesondere Churg-Strauss; Goodpasture. Kollagenosen, chronische Polyarthritis, IgA-Nephropathie, unklassifiziertes pulmorenales Syndrom. Sonderform: granulomatöse Angiitis mit ausschließlicher Beteiligung des Nervensystems.

Diagnostische Kriterien

2 von 4 ACR-Kriterien (1990) müssen vorhanden sein: 1. Mundulzera oder eitrig-blutiges Nasensekret, 2. Lungeninfiltrate oder Kavernen, 3. nephrotisches Harnsediment, 4. histologische granulomatöse Entzündung.

Prognose

Ernst.

Therapie

Hochdosiertes Kortison und Cyclophosphamid oder Azathioprin, Trimethoprim/Sulfamethoxazol.

IV. Goodpasture-Syndrom

Definition

Glomerulonephritis mit Lungenblutungen und linearen Immunglobulinpositionen an den Basalmembranen, keine eigentliche Vaskulitis, hier aber wegen der differentialdiagnostischen Abgrenzung zu den vaskulitischen pulmorenalen Syndromen angeführt.

Häufigkeit und Vorkommen

Sehr selten, meist junge Männer, aber Patienten zwischen 18 und 75 Jahren und Frauen beschrieben.

Ätiologie und Pathogenese

Unbekannt, möglicherweise durch Viren oder durch Inhalation von Kohlenwasserstoff ausgelöst, Autoantikörper gegen die Basalmembranen der Glomeruli und der Alveolen lösen zytotoxe Immunreaktion und diffuse alveoläre Hämorrhagien aus.

Krankheitsbild und -verlauf

Nach „grippalem Infekt" mit unspezifischen Allgemeinsymptomen (Schwäche, Arthralgien) rasch progrediente Glomerulonephritis bis zur Dialysepflichtigkeit (30%); zeitlich getrenntes Auftreten der pulmonalen Symptome (Husten, nicht immer Hämoptoe) ist möglich. Meist ausgeprägte Anämie, Hypoxämie und respiratorische Alkalose.

Hilfsbefunde (Tab. 2)

Proteinurie, Hämaturie, Nierenfunktionseinschränkung, Hypoxämie, Diffusionskapazität, Antiglomerularbasalmembran-Antikörper in 100% der Patienten.

Differentialdiagnose

SLE, Vaskulitiden insbesondere Wegener, Koagulopathien, ITP, Penicillamintherapie, infektiöse Pneumonitis.

Diagnostische Kriterien

Alveoläre Lungenblutungen, Anti-GBM-Antikörper, Nephritis.

Prognose

Düster, ohne Behandlung infaust, 2-Jahres-Überlebenszeit 50%.

Therapie

Kortison, Plasmaseparation, Cyclophosphamid.

V. Vaskulitisformen mit vorwiegender Hautmanifestation

Untergruppen (zum Teil überlappend)

Hypersensitivitätsvaskulitis, Purpura Schönlein-Henoch, hypokomplementämische Urtikariavaskulitis, primär gemischte Kryoglobulinämie, paraproteinämische Vaskulitis (Waldenström, Schnitzler-Syndrom).
Synonyme: Leukozytoklastische Vaskulitis, Vaskulitis necroticans.

Definition

Hautvaskulitis mit Leukozytoklasie und (selten) Systembeteiligung.

Häufigkeit und Vorkommen

Selten, Schönlein-Henoch meist bei Kindern, Männer häufiger betroffen als Frauen.

Ätiologie und Pathogenese

Unbekannt, auslösend jedoch bakterielle und virale Infektionen bzw. Medikamente (z. B. Sulfonamide, Antibiotika, Gold, Phenylbutazon usw.), sekundär bei Kollagenosen, paraneoplastisch.

Krankheitsbild und -verlauf

Urtikarielle Effloreszenzen (palpabel) wandernder Lokalisation an Stamm und Extremitäten, selten Bläschenbildung und Ulzeration möglich. Fieber, Arthralgien, Synovitis, abdominelle Beschwerden (besonders bei Schönlein-Henoch), Proteinurie und Hämaturie sind selten. Die Nierenbeteiligung ist meist flüchtig.

Hilfsbefunde

Milde Anämie, Thrombozyten normal oder erhöht, BSG. Komplementfaktoren, Kryoglobuline, Paraprotein.

Komplikationen

Sehr selten, bei Hypokomplementämie selten als Spätfolge chronisch obstruktive Lungenerkrankung.

Diagnostische Kriterien

Hypersensitivitätsvaskulitis: 3 von 5 ACR-Kriterien (1990): 1. Alter unter 16 a, 2. Medikamenteneinnahme, 3. palpable Purpura, 4. makulopapöses Exanthem, 5. histologische Granulozytenextravasate.

Differentialdiagnose

Hautmanifestation bei Systemvaskulitiden, Kollagenosen, Urtikaria anderer Genese, lymphomatoide Granulomatose (T-Zellymphom).

Prognose

Ausgezeichnet, meist Spontanresolution, sonst abhängig von Grunderkrankung.

Therapie

Medikamente absetzen, Kortison vorübergehend, sehr selten zusätzliche Immunsuppression (Azathioprin) notwendig.

VI. Exotische Vaskulitiden

Takayasu-Arteriitis: Chronisch granulomatöse Entzündung der großen Arterien (Aortenbogen). Klinik beginnt in 30% mit Allgemeinsymptomen, Arthralgien, nicht-deformierender Arthritis und Muskelschmerzen, gefolgt von Claudicatiosymptomen der oberen und selten der unteren Extremität. Diagnose durch Angiographie, Differentialdiagnose: Riesenzellarteriitis. Mit Kortison und rekonstruktiver Gefäßchirurgie gute Prognose.

Cogan-Syndrom: Keratitis, Uveitis und Gehörverlust bei jungen Erwachsenen. 30% haben Arthralgien und Arthritis, Hautvaskulitis und Serositis, Aorteninsuffizienz. Behandlung: Kortison.

Thrombangitis obliterans Winiwarter-Bürger: Claudicatiosymptomatik, Thrombophlebitiden und Raynaud-Symptomatik bei (genetisch prädisponierten) jungen Männern mit Nikotinabusus. Histologisch lokale Vaskulitis, keine Systembeteiligung.

Kawasaki-Erkrankung: Weltweit vorkommende seltene Kinderkrankheit (< 5 Jahre) mit Fieber, Lymphadenopathie, Haut- und Schleimhautbeteiligung, Arthritis und fataler Koronarvaskulitis mit Aneurysmabildung. Therapie: Aspirin, hochdosiertes I.V. Immunglobulin.

VII. Vaskulitisverwandte Syndrome in der Dermatologie

Sweet-Syndrom, Behcet-Syndrom, Erythema nodosum, Pyoderma gangraenosum, Erythema exsudativum multiforme, Pityriasis lichenoides acuta Mucha Haberman, Antiphospholipidantikörpersyndrom (siehe dort).

VIII. Therapie

Therapie der kutanen Vaskulitiden

NSAR, Steroide, Colchicin, Dapson, Pentoxyphyllin, Chloroquin, Zytostatika.

Therapie der systemischen Vaskulitiden

Steroide: (Monotherapie bei Arteriitis temporalis und Polymyalgia rheumatica, Takayasu, leichte Verlaufsformen von z. B. Churg-Strauss): Hochdosiert beginnend (60 bis 80 mg Methylprednisolon), auf Erhaltungsdosis (etwa 10 mg) langsam reduzieren.

Cyclophosphamid: Hochdosierte intravenöse Bolustherapie: 400 mg/m^2 Endoxan alle 4 bis 6 Wochen; orale Dauermedikation: 2 mg/kg = 1 bis 3 Drg. Endoxan täglich.

Azathioprin: 2 bis 4 mg/kg/d oral.

Cyclosporin: 2 bis 5 mg/kg Sandimmun pro Tag.

Methotrexat: 10 bis 20 mg pro Woche per os.

Immuntherapie: Hochdosiertes intravenöses Immunglobulin: 400 mg/kg/d durch 5 Tage (Therapie der Wahl bei Kawasaki, sonst nicht gesichert).

Immunologisch-adjuvante und experimentelle Strategien: Pentoxyphyllin (Trental hochdosiert, Zytokinhemmung), Dapson, Trimethoprim, Interferon-alpha (bei Hepatitis-C-positiver Vaskulitis), Plasmapherese oder Immunglobulin-G-Adsorptionsbehandlung (bei lebensbedrohlichen Formen, bei HbS-Ag-positiver Panarteriitis in Kombination mit Vidarabin).

Literatur

(1) Hoffmann GS: Vasculitis syndromes. Curr Opin Rheumatology 1994;6:1-44.
(2) Hunder GG, Arend WP, Bloch DA, et al: The American College of Rheumatology 1990 Criteria for the classification of vasculitis. Arthr Rheum 1990;33:1065-1136.
(3) Jenette JC, Falk RJ, Andrassy K, et al: Nomenclature of the systemic vasculitides. Arthr Rheum 1994;37:187-192.
(4) Fauci AC, Katz P, Haynes BF, et al: Cyclophosphamid therapy of systemic necrotizing vasculits. N Engl J Med 1979;301:235-58.
(5) Huston KA, Hunder GG, Lie JT, et al: Temporal arteritis. Ann Intern Med 1978;88:162-167.

Polymyalgia rheumatica
und Riesenzellarteriitis

W. Graninger

Synonyme: 2 verschiedene Krankheitsbilder, die oft gemeinsam, aber auch isoliert auftreten.

Definition

a) Polymyalgia rheumatica (PMR): Muskelschmerzen und subjektive Muskelsteifigkeit im Zervikalbereich, Schultergürtel und Beckengürtel, die ohne Behandlung länger als 1 Monat besteht.

b) Riesenzellarteriitis/Temporalarteriitis Horton-Bing (RZA): Verdickung und Druckschmerzhaftigkeit der A.temporalis, histologisch Infiltration der Arterienwand (große Arterien, z. B. Subklavia, Karotis) mit Lymphozyten und mehrkernigen Riesenzellen, Okklusionsgefahr!

Häufigkeit und Vorkommen

Inzidenz (Auftreten neuer Fälle) bei Über-50jährigen 0,5 bis 50/100.000 für PMR, 20/100.000 für RZA, Prävalenz (Patienten mit bekannter Diagnose 500/100.000 für PMR, 130/100.000 für RZA. Tritt fast nur bei Über-50jährigen auf, Verhältnis des Auftretens Männer zu Frauen: 1 : 2. 50% der Patienten mit RZA haben auch PMR, 15% der Patienten mit PMR entwickeln Symptome der RZA, histologisch wird das Bild der RZA bei vielen PMR-Patienten gefunden.

Ätiologie und Pathogenese

Unbekannt.

Krankheitsbild und -verlauf

Meist schleichender Beginn mit Kopfschmerzen, Muskelschmerzen und Arthralgien, Krankheitsgefühl, Gewichtsverlust, Fieber oder subfebrilen Temperaturen, dann zunehmende muskuläre Schmerzen und Muskelsteifigkeit (Nacken, Schultern, Rücken, Oberschenkel) ohne sichtbare Muskelatrophie. Bei RZA Lokalschmerz an den Schläfen, Verhärtung und Druckdolenz der A.temporalis, Zungennekrose, Schmerzen beim Kauen (Kieferklaudikatio), höchste Gefahr: Erblindung des betroffenen Auges (15% der Fälle von unbehandelter RZA durch Retinalarteriitis), selten Vertebralarterienthrombose, Zungeninfarkt. Bei zu frühem Absetzen der Kortisonmedikation promptes Rezidiv.

Hilfsbefunde

Immer Erhöhung des BSG (mindestens 50 mm/h, meist bis 100 mm/h), sonst nur unspezifische Akutphasenreaktion. Bei klinischem Verdacht auf RZA (Schmerzen, Arterienverdickung) obligatorisch sofortige ophthalmologische Begutachtung und Temporalarterienbiopsie (bei „reiner" PMR nicht unbedingt nötig); Elektromyogramm und CPK normal, Muskelbiopsie (nicht notwendig) zeigt uncharakteristische oder keine Veränderung.

Komplikationen

Erblindung.

Differentialdiagnose

Polymyositis, metabolische Muskelerkrankungen, Hypothyreose.

Diagnostische Kriterien

Hohe Blutsenkung, subjektiv starke Muskelschmerzen ohne objektiven Befund. Für RZA 3 von 5 ACR-Kriterien (1990): 1. Alter über 50, 2. neuaufgetretener Kopfschmerz, 3. Verdickung der A.temporalis, 4. BSG > 50, 5. typische Histologie der Temporalarterienbiopsie.

Prognose

Mit Behandlung sehr gut, Langzeitkortisontherapie oft bis zu 2 Jahre und länger notwendig.

Therapie

Beginn mit mittelhohen Kortisondosen (25 bis 50 mg Prednisolon, bei RZA 50 bis 75 mg; typisch rasche Besserung innerhalb von Tagen!), dann wöchentliche Reduktion um 10% bis zur Erhaltungsdosis unter der Cushing-Schwelle.

Literatur

(1) Kerr GS, Hallahan CW, Giordano J, Leavitt RY, Fanci AS, Rottem M,Hoffman GS: Temporal arteritis. Ann Intern Med 1994;120:919-929.
(2) Hellmann DB: Immunopathogenesis, diagnosis and treatment of giant cell arteritis, temporal arteritis, polymyalgia rheumatica and Takayasu's arteritis. Curr Op in Rheumatol 1993;5:25-32.

Palindromer Rheumatismus

G. Kolarz

Synonyme: Rheumatismus palindromicus, palindrome Arthritis.

Definition

Flüchtige, sehr schmerzhafte Attacken artikulärer und paraartikulärer Entzündungen im Bereich großer und kleiner Gelenke (Dauer: Stunden bis Tage).

Häufigkeit und Vorkommen

Etwa 1% der Patienten mit entzündlichen Gelenksbeschwerden leidet an palindromem Rheumatismus. Männer und Frauen erkranken etwa gleich häufig.

Ätiologie und Pathogenese

Weitgehend unbekannt; bei 30 bis 50% der Erkrankten Übergang in chronische Polyarthritis.

Krankheitsbild

Rezidivierend wiederkehrende Episoden akuter Arthritiden und Paraarthritiden, die nach einigen Stunden bis Tagen auch ohne Therapie wieder abklingen und das Allgemeinbefinden kaum beeinträchtigen. Man findet während der akuten Attacke die typischen Symptome der Arthritis: Spontan-, Druck- und Bewegungsschmerz, Kapselschwellung, Überwärmung, gelegentlich auch Rötung; Bewegungseinschränkung und Morgensteifigkeit. Die Zahl der Anfälle und die Dauer des symptomfreien Intervalls sind äußerst variabel, allerdings regelmäßiger als beim Hydrops intermittens.

Hilfsbefunde

Laborbefunde: meist unspezifisch. Im Anfall können die Akute-Phase-Proteine vermehrt sein, die Blutsenkungsgeschwindigkeit ist mäßig erhöht. Im Synovialpunktat findet sich eine Leukozytose, keine Kristalle.
Röntgen: Dieses Syndrom ist durch einen negativen ossären Befund gekennzeichnet.

Differentialdiagnose

Kristallarthropathien, Hydrops intermittens, Arthritis bei familiärem Mittelmeerfieber, Behcet-Syndrom, eventuell Arthritis bei Sichelzellanämie und Löfgren-Syndrom.

Diagnose

Die Diagnose wird aus der Anamnese und dem klinischen Befund gestellt. Der Nachweis von Rheumafaktoren, antinukleären Faktoren usw. sollte zum Überdenken der Diagnose

Anlaß geben. Auch der Röntgenbefund sollte keine ossären Zeichen einer Arthritis zeigen.

Prognose

Bei etwa 40% Übergang in eine chronische Polyarthritis, selten auch in einen Lupus erythematodes. Die übrigen Fälle bleiben auch nach 20jährigem Verlauf ohne dauernden Gelenksschaden, Spontanremissionen sind möglich.

Therapie

Im allgemeinen während der Gelenksattacken symptomatisch nichtsteroidale Antirheumatika, gelegentlich Kortikosteroide intraartikulär erforderlich. Bei hoher Anfallsfrequenz eventuell Einstellung auf Goldpräparate bzw. Chloroquin.

Literatur

(1) Dixon ASJ: The differential diagnosis of arthritis, in JT Scott (ed): Copeman's Textbook of rheumatic diseases. Edinburgh-London-Melbourne-New York, Livingston, 1986, pp 167-168.
(2) Ehrlich GE: Intermittent and periodic arthritic syndromes, in DJ McCarty (ed): Arthritis and Allied Conditions. Philadelphia-London, Lea & Febiger, 1989, pp 993-995.
(3) Guerne PA, Weisman MH: Palindromic rheumatism: part of or apart from the spectrum of rheumatoid arthritis. Am J Med 1993;93:451-460.

Primäre Gicht (Arthritis urica)

G. Klein und G. Pöllmann

Definition

Uratkristallinduzierte, entzündliche Erkrankung der Gelenke und/oder Weichteile (gelegentlich innerer Organe) als Folge einer meist mit einer Hyperurikämie einhergehenden Purinstoffwechselstörung.

Häufigkeit und Vorkommen

Etwa 3% der Erwachsenen in Europa, bevorzugt Männer befallen (Mann : Frau = 30 : 1). Bei Männern Erstmanifestation zwischen 30. und 45. Lebensjahr, bei Frauen immer erst in der Menopause. Im Verlauf der Erkrankung kein geschlechtsspezifischer Unterschied. In 30% der Fälle positive Familienanamnese. Morbiditätsrate in direkter Korrelation zur Höhe des pathologischen Harnsäurespiegels.

Ätiologie und Pathogenese der Hyperurikämie

Ätiologie der Hyperurikämie

Hereditär endogen bedingte Erkrankung mit zusätzlich exogenen (vor allem nutritiven) Faktoren. In etwa 99% der Fälle verminderte renale Harnsäureelimination auf der Basis einer unzureichenden Sekretionssteigerung bei erhöhtem Plasmaspiegel. In 1% der Fälle vermehrte endogene Harnsäuresynthese durch verschiedene Enzymdefekte im Purinstoffwechsel. In diesem Fall oft früher Erkrankungsbeginn mit schwerem Verlauf und rezidivierender Nephrolithiasis.

Pathogenese des Gichtanfalls

Ausfällung von Harnsäurekristallen aus übersättigten Lösungen in Körperflüssigkeiten. Entzündliche Reaktion auf das Auftreten von mikrokristallinem Urat in der Synovialmembran und -flüssigkeit. Die im Gelenk ausfallenden Harnsäurekristalle aktivieren Hagemann-Faktor (Faktor XII), Freisetzung vasoaktiver Kinine, in der Folge Synovitis verbunden mit Kapillardilatation und Permeabilitätssteigerung, Leukozytendurchtritt, Phagozytose der Mikrokristalle. Anaerobe Glykolyse in den Granulozyten und Bildung von Milchsäure. Zerfall der Granulozyten, Laktatazidose in der Synovia mit pH-Abfall. Dadurch wieder vermehrter Abfall von Harnsäurekristallen im Sinn eines Circulus vitiosus.

Pathogenese der chronischen Gicht

Rezidivierend akute Gelenksentzündungen und massive Harnsäureablagerung bedingen irreversible Läsionen am Knorpel und gelenksnahen Knochen. Mitbeteiligung des Sehnenapparates, der Weichteile und insbesondere der Nieren.

Krankheitsbild und Verlauf

Stadieneinteilung: I = asymptomatische Hyperurikämie, II = akuter Gichtanfall, III = Arthritis urica im Intervall, IV = chronisch tophöse Gicht.

Frühsymptome: Eventuell geringe gastrointestinale Beschwerden, Appetitlosigkeit, uncharakteristische Gelenksbeschwerden.

Leitsymptome des akuten Gichtanfalls: Meist aus völliger Gesundheit heraus akute hochschmerzhafte Arthritis, häufig nachts oder in den frühen Morgenstunden. Ausgeprägte Schwellung, Rötung, Überwärmung und hochgradige Druckdolenz. Monoarthritis, mit bevorzugter Lokalisation am Großzehengrundgelenk (etwa 77%), Kniegelenk (etwa 53%), Sprunggelenk (etwa 48%), Mittelfußgelenke (etwa 28%). In bis zu 20% auch Gelenke der oberen Extremität betroffen (vor allem Ellbogen, Hand-, Fingergelenke). Seltener Oligoarthritis. Gelegentlich Bursitiden. Promptes Ansprechen auf antiphlogistische Behandlung. Charakteristisch die komplette Remission zwischen den Anfällen. Serumharnsäure meistens, aber nicht obligat erhöht. Bei Gelenksergüssen in der Synovia Monouratkristalle nachweisbar.

Auslösende Faktoren: Vermehrte Purinzufuhr: Fleisch, Innereien etc. Vermehrte endogene Harnsäurebildung: gesteigerter Zellabbau bei Bluttransfusionen, Zytostatika, Röntgenbestrahlung und anderem mehr. Verminderte Harnsäureausscheidung: Alkohol, Fasten, Diabetes mellitus, Natriuretika, Penicillin u.a.m. Psychischer und physischer Streß, Beginn einer Allopurinoltherapie.

Hilfsbefunde

Laborbefunde

Blut: Hyperurikämie (als oberste Normgrenze gelten nach der Urikasemethode beim Mann 7 mg%, bei der Frau 6 mg%). Werte zwischen 6,5 und 7 mg% sind mit großer Wahrscheinlichkeit pathologisch (6,5 mg% entspricht der physiologischen Löslichkeitsgrenze von Natriumurat im Plasmawasser). Im Anfall Harnsäurewerte vorübergehend eventuell noch im oberen Normbereich. Im entzündlichen Schub Senkung beschleunigt, Leukozytose, CRP erhöht, Alpha-2-Globuline vermehrt.

Voraussetzungen für die Harnsäurebestimmung:
– Blutabnahme nur morgens (Nüchternserum), resorbierte Triglyzeride (Chylomikronen) verringern Bestimmungsgenauigkeit, auch Tagesrhythmik des Harnsäurespiegels ist zu berücksichtigen; deshalb sind Werte, welche unter verschiedenen Bedingungen gewonnen wurden, nicht für zuverlässige therapeutische Konsequenzen heranzuziehen;
– Keine Änderung der Lebensgewohnheiten vor der Blutabnahme! (Ernährung, bisheriger Alkoholkonsum und eine eventuell bestehende Arzneimitteltherapie).
Zur sicheren Diagnose einer Hyperurikämie werden mindestens 3 **Harnsäurebestimmungen** (Abnahme morgens) in Abständen von jeweils 1 bis 2 Wochen, möglichst ohne Beeinflussung durch Medikamente oder besondere Ernährungsformen, empfohlen.

Synovialflüssigkeit: Beweisend für die Diagnose ist der Nachweis von Uratkristallen im nativen Punktat (negativ doppelbrechend). Daneben Entzündungszeichen wie herabgesetzte Viskosität, starke Zellzahlvermehrung bis etwa 60.000 mit Überwiegen der Granulozyten.

Murexid-Probe: Tophusmaterial, mit einigen Tropfen konzentrierter HNO_3 erhitzt, führt zu rötlichem Niederschlag, welcher mit einigen Tropfen NH_3 purpurrote Verfärbung ergibt.

Harn: Harnsäureausscheidung im 24-Stunden-Harn bei purinfreier Kost über 600 mg. Gichtniere: Proteinurie, Hämaturie, Leukozyturie, Zylindrurie.

Bildgebende Verfahren
Radiologische Veränderungen: Initial mit Ausnahme von Weichteilschwellungen fehlend. Erst später sind durch Knochentophi zum Teil unregelmäßig begrenzte oder ausgestanzte Knochendefekte nachweisbar.

Komplikationen und Begleiterkrankungen

Komplikationen

In erster Linie bei chronischer Gicht. Nierenveränderungen:
a) Uratnephropathie (Uratkristalle in Tubuli und Nierenmark).
b) Nephrolithiasis (Harnsäuresteine) mit Abflußstörung und Pyelonephritis.
Beide Veränderungen können zu einer Schrumpfniere, sekundären arteriellen Hypertonie und Urämie führen.
Begleitkrankheiten: Übergewicht (50 bis 70%), Hypertonie (40 bis 80%), Hyperlipoproteinämie (40 bis 100%), Fettleber (60 bis 90%), Diabetes mellitus (40 bis 60%), allgemeine Arteriosklerose.

Differentialdiagnose

– Inzipiente chronische Polyarthritis,
– Lupus erythematodes,
– rheumatisches Fieber,
– Arthritis psoriatica (nicht selten erhöhte Harnsäurewerte!),
– reaktive Arthritiden,
– Morbus Bechterew,
– enteropathische Arthritiden,
– Löfgren-Syndrom,
– Chondrokalzinose,
– aktivierte und dekompensierte Arthrose,
– eitrige Arthritis.

Differentialdiagnostische Ausschlußkriterien

– Normale Serumharnsäurewerte bei mehrmaligen Bestimmungen und normale Harnsäureausscheidung.
– Kalziumpyrophosphatkristalle im Gelenkserguß (schwach positiv doppelbrechend) bei Chondrokalzinose.
– Bei Frauen noch regelmäßige Menstruation.

Diagnostische Kriterien

Typisch klinische Symptomatik des Gichtanfalls, Tophi, Hyperurikämie, Harnsäurekristalle im Gelenkspunktat.

Prognose

Unter konsequenter harnsäuresenkender Therapie Sistieren der Anfälle, Rückbildung der Weichteiltophi, Rückbildung von Knochentophi meist als Defektheilung, Progression einer bereits bestehenden Gichtniere zumindest gebremst.

Therapie

Behandlungsziel

– Kupierung des akuten Anfalls.
– Dauerhafte Senkung des Harnsäurespiegels unter 5 mg%, da dadurch ein Abbau der Uratdepots erreicht und ein Fortschreiten der Gelenk- und Nierenschädigung verhindert werden kann.

Behandlung des akuten Gichtanfalls

Nichtsteroidale Antirheumatika in hoher Dosierung, z. B. Indometacin (Indocid®), bis 150 oder 200 mg täglich bis zum Abklingen des Anfalls, dann Reduzierung der Dosis und Fortsetzung der Therapie noch etwa 5 bis 7 Tage. Auch Naproxen (Proxen®), anfänglich 750 bis 1000 mg täglich, oder Diclofenac (Voltaren®) bis 150 mg täglich, oder Piroxicam (Felden®) 40 mg täglich als Einzelgabe sind wirksam. Bei ungenügendem Ansprechen auf die Therapie mit nichtsteroidalen Antirheumatika eventuell Kombination von ACTH (Synacten-Depot®), eventuell zusätzlich Lokaltherapie (Kryotherapie, antiphlogistische Salben) und kurzdauernde Bettruhe. Colchicin (z. B. Colchicin-Salicylat, Tabletten á 0,5 mg): eventuell Einsatz bei diagnostisch nicht gesicherten Gichtanfällen. Einzeldosis von 0,5 mg stündlich oder 1,0 mg zweistündlich, Maximaldosis 8 mg in 24 Stunden. Besserung meist nach 4 bis 6 mg. Eintritt von Nebenwirkungen (Übelkeit, Erbrechen, Diarrhoe) meist vor Erreichen der Maximaldosis; bei Diarrhoe Tinctura opii oder Imodium®.

Dauerbehandlung der Gicht

Medikamentöse Therapie:
– Urikostatika (Zyloric®, Gichtex®, Urosin®, Geapur®) sind Mittel der ersten Wahl. Tophi, Nierensteinleiden und eine nachgewiesene Nierenschädigung sind eine absolute Indikation für Allopurinol-Präparate. Reichliche Flüssigkeitszufuhr. Zu Therapiebeginn Auslösung von Gichtanfällen möglich.
– Urikosurika (Uricovac®, Anturan®) nur bei intakter Nierenfunktion und in Kombination mit Uralyt-U® zur Vermeidung einer Uratsteinbildung; Flüssigkeitszufuhr von 2 Litern täglich. Zu Behandlungsbeginn einschleichende Dosierung!
– Kombinationsbehandlung (Allopurinol und Benzbromaron) (Acifugan®, Gichtex plus®, Uroplus®). Kombinationspräparate sollten nicht bei Harnsäurediathese und erhöhtem Serumkreatinin verabreicht werden.

Diät:
Bei Übergewicht Gewichtsreduktion durch kalorienarme Kost (Idealgewicht erstrebenswert!), Alkoholverbot, Vermeidung von purinreichen Nahrungsmitteln (Innereien, Sardinen, Sardellen usw); Hülsenfrüchte (Bohnen, Linsen, Erbsen), Spinat und Spargel nur gelegentlich. Erlaubt eine mäßige Fleischportion (100 bis 150 pro Tag), ebenso Kaffee, Tee, Gemüse, Teigwaren, Reis, Mehl, Eier, Brot, Honig, Marmelade, Butter, Speiseöl,

Margarine, Obst und Fruchtsäfte. Eiweißbedarf soll vorwiegend aus Milch und Milchprodukten gedeckt werden.

Indikationen für eine medikamentöse Dauertherapie der Hyperurikämie:
– Asymptomatische Hyperurikämie bei wiederholten Harnsäurewerten von 8 mg pro 100 ml oder darüber trotz diätetischer Maßnahmen;
– bei frühzeitiger Nierenbeteiligung oder Gefahr einer Nierenschädigung und bei Nierensteinanamnese;
– bei klinischen Zeichen einer Gichtmanifestation bzw. bei rezidivierenden Gichtattacken.

Sekundäre Gicht

Hyperurikämie als Folge bestimmter Grundkrankheiten bzw. medikamentöser Therapieformen. Am häufigsten bei hämatologischen Erkrankungen und Nierenerkrankungen (in diesem Fall primäre und sekundäre Formen oft nur mehr schwer zu unterscheiden).
Vermehrte Harnsäurebildung: chronische myeloische Leukämie, Polycythaemia vera, Glucose-6-Phosphatasemangel, Osteomyelosklerose, zytostatische Therapie, Radiotherapie.
Verminderte renale Harnsäureausscheidung: Nierenerkrankungen, Diabetes mellitus, Ketoazidosen, Hyperlaktazidämien, Saluretika, Salizylsäure.

Literatur

(1) Goebel F-D: Pathogenese und Behandlung des akuten Gichtanfalls. Therapiewoche 1983;33:2660-2665.
(2) Gröbner W: Diättherapie der Gicht und Uratnephrolithiasis. Internist 1984;25:287-291.
(3) Gröbner W: Klinisches Bild der Gicht. Therapiewoche 1985;39:4461-4463.
(4) Langer H-E, Zeidler H (eds): Rheumatologie. Teil C Krankheitsbilder. München-Wien-Baltimore, Urban & Schwarzenberg, 1990.
(5) Mertz DP: Neuer Stand in der Kenntnis von Pathogenese und Therapie der Gicht. Med Welt 1987;38:119-123.
(6) Schattenkirchner M: Metabolische Arthropathien. Internist 1989;30:678-685.
(7) Schattenkirchner M, Gröbner W: Arthropathia urica, in Fehr K, Miehle W, Schattenkirchner M, Tillmann K (eds): Rheumatologie in Praxis und Klinik. Stuttgart-New York, Thieme, 1989.

Chondrokalzinose

K. Chlud und H. Jesserer

Synonyme: Pyrophosphat-Arthropathie, Pseudogicht.

Definition

Durch Ablagerung von Kalziumpyrophosphatkristallen (KPPK) im Knorpel hervorgerufene Gelenkerkrankung, häufig mit dem Bild einer akuten Gelenkentzündung (Pseudogicht) oder rapid progredienten Arthrose. Sekundäre Formen bei: Hyperparathyreoidismus, Hämochromatose und Ochronose.

Häufigkeit und Vorkommen

Altersleiden des 6. bis 8. Lebensjahrzehnts ohne Geschlechtsbevorzugung als akute Monoarthritis des Kniegelenks häufig, bei Jüngeren ist die idiopathische Verlaufsform hingegen selten.

Ätiologie und Pathogenese

Ätiologie ist ungeklärt. Vermutlich werden als Folge eines veränderten Knorpelgewebschemismus KPPK lokal angehäuft und ausgefällt. Kalziumpyrophosphat, ein intermediäres Stoffwechselprodukt, kommt in geringer Konzentration und in gelöster Form in allen Stützgeweben vor. KPPK können entweder im Faserknorpel (Meniskus, oberflächliche Schichten des Gelenkknorpels) reaktionslos, wie auch in der Synovialmembran der Gelenke mit heftigen klinischen Symptomen abgelagert werden.

Krankheitsbild und Verlauf

Die unterschiedliche klinische Symptomatik ist weitreichend und umfaßt eine monartikulär bis polyartikuläre Synovitis (Arthritis) bis hin zur Arthrosekrankheit bei chronischen Verläufen. Bezüglich der Verlaufsformen ist eine lokalisierte Chondrokalzinose – meist auf das Kniegelenk beschränkt – von einer polyartikulären Manifestation entweder primär (idiopathisch) oder sekundär symptomatisch-metabolisch z. B. bei Hyperparathyreoidismus, chronischer Niereninsuffizienz und Langzeithämodialyse, Hämochromatose, Gicht, Hypothyreose, Hypermobilitätssyndrom und chronischer Polyarthritis von der Chondrokalzinose der Wirbelsäule zu unterscheiden. Mischbilder sind möglich. Das Krankheitsbild selbst kann völlig latent – als positiver Röntgenbefund monoarthritisch, häufiger mit polyarthritischen Anfällen, bis hin zum Bild der destruierenden Arthropathie verlaufen. Der Wirbelsäulenbefall – als radiologischer Befund – bleibt in der Regel klinisch stumm. Mit abnehmender Häufigkeit finden sich KPPK-Ablagerungen im Kniegelenk (95%), Handwurzel (45%), Symphyse, Hüft- und Schultergelenke (30%), Wirbelsäule, Sprung-, Ellbogen- und MCP-Gelenke (10 bis 30%) und in anderen Gelenken (5 bis 10%). Im Gegensatz zur Gicht werden kaudale und distale Gelenke nicht bevorzugt. Die Ausbreitung erfolgt eher zentrifugal. Das akute Anfallsgeschehen präsentiert sich am häufigsten am Kniegelenk mit Schmerzen und Schwellung und kann unbehandelt nach 1 bis 2 Wochen abklingen: Auch subakute Verläufe, länger anhaltend, sind möglich. Zusätzlich allgemeines Krankheitsgefühl und Fieber.

Hilfsbefunde

Von den Laborbefunden sichert der Nachweis von KPPK z. B. in der Gelenksflüssigkeit die Diagnose: Diese sind polymorph, positiv doppelbrechend, im Gegensatz zu den Uratkristallen kürzer und plump und gehen in der Regel über die Membran der Granulozyten nicht hinaus. Für die Praxis gilt, daß phagozytierte Kristalle im Punktat eines Gelenks, das radiologisch nachweisbare Knorpelverkalkungen (Meniskusverkalkungen) aufweist mit großer Wahrscheinlichkeit aus Kalziumpyrophosphatdihydrat bestehen. Eine Beschleunigung der Blutsenkung, geringgradige Leukozytose und Erhöhung des C-reaktiven Proteins sind möglich.

Von den bildgebenden Verfahren ist die radiologische Darstellung von hyalinem, wie auch von Faserknorpel zielführend. Im Faserknorpel finden sich eine diffuse Verkalkung oder kleinfleckige Verdichtungsherde (Meniszi der Kniegelenke, Anulus fibrosus acetabuli, Symphyse, Zwischenwirbelscheiben), im hyalinen Knorpel eine dünne getüpfelte Linie parallel zur darunterliegenden Gelenksfläche (Knie-, Hüft-, Schulter-, Ellbogen- und Handgelenke). Tophöse Veränderungen – wie bei Gicht – fehlen.

Komplikationen und Begleiterkrankungen

Solche von klinischer Relevanz nicht bekannt.

Differentialdiagnose

Vorrangig ist die Gicht durch den Nachweis von erhöhter Harnsäure im Plasma, von Mononatriumuratkristallen im Gelenkspunktat sowie von Tophi im Knochen und Weichteilgeweben abzutrennen, ein Hyperparathyreoidismus durch Bestimmung von Blutkalzium, die Hämochromatose durch erhöhte Serumeisen- und Serumferritinspiegel, weiterhin die metabolische renale Osteopathie bei chronischer Niereninsuffizienz bzw. unter Langzeithämodialyse und auch die idiopathische Peritendinitis, respektive Periarthritis calcara mit anfallsweisen entzündlichen Veränderungen im periartikulären Gewebe mit transitorischen Kalkablagerungen.

Prognose

In Abhängigkeit von Sitz und Art der Manifestation gut. Synovitisch-arthritische Veränderungen sprechen rasch auf antiphlogistische Maßnahmen an, chronische Arthroseverläufe unterliegen den Gesetzmäßigkeiten der Arthrosekrankheit. Gelenksdestruktionen sind selten, desgleichen Funktionsbeeinträchtigungen. Individuell unterschiedliche subjektive Beschwerden stehen hingegen im Vordergrund.

Therapie

Medikamentös ist die akute HPPK-Arthritis eine Indikation für Kortikosteroide intraartikulär (wäßrig und kristallin, 20 bis 40 mg Prednisolon/Äquivalent), eventuell nach 2 bis 3 Tagen zu wiederholen. Bei oligoartikulärer (polyartikulärer) Manifestation nichtsteroidale Antirheumatika. Zusätzlich Kryotherapie, Ruhigstellung des Gelenks. Bei

Arthrosesymptomatik durch Schädigung des Gelenkknorpels ist nach den Regeln der Arthrosebehandlung vorzugehen. Eine Intervallbehandlung bietet keinen pathogenetischen Ansatz, eine kausale Therapie ist bislang nicht möglich. Die destruierende Arthropathie erfordert meist den teilweisen oder totalen Gelenksersatz, bei sekundärsymptomatischen Verläufen ist die Grundkrankheit zu behandeln.

Künftige therapeutische Ansätze ergeben sich aus einer besseren Kenntnis über den Ursprung von Kalziumpyrophosphatdihydrat, unter welchen Stoffwechselbedingungen eine Kristallausfällung in Synovialmembran und Gelenkknorpel erfolgt und auf welche Art und Weise der Kristall – höchst unterschiedlich – entzündliche Prozesse induziert.

Literatur

(1) McCarty DJ, Gatter RA: Pseudogoutsyndrome. Bull Rheum Dis 1964;14:331.
(2) McCarty DJ: Crystal induced inflammation: syndromes of gout and pseudogout. Geriatrics.

Hydroxyapatitkrankheit

K. Chlud

Synonyme: Periartikuläre Kalzinose, Periarthritis calcarea generalisata.

Definition

Polytop lokalisierte (gelegentlich familiär gehäuft auftretende) durch Ablagerung von Hydroxyapatitkristallen ausgelöste, akut rezidivierende Periarthropathie. Sekundäre Formen bei Niereninsuffizienz und chronischer Hämodialyse.

Häufigkeit und Vorkommen

Im 2. bis 5. Lebensjahrzehnt, häufiger bei Frauen als bei Männern, relativ seltene Erkrankung. Primäre Verlaufsformen häufiger als sekundäre.

Ätiologie und Pathogenese

Ätiologie ungeklärt. Paraartikulär abgelagerte Hydroxyapatitkristalle induzieren anfallsartige entzündliche Reaktionen in der Umgebung der Gelenke (Pseudogichtanfall) mit der Tendenz zur Spontanresorption und Abklingen des klinischen Zustandsbildes.

Krankheitsbilder und -verlauf

Die polytope, rezidivierende lokale Kristallkrankheit – als akut rezidivierende Periarthritis – befällt in abnehmender Häufigkeit Schulter-, Hüft-, Knie-, Finger-, Fuß-, Handgelenke und den Vorfuß, selten auch das Großzehengrundgelenk. Die Auslösung des Anfalls ist vermutlich auf veränderte Löslichkeitsbedingungen von Hydroxyapatit im periartikulären Gewebe zurückzuführen, letztlich aber ungeklärt. Im variantenreichen klinischen Bild der Periarthritis calcarea generalisata finden sich eine rezidivierende, eventuell migrierende Mono-, Oligo- bis Polyarthritis bzw. Periarthritis, Tenosynovitiden, Bursitiden, aber auch chronische Verläufe mit langanhaltenden periodischen Schmerzzuständen (diffuse Arthralgien). Kennzeichnend für das sehr schmerzhafte Anfallsgeschehen sind Spontanremissionen mit Auflösung periartikulärer Kalkdepots innerhalb von wenigen Wochen bei jungen Mädchen.

Hilfsbefunde

Spezifische Laborbefunde fehlen. Der Nachweis von Hydroxyapatitkristallen bzw. von periartikulärem Kalk ist radiologisch, allerdings unspezifisch, möglich. So finden sich reversible, wolkige bis solide Verkalkungsfiguren in der Umgebung von Gelenken. Hydroxyapatitkristalle selbst sind nur elektronenmikroskopisch in Form von Klumpen nachweisbar, im Mikroskop finden sich gelegentlich Agglomerate von Hydroxyapatit, die sich als münzen- oder kugelförmige Gebilde zum Teil schwach doppelbrechend darstellen. Kennzeichnend auch hier die Spontanauflösung der Verkalkungen nach dem Anfallsgeschehen.

Komplikationen und Begleiterkrankungen

Gelegentlich auch eine destruierende Arthropathie und eine begleitende Hyperlipidämie und Hyperurikämie mit Krankheitswert.

Differentialdiagnose

Von den übrigen Kristallopathien sind die Arthritis urica und die Chondrokalzinose abzutrennen, desgleichen die sehr seltene Oxalose und Zystinose sowie die iatrogeninduzierte Kortikosteroidarthropathie nach intraartikulärer Injektion von Kortikosteroidkristallsuspensionen.

Diagnostische Kriterien

Radiologischer Nachweis von Verkalkungen um mehr als 2 Gelenke, rezidivierende Arthritiden bzw. Periarthritiden, Verschwinden oder Verkleinerung der Verkalkung nach dem Anfallsgeschehen, Nachweis von Hydroxyapatit im befallenem Gewebe.

Prognose

Hinsichtlich der Remission des Anfallsgeschehens und des Verschwindens des periartikulären Kalks gut. Hinsichtlich der Rezidivhäufigkeit schlecht. Funktionseinbußen der befallenen Gelenke sind nicht (kaum) zu befürchten. Sehr selten destruierender Verlauf mit Notwendigkeit zum operativen Gelenksersatz.

Therapie

Im Vergleich zur Gicht geringeres Ansprechen auf Kolchicin. Im Anfall symptomatisch nichtsteroide Antirheumatika, lokale Kälte. Ein kausal wirksames Therapeutikum existiert nicht.

Literatur

(1) Müller W, Schilling F: Differentialdiagnose rheumatischer Erkrankungen. Aesopus, 1988, p 105.

Destruierende Arthropathie

N. Thumb

Definition

Unter dem Sammelbegriff destruierende Arthropathien werden spezielle Verlaufsformen sehr heterogener Gelenkerkrankungen zusammengefaßt, denen lediglich das Charakteristikum der sehr raschen Zerstörung von Knorpel und Knochen, d. h. einer Chondro- und Osteolyse innerhalb von Monaten gemeinsam ist. Folgende Erkrankungen können zum Bild einer destruierenden Arthropathie an einem oder mehreren Gelenken einschließlich der Wirbelsäule führen:
– idiopathische Form,
– Kristallarthropathien (z. B. Chondrokalzinose, Hydroxyapatitkrankheit),
– Arthrosen,
– entzündliche Gelenkerkrankungen (z. B. c.P.),
– neuropathische Arthropathien (z. B. bei Diabetes mellitus),
– Arthropathie bei chronischer Hämodialyse,
– Gelenksinfektionen,
– andere (Chondromatose, Synovitis villonodularis, Polychondritis, Still-Syndrom, Sichelzellanämie, Ergotismus, Hypothyreose usw.).
Nach der **Lokalisation** der Gelenksveränderungen sind zu unterscheiden:
– destruierende Spondylarthropathie, besonders im HWS-Bereich,
– destruierende Arthropathie großer Gelenke (Schulter-, Hand-, Hüft- und Kniegelenke),
– erosive oder lytische Arthropathie kleiner Fingergelenke (MCP, PIP, DIP).
Bei der destruierende Arthropathie kommt es zu einer Abnahme der Knorpeldicke (z. B. bei Arthrosen) um mindestens 50% pro Jahr, durchschnittlich aber 96%, in Einzelfällen bis 100% in 8 Monaten. Bei unkomplizierten Arthrosen z. B. des Hüftgelenkes nur Abnahme der Knorpeldicke um 0,22 mm/Jahr, am Kniegelenk 0,26 mm/Jahr.

Erkrankungsbilder mit einer destruierenden Arthropathie

Idiopathische Form
Betroffen meist ältere Frauen. Befallen vorwiegend Schulter-, Knie- und Hüftgelenke. Oft bilateral, wobei der Abbauprozeß auf beiden Seiten gleich schnell erfolgt. Zwei ätiologische Faktoren wurden bisher beschrieben: exzessives Übergewicht, übermäßige Gelenksbelastung meist durch exzessives Gehen. Eine intensive Therapie mit NSAR scheint hier keine Rolle zu spielen. In der Synovialflüssigkeit finden sich zum Teil Apatitkristalle.
Die Ätiologie ist letztlich ungeklärt, sicherlich intrinsische Faktoren bedeutungsvoll.
Auch an der Wirbelsäule sind idiopathische Formen beschrieben, mit im Röntgen degenerativen Veränderungen, Verschmälerung des Zwischenwirbelraumes und Erosio-

nen. Bioptisch unspezifische Osteitis, Kultur steril. **Verlauf:** Meist Normalisierung der Wirbelsäulen- und Laborbefunde innerhalb von 3 Monaten.

Kristallarthropathien

Hier sind die Chondrokalzinose (Ablagerung von Kalziumpyrophosphatkristallen im Gelenk) und die Hydroxyapatitkrankheit (Ablagerung von Hydroxyapatit intra- oder periartikulär) zu nennen (s.S. 253 bzw. S 256). Bei der Chondrokalzinose in bis zu 20% der Fälle destruierende Knochenveränderungen besonders an Knie- und in abnehmender Häufigkeit auch an Schulter-, Hüft-, Hand- und Ellenbogengelenken. Besonders häufig wird eine solche bei vorbestehender Arthrose gefunden. In schweren Fällen kann es z. B. am Humeruskopf zu einer kompletten Lyse kommen. Auch an der Wirbelsäule sind destruierende Veränderungen möglich: erosive Diskopathie bis zu kompletter Zerstörung mit Übergreifen auf die umgebenden Wirbelkörper.

An den Gelenken ist die destruierende Kristallarthropathie oft vergesellschaftet mit einem Hämarthros, vor allem bei alten Leuten an der Schulter (Milwaukee-Schulter). In der Synovialflüssigkeit oft gleichzeitig Hydroxyapatitkristalle.

Arthrosen

Bei Arthrosen vor allem des Hüft- und Kniegelenkes kann es ebenfalls zu einer raschen Zerstörung des Knorpels (siehe oben) und damit zu einer destruierenden Arthropathie kommen. Disponierende Faktoren dürften einerseits massive Überlastungen der Gelenke und andererseits Übergewicht sein. Ein Zusammenhang mit einer kongenitalen Dysplasie oder einer generalisierten Arthrose dürfte nicht bestehen. Auch kein Zusammenhang mit einem übermäßigen Konsum von NSAR.

Entzündliche Gelenkerkrankungen

Bei der chronischen Polyarthritis findet sich in bis zu 5% eine Gelenksdestruktion mit Resorption auch des umgebenden Knochens z. B. an den Händen (Opernglashand). Dabei steht zum Teil die Knochenresorption im Vordergrund. Im allgemeinen ist allerdings hier der Prozeß nicht so rasch fortschreitend.

Arthropathie bei chronischen Nierenerkrankungen und chronischer Hämodialyse

Bis zu 30% der Patienten nach Nierentransplantation erleiden eine avaskuläre Nekrose (zum Teil Folge der Kortisontherapie?) des Hüftkopfes oder auch am Knie.

An der Wirbelsäule findet sich dialyseassoziiert eine destruierende Spondylarthropathie in bis zur Hälfte der Patienten (abhängig von der Dialysedauer), insbesondere an der HWS Diskusverkalkungen, gelegentlich auch Axisdestruktion. In etwa einem Viertel der Patienten, vor allem bei älteren Individuen destruierende Arthropathie an Knie-, Hüft-, Schulter- und Handgelenken mit periartikulären Verkalkungen, daneben ligamentäre Hyperlaxität. Weiters können sich auch erosive oder lytische Gelenkveränderungen an den kleinen Gelenken der Finger finden. Für die ersten beiden Formen der Veränderung besteht eine Korrelation mit der Dauer der Hämodialyse, zusätzlich Karpaltunnelsyndrom möglich. Ursächlich wird eine Amyloidose mit Beta-2-Mikroglobulin angenommen. Die Schwere der Arthropathie dürfte mit dem Ferritin- und dem Aluminiumspiegel im Blut korrelieren. Nach Nierentransplantation kommt es nur sehr zögernd wenn überhaupt zu einer Besserung.

Neuropathische Arthropathien

Entstehen auf dem Boden einer gestörten Oberflächen- und Tiefensensibilität bei gleichzeitiger trophischer Störung. Hierher gehören die tabische Arthropathie (spätsyphilitische Manifestation), die in der Form eines Charcot-Gelenkes in absteigender Reihenfolge Knie-, Fuß-, Hüft- und Schultergelenke betrifft.

Zu erwähnen ist weiters die diabetische Osteoarthropathie bei langjährigem Diabetes mellitus vor allem im Bereich der Vorfüße (Metatarsophalangealgelenke und Tarsalknochen), sehr selten im Bereich der oberen Extremität. Anzuführen ist schließlich noch die Arthropathie bei Syringomyelie.

Gelenksinfektionen

Eine purulente Arthritis wird häufig durch Staphylokokken, aber auch durch andere Erreger verursacht. In mehr als 50% der Fälle ist eine solche iatrogen nach intraartikulärer Injektion ausgelöst.

Andere zur Gelenksdestruktion führende Erkrankungen

Chondromatose, Synovitis villonodularis, Polychondritis, Still-Syndrom, Sichelzellanämie, Ergotismus, Hypothyreose usw.

Bezüglich der **Symptomatik, Labor- und Röntgenbefunde der einzelnen hier aufgezählten Erkrankungen darf auf die entsprechenden Kapitel verwiesen werden.**

Die **Therapie** hat sich nach der Grundkrankheit zu richten, in der Mehrzahl der Fälle ist diese allerdings rein symptomatisch wie z. B. bei der Chondrokalzinose usw. Bei dieser wurden z.B. in Einzelfällen gute Ergebnisse mit der Radiosynoviorthese beobachtet.

Literatur

(1) Joint destruction in arthritis and osteoarthrosis, 19th symposium of the ESOA. EULAR Publishers, Congress Reports, 1/93.
(2) Sequeira W: The neuropathic joint. Clin Exp Rheumatol 1994;12:325-337.
(3) Dieppe PA, Alexander GJM, Jones HE, Doherty M, Scott DGI, Manhire A, Watt I: Pyrophosphate arthropathy: A clinical and radiological study of 105 cases. Ann Rheum Dis 1982;41:371-376.
(4) Lequesne M, Fallut M, Coulomb R, Magnet JL, Strauss J: L'Arthropathie destructrice rapide de l'epaule. Rev Rhum Mal Osteoartic 1982;49:427-437.
(5) McCarthy DJ, Halverson PB, Carrera GF, Brewer BJ, Kozin F: "Milwaukee Shoulder" – association of microspheroids containing hydroxyapatite cristals, active collagenase and neutral protease with rotator cuff defects. I. Clinical aspects. Arthritis Rheum 1981;24:464-473.

Arthrosen großer Gelenke

R. Eberl

Definition

Chronische Arthropathien, die mit involutiv-regressiven Veränderungen des Gelenkknorpels und konsekutiven reaktiv-proliferativen Veränderungen des Knochens einhergehen.

Häufigkeit und Vorkommen

In individuell variabler Weise beginnen asymptomatische degenerative Knorpelveränderungen zwischen dem 20. und 40. Lebensjahr zusammen mit den physiologischen Involutionsprozessen des Organismus. Häufigkeit und Intensität verlaufen parallel zur Alterskurve, jedoch nur bei 5 bis 10% der über 50jährigen Menschen entsteht ein klinisch manifestes Leiden.

Ätiologie

Plurifaktoriell.
Hereditär-familiäre und konstitutionelle Knorpelminderwertigkeit, mechanischer Knorpelverschleiß.
Angeborene oder erworbene präarthrotische Deformation, Chondropathia patellae, Osteochondrosis dissecans, Stoffwechselstörungen (Gicht, Chondrokalzinose, Ochronose), trophische Störungen (Diabetes mellitus), Adipositas, Hyperkortizismus oder chronische Kortisonmedikation, Alkoholismus, posttraumatisch, durch Mikrotraumen, Folgen nach motorischen, sensiblen und vegetativen Gelenksinnervationsstörungen, besonders postklimakterisch, entzündliche Ursachen (unspezifische und spezifische Arthritiden, chronische Polyarthritis, Morbus Bechterew).

Pathogenese

Metabolisches Zentrum des Knorpels ist der Chondrozyt (postmitotische Dauerzelle), der sich nach Wachstumsabschluß nicht mehr teilt. Ein Zellverlust kann daher nicht mehr ersetzt werden. Daraus resultiert eine altersabhängige Zellverarmung, eine Ausweitung der metabolischen Aktionsräume für die verbliebenen Chondrozyten sowie schließlich eine Dekompensation der Elementartrophik mit Grundsubstanzentmischung, -entquellung und Diffusionsbehinderung. Das normale Gleichgewicht zwischen Grundsubstanzaufbau und -abbau wird gestört, und es ändert sich die Qualität der Grundsubstanz sowie die Versorgungsmöglichkeit zur Ernährung der Chondrozyten. Durch verminderte Bildung ungeformter Grundsubstanz demaskiert sich das kollagene Fasergerüst zunehmend. Durch Freilegung kollagener Strukturen geht die Fähigkeit des hyalinen Knorpels, das reibungslose Gleiten von Gelenkflächen zu ermöglichen, verloren (*latente Arthrose*). Somit liegen die ersten arthrotischen Veränderungen im Gelenkknorpel, wobei aber auch auf die Wichtigkeit der Gelenkkapsel für die Knorpelernährung hinzuweisen ist. Schreiten die arthrotischen Gelenksveränderungen fort (Osteophyten, subchondrale Sklerose, Knochenzysten), wird die Arthrose zur „schmerzhaften", manifesten Arthrose. Eine intermittierende Synovitis, eventuell mit Ergußbildung, ist möglich (sogenannte *aktivierte Arthrose*). Bei weiterem Fortschreiten Auftreten von Deformitäten (*deformierende Arthrose*).

Krankheitsbild

Frühsymptome: Gelenkskrepitation, Ermüdungsschmerz, Belastungsschmerz, lokalisierter Anlaufschmerz und Gelenkssteifigkeit, Arthralgien nach Überlastung und Unterkühlung. Radiologische Veränderungen lange vor Einsetzen der subjektiven Beschwerden möglich.

Leitsymptome: Schmerz (Bewegungsschmerz, Ruheschmerz, eventuell Nachtschmerz, Druckschmerz im Bereich des Gelenksspaltes). Bei aktivierter Arthrose sekundäre Synovitis mit Schwellung, eventuell mit Bildung eines Gelenkergusses. Bewegungseinschränkung, Gangunsicherheit durch Bandlockerung, im Spätstadium Gelenksdeformität, Osteophytenbildung, Fehlhaltung des betroffenen Gelenks (Varus- bzw. Valgusstellung der Kniegelenke). Dadurch Überlastungsschäden der Muskulatur, Hypertonus der Muskulatur, Muskelhärten, Insertionstendinopathien, Muskelatrophie.

Erscheinungsformen: Am häufigsten Befall der gewichtsbelasteten Gelenke wie Hüft- und Kniegelenk (monoartikulär, polyartikulär), Spondylarthrose, Kombination von beiden.

Laborbefunde: unauffällig, Blutsenkung normal, Rheumafaktoren negativ (cave: Unspezifisch positive Rheumafaktoren im Alter!).

Röntgen: Gelenksspaltverschmälerung, subchondrale Sklerosierung, Osteophytenbildung (Osteophyten können bei sich rasch entwickelnden Arthrosen auch fehlen), Geröllzystenbildung, zunehmende Destruktion mit Fehlstellung.

Differentialdiagnostische Ausschlußkriterien

Arthroseprozeß läuft ausschließlich im Gelenk ab. Eine Allgemeinreaktion des Organismus fehlt. Komplikationen: entzündliche Reizergüsse, charakterisiert durch Transparenz, normale Viskosität und Muzingehalt; Zellzahl normal oder nur mäßig erhöht (1000 bis 2000/mm^3).

Therapie

Behandlungsziel ist die Herabsetzung der Progredienz des Leidens durch Ausschaltung exogener und endogener Noxen. Bei Fehlstellung daher präventiv und möglichst sofort, bei Manifestwerden der Arthrose operative Korrektur derselben.

Vom Patienten selbst durchführbar: Vermeidung von Überlastung (Ruhepausen), isometrische und isotone Bewegungsübungen. Reduktion des Körpergewichtes. Vermeidung von Extrembelastungen durch bestimmte Sportarten und arbeitsmedizinische Beratung, Stützstock, gut sitzende Schuhe mit griffiger und weicher Sohle, bei Bedarf längenausgleichende Schuhe.

Medikamentös: blande Analgetika, eventuell in Kombination mit Myotonolytika. Nichtsteroidale Antirheumatika; intraartikuläre Injektionen von Kortison/Kristallsuspensionen nur bei entzündlichen Reizzuständen. In Frühfällen Infiltrationen an periarthrotischen

Schmerzpunkten mit einem Lokalanästhetikum, eventuell unter Zusatz einer Glukokortikoidlösung.

Medikamentöse Basistherapie: Rumalon®, ein Knorpel-Knochemarkextrakt. Nach 2 Testdosen zu 0,3 ml und 0,5 ml i.m., wird Rumalon® dann 3 x wöchentlich durch 6 bis 8 Wochen intramuskulär in Form einer Kur verabreicht. **Condrosulf®**, ein oral zu verabreichendes Chondroitinsulfat (Kapseln und Granulatzubereitung), dessen Wirksamkeit auf die Knorpelstruktur arthroskopisch objektiviert wurde. 400 mg Chondroitinsulfat initial 2 x 2 täglich, dann 2x1 täglich durch 12 Wochen.

Gelenksspülung: Sie hat sich in zunehmendem Maß bei mittelschweren bis schweren Fällen von Gonarthrosen bewährt. Ziel dieser Maßnahme ist die Entfernung hydrolytischer Proteasen sowie des Detritus aus dem Gelenk. In der Praxis wird so vorgegangen, daß unter strenger Asepsis (Operationssaal!) medial eine etwas dünnere Nadel (Durchmesser etwa 0,8 bis 0,9 mm) und lateral eine dickere (Durchmesser etwa 2 mm) in das Kniegelenk knapp oberhalb des kranialen Randes der Patella eingestochen werden. Anschließend erfolgt die 1. Spülung des Kniegelenkes von medial her mit 500 ml isotoner Kochsalzlösung im Verlauf von etwa 30 Minuten.

Meist reicht eine Spülung aus, um eine länger anhaltende Besserung zu erzielen. Eine Wiederholung der Gelenksspülung ist, falls nötig, in etwa 3 bis 4 Wochen möglich.

Synoviorthese: bei chronischer Ergußbildung bei Personen über 40 Jahren.

Physikotherapie: Kurzwellen und Ultraschall in der Schmerzphase, Bäder, Peloidpakkungen (Moor, Fango), Paraffinpackungen. Elektrotherapie (Faradische Stimulation atrophisch schlaffer Muskulatur). Im akuten Reizzustand Kryotherapie. Bei Verspannung der das Gelenk umgebenden Muskelmanschette klassische Massage, Unterwassermassage. Soweit es der Schmerzzustand gestattet, Bewegungstherapie. Eventuell Trockengymnastik (darf jedoch nicht schmerzauslösend wirken).

Keine längere Immobilisation!

Orthopädische Behelfe: Bei Bandlockerung stützende Apparate (einfachster Apparat ist das Kniemieder).

Operative Therapie: siehe Kapitel 3.3.4.

Spezielle Krankheitsbilder

Coxarthrose

Häufigkeit und Vorkommen: Die Coxarthrose ist nach der Gonarthrose die häufigste Extremitätenarthrose (sekundäre Coxarthrose 80%, primäre Formen 20%). Objektiver Manifestationsbeginn bereits ab dem 25. Lebensjahr (1,5%), zwischen 30. und 44. Lebensjahr in etwa 10%, dann Zunahme und Überschreiten der 50%-Grenze ab dem 60. Lebensjahr, mit 75 Jahren Häufigkeit 95%. In der Gesamtheit Überwiegen der bilateralen Coxarthrose bei körperlich schwer arbeitenden Menschen. Bis zum 40. Lebensjahr handelt es sich nahezu immer um eine sekundäre Coxarthrose. Nur bei etwa 1% der Gesamtbevölkerung resultiert Arbeitsunfähigkeit oder Invalidität infolge schweren Verlaufs. Im allgemeinen bleibt der Hüftarthrotiker arbeits- oder umschulungsfähig.

Krankheitsbild: Leitsymptome: Schmerzlokalisation im allgemeinen in allen Stadien häufig an der Streckseite in Hüftgelenksnähe, jedoch auch in Leistenregion, Gluteal- und Trochanterbereich. Störung des Gehrhythmus: zunächst Schonhinken, später bedingt durch muskuläre Insuffizienz (positives Trendelenburg-Zeichen). Relativ frühzeitig Ein-

schränkung der Innenrotation und der Abduktion, der kombinierten Außenrotation und Abduktion sowie der kombinierten Flexion und Abduktion. Charakteristischer Bewegungsschmerz bei passiven Bewegungen, besonders in der Endphase. Druckdolenz der Adduktoren. Muskelkontrakturen (Adduktion, Flexion und Außenrotation des Oberschenkels, Kompensation durch Beckenkippung und Skoliose der LSW).
Differentialdiagnose: Ischialgie (akuter Beginn, Reflexdifferenz, Parästhesien, positives Lasegue-Zeichen). **Periarthropathia coxae** (Insertionstendopathien, Bursitiden, Tendomyosen), **Tendoperiostopathien des Beckens** (diese gehen am Beckenkamm, an den Sitzbeinhöckern oder Adduktorenansätzen mit lokalisiertem Druckschmerz einher). **Coxitis** und Sekundärarthrosen entzündlicher Genese (Ausschluß vor allem einer infektiösen Coxitis, einer chronischen Polyarthritis sowie einer Spondylitis ankylosans, ischämische Femurkopfnekrose.

Gonarthrose

Häufigkeit und Vorkommen: Die Gonarthrose ist die häufigste Extremitätenarthrose. Pathologisch-anatomisch bei über 50% nach dem 30. Lebensjahr und nahezu bei 100% ab dem 70. Lebensjahr nachweisbar. Bei Frauen ist die Gonarthrose 4mal häufiger als bei Männern, namentlich bei Frauen in der Menopause. Objektiver Manifestationszeitpunkt bei beiden Geschlechtern unterschiedlich. Bei Frauen in mehr als 50% schon vor dem 40. Lebensjahr, bei Männern wird die 50%-Grenze erst um das 45. Lebensjahr erreicht.

Beim Vergleich subjektiver und objektiver Manifestation ist erstere bis zum 25. Lebensjahr häufiger, die Progredienzzunahme subjektiver Beschwerden mit steigendem Lebensalter verläuft jedoch wesentlich langsamer als die Entwicklung objektiver Befunde. Während objektive Befunde mit steigendem Alter fast linear gegen 100% zunehmen, bleiben subjektive Beschwerden unter der 50%-Grenze. Von den klinisch-manifesten Gonarthrosen überwiegen solche leichteren Grades, nur in 10 bis 15% bestehen mittelschwere bis schwere Verlaufsformen.

Literatur

(1) Lindner J, Rüttner JR, Miescher P, Wilhelmi E: Arthritis - Arthrose. Verlag Hans Huber, 1971.
(2) Wright V (Ed): Osteoarthrosis. Clinics in Rheumatic Diseases, Vol 2, No 3, 1976.
(3) Huskisson EC (Ed): Anti-Rheumatic Drugs II. Clinics in Rheumatic Diseases, Vol 6, No 3, W.B. Saunders, 1980.
(4) Sokoloff, L (Ed): Osteoarthritis. Clinics in Rheumatic Diseases, Vol 11, No 2, W.B. Saunders, 1985.
(5) Kelley WN, Harris ED jr, Ruddy S, Sledge CB: Textbook of Rheumatology, 3rd.Ed. W.B. Saunders, 1989.
(6) Maddison PJ, Isenberg DA, Woo P, Glass DN (eds): Oxford Textbook of Rheumatology, Vol 2, Oxford Univ. Press, 1993.

Arthrosen kleiner Gelenke

R. Eberl

Fingerpolyarthrose

Definition: Arthrotische Veränderungen der kleinen Fingergelenke (Daumen-Sattelgelenk, proximalen und distalen Interphalangealgelenken), die mit derben, oft schmerzhaften Knotenbildungen einhergehen.

Häufigkeit und Vorkommen: Bevorzugte Erkrankung des weiblichen Geschlechtes ab dem 5. Lebensjahrzehnt. Bei Frauen 5- bis 8fach häufiger als bei Männern.

Ätiologie: Bei Frauen dominanter Erbgang, bei Männern rezessiver Erbgang = primäre Form, auftretend ab dem 5. Lebensjahrzehnt. Die „sekundäre" Form entsteht aufgrund traumatischer Läsionen oder als Folge von Entzündungen.

Pathogenese: Durch mukoide Degeneration der Kapsel und des über den Gelenken liegenden weichen Bindegewebes entstehen Zysten, die zunächst Hyaluronsäure enthalten und später knorpelige und knöcherne Metaplasie zeigen.

Krankheitsbild: Frühsymptome: Oft (jedoch nicht immer) schmerzhafte, zeitweilig gerötete, derbe Verdickungen, meist polyartikulär-symmetrisch auftretend, der Fingerend-, der Daumensattel-, der Fingermittel-, der Daumengrundgelenke und selten auch einzelner Langfingergrundgelenke (in der Reihe der Häufigkeit des Befalls). **Krankheitsverlauf:** Allmählicher Beginn und langsamer progredienter Verlauf. **Leitsymptome:** Schmerz und Schwellung von Fingerend-, Fingermittelgelenken und des Daumengrundgelenks. Vorkommen in der Blutverwandtschaft, oft auch „glasige" (hyaluronsäurehaltige) Knötchen dorsolateral über den Fingerendgelenken, Kälteempfindlichkeit. Progrediente Steifheit. Deformität (z. B. regellose Deviation der Fingerendglieder).

Gelegentlich passagere Entzündung der Fingerendgelenke mit Rötung.

Andere Merkmale: Häufig Kombination mit Arthrosen anderer Lokalisation (besonders Knie und Hüfte). Kurzdauernde Morgensteifigkeit. Parästhesien der Fingerspitzen.

Erscheinungsform: Alleiniger Befall der Fingerendgelenke = Heberden-Arthrose, der Daumenwurzelgelenke = Rhizarthrose, der Fingermittelgelenke = Bouchard-Arthrose, auch Kombination der verschiedenen Formen. In 96% der Fälle tritt die Fingerpolyarthrose als blande Form auf, und nur in 4% als erosive Form (siehe unten).

Laborbefunde: Normale Befunde. Blutsenkung eventuell gering beschleunigt.

Röntgen: Periartikuläre Weichteilvermehrung und -verdichtung. Gelenksspaltverschmälerung, subchondrale Spongiosaverdichtung, kleine subchondrale Geröllzysten. Begradigung oder Verplumpung der gelenkstragenden Knochenteile, kleine Ossikel oder verkalkte Chondrome in der Gelenkkapsel. Bei der erosiven Form: Usuren an den Gelenkkonturen.

Diagnostische Kriterien: Ausschließlicher Befall der Fingerend- und Mittelgelenke und der Daumengelenke, mit typischen Knoten über den Fingerendgelenken (Heberden-Knoten), jedoch nie der Fingergrund- und Handgelenke.

Therapie: Nur symptomatisch möglich.

Medikamentös: blande Analgetika, Antirheumatika, lokale Verbände mit kortikoidhaltigen Salben oder gezielte intra- oder periartikuläre Injektionen von Lokalanästhetika mit geringem Kortikoidzusatz (nur bei entzündlichem Reizzustand); im Frühstadium Versuch einer Beeinflussung mittels Rumalon® i.m.; Physikotherapie: lokale Wärmeanwendung, in schweren Fällen eventuell Balneotherapie; Röntgenschwachbestrahlung; bei schwerer Rhizarthrose operative Entfernung des Os trapezium.

Arthrose des Ellenbogengelenks

Definition: Siehe Arthrose großer Gelenke.

Häufigkeit: selten.

Ätiologie: Siehe Arthrosen großer Gelenke. Disponierend wirken berufliche Traumen.

Pathogenese: Siehe Arthrose großer Gelenke.

Krankheitsbild: Schmerzen und Funktionseinschränkung der Ellenbogengelenke, oft auch als Folge einer begleitenden lateralen oder medialen Epikondylitis oder einer Beeinträchtigung des Nervus ulnaris durch Osteophyten oder Cubitus-valgus-Deformität.

Therapie: Lokale Steroidinjektionen und Ruhigstellung des Gelenks (nicht immer befriedigende Resultate); chirurgisch-orthopädisch: Entfernung eines freien Gelenkkörpers, Resektion des Radiusköpfchens, selten Arthrodese oder Arthroplastik; Berufswechsel oft erforderlich.

Literatur

(1) Lindner J, Rüttner JR, Miescher P, Wilhelmi E: Arthritis - Arthrose. Verlag Hans Huber, 1971.
(2) Wright V (Ed): Osteoarthrosis. Clinics in Rheumatic Diseases, Vol 2, No 3, 1976.
(3) Huskisson EC (Ed): Anti-Rheumatic Drugs II. Clinics in Rheumatic Diseases, Vol 6, No 3, W.B. Saunders, 1980.
(4) Sokoloff, L (Ed): Osteoarthritis. Clinics in Rheumatic Diseases, Vol 11, No 2, W.B. Saunders, 1985.
(5) Kelley WN, Harris ED jr, Ruddy S, Sledge CB: Textbook of Rheumatology, 3rd.Ed. W.B. Saunders, 1989.
(6) Maddison PJ, Isenberg DA, Woo P, Glass DN (eds): Oxford Textbook of Rheumatology, Vol 2, Oxford Univ. Press, 1993.

Chondropathia patellae

R. Czurda

Synonyme: Chondromalacia patellae.

Definition

Retropatellarer Schmerzzustand, meist aufgrund eines retropatellaren Knorpelschadens auf degenerativer oder entzündlicher Basis.

Häufigkeit

In der Literatur schwanken die Angaben zwischen 30 und 70%, abhängig vom Untersuchungsalter. Nicht selten schon im jugendlichen Alter, ab dem 30. Lebensjahr sind fast immer chondromalazische Veränderungen der Patella auffindbar, meist jedoch asymptomatisch.

Ätiologie und Pathogenese

Neben konkreten exogenen Faktoren wie Patellaluxation, Patellafraktur oder Zuständen nach Kontusion des Kniegelenks kommt den endogenen Faktoren, d. h. der Biomechanik des Femuropatellargelenks, die größte Bedeutung zu. In Abhängigkeit von der Beugestellung entstehen im Kniegelenk retropatellar erhebliche Druckbelastungen (bei etwa 90 Grad 200 bis 400 kg in der Hauptbelastungszone). Die Belastung ist in manchen Bewegungsphasen nur auf kleine Areale konzentriert, die somit erhöhtem, aber wechselndem Druck ausgesetzt sind. Die Störung des patellaren Gleitweges durch Formvarianten wie Dysplasie des lateralen Femurkondyls bzw. Patelladysplasie (Typ III oder IV nach *Wiberg*) einerseits oder Stellungsanomalien wie Genu valgum bzw. Patella alta oder profunda andererseits stellen kausal pathologenetische Faktoren dar.

Pathologisch anatomisch kommt es zu Ernährungsstörungen des Knorpels mit konsekutiver progredienter Degeneration (Knorpelödem, Knorpelmalazie bzw. tiefen Knorpeleinrissen).

Nach dem Schweregrad der Läsion unterscheidet *Outerbridge* 4 Stadien:

Grad I: lokale Schwellung und Erweichung;

Grad II: Fissuren radial und tangential;

Grad III: Auftreten von Spalten, zottenförmige Oberfläche, Abhebung von Knorpelschuppen;

Grad IV: Erosionen bis in die subchondrale Zone.

Krankheitsbild und -verlauf

Oft lange Zeit symptomlos; kleine Traumen oder Überlastung als Symptomauslöser. Typische Symptomatik: Schmerz beim Treppabsteigen (seltener Treppaufsteigen), Schmerz beim Strecken gegen Widerstand, Anlaufschmerz hinter der Kniescheibe beim

Aufstehen nach längerem Sitzen, Ruheschmerz bei längerem Sitzen, Krepitation (eventuell Schnappen retropatellar), diffuses Schwellungsgefühl, ,,Giving-way"-Syndrom (Einknicken beim Gehen).
Symptomatik und Verlauf sind vom Grad der Belastung abhängig gute Kompensationsmöglichkeit durch trainierte Quadrizepsmuskulatur.

Hilfsbefunde

Labor: uncharakteristisch.
Bildgebende Verfahren: Röntgen: Im Nativröntgen meist negativer Befund, bisweilen jedoch leichte Eindellung an der Patellarückfläche (Haglund-Delle) erkennbar, jedoch nicht pathognomonisch. Zur Fahndung nach Stellungsfehlern (Genu valgum, Patella alta usw.) nützlich. Tangentialaufnahmen zur Beurteilung einer eventuellen Lateralkippung bzw. Formvariante (siehe oben) unbedingt erforderlich.
In den letzten Jahren verbesserte diagnostische Möglichkeiten durch Kernspintomographie, eventuell in Verbindung mit Kontrastmittel zur Aufdeckung tiefergehender Läsionen.
Die beste diagnostische Möglichkeit stellt die Arthroskopie dar, mit der Ausmaß und Grad der Läsion mit höchster Sicherheit beurteilt werden können (eventuell gleichzeitig therapeutische Maßnahmen).

Komplikationen

Nicht selten Auftreten einer Baker-Zyste auch bei nur minimaler retropatellarer Symptomatik.

Differentialdiagnose

Meniskusläsion, Osteochondritis dissecans, Patellaspitzensyndrom *(Sindig-Larsen)*, Quadrizepsinsertionstendopathie, Plica suprapatellaris, inzipiente Arthrose.

Diagnostische Kriterien

– Anamnese!
– Klinisch: retropatellare Krepitation, Verschiebe- und Anpreßschmerz der Patella, Facetten- bzw. Randschmerz medial oder lateral, positiver Zohlen-Test (Distalverschiebung der Patella, bei Anspannung des Quadrizeps heftiger Patellaschmerz), Quadrizepsatrophie, sekundäre Begleitsynovitis und Erguß.
– Röntgen: siehe oben.

Prognose

Unklar; oft in jugendlichen Jahren spontane Ausheilung bis zur Beschwerdefreiheit. Andererseits stellt die Chondropathie nach Ansicht vieler Autoren eine Vorstufe der Arthrose dar, in welche die Chondropathie bei entsprechender weiterer Belastung übergehen kann.

Therapie

A) Konservativ

a) Akutes Stadium:
– Antiphlogistische Lokaltherapie (Fango, Moor);
– nichtsteroidale Antirheumatika;
– intraartikuläre Kortisoninjektion;
– Schonung, eventuell kurze Ruhigstellung (Gipshülse).
b) Chronisches Stadium:
– Zirkulationsfördernde Maßnahmen (Wärme, Rubefazientia), Ultraschall, Iontophorese;
– Heilgymnastik: Quadrizepskräftigung, Dehnung der Kniebeuger, Reduzierung der Allgemeinbelastung (Körpergewicht, Sportbeschränkung);
– Knorpelschutztherapie;
– Verbesserung der Statik (z. B. Einlagenversorgung).

B) Operativ

a) Palliative Maßnahmen: Glättung des Knorpels, Abtragung malazischer Areale, Anbohrung tiefer Defekte zur besseren Vaskularisierung und Neubildung von Faserknorpel.
b) Maßnahmen zur Beseitigung bestehender primärer Noxen bzw. zur Reduzierung des Anpreßdruckes:
– Laterale Retinakulumspaltung;
– Ventralversetzung der Tuberositas nach *Bandi;*
– Medialversetzung mit leichter Ventralisation nach *Elmslie;*
– Korrektur einer Fehlstellung (etwa Genu valgum).

Klassifikation

II/1.

Literatur

(1) Hehne HJ: Biomechanik und Chondromalazie des Femoropatellargelenkes. Habilitationsschrift Freiburg 1981.
(2) Hehne HJ: Das Patellofemoralgelenk. Stuttgart, Enke, 1983.
(3) Rüter A: Retropatellare Arthrose, in: Knorpelschaden am Knie. Hefte zur Unfallheilkunde 127. Berlin, Springer, 1976.
(4) Dexel M, Osterwalder M, Zollinger H: Vergleichende Langzeitresultate 15 Jahre nach konservativer und operativer Therapie der Chondropathia patellae. Orthop Prax 1980;16:561.

Degenerative Erkrankungen
der Wirbelsäule

F. Rainer

Definition

Degenerative Veränderungen der Bandscheiben, der kleinen Wirbelgelenke und des Bandapparats des Achsenskelettes, die mit ossären Veränderungen einhergehen können, mit zunehmenden Lebensalter an Häufigkeit zunehmen und einerseits selbst, andererseits reaktiv Schmerzzustände und Funktionsstörungen verursachen können.

Häufigkeit und Vorkommen

Sie zählen weltweit zu den häufigsten Erkrankungen des Bewegungsapparates und sind auch die häufigste Ursache für Rückenschmerzen. Sie manifestieren sich vorwiegend zwischen dem 30. und 50. Lebensjahr und nehmen mit zunehmendem Alter wieder ab.

Ätiologie und Pathogenese

Regressive Veränderungen, die nach histologischen Untersuchungen bereits im frühen Erwachsenenalter beginnen, führen zu einem Elastizitätsverlust des Bandscheibengewebes. So wird die ursprünglich druckelastische Bandscheibe schlaff. Auch im Anulus fibrosus entstehen Risse und es kommt zu einer radiologisch nachweisbaren Verschmälerung des Zwischenwirbelraumes. Diese Vorgänge sind mit einer Abnahme der Stabilität im Bewegungssegment verbunden – und dieses Zustandsbild bezeichnet man als Chondrose.

Der Verlust der Stoßdämpferfunktion ist mit einer starken Einwirkung aller mechanischen Kräfte vergesellschaftet und das Knochengewebe des Wirbelkörpers reagiert mit einer Verdichtung der subchondralen Spongiosa und geht in das Zustandsbild der Osteochondrose über. Durch die Instabilität werden pathologische Bewegungen der Wirbelkörper gegeneinander möglich, die dann auch auf dem Röntgenbild als Rückwärtsgleiten (Retrolisthesis), Vorgleiten (Pseudospondylolisthesis) und als seitliches Wirbelgleiten (Drehgleiten) sichtbar werden. In einem instabilen Bewegungssegment nimmt mit der Zeit die subchondrale Sklerose der Deckplatte zu und es kommt zur Bildung von appositionellen Knochenzacken im Bereich der Wirbelkörperränder.

Diese spondylotischen Randzacken bilden sich in verschiedenen Stärken vorwiegend an den vorderen und seitlichen Partien der Wirbelkörper aus. Die nun vorliegenden Verhältnisse bezeichnet man als Spondylose. Die Verschmälerung des Bandscheibenraumes und die Instabilität des Bewegungssegmentes verursachen eine vermehrte mechanische Belastung bzw. eine Fehlbelastung an den Gelenksflächen der Zwischenwirbelgelenke. Die Folge ist die Entwicklung einer Spondylarthrose mit Gelenksspaltverschmälerung, Osteophytenbildung und subchondraler Sklerose.

Bei der Entstehung der primären idiopathischen Formen spielen konstitutionelle Faktoren wie vermehrte Belastung, Schwerarbeit, einseitige Belastung, Adipositas sowie eine insuffiziente muskuläre Stabilisierung eine wesentliche Rolle. Andererseits können die degenerativen Veränderungen auch ohne besondere körperliche Belastung ein hohes Ausmaß erreichen. Bei den sekundären Formen wird die Entstehung der Degeneration durch ein anderes Krankheitsbild hervorgerufen bzw. begünstigt (Achsenabweichungen, Instabilitäten, angeborene Deformitäten, entzündliche Erkrankungen). Degenerative Veränderungen sind bei zunehmendem Alter ein praktisch „normaler Röntgenbefund", der nicht immer von klinischen Symptomen begleitet sein muß.

Krankheitsbild und Verlauf

Die klinischen Symptome lassen sich in 3 Syndrome zusammenfassen (Tab. 1), die einzeln oder kombiniert vorliegen können.

Tab. 1. Klinische Syndrome der Wirbelsäule nach Wagenhäuser.

1. Vertebrale Syndrome	umschriebene Haltungsveränderung
	segmentale Funktionsstörung
	reaktive Weichteilveränderungen
2. Spondylogene Syndrome	nerval (sensibel-motorisch-vegetativ)
	vasal
	tendomyogen
3. Kompressionssyndrome	radikulär
	medullär
	vaskulär

Das vertebrale Syndrom ist ein unspezifischer klinischer Sammelbegriff, welcher durch verschiedene pathologische Veränderungen verursacht werden kann. Charakteristisch sind 3 Leitsymptome, die aber nicht immer gleichzeitig vorliegen müssen.
a) Umschriebene Haltungsveränderungen: Dazu zählen: abnorme Streckhaltung – abgegrenzte Skoliose – Lordose – Kyphose.
b) Segmentale Funktionsstörung: Bewegungseinschränkung bis hin zur Blockierung. Segmentale Lockerung – wobei starke Schmerzen bei allen Hebelbewegungen auftreten.
c) Reaktive Weichteilveränderungen: Tendinosen, Tendomyosen, Ligamentosen, Periostosen der Wirbelbögen und ihrer Fortsätze. Die Schmerzen sind üblicherweise belastungsabhängig, sie verstärken sich im Sitzen und Stehen, beim Heben und Tragen schwerer Lasten, insbesondere bei einseitiger oder unphysiologischer Belastung.

Spondylogene (pseudoradikuläre) Schmerzsyndrome: Nach Wagenhäuser sind für die spondylogenen Reizsyndrome folgende klinische Symptome typisch:

a) Weichteilrheumatische Befunde in entsprechendem Zusammenhang mit dem betreffendem Wirbelsäulenabschnitt unter Beteiligung mehrerer Muskeln.

b) Vasomotorische Störungen.

c) Diffuse Dysästhesien wie z. B. Kältegefühl, Kribbeln, Taubheitsgefühl – aber jeweils unabhängig vom peripheren oder segmentalen Nervenverlauf.

Bei Spondylarthrosen des lumbosakralen Bereiches werden oft im Gesäß oder in den Oberschenkel ausstrahlende Schmerzen angegeben.

Bei degenerativen Veränderungen im Bereich der Halswirbelsäule klagen die Patienten über Nackenschmerzen mit Ausstrahlung in die Schulterregion, eventuell auch bis zur Ellenbogengegend und in den Vorderarm, manchmal sogar bis in die Fingerspitzen. Es liegt jedoch keine radikuläre Symptomatik vor.

Im Bereich der Brustwirbelsäule können „Herzbeschwerden" vorgetäuscht werden.

Kompressionssyndrome siehe Beitrag Diskopathien.

Hilfsbefunde

A) Laboruntersuchungen sind zur Ausschluß- bzw. Differentialdiagnose von besonderer Bedeutung.

B) Bildgebende Verfahren:

1. Nativröntgen der Wirbelsäule in 2 Ebenen. Ein negativer Röntgenbefund erlaubt nicht den Ausschluß einer Wirbelsäulenerkrankung. Andererseits müssen radiologisch festgestellte pathologische Befunde nicht immer für das klinische Erscheinungsbild verantwortlich sein.

2. Für spezielle differentialdiagnostische Abklärungen stehen uns noch folgende Methoden zu Verfügung:

a) Tomographie,

b) Computertomographie,

c) Kernspintomographie,

d) Szintigraphie,

e) Myelographie.

C) Elektromyographie

D) Nadelbiopsie

E) Offene Biopsie

Komplikationen und Begleiterkrankungen

A) Baastrup-Syndrom

Die Dornfortsätze der Lendenwirbelsäule können sich bei lumbaler Hyperlordose und Höhenabnahme der Bandscheiben berühren („kissing spine"), dies führt zu einer Irritation des Ligamentum interspinale. Die Patienten klagen über lokale mediane Rückenschmerzen. Durch Extension kann man die Beschwerden provozieren oder verstärken, aber auch die Seitenneigung, die Rotation und auch die Flexion sind schmerzhaft.

B) Degenerative Spondylolisthese
Die Höhe der Läsion am häufigsten L4/L5. Meist sind ältere Patienten betroffen, die häufig über Kreuzschmerzen klagen, die gelegentlich auch in ein Bein ausstrahlen können.

C) Kompression der A. vertebralis
Sie kann durch eine osteophytäre Auftreibung der Unkovertebralgelenke der Halswirbelsäule hervorgerufen werden. Diese Einengung kann die Symptome einer vertebrobasilären Insuffizienz verursachen.

D) Spondylosis hyperostotica (Morbus Forestier)
Dabei handelt es sich um eine hyperostotische Form der Spondylose. Sie tritt vorwiegend in der 2. Lebenshälfte bei adipösen Menschen auf und findet sich bei Männern 3mal häufiger als bei Frauen. Sehr oft liegen Stoffwechselstörungen vor (Diabetes mellitus und Hyperurikämie). Klinisch verursacht sie eine Einsteifung der Wirbelsäule, subjektiv aber wenig Beschwerden.

Typische radiologische Befunde: grobe, spangenartig überbrückende Spondylophyten und zuckergußartige Knochenappositionen an der Wirbelkörpervorderkante, welche sich im unteren Drittel der HWS, der gesamten BWS und gelegentlich auch im Bereich der LWS finden, die Sakroiliakalgelenke bleiben frei.

Differentialdiagnose

a) Radikuläre Wirbelsäulensyndrome.
b) Entzündliche Wirbelsäulenerkrankungen: seronegative Spondarthritiden, bakterielle Spondylodiszitis, Tuberkulose, chronische Polyarthritis im Bereich der HWS.
c) Osteopathien: Osteoporose, Osteomalazie, Hyperparathyreoidismus, Morbus Paget.
d) Maligne Erkrankungen: Primär: Osteosarkom, Lymphom, Leukämie, Plasmozytom; Wirbelsäulenmetastasen (vorwiegend Bronchial-, Mamma -, Prostata-, Ovarial- und Nierenzellkarzinom).
e) Neurologische Erkrankungen: Herpes zoster, entzündliche Neuritiden, gut und bösartige Tumoren des Rückenmarks, der Meningen und der Nervenwurzel.
f) Gynäkologische Erkrankungen.
g) Urologische Erkrankungen.
h) Gefäßerkrankungen.
e) Psychosomatische Ursachen.
j) Rentenbegehren.

Prognose

Bei richtiger Therapie und mit nachfolgender gezielter Prophylaxe („Rückendisziplin", Kräftigung der Muskulatur, „Rückenschule") ist insgesamt mit einer guten Prognose mit remittierendem Verlauf und langen beschwerdefreien Intervallen zu rechnen. Rezidive sind aber selbst nach jahrelanger Beschwerdefreiheit möglich. Das zunehmende Alter ist nicht von einer Verschlechterung, sondern eher von einer Verminderung der klinischen Symptomatik begleitet.

Therapie

a) Medikamentöse Therapie

1. nichtsteroidale Antirheumatika,
2. Muskelrelaxanzien,
3. lokale Infiltrationen mit Lokalanästhetika, eventuell auch mit Glukokortikoiden,
4. Analgetika,
5. unter Umständen auch Psychopharmaka.

b) Physikalische Therapie

In akuten Stadien: Ruhigstellung und eventuell Kryotherapie. Bei Blockierungen manuelle Therapie. Bei chronischem Verlauf: Wärmeanwendungen – vor allem bei schmerzhaftem Hartspann sowie bei Myogelosen in der paravertebralen Muskulatur; Peloidpackungen; milde Massagen; Unterwasserstrahlmassagen (Kombination von Wärmetherapie und Massage).

c) Operative Maßnahmen

Die degenerativen Veränderungen bedürfen keiner operativen Intervention. Eine Operationsindikation ergibt sich nur bei einer begleitenden nervalen Kompression (Wurzelkompression, Myelokompression).

d) Patientenberatung

Diese stellt eine sehr wichtige Behandlungsmaßnahme dar und ist für die Prognose entscheidend. Der Patient muß für eine aktive Wirbelsäulentherapie gewonnen werden. Weiters wichtig: Verbesserung von Bett- und Sitzmöbel, bei Notwendigkeit auch Verbesserungen am Arbeitsplatz. Ebenso sollte das Heben und Tragen von schweren Lasten vermieden werden.

e) Kurorttherapie

Ambulante oder stationäre Kuren kombiniert mit adäquater physikalischer Therapie.

Literatur

(1) Kaganas G, Müller W, Wagenhäuser F (eds): Fortbildungskurse für Rheumatologie. Bd 2: Vertebragene Syndrome.S. Karger, Basel, 1973.
(2) Fehr K, Miehle W, Schattenkirchener M, Tillmann K: Rheumatologie in Praxis und Klinik. Stuttgart-New York, Thieme, 1989.
(3) Müller W, Schilling F, Labhardt F, Wagenhäuser FJ: Differentialdiagnose rheumatischer Erkrankungen. Wiesbaden, Aesopus, 1982.

Diskopathie

G. Clarici

Definition

Unter Diskopathie verstehen wir jene krankmachenden und schmerzhaften Zustände, die durch Veränderungen am Discus intervertebralis verursacht werden.
Aus der Diskopathie ergeben sich drei Krankheitsbilder:
1. Der Bandscheibenvorfall
2. Die Spinalkanalstenose
3. Die Foramenstenose

Bandscheibenvorfall

Ein Bandscheibenvorfall liegt dann vor, wenn Diskusgewebe aus dem Zwischenwirbelraum disloziert wird. Dies geschieht durch Ruptur oder massive Aufdehnung des Faserringes (Anulus fibrosus). Je nach der Lokalisation des Vorfalles sprechen wir von lateralem, mediolateralem und medialem Bandscheibenvorfall.

Allgemeines zur Klinik des Bandscheibenvorfalls

Bandscheibenvorfälle können sowohl lokale Schmerzen in der Wirbelsäule, als auch entlang einer Nervenwurzel verursachen, wenn diese selbst komprimiert wird (Brachialgie, Ischialgie). Zu diesen Schmerzen können Gefühlsstörungen hinzutreten. Bei massiver Kompression einer Nervenwurzel kann auch eine Lähmung in der von dieser Nervenwurzel versorgten Muskelgruppe (Kennmuskel) auftreten. Ein weiteres Symptom ist die Reduzierung oder das Erlöschen von Muskeleigenreflexen. Schließlich können auch noch periphere vegetative Störungen auftreten, wenn das vegetative Nervensystem miterfaßt ist.
Bei Kompression des Rückenmarks kann sich eine echte Querschnittssymptomatik entwickeln. Tritt dieser Prozeß chronisch in der Halswirbelsäule auf, sprechen wir von **zervikaler Myelopathie.** Komprimiert ein großer Diskusprolaps im Lumbalbereich die Cauda equina, wird dies als **Kaudasyndrom** bezeichnet.

Häufigkeit

Bandscheibenvorfälle treffen Frauen und Männer in gleichem Maße und treten meistens im 4. und 5. Lebensjahrzehnt auf. Ihrer Häufigkeit nach treten Bandscheibenvorfälle vorwiegend in der Lendenwirbelsäule auf, dann folgt die Halswirbelsäule und relativ selten kommen diese Erkrankungen in der Brustwirbelsäule vor.

Ätiologie

Die Ursache der Bandscheibenvorfälle liegt in der Degeneration dieser Organstruktur, die als bradytrophes Gewebe zu reparativen Vorgängen nicht fähig ist. Durch eine chronische Fehl- und Überbelastung unserer vorwiegend sitzenden Lebensweise beschleunigen wir diesen degenerativen Prozeß. In ganz wenigen Fällen sind die Bandscheibenvorfälle nachweislich durch lokale Traumen verursacht.

Zervikaler Bandscheibenvorfall

Die enge nachbarliche Beziehung von Rückenmark, Nervenwurzel und A. vertebralis sowie zum Halssympathikus zeigen oft zusätzlich zu den klassischen Bandscheibensymptomen vaskuläre und neurovegetative Erscheinungen.

Der Schulter-Nackenschmerz mit oder ohne Brachialgie, tritt plötzlich auf und ist mit Schulter-Nackensteifigkeit vergesellschaftet. Positionsabhängige Schmerzen, die während der Nacht zunehmen, sind typisch. Die Beschwerden sind sehr ausgeprägt und beeinträchtigen Lebensfreude und Arbeitsfähigkeit.

Je nach Position des vorgefallenen Diskusgewebes, sprechen wir von medianem Vorfall der vorwiegend das Rückenmark komprimiert , oder von mediolateralem oder lateralem Vorfall mit vorwiegender Kompression der Nervenwurzel. Die neurologischen Symptome sind für jeden Spinalnerv typisch.

Kompressionssyndrome zervikaler Spinalnerven

C3- und C4-Syndrom: führt zu Schmerzen in der Schulterregion.

C5-Syndrom: Schmerzen und Gefühlsstörung an der Außenseite der Schulter. Ihr Kennmuskel ist der Musculus deltoideus. Der Bizepssehnenreflex kann abgeschwächt sein.

C6-Syndrom: Schmerz und Gefühlsstörung an der radialen Seite des Unterarms bis zum Daumen. Die Kennmuskeln sind der Musculus biceps brachii und der Musculus brachioradialis, die schwächer sein können. Der Bizepssehnenreflex ist abgeschwächt.

C7-Syndrom: Schmerzen und Gefühlsstörung am dorsalen Unterarm bis zum Zeige- und Ringfinger (digiti II bis IV). Die Kennmuskeln sind der Musculus triceps und Musculus pronator teres. Eine Abschwächung des Trizepssehenereflexes ist häufig.

C8-Syndrom: Diese Wurzel tritt zwischen C7 und Th1 aus. Ihr Dermatom breitet sich am dorsalen Unterarm bis zum Kleinfinger und zur ulnaren Hälfte des Ringfingers aus. Die Kompression dieser Wurzel führt zur Kraftabschwächung der Fingerbeuger und Musculi interossei, wobei der Trizepssehnenreflex auch abgeschwächt sein kann.

Thorakaler Bandscheibenvorfall

Diese seltene Erkrankung hat als Leitsymptom lokale Schmerzen. Bei medianer Ausbreitung treten vorwiegend medulläre Symptome wie Paraparese, Sensibilitätsstörungen in den Beinen, Blasen-Mastdarmstörungen, Reflexanomalien und Gangstörungen auf.

Bei lateraler Ausbreitung des Vorfalls ist der Interkostalnerv vorwiegend betroffen, zeigt entsprechende Nervenwurzelreizerscheinungen, die sich als Interkostalneuralgie und Gefühlsstörung zeigen und positionsabhängig sind.

Lumbaler Bandscheibenvorfall

Der lumbale Bandscheibenvorfall ist die häufigste Erkrankung in der Wirbelsäule. Dadurch, daß nur Nervenwurzeln betroffen sein können (Cauda equina), ist die Höhendiagnose relativ einfach.

Kompressionssyndrome lumbaler Spinalnerven

L1- und L2-Syndrom: Schmerz und Hypästhesiebezirk in der Leistenregion. Keine Reflexausfälle und motorische Störungen. Das Laseguesche Zeichen ist immer negativ.

L3-Syndrom: Schmerz und Hypästhesiezone an der Vorderseite des Oberschenkel mit Schwäche der Quadrizepsmuskulatur und abgeschwächtem oder erloschenem Patellarsehnenreflex. Das Laseguesche Zeichen ist negativ, ein positiver Femoralisdehnungsschmerz ist möglich.

L4-Syndrom: Schmerz und Hypästhesiezone an der Oberschenkelvorderseite bis über das Kniegelenk in den Unterschenkel reichend. Der Patellarsehnenreflex ist abgeschwächt, der Musculus quadriceps femoris ist schwächer, manchmal atrophisch. In der Hälfte der Fälle ist das Laseguesche Zeichen positiv.

L5-Syndrom: Eine Rumpffehlhaltung ist schon primär auffallend, die Schmerz- und Hypästhesiezonen erstrecken sich über die Lateralseite des Beines (Generalsstreifen) und ziehen über den Vorfuß bis in die Großzehe. Motorisch ist eine Fußheberschwäche und Zehenheberschwäche auffällig. Das Laseguesche Zeichen ist positiv, Reflexstörungen bestehen nicht.

S1-Syndrom: Das Schmerz- und Hypästhesieband erstreckt sich an der Hinterseite des Beines über Ober- und Unterschenkel und zieht über die Ferse an den lateralen Fußrand bis zu den Zehen III bis V. Die motorische Störung manifestiert sich in einer Trizepsschwäche. Der Achillessehnenreflex ist abgeschwächt oder erloschen.

Beim Massenprolaps kann die Cauda equina zur Gänze komprimiert werden und führt dann zur Kaudaläsion (Reithosenhypästhesie), mit oder ohne Blasen-Mastdarmlähmung. Bei Teilkompression der Kauda wird der Befund als Hemikauda beschrieben.

Diagnostik

Exakte Anamnese und Erhebung der subjektiven und objektiven Krankheitszeichen sind die wichtigsten Faktoren zur Diagnose. Die Übersichtsaufnahmen der Wirbelsäule zeigen nur indirekte Zeichen wie Fehlhaltung und Degeneration des Wirbelsäulenabschnittes. Die modernen bildgebenden Verfahren Computertomographie und Magnetresonanz können den Bandscheibenvorfall und seine Position in der Wirbelsäule genau darstellen, auch wenn das Bandscheibengewebe im Foramen intervertebrale oder sogar außerhalb davon liegt (extraforaminärer Vorfall). In Ausnahmefällen kann die Myelographie herangezogen werden, die heute mit wasserlöslichen Kontrastmitteln hohe Bildqualität ergibt. Schließlich können noch Muskulatur und Nervenwurzeln mit dem Elektromyogramm untersucht werden, um die motorischen Störungen zu objektivieren, die aber zu ihrem elektromyographischen Nachweis längere Zeit bestehen müssen.

Das Leitsymptom ist der Schmerz, der den Patienten relativ rasch zum Arzt führt. Löst sich der Schmerz schlagartig und tritt vollkommene Lähmung der Kennmuskulatur auf, spricht man vom sogenannten ,,Wurzeltod", und die rasche operative Entlastung ist nötig. Diese Dringlichkeit muß auch verfolgt werden, wenn sich eine Blasen-Mastdarmlähmung einstellt (absolut dringliche Operationsindikation!).

Wenn sich die Schmerzen und neurologische Ausfälle unter konservativer Behandlung immer wieder bessern, aber in den therapiefreien Phasen immer wiederkehren, liegt die relative Operationsindikation vor. Die Entscheidung zur Operation ist problematisch, ebenso wie die Erkrankung selbst. Hier muß die Persönlichkeit des Patienten und sein Umfeld in die Entscheidung miteinbezogen werden. Die Operation sollte nur in Ausnahmefällen durchgeführt werden.

Differentialdiagnose

Differentialdiagnostisch kommen urologische und gynäkologische Erkrankungen sowie andere wirbelsäulenbedingte Störungen wie der Morbus Baastrup (Aneinanderliegen der Dornfortsätze bei Überlordosierung) und Rückenmuskelinsuffizienzen in Frage.

Daneben ist die Wirbelsäule auf Entzündungen (Spondylitiden), auf Osteoporose, Morbus Paget, Morbus Bechterew und vor allem auf Tumoren abzusuchen. Gerade bei den unerkannten Wirbelsäulengewächsen kann eine Fehlbehandlung katastrophale Folgen haben.

Prognose

Die Prognose des Bandscheibenvorfalls ist günstig. Besonders frische Vorfälle mit vorwiegend radikulärer Symptomatik versprechen guten Behandlungserfolg. Bei schweren degenerativen Veränderungen der Wirbelsäule, langdauernden chronifizierten Krankheitsprozessen und muskelschwachen Individuen, werden aber Restbeschwerden häufig zurückbleiben.

Therapie

Nicht jeder Bandscheibenvorfall muß operiert werden! Die Operation ist die Ultima ratio in einem Behandlungsweg. Die Zeitdauer der Behandlungsphasen richtet sich nach dem klinischen Verlauf.

In der akuten Schmerzphase ist Ruhigstellung nötig (Bettruhe, Stufenlagerung usw.). Schmerzmedikamente können sowohl als Infusion oder Injektion als auch peroral (oder rektal) gegeben werden. Nichtsteroide Antirheumatika und muskelrelaxierende Wirkstoffe unterstützen die Schmerztherapie.

Neuraltherapeutische Maßnahmen wie Wurzelblockaden, Infiltrationen der Schmerzpunkte, Infiltrationen in die Ligg. interspinalia der entsprechenden Region sind ebenfalls wirksam. Neben der Entlastungslagerung, die ausreichend lange erfolgen muß, wird in vielen Fällen lokale Wärme angenehm empfunden.

Elektrotherapie wirkt auf die hartgespannte Muskulatur lösend. Besonders wirksam ist die Interferenzstromtherapie, die in der Tiefe eine Verbesserung der Durchblutung durch Beeinflussung des vegetativen Nervensystems erreichen soll.

Nach dem akuten Schmerz werden aktive und passive Bewegungsübungen und muskelstärkendes Training durchgeführt.

Bei Therapieresistenz wird die Operation erwogen. In ausgesuchten Fällen können auch perkutane Minimaleingriffe Erfolg bringen:

1. Die perkutane Nukleotomie, die manchmal auch unter endoskopischer Sicht durchgeführt wird. Das Bandscheibengewebe wird über eine Hohlsonde mechanisch zerkleinert und abgesaugt.

2. Die Nucleus-pulposus-Denaturierung mit dem Laser: Bei diesem Minimaleingriff wird über einen Glasfieberlichtleiter mit einem Nd-YAG-Laser Energie in das Diskusgewebe eingebracht. Diese Energie verdampft Wasser und verringert das Volumen. Die Erfolgsrate steigt mit enger Indikationsstellung und liegt bei etwa 60 bis 80%. Sie kann nur bei den lumbalen Bandscheibenvorfällen angewendet werden.

Wenn Bandscheibengewebe sequestriert ist, sich epidural verlagert hat und die klinischen Zeichen nicht mehr zurückgehen, ist die offene Operation angezeigt. Grundsätzlich wird heute am Nervengewebe nur mehr unter dem Operationsmikroskop operiert.

Je nach Region der Wirbelsäulenregion werden verschiedene Methoden angewendet.
Halswirbelsäule: Bei Vorfällen, die vorwiegend median liegen, ist der Eingriff von vorne notwendig. Der Weg durch die Halsweichteile wird im anterolateralen Zugang durchgeführt. Die Diskektomie wird unter dem Mikroskop durchgeführt und bis zur Vorderfläche der Dura das Bandscheibengewebe entfernt (Mikrodiskektomie).

Ist das Bewegungssegment hypermobil, wird es mit einem Knochendübel, der interponiert wird, verriegelt. Damit erzeugt man einen Blockwirbel (Fusionsoperation nach *Cloward* oder *Smith-Robinson*).

Beim weit lateralen Diskusprolaps, der vorwiegend radikuläre Symptome verursacht, wählt man die Operation von dorsal her. In diesen Fällen wird über eine mediale Hemifacettektomie der Bandscheibensequester entfernt und damit die Wurzel entlastet.

Brustwirbelsäule: Bandscheibenvorfälle in dieser Region sind sehr selten. Über eine Laminektomie oder Kostotransversektomie wird der Bandscheibenvorfall von dorsal entfernt. In besonderen Fällen wird transthorakal operiert, vor allem dann, wenn eine Spondylodese notwendig ist.

Lendenwirbelsäule: Der lumbale Bandscheibenvorfall tritt am häufigsten auf. Durch das Operationsmikroskop wird der Eingriff gezielt klein gehalten und unter größtmöglicher Schonung der Bauelemente der Wirbelsäule operiert. Von dorsal her wird der Bandscheibenvorfall (interarkuärer Zugang) entfernt. Die Mobilisation erfolgt am 1. postoperativen Tag, die Entlassung aus dem Krankenhaus meistens 4 Tage später. Beim extraforaminären Diskusprolaps wird der Zugang unter stumpfer Spaltung der Rückenmuskulatur (Muskelsplitting) paramedian gewählt und so die Wurzel durch Entfernung des Diskusgewebes entlastet. In seltenen Fällen kann Hypermobilität des Bewegungssegmentes eine operative Stabilisierung nach sich ziehen.

Ergebnisse

Die Ergebnisse der Bandscheibenchirurgie mit der mikrochirurgischen Methode ergeben in 80 bis 90% sehr gute bis gute Ergebnisse. Je strenger die Auswahl zur Operation getroffen wird, desto besser sind die Ergebnisse.

Die operierten Bandscheibenvorfälle an der Halswirbelsäule mit vorwiegend radikulären Zeichen haben deutlich bessere Ergebnisse als die mit medullären Symptomen. Bei den thorakalen Bandscheibenvorfällen ist die Komplikationsrate wegen der Rückenmarksschädigung relativ hoch.

An der Lendenwirbelsäule sind Ergebnisse um so besser, je jünger die Patienten sind, je kürzer die Anamnesedauer und je deutlicher der intraoperative Befund des Vorfalls war. Die Reoperationsrate liegt bei 6%.

Spinalkanalstenose

Ausgeprägte Degeneration der Bandscheibe mit Höhenabnahme, reaktiver Knochenneubildung (Randwülste) und massiver Spondylarthrose, führt zur Querschnittsverminderung des Spinalkanals und damit zur Spinalkanalstenose. Begünstigt wird dieses Krankheitsbild durch eine angeborene relative Enge des Spinalkanals.

Diese Prozesse entwickeln sich immer sehr langsam und führen an der Halswirbelsäule zur **zervikalen Myelopathie.**

Bei der lumbalen Spinalkanalstenose wird die Cauda equina komprimiert. Es können auch mehrere Segmente an der Stenose beteiligt sein.

Krankheitsbild

Klinische Zeichen der zervikalen Myelopathie sind Schwäche und Ungeschicklichkeit in den Händen, verbunden mit Dysästhesie in den Fingern und Schwäche in den unteren Extremitäten. Der Gang wird zunehmend ataktisch und später treten Zeichen der langen Bahnen sowie trophische Störungen auf.

Die klinischen Symptome der lumbalen Spinalkanalstenose sind neben den typischen Lumbalgien und eher protrahierten radikulären Störungen, die meist beidseitig auftreten, die neurogene Claudicatio intermittens. Dieses Symptom ist durch heftige in ein oder beide Beine ausstrahlende Schmerzen gekennzeichnet, die nach einer kurzen Wegstrecke auftreten, im Sitzen rasch abklingen, um nach kurzem Gehen erneut wiederkehren.

Diagnostik

Neben den Übersichtsröntgen ist die Magnetresonanz die Untersuchung der Wahl. Diese Untersuchung zeigt das Ausmaß der Stenose, die Richtung aus der sich die Stenose entwickelt und kann auch differentialdiagnostisch Tumor und Syringomyelie ausschließen.

Therapie

Die Therapie der Spinalkanalstenose liegt in der ausreichenden und entsprechenden Dekompression der Medulla spinalis oder der Cauda equina. Je nach Kompression von vorne oder von dorsal her muß von vorne oder von hinten entlastet werden. In manchen Fällen wird sowohl von vorne, als auch von hinten dekomprimiert.

An der Halswirbelsäule wird bei knöchernen Randwülsten, die von vorne in den Spinalkanal hineinragen nach *Cloward* oder *Smith-Robinson* operiert (Fusionsoperation), wenn nur 1 Segment befallen ist. Wenn mehrere Segmente an der Stenose beteiligt sind, wird an der Halswirbelsäule eine Korporektomie durchgeführt und somit das Rückenmark unter Wegnahme eines Wirbelkörpers entlastet. Der Defekt wird mit autologem Knochen überbrückt und mit Platte und Schrauben bis zur Einheilung stabilisiert.

An der Lendenwirbelsäule genügt die Dekompression von dorsal, wobei auch die Recessus laterales erweitert werden müssen. Wichtig bei diesem Eingriff ist es, die Gelenksfortsätze zu erhalten, um die Stabilität der Wirbelsäule nicht zu beeinträchtigen. In seltenen Fällen kann eine dorsale Spondylodese notwendig sein. Der Erfolg der Operation stellt sich rasch nach der Entlastung ein.

Foramenstenose

Wenn die Foramina intervertebralia durch das Zusammensintern der Bandscheibe, durch Unkarthrosen und Spondylarthrosen so eng werden, daß sich der Reserveraum neben der Spinalwurzel erschöpft, kann es zu Kompressionssyndromen dieser Spinalnerven kommen, die sich klinisch als monoradikuläre Ausfälle äußern. Foramenstenosen kommen vor allem bei hochgradig degenerativ veränderten Wirbelsäulen vor.

Diagnose

Die Diagnose kann neben dem hochverdächtigen klinischen Befund schon durch das Röntgenbild der Foramina intervertebralia dargestellt werden. Besonders an der Halswirbelsäule sieht man die Einengung durch die Unkarthrose deutlich. An der Lendenwirbelsäule ist die Foramenstenose oft mit einer Recessus-lateralis-Stenose kombiniert. Computertomographie und Magnetresonanz bestätigen die Diagnose.

Therapie

Bei massiven Befund ist die konservative Therapie nur wenig erfolgversprechend. Schmerzbehandlung, Antiphlogistika und Ruhigstellung können Hilfe bringen. Bei Therapieresistenz ist aber die operative Wurzeldekompression angezeigt. An der Halswirbelsäule ist die Hemifacettektomie von dorsal mit der Abtragung der Unkarthrose die Operation der Wahl.

An der Lendenwirbelsäule wird über eine Hemilaminektomie der Recessus lateralis und das Foramen intervertebrale knöchern dekomprimiert.

Literatur

(1) Ascher PW, Fan M, Sutter B: Nucleus pulposus vaporization of protruded lumbar discs, in Spinelli P, Dal Fante M, Marchesini R (eds): Photodynamic Therapie and Biomedical Lasers. Amterdam, Elsevier, 1992, pp 366-369.
(2) Cloward RB: The anterior approach for ruptured cervical discs. J Neurosurg 1958;15:602-617.
(3) Delank HW, Schmitt E: Zervikale Myelopathien – Aktuelle Aspekte. In: Die Wirbelsäule in Forschung und Praxis. Bd 113. Stuttgart, Hippokrates, 1991.
(4) Krämer J: Bandscheibenbedingte Erkrankungen. Ursachen, Diagnose, Behandlung, Vorbeugung, Begutachtung. 2. Aufl. Stuttgart-New York, Thieme, 1986.
(5) Mayer HM, Brock M: Percutaneous lumbar discectomy. Berlin-Heidelberg-New York, Springer, 1989, pp 1-218.
(6) Stöhr M, Riffel B: Nerven- und Nervenwurzellähmungen. In: Praktische Neurologie. Bd 7. Weinheim-Cambridge-New York, Edition Medizin VCH, 1988.
(7) Venner RM, Crock HV: Clinical studies of isolated disc resorption in lumbar spine. J Bone Joint Surg 1981;638:491-494.
(8) Verbiest H: Neurogenic intermittent claudication. Amsterdam, North-Holland, 1976.

Lokale Schmerzsyndrome
und andere Periarthropathien

W. Siegmeth

Definition

Erkrankungen multifaktorieller Genese überwiegend periartikulärer Strukturen wie Muskeln, Sehnen, Faszien, Sehnenscheiden und Schleimbeutel.

Einleitung

Es handelt sich dabei um lokale Schmerzen im Bereich von Gelenken, Muskeln, Sehnen und Faszien. Das Schmerzfeld geht oft, besonders wenn länger bestehend, über die eigentliche Läsion hinaus.

Häufigkeit und Vorkommen

Lokale Schmerzsyndrome können in jedem Lebensalter auftreten und sind sehr häufig.

Ätiologie und Pathogenese

Die Ursachen der Beschwerden sind vielfältig. Möglichkeiten sind akute oder chronische Traumen, leichte kongenitale Entwicklungsstörungen mit strukturellen Veränderungen, falsche Haltung und Bewegung während Sport und Beruf, bis zu entzündlich rheumatischen Krankheiten.

Krankheitsbild und Verlauf

Die Schmerzintensität ist unterschiedlich. Die passive Beweglichkeit ist nahezu immer uneingeschränkt. Die Prognose ist gut.

Hilfsbefunde

Die Laborbefunde sind meist wenig diagnostisch zielführend, sofern den Weichteilläsionen nicht eine Grundkrankheit, wie z. B. Polyarthritis, zugrunde liegt. Das Skelettröntgen dient zum Ausschluß von Knochen-, Gelenks- und Wirbelsäulenerkrankungen. Die Weichteilradiographie, Ultraschalluntersuchung und Magnetresonanz ermöglichen eine Weichteildiagnostik und so den Nachweis von Kalkablagerungen, Sehnenläsionen und periartikulären Flüssigkeitsansammlungen wie Bursitis oder Tendovaginitis.

Differentialdiagnose

Wichtig ist die Abklärung einer Grundkrankheit, bakteriellen Entzündung, Knochen-, Gelenks- oder Wirbelsäulenerkrankung oder Nervenschädigung.

Krankheitsbilder

Nacken-Schultergürtelregion

Ursache für Weichteilbeschwerden können sein: Spannungskopfschmerz, Okzipitalneuralgie, myofaszialer Nackenschmerz und Levator-scapulae-Syndrom. Letzteres ist ein zervikoskapulärer Schmerz, gelegentlich mit Schmerzausstrahlung in Armrichtung mit Kontraktur des Musculus levator scapulae und des zervikalen Anteils des oberen Trapeziussegments.

Periarthropathia humeroscapularis

Es handelt sich dabei um einen Sammelbegriff häufiger Läsionen periartikulärer Strukturen. Dazu zu zählen sind die Tendopathie der Rotatorenmanschette, Tendinosis calcarea mit und ohne Bursitis subacromialis, Ruptur der Rotatorenmanschette, Läsion der langen Bizepssehne und Beschwerden des Akromioklavikulargelenks. Die Differenzierung der jeweiligen schmerzauslösenden Strukturen ist wichtig für die Behandlung.

Tendopathie der Rotatorenmanschette

Es handelt sich hier um Tendopathien im Ansatzbereich der Rotatorenmanschette. Je nach Befall der einzelnen Portionen unterscheidet man eine Supraspinatus-, Infraspinatus- und Subskapularistendopathie. Der Schmerz ist meist chronisch, auch nächtlich. Die Schmerzlokalisation befindet sich im Deltaansatzbereich. Die passive Beweglichkeit ist frei, häufig findet sich ein schmerzhafter Bogen. Die Palpation der Sehnenansätze muß nicht immer schmerzhaft sein. Differenzierung der einzelnen Tendopathien durch die Prüfung schmerzhafter Bewegungen gegen Widerstand. Die häufigste Tendopathie ist die des Musculus supraspinatus. Diese Tendopathie neigt meist zu persistierenden oder rezidivierenden Beschwerden.
Die Behandlung der Tendopathien erfolgt durch lokale Injektionen, Antirheumatika, tiefe Friktion, Mobilisation, Distraktion, Wärme- und Elektrotherapie. Sind alle diese konservativen Maßnahmen ausgeschöpft und erfolglos, ist eine operative Therapie möglich.

Tendinitis calcarea und Bursitis subacromialis

Verkalkungen der Rotatorenmanschette können ohne, mit chronischen oder akuten Schmerzen einhergehen. Bei Einbruch der Verkalkungen in die Bursa subacromialis kommt es zu einer akuten Schmerzattacke, bezeichnet als Periarthropathia humeroscapularis acuta. Betroffen sind häufig Frauen im Alter von 30 bis 40 Jahren. Im Röntgen sind subakromiale Verkalkungen nachweisbar, die sich im Verlaufe wieder auflösen können.

Rupturen der Rotatorenmanschette

Handelt es sich nicht um ein Unfallereignis, entstehen diese Sehnenrupturen als Folge einer trophischen Perforation. Vordergründig sind Schmerzen mit unterschiedlichem aktivem Bewegungsausfall. Typisch ist der schmerzhafte Bogen. Allmählich kommt es zur Ausbildung einer Muskelatrophie, eine Schultersteife ist möglich.

Tendinitis der Bizepssehne

Degenerative Veränderungen der langen Bizepssehne verursachen eine Tendosynovitis, Subluxation und Luxation und eine partielle oder komplette Ruptur der Sehne. Schmerzen finden sich im vorderen Schulterbereich, die Bizepssehne ist druckschmerzhaft, bei Vorliegen einer Subluxation fühlt man ein Sehnenschnappen.

Akromioklavikulargelenk

Es findet sich ein typischer Druckschmerz, Schmerzverstärkung ab einer Abduktion über 90 Grad.

Schmerzhafte Schultersteife (Kapselfibrose, Frozen shoulder, Periarthropathia humeroscapularis ankylosans)

Als Folge einer Periarthropathia humeroscapularis mit längerer Schulterruhigstellung kann es zu einer Schultersteife kommen. Neben Schmerzen findet man Muskelspasmen und eine zunehmende Bewegungseinschränkung im Sinne eines Kapselmusters.

Ellbogenregion

Epikondylitis

Dabei handelt es sich um schmerzhafte Muskelursprünge, meist am radialen, seltener am ulnaren Epicondylus humeri. Mögliche Ursachen dafür sind degenerative Veränderungen bzw. Sehneneinrisse, aber auch Sehnenschmerzen im Rahmen eines generalisierten extraartikulären Rheumatismus (Fibrositissyndrom) oder spondylogen fortgeleitet. Wichtigstes Gebot der Behandlung ist die Vermeidung der entsprechenden Überlastung/ der schmerzauslösenden Noxe. Bei Therapieresistenz ist eine operative Behandlung mit operativer Ablösung der Muskelursprünge am Epicondylus radialis oder ulnaris möglich; eventuell zusätzlich die Denervation nach Wilhelm.

Bursitis olecrani

Diese Bursitis ist meist Folge eines Traumas oder einer chronischen Druckeinwirkung. Eine weitere Möglichkeit sind akute oder chronische Entzündungen wie Gicht, chronische Polyarthritis und bakterielle Infektion.

Handgelenkregion

Tendovaginitis stenosans De Quervain

Schmerzen bzw. Schmerzverstärkung in Höhe des Griffelfortsatzes der Speiche finden sich bei Druck bzw. beim festen Halten und Greifen. Die Schmerzen, besonders wenn längere Zeit bestehend, können in den Daumen und Unterarm ausstrahlen. Wichtigste Unterscheidung sind Schmerzen bei Rhizarthrose. Die operative Behandlung besteht in einer Spaltung der verdickten Sehnenscheide des Abductor pollicis longus und Extensor pollicis brevis.

Griffelfortsatzentzündungen

Schmerzen an der Radial- und Ulnarseite des Handgelenks können bei verschiedenen Sportarten oder beruflichen Tätigkeiten auftreten.

Kalkeinlagerungen

in Sehnen der Hand sind am häufigsten in der Sehne des Musculus flexor carpi ulnaris. Die Schmerzen dabei können akut und sehr heftig sein.

Sehnenscheidenstenosen

Beim schnellenden Finger liegt das Streckhindernis in der Höhe des Metakarpalköpfchens. Hier tastet man einen druckschmerzhaften Knoten. Am Daumen findet sich dieser Knoten in Höhe der Grundgelenksbeugefalte. Neben Schmerzen bei der Fingerbewegung tastet man ein typisches Schnapphänomen. Andere Sehnenscheidenstenosen können auftreten im Bereiche des Musculus extensor carpi ulnaris, Musculus flexor carpi ulnaris und Musculus extensor digiti proprii.

Hüftregion

Periarthrosis coxae (Periarthropathia coxae)

Es handelt sich dabei um hüftnahe Tendomyalgien, insbesondere im Bereich des Trochanter major. Auslösende Ursachen dafür sind Erkrankungen des Hüftgelenks, Beinlängendifferenzen, Überbelastungen bei der Sportausübung, entzündliche Tendopathien, z. B. bei Morbus Bechterew und Morbus Reiter und anderen.
Die häufigsten Tendinosen sind die Glutäaltendinose, Bursitis trochanterica, Adduktorentendinose, Grazilistendinose und Ischiokruraltendinose.
Für die Diagnose sind Anamnese und der klinische Untersuchungsbefund entscheidend. Ein Beckenübersichtsröntgen ist empfehlenswert, Sehnenansatzverkalkungen, besonders im Trochanterbereich, lassen sich oft nachweisen. Bei der Untersuchung zu fahnden ist nach Druckschmerz, Dehnschmerz und abnormen Tonussteigerungen der Muskulatur.

Bursitis im Trochanterbereich

Die Bursitis verursacht Schmerzen im Trochanterbereich mit Ausstrahlung in den Oberschenkel. Häufiger ist die chronische Bursitis, vergesellschaftet mit Erkrankungen der Wirbelsäule, des Hüftgelenk oder der Beine. Es findet sich ein gut lokalisierbarer Palpationsschmerz am Patienten in Seitenlage. Schmerzverstärkung bei Außenrotation und gleichzeitiger Abduktion (Patrick-Zeichen).

Laterales Oberschenkelsyndrom

Schmerzursache sind Verspannungen der Fascia lata und des Tractus iliotibialis. Schmerzausstrahlung bis unter die Außenseite des Kniegelenks. Vorkommen in Frühphasen einer Coxarthrose oder bei Coxa valga.

Schnappende Hüfte (Coxa saltans, schnellende Hüfte)

Es handelt sich dabei um eine unwillkürliche oder willkürliche Bewegung des Tractus iliotibialis über den Trochanter major. Das Schnappgeräusch kann beim Gehen wahrgenommen werden. Nach einer Grundkrankheit ist immer zu forschen, z. B. Beinlängendifferenz, Hüfterkrankungen. Schmerzen treten auf bei Reizung der Bursa trochanterica.

Meralgia paraesthetica

Die Schmerzregion entspricht dem Innervationsgebiet des Nervus cutaneus femoris lateralis.

Copeman-Knötchen

Kleine fibrotische Verdickungen im Präsakralbereich können Schmerzen verursachen. Typisch ist ein Palpationsschmerz. Die Knötchen finden sich häufig zusammen mit einer Pannikulose, mit Übergewicht und postklimakterisch.

Knieregion

Beim Knieschmerz zu unterscheiden sind eine Reihe von Erkrankungen, die nicht durch Arthritis, Arthrose oder eine Binnenläsion bedingt sind, wenngleich sie aber als Folge dieser Erkrankungen auftreten können.

Bursitis praepatellaris
Man findet dabei eine Schwellung an der Vorderseite der Kniescheibe, ursächlich meist traumatisch bedingt, „Hausmädchenknie", selten auch bei Gicht oder Infektion.

Pes-anserinus-Bursitis
Der Pes anserinus wird gebildet von den Sehnen des Musculus grazilis, Musculus sartorius und Musculus semitendinosius, er inseriert an der medialen Vorderseite der Tibia, etwa 4 cm distal vom Gelenksspalt. Unter der Insertionsstelle befindet sich diese Bursa. Eine schmerzhafte Bursitis findet sich nahezu immer bei übergewichtigen Frauen mit breitem Becken und X-Bein-Stellung. Der typische Palpationsschmerz ermöglicht eine einfache Diagnose.

Patellaschmerz
Patellaschmerzen finden sich bei Mädchen und jungen Frauen, bedingt durch Veränderungen des Patellarknorpels. Nicht selten sind diese Knorpelveränderungen vergesellschaftet mit einer Patelladysfunktion infolge anatomischer Fehlentwicklung. Derartige Patelladysplasien lassen sich im Röntgen einfach nachweisen. Diese Chondropathie ist zu unterscheiden vom Patellaschmerz des älteren Menschen, welcher meist die Folge einer femuro-patellaren Arthrose ist. Ein Patella-Verschiebeschmerz, meist verbunden mit Reibegeräuschen, ist ein richtungsgebender klinischer Befund.

Hoffascher Fettkörper – Beschwerden
Selten eigenständig, häufiger als Begleitkrankheit bei verschiedenen Kniegelenkerkrankungen, kann es zu einer Vergrößerung des Fettpolsters zwischen Ligamentum patellae und Kniegelenk kommen. Dieser druckschmerzhafte, meist überwärmte Fettpolster ist an der Knievorderseite gut sichtbar und tastbar.

„Plica-Krankheit" des Kniegelenkes (Plica-Syndrom)
Man versteht darunter eine Hypertrophie von Synovialisfalten, die klinische Beschwerden verursachen. Am häufigsten handelt es sich dabei um die Plica synovialis mediopatellaris. Diese Falte kann sich bei Kniebeugung wie eine Bogensehne über dem medialen Femurkondyl spannen und unter der medialen Facette der Patella eingeklemmt werden. Folgen davon können Druckschäden am femoralen und patellaren Knorpel sein. Die Knieschmerzen werden medial oder retropatellar meist mit dem Gefühl des „Gelenkschnappens" angegeben. Eine Plica-Durchtrennung bzw. -Entfernung kann gelegentlich erforderlich sein.

Poplitealzyste (Baker-Zyste)
Beim gestreckten Knie empfindet der Patient ein Druck- und Schwellungsgefühl an der Knierückseite. Eine solche Schwellung ist auch tastbar und kann durch Arthrographie oder Sonographie in ihrer Ausdehnung verifiziert werden. Der Druck einer solchen Zyste auf die abführenden Venen kann eine Knöchelschwellung verursachen. Eine Ruptur der Zyste ist möglich und verursacht einen heftigen Wadenschmerz („Pseudothrombophle-

bitis"). Derartige Poplitealzysten sind häufig zu finden bei chronischer Polyarthritis, Arthrose und verschiedenen Binnenläsionen des Kniegelenks.

Knöchel-, Fersen-, Vorfußregion

Sowohl Knöchel, Ferse als auch Vorfuß können von Erkrankungen aller medizinischen Fachdisziplinen betroffen werden.

Knöchelregion
Schmerzen mit und ohne Schwellungen an der Außen- und Innenseite des Sprunggelenks können, abgesehen von Bandläsionen, auch durch Tendosynovitiden verursacht sein. Derartige Tendosynovitiden sind häufig bei entzündlich-rheumatischen Erkrankungen wie der chronischen Polyarthritis, Arthropathia psoriatica und anderen seronegativen Arthritiden.
Kommt es infolge einer derartigen Sehnenscheidenschwellung zu einem Druck auf den Nervus tibialis, kann es zu einem Tarsaltunnelsyndrom mit brennenden Schmerzen der Fußsohle kommen.

Achillessehnenentzündung
Nicht nur Traumen, Sport, unpassendes Schuhwerk, auch ,,rheumatische Entzündungen" wie Gicht, chronische Polyarthritis, Morbus Reiter, Spondylitis ankylosans und Kristall-ablagerungen können Schmerzen der Achillessehne verursachen. Schmerzen und Schwellungen der Sehne finden sich dann an deren Ansatz oder knapp distal davon. Tophi, Rheumaknoten und Xanthome können die Ursache für Sehnenknoten sein.
Intratendinöse Injektionen einer Kortison-Kristall-Suspension können mitverantwortlich für eine Achillessehnenruptur sein. Bei der Behandlung in Betracht zu ziehen sind auch Ruhigstellung, Schuhkorrektur und Fersenerhöhung. Zwischen der Hinterseite der Achillessehne und Kalkaneus findet sich eine Bursa. Bei vielen entzündlich-rheumatischen Erkrankungen kann es zu einer **Bursitis der Achillessehne** kommen.

Kalkaneodynie
Seltene Ursachen für einen Fersenschmerz sind Tumor, Metastasen, Morbus Paget und Belastungsfrakturen.

Fersensporn und Plantarfasziitis
Schmerzen an der Fersenunterseite können durch einen Fersensporn (Osteophyt) oder entzündlich-rheumatisch durch eine Insertionstendinitis (Plantarfasziitis) verursacht sein. Ein Fersenröntgen verbunden mit der Gesamtsituation, d. h. älterer Mensch = meist Fersensporn, jüngerer Mensch mit Arthritis = Plantarfasziitis, ermöglicht die Differenti-aldiagnose.

Vorfuß
Die Schmerzen hier sind vielfältiger Natur, unter anderem Metatarsalgie, Marschfraktur (Ermüdungsbruch), Mortonsche Neuralgie und Großzehengrundgelenksarthrose.

Ventrale Thoraxwand

Schmerzen im Bereiche der ventralen Thoraxwand müssen prinzipiell von viszeral bedingten Schmerzen abgegrenzt werden. Ist somit ein viszeraler Schmerz ausgeschlossen, gelingt es mittels Palpation, die schmerzauslösende Struktur festzustellen. Zusammengefaßt werden diese Beschwerden unter der Bezeichnung *sternokostoklavikuläres Schmerzsyndrom*. Der zugrundliegende Prozeß dafür ist posttraumatisch, entzündlich, arthrotisch oder osteonekrotisch. Betroffen davon sind häufig Frauen im mittleren Lebensabschnitt. Bezeichnungen wie kostosternales Syndrom (Tietze-Syndrom), Slipping rib und Xyphoid-Syndrom weisen auf die Lokalisation der Schmerzen hin.

Literatur

(1) Biundo JJ: Regional rheumatic pain syndromes, in Arthritis Foundation (ed): Primer on the Rheumatic Diseases. 9th ed. Atlanta 1993, pp 277-287.
(2) Cyriax J: Textbook of Orthopedic Medicin. Vol 1: Diagnosis of Soft Tissue Lesions. 7th ed. London, Baillere-Tindall, 1978.
(3) Dixon AS, Grabner J: Lokale Injektionstherapie bei rheumatischen Krankheiten. Heidelberg, Verlag für Medizin Dr. Ewald Fischer, 1983.
(4) Jäger M, Wirth KJ: Praxis der Orthopädie. Stuttgart-New York, Thieme, 1986.

Erkrankungen des Unterhautbindegewebes

K. Chlud und W. Siegmeth

Pannikulose

Die Pannikulose ist eine nichtentzündliche Erkrankung des Unterhautzellgewebes, langläufig und fälschlicherweise als „Zellulitis" bezeichnet.
Sie stellt eine konstitutionelle Fettverteilungsstörung dar, findet sich überwiegend bei klimakterischen Frauen, ist häufig und als harmlos zu bezeichnen.

Krankheitsbild

Die Pannikulose imponiert als polsterförmige Fettgewebsvermehrung. Die darüberliegenden Hautpartien sind großporig und zeigen das typische „Matratzen"- oder „Orangenschalenphänomen". Die kosmetisch störenden Fettgewebsknoten verursachen nur manchmal Spontanschmerzen, es findet sich aber immer ein Druck- oder Kneifschmerz. Die häufigsten Lokalisationen liegen im Bereich der Nates, der Oberschenkel und der Innenseite der Kniegelenke. Die Laborbefunde sind im Normbereich.

Therapie

Wichtig ist zunächst die Aufklärung über die Harmlosigkeit dieser Hautveränderungen. Übergewichtigen Patienten ist eine Gewichtsreduktion anzuraten; weiters empfehlen sich vom Patienten selbst durchgeführte Bürstenmassagen. Wenn Schmerzen bestehen, Versuch mit nichtsteroidale Antirheumatika, lokalen Injektionen mit Lokalanästhetika und Iontophorese.

Pannikulitis

Im Rahmen einiger entzündlicher Erkrankungen kann es zur Entzündung des Unterhaut-zellgewebes, d. h. Pannikulitis, kommen. 2 Formen der Pannikulitis sind die Pfeifer-We-ber-Christian-Erkrankung und eine Pannikulitis im Rahmen einer Pankreatopathie. Entzündung und Nekrosen können auch periartikulär auftreten und sind dann Ursache begleitender Gelenkschmerzen.

Krankheitsbilder, Diagnose, Therapie

Die **Pfeifer-Weber-Christian'sche Erkrankung,** auch als generalisierte Lipogranulo-matose oder Panniculitis nodularis non suppurativa bezeichnet, ist charakterisiert durch rezidivierendes Auftreten von rötlichen Knoten und Plaques im Bereiche der Beine, Arme, des Thorax, des Gesichts und der Glutaealregion. Betroffen sind insbesondere junge Frauen und Frauen mittleren Alters. Die Ätiologie der Erkrankung ist unbekannt. Im Falle einer Systemisierung der Erkrankung mit Befall innerer Organe einschließlich des Knochenmarks und zentralen Nervensystems besteht eine schlechte Prognose.
Bei der Pannikulitis **Rothmann-Makai** fehlen Fieber und Beeinträchtigung des Allge-meinbefindens. Abheilung der Hautveränderung ohne Dellenbildung.
Zur sicheren Diagnose ist eine Hautbiopsie samt Subkutis erforderlich. Eine differenti-aldiagnostische Abgrenzung ist u. a. auch nötig gegenüber einem **Erythema nodosum.**
Die Behandlung richtet sich nach dem Schweregrad der Pannikulitis und allfälliger Organopathien und beinhaltet nichtsteroidale Antirheumatika, Kortikosteroide, Resochin und, bei schwerer Organmitbeteiligung, Immunsuppressiva.

Eine **Pannikulitis im Rahmen einer Pankreopathie** tritt bei Patienten mit Pankreatitis oder Pankreaskarzinom auf. Die schmerzhaften geröteten Knoten finden sich am häufig-sten prätibal, aber auch jede andere Lokalisation ist möglich. Nachdem die Hautverän-derungen oft mit Arthralgien einhergehen, welche durch periartikuläre Fettgewebs-nekrosen bedingt sind, ist auch hier die Differentialdiagnose gegenüber einem Erythema nodosum vonnöten.
Haut- oder Synovialbiopsien ergeben das Bild einer Pannikulitis mit Fettgewebsnekro-sen. Ursachen dieser Nekrosen sind freiwerdende Pankreasenzyme. Eine Eosinophilie im peripheren Blutbild wird beschrieben.
Die Therapie dieser Form der Pannikulitis sollte sich – kausal – auf die Behandlung der zugrunde liegenden Pankreaserkrankung beschränken.

Literatur

Pannikulose
(1) Nürnberger F: Krankheiten des subkutanen Fettgewebes, in Korting GW: Dermatologie in Klinik und Praxis. Stuttgart, Thieme, 1979, Bd. III, pp 33.1-33.8.
(2) Gräfenstein K: Klinische Rheumatologie. Diagnostik – Klinik – Behandlung. 2. Aufl., S 339; Weichteilrheumatismus: Affektionen des Unterhautbindegewebes. Landsberg/Lech, ecomed, 1994.

Pannikulitis
(2) Mullen GR, Caperton Jr EM, Crespin SR, et al: Arthritis and skin lesions resembling erythema nodosum in pancreatic disease. Ann Intern Med 1968;68:75-87.
(2) Schrier RW, Melman KL, Fenster LF: Subcutaneous nodular fat necrosis in pancreatitis. Arch Int Med 1965;116:832.
(3) Gräfenstein K: Klinische Rheumatologie: Diagnostik – Klinik - Behandlung. 2. Aufl., S 339; Weichteilrheumatismus: Affektionen des Unterhautbindegewebes. Landsberg/Lech, ecomed, 1994.

Erkrankungen von Sehnen, Sehnenscheiden und Schleimbeuteln

K. Chlud und W. Siegmeth

Definition, Ätiologie, Pathogenese

Als Folge von akuten oder chronischen Überbelastungen kann es zu Tendopathien kommen. Ursachen sind die Tätigkeit am Arbeitsplatz oder beim Sport und Tätigkeiten, welche für den Patienten und so für seinen Sehnenapparat ungewohnt sind, wie z. B. eben Überbelastungen. Pathologisch-anatomisch kommt es zu einem „Aufreißen" der Kollagenbündel mit zunehmenden degenerativen Veränderungen und in weiterer Folge zur Kalkeinlagerung. Im Bereich von Enthesen kann es zu reaktiven Verknöcherungen kommen, ein wohlbekanntes Beispiel stellt der Fersensporn dar.

Synonyme für Tendopathien sind auch Tendinosen, Tendopathien, Tendoperiostosen und Enthesiopathien.

Krankheitsbild und Diagnose

Besteht kein Spontanschmerz, kann die Schmerzauslösung bei Tendopathien beim Bewegen gegen Widerstand bzw. durch lokalen Druck bewirkt werden. Werden die Beschwerden chronisch, wird aus dem umschriebenen Schmerz ein Schmerzareal, bei dem die schmerzauslösende Struktur aus der Kenntnis der topographisch-anatomischen Verhältnisse heraus diagnostiziert werden muß. Die einzelnen komplexen Krankheitsbilder sind im Kapitel „lokale Schmerzsyndrome und Periarthropathien" genau beschrieben. Tendopathien finden sich auch im Bereich der Dorn- und Querfortsätze der Wirbelsäule und der Spina iliaca posterior, der Ansatzstelle des Ligamentum iliolumbale.

Die Diagnose kann meist klinisch eindeutig gestellt werden, die exakte Differenzierung der betroffenen periartikulären Strukturen erfolgt am besten mittels Ultraschall. Röntgenologisch sind gelegentlich Verkalkungen am Sehnenansatz nachweisbar.

Tendovaginopathien sind meist die Folge einer Überbelastung, finden sich überwiegend im Bereich der Streck- und Beugesehnen der Finger oder der Hand und sind durch Schwellungen der Sehnenscheiden in der Akutphase und durch palpables Krepitieren in der chronischen Phase nachweisbar.

Bursopathien sind schmerzhafte akute oder chronische Reizzustände eines präformierten oder durch chronischen Druck entstandenen Schleimbeutels oder einer Aussackung einer Sehnenscheide („Ganglion").

Differentialdiagnose

Bei Erkrankungen von Sehnen, Sehnenscheiden oder Schleimbeuteln sollte eine entzündliche Systemerkrankung, wie z. B. eine chronische Polyarthritis oder eine Kollagenose, ausgeschlossen werden.

Differentialdiagnostisch sollte bei einer **Bursitis** über dem Großzehengrund- bzw. Ellbogengelenk eine Gicht ausgeschlossen werden. Rheumaknoten unterscheiden sich von einer Bursitis durch ihre derbe Konsistenz.

Therapie

Die Gabe von nichtsteroidalen Antirheumatika oder Analgetika kann versucht werden, muß aber nicht immer erfolgreich sein. Topische Injektionen mit Lokalanästhetika, eventuell auch in Kombination mit einer Kristallsuspension, wirken meist schmerzbefreiend, mindestens aber schmerzlindernd. In der chronischen Phase eignet sich die örtliche Anwendung von Salben mit perkutan wirkenden Anteilen von nichtsteroidalen Pharmaka.

In der Akutphase ist die Kryotherapie sehr gut wirksam. In der chronischen Phase sind Wärmeanwendungen indiziert. Aus dem Angebot der Elektrotherapie bringen auch niederfrequente Ströme Schmerzerleichterung, Ultraschallanwendungen sind aufgrund der geringen Eindringtiefe nur bei oberflächlichen Läsionen wirksam.

Im akuten Stadium sollte man auch an eine Ruhigstellung in Entlastungshaltung, z. B. mit einem Gipsverband, denken. Auch Tape-Verbände (Muskelzügelung durch dachziegelartige Pflasterstreifen) können Bewegungen „zügeln", d. h. nur im schmerzfreien Raum zulassen. Bei Versagen aller konservativen therapeutischen Maßnahmen kann auch ein chirurgisch-orthopädischer Eingriff in Erwägung gezogen werden. Als Beispiel dafür seien die Hohmann'sche Einkerbung bei therapieresistenten Insertionstendopathien oder die Sehnenscheidenspaltung zu nennen.

Die wirksamste therapeutische Maßnahmen wird jedoch immer die Ausschaltung der die Läsion auslösenden Faktoren sein.

Literatur

(1) Mohr W: Pathologie des Bewegungsapparates – Sehnen, Sehnenscheiden; Faszien, Schleimbeutel. Berlin, Springer, 1987.
(2) Gräfenstein K: Klinische Rheumatologie: Diagnostik – Klinik – Behandlung. 2. Aufl., S. 340-341: Weichteilrheumatismus: Erkrankungen der Sehnen, Sehnenscheiden und Schleimbeutel. Landsberg/Lech, ecomed, 1994.

Tendomyosen

K. Chlud und W. Siegmeth

Definition, Ätiologie, Pathogenese

Gebräuchliche Synonyme für Tendomyosen sind Muskelverspannungen, Hartspann oder Muskelhypertonus. Tendomyosen stellen die häufigste Form des Weichteilrheumatismus in der klinischen Praxis dar, wobei das Beschwerdeausmaß unterschiedlich ist. Tendomyosen treten auf als Reaktion einer Fehl- und Überbelastung im Rahmen einer Erkrankung von Wirbelsäule und Gelenken und als Folge von Kälte- und Nässeeinwirkung. Die Beschwerden können von verschiedensten psychischen Faktoren, wie Angst oder Depression, beeinflußt werden.

Die tendomyotischen Beschwerden werden durch den Circulus vitiosus Muskelkontraktur und resultierende Muskelischämie, die ihrerseits wieder schmerzverstärkend wirkt, in Gang gehalten.

Krankheitsbild

Die schmerzhaften Muskeln weisen einen erhöhten Tonus auf, teilweise finden sich auch tastbare Verhärtungen (Myogelosen). Schmerzverstärkung durch Haltearbeit, Kälte, Nässe, aber auch durch psychische Faktoren.

Differentialdiagnose

Lokalisierte Tendomyosen werden keine diagnostischen Schwierigkeiten machen. Bei polytopen Tendomyosen ist auch an eine Myositis, Paraneoplasie, eine zugrunde liegende Organkrankheit, z. B. Hypothyreose, eine Psychose und letztendlich an eine Fibromyalgie zu denken. Kettentendomyosen im Bereich der Extremitäten können das Krankheitsbild einer Ischialgie oder Brachialgie vortäuschen.

Prognose

Der Verlauf der Tendomyosen ist gutartig, die Prognose günstig, insbesondere, wenn die auslösenden Ursachen beseitigt werden konnten.

Therapie

Günstige Beeinflussung der Schmerzen durch Wärme, Bewegen, insbesondere Dehnübungen – absolute Priorität bei den Tendomyosen hat demnach die physikalische Medizin: In der akuten Phase kurzfristige Ruhigstellung, Kryotherapie und diadynamische Ströme, in der chronischen Phase Massagen, Wärmeanwendungen und vor allem Krankengymnastik und Haltungsschulung.

Chronische Tendomyosen, besonders, wenn mit funktionellen und vegetativen Beschwerden einhergehend, können eine Indikation für einen Kuraufenthalt darstellen. Oberstes Behandlungsziel der Tendomyosen ist die Prävention!

Literatur

(1)   Rompe G: Myegelosen, in: Jäger M, Wirth CJ: Praxis der Orthopädie. Thieme, Stuttgart, New York, 1986, pp 567-568.

Fibromyalgie

W. Siegmeth

Synonym: Primäres Fibromyalgie-Syndrom, generalisierte Tendomyopathie, Fibrositis-Syndrom.

Definition

Eigenständiges Krankheitsbild innerhalb des Weichteilrheumatismus, betrifft überwiegend Frauen und ist charakterisiert durch großflächige generalisierte Schmerzen mit zusätzlichen typischen Druckschmerzpunkten, häufig mit psychischen, funktionellen und vegetativen Beschwerden einhergehend.

Einleitung

Beschwerden und Probleme der Fibromyalgie-Patienten sind bereits seit vielen Jahren bekannt. Es war der englische Neurologe *Gowers,* der erstmals 1904 diesen Symptomenkomplex unter dem Terminus Fibrositis-Syndrom zusammenfaßte. In der Folge waren die dafür verwendeten Termini sehr unterschiedlich, je nach Vorherrschen der jeweiligen Beschwerden, so die Bezeichnungen Weichteilrheumatismus, Myalgie, psychogener Rheumatismus, Panalgesie, chronischer Erschöpfungszustand und Spannungskopfschmerz. Nachdem die Fibromyalgie ohne Entzündung, metabolische und strukturelle Abnormitäten einhergeht, somit pathomorphologisch wenig greifbar erklärbar ist, wurde dieser Symptomenkomplex einfach als Ausdruck einer psychischen Störung aufgefaßt und war somit für viele Ärzte medizinisch wenig interessant. Man darf aber nicht übersehen, daß Schmerzen und Behinderungen weder vom Patienten eingebildet noch erfunden sind, sondern für den Betroffenen eine absolute Realität darstellen. Das Interesse an diesem Krankheitsbild hat seit den frühen achtziger Jahren stark zugenommen. Zeigten doch ausgedehnte Populationsstudien, daß 10 bis 20% der Befragten über chronische, großflächige Muskelschmerzen klagten. Die Fibromyalgie wird als eigene Entität innerhalb des Weichteilrheumatismus angesehen.

Diagnosekriterien

Mit der Erstellung von Diagnosekriterien wurde ein homogenes Patientengut geschaffen mit der Möglichkeit, internationale Vergleichsstudien durchzuführen. Diese wichtige Basis ermöglicht es, die Forschung zu fördern, Behandlungsprogramme zu erarbeiten und die Patientenführung zu verbessern. Die zur Zeit allgemein akzeptierten Kriterien der amerikanischen Rheumagesellschaft finden sich in Tabelle 1, vereinfachte Kriterien in Tabelle 2.

Epidemiologie

Bei der Befragung einer größeren Erwachsenenpopulation wurden über länger anhaltende (2 Wochen oder länger) Schmerzen ausgehend vom Bewegungsapparat von 40 bis 50% der Befragten geklagt. 20% dieser Patienten berichteten über ausgedehnte großflächige chronische Muskelschmerzen. Die Kriterien der Fibromyalgie erfüllten je nach Studie in der Allgemeinpraxis 1 bis 5%, in einer Rheumaambulanz 6 bis 20% der Patienten. In allen Untersuchungen handelt es sich überwiegend um Frauen.

Das Erkrankungsalter ist am häufigsten das 20. bis 40. Lebensjahr. Ab dem 60. Lebensjahr nimmt die Krankheitshäufigkeit wieder ab und wird im hohen Alter nur sehr selten beobachtet. Bis zum Vollbild des Fibromyalgie-Syndroms mit den ausgedehnten flächenhaften Muskelschmerzen und den zahlreichen Druckschmerzpunkten dauert es in der Regel 3 bis 5 Jahre.

Tab. 1. Kriterien für die Klassifikation von Fibromyalgie, erstellt 1990 vom "American College of Rheumatology.

1. Anamnese des großflächigen Schmerzes
Definition: Schmerz wird dann als großflächig bezeichnet, wenn er in beiden Körperhälften und sowohl über als auch unter der Taille vorkommt. Weiters müssen axiale Schmerzen des Stützapparates vorhanden sein (Halswirbelsäule, vorderer Brustkorb, Brust- oder Lendenwirbelsäule). Schmerzen der Lendenwirbelsäule werden als Schmerzen im unteren Bereich betrachtet.
2. Schmerz an 11 von 18 Druckpunkten durch Fingerplapation
Definition: Ein durch Fingerpalpation ausgelöster Schmerz muß an mindestens 11 der folgenden 18 Druckpunkten vorhanden sein.   *Hinterhaupt:* an den suboccipitalen Muskelansätzen   *Unterer Nackenbereich:* am vorderen Teil des zwischen C5-C7 liegenden Abschnittes   *Trapezius:* in der Mitte des oberen Trapeziusrandes   *Supraspinatus:* an den Ansätzen oberhalb des spina scapulae nahe der mittleren Grenze   *Zweite Rippe:* oberhalb und seitlich der zweiten Rippenknorpelgrenze   *Laterale Epikondylen:* 2 cm unterhalb der Epikondylen   *Glutäal:* am oberen äußeren Quadranten des Gesäßes an der vorderen Muskelfalte   *Trochanter major:* hinter dem Trochantervorsprung   *Knie:* am mittleren Bereich des Fettpolsters proximal zur Gelenkslinie
Daumenpalpation soll mit einem Druck von ca. 4kg erfolgen. Ein Druckpunkt hat auf Grund der Palpation schmerzhaft zu sein und nicht bloß wegen des Drucks.

Tab 2. Diagnosekriterien.

Großflächige Schmerzen
Schmerzdauer länger als 3 Monate
multiple Druckschmerzpunkte
Schlafstörungen, morgendliches Steifigkeitsgefühl
Blutsenkungsgeschwindigkeit, CPK (Kreatinphosphokinase), SGOT normal
Rheumafaktor und antinukleäre Antikörper negativ
Ausschluß einer Ileosakralarthritis mittels Beckenröntgen

Klinik

Die geklagten Schmerzen bei Fibromyalgie stehen im Widerspruch zum klinischen Befund. So findet sich ein unauffälliger Muskel- und Gelenkbefund, auch die Laborbefunde durchwegs im Normbereich. Aber gerade durch diesen Widerspruch drängt sich die Diagnose Fibromyalgie auf. Wichtigster und oftmals einziger objektiver Untersuchungsbefund sind die multiplen hyperalgetischen Druckschmerzpunkte (Tab. 3). Es handelt sich dabei um Punkte, welche bei starkem Fingerdruck schon vom Gesunden als unangenehm empfunden werden, Fibromyalgie-Kranke reagieren aber auf vergleichbaren Druck besonders empfindlich. Als Reaktion auf den gesetzten Schmerz sehen wir oft Flucht- und Abwehrbewegungen. Gefordert wird ein Fingerdruck von 3 bis 4 kg, zu Versuchszwecken kann man einen standardisierten Druck maschinell durch ein Dolorimeter erzeugen. In den verschiedenen Diagnoseschemata variiert die geforderte Anzahl an Druckpunkten, aber 10 oder mehr sind immer gefordert. An den negativen Kontrollpunkten sollte bei Druck keine Hyperalgesie berichtet werden (Tab. 3). Wichtig ist es auch, den „flächenhaften Schmerz" zu definieren.

Ein Schmerz wird als flächenhaft ausgedehnt erachtet, wenn dieser sich auf beiden Körperseiten befindet, sowohl oberhalb als auch unterhalb der Taille. Zusätzlich gefordert wird ein Schmerz im Bereich des Stammskeletts, d. h. Nacken, Brustwirbelsäule, vordere Thoraxwand und/oder Lenden-Kreuzbereich. Eine Fibromyalgie wird oft nicht diagnostiziert, wenn diese im Gefolge einer entzündlichen oder degenerativen Gelenk- bzw. Wirbelsäulenerkrankung auftritt. Die Diagnose einer Fibromyalgie ist oft erschwert, wenn diese im Gefolge einer entzündlichen Gelenk- bzw. Wirbelsäulenerkrankung auftritt. Erfüllen die Muskelschmerzen die Kriterien der Fibromyalgie, bezeichnet man diese Form als sekundäres Fibromyalgie-Syndrom. Die überwiegende Zahl der Fibromyalgie-Patienten hat aber keine Grundkrankheit.

Die Fibromyalgie ist ein Syndrom mit verschiedenen begleitenden anderen Beschwerden, so Kopfschmerzen, Colon irritabile, Reizblase, Dysmenorrhoe, Kälteempfindlichkeit, Raynaudsches Syndrom, Restless legs, Dysästhesien, verminderte Leistungsfähigkeit und insbesondere Schlafstörungen mit dem Gefühl des morgendlichen Unausgeschlafenseins. In 20 bis 50% von Fibromyalgie finden sich eine Depression, Angst oder andere psychische Störungen. Die Intensität der Schmerzen variiert im Laufe des Tages bzw. unter verschiedenen Umständen. So sieht man eine Symptomenverstärkung am Morgen und am Abend sowie unter Streß und bei feucht-kaltem Wetter.

Die Bezeichnung Fibromyalgie ist, wenn man die Fülle an Begleitsymptomen betrachtet, nicht als optimal anzusehen, doch wird damit das Hauptsymptom hervorgehoben, nämlich der Muskelschmerz.

Die große Anzahl der geklagten Beschwerden veranlaßt die behandelnden Ärzte, zahlreiche Durchuntersuchungen vorzunehmen. Somit zeichnet die dicke Befundmappe einen Patienten mit Fibromyalgie aus. Ist man aber mit dem Fibromyalgie-Syndrom vertraut, wird sich sicherlich viel Polypragmasie und Polytherapie vermeiden lassen.

Tab. 3.

Lokalisation der Druckpunkte (,,tender points") für die Diagnose des Fibromyalgie-Syndroms
1. Nackenmuskulatur
2. Mitte des Trapeziusrandes
3. M. pectoralis an der Rippenknorpelgrenze II
4. 2 cm unterhalb des lateralen Epikondyls
5. Obere Glutealregion
6. 2 cm hinter dem Trochanter
7. Innenseite Knie
Kontrollpunkte mit fehlendem Druckschmerz
1. Stirnmitte
2. Mitte der Streckseite des Unterarms
3. Daumennagel
4. Mitte Streckseite Oberschenkel
5. Schienbeinkante
6. Fibulaköpfchen

Differentialdiagnose

Sämtliche Erkrankungen, die mit Muskelschmerzen einhergehen können, müssen bei der Differentialdiagnose berücksichtigt werden (Tab. 4). Arthrosen, Spondylarthrosen, aber auch entzündlich rheumatische Erkrankungen können als Nebenbefund bzw. auch als auslösender Faktor bei Fibromyalgie vorhanden sein. Meistens findet sich aber ein unauffälliger klinischer Befund mit gutem Allgemeinzustand, normalen Laborbefunden, Fehlen von neurologischen Abnormitäten und Synoviitis.

Laboruntersuchungen zur Differentialdiagnose gegenüber anderen Erkrankungen, die mit multilokulären Schmerzen, Kraftlosigkeit und Müdigkeit einhergehen, sind in Tabelle 5 aufgelistet. Eine genaue Untersuchung inklusive Zuwendung zum Patienten verstärkt das Vertrauen des Patienten, der oft bereits durch verschiedenste Diagnosen verunsichert wurde. Tabelle 6 ist eine Hilfestellung zur Differentialdiagnose von Patienten mit großflächigen Muskelschmerzen unter Zuhilfenahme von Befunden wie Blutsenkung, Müdigkeit, Druckschmerzpunkten und einigen aussagekräftigen Laborbefunden.

Tab. 4. Differentialdiagnose.

> Weichteilrheumatismus (u. a. Bursitis, Tendinitis)
> Myofasziales Schmerzsyndrom (= lokalisierte Tendomyopathie)
> Polymyalgia rheumatica
> chronische Polyarthritis, Kollagenose
> Polymyositis
> postvirale Myalgie
> Osteomalazie
> Karzinom, Myelom
> Hypothyreose
> Hyperparathyreoidismus
> Morbus Addison
> Psychogener Rheumatismus
> beginnender Morbus Parkinson

Tab. 5. Differentialdiagnose, Laborbefunde.

> Blutsenkungsgeschwindigkeit, Blutbild
> CPK (Kreatinphosphokinase), Kalzium, SGOT, alkalische Phosphatase
> Schilddrüsenparameter (T3, T4, TSH)
> Antinukleäre Antikörper, Rheumafaktor

Tab. 6. Differentialdiagnose der Myalgie.

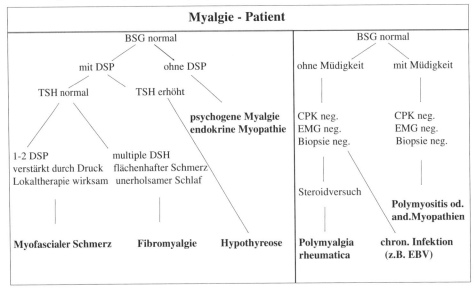

BSG = Blutsenkungsgeschwindigkeit, DSP = Druckschmerzpunkt, TSH = Thyreotropin, CPK = Kreatinphosphokinase, EMG = Elektromyographie, EBV = Epstein-Barr-Virus

Pathogenese

Sowohl Ätiologie als auch Pathogenese der Fibromyalgie sind gegenwärtig nicht vollständig bekannt. Das große Interesse an dieser Krankheit erbrachte in den letzten Jahren viele interessante Teilaspekte. Unbekannt sind auch einheitliche Risikofaktoren.

Psyche: Wenngleich psychische Störungen häufig vorhanden sind, kann man nicht einheitlich sagen, daß diese für das Zustandekommen der Fibromyalgie ursächlich verantwortlich gemacht werden können. Psychische Störungen beeinflussen aber sehr wesentlich das Allgemeinbefinden und die Lebensqualität dieser Patienten. Eine bestimmte Fibromyalgie-Persönlichkeit gibt es nicht.

Schlafstörungen: Nahezu alle Patienten klagen über Schlafstörungen, verbunden mit dem morgendlichen Gefühl des Unausgeschlafenseins. Der Schlaf wird somit nicht als erholsam empfunden. Im Schlaf-EEG nachgewiesen wurde eine Verkürzung des Tiefschlafs (NREM-Schlaf = Non Rapid Eye Movement-Schlaf) mit Unterbrechungen durch Alpha-Delta-Wellen. Befürworter der Schlaftheorie wie *Moldofsky* und *Scarisbrick* zeigten, daß eine selektive Unterdrückung über längere Zeit dieses NREM-Schlafes Fibromyalgie-Symptome, u. a. Druckschmerzpunkte, auslösen konnte. Sie setzten somit diese chronischen Schlafstörungen in das Zentrum einer möglichen Erklärung für das Zustandekommen des Fibromyalgie-Syndroms.

Druckschmerzpunkte (tender points): Für die Diagnosefindung sind, abgesehen von den großflächigen Schmerzen, die multiplen Druckschmerzpunkte an den geforderten Stellen bei negativen Kontrollpunkten ein wichtiger Befund für die Diagnose Fibromyalgie (Tab. 3). Typisch ist die ausgesprochene Druckschmerzhaftigkeit dieser Stellen. Die Schmerzreaktion übersteigt deutlich die erwartete Reaktion, gemessen am angewandten Druck.

Muskelschmerz: Der Fibromyalgie-Patient zeichnet sich durch eine erhöhte Schmerzempfindlichkeit aus. Man nimmt allgemein an, daß die verminderte Schmerzschwelle zentral bedingt ist. Werden Schmerzen im Gelenkbereich angegeben, finden sich nie Arthritiszeichen. Die Krankheit wird nicht selten durch einen lokalen Muskelschmerz eingeleitet. Eine Panalgesie findet sich dann erst beim vollentwickelten Syndrom. Typisch ist die in 90% der Patienten berichtete morgendliche Muskelsteife von oft bis zu 2 bis 4 Stunden Dauer. An funktionellen Behinderungen geklagt wird über eine gestörte Armfunktion besonders im Bereiche der Finger, verminderte Faustschlußkraft und über das Unvermögen, mit den Aufgaben im Haushalt bzw. im Beruf fertig zu werden. Die allgemeine Kondition dieser Patienten ist vermindert, sie betreiben kaum Sport und klagen über rasche Ermüdbarkeit und Muskelschwäche.

Erhöhter Sympathikotonus: Viele Beschwerden der Fibromyalgie-Patienten weisen auf einen erhöhten Sympathikotonus hin. So klagen viele Patienten über Kälteempfindlichkeit, 20 bis 40% dieser Patienten haben ein primäres Raynaud-Phänomen. Andere klagen wieder über Augen-Mundtrockenheit, Flüssigkeitsretention und Reizblase. In zahlreichen Studien fanden sich bei Fibromyalgie-Patienten keine Veränderungen der Serumkatecholamine. Somit handelt es sich um eine höhere Erregbarkeit sympathischer Nervenendigungen. Eine Studie konnte zeigen, daß eine Stellatumblockade zur Abnahme der Schmerzen und Schmerzpunkte an der behandelten Seite führte.

Prognose

Man muß damit rechnen, daß die Beschwerden über eine längeren Zeitraum anhalten. Besteht keine Grundkrankheit, werden gröbere funktionelle Behinderungen im Bereiche des Bewegungsapparates nicht auftreten. Ab dem 50. Lebensjahr findet man in der Regel einen langsamen Rückgang der Beschwerden. Ein Anliegen des Arztes sollte es sein, den Patienten durch entsprechende Beratung mit seinem Zustand besser leben zu lassen und, was auch wichtig ist, unnötige Durchuntersuchungen und möglicherweise komplikationsreiche medikamentöse Behandlungen zu vermeiden.

Therapie

Ein Überblick wirksamer Behandlungen ist in Tabelle 7 aufgelistet. Vordringlichstes Ziel des Arztes sollte es sein, ein individuelles multidisziplinäres Behandlungsprogramm zu erstellen, da die Fibromyalgie den Betroffenen sowohl somatisch, psychisch und sozial stark beeinträchtigt. Eine volle und verständliche Patientenaufklärung muß erreicht werden. Der Patient soll immer das Gefühl haben, daß seine Symptome und Beschwerden voll und ganz vom Arzt geglaubt werden. Im Zuge der Aufklärung sollte der Patient die Sicherheit erlangen, daß die Schmerzen nicht ursächlich bedingt sind von Karzinom, Entzündung, Arthritis oder gröberen Schäden der Muskulatur, Wirbelsäule und Gelenke. Der Patient lebt in der ständigen Angst, daß die bestehenden Symptome in eine noch unangenehmere Krankheit münden. Der Patient sollte wissen, daß es sich hier um eine chronische Krankheit handelt und daß er einer Langzeittherapie bedarf. Gelingt es, klare Verhältnisse über die Natur der Krankheit herzustellen, eventuell aufgebaut auf der Erklärung eines ungenügenden Tiefschlafes, ist für den Patienten ein Zustand geschaffen, Symptome und Beschwerden zu akzeptieren. Empfehlenswert ist die Gesprächsführung in Anwesenheit eines engen Familienmitgliedes. Oft bedarf es der Mithilfe eines Psychologen, die unterdrückten Angstgefühle im Patienten zu identifizieren und erfolgreich anzusprechen.

Neben Patientenaufklärung und Streßabbau ist die Krankengymnastik von großer Wichtigkeit. Diese sollte vorsichtig aufbauend, mit psychologischer Betreuung begonnen werden. Damit wird die immer vorhandene Muskelinaktivität bekämpft, es kommt zu einer Erhöhung der Endomorphinsekretion und in weiterer Folge zur Hebung des Selbstvertrauens. Eine medikamentöse Schmerztherapie mit Aspirin und Paracetamol behandelt nur einen „Teil" der Schmerzen. Stärkere Analgetika beinhalten die Gefahr einer Gewöhnung und durch Schmerzerleichterung Heilgymnastik und andere nichtmedikamentöse Behandlungen zu unterlassen. Als Ergebnis zahlreicher klinischer Studien zum abgestuften Übungsprogramm erwies sich als sehr effiziente medikamentöse Therapie eine Behandlung mit Amitriptylin vor dem Schlafengehen. Ausreichend ist dabei eine Dosierung von 25 bis 75 mg, eine Dosierung, die weit unter der bei Depressionen liegt, mit einem sehr raschen Wirkungseintritt. Unter anderem nimmt man an, daß es dabei zu einer Potenzierung der Wirkung des Serotonins auf das zentrale Nervensystem kommt, mit Verbesserung des Schlafes und Verringerung der Schmerzen. Der Serotoninspiegel in der Zerebrospinalflüssigkeit war nämlich bei Fibromyalgie-Patienten oftmals vermindert. Der Grund der Amitriptylin-Behandlung sollte dem Patienten als ein zweifacher erklärt werden, nämlich in der Wirkung auf das Schlafzentrum mit Normalisierung des Tiefschlafs und einer Anhebung der Schmerzschwelle und damit Verringerung der

Schmerzen. Der Behandlungsversuch mit Amitriptylin sollte auf 4 bis 6 Wochen limitiert werden. In zwei Studien zeigte eine Behandlung mit S-Adenosylmethionin eine Schmerzabnahme mit Zunahme der Muskelkraft. Eine Behandlung mit nichtsteroidalen Antirheumatika ist, sofern nicht eine Grundkrankheit vorhanden ist, enttäuschend. Topische Injektionen mit Kortikosteroiden und Lokalanästhetika werden nur dann einen Effekt haben, wenn es bei der Fibromyalgie zu einem akuten und lokal sich verschlechternden Schmerz kommt. Eine systemische Behandlung mit Kortikosteroiden hat keinen Platz bei der Fibromyalgie-Behandlung.

Ist die Krankengymnastik verbunden mit Patientenzuwendung und psychologischer Betreuung unzureichend, können Bewältigungsstrategien wie Yoga und Meditation dem Patienten erlauben, zu kontrollieren, in welchem Ausmaß Schmerzen und Ermüdbarkeit sein Leben beeinflussen.

Tab. 7. Therapeutische Ansätze.

Zuwendung durch den Arzt
Patientenberatung inklusive Familie
Behandlungsversuch mit 25 bis 75 mg Amitriptylin abends
kutane und perkutane Rheumatherapie
(„Einreibungsmittel", Rheumon-Gel®, Thermo-Rheumon-Creme)
topisch analgetische Injektionen mit Lokalanästhetika
Absetzen aller „nutzlosen" Medikamente
abgestuftes krankengymnastisches Übungsprogramm
Bewältigungsstrategien (unter anderem Yoga, Autogenes Training)
Kurorttherapie wegen Milieuänderung versuchen

Zusammenfassung und Ausblick

Die Bezeichnungen polytope Tendomyopathie und Fibromyalgie-Syndrom sollen zum Ausdruck bringen, daß das vorherrschende Symptom multilokuläre Muskelschmerzen sind. Zur Erfüllung der Diagnosekriterien wird von der Myalgie Beidseitigkeit gefordert, oberhalb und unterhalb der Körperhälfte und Myalgien auch im Bereiche des Stammskeletts (Wirbelsäule und Thoraxwand). Diese subjektiven Schmerzangaben der Patienten werden noch ergänzt durch nachweisbare festgelegte Druckschmerzpunkte. Von diesen festgelegten 18 Druckschmerzpunkten müssen mindestens 10 vorhanden sein. Das Einhalten dieser Diagnosekriterien ist wichtig, um ein homogenes Patientengut zu schaffen, als Basis für weitere Untersuchungen. Fibromyalgie ist ein Syndrom mit einer Reihe vegetativer und funktioneller Beschwerden, so u. a. Kälteempfindlichkeit, Parästhesien, Reizblase, Colon irritabile und mangelnde Ausdauer. Häufig zu finden sind auch Depression, Angst, mangelndes Selbstvertrauen und Schlafstörungen. Mit den Schlafstörungen einher geht auch ein pathologisches Schlaf-EEG. Dieses pathologische Schlaf-EEG rückte in der letzten Zeit in das Zentrum pathogenetischer Betrachtungsweisen.

Die Behandlung der Fibromyalgie erfordert Geduld bei Arzt und Patient. Ein Erfolg darf nur bei einem individuellen multidisziplinären Behandlungsprogramm erwartet werden. Der von der Fibromyalgie Betroffene ist nämlich sowohl somatisch, psychisch als auch sozial stark beeinträchtigt. Säulen der Behandlung sind die Zuwendung zum Patienten, ein aufbauendes krankengymnastisches Übungsprogramm, abendliche Gabe kleiner Amitriptylin-Dosen, Patientenaufklärung und Streßabbau.

Zahlreiche Fragen zum Fibromyalgie-Syndrom sind noch offen. Sowohl Arzt als auch Patient müssen sich mit dem „Jahrhundertsymptom" Schmerz und Müdigkeit als Ausdruck vieler Einflüsse auf den Menschen zu Ende des 20. Jahrhunderts auseinandersetzen.

Man ist zur Zeit bestrebt, die Forschung zu intensivieren. Nachdem aber beim Fibromyalgie-Syndrom eine solche Fülle von Beschwerden gefunden wird, hat man Prioritäten zu setzen. Diese Prioritäten sind epidemiologische Studien, Untersuchung der Muskulatur, Schmerz und Psyche; weiters der Erfolg verschiedener Behandlungsstrategien hinsichtlich deren Kurz- und Langzeiteffekte.

Literatur

(1) Wolfe F, et al: The American College of Rheumatology 1990 Criteria für the Classification of Fibromyalgia. Arthritis Rheum 1990;33:160-172.
(2) Croft P, et al: The Prevalence of Chronic Widespread Pain in the General Population. J Rheumatol 1993;20:710-713.
(3) Müller W, et al: Die generalisierte Tendomyopathie, Teil I: Klinik, Verlauf und Differentialdiagnose. Z Rheumatol 1990;49:11-21.
(4) Müller W, et al: Die generalisierte Tendomyopathie, Teil II: Pathogenese und Therapie. Z Rheumatol 1990;49:22-29.
(5) Drewes AM, et al: Pathology of Skeletal Muscle in Fibromyalgia: A Histo-Immuno-Chemical and Ultrastructural Study. Br J Rheumatol 1993;32:479-483.
(6) Moldofsky H, et al: Musculoskeletal symptoms and nonREM sleep disturbance in patients with "fibrositis" syndrome and healthy subjects. Psychosom Med 1988;37:341-351.
(7) Berg PA, Klein R: Fibromyalgie-Syndrom. Eine neuroendokrinologische Autoimmunkrankheit? Dtsch Med Wschr 1994;119:429-435.

2.3.6

Haltungsschäden und Wirbelsäulenbeschwerden durch Funktionsstörungen

H. Tilscher

Die "normale Haltung" ist die ökonomische Auseinandersetzung des sich aufrecht bewegenden Menschen mit der Schwerkraft der Erde. Jedes Abgehen von der idealen Haltung bedeutet eine vermehrte Belastung diverser Anteile des aktiven und passiven Bewegungsapparates und wird als Fehlhaltung bezeichnet.

Dieses Abgehen der Bewegungssegmente, besonders der Wirbelbogengelenke von ihrer Mittelstellung aktiviert entsprechende gelenkeigene Nervenfühler. Die Perpetuierung der Fehlhaltung läßt durch die dabei entstehenden Belastungsspitzen in verschiedenen Strukturen irreversible morphologische Veränderungen der Wirbelsäule entstehen, die als Haltungsschäden bezeichnet werden. Aus einer reversiblen Krankheit bzw. einer Krankheitspotenz entwickelt sich somit eine irreversible Veränderung im Sinne des Leidens mit deren chronischer bzw. rezidivierender Beschwerdesymptomatik.

Häufigkeit und Vorkommen

Innerhalb von 8 Jahren haben sich die Krankenstandsfälle in Österreich wegen Störungen des Stütz- und Bewegungsapparates um 51%, die der Krankenstandstage um 46% vermehrt, wobei in etwa 3 Viertel der Fälle die vertebragenen Krankheitsbilder dominieren. Während die Kindheit und das frühe Jugendalter von schmerzhaften vertebragenen Funktionsstörungen verschont bleibt, - Wirbelsäulenbeschwerden sind bei Kindern und Jugendlichen ein seltenes und besonders ernstzunehmendes Symptom, kann mit zunehmendem Lebensalter auch eine Steigerung der Häufigkeit von wirbelsäulenbedingten Beschwerdesyndromen beobachtet werden: Rund 80% der Bevölkerung hat oder hatte bereits Kreuzschmerzen.

Ätiologie

Die durch ihre Segmentierung und durch ihre Muskulatur zur Bewegung gedachte Wirbelsäule wird unter den Lebensbedingungen der modernen Zivilisation statisch (oft in einer Fehlhaltung) überlastet.

Auch dynamische Überbelastungen bei sportlichen Aktivitäten und durch monotone Arbeitsabläufe liefern adäquate Reize für die entsprechenden Nozisensoren des Bewegungsapparates.

Fehlhaltung- und fehlbelastungsbedingte Schmerzen gelten als Warnsignal, daß die Integrität des Körpers gefährdet ist und daß die Beibehaltung der Fehlhaltung bzw. der Fehlbewegung durch die erfolgenden strukturellen Überbelastungen morphologische Schäden verursachen würden. Rezeptorenschmerzen die bei Fehlfunktionen der Wirbelsäule ohne pathomorphologisches, d. h. röntgenologisch sichtbares Substrat auftreten, sind die häufigsten Schmerzursachen der Wirbelsäule überhaupt. Die dabei zu erhebenden klinischen Befunde sind Ausdruck der in der Intensität ihres Auftretens variierenden reflektorischen Schmerzäußerungen wie hyperalgetische Zonen, schmerzhafte muskuläre Verspannungen, vegetative Aktivierungsvorgänge sowie Störungen der segmentalen Wirbelsäulenbeweglichkeit.

Im weiteren Leben des auf diese Weise Zivilisationsgestörten verstärken sich die statischen Fehlbelastungen des zum Homo sedens gewordenen Homo erectus durch inadäquate Sitzgelegenheiten, falsche Liegeriten, fehlerhaftes Heben, Tragen, Stehen, Gehen, unökonomische Bewegungsabläufe beim Sport, die sich alle in ihrer krankmachenden Wirkung summieren.

Muskuläre Dysbalancen durch die Verkürzung der Haltungsmuskeln (posturale Muskeln), wie der Musculus trapezius, Musculus pectoralis major, Musculus erector trunci pars lumbalis, Musculus ilio-psoas und die Abschwächung der zur Dynamik dienenden (phasischen) Muskeln läßt eine Fehlhaltung entstehen, die bei ihrer jahre- bzw. jahrzehntelangen Beibehaltung strukturelle, d. h. ossäre Veränderungen am Achsenskelett verursacht und damit als Beispiel des Überganges einer Fehlfunktion (Haltungsstörung) in die Fehlform (Haltungsschaden) anzusehen ist.

Krankheitsbild und Verlauf

Wirbelsäulenbedingte Beschwerden treten gehäuft im kranialen und kaudalen Ende des Achsenorgan auf. Die vom Patienten geschilderte Schmerztopik wird ärztlicherseits oft nur in Latein übersetzt und als Diagnose verwendet wie Zervikalsyndrom, Dorsalgie, Lumbalgie, Lumboischialgie.

Erkrankungen durch Funktionsstörungen bei Fehlhaltungen haben folgende anamnestische Charakteristika:
– einen langdauernden Krankheitsverlauf,
– Beschwerden auch in anderen Wirbelsäulenabschnitten,
– die Schmerzverstärkung durch gewisse Haltungen bzw. Bewegungen.

Die nosologische Einordnung der Wirbelsäulenerkrankung erfolgt durch die Auffälligkeiten aus der Anamnese, besonders aber durch die klinische Untersuchung. Diese besteht letzten Endes im Testen von Normalfunktionen, um die für spezielle Erkrankungen typischen Fehlfunktionen zu finden.

Hilfsbefunde

Labor

Aus den labormäßigen Befunderhebungen können keine, für die Strukturanalyse wichtigen Erkenntnisse gewonnen werden.

Bildgebende Verfahren

Das Nativ-Röntgen stellt eine wichtige Möglichkeit dar, schwere pathomorphologische Prozesse als Ursache von Wirbelsäulenbeschwerden zu erkennen oder auszuschließen. Zur Darstellung der Fehlhaltung oder des Haltungsschadens können Wirbelsäulenaufnahmen im Stehen angefertigt werden. Die Lotverhältnisse und die vorliegenden Krümmungen werden dabei vermessen und statische Störungen sowie Fehlhaltungen zahlenmäßig erfaßt und dokumentiert.

Funktionsstörungen können durch Röntgenfunktionsaufnahmen objektiviert werden. Diese sind bei der Erstellung von Gutachten wichtig, allerdings als Routinemethode in der Praxis durch die erfolgende Strahlenbelastung sowie durch die entstehenden Kosten vernachlässigbar.

Komplikationen und Begleiterkrankungen

Wichtige Komplikation der Funktionsstörung ist – wie bereits dargelegt – die Funktionszerstörung als Ergebnis des Übergangs von der Haltungsstörung (Fehlhaltung) zum Haltungsschaden.

Als Begleiterkrankungen sind besonders bei Zervikalsyndrome diverse Beschwerden zu nennen, wie der vertebragene Schwindel, die Vertebralis-basilaris-Insuffizienz, Schluckstörungen und anderes mehr.

Dorsalgien vermögen besonders bei ihrer Ausstrahlung in ventrale Thoraxpartien interne Erkrankungen zu imitieren.

Differentialdiagnose

Differentialdiagnostisch müssen alle Wirbelsäulenerkrankungen, wie tumoröse, entzündliche, osteoporotische, schwerst degenerative Veränderungen ins diagnostische Kalkül gezogen werden. Besonders im Kindes- und Jugendalter ist bei vertebragenen Beschwerden eine sehr sorgfältige Abklärung des Krankheitsbildes notwendig.

Diagnostische Kriterien

Wirbelsäulenbeschwerden durch Funktionsstörungen können nur durch die klinische, d. h. manuelle Untersuchung diagnostisch eingeordnet werden. Es sind dabei vor allem die Untersuchungen von Normalfunktionen der Wirbelsäule vonnöten wie der Statik, der Dynamik, der Tresorwirkung, der propriozeptiven Aufgaben usw.

Prognose

Die reversiblen Funktionsstörungen sind durch reflextherapeutische Maßnahmen und durch anschließende rehabilitatorische Aktivitäten wie das Meiden der erwähnten krankmachenden Noxen durchaus einer Restitutio ad integrum zugänglich. Haltungsschäden gelten als Krankheitspotenz, die durch ihre verminderte Belastbarkeit, trotz optimaler therapeutischer und rehabilitatorischer Maßnahmen Rezidive ermöglicht.

Therapie

Therapeutische Maßnahmen bei vertebragenen Beschwerden sollen keinesfalls routinemäßig erfolgen, sondern die Aktualität in der Syndromatik der Beschwerden berücksichtigen. Akute Beschwerden verlangen den Abbau bzw. das Verhindern von nozizeptiven Reizen, chronische Beschwerden machen vor allem das Setzen von therapeutischen Reizen notwendig. Die Auswahl dieser therapeutischen Reize ermöglichen die Befunderhebungen bei der klinischen Untersuchung.

Auffälligkeiten an der Haut (hyperalgetische Zonen, Kibler'sche Hautfalte usw.) indizieren therapeutische Maßnahmen, die über die Rezeptoren der Haut angreifen (Quaddeln, Reflexzonenmassage, Loco-dolendi-Akupunktur).

Störungen der Muskulatur, besonders deren schmerzhafte Verspannung macht die Anwendung des gesamten Repertoires von Muskelbehandlungen notwendig (Massage, Dehnung, topische Injektionen usw.).

Fehlfunktionen der Gelenke bedeuten die Notwendigkeit, Techniken der Chirotherapie, der Heilgymnastik usw. anzuwenden.

Literatur

(1) Frisch H: Programmierte Untersuchung des Bewegungsapparates. 4. Aufl., Springer, Berlin, Heidelberg, 1991.
(2) Maigne R: Diagnostic et traitement des doleurs communes d'origine rachiolienne. Expansion Scientifique Francaise, 1989.
(3) Mumenthaler M, Schliack H: Läsionen peripherer Nerven. 5. Aufl., Thieme, Stuttgart, 1987.
(4) Tilscher H, Eder M: Der Wirbelsäulenpatient, Springer, Berlin, Heidelberg, 1989.
(5) Tilscher H, Eder M: reflextherapie. 2. Aufl., Hippokrates, Stuttgart, 1989.
(6) Tilscher H, Eder M: Der Kreuzschmerz im Wechsel der Lebensabschnitte, Hippokrates, Stuttgart, 1991.
(7) Tilscher H, Eder M: Klinik der Wirbelsäuel. Hippokrates, Stuttgart, 1993.
(8) Travell J, Simons D: Myofascial Pain and Dysfunction. Williams & Wilkins, Baltimore, London, 1983.

Genetische Strukturanomalien des Kollagens

W. Graninger

Veränderungen der Erbsubstanz (DNA) im Sinne von Punktmutationen, Gendeletionen, Genaktivierungsdefekten führen zur Produktion strukturell abnormer und mechanisch minderwertiger Strukturproteine, abnormer Vernetzung und quantitativ verminderter Produktion der Kollagen- und Elastinmoleküle. Rasanter Fortschritt der Erforschung durch die Molekularbiologie und wesentliche Erkenntnisse auch für nicht eindeutig vererbte Erkrankungen des Bindegewebes (Arthrose und Oesteoporose!). Der Schweregrad der Erkrankung hängt von Art und Ausmaß der Mutation ab. Mutationen der Gene für Typ-I-Kollagen können von der Osteogenesis imperfecta bis zu „gewöhnlicher" Osteoporose führen, bei Typ-II-Kollagen von der Chondrodystrophie bis zur Arthrose, bei Typ-III-Kollagen von Ehlers-Danlos-Syndrom bis zu „bloßen" Aortenaneurysmen.

Ehlers-Danlos-Syndrom

W. Graninger

Einteilung

8 Typen, autosomal dominanter Erbgang, autosomatisch rezessiv bei Typ VI and X, X-chromosomal bei Typ V.

Definition

Familiär gehäuft auftretende, aber auch als Spontanmutation entstehende Kombination von abnormer Gelenkbeweglichkeit, Überelastizität der Haut und atropher Narbenbildung.

Häufigkeit

Bis zu 5% der Zuweisungen an Kinderrheumaambulanzen.

Ätiologie und Pathogenese

Genetischer Defekt des Typ-III-Kollagen bei EDS Typ IV, des Typ-I-(pro-α-)Kollagens bei Typ VII. Bei EDS Typ VI besteht durch einen Defekt der Lysylhydroxylase eine schlechte Faservernetzung, insgesamt 10 Subtypen.

Krankheitsbild und Verlauf

Hyperextendierbare Gelenke. Typisches Fazies, Sattelnase, Skoliose, Hautwunden heilen langsam, leichte Hämatombildung, Zigarettenpapierhaut, oft Gelenksluxationen, Ergüsse, Manifestation in der Kindheit, aber erste Arztbesuche wegen Gelenks- und Muskelbeschwerden oft erst im Erwachsenenalter.

Hilfsbefunde

Zukünftig routinemäßige Gensequenzbestimmungen möglich. Bei familiärer Häufung von Kollagenerkrankungen und präseniler Osteoporose Zuweisung an Universitätsklinik, um Teilnahme an großen multinationalen DNA-Sequenzierungsprojekten zu ermöglichen.

Komplikationen

Frühe Ausbildung von arthrotischen Veränderungen (auch durch Fehlstellungen, Aortenaneurysmen).

Management

Vermeidung von Sportarten, die zu Gelenksbelastungen und Hyperextension führen, orthopädische Versorgung bei Luxationen, bei Operationen enge Nähte setzen und spät entfernen.

Literatur

(1) Tucker LB: Heritable disorders of connective tissue. Curr Opinion Rheum 1992;4:731-740.
(2) Pope FM: Ehlers-Danlos-Syndrome. Baillieres Clin Rheumatol 1991;5:321-349.
(3) Prockop DJ: Mutations in collagen genes as a cause of connective tissue disease. N Engl J Med 1992;326:540-546.
(4) Tsipouras P, Del Mastro E, el al: Genetic linkage of marfan syndrome to the fibrillin genes on chromosomes 15 and 5. N Engl J Med 1992;326:905-909.
(5) Khillan JS, Olsen AS, et al: Transgenic mice expressing the human gene for type I procollagen develop a phenotype resembling osteogenesis imperfecta. J Biol Chem 1991;226:23373-23379.

Marfan-Syndrom

W. Graninger

Definition

Hereditärer Bindegewebedefekt mit Arachnodaktylie, langen Extremitätenknochen, Überelastizität der Haut und der Gelenke.

Häufigkeit

Prävalenz 1 : 25.000.

Ätiologie und Pathogenese

Autosomal dominanter Erbgang, Gendefekt im Bereich des Chr. 15 lokalisierbar. Wahrscheinlich Defekt des Fibrillingens und zusätzlich Wachstumsfaktorderegulation.

Krankheitsbild und Verlauf

Langes schmales Gesicht mit Prognathie, dünne, lange Extremitäten mit vermindertem subkutanen Fett. Schwere Kyphoskoliosenentwicklung, Thoraxdeformitäten, Linsenluxation. Erweiterung der Aortenwurzel mit Aorten- und Mitralinsuffizienz, Aortendissektion und Ruptur.

Prognose

Mittlere Lebenserwartung bei Herzbeteiligung 32 a.

Therapie

Bei kardialer Mitbeteiligung β-Blocker, Endokarditisprophylaxe. Rekonstruktive Thorax- und Gefäßchirurgie.

Literatur

(1)   Tucker LB: Heritable disorders of connective tissue. Curr Opinion Rheum 1992;4:731-740.
(2)   Pope FM: Ehlers-Danlos-Syndrome. Baillieres Clin Rheumatol 1991;5:321-349.
(3)   Prockop DJ: Mutations in collagen genes as a cause of connective tissue disease. N Engl J Med 1992;326:540-546.
(4)   Tsipouras P, Del Mastro E, el al: Genetic linkage of marfan syndrome to the fibrillin genes on chromosomes 15 and 5. N Engl J Med 1992;326:905-909.
(5)   Khillan JS, Olsen AS, et al: Transgenic mice expressing the human gene for type I procollagen develop a phenotype resembling osteogenesis imperfecta. J Biol Chem 1991;226:23373-23379.

2.4.1.3

Osteogenesis imperfecta

W. Graninger

Definition

Hereditäre Kollagenreifungsstörung des Skelettes mit multiplen Frakturen und sekundärer Osteoporose.

Häufigkeit

Genprävalenz etwa 5 pro 100.000.

Ätiologic und Pathogenese

Mutationen und Deletionen (familiär oder de novo) im Gen für Typ-I-Kollagen. Phänotypisch schwere/letale Formen (Sillence Typ II und III) und leichtere (Sillence I und IV).

Krankheitsbild und -verlauf

Frakturen, Deformationen, Zahnbildungsstörungen schon in der Kindheit, blaue/graue Skleren, Kyphoskoliose, Pes planus, Beginn milder Manifestationen, aber auch als prämature menopausale Osteoporose mit Frakturen möglich, Hörverlust, respiratorische Insuffizienz, Mitralklappenprolaps.

Hilfsbefunde

Radiologisch hochgradige Osteopenie.

Management

Aktive physikalische Therapie zur Muskelstärkung und Vorbeugung von Kontrakturen, fachgerechte orthopädische Versorgung von Frakturen, bei retardiertem Wachstum Gabe von Wachstumshormon.

Literatur

(1) Whyte MP: Osteogenesis imperfecta. Primer of the metabolic bone disease and disorders of mineral metabolism. New York, Raven Press, 1993, pp 346-350.
(2) Marini JC: Osteogenesis imperfecta: comprehensive management. Adv Pediatr 1988;35:391-426.
(3) Hollister DW: Molecular basis of osteogenis imperfecta. Curr Probl dermatol 1987;17:76-94.

Mukopolysaccharidosen

W. Siegmeth

Definition

Anhäufung von Mukopolysacchariden in Organen und im Bewegungsapparat mit unter anderem schweren Skelettdysplasien. Die Manifestation erfolgt bereits bei Kindern und Jugendlichen.

Einleitung

Mukopolysaccharidosen (MPS) sind eine Krankheitsgruppe, wo es als Folge einer angeborenen Störung im lysosomalen Abbau saurer Mukopolysaccharide zu einer Anhäufung komplexer Kohlehydrate in Zellen des Mesenchyms und Nervengewebes sowie in viszeralen Organen kommt. Die Anhäufung dieser komplexen Kohlehydrate in den Knochenmarksräumen führt zu Skelettdysplasien (Dysostosis multiplex). Man unterscheidet 6 Untergruppen dieser Erkrankung; alle sind überaus selten, am häufigsten ist Typ I. Mit Ausnahme von Typ II, mit einem geschlechtsgebundenen rezessiven Vererbungsmodus, sind alle übrigen autosomal-rezessiv. Typ I, II, III, V und VI haben ähnliche Skelettmanifestationen.

MPS I: Hurler-Syndrom

Das Krankheitsbild ist der Prototyp aller MPS. Bei der Geburt sind die betroffenen Kinder normal. Alle Abnormitäten entwickeln sich im 1. Lebensjahr und beinhalten Gesichtsdysmorphien, Kleinwuchs, Kyphose, vielgestaltete Gelenksdeformitäten (Krallenhände, Flexionsfehlstellungen) und Hepatosplenomegalie. Die geistige Entwicklung ist stark retardiert. Die meisten Betroffenen sterben an Herzschwäche und Atemwegsinfektionen im späteren Kindesalter.

MPS II: Hunter-Syndrom

Diese Krankheit ist ähnlich der MPS I, mit Hornhauttrübung und Retinitis pigmentosa. Der Verlauf ist jedoch benigner. Betroffen ist nur das männliche Geschlecht, die Lebenserwartung beträgt etwa 40 Jahre.

MPS III: Sanfilippo-Syndrom

Die Krankheit ist der MPS I ähnlich, mit jedoch schwächer ausgebildeten Skelettveränderungen ohne Hornhauttrübung. Das Längenwachstum ist verlangsamt. Rasch fortschreitender geistiger Abbau wird beobachtet. Die Lebenserwartung beträgt etwa 50 Jahre.

MPS VI: Maroteaux-Lamy-Syndrom

Neben Minderwuchs und Skelettveränderungen (u. a. Hüftdysplasien) kommt es zu Hornhauttrübungen und Herzklappenveränderungen (u. a. Aortenstenose). Die Intelligenz ist anfänglich normal, später zunehmende Retardierung.

Röntgen

Die Veränderungen im Skelettröntgen sind ähnlich und werden als Dysostosis multiplex zusammengefaßt. Deren Hauptmerkmale sind Makrozephalie, ruderförmige Rippen, verbreiterte Schlüsselbeine und verplumpte Schulterblätter; an der Wirbelsäule unterentwickelte Wirbelkörper mit bikonvexen Grund- und Deckplatten; im Bereich des Beckens Hüftdysplasien mit Coxa valga; an den Röhrenknochen Verkürzungen, unregelmäßig geformte Diaphysen und Verbreiterung der Metaphysen.

Laborbefunde

Im Harn der an MPS Erkrankten findet sich eine vermehrte Ausscheidung von Chondroitinsulfat P (MPS VI), Heparansulfat (MPS III) oder Chondroitinsulfat P und Heparansulfat gleichzeitig (MPS I und II).

Therapie

Die Behandlung ist rein symptomatisch.

Morquio-Syndrom (Mukopolysaccharidose IV)

Diese Mukopolysaccharidose ist selten, autosomal rezessiv mit einem Krankheitsbeginn um das 2. bis 4. Lebensjahr.

Betroffen sind sowohl das männliche als auch das weibliche Geschlecht. Auffallend ist der ausgeprägte Minder- bis Zwergwuchs bei normaler Intelligenz. Der Grund des Minderwuchses ist der ausgeprägte Wirbelsäulenbefall mit Platyspondylie und frühzeitiger verstärkter Brustkyphose und Lendenlordose. Aufgrund einer allgemeinen Bänderschwäche und Muskelhypoplasie findet sich eine ausgeprägte Gelenkhypermobilität und nicht, wie bei den anderen MPS, die Bewegungseinschränkung. Im Harn kommt es zu einer exzessiven Ausscheidung von Keratansulfat. Ziel der Behandlung ist, die allgemeine Mobilität so lange wie möglich aufrecht zu halten.

Literatur

(1) McKusick VA: Heritable Disorders of Connective Tissue. 4th ed. St. Louis, Mosby, 1972.
(2) Neufeld EF, Muenzer J: The mucopolysaccharidoses, in Scriver CR, Beaudet AL, Sly WS, Valle D (eds): The Metabolic Basis of Inherited Disease. 6th ed. New York, McGraw-Hill, 1989, pp 1565-1588.

Idiopathische Hämochromatose

W. Ebner

Synonym: Bronzediabetes.

Definition

Angeborene Eisenstoffwechselstörung mit im Laufe der Jahre exzessiv erhöhter Eisenspeicherung in verschiedenen Organen und Gelenken, bedingt durch eine erhöhte intestinale Eisenresorption.

Häufigkeit und Vorkommen

Seltene Erkrankung. Krankheitsmanifestation bei etwa 0,3%. Ausbruch der Erkrankung von verschiedenen Faktoren abhängig, z. B. dem Blutverlust durch die Menstruation der Frau. Die Anomalie bei Männern nicht zuletzt deshalb 5- bis 10mal häufiger manifest als bei Frauen. Erste Symptome treten meist zwischen dem 40. und 60. Lebensjahr auf; eine Erstmanifestation vor dem 20. Lebensjahr ist äußerst selten.

Ätiologie und Pathogenese

Autosomal-rezessiver Vererbungsgang mit signifikanter HLA-Assoziation. Über 75% der Patienten sind HLA-A3-positiv. HLA-B14 ist in über 25% der Patienten nachweisbar. Es scheint naheliegend, daß für die Krankheit ein Gen mit Nahverhältnis zum A-Lokus des HLA-Komplexes am Chromosom 6 prägend ist.
Die meisten Studien weisen auf eine abnorm gesteigerte Eisenabsorption durch die Mukosazellen des Duodenums hin. Die Regulation der intestinalen Eisenaufnahme durch den Eisenspeicher versagt. Das normalerweise um 3 bis 4 g betragende Körpereisen kann dadurch bis über 20 g ansteigen und wird in der Folge in den Parenchymzellen von Leber, Pankreas und Herz und in den Synovialzellen der Gelenke abgelagert.

Krankheitsbild und Verlauf

Das Vollbild der Erkrankung ist charakterisiert durch eine ausgeprägte Hautpigmentierung, welche eine bronzefarbene oder schiefergraue Verfärbung des Hautkolorits bewirkt; weiters durch eine Hepato-, eventuell auch Splenomegalie, einem Diabetes (> 60%), einer Arthropathie, Myopathie und einem Hypopituitarismus (**Bronzediabetes:** dunkles Hautkolorit plus Diabetes). Der Diabetes wird durch die Zerstörung der Pankreas-Inselzellen infolge der Eisenablagerungen verursacht. Eine familiäre diabetische Prädisposition erhöht das Risiko. Die Hyperpigmentierung der Haut wird durch vermehrte Melanin- und auch Eisenablagerungen bewirkt.
Bei Diagnosestellung ist die Leber praktisch immer schon involviert (Hepatomegalie, Leberfunktionsparameter oft noch normal). Bei längerer Krankheitsdauer kann das Vollbild einer Leberzirrhose entstehen, mit portaler Hypertension und Ösophagusvarizen. In bis zur 30% kann sich auch ein hepatozelluläres Karzinom entwickeln; es ist dies

heute die häufigste Todesursache bei behandelten Hämochromatosepatienten. In etwa 15% der Erkrankten kommt es auch zur **kardialen Mitbeteiligung** (Herzinsuffizienz, Rhythmusstörungen). Fehldiagnose einer dilatativen Kardiomyopathie durch das stark vergrößerte Herz möglich.

Gelenksaffektionen treten bei etwa der Hälfte der Hämochromatosepatienten auf, meist in der 5. Lebensdekade. Der Zeitpunkt ist vom Krankheitsstadium unabhängig. Gelenksbeschwerden können sowohl als Erstmanifestation wie auch als Spätform nach bereits erfolgter Therapieeinleitung manifest werden. Häufigste Lokalisationen: Fingergelenke, vor allem das 2. und 3. Metakarpophalangealgelenk, meist symmetrisch. Die Gelenke sind bewegungsschmerzhaft, geschwollen und bewegungseingeschränkt. Auch andere Gelenke können betroffen sein, inklusive der Wirbelgelenke. Keine typische Morgensteifigkeit. Im Verlauf der Erkrankung kann es auch zu intraartikulären Kalziumpyrophosphatkristallablagerungen (sekundäre Chondrokalzinose) mit entsprechender Symptomatik kommen (siehe: Kristallarthropathien). Selten sind auch diffuse Myalgien und Arthralgien Ausdruck der Skelettmanifestation der Erkrankung.

Laborbefunde

Serumeisenspiegel deutlich erhöht, totale Eisenbindungskapazität und Transferrin erniedrigt. Serumferritin stark erhöht. Desferaltest positiv. Erhöhte parenchymale Eisenablagerung in der Leber (Biopsie). Entzündungsparameter im Normbereich, außer im Rahmen einer Pseudogichtattacke. Ein Rheumafaktor kann nicht nachgewiesen werden. Je nach Ausmaß des Organbefalls können erhöhte Blutzuckerwerte, erhöhte Leberfunktionsparameter, eventuell auch einmal erniedrigte Schilddrüsenhormonwerte und/oder verminderte Kortisolspiegel nachgewiesen werden (Hypopituitarismus).

Bildgebende Verfahren

Die Osteoarthropathie bei idiopathischer Hämochromatose zeigt im Röntgen zuerst zystische Aufhellungen im subchondralen, periartikulären Spongiosabereich, vorzugsweise am MCP 2 und 3. Die subchondrale Grenzlamelle des Metakarpalköpfchens weist vereinzelt Unterbrechungen auf und wirkt „angeknabbert" *(Dihlmann)*. In der Folge entwickelt sich das Bild der Arthrose. Besteht bereits eine Chondrokalzinose, so sind die entsprechenden Röntgenzeichen nachzuweisen (siehe: Chondrokalzinose). Auch kann eine allgemeine Osteoporose ohne periartikuläre Charakteristik vorliegen.

Ultraschalldiagnostik und CT können speziell an der Leber eventuelle Veränderungen graduieren bzw. differenzieren (Steatose, Fibrose, Zirrhose). Mit der MRT-Technik (spektrometrisch) können die Eisenablagerung in den Organen, speziell der Leber, quantifiziert werden, was bei ausgereifter Technik die heute meist noch unumgängliche Leberbiopsie entbehrlich machen wird.

Komplikationen und Begleiterkrankungen

Diabetes mellitus, häufig mit einer Insulinresistenz einhergehend. Leberparenchymschädigung in allen Graduierungen, von der einfachen Hämosiderinablagerung mit noch normalen Leberfunktionsparametern bis zum Vollbild einer Zirrhose. Portale Hypertension und Ösophagusvarizen (seltener als bei der Laennecschen Zirrhose). Hepatozelluläres Karzinom in 30%; häufigste Todesursache beim behandelten Patienten, dürfte aber nur beim Vorliegen einer Zirrhose auftreten. Herzinsuffizienz und Rhythmusstörungen.

Diagnose

Das Vorliegen eines Diabetes mellitus und einer Hepatomegalie, einer verstärkten Hautpigmentation und einer Arthritis sind eine auf die Diagnose hinweisende Kombination. Deutlich erhöhte Serumeisenspiegel im Verein mit einer verminderten totalen Eisenbindungskapazität (TEBK), einem deutlich erhöhtem Serumferritin und einem verminderten Serumtransferrin verstärken den Verdacht. Der Desferaltest ist positiv. Leberbiopsie zum histologischen Nachweis der pathologisch erhöhten Eisenspeicherung (Diagnosebestätigung). Spektrometrische Quantifizierung der hepatalen Eiseneinlagerungen mit MRT.

Differentialdiagnose

Hämosiderose, eine chronische Eisenüberladung durch vermehrte Eisenzufuhr (häufige Bluttransfusionen); genaue Anamnese! Das Eisen dabei vor allem vermehrt in Makrophagen nachweisbar. Organschädigungen sind seltener. Hämosiderose infolge vermehrter Eisenaufnahme über die Nahrung, z. B. bei der Kashin-Beck-Krankheit (endemisch, durch vermehrte Eisenaufnahme über das Trinkwasser, Knochen- und Gelenksveränderungen ähnlich denen bei Hämochromatose). Veränderungen bei chronischem Alkoholabusus (Leberparenchymschäden, erhöhte Eisenwerten im Serum und in den Speichern).

Therapie

Symptomatisch! Therapie der Eisenüberladung und Behandlung der durch die geschädigten Organe bedingten Krankheitsbilder. Reduktion des Speichereisens um etwa 25 g in 3 Jahren durch einen Aderlaß von 500 ml 1- bis 2mal wöchentlich. Reduktion des Körpereisen pro Aderlaß um etwa 200 bis 250 mg. Bei Normalisierung des Serumeisen- und des Ferritinspiegels wird die Häufigkeit der Aderlässe so angesetzt, daß der Serumeisenspiegel knapp unter 150 mcg/dl gehalten werden kann. Das Hämoglobin sollte 11 g/dl nicht überschreiten. Meist genügt dazu ein Aderlaß alle 2 bis 3 Monate. Mit dem Chelatbildner Desferioxamin können täglich etwa 10 bis 20 mg Eisen gebunden und in der Folge ausgeschieden werden. Das ist lediglich die Hälfte des durch Aderlaß pro Woche zu erreichenden Effektes. Eine absolute Indikation hat dieses Medikament dann, wenn eine schwerere Anämie oder Hypoproteinämie einen Aderlaß verbieten. Die Arthropathie wird durch diese Therapieformen nicht beeinflußt und bedarf einer gesonderten Behandlung, die sich im wesentlichen nicht von der einer aktivierten Arthrose oder einer Chondrokalzinose unterscheidet (siehe entsprechendes Kapitel). Fallweise sind auch orthopädisch-chirurgische Interventionen bis zum Gelenksersatz erforderlich.
Die Behandlung der Sekundärerscheinungen wie Hepatopathie, Diabetes und Kardiopathie orientieren sich an den für diese Erkrankungen erforderlichen Maßnahmen. Ein Libidoverlust bedarf der entsprechenden Hormontherapie und kann damit gelegentlich gemildert werden.

Prognose

Der limitierende Faktor für die Lebenserwartung des Hämochromatosepatienten ist die Leberzirrhose. Fehlt diese, so ist die Lebenserwartung gegenüber der eines gesunden

Kollektivs nicht herabgesetzt. Zirrhose, Diabetes und Kardiopathie reduzieren die Lebenserwartung deutlich. Ein Drittel der Patienten mit Leberzirrhose entwickelt, trotz Eisenentzugstherapie, ein Leberzellkarzinom; wird eine Behandlung in der präzirrhotischen Phase eingeleitet, kommt es nicht zu dieser Komplikation. Damit wird auch die Bedeutung der familiären Screening-Untersuchung bestätigt. Werden erhöhte Serumeisenspiegel und Ferritinwerte sowie eine hohe Transferrinsättigung bei sonst asymptomatischen Verwandten gefunden, so stellt die Aderlaßtherapie eine Präventivmaßnahme gegen die Entwicklung einer Organschädigung mit all ihren Komplikationsmöglichkeiten dar.

Literatur

(1) Lambert RE, McGuire JL: Iron Storage Diseases, in Textbook of Rheumatic Diseases. 4th ed. Philadelphia, Saunders, 1993, pp 1435-1443.
(2) Schumacher HR jr (ed): Hemochromatosis, in: Primer on the Rheumatic Diseases. 9th ed. Atlanta, Arthritis Foundation, 1988, pp 142.
(3) Powell LW, Isselbacher KJ: Hemochromatosis, in: Harrison's Principles of Internal Medicine. 12th ed. New York, McGraw-Hill, 1991, pp 1825-1829.
(4) Begemann H, Rastetter (eds): Idiopathische Hämochromatose, in: Klinische Hämatologie. 3. Aufl. Stuttgart, Thieme, 1986, pp 415-420.

Ochronose
(Alkaptonurie)

K. Chlud und H. Jesserer

Definition

Generalisierte Ablagerung von Homogentinsäure aufgrund angeborenen Fehlens der Homogentisinsäure-Oxydase, die im Bewegungsapparat zu degenerativen Veränderungen führt.

Vorkommen

Die seltene Anomalie kommt nur in bestimmten Inzuchtgebieten häufiger vor. Männer überwiegen unter den Erkrankten.

Ätiologie und Pathogenese

Genmutation mit Fehlen der Homogentisinsäureoxydase, autosomal-rezessiv vererbt. Die vermehrt anfallende Homogentisinsäure lagert sich an Kollagen an, polymerisiert mit konsekutiver dunkler Pigmentierung der betroffenen Gewebe. Durch die Ablagerung in den Zwischenwirbelscheiben, im Knorpel peripherer Gelenke werden um das 40. Lebensjahr progressive degenerativ Prozesse in Wirbelsäule, Hüft-, Schulter-, Kniegelenken induziert als „ochronotische Arthropathie, respektive Spondylopathie". Andere Gelenke sind selten befallen.

Krankheitsbild und Verlauf

Dunkle Flecken in von Harn benetzter Wäsche gelten als Frühzeichen. Mit zunehmendem Alter finden sich eine schwärzliche Verfärbung der Ohrmuscheln, schwarzbraune Pigmenteinlagerungen in der Sklera und ein schmutziges Hautkolorit. Träger der Stoffwechselstörung sind mittelgroß und werden im späteren Leben noch kleiner. Manifeste Krankheitszeichen – um das 40. Lebensjahr – sind im Bereich der Wirbelsäule eine Abnahme ihrer Beweglichkeit, der Wirbelsäulenkrümmungen, eine Atrophie der Rückenmuskulatur – Spondylopathie. Die Arthropathie (Hüft-, Knie- und Schultergelenke) setzt etwas später ein als progressiv degenerativer Prozeß bis hin zu schweren osteoarthrotischen Veränderungen. Die Ankylose des Hüftgelenks gilt als invalidisierendes Endstadium. Hand- und Fußgelenke bleiben frei. Alkaptonurie ohne Krankheitszeichen ist möglich.

Hilfsbefunde

Frisch entleerter Harn ist bei Alkaptonurie unauffällig. Je nach der vorhandenen Menge von Homogenitisinsäure färbt er sich bei längerem Stehen (oder bei Aufbringen auf Filtrierpapier) zunehmend dunkel bis tiefbraun. Durch Alkalisierung des Harnes mit

Natronlauge oder Ammoniak kann diese Verfärbung sofort hervorgerufen werden. Bei Zusatz einiger Tropfen 1%iger Eisenchloridlösung tritt eine flüchtige Grünfärbung auf, die rasch in Braun übergeht. Eine quantitative Bestimmung der Homogentisinsäureausscheidung im Harn ist durch Chromatographie möglich. Nach Gaben von 1-Phenylalanin oder von 1-Tyrosin steigt bei Alkaptonuriekranken die Homogentisinsäure im Harn deutlich an.

Im Gelenkpunktat sind Zellen mit ochronotischen Pigmenteinlagerungen nachweisbar. Als röntgenologisches Leitmuster an der Wirbelsäule gilt die polysegmentale, kalzifizierende Diskopathie mit unterschiedlich ausgeprägten degenerativen Veränderungen: Verschmälerung der Zwischenwirbelscheiben mit Kalkeinlagerung beginnend dorsolumbal, später auch im Lenden- und Halsabschnitt. Die Zwischenwirbelräume können im Lendenbereich völlig verschwinden mit Verdichtung der Wirbeldeckplatten und Auflockerung der zentralen Spongiosa. Zusätzlich kennzeichnende blasige oder fissurartige Aufhellungsstreifen in den degenerierten Zwischenwirbelscheiben (Vakuumphänomen). Knochenbrücken zwischen den Wirbeln versteifen die Wirbelsäule. Analoge Veränderungen auch an den Ileosakralfugen und an der Symphyse. Polytope ossifizierende Insertionstendinosen finden sich am Beckenring und den Trochanteren der Femora ochronotische Enthesiopathie. Die ochronotische Arthropathie zeigt eine Gelenksspaltverschmälerung sowie alle Stadien der Osteoarthrose (Osteophyten, Deformierung, freie Gelenkkörper). Zusätzlich auch eine ausgeprägte Enostosis frontalis interna.

Komplikationen und Begleitkrankheiten

Die Alkaptonurie geht oft mit Harnwegkonkrementen und Prostatasteinen einher. Bei 1 Drittel der Fälle kommt es zur Schwerhörigkeit durch Einbeziehung der Gehörknöchel in den ochronotischen Prozeß.

Differentialdiagnose

Das Vollbild der Erkrankung mit den schwarzen Ablagerungen in Haut, Skleren und Ohrknorpel erlaubt eine eindeutige Diagnosestellung. Sonst sind Überlegungen wie bei Chondrokalzinose und der seltenen Oxalose-Arthropathie anzustellen. Letztere findet sich bei Langzeit-Dialysepatienten.

Das Zustandsbild ist pathologisch durch Kalziumoxalat-Mono- und -Dihydratablagerungen in Synovialis, Knorpel und inneren Organen charakterisiert.

In der Klinik imponiert eine akute bis chronische Arthritis, Bursitis und Tenosynovitis. Radiologisch findet man Verkalkungen am Ort der Oxalatablagerung.

Die Therapie ist symptomatisch.

Prognose

Die individuelle Ausprägung der Stoffwechselstörung und ihren Folgen bestimmen das Zustandsbild. Mit zunehmendem Alter schwere Verläufe bis zur Invalidisierung.

Therapie

Eine spezifische Behandlung ist nicht möglich, doch vermag Vitamin C durch seine antioxydative Aktivität die Polymerisation der Homogentinsäure zu hemmen. Symptomatische Maßnahmen und auch operative Eingriffe nach den Regeln der Behandlung der Arthrosekrankheit sind in Anwendung zu bringen.

Literatur

(1) Sitaj S: L'arthropathie ochronotique. Alcaptonurie et ochronose. Rhumatologie 1963;15:93.

Endokrine Arthropathien

P. Peichl

Einleitung

Endokrinologische Erkrankungen spielen eine zentrale Rolle in der Differentialdiagnose vieler bekannter rheumatischer Erkrankungen.

Beispielhaft kann eine undiagnostizierte endokrinologische Erkrankung als eine Vaskulitis oder Kollagenose mit Gelenk-, Muskel- und/oder Hautbeteiligung imponieren oder ein unspezifisches Problem wie ein Karpaltunnelsyndrom oder eine Pseudogichtattacke als ein erstes Symptom einer endokrinologischen Erkrankung auftreten.

Tab. 1. Organspezifische Symptomenkomplexe – Homologien bei rheumatologischen und endokrinologischen Erkrankungen.

Haut	lokale oder diffuse Schwellungen
	Alopezie
	Vitiligo
Gefäße	Unterschenkelgeschwüre
	Raynaud-Syndrom
Muskulatur	Schwäche und Schmerzen (mit oder ohne CK-Erhöhung)
Arthritis	Pseudogicht
	diffuse Gelenksschwellungen
	Osteoarthritis
Periartikulär	Fibrositis
	Tenosynovitis
	Bursitis
Nerven	Karpaltunnelsyndrom (CTS)
	Neuritiden
Knochen	Osteopenie
	Deformationen
	Achsenfehlstellungen
	Hyperostosen

Tab. 2. Differentialdiagnose wichtiger rheumatologischer Symptome.

Karpaltunnelsyndrom	Diabetes mellitus
	Hypothyreose
	Hyperparathyreoidismus
	Akromegalie
	Schwangerschaft
Muskelschwäche	Hyperthyreosen
	Cushing-Syndrom
	Akromegalie
	Hyperparathyreoidismus
	Hypothyreose (mit Erhöhung der CK)
Pseudogicht	Ochronosis
Gicht	Morbus Wilson
	Hämochromatose
	Diabetes mellitus
	Hypothyreose
	Hyperparathyreoidismus
subkutanen Knoten	Hyperparathyreoidismus
	Pseudohypoparathyreoidismus
	Hyperthyreose
	Diabetes mellitus
Arthritis	Diabetes mellitus
	Hyperparathyreoidismus
	Hämochromatose
	Hypothyreose

Literatur

(1) Schmidt K: Checkliste Rheumatologie. Thieme, 1991.
(2) Fehr, Miehle, Schattenkirchner, Tillmann: Rheumatologie in Praxis und Klinik. Stuttgart, Thieme, 1989.
(3) Kelley, Harries, Ruddy, Sledge: Textbook of Rheumatology. 3rd ed. Philadelphia, Saunders, 1992.

Arthropathie bei
Diabetes mellitus

P. Peichl

Definition

Diabetische Arthropathie (Cheiroarthropathie, diabetische Sklerodaktylie, ,,Syndrom der steifen Hand"). Hauptsächlich metabolisch bedingte Fingergelenkssteifigkeit vorwiegend bei Typ-I-Diabetikern, gelegentlich mit Hautverdickungen wie bei Sklerodaktylie.

Häufigkeit und Vorkommen

0,1% aller Diabetiker und bei 40% aller insulinbehandelten langdauernden juvenilen Diabetiker.

Ätiologie und Pathogenese

Vermehrte Einlagerung glykosylierten Kollagens in die Haut.

Krankheitsbild und Verlauf

Die klassisch rheumatologische Assoziation mit Diabetes mellitus sind die Gicht, Pseudogicht, Osteoporose und Osteoarthrose.

Prinzipiell unterscheidet man eine diabetische Neuropathie von der reinen Arthropathie. Die diabetische Neuropathie wird vermutlich durch metabolische Störungen und lokale Ischämien hervorgerufen. Das Kernsyndrom sind symmetrische strumpfförmige Ausfallserscheinungen der epikritischen und protopathischen Sensibilität.

In 80% der Fälle betrifft die Arthropathie vorwiegend die Handgelenke, die Schulter in 30% der Fälle, Hüfte und die großen Gelenke der unteren Extremitäten zu 15%.

1 Drittel der Patienten mit juvenilem Diabetes entwickeln unterschiedlich zur Dauer ihrer Erkrankung Tenosynovitiden, Karpaltunnelsyndrom, Dupuytrensche Kontrakturen, Beugekontrakturen und das Syndrom der steifen Hand. Kalzifizierende Peritendonitis und Bursitiden der Schulter sind bekannte Komplikationen bei Diabetikern.

Eine Vielzahl von rheumatischen Komplikationen läßt sich auf Veränderungen im Rahmen der diabetischen Neuro- und Angiopathie zurückführen (Karpaltunnelsyndrom, Charcot-Gelenke).

Die diffuse idiopathische Hyperostose (DISH, Morbus Forestier, Spondylosis hyperostotica) kommt vor allem bei übergewichtigen Altersdiabetikern vor. Der Morbus Forestier ist eine radiologische Diagnose und ist gekennzeichnet mit vor allem rechtsseitigen Syndesmophytenbildungen und dem Fehlen von radiologischen Veränderungen an den Ileosakralgelenken und klinisch funktionell einer Bewegungseinschränkung.

Der Beginn der diabetischen Arthropathie ist meist asymptomatisch mit Steifigkeit der Finger- und Handgelenke. Hautveränderungen bei lang bestehendem Diabetes mellitus können sklerodermiform imponieren. Die Necrobiosis lipoidica ist histologisch eine Vaskulitis der kleinen Gefäße und kann als Endarteritis obliterans imponieren.

Besonders häufig findet sich die diabetische Arthropathie bei Patienten mit Retinopathie, Nephropathie und Neuropathie assoziiert.

Therapie

Behandlung der Grunderkrankung und symptomatische Therapie.

Tab. 1. Rheumatische Symptome bei Diabetes mellitus.

Direkte Komplikationen	Indirekte Komplikationen	Mögliche Assoziationen
Diabetische Osteolyse	Morbus Forestier	Gicht
Septische Arthritis	Dupuytrensche Krankheit	Pyrophosphatgicht
Neuropath. Gelenke	Karpaltunnelsyndrom	Osteoporose
Stiff-hand-Syndrom	PHS	Osteoarthritis

Literatur

(1) Schmidt K: Checkliste Rheumatologie. Thieme, 1991.
(2) Fehr, Miehle, Schattenkirchner, Tillmann: Rheumatologie in Praxis und Klinik. Stuttgart, Thieme, 1989.
(3) Kelley, Harries, Ruddy, Sledge: Textbook of Rheumatology. 3rd ed. Philadelphia, Saunders, 1992.

Arthropathie bei
Hyperparathyreoidismus

P. Peichl

Definition

Durch eine Nebenschilddrüsenüberfunktion durch Hyperplasie oder Tumoren bedingte Skelett- und Gelenkveränderungen mit Störung des Kalziums- und Phosphatstoffwechsels.

Häufigkeit und Vorkommen

Betrifft im Verhältnis 5: 1 vorwiegend Frauen, ist als solches eine seltene Arthropathie (0,025%).

Ätiologie und Pathogenese

Primärer Hyperparathyreoidismus: Nebenschilddrüsenadenom oder Hyperplasie.
Sekundärer Hyperparathyreoidismus: Niereninsuffizienz oder Malabsorption.

Krankheitsbild und Verlauf

Charakteristische Osteopathie mit Osteopenie, Frakturen, Muskelschwäche und Schmerzen und Arthralgien mit Morgensteifigkeit (Vollbild: M. Recklinghausen).
Der Befall der Gelenke vorwiegend polyartikulär, die Knie häufig betroffen, oft auch mit symmetrischem Bild.
In 20% der Fälle Chondrokalzinose mit Pseudogichtanfällen. Radiologische erosive Arthropathie mit subperiostalen Knochenresorptionszonen.
Bei sekundären Hyperparathyreoidismus extraartikuläre Verkalkungen mit möglicher schmerzhafter entzündlicher Begleitreaktion.

Diagnostische Kriterien

Erhöhter Parathormonspiegel bei primärem Hyperparathyreoidismus, Hyperkalzämie, Hypophosphatämie, erhöhte alkalische Phosphatase und bei renaler Osteodystrophie entsprechend klinisch chemische Veränderungen.

Therapie

Behandlung der Grundkrankheit und symptomatische Therapie.

Literatur

(1) Schmidt K: Checkliste Rheumatologie. Thieme, 1991.
(2) Fehr, Miehle, Schattenkirchner, Tillmann: Rheumatologie in Praxis und Klinik. Stuttgart, Thieme, 1989.
(3) Kelley, Harries, Ruddy, Sledge: Textbook of Rheumatology. 3rd ed. Philadelphia, Saunders, 1992.

Arthropathie bei Hypoparathyreoidismus

P. Peichl

Definition

Blutchemisch charakterisiert durch Hypokalzämie und Hypophosphatämie mit der Tendens zur Epiphysiolysis capitis femoris, zur Coxa vara congenita und ektopischen Weichteilverkalkungen und kann radiologisch das Bild einer Spondylitis ankylosans und einer Spondylosis hyperostotica imitieren.

Häufigkeit und Vorkommen

Selten.

Ätiologie und Pathogenese

Das klassische Symptom ist eine rasche Muskelermüdbarkeit als direkte Folge der Hypokalzämie. Der idiopathische Hypoparathyreoidismus kann von chirurgisch iatrogenen Formen und von Pseudohypoparathyreoidismus mit Zielorganresistenz durch Serum-PTH-Bestimmung unterschieden werden.

Der Pseudohypoparathyreoidismus ist generell durch eine Verkürzung des 4. MCP-Knochens und Kleinwuchs gekennzeichnet.

Eine ektopische Kalzifikation der Basalganglien tritt bei allen Formen auf.

Therapie

Vitamin-D-Substitution und symptomatische Therapie.

Literatur

(1) Schmidt K: Checkliste Rheumatologie. Thieme, 1991.
(2) Fehr, Miehle, Schattenkirchner, Tillmann: Rheumatologie in Praxis und Klinik. Stuttgart, Thieme, 1989.
(3) Kelley, Harries, Ruddy, Sledge: Textbook of Rheumatology. 3rd ed. Philadelphia, Saunders, 1992.

Arthropathie bei Hyperthyreose

P. Peichl

Definition

Durch Überfunktion der Schilddrüse induzierte Arthro- und Osteopathie.

Häufigkeit und Vorkommen

Eine seltene Erkrankung mit gleicher Inzidenz bei Männern und Frauen und in jedem Alter auftretend (1% aller Fälle von Hyperthyreoidismus). Im Schnitt tritt diese Arthropathie 2- bis 20 Jahre nach dem primären Auftreten des Hyperthyreoidismus auf.

Ätiologie und Pathogenese

Unklar.

Krankheitsbild und Verlauf

Nahezu alle Patienten mit Hyperthyreose haben eine Myopathie, die von leichter Schwäche, Ermüdbarkeit bis zu an eine Polymyositis erinnernde, proximale Muskelatrophie und Muskelschwäche reichen kann und blutchemisch normalen Muskelenzymen.

Die thyreoide Akropachie mit Trommelschlägerfinger, periostalen Ossifikationen und schmerzhaften Weichteilschwellungen ist eine äußerst seltene Vollform der hyperthyreotischen Arthropathie.

Mitunter tritt sie erst nach erfolgter Behandlung im Stadium einer Hyperthyreose auf, häufig begleitet von Exophthalmus und lokalisiertem Myxödem prätibial.

Andere rheumatologische Befunde sind Schulterperiarthropathie, Reflexdystrophie und osteologisch eine High-turn-over-Osteoporose.

Therapie

Keine spezifische, außer, falls notwendig, Korrektur des Schilddrüsenhormonstatus. Sonst unspezifisch symptomatisch.

Literatur

(1) Schmidt K: Checkliste Rheumatologie. Thieme, 1991.
(2) Fehr, Miehle, Schattenkirchner, Tillmann: Rheumatologie in Praxis und Klinik. Stuttgart, Thieme, 1989.
(3) Kelley, Harries, Ruddy, Sledge: Textbook of Rheumatology. 3rd ed. Philadelphia, Saunders, 1992.

Arthropathie bei
Hypothyreose

P. Peichl

Definition

Arthropathie bei Schilddrüsenunterfunktion im wesentlichen als Folge einer Hashimoto-Autoimmunthyreoiditis und nach chirurgischer Schilddrüsenoperation oder auch nach radioaktiver Behandlung.

Inzidenz

Frauen im Verhältnis zu Männern 3 : 1, vorwiegend im Alter von 40 bis 60 Jahren.

Krankheitsbild und Verlauf

Arthralgien, gelegentlich Arthritiden, besonders bei Myxödem auch mit Gelenksergüssen. Selten erosiven Arthropathien vom Typ der neuropathischen Charcot-Arthropathie, mitunter auch erosive Fingerpolyarthrose. Die Entzündungssymptome sind gewöhnlich nicht sehr ausgeprägt. Häufig findet sich auch eine Chondrokalzinose, jedoch in der Regel ohne Pseudogichtsymptome. Tenosynovitis der Beugesehnen ist auch recht häufig und in 50% der Fälle Karpaltunnelsyndrom beider Hände. Die Synovialflüssigkeit ist extrem viskös und die Hyaluronsäurekonzentration ist signifikant erhöht.

Die Autoimmunthyreoiditis (Hashimoto) findet sich häufig bei Erwachsenen anfangs kombiniert mit Parotitis und oft assoziiert bei Sjögren-Syndrom, systemischem Lupus erythematodes und chronischer Polyarthritis.

Therapie

Behandlung der Grundkrankheit, symptomatische Behandlung der Beschwerden des Bewegungsapparates wie bei Arthrosen und blanden Arthritiden.

Literatur

(1)   Schmidt K: Checkliste Rheumatologie. Thieme, 1991.
(2)   Fehr, Miehle, Schattenkirchner, Tillmann: Rheumatologie in Praxis und Klinik. Stuttgart, Thieme, 1989.
(3)   Kelley, Harries, Ruddy, Sledge: Textbook of Rheumatology. 3rd ed. Philadelphia, Saunders, 1992.

Arthropathie beim
Cushing-Syndrom

P. Peichl

Definition

Überproduktion von Nebennierenrindenhormon oder länger dauernde Glukokortikoidmedikation.

Krankheitsbild und Verlauf

Typisch sind hier die Osteoporose mit Wirbelkörperkompressionsfrakturen, aseptische
Nekrosen des Humerus- und Femoruskopfes. Zusätzlich die proximale Myopathie mit
Muskelatrophie, die vom Beckengürtel zum Schultergürtel aufsteigen und schließlich
auch die distale Muskulatur betreffen kann.

Die Myalgien bei zugrunde liegenden rheumatischen Erkrankungen veranlassen, die
Glukokortikoiddosis zu erhöhen und damit auch die Symptome zu verschlimmern.
Umgekehrt kann es bei zu schneller Reduktion nach längerer Glukokortikoidmedikation
als Folge einer Nebennierenrindeninsuffizienz zu leichtem Fieber, Muskelschwäche,
starken Gelenksschmerzen, Steifigkeit und Druckdolenz ohne Synovitis, aber mit leichtem Ödem der periartikulären Weichteile kommen (Glukokortikoidentzungssyndrom,
Steroidpseudorheumatismus). Wichtige allgemeine Veränderungen sind eine ausgeprägte
psychische Labilität und depressive Zustandsbilder.

Der **Morbus Addison** als solches ist im wesentlichen nicht mit spezifisch rheumatologischen Komplikationen assoziiert.

Literatur

(1) Schmidt K: Checkliste Rheumatologie. Thieme, 1991.
(2) Fehr, Miehle, Schattenkirchner, Tillmann: Rheumatologie in Praxis und Klinik. Stuttgart, Thieme,
    1989.
(3) Kelley, Harries, Ruddy, Sledge: Textbook of Rheumatology. 3rd ed. Philadelphia, Saunders, 1992.

Arthropathie bei Akromegalie

P. Peichl

Definition

Durch somatotropes Hormon, ausgelöste Wachstumstimulation an Knorpel, Knochen und Weichteil mit gravierenden morphologischen und funktionellen Veränderungen.

Häufigkeit und Vorkommen

An sich eine seltene Arthropathie. Frauen zu Männern im Verhältnis 3: 2. 50% der Patienten mit Akromegalie haben auch eine entsprechende Arthropathie.

Ätiologie und Pathogenese

Meist eosinophiles Hypophysenadenom.

Krankheitsbild und Verlauf

Im Frühstadium Knorpelverdickung, Hypermobilität, Ergüsse, später Deformitäten, Steifigkeit, knöcherne Hypertrophie. Arthrose ähnlich, aber oft mit grotesken Verformungen. Besonders häufig befallen sind Kniegelenke, Schulter, Hüften und Hände. Mitunter bestehen wochenlang anhaltende Schmerzepisoden und ungewöhnliche Krepitationen. In 50% der Fälle eine begleitende Myopathie. Die auch recht häufigen Lumbalgien treten durch ungewöhnlich anatomische Veränderungen der Wirbelsäule in Verbindung mit Hypermobilität auf.

Weitere Begleitsymptome der akromegalen Arthropathie sind neuropathische Veränderungen im Karpaltunnelsyndrom und raynaudartige Syndrome.

Therapie

Behandlung der Grundkrankheit, sonst symptomatische Therapie ähnlich Arthrosen und degenerativen Wirbelsäulenveränderungen.

Literatur

(1) Schmidt K: Checkliste Rheumatologie. Thieme, 1991.
(2) Fehr, Miehle, Schattenkirchner, Tillmann: Rheumatologie in Praxis und Klinik. Stuttgart, Thieme, 1989.
(3) Kelley, Harries, Ruddy, Sledge: Textbook of Rheumatology. 3rd ed. Philadelphia, Saunders, 1992.

Arthropathie bei der Schwangerschaft

P. Peichl

Definition

Die Interaktion von Hormonen mit dem immun- und dem muskuloskeletalen System während der Schwangerschaft führt zu verschiedensten rheumatischen Beschwerden.

Ätiologie und Pathogenese

Karpaltunnelsyndrom mit nächtlichen Parästhesien ist häufig während des letzten Trimenon, ebenso Kreuzschmerzen als eine multifaktorielle Interaktion einer vermehrten Lordose und dem Einfluß von Östrogen, Progesteron und Relaxien auf eine erhöhte Gelenksbeweglichkeit vor allem im Beckenbereich.

Bestehende rheumatische Erkrankungen wie SLE können einerseits demaskiert werden, aber auch deutliche Besserungstendenz während einer Schwangerschaft zeigen (siehe Kapitel 1.8).

Literatur

(1) Schmidt K: Checkliste Rheumatologie. Thieme, 1991.
(2) Fehr, Miehle, Schattenkirchner, Tillmann: Rheumatologie in Praxis und Klinik. Stuttgart, Thieme, 1989.
(3) Kelley, Harries, Ruddy, Sledge: Textbook of Rheumatology. 3rd ed. Philadelphia, Saunders, 1992.

Angeborene Immundefektsyndrome

M. Eibl

Einleitung

Primäre Antikörpermangelsyndrome (AMS) sind seltene Erkrankungen, charakterisiert durch die Erniedrigung oder das Fehlen einzelner Immunglobulinklassen oder Subklassen (Isotypen). Bestimmte AMS werden X-chromosomal, andere autosomal rezessiv vererbt. Trotz der Bedeutung der genetischen Prädisposition kann die Symptomatologie (insbesondere bei der Common Variable Immune Deficiency) erst im Erwachsenenalter, ja in jedem Lebensjahrzehnt, auftreten. Bakterielle Erkrankungen, insbesondere des Respirationstraktes, beherrschen bei diesen Patienten meist das Bild, jedoch kommen auch entzündliche Gelenkserkrankungen bei 11 bis 30% der Fälle vor, nicht selten auch als erstes Symptom (1, 2). Septische Arthritis wird in etwa 2% der Fälle angegeben, aber Arthritiden, entweder im Sinne der juvenilen chronischen Arthritis oder der rheumatoiden Arthritis, sind häufiger (2, 3, 4).

Definition

Entzündliche, meist chronische, nicht erosive Oligo- oder Polyarthritis, die meist die Knie, Knöchel, Hand- und Fingergelenke betrifft – bei Patienten mit Antikörpermangelsyndromen. Männer und Kinder sind häufiger betroffen, und besonders niedere Serumimmunglobulinspiegel prädestinieren zu dieser Erkrankung (5).

Häufigkeit und Vorkommen

Die häufigste Form der Antikörperdefizienz, die isolierte IgA-Defizienz, wird mit einer Prävalenz von 1 in 700 bis 1 in 1000 in der westeuropäischen und mit 1 in 320 bis 1 in 800 in der amerikanischen Bevölkerung angegeben. Andere Formen der schweren A- bis Hypogammaglobulinämie haben eine Prävalenz von 1 bis 5 pro 100.000. Komplikationen durch entzündliche Gelenkserkrankungen treten in 10 bis 30% dieser Fälle auf.

Ätiologie und Pathogenese

Die Pathogenese dieser Erkrankung ist nicht genau geklärt, doch unterscheidet sich diese Form der Arthritis der Antikörperdefizienten von der klassischen rheumatoiden Arthritis. Bei der klassischen rheumatoiden Arthritis steht die lokale Bildung der Immunglobuline mit der Bildung von Rheumafaktoren im Vordergrund. Immunkomplexe und anschließende Komplementaktivierung beherrschen das Bild. Auch T-Zell-Infiltration und die lokale Bildung von Zytokinen dürften in der Pathogenese der rheumatoiden Arthritis eine wesentliche Rolle spielen (6, 7, 8).

T-Zellaktivierung und Zytokine sind auch bei der Arthritis der Antikörperdefizienten von entscheidender Bedeutung, doch sind auch hier deutliche Unterschiede zur klassischen Form der rheumatoiden Arthritis beschrieben. Während die Aktivität CD8-positiver

Suppressor-T-Zellen bei Patienten mit rheumatoider Arthritis erniedrigt war, konnte in einzelnen Fällen von Gelenkserkrankungen bei Agammaglobulinämikern eine besonders hohe Aktivität dieser Zellen festgestellt werden. Die Vermutung wurde ausgesprochen, daß das Auftreten aktivierter CD8-positiver Zellen Folge der immunologischen Fehlregulation sein könnte; bekanntlich sind Immunglobuline auch in der Regulation der Immunantwort von großer Bedeutung. Die Fehlregulation könnte auf der Basis der Grundkrankheit, aber auch zusätzlich auf der Basis der Agammaglobulinämie auftreten. Ferner ist anzunehmen, daß die Komplementaktivierung in der Synovia agammaglobulinämischer Patienten auf dem „alternativen Weg der Aktivierung" abläuft. Es kann jedoch nicht ausgeschlossen werden, daß Erreger von Infektionen auch bei dieser Form der Gelenkserkrankung der Agammaglobulinämiker eine Rolle spielen. Insbesondere *D. Webster* et al. wiesen immer wieder auf die Möglichkeit einer Infektion mit Ureaplasma hin.

Krankheitsbild und Verlauf

In den meisten Fällen ist die entzündliche Gelenkserkrankung oligoartikulär oder polyartikulär und chronisch. Erosionen sind selten, oft stehen Ergüsse im Vordergrund (1). Die Patienten sprechen im allgemeinen schlecht auf nichtsteroidale antirheumatische Therapie an.

Hilfsbefunde

Labor
Die Laboratoriumsuntersuchungen sollen das Vorliegen einer Immundefizienz bestätigen. Zur Abklärung einer Immundefizienz sollte die immunologische Diagnostik dienen, wobei T-Zell-Phänotypen und -Funktion (Stimulierung mit Mitogenen und Antigen), B-Zell-Zahl, Serum-Immunglobulinkonzentrationen und die Antikörperbildung untersucht werden. Zum kompletten Screening gehört auch die Untersuchung des Komplementsystems und der Phagozyten. Je nach Art der primären Immundefizienz werden die Befunde unterschiedlich ausfallen.

Der auffälligste Befund bei den Laboruntersuchungen ist die reduzierte oder fehlende Immunglobulinfraktion, die bereits elektrophoretisch imponiert, dann aber durch detaillierte immunologische Diagnostik bestätigt werden sollte. Zur immunologischen Abklärung gehört auch der Nachweis spezifischer Antikörper sowie der Funktionen von Immunlymphozyten.

Bildgebende Verfahren
Das Röntgenbild ist nicht charakteristisch für die Arthritis bei Immundefizienten. Wie bei anderen Formen entzündlicher Gelenkserkrankungen kann der Verlust von Knorpeln, Schwellung der angrenzenden Weichteile usw. vorkommen. Erosionen des Gelenks und destruktive Veränderungen sind selten, kommen jedoch vor.

Komplikationen und Begleiterkrankungen

Verschiedene Formen primärer Immunmangelerkrankungen sind nicht selten mit Autoimmunerkrankungen assoziiert. Auch familiär können Autoimmunerkrankungen und Immunmangelerkrankungen bei verschiedenen Personen derselben Familie beobachtet werden. Diese Patienten mit Autoimmunerkrankungen haben auch ein höheres Risiko in Richtung Malignome.

Differentialdiagnose

Für die Differentialdiagnose sollte besonders auf die septische (infektiöse) Arthritis hingewiesen werden. Die häufigsten Erreger der septischen Gelenkserkrankung bei diesen Patienten sind Staphylokokken, Pneumokokken, Haemophilus influenzae und Pseudomonas. Es sind aber auch Mykoplasmen-Arthritiden bei Patienten mit Antikörperdefizienzen beschrieben, am häufigsten Mycoplasma pneumoniae und Mycoplasma hominis (9-13).

Insbesondere bei Kindern und jungen Erwachsenen können maligne Erkrankungen der Hämatopoese, Leukämien und Lymphome zu Symptomen führen, die gegenüber entzündlichen Gelenkserkrankungen abgegrenzt werden müssen. In einzelnen Fällen kann infolge dieser Grundkrankheiten auch eine Immundefizienz auftreten und muß dann differentialdiagnostisch in Erwägung gezogen werden.

Diagnostische Kriterien

Immunmangelerkrankungen im allgemeinen sind in ihrer Symptomatologie durch pathologische Infektanfälligkeit erkennbar. Bei Patienten mit Antikörpermangelzuständen stehen rezidivierende Infektionen, vorwiegend im oberen und unteren Respirationstrakt, Sinusitiden, Otitiden, Bronchitiden und Pneumonien im Vordergrund, aber Erkrankungen des Gastrointestinaltraktes, Gastroenteritiden, sind ebenfalls häufig. Generalisierte Infektionen, Septikämien sind eine gefürchtete Komplikation, insbesondere mit den Folgen wie eitrige Meningitis, Osteomyelitis, aber auch septische Arthritis.

Die primären Immunmangelerkrankungen können mit Hilfe genauer immunologischer Abklärung exakt diagnostiziert werden, wobei die diagnostischen Kriterien anhand der WHO-Klassifikation beurteilt werden.

Prognose

Die Prognose der entzündlichen Gelenkserkrankungen bei primärer Immundefizienz ist günstig, wenn eine adäquate Therapie durchgeführt wird.

Therapie

Medikamentöse Therapie

Die Therapie der Wahl ist bei Patienten mit Antikörperdefizienz, insbesondere bei der Agammaglobulinämie und Hypogammaglobulinämie, die i.v. **Immunglobulintherapie.** Interessanterweise sprechen die im Rahmen dieser primären Immundefizienzen vorkommenden entzündlichen Gelenkserkrankungen eindrucksvoll auf diese Therapie an. Die empfohlene Dosierung der Immunglobulintherapie bei Patienten mit ausgeprägten primären Immundefizienzen ist eine Anfangsdosis von 400 mg/kg bis 1 g/kg in einer oder mehreren Infusionen (z. B. innerhalb einer Woche) und in der Folge als Richtdosis 400 bis 600 mg pro kg pro Monat. Die Dosierung richtet sich nach dem klinischen Bild und nach dem Serum-IgG-Spiegel. Die Gelenksbeschwerden bilden sich unter dieser Behandlung meist sehr rasch zurück, und bei konsequenter Therapie sind Rezidive selten.

Antirheumatika: Immundefizienzen können auch sekundär infolge der Therapie mit bestimmten Medikamenten auftreten. Am besten bekannt sind Zytostatika, aber auch die

Behandlung mit Antiepileptika sowie Antirheumatika können zur Immundefizienz führen. Im speziellen sind Immundefizienzen (auch AMS) im Rahmen einer Gold- bzw. Penicillamintherapie beschrieben. Seit 2 Jahrzehnten ist bekannt, daß die parenterale Goldtherapie zu Hypogammaglobulinämie (26-34), häufiger noch zur IgA-Defizienz (35, 36) führen kann. **Kortikosteroide** sollten bei Patienten mit Immundefekten möglichst nicht, nur wenn wirklich unvermeidbar, und da sparsam und vorsichtig eingesetzt werden. Kortikosteroide können bei immundefekten Patienten zu foudroyanten, unbeeinflußbaren Infektionen führen.

Physikalische Therapie
Bei der physikalischen Therapie sollten ähnliche Richtlinien gelten wie bei anderen Formen entzündlicher Gelenkserkrankungen.

Operative Therapie
Eine operative Therapie ist bei dieser Form der Gelenkserkrankung sehr selten erforderlich.

Literatur

(1) Kopelman RG, Zolla-Pazner S: Association of human immunodefiency virus and autoimmune phenomenon. Am J Med 1988;84:82-88.
(2) Calabrese LH: The rheumatic manifestations of infection with the human immunodefiency virus. Sem Arthrit Rheum 1989;18:225-239.
(3) Calabrese LH, Estes M, Yen-Lieberman B, et al: Systemic vasculitis in association with the human immunodefiency virus infection. Arthritis Rheum 1989;32:569-576.
(4) Coudere LJ, D'Agay MF, Danon F, et al: Sicca complex and infection with human immunodefiency virus. Arch Intern Med 1987;147:898-901.
(5) Smith PB, Rajdco H, Panesar N, et al: Benign lymphoepithelial lesion of the parotid gland in intravenous drug users. Arch Pathol Lab Med 1988;112:742-745.

Erworbenes Immunmangel-Syndrom (AIDS)

M. Eibl

Einleitung

Die steigende Prävalenz der HIV-Infektion und die Tatsache, daß in der Folge dieser Infektion nicht nur opportunistische Infektionen und bestimmte Tumoren gehäuft vorkommen, sondern ein viel breiteres Spektrum klinischer Manifestationen zu beobachten ist, macht den Bericht über Gelenkserkrankungen bei HIV-infizierten Personen erforderlich.

Definition

Arthritis, Sicca-Syndrom (Sjögren-Syndrom), Polymyositis sowie nekrotisierende Vaskulitiden und SLE bei HIV-Infizierten charakterisieren das Krankheitsbild, wobei zirkulierenden Immunkomplexen möglicherweise eine wichtige Bedeutung zukommt.

Häufigkeit und Vorkommen

Die Anzahl der gemeldeten kumulativen lebenden AIDS-Fälle liegt Ende 1993 bei 851.628. 40% dieser Fälle wurden aus den Vereinigten Staaten, 12% aus Europa, 35,5% aus Afrika, der Rest aus Südamerika, Asien und Ozeanien gemeldet. Die Weltgesundheitsorganisation vermutet, daß die Gesamtzahl der seit Beginn der Epidemie aufgetretenen AIDS-Erkrankungen bei 3 Millionen liegt, davon 67% in Afrika, 13% USA, 12% Mittel- und Südamerika, 5% Europa, 2% Asien und 1% Ozeanien. Die Gesamtzahl der Infizierten wurde Ende 1993 weltweit mit 12 bis 13 Millionen angegeben.

Ätiologie und Pathogenese

Die Infektion durch das AIDS-Virus führt zu einer deutlichen Verminderung der CD4-positiven T-Helferzellen, wobei die Mechanismen, die diese laufende CD4-Verminderung zur Folge haben, noch nicht genau geklärt sind. Genau bekannt ist jedoch, daß die CD4-Verminderung mit einer Reihe verschiedener immunologischer Dysregulationsvorgänge vergesellschaftet ist und daß im Rahmen dieser Erkrankung eine unkontrollierte Hyperreaktivität der Antikörperbildung bzw. der humoralen Immunität auftreten kann. In der Folge treten Autoimmunerkrankungen, aber auch Erkrankungen aus dem rheumatischen Formenkreis gehäuft bei HIV-Infizierten auf. Wichtig zu vermerken ist jedoch, daß der Nachweis von Autoantikörpern in dieser Patientengruppe auch Ausdruck der immunologischen Dysregulation sein kann und nicht immer und unbedingt als krankheitsspezifisches Testergebnis gewertet werden soll.

Zirkulierende Immunkomplexe treten nach verschiedenen Infektionen vermehrt auf. Sie sind auch gehäuft bei HIV-Infizierten beschrieben (1-5). Ihre Prävalenz steigt im Verlauf der Infektion, aber auch bei gesunden HIV-Infizierten wurde das vermehrte Auftreten von Immunkomplexen in der Zirkulation bzw. der Nachweis von zirkulierenden Immunkomplexen in Läsionen beschrieben (1). In einigen Fällen konnte HIV-Antigen in den Immunkomplexen identifiziert werden (2, 3). Der Isotyp der Antikörper ist unterschiedlich, häufig jedoch IgA (6). Die klinische Relevanz der Immunkomplexe bei Erkrankungen im rheumatischen Formenkreis von HIV-Infizierten muß noch geklärt werden.

Autoantikörper werden bei HIV-Infizierten ebenfalls häufig beobachtet (7) und können teilweise zumindest in der bereits beschriebenen immunologischen Dysregulation ihren Ursprung haben. Es wäre jedoch zu vermerken, daß zwar die Mehrheit der untersuchten Patienten (bis zu 20%) niedertitrige Autoantikörper, z. B. antinukleäre Faktoren, in ihrer Zirkulation aufweist, bei einzelnen Patienten aber hochtitrige Antikörper festgestellt werden können (8, 9). Ähnliches gilt auch für andere Autoantikörper, wie z. B. Rheumafaktoren (10). Befunde mit hochtitrigen Antikörpern oder Rheumafaktoren haben auch hier ihre diagnostische Bedeutung.

Reiter-Syndrom: Die genaue Pathogenese des Reiter-Syndroms im Rahmen der HIV-Infektion ist nicht abgeklärt. Das Syndrom könnte sowohl direkt mit der Infektion in Verbindung stehen als auch mit einer gleichzeitig oder später erworbenen anderen Infektion. Das Reiter-Syndrom wurde bei HIV-infizierten Patienten mit gut funktionierendem Immunsystem, aber auch bei solchen mit weitgehender CD4-Verminderung beschrieben, wodurch man annehmen kann, daß T-Helferzellen zumindest beim Ausbruch der Erkrankung keine pathogenetische Bedeutung zukommt.

Polymyositis: In der Pathogenese der HIV-assoziierten Polymyositis wird der direkte Zusammenhang mit der Retrovirusinfektion diskutiert, da bei Primaten bei experimenteller retroviraler Infektion polymyositisartige Krankheitsbilder vorkamen.

Vaskulitis: Die Pathogenese ist nicht einheitlich. Einerseits kann die virale Infektion Gefäße direkt betreffen, andererseits kann das Zustandsbild als Folge der immunologischen Regulationsstörung im Rahmen der HIV-Infektion auftreten. Die Ablagerung von Immunkomplexen ist ja bekanntlich die häufigste Ursache der Gefäßläsionen im Rahmen jeder Vaskulitis.

Krankheitsbild und Verlauf

Folgende entzündliche Gelenkserkrankungen sind bei HIV-infizierten Patienten beobachtet worden: Infektiöse Arthritiden, wie z. B. septische Arthritiden, aber auch direkt mit der HIV-Infektion assoziierte postinfektiöse Arthritiden; postinfektiöse Arthritiden (Reiter-Syndrom); ferner Sjögren-Syndrom, Psoriasis-Arthritis, Polymyositis; Vaskulitis, SLE und Lupussyndrom usw.

Der Verlauf infektiöser Arthritiden bei der HIV-Infektion wird vom Ausmaß der Immundefizienz abhängen und kann ein Teilsymptom einer opportunistischen Infektion darstellen. Fälle mit Infektionen durch Cryptococcus neoformans, Histoplasma capsulatum usw. sind beschrieben. Erwähnenswert ist auch, daß bei Kindern häufig, bei Erwachsenen in seltenen Fällen, eine Antikörperdefizienz (als Folge des T-Zell-Defektes aufzufassen) relativ früh im Verlauf der HIV-Erkrankung auftreten kann. In diesem Fall können septische Arthritiden durch Keime wie z. B. kapselhältige Mikroorganismen, Pneumokokken, Staphylokokken, Hämophilus verursacht werden.

Postinfektiöse Arthritis: Die Assoziation von HIV-Infektion und Reiter-Syndrom wurde mehrfach beschrieben. In manchen Fällen treten beide Zustandsbilder parallel auf, während in anderen eine zeitliche Dissoziation festzustellen ist. Nicht selten geht dem Reiter-Syndrom bei HIV-Infizierten eine gastrointestinale Infektion voran. Die beschriebenen Gelenkserkrankungen waren oft oligoartikuläre, häufig die unteren Extremitäten betroffen. Der Großteil dieser Patienten, wie Patienten mit Reiter-Syndrom überhaupt, waren HLA-B27 positiv.

Psoriasis ist bei HIV-Infizierten relativ häufig (1 in 10 bis 1 in 100) beobachtet worden, wobei auch die Assoziation mit Psoriasis-Arthritis beschrieben ist. Ob die humorale Hyperaktivität im Rahmen der HIV-Infektion als Ursache des Aufflackerns der Psoriasis bei genetisch Prädisponierten anzusehen ist, oder ob andere Gründe für die Assoziation beider Erkrankungen vorliegen, ist noch nicht genau bekannt. Die Möglichkeit einer HIV-Infektion sollte bei schweren psoriatischen Hautveränderungen (Ausschlag und Vorliegen einer seronegativen Arthritis) in Erwägung gezogen werden.

Das **Sjögren-Syndrom** kann als eine wohldefinierte Autoimmunerkrankung bei entsprechender genetischer Prädisposition auftreten oder mit Teilsymptomen (Sicca-Syndrom) der Klassifikation nicht entsprechen. Es wird empfohlen, in der Klassifikation das primäre Sjögren-Syndrom vom sekundären – wie bei der HIV-Infektion – abzutrennen. Unterschiede zwischen der primären und der HIV-assoziierten Erkrankung liegen in der unterschiedlichen Häufigkeit: Bei der primären Erkrankung sind Frauen, bei der sekundären Männer häufiger betroffen. Unterschiede sind auch bei Laboruntersuchungen zu beobachten (siehe Hilfsbefunde).

Polymyositis: Verschiedene Berichte beschreiben Muskelerkrankungen bei HIV-infizierten Personen, die vom Bild der Polymyositis nicht unterscheidbar sind. Die Frage, ob alle beobachteten Patienten das Bild der klassischen Polymyositis bieten, kann nicht einheitlich beantwortet werden, da gewisse Diskrepanzen zwischen der Polymyositis bei der HIV-Infektion und dem klassischen Bild dieser Erkrankung vorliegen.

Vaskulitis: Nekrotisierende Vaskulitiden sind bei verschiedenen viralen Infektionen beschrieben, so auch in Zusammenhang mit der HIV-Infektion (11-21). Bei den bisher berichteten Fällen handelte es sich um unterschiedliche Verläufe. Über klinische Bilder der Panarthritis nodosa, Angiitiden, die auf das zentrale Nervensystem beschränkt sind, wurde berichtet. Allgemein wird Immunkomplexen in der Pathogenese der Vaskulitiden eine große Bedeutung beigemessen. Zur Bildung von Immunkomplexen könnte es im Laufe der HIV-Infektion auch dadurch kommen, daß Erreger opportunistischer Infektionen und die gegen sie ineffizient gebildeten Antikörper Immunkomplexe bilden, die von der Zirkulation nicht prompt eliminiert werden, sondern als Krankheitsursache dienen. In einigen Fällen sind in den Gefäßläsionen Immunglobuline und Komplementkomponenten festgestellt worden. Zusammenhänge zwischen der immunregulatorischen Störung bei der HIV-Infektion und dem Auftreten der Vaskulitis sind ebenfalls möglich. So wurden in einigen Fällen infiltrierende T-Zellen in den Gefäßläsionen festgestellt.

Die Assoziation von HIV-Infektionen und SLE ist in einigen Fällen beschrieben (22, 23). Allerdings sollte in diesem Zusammenhang auf falsch positive serologische Reaktionen im Rahmen des SLE hingewiesen werden (24, 25). Es soll besonders darauf geachtet werden, daß in diesen Fällen Ergebnisse konfirmatorischer Untersuchungen vorliegen.

Hilfsbefunde

Die Bedeutung von HIV, einem humanen Retrovirus, in der Ätiologie von AIDS ist eindeutig sichergestellt. Die Infektion mit diesem Virus führt vorerst zur Dysregulation des Immunsystems und später zur Zerstörung desselben. Die immunologischen Zusammenhänge in dem komplexen Geschehen, das der Infektion folgt, werden jetzt erst langsam aufgedeckt, obwohl eine Fülle pathologischer Laborbefunde, die im Laufe dieser Infektion auftreten können, seit Jahren bekannt sind.

Die HIV-Infektion wird heute meist mit Hilfe standardisierter Antikörperuntersuchungen mit einer ELISA-Methodologie festgestellt. Wie bereits erwähnt, können im allgemeinen, und bei Patienten mit entzündlichen Gelenkserkrankungen im rheumatischen Formenkreis besonders, positive Befunde im ELISA-Test falsch positive Ergebnisse darstellen (24, 25). Es ist daher unbedingt erforderlich, einen Bestätigungstest – meist eine Untersuchung mit Hilfe des Western Blots – zur Erhärtung des Befundes durchführen zu lassen. Erst danach soll der Patient über den Befund informiert werden.

Die Entscheidung, wann bei Patienten mit entzündlichen Erkrankungen im rheumatischen Formenkreis eine Testung auf HIV-Antikörper empfehlenswert erscheint, ist nicht leicht zu treffen. Begleiterkrankungen, die auf eine opportunistische Infektion hindeuten, bevor eine immunsuppressive Therapie eingeleitet wurde, sollten Aufmerksamkeit erwecken. Genauso sollte auf andere Haut- und Schleimhautsymptome, die im Rahmen der HIV-Infektion häufig sind, geachtet werden. Es kommt aber auch der Erhebung der Anamnese große Wichtigkeit zu, wobei darauf hingewiesen werden soll, daß für die Anamnese das Risikoverhalten immer größere Bedeutung erlangt, während gleichzeitig die Bedeutung der Zugehörigkeit zu bestimmten Risikogruppen rückläufig ist.

Mehrere Laborbefunde bei HIV-infizierten Patienten sind Ausdruck der immunologischen Dysregulation. So wird häufig eine polyklonale **Hypergammaglobulinämie** beobachtet. Diese Hypergammaglobulinämie, die aufgrund der Erhöhung einer oder mehrerer Immunglobulin-Klassen (IgG, IgA, IgM) auftritt, ist auf die Aktivierung der B-Zellen zurückzuführen, die dann spontan Immunglobuline abgeben, da die sonst aktive Regulation dieser Zellen nicht richtig funktioniert. Eine ähnliche Situation kann allerdings auch im Rahmen der SLE auftreten.

Als Folge der B-Zell-Aktivierung im Rahmen der Dysregulation können **Immunkomplexe vermehrt** in der Zirkulation nachgewiesen werden. Immunkomplexe nehmen im Laufe der Infektion zu, und obwohl alle Klassen der Immunglobuline in diesen Komplexen beschrieben sind, scheint IgA zu dominieren. In einigen Fällen gelang es, die HIV-Antigene in den Komplexen nachzuweisen.

Obwohl **Komplement** durch Immunkomplexe aktiviert wird, sind bei Patienten mit HIV-Infektion und entzündlichen Gelenkserkrankungen die Serumkomplementwerte in der Regel **im Normbereich**.

Autoantikörper gegen Plättchen, Erythrozyten usw. können im Rahmen der HIV-Infektion auftreten (7). Es wird vielfach vermutet, daß ähnlich der Situation bei SLE Antikörper gegen Thrombozyten die Ursache einer ITP (immunmediierte Thrombopenie) im Rahmen der HIV-Infektion werden können. Allerdings werden bei der ITP, auch bei der HIV-assoziierten Form, andere Faktoren wie z. B. aktivierte Makrophagen oder Immunkomplexe als zusätzliche pathogenetische Mechanismen diskutiert (7, 26).

Antikörper gegen Erythrozyten sind bei HIV-Infizierten relativ häufig nachweisbar, und solche gegen Granulozyten, Lymphozyten, aber auch gegen Zellen verschiedener Organe (Schilddrüse, Nervenzellen, usw.) wurden beschrieben (27-33). Die pathogenetische Bedeutung einiger dieser Antikörper wird diskutiert.

Antinukleäre Antikörper mit niederem Titer werden bei bis zu einem Drittel der HIV-Infizierten beschrieben, wobei die angegebenen Werte stark schwanken und in manchen Studien antinukleäre Faktoren bei 10% oder weniger festgestellt wurden (8, 9). Die unterschiedlichen Ergebnisse dürften methodische Gründe haben, und die niedertitrigen Antikörper sind hier von keiner diagnostischen Signifikanz. Höhertitrige Antikörper sind in Einzelfällen zu beobachten.

Rheumafaktoren kommen ebenfalls vor, insbesondere bei Patienten, bei denen zirkulierende Immunkomplexe in der Zirkulation vermehrt sind (10). Generell soll festgehalten werden, daß diese Befunde von wesentlich geringerer diagnostischer Signifikanz sind als bei Nicht-HIV-Infizierten.

Als weitere Zeichen immunologischer Dysregulation können erhöhte Serumwerte von **Beta-2-Mikroglobulin** beobachtet werden (34). Erhöhte Beta-2-Mikroglobulinkonzentrationen sind als Zeichen der Immunaktivierung zu werten und kommen sowohl im Rahmen von rheumatischen Erkrankungen, Kollagenose, als auch bei HIV-Infizierten vor. Die erhöhten Neopterinwerte im Harn (35) sind als Zeichen der Makrophagenaktivierung, erhöhte IL-2-Rezeptorspiegel im Serum (36) als Zeichen der Lymphozytenaktivierung anzusehen. Erhöhte **Interferon**werte (37-41), insbesondere erhöhte Konzentrationen von säurelabilem Interferon-Alpha, sind ebenfalls beschrieben. Als Ausdruck einer schweren Immunstörung in der späteren Folge der HIV-Infektion kommt es zum Absinken immunkompetenter T-Helferzellen. Im Befund sieht man eine Erniedrigung der zirkulierenden **CD4-positiven Zellen** (T-Helferzellen tragen die CD4-Struktur an der Oberfläche), später in vielen Fällen auch eine Erniedrigung der gesamten T-Zellpopulation – **CD3-positive Zellen** – eventuell auch eine **Lymphopenie** bzw. **Leukopenie.**

Sjögren-Syndrom: Das Muster der Antikörper kann, muß aber nicht unterschiedlich sein (Anti-Ro/SS-A und Anti-La/SS-B Antikörper sind bei der primären Erkrankung häufiger festzustellen) (6, 42, 43, 45).

Polymyositis: Bei histologischen Untersuchungen fiel auf, daß bei den HIV-Infizierten in der Muskelbiopsie entzündliche Veränderungen nur bei etwa einem Drittel der Patienten nachweisbar sind.

Sonstige Befunde: Patienten, die eine entzündliche Gelenkserkrankung im Rahmen einer HIV-Infektion entwickeln, können natürlich den ganzen Komplex der HIV-assoziierten Erkrankungen aufweisen, und regelmäßige klinische und Laboratoriumskontrollen sind erforderlich, um diese Krankheitsbilder zu erfassen (Einzelheiten darüber würden den Rahmen dieses Berichts sprengen).

Komplikationen und Begleiterkrankungen

Zu den Komplikationen und Begleiterkrankungen der HIV-assoziierten entzündlichen Gelenkserkrankungen gehören alle im Rahmen der HIV-Infektion bekannten opportunistischen Infektionen, opportunistische und andere maligne Erkrankungen und die infolge der immunologischen Dysregulation auftretenden Autoimmunerkrankungen, die, wie bereits erwähnt, praktisch alle Organsysteme betreffen können. Im speziellen wurde auch über lymphozytäre interstitielle Pneumonie berichtet (44), in seltenen Fällen konnte auch ein Lymphom beobachtet werden. Ebenso können natürlich die bekannten Komplikationen entzündlicher Gelenkserkrankungen vorkommen.

Differentialdiagnose

In der Differentialdiagnose sollte die bereits vorher erwähnte immunologische Störung berücksichtigt werden, wobei bestimmte Befunde, denen sonst ein diagnostischer Stellenwert zukommt, als weniger gewichtig anzusehen sind.

Diagnostische Kriterien

Zu den diagnostischen Kriterien gehört der Nachweis der HIV-Infektion und das gleichzeitige Bestehen einer entzündlichen Erkrankung im rheumatischen Formenkreis. Hierbei sollten 2 Aspekte berücksichtigt werden:

1. Rheumafaktoren, antinukleäre Faktoren, aber auch andere Antikörper sind in der Folge verschiedener Infektionen vermehrt zu beobachten. Im Rahmen der weltweiten HIV-Pandemie sollte, falls in der Differentialdiagnose eine postinfektiöse Erkrankung überlegt wird, auch an die HIV-Infektionen gedacht werden.

2. Mit entzündlichen Erkrankungen im rheumatischen Formenkreis wie z. B. rheumatoide Arthritis, juvenile chronische Arthritis, Sjögren-Syndrom, SLE usw. befassen sich Expertengruppen von Rheumatologen seit Jahrzehnten, und es wurden klare diagnostische Kriterien festgelegt. Dabei wurde besonders darauf geachtet, die Erkrankungen sui generis von Syndromen, die sekundär in der Folge anderer Krankheitsbilder auftreten, abzugrenzen. In diesem Sinne wurde auch z. B. bei diagnostischen Kriterien des Sjögren-Syndroms die HIV-Infektion als Ausschlußkriterium gewertet (6). Vor diesem Hintergrund sollten daher entzündliche Erkrankungen im rheumatischen Formenkreis bei HIV-Infizierten als eigene Krankheitsbilder mit ihrer eigenen Spezialproblematik aufgefaßt werden.

Therapie

Die therapeutischen Richtlinien zur Behandlung der HIV-Infektion sollten nach dem letzten Stand der Erkenntnisse befolgt werden.

In der begleitenden Therapie der entzündlichen Gelenkserkrankungen muß darauf hingewiesen werden, daß durch jede zytostatische Behandlung die Progredienz der HIV-Infektion in Richtung AIDS beschleunigt werden kann, und dementsprechend wurden auch z. B. in Folge Niederdosis-Methotrexat-Therapie Patienten mit klinisch stark progredienter Symptomatologie der HIV-Infektion beschrieben. In ähnlicher Weise begünstigt jede Steroidtherapie bekanntlich das Auftreten und Fortschreiten opportunistischer Infektionen, und somit stellt die Behandlung von Patienten mit HIV-Infektionen im rheumatischen Formenkreis an den behandelnden Rheumatologen ganz besondere Anforderungen.

Literatur

(1)   Hansel TT, Hahney MR, Thompson RA: Primary hypogammaglobulinemia and arthritis. Br Med J 1987;295:174-175.
(2)   Lee AH, Levinson AI, Schumacher HR: Hypogammaglobulinemia and rheumatic disease. Sem Arthrit Rheum 1993;22:252-264.
(3)   Rosen FS, Cooper MD, Wedgwood RJP: The primary immunodeficiencies. N Engl J Med 1984;311:235-242.
(4)   Grayzel AI, Marcus R, Stern R, et al: Chronic polyarthritis associated with hypogammaglobulinemia. Arthrit Rheum 1977;20:887-894.

(5) Johnston CLW, Webster ADB, Taylor-Robinson D, et al: Primary late onset hypogammaglobulinemia associated with inflammatory polyarthritis and septic arthritis due to Mycoplasma pneumoniae. Ann Rheum Dis 1983;42:108-110.
(6) Burns HJ, Klimiuk PS, Hilton RC, et al: Gold-induced hypogammaglobulinemia. Br J Rheumatol 1987;26:53-55.

Hämophilie A und B

W. Siegmeth

Definition

Die hämophile Arthropathie ist die Folge einer Minderaktivität an Gerinnungsfaktoren, so des Faktors VIII (Hämophilie A) bzw. Faktors IX, des sogenannten Christmas-Faktors, (Hämophilie B) und seltener auch die Hämophilie C (Mangel an Faktor XI). Der Schweregrad der Koagulopathie beeinflußt das Manifestationsalter und das Ausmaß der Osteoarthropathie. Die Erkrankung ist sehr selten.

Klinik

Die Erkrankung wird geschlechtsgebunden rezessiv vererbt, wobei Frauen als Konduktoren die Hämophilie auf männliche Nachkommen übertragen. Als Folge von Neumutationen kann die Hämophilie aber auch spontan auftreten. Die genetisch determinierte Aktivitätsminderung bzw. die prozentuale Restaktivität der genannten Gerinnungsfaktoren beeinflußt das Krankheitsbild. Die Arthritis betrifft männliche Kinder und Jugendliche zwischen dem 12. und 16. Lebensjahr und ist die Folge einer Blutung in das Gelenk. Am häufigsten betroffen sind das Knie- (70%), Sprung- und Ellenbogengelenk (20%). Auslösend für die Gelenksblutung sind oft nur Bagatelltraumen. Schmerzen, Schwellung und Gelenksüberwärmung sind individuell unterschiedlich, erfordern aber immer die gleiche intensive Behandlung. Die Dauer einer Gelenksattacke ist abhängig vom Schweregrad der Gelenksblutung, d. h. einige Tage bis einige Wochen. Wiederholte Gelenksattacken verursachen eine Hämosidorose, Synovialproliferation, Muskelkontrakturen und Gelenksauftreibungen (hämophiler Pseudotumor) als Folge von Blutungen in die Muskulatur, subperiostal und intraossär.

Verlauf und Prognose

Die Attacken der Arthritis werden mit zunehmendem Alter seltener. Es kommt allmählich zur Ausbildung einer schweren Arthrosis deformans mit Muskelatrophien und Gelenkskontrakturen. Dieser Folgezustand wird dann als koagulopathische Osteoarthropathie bezeichnet. Begleitet werden die Gelenksblutungen auch von Blutungen in inneren Organen.

Labor und Röntgen

Die globalen Gerinnungstests (Gerinnungszeit, Rekalzifizierungszeit, partielle Thromboplastinzeit, Thrombelastogramm) sind deutlich verändert, Thromboplastinzeit (Quick-Test) und Blutungszeit normal. Mit den Faktormangelseren läßt sich der Gerinnungsdefekt genau festlegen.

Das Gelenksröntgen ist anfangs noch unauffällig, später kommt es zur Ausbildung von Erosionen und Zysten, Abplattung der Gelenksoberfläche, Sklerosierungen bis zur Ausbildung einer schweren Arthrosis deformans. Die bekanntesten Knochenformstörungen sind die Erweiterung der Fossa intercondylaris und Rechteckform der Patella. Als Folge wiederkehrender Gelenksblutungen kommt es bei Kindern zu epiphysären und apophysären Wachstumsstörungen.

Behandlung

Die wichtigste Maßnahme ist die Prophylaxe, d. h. die Vermeidung jeder Form von Traumen, und seien diese noch so gering. Die Substitutionsbehandlung mit Faktor-VIII- und Faktor-IX-Konzentraten brachte eine entscheidende Verbesserung für den Hämophiliekranken. Akute Gelenksblutungen bedürfen der sofortigen Substitution. Bei Neigung zu Serienblutungen ist eine prophylaktische Dauersubstitution notwendig.

In der Akutphase der Arthritis bedarf es einer kompletten Immobilisation, bei Kindern Ruhigstellung mit Gelenksschienung. Kryotherapie und Analgetika lindern die oft sehr starken Gelenksschmerzen. Eine Gelenkspunktion sollte im allgemeinen vermieden werden. Nach Abklingen der akuten Phase aufbauende Physiotherapie, so Wiederherstellung der Gelenksbeweglichkeit und Muskelkräftigung.

Literatur

(1) Duthie RB, Rizza CR: Rheumatological manifestations of the haemophilias. Clin Rheum Dis 1975;1:53-93.
(2) Stein H, Duthie RB: The pathogenesis of chronic hemophilic arthropathy. J Bone Joint Surg 1981;63B:601-609.
(3) Weseloh G: Hämophile Arthropathie, in Fehr K, Miehle W, Schattenkirchner M, Tillmann K (eds): Rheumatologie in Praxis und Klinik. Stuttgart-New York, Thieme, 1989, pp 9.54-9.57.

Hereditäre Hämoglobinopathien

W. Siegmeth

Definition

Unterschiedliche Arthropathien als Folge von Gefäßverschlüssen bzw. Knochenhypoplasie im Rahmen hereditärer Hämoglobinopathien.

Einleitung

Die Sichelzellanämie und Thalassämie werden zu den hereditären Hämoglobinopathien gezählt. Es handelt sich dabei um erblich bedingte Aufbaustörungen des Eiweißanteils des Hämoglobins. Betroffen davon sind Bewohner des Mittelmeerraumes, Angehörige der schwarzen Rasse, besonders in Afrika, und Inder. Neben den Symptomen der Grundkrankheit können verschiedenste Gelenksbeschwerden auftreten. Diese werden ausgelöst durch Gefäßverschlüsse als Folge von Thromben in Synovia und gelenksnahem Knochenanteil. Das männliche und weibliche Geschlecht ist in gleicher Häufigkeit betroffen. Krankheitsbeginn meist in den ersten 10 Lebensjahren.

Sichelzellanämie

Klinik

Symptome der Grundkrankheit sind chronische Anämie, hämolytische Krisen mit Ikterus, akute Bauchschmerzen, pulmonale und zerebrale Infarkte, chronische Unterschenkelgeschwüre, Spleno- und Hepatomegalie.
Die Gelenkssymptome sind unterschiedlich. So finden sich Gelenk- und Knochenschmerzen mit und ohne Arthritis und Ergußbildung. Knochennekrose als Folge von Gefäßverschlüssen häufig im Bereich des Femurkopfes, seltener Humeruskopf, Patella und Wirbelkörper. Eine Hyperplasie des Knochenmarkes verursacht eine Verdünnung der Kortikalis mit Mikrofrakturen. Periostale Knochenproliferationen gehen einher mit Daktylitis. Begünstigt durch die Grundkrankheit werden bakterielle Infektionen, so besonders häufig Salmonellenosteomyelitis.

Verlauf und Prognose

Die Lebenserwartung bei der Sichelzellanämie ist reduziert, daher Tod meistens schon in der Kindheit. Günstig ist die Prognose bei den Thalassämien. Besonders bei Thalassaemia minor darf mit einer günstigen Lebenserwartung gerechnet werden.

Röntgen

Radiologische Veränderungen finden sich besonders bei der Sichelzellanämie als Folge der Knochenmarkshyperplasie, Knocheninfarkte und periostaler Knochenproliferation.

Labor

Immer zu finden ist eine deutliche Anämie. Pathognomonisch sind die Sichelzellen. Mittels Hämoglobinelektrophorese gelingt es, die Hämoglobinopathie zu diagnostizieren und zu differenzieren. Bei hämolytischen Krisen Hämoglobinabfall, Bilirubinerhöhung, Retikulozytose und Leukozytose.

Therapie

Bei den hereditären Hämoglobinopathien ist lediglich eine analgetisch-symptomatische Therapie möglich. Ein partieller Blutaustausch oder eine Übertransfusion kann eine Schmerzkrise durchbrechen. Zurückhaltung geboten ist bei Transfusionen wegen Gefahr der Hämosiderose.

Thalassämie

Die Prognose der Thalassämien ist besonders bei der Thalassaemia minor wesentlich günstiger als bei der Sichelzellanämie.

In der Regel handelt es sich hier um nichtdestruktive Arthropathien. Das häufigste Erscheinungsbild sind wechselhafte Schmerzen und Schwellungen der Sprunggelenke, seltener der Knie- und Schultergelenke. Insgesamt ist die Klinik ähnlich der der Sichelzellanämie, jedoch mit einem benigneren Verlauf und einer günstigeren Prognose.

Literatur

(1) Chung SM, Alvai A, Russell MD: Management of osteonecrosis in sickle cell anemia and its genetic variants. Clin Orthop 1978;130:158-174.
(2) Miehle W: Arthropathien bei hereditären Hämoglobinopathien, in Fehr K, Miehle W, Schattenkirchner M, Tillmann K (eds): Rheumatologie in Praxis und Klinik. Stuttgart-New York, Thieme, 1989, pp 9.58-9.61.
(3) Schumacher HR: Rheumatological manifestations of sickle cell disease and other hereditary hemoglobinopathies. Clin Rheum Dis 1975;1:37-53.

Rheumatologische Manifestationen von Neoplasmen

Ch. Zielinski

Definition

Erkrankungen des rheumatischen Formenkreises in Assoziation mit malignen oder benignen Tumoren, die entweder Strukturen des Bewegungsapparates direkt betreffen oder sich in Form paraneoplastischer Syndrome unabhängig vom Ort des tumorösen Gelenkes manifestieren.

Zu den paraneoplastischen Syndromen zählen neben den hier erwähnten gelegentlich auch (Poly-)Arthritiden und Arthralgien, Myalgien, Vaskulitiden (z. B. im Rahmen der Haarzelleukämie) und in klassischer Weise die Poly- und Dermatomyositis (siehe z. B. Kapitel 2.1.7.4).

Literatur

(1) Loprinzi CL, Duffy J, Ingle JN: Postchemotherapy rheumatism. J Clin Oncol 1993;11:768-770.
(2) Michl I, Zielinski CC: Postchemotherapy rheumatism. J Clin Oncol 1993;11:2051-2052.
(3) McKenzie AH, Scherbel AL: Connective tissue syndromes associated with carcinoma. Geriatrics 1963;18:745-753.
(4) Cadman NL, Soulm EH, Kelly TJ: Synovial sarcoma and analyses of 134 tumors. Cancer 1965;18:613-627.
(5) Schiller AL: Tumors and tumor-like lesions involving joints, in Kelly WN et al (eds): Textbook of Rheumatology. Philadelphia, Saunders, 1989, pp 1775-1787.
(6) Weisman MH: Arthritis associated with hematologic disorders, storage diseases, disorders of lipid metabolism, and disproteinemias, in McCarty DJ (ed): Philadelphia, Lea & Febiger 1989, pp 1312-1315.

Gutartige Tumoren

Ch. Zielinski

Wie aus Tabelle 1 hervorgeht, treten gutartige Tumoren in den Gelenken meist in Form von Lipomen, Chondromen, Hämangiomen oder Fibromen auf. Während intraartikuläre Lipome äußerst selten sind, tritt das Lipoma arborescens bzw. die diffuse Gelenkslipomatose, die meist in Form von polypoiden Ausstülpungen des suprapatellar gelegenen Fettgewebes in Richtung des Kniegelenks vorwächst, relativ häufiger auf. Obwohl eine Lipomatose auch primär bestehen kann, wurde wiederholt eine zeitliche Assoziation mit Traumen und einer Gonarthrose beschrieben.

Tab. 1. Tumoren mit Gelenksbeteiligung.

Benign	Lipome und Lipoma arborescens
	Chondrome
	Hämangiome
	Fibrome
Malign	**Primär**
	Malignes Synovialom
	Epitheloides Sarkom
	Chondrosarkom
	Klarzelliges Sarkom
	Sekundär
	Karzinomatöse Arthritis
	Gelenksbeteiligung bei Leukämie, Lymphom und malignem Myelom
	Per continuitatem Wachstum bei malignen Knochentumoren
	Per continuitatem Wachstum bei Knochenmetastasen

Die Chondrome und Hämangiome sind weitere gutartige, wenn auch seltene Tumoren, die sich in den Gelenken manifestieren können. Dabei kann das Chondrom als eine intraartikulär gelegene Raumforderung mit hauptsächlicher Lokalisation in der Infrapatellarregion des Knies imponieren, während das Hämangiom zwar hauptsächlich im Knie, aber auch in anderen Gelenken vorkommen kann. Dabei kann ein solitäres synoviales Hämangiom von einer diffusen Form unterschieden werden, die unter Umständen die gesamte Synovialmembran und angrenzende Gewebe betreffen kann. Hämangiome manifestieren sich meist in Form von rezidivierenden Hämarthrosen, die wiederum meist bei Kindern oder im frühen Erwachsenenalter auftreten.

Maligne Tumoren

Ch. Zielinski

Treten bösartige Veränderungen in den Gelenken auf, so können sie:
1. primäre Malignome im Bereich der Gelenke sein, wobei es sich aufgrund der anatomischen Verhältnisse um Sarkome handelt;
2. auf eine sekundäre Beteiligung der Gelenke durch in diesem Bereich lokalisierte Metastasen bzw. die Mitbeteiligung der Gelenke bei Knochenmetastasierung sowie
3. auf Arthralgien im Rahmen von systemischen Erkrankungen (z. B. bei Leukämien und Lymphomen) zurückzuführen sein.
Klinisch können sich diese Erkrankungen als ein der chronischen Polyarthritis ähnliches Zustandsbild oder als eine asymmetrische Polyarthritis manifestieren. Ein zufälliges Zusammentreffen maligner Veränderungen der Gelenke mit einer chronischen Polyarthritis muß differentialdiagnostisch ebenso erwogen werden. Bei etwa 50% der Patienten bilden sich die Gelenksbeschwerden nach Entfernung des Primärtumors zurück.

Maligne Primärtumoren im unmittelbaren Gelenksbereich

Wie aus Tabelle 1 hervorgeht, treten als Primärtumoren der Gelenke Sarkome mit ihrem Ursprung in den die Gelenksstrukturen konstituierenden Gewebe auf: Diese beinhalten sowohl die Synovialmembran, Ligamente, Bänder, Faszien und den Knorpel. Es handelt sich dabei um durchwegs äußerst seltene Tumoren, wobei das Synovialsarkom bzw. das maligne Synovialom relativ am häufigsten gesehen wird. Es handelt sich dabei um einen hochmalignen Tumor fibroblastischen Ursprungs, der hauptsächlich zwischen dem vierzigsten und dem fünfzigsten Lebensjahr an den unteren Extremitäten auftritt. Trotz des irreführenden Namens nimmt der Tumor seinen Ursprung von mesenchymalem Bindegewebe, in erster Linie den Faszien des Ober- oder Unterschenkels bzw. dem dem Knie angrenzenden Gewebe. Klinisch verhält sich der Tumor häufig über viele Jahre inapparent, und manifestiert sich oft in Form einer häufig indolenten Tumormasse mit begleitender Entzündungsreaktion. Prädilektionsstellen sind das Knie sowie bindegewebige Strukturen im Bereich der Hände und Füße. Die Diagnose wird bioptisch gestellt, die Therapie besteht in einer weiten Exzision, wobei – wie bei anderen Weichteilsarkomen auch die „Cooperative Weichteilsarkom-Studie '92 (CWSS '92)", die österreichweit durchgeführt wird, die Wertigkeit einer Chemo- und Strahlentherapie in der Behandlung dieses Tumors derzeit kontrolliert überprüft. Eine hohe Inzidenz von Lokalrezidiven und die metastatische Aussaat in die regionalen Lymphknoten, die Knochen und vor allem die Lunge werden beschrieben, wobei die 5-Jahres-Überlebensrate zwischen 20 und 50% liegt.
Das epitheloide Sarkom nimmt seinen Ursprung in Bändern und Faszien, wobei histologische Untersuchungen eine Verwandtschaft mit dem malignen Synovialom suggerieren. Das epitheloide Sarkom stellt sich als eine palpable Masse im Bereich von Sehnen und Faszien dar, über der die Haut häufig ulzeriert ist. Die Prädilektionsstellen beinhalten

die Hand und den Unterarm. Der klinische Verlauf ist häufig von Rezidiven gekennzeichnet, Fernmetastasen führen oft trotz aggressiver chirurgischer, strahlentherapeutischer und chemotherapeutischer Behandlung zum Tod.

Das klarzellige Sarkom nimmt ebenfalls seinen Ursprung in Ligamenten, Sehnen und Faszien, wobei der genaue Ursprung der Neoplasie bis dato nicht bekannt ist. Wie die anderen bisher erwähnten Sarkome ist der Tumor durch eine langsam wachsende, schmerzlose Resistenz charakterisiert. Die Prädilektionsstelle ist am Fuß, vor allem in der Nähe der Achillessehne oder der plantaren Aponeurose. Auch dieses Sarkom hat eine hohe Tendenz, Lokalrezidive und Fernmetastasen auszubilden.

Das synoviale Chondrosarkom entsteht meistens auf Basis einer synovialen Chondromatose oder in Form einer Propagation eines Chondrosarkoms im Bereich der Metaphyse. Es handelt sich dabei um einen äußerst seltenen hochmalignen Tumor, der ähnliches Verhalten wie die bisher erwähnten Sarkome zeigt.

Intraartikuläre Lymphome sind im Gegensatz zu primären, in den Knochen gelegenen Lymphomen selten. Differentialdiagnostisch ist dennoch daran zu denken, wobei Punktionen der Gelenksflüssigkeit bzw. Synovialbiopsien zur Diagnose führen. Polyarthralgien können allerdings bei Patienten, die an Lymphomen anderer Lokalisation einschließlich der Knochen erkrankt sind, auftreten, wobei aufgrund der mit malignen Lymphomen oft assoziierten immunologischen Dysregulation sogar vereinzelt eine positive Rheumaserologie gefunden werden kann.

Beteiligung von Gelenken bei malignen Knochenprozessen

Ch. Zielinski

Gelenksbeschwerden können aufgrund einer Propagation von metastatischen Knochenprozessen in die Gelenke auftreten. Dabei stellen Bronchus-, Mamma-, Prostata- und Kolonkarzinome die hauptsächliche Ursache dieser Prozesse, die sich in Form einer metastatischen karzinomatösen Arthropathie manifestieren, dar. Das klinische Erscheinungsbild eines solchen Gelenksprozesses ist meist monoartikulär, das Gelenk ist jedoch meist äußerst schmerzhaft und kann aufgrund der metastatischen Beteiligung geschwollen sein. Die Gelenksflüssigkeit ist meist hämorrhagisch und enthält Tumorzellen. Es muß auch hier hervorgehoben werden, daß in etwa 20% von Patienten mit malignen Erkrankungen ein positiver Rheumafaktornachweis gelingt. Im Fall eines metastasierenden Tumors von bekannter Primärlokalisation muß in den meisten Fällen eine orthopädisch-chirurgische Versorgung und/oder eine strahlentherapeutische Behandlung erfolgen.

Primäre Knochentumoren wie das Osteosarkom, das Ewing-Sarkom, das Chondrosarkom und das Fibrosarkom können benachbarte Gelenke aufgrund von kontinuierlichem Wachstum einbeziehen. In diesem Fall ist eine orthopädisch-chirurgische Versorgung notwendig.

Leukämie

Ch. Zielinski

Vor allem bei der akuten oder chronischen lymphatischen Leukämie des Kindesalters sind Beschwerden von Seiten des Skelettapparates relativ häufig, treten aber auch bei Erwachsenen in etwa 14% der Fälle auf. Gelenksbeschwerden können in Form von Arthralgien oder sogar Arthritiden auftreten, wobei diese meist asymmetrisch sind und ein migrierendes Verhalten zeigen. Ein der chronischen Polyarthritis ähnliches Zustandsbild mit einer symmetrischen Schwellung von kleinen und großen Gelenken kann bei Leukämien ebenfalls beobachtet werden, wenn auch die Schultern-, Knie- und Sprunggelenke am häufigsten betroffen sind. Die Ursache der Beschwerden entsteht in einer leukämischen Infiltration der Synovialmembran. In seltenen Fällen können die in Assoziation mit der Leukämie auftretenden Thrombopenien zu Hämarthrosen und damit zu Gelenksbeschwerden führen. Die Diagnose wird mit Hilfe einer Analyse der Gelenksflüssigkeit gestellt, in der eine zum Teil beträchtliche Leukozytose mit Blasten gefunden wird. Nicht zu vernachlässigen ist im Zusammenhang mit der Leukämie die bei diesen Patienten daraus resultierende Hyperurikämie mit der Möglichkeit einer Gicht. Die Arthralgie bzw. Arthritis kann der Diagnose der Leukämie wochen- oder monatelang vorhergehen, oder gleichzeitig mit der Diagnose beobachtet werden. Ähnlich wie bei den malignen Lymphomen kann auch bei der Leukämie eine zum Teil positive Rheumaserologie gefunden werden. Die Beschwerden gehen mit der Beherrschung der Leukämie regelmäßig zurück.

Multiples Myelom
und Morbus Waldenström

Ch. Zielinski

Zwei Drittel aller Patienten mit multiplem Myelom haben Knochenbeschwerden, die sich hauptsächlich im Bereich der Wirbelsäule manifestieren. Dabei kommt es zu Wirbeleinbrüchen, Hüftgelenksfrakturen und den typischen radiologischen Veränderungen. Bei etwa 6% der Patienten wird allerdings nur das klinische Bild einer Osteoporose gefunden, die jedoch aufgrund des multiplen Myeloms besteht. Ein wichtiges differentialdiagnostisches Kriterium ist dabei die Negativität des Knochenscans mit radioaktivem Technetium. Häufig wird das multiple Myelom von einer Amyloidose, die in dem hier diskutiertem Zusammenhang zu einem Karpaltunnelsyndrom und zu einer symmetrischen Polyarthritis führen kann, begleitet. Nachdem kleine und große Gelenke in symmetrischer Weise betroffen sind, kann das Bild das einer chronischen Polyarthritis vortäuschen. Die Biopsie der Synovialmembran und ihre Färbung mit Hilfe von Kongorot führt zur Diagnose einer solchen Amyloidose. Darüber hinaus kann es bei multiplem Myelom und bei Morbus Waldenström zu destruktiven Knochenläsionen, die die Gelenke miteinbeziehen, kommen. Die Therapie der Wahl ist in diesen Fällen wiederum orthopädisch-chirurgisch bzw. eine Röntgentherapie.

Paraneoplastische Syndrome

Ch. Zielinski

Im Rahmen von malignen Erkrankungen kann es zu paraneoplastischen Syndromen kommen, die hauptsächlich in Form der hypertrophischen Osteoarthropathie die Knochen und Gelenke betreffen können. Es handelt sich dabei um eine Erkrankung, die neben einer genetischen Form ihre sekundäre Ursache unter anderem auch in intrathorakal gelegenen Malignomen – hauptsächlich dem Bronchuskarzinom – haben kann. Dabei verspüren die Patienten meist einen starken Schmerz der distalen Extremitäten aufgrund einer Periostitis, die sich auch in Form einer Arthralgie bzw. einer sehr schmerzhaften Arthritis manifestieren kann. Prädilektionsstellen sind meist die Metakarpophalangeal- und die Metatarsophalangealgelenke, die Hand-, Sprung- und Kniegelenke. Die beteiligten Gelenke zeigen Entzündungszeichen. Die Pathogenese der hypertrophischen Osteoarthropathie ist nicht ganz klar, doch werden humorale Substanzen einschließlich des Wachstumshormons, der Östrogene, der Prostaglandine und des Ferritins als mögliche Ursachen angesehen. Die Erkrankung tritt bei etwa 5 bis 10% von Patienten mit intrathorakalen Malignomen auf, wobei neben dem erwähnten Bronchuskarzinom auch eine Assoziation mit Lungenmetastasen, dem Ösophaguskarzinom, Dick- und Dünndarmkarzinomen und Hepatomen bestehen kann. Die Behandlung der hypertrophen Osteoarthropathie besteht hauptsächlich in der Behandlung des Primärtumors, dessen Entfernung zu einem vollständigen Verschwinden der Gelenksbeschwerden führen kann. Nichtsteroidale Antirheumatika helfen bis zu diesem Zeitpunkt die Beschwerden zu beherrschen.

Neben dem paraneoplastischen Syndromen wurden vor allem in der letzten Zeit Patienten mit Arthralgien beschrieben, die in erster Linie nach Beendigung einer zytostatischen Chemotherapie auftreten (,,Postchemotherapy Rheumatism"). Neben einem Kortisonentzugssyndrom können diese Beschwerden auch im Zusammenhang mit einer Therapie mit Knochenmark-Wachstumsfaktoren (z. B. G-CSF oder GM-CSF) auftreten. Nichtsteroidale Antirheumatika können zwar Abhilfe schaffen, doch ist häufig eine Therapie mit äußerst starken Analgetika notwendig.

Knöcherne Veränderungen
bei neurologischen Erkrankungen

W. Grisold und U. Zifko

Einleitung

Das Skelettsystem kann bei Erkrankungen des zentralen (ZNS) und peripheren (PNS) Nervensystems betroffen sein. Während vor Vollendung der Wachstumsperiode chronische Denervation durch Wirbelsäulenveränderungen, Klauenhand und Hohlfuß gekennzeichnet ist, sind die Auswirkungen von neurologischen Krankheitsbildern im Erwachsenenalter vielfältiger und von den jeweiligen Krankheitsprozessen abhängig.
Im Erwachsenenalter kommen Veränderungen der Knochen und Gelenke bei Krankheiten des ZNS, des Rückenmarks, der Nervenwurzeln, der peripheren Nerven und der Muskulatur vor. Osteoporosen, pathologische Knochenbrüche, Synostosierungen, Gelenksdeformationen und pathologische Verkalkungen sind je nach Krankheitsbild unterschiedlich ausgeprägt.

Arten der Veränderungen

1. Auswirkungen neurologischer Erkrankungen auf das Skelettsystem in der Wachstumsperiode
Pränatale Innervationsstörungen oder Erkrankungen der Muskulatur führen zum Bild der Arthrogryposis multiplex, schwersten bei der Geburt erkennbaren Skelett- und Gelenksdeformationen. Diese kommen sowohl bei Krankheiten des ZNS (Dysplasien, Entwicklungsstörungen, spinale Muskelatrophien oder Dysraphien), als auch des PNS (Myopathien) vor und sind keine Krankheitsentität (1).
Frühzeitig auftretende chronische Denervationsprozesse, wie hereditäre Polyneuropathien, bewirken Skelettdeformationen mit Krallenhand, Pes cavus (Hohlfuß) und seltener Pes planus (5).
Muskuläre Schwäche des Achsenskeletts (beispielsweise bei Muskeldystrophie) führt zur charakteristische Hyperlordose der Lendenwirbelsäule, Kyphoskoliose oder anderen schwerwiegenden knöchernen Veränderungen des Achsenskeletts.
Frühzeitig erworbene neurologische Erkrankungen (z. B. frühkindliche Poliomyelitis) verursacht Skelettdeformationen. Es kommt es in den betroffenen Gliedern zu Veränderungen des knöchernen Skeletts und durch Fehlbelastung und zu Gelenksveränderungen.

2. Auswirkungen neurologischer Krankheitsbilder auf das Skelettsystem im Erwachsenenalter
Die Auswirkungen chronischer Denervation auf das Skelettsystem können exemplarisch bei Patienten mit Poliomyelitis, ausgedehnten Läsionen des Plexus brachialis oder Nervus ischiadicus beobachtet werden (4). Es kommt durch chronische Denervation einer

Gliedmaße zu Strukturveränderungen des Knochens. Verschmächtigung des knöchernen Kortex mit einer Verbreiterung des medullären Anteils ist die Folge. Die Trabekel werden dünner, und durch Dekalzifikation kommt es zur Osteoporose. Die Veränderungen treten verstärkt in der Nähe der Gelenke auf. Nach Wiederherstellung der neurologischen Funktion persistieren die Veränderungen der trabekulären Struktur. In den Karpal- und Tarsalknochen kommt es erst zu fleckförmigen, im weiteren Verlauf zu konfluierenden Veränderungen.

Die Ursachen der knöchernen Veränderungen bei neurogenen Prozessen sind nicht einheitlich. Der Verlust eines bisher nicht identifizierten neurotrophischen Faktors, Funktionsstörungen der sympathischen Innervation und des sensiblen und motorischen Nervensystems werden vermutet (4).

Neben den knöchernen Skelettveränderungen kommt es durch neurogene Fehlbelastung zu neurogenen Arthropathien. Die Tabes dorsalis ist durch massive Veränderungen der proximalen Gelenke charakterisiert. Die Kombination von knöchernen Veränderungen in den Metatarsalknochen, Gelenksveränderungen der Sprunggelenke in Kombination mit distalen trophischen Störungen ist das Kennzeichen der diabetischen Osteoarthropathie und wird auch bei anderen peripheren Polyneuropathien wie alkoholischer Neuropathie und vorwiegend sensorischen Neuropathien beobachtet.

Schmerzhafte kutaneo-osteo-sympathische Schmerzsyndrome wie die Reflexdystrophie, einzelne Formen des Schulter-Arm-Hand-Syndroms stellen komplexe Zusammenhänge zwischen vegetativer Innervation, Skelett und noch unklaren Faktoren dar. Klinisch kommt es zu einem lokalen Schmerzsyndrom, trophischen Hautveränderungen, vasomotorischen Störungen. Radiologisch liegen osteoporotische Veränderungen vor. Die pathogenetischen Konzepte dieses Krankheitsbildes und therapeutische Möglichkeiten sind nicht einheitlich.

Erkrankungen des Zentralnervensystems

Osteoporotische Veränderungen können bei Insultpatienten durch lange Immobilisierung generalisiert oder lokalisiert in der paretischen Körperhälfte vorkommen. Selten entwickeln sich als Sonderform in den paretischen Gliedmaßen Sudeck-Syndrome, mit den charakteristischen Knochenveränderungen.

Die Multiple Sklerose, einer Erkrankung des ZNS, ist neben dem charakteristischen multifokalen und rezidivierenden Krankheitsverlauf bei längerer Krankheitsdauer durch Auswirkungen auf das Skelettsystem gekennzeichnet. Tonusveränderungen im Rahmen der Spastik führen zu Wirbelsäulenfehlhaltungen mit sekundären Bandscheibenläsionen, Schmerzen der Paravertebralmuskulatur und degenerativen Veränderungen der Facettengelenke (7).

Als Beispiel für eine Systematrophie, also hereditäre Erkrankungen einzelner Abschnitte des ZNS oder PNS, ist die Friedreichsche Ataxie zu nennen. Es ist unklar, ob die gelenksnahen knöchernen Veränderungen als Folge eine zerebellären Störung oder Hinterstrangsdysfunktion auftreten (5).

Lange dauernde komatöse Zustandsbilder, das sogenannte „apallische Syndrom" oder „persistent vegetative state" zeichnen sich durch Immobilität der großen Gelenke infolge von Synostosierungen und der Ausbildung von Knochenspangen aus. Die Genese ist bisher nicht geklärt. Das Ansteigen der alkalischen Phosphatase scheint eine prädiktive Bedeutung bei der Ausbildung der Knochenveränderungen zu haben.

Erkrankungen des Rückenmarks

Während die Poliomyelitis das sensible Nervensystem verschont und nur auf dem Ausfall der motorischen Vorderhornzellen mit sekundären motorischen Ausfällen beruht, können auch Krankheitsbilder mit selektivem Ausfall des sensiblen Systems zu Skelettdeformation führen.

Bei der Syringomyelie kommt es durch intramedulläre Spaltbildung zur Funktionsbeeinträchtigung oder Ausschaltung der spino-thalamischen Bahnen und damit zu Verlust der Sinnesqualitäten für Schmerz und Temperatur. Obwohl die Hinterstrangsqualitäten intakt bleiben, führt der Ausfall der hochsensiblen Nozizeptoren neben kutanen Verletzungen zu Läsionen des Skelettsystems und Gelenksveränderungen. Es überwiegen distale, ulzeromutilierende osteokutane Syndrome.

Außer der bekanntesten Rückenmarksaffektion durch die Lues, der Tabes dorsalis, sind noch andere luetische Affektionen des knöchernen Skeletts bekannt. Bei den Gelenks- und Knochenerkrankungen der Syphiliskranken müssen kausal die erregerbedingte Osteomyelitis und Periostitis im Sekundär- und Tertiärstadium von der Neuroarthropathie Charcot im Rahmen der Tabes dorsalis unterschieden werden.

Die Tabes dorsalis, die spinale Manifestationsform der parenchymatösen Neurosyphilis, ist pathognomonisch durch Degeneration der Hinterwurzeln und Hinterstränge charakterisiert. Neben sensiblen Reiz- und Ausfallserscheinungen, Reflexstörungen, muskulärer Hypotonie, Gang- und Standataxie, Pupillenstörungen, Optikusatrophie, Blasenstörungen, trophischen Störungen sind Arthropathien für die Tabes dorsalis charakteristisch. Die nach Charcot benannten Gelenksveränderungen können Knie-, Hüft-, Schulter- und Sprunggelenk, aber auch Wirbelgelenke erfassen und treten ohne direkte Erregereinwirkung in 5 bis 20% der Tabes Patienten auf (2). Ursächliche Faktoren sind trophische Störungen, Überlastung der Gelenke durch Verlust der propriozeptiven Kontrolle, gehäufte kleinere Traumen mit dadurch bedingten Mikrofakturen und gestörte Vasomotorik im Bereich der Gelenke. Die sogenannten Hampelmanngelenke (Schlottergelenke) sind Folge der Destruktion des Knorpels und des subchondralen Knochengewebes, entzündlicher Reaktionen der Synovialmembran mit nachfolgender Ergußbildung und Subluxationen. Im Versuch des Organismus eine Rekonstruktion des Gelenkes zu erreichen, stellt sich eine Revaskularisierung des sklerotischen Knochens und eine konsekutive Knochenproliferation ein. Überschießende osteophytäre Reaktionen können zu bizarren Spikulae und schnabelähnlichen Fortsätzen (Parrot-Schnäbel) führen. Auch lokalisierte Gummen können zur Gelenksdestruktion führen. Radiologisch sieht man kleine knöcherne Fragmente in den Gelenkweichteilen, Frakturen und Infraktionen der Gelenksflächen sowie atrophische Veränderungen der gelenksnahen Knochen.

Im Rahmen der Charcot-Arthropathie der Wirbelsäule ist die Lendenwirbelsäule bevorzugt betroffen. Diese sogenannte neurogene Osteoarthropathia vertebrarum ist charakterisiert durch eine Reduktion der Zwischenwirbelräume, Sklerose der Wirbelkörper und osteophytären Veränderungen. Die Destruktion der Wirbelbögen und der Gelenksfortsätze bewirken eine Stenosierung des Wirbelkanals.

Der syphilitische Knochenbefall tritt Monate bis Jahre nach der Primärinfektion auf und ist unabhängig von einer syphilitischen ZNS-Beteiligung. Typisch ist die ossifizierende Periostitis, bevorzugt am Schienbein lokalisiert.

Periphere Neuropathien und Erkrankungen der Muskulatur

Einzelnervenläsionen

Läsionen von großen Nervengeflechten wie Plexus brachialis, lumbalis können zu lokalen knöchernen Veränderungen führen.

Einzelläsionen von Nerven mit einem hohen Anteil vegetativer Fasern (Nervus medianus, und Nervus ischiadicus) ziehen neben trophischen Störungen Sudecksche Atrophien nach sich.

Polyneuropathien

Hereditäre Polyneuropathien sind entweder den hereditär sensomotorischen oder hereditär sensiblen Neuropathien zuzuordnen. Die Ausbildung von Klauenhand und Hohlfuß sind charakteristisch. Bei vorwiegend sensorischen Formen kann es zu ulzeromutilierenden Formen kommen.

Von den erworbenen Neuropathien ist die diabetische Neuropathie zu erwähnen. Diabetische Arthropathien kommen vorwiegend bei der symmetrischen Form der Polyneuropathie mit bevorzugtem Ausfall der großen myelinisierten Fasern (,,diabetischer Pseudotabes") vor. Im Unterschied zur Tabes dorsalis, bei der vorwiegend proximale Gelenke betroffen sind, kommt es zu Affektion bis Destruktion der Metatarsalgelenke und der Knöchel (6).

Polyneuropathien, die einen bevorzugten Befall der kleinen unbemarkten Fasern zeigen, führen zu herabgesetzter oder fehlender Schmerzempfindung und sekundären Läsionen des knöchernen Skeletts. Während die A-Beta-Lipoproteinämie oder Tangier-Syndrom selten sind, sind ulzeromutilierende distale Extremitätenveränderungen bei der Lepra und bei den verschiedenen Formen der hereditären Amyloidose zu finden.

Bei Patienten mit akuter Polyradikulitis (Guillain-Barre-Syndrom) kommt es im Krankheitsverlauf, insbesondere während der Rehabilitationsphase, zu Komplikationen des knöchernen Skeletts. Neben Osteoporose durch lange Immobilisation treten gelenksnahe Verkalkungen und Synostosierungen auf (3).

Erkrankungen der Muskulatur

Die Veränderungen der Wirbelsäule charakterisieren durch Hyperlordosen, Kyphosierungen und Skoliosen zahlreiche angeborene und erworbene neuromuskuläre Krankheitsbilder. Röntgenologisch kommt es zu Dekalzifikation und Disorganisation der Balkenstruktur und Knochenatrophie, wobei vermutlich verminderte Beanspruchung als Ursache anzuführen ist. Insbesondere spinale Muskelatrophien und die zahlreiche Dystrophinopathien weisen charakteristische Wirbelsäulendeformationen auf, die im Krankheitsverlauf oftmals Anlaß für orthopädische Maßnahmen sind.

Zusammenfassung

Neurologische Krankheitsbilder der ZNS und PNS zeigen in unterschiedlicher Ausprägung Veränderungen des knöchernen Skeletts, sowohl im Sinne von neurogenen Arthropathien als auch neurogenen Osteopathien oder Kombinationen aus beiden.

Zu diesen Veränderungen, die durch Fehlinnervation entweder des motorischen oder sensiblen Systems oder zentrale Überaktivität (Spastik) verursacht sind und pathogenetisch verständlich sind, können auch trophische Störungen und möglicherweise Fehlinnervation des vegetativen Nervensystems (Sudecksche Atrophie) bedeutsam sein.

Das interdisziplinäre Verständnis zwischen Neurologen, Osteologen und Orthopäden ist bei der Beurteilung dieser Krankheitsbilder notwendig und sollte weiter verbessert werden.

Literatur

(1) Banker BQ: Congenital deformities, in Engel AG, Banker BQ (eds): Myology. New York, McGraw-Hill, 1986, pp 2109-2159.
(2) Cantore GP, Gambacorta D: Tabetic lumbar osteoarthropathy with cauda equina syndrome. Acta Neurochir 1976;33:107-112.
(3) Soryal I, Sinclair E, Hornby J, Pentland B: Impaired joint mobility in Guillain Barre syndrome. A primary or secondary phenomenon. J Neurol Neurosurg Psychiatry 1992;55:1014-1017.
(4) Sunderland S: Nerves and nerve injury. Edingburgh, Livingstone, 1968.
(5) Thomas PK, Ochoa J: Clinical features and differential diagnosis, in Dyck PJ, Thomas PK, Griffin JW, Low PA, Poduslo JF (eds): Peripheral Neuropathy. 3rd ed. Vol II. Philadelphia, Saunders 1993, pp 749-774.
(6) Thomas PK, Tomlinson DR: Diabetic and hypoglycemic neuropathy, in Dyck PJ, Thomas PK, Griffin JW, Low PA, Poduslo JF (eds): Peripheral Neuropathy. 3rd ed., Vol II. Philadelphia, Saunders, 1993, pp 1219-1250.
(7) Zifko U, Grisold W: Schmerzsyndrome bei neuroimmunologischen Krankheitsbildern. Neuropsychiatrie 1994;8:102-106.

Algodystrophie

K. Ammer

Synonyme: Sympathische Reflexdystrophie [RSD], Sudeck-Syndrom.

Definition

Vorwiegend auf autonom neurovegetativer Basis entstehende, meist reversible dystrophe Störung des gesamten Stützgewebes eines Extremitätenabschnitts.

Häufigkeit und Vorkommen

Bei 10 bis 20% der Patienten mit knöchernen Traumen entwickelt sich ein Sudeck-Syndrom. Für reflektorisch ausgelöste Erkrankungen wurden Zahlen zwischen 5 und 20% bei koronarer Herzkrankheit und 12 bis 21% bei Hemiparese errechnet. Die Häufigkeit der idiopathischen Formen wird generell als selten bezeichnet. Das Beschwerdebild manifestiert sich typischerweise zwischen dem 45. und 65. Lebensjahr. Frauen überwiegen dabei die Männer im Verhältnis von 3 : 2. In letzter Zeit wurde wiederholt auch über Erkrankungen bei Kindern im präpubertären Alter berichtet.

Ätiologie und Pathogenese

Man kann posttraumatische (= Sudeck-Syndrom), nervale, reflektorische und idiopathische Formen der Algodystrophie unterscheiden.

Posttraumatisch: Fraktur, Luxation, Kontusion, physikalische Gewebsschädigungen (Verbrennung, Erfrierung, Elektroschaden).

Nerval: viral (Herpes zoster), Kompression (radikulär: bei Bandscheibenvorfall, peripher: Engpaßsyndrome wie Karpaltunnelsyndrom), zentrale Parese (Schlaganfall).

Reflektorisch: Bei Erkrankungen innerer Organe: koronare Herzkrankheit, apikale Lungenprozesse, Periarteriitis nodosa, Tumoren. Bei entzündlichen Erkrankungen der Gelenke und der periartikulären Weichteile: Arthritis, Periarthropathia humeroscapularis (vor allem die ankylosierende Form; Schulter-Hand-Syndrom), medikamentös induziert: Barbiturate, Tuberkulostatika, Antiepileptika.

Idiopathisch: Keine eindeutige Krankheitsätiologie auffindbar.

Der Großteil aller Patienten mit Algodystrophie (idiopathische und sekundäre Formen) erscheint psychisch auffällig bzw. am Rande der Norm gelegen.

Die Pathogenese der Erkrankung wird nach wie vor widersprüchlich beurteilt. Eine Sensibilisierung von spinalen Zwischenneuronen, die durch ein Trauma in der Peripherie der Extremitäten ausgelöst wurde, scheint jedoch dabei eine zentrale Stellung einzunehmen. Dieser Übererregbarkeit führt über Aktivierung von sympathischen Nervenfasern zu einer Schwellenwerterniedrigung von polymodalen Rezeptoren mit der Konsequenz, daß nun bereits Reize geringer Intensität als schmerzhaft registriert werden. Diese Sensibilisierung polymodaler Rezeptoren wird durch die Hyperaktivität des Sympathikus weiter aufrechterhalten. Der erhöhte Sympathikotonus erklärt großteils auch die

Veränderungen der Zirkulation und damit der Hauttemperatur, die Ödembildung sowie die Trophikstörungen.

Krankheitsbild und Verlauf

Typischerweise werden 3 Stadien unterschieden:

1. Akutes Stadium: Tritt 2 bis 12 (24) Wochen nach der auslösenden Erkrankung (Trauma) auf und äußert sich durch Schmerzen, Schwellung, meist livider Hautverfärbung und im Großteil der Fälle durch eine erhöhte Hauttemperatur. Eine vermehrte Schweißproduktion und verstärktes Haar- und Nagelwachstum kann beobachtet werden.

2. Subakutes Stadium: Die Schwellung geht zurück, die Haut blaßt langsam ab, im Röntgenbild werden erste dystrophe Veränderungen sichtbar. Dauer 2 bis 3 Monate.

3. Chronisches Stadium: Dystrophe Veränderungen überwiegen, Haut und Muskulatur sind verschmächtigt, die Hauttemperatur herabgesetzt, die Gelenksbeweglichkeit vermindert, in schweren Fällen gänzlich kontrakt.

Sonderformen

Schulter-Hand-Syndrom: Erkrankung der Schulterregion und Entwicklung einer Reflexdystrophie an der Hand.

Transitorische Algodystrophie (transient migratory osteoporosis): Dieses Krankheitsbild wird bisweilen nicht den Reflexdystrophien zugerechnet. Es entwickelt sich typischerweise spontan bei Patienten zwischen dem 30. und 50 Lebensjahr mit deutlichen Belastungsschmerzen im Bereich des betroffenen Gelenks. Hüfte, Knie, Sprunggelenk und Fuß können betroffen sein. Erkrankungen an beiden Seiten zur gleichen Zeit oder in zeitlichem Abstand sind möglich. Die Veränderungen bilden sich im Regelfall nach 2 bis 9 Monaten wieder zurück.

Palmare Fasziitis mit Arthritis: Das gleichzeitige Auftreten einer Verdickung der palmaren Faszie und einer Arthritis im Rahmen einer Malignomerkrankung wurde ebenfalls als Sonderform der RSD klassifiziert.

Hilfsbefunde

Labor: Blut und Harnbefunde bewegen sich im Rahmen der Norm bzw. zeigen typische Befundmuster einer auslösenden Grunderkrankungen.

Thermographie: Die Infrarotthermographie bietet eine nichtinvasive Möglichkeit, das Ausmaß und die Lokalisation der Temperaturveränderung zu erheben. Seitendifferenzen der mittleren Temperatur über den erkrankten Gliedmaßen von mehr als 0,65 °C sind als pathologisch zu werten. 85% der Patienten, die nach einer Radiusfraktur zum Zeitpunkt der Gipsabnahme eine Temperaturdifferenz von mehr als 1,6 °C zeigten, entwickelten neben klinischen, zumindest auch diskrete röntgenologische Zeichen eines Sudeck-Syndroms.

Die Diskrepanz zwischen amerikanischen und europäischen Angaben zur Hauttemperatur ist zum Teil aus der Tatsache erklärbar, daß bei Messung der Hauttemperatur mit der Infrarotthermographie ein stark schwitzender Körperteil kälter erscheint als wenn die Hauttemperatur kontaktthermometrisch bestimmt wird. Die Methode erlaubt auf einfache, patientenschonende Weise den Krankheitsverlauf zu überwachen bzw. zu dokumentieren.

Szintigraphie: Oft kann bereits im akuten Stadium im 3-Phasen-Scan eine vermehrte Tracer-Aufnahme beobachtet werden. Mit dieser Methode kann frühzeitig eine Mitbeteiligung des Knochengewebes dokumentiert werden. Eine Abgrenzung von Arthritisformen und damit eine krankheitsspezifische Aussage ist jedoch nicht möglich.

Magnetresonanz: In T1-gewichteten Bildern ist eine fleckig verteilte Dichteminderung des Knochengewebes zu finden, deren Signal im T2-gewichteten Bildern zunimmt. Der Kontrast kann durch Gadoliniumgabe noch deutlich vermehrt werden. Diese Zeichen gelten als Ausdruck eines Knochenmarködems.

In klinischen Stadium 1 und 2 ist eine deutliche Verdickung der Weichteile sichtbar, während das klinische Stadium 3 erwartungsgemäß eine Atrophie dieser Strukturen nachweist.

Röntgen

Im akuten Stadium ist meist nur die deutliche Weichteilschwellung erkennbar. Bereits 6 Wochen nach dem Trauma kann als erstes Zeichen ein Schwund der subchondralen Spongiosa nachgewiesen werden. In weitere Folge kommt es zur fortschreitenden Dystrophie des spongiösen Knochens mit Ausbildung der typischen fleckigen Entschattung. Im chronischen Stadium greift die Dystrophie auf die Kompakta über, in ausgeprägten Fällen können Kompakta und Spongiosa nicht mehr unterschieden werden. Remissionen langdauernder Reflexdystrophien sind durch das röntgenologische Bild der ,,hypertrophen Atrophie" gekennzeichnet, das durch eine auffallend groblückige Spongiosa charakterisiert ist.

In der Computertomographie imponiert der Schwund der Spongiosa durch Defektbildungen, die einem Schweizer Käse gleichen.

Sonstige: In der Literatur wird wiederholt die rasche Schmerzbesserung auf Sympathikusblockade als valider diagnostischer Test angegeben. Ebenso wird die Durchführung eines Schweiß-Tests empfohlen.

Komplikationen und Begleiterkrankungen

Neben der auch noch jahrelang nachweisbaren Knochenatrophie liegen die ungünstigsten Krankheitsfolgen in massiven Kontrakturen von Gelenken, die beispielsweise im Bereich der Hand zu einem völligen Funktionsverlust führen können.

Differentialdiagnose

Akutes Trauma, atypische Arthritis, Kausalgie, lokales Lymphödem, Weichteiltumoren; im klinischen Stadium 3 ist röntgenologisch die Inaktivitätsosteoporose die am schwierigsten abgrenzbare Differentialdiagnose.

Diagnostische Kriterien
Kozin hat folgende Diagnosekriterien der RSD gefordert:
1. Sichere RSD:
a) Schmerzen und Steifigkeit im Bereich einer Extremität,
b) Symptome oder Hinweise auf eine Störung der Vasomotorik wie Raynaud-Phänomen, kalte und blasse Haut (Vasokonstriktion). Warme und gerötete Haut (Vasodilatation), Hyperhidrose.

c) Schwellung im Bereich einer Extremität. Ödembildung.

d) Dystrophische Hautveränderungen wie Atrophie, schuppende Haut, Hypertrichose oder Verlust der Behaarung, Nagelveränderungen, verdickte Palmarfaszie.

2. Wahrscheinliche RSD:

a) Schmerzen und Steifigkeit,

b) Symptome oder Hinweise auf eine Störung der Vasomotorik,

c) Schwellung im Bereich einer Extremität.

3. Mögliche RSD:

a) Symptome oder Hinweise auf eine Störung der Vasomotorik,

b) Schwellung im Bereich einer Extremität.

Die bildgebenden Verfahren dokumentieren einerseits Temperaturveränderungen und andererseits die Mitbeteiligung des Knochengewebes. Als spezifische Veränderung kann jedoch nur das fleckige Dystrophiestadium im Röntgenbild betrachtet werden.

Prognose

Meist ist die pathogenetische Fehlsteuerung reversibel und kann sich in den beiden ersten Stadien zur Gänze rückbilden. Gelingt es jedoch nicht, diesen Kreislauf zu unterbinden, können bleibende Schäden an Weichteilen und Knochen auftreten. Eine frühzeitige Diagnose und Therapie kann die Häufigkeit und den Schweregrad von Spätschäden deutlich reduzieren. Selbst bei günstigem Verlauf dauert jedoch die Restitution der Reflexdystrophie Monate. Eine entsprechende Aufklärung des Patienten und seiner Umgebung sollte deshalb von Anfang erfolgen.

Therapie

1. Medikamentös

a) Kalzitonin: Das Hormon hat sich im klinischen Stadium 1 und 2 als wirksam erwiesen. Tägliche Verabreichung von 1 Ampulle subkutan durch 4 bis 6 Wochen wird empfohlen.

b) Kortikosteroide: Tägliche Dosen von 15 bis 30 (50) mg Prednison aequ. pro die im frühen Stadium scheinen das akute Stadium zu verkürzen.

c) NSAR: NSAR verringern ähnlich wie Kortikosteroide die Exsudation. Allerdings ist der Effekt geringer ausgeprägt als der von Kalzitonin.

d) Sympathikusblockade:

Lokalanästhetika: Das Ganglion stellatum bzw. der lumbale Grenzstrang wird durch lokale Umspritzung mit einem Lokalanästhetikum ausgeschaltet. Eine wiederholte, tägliche Anwendung zur Erreichung eines Therapieeffektes ist notwendig. Eine adäquate Ausbildung in regionaler Lokalanästhesie ist Voraussetzung zur Anwendung dieser Methode.

Ganglionblocker: Nach Isolierung der Extremität durch einen arteriellen Tourniquet wird i.v. Guanthidine (10 bis 20 mg für die obere Extremität, 20 bis 30 mg für die untere Extremität) gemeinsam mit Lokalanästhetikum und eventuellem Zusatz eines Alpha-Blockers appliziert. Alternativ kann Reserpin (2 bis 5 mg) oder Bretylium (100 bis 200 mg) versucht werden. Bretylium eignet sich wegen seiner kurzen Halbwertszeit für diagnostische Blockaden.

2. Physikalisch

a) Ruhigstelllung, Heilgymnastik: Die Empfehlung zur Ruhigstellung im akuten Stadium ist weitgehend verlassen und durch eine individuell dosierte Heilgymnastik ersetzt. Die Intensität der Bewegungsübungen wird mit zunehmender Minderung der Schwellung erhöht. Im Spätstadium ist die Ruhigstellung absolut kontraindiziert.

b) Thermotherapie: Im akuten Stadium ist die Anwendung von kühlen Bädern hilfreich. Die Verwendung von Kältepackungen (0 °C und weniger) kann vereinzelt und vor allem am Übergang von Stadium 1 zu Stadium 2 zu einer Schmerzverstärkung führen.

c) Elektrotherapie: Konstante Galvanisation, galvanische Hochvolttherapie und TENS (= transkutane Nervenstimulation) sind im frühen Stadium imstande, die exsudative Symptomatik zu vermindern. Zu intensive Reizung kann allerdings die Symptome verstärken.

3. Operativ

In chronischen Fällen, die zwar auf Sympathikusblockade reagieren, aber nicht in Remission gebracht werden können, ist als Ultima ratio eine Sympathektomie möglich.

Literatur

(1) Hoffmann U, Blumberg H: Modifikationen der Guanethidin-Blockade zur Diagnostik der sympathischen Reflexdystrophie (Morbus Sudeck). Schmerz 1994;8:95-99.
(2) Jänig W: Pathophysiological Mechanisms in Reflex Sympathetic Dystrophy: Problems and Open Questions. Eur J Phys Med Rehabil 1992;2:31-39.
(3) Keck E: Therapie der Sudeckschen Dystrophie, in: Calcitonin und Calcitonintherapie. 2. Aufl. Stuttgart, Wissenschaftliche Verlagsgesellschaft Stuttgart, 1990, pp 84-88.
(4) Kozin F, Ryan LM, Carerra GF, Loin JS, Wortmann RL: The reflex sympathetic dystrophy syndrome (RSDS). III. Scintigraphic studies, further evidence for the therapeutic efficacy of systemic corticosteroids, and proposed diagnostic criteria. Am J Med 1981;70:23-30.
(5) Nicolakis M, Kainz A: Thermographie bei sympathischer Reflexdystrophie. Thermol Österr 1992;2:55-60.
(6) Malleson PN, Al-Matar M, Petty RE: Idiopathic Musculoskeletal Pain Syndromes in Children. J Rheumatol 1992;19:1786-1780.

Periphere Nervenkompressionssyndrome

W. Schwägerl

Karpaltunnelsyndrom

Hier handelt es sich um eine Kompression des Nervus medianus im Karpaltunnel unter dem Ligamentum carpi transversum. Betroffen sind zu 80% Frauen, in der Mehrzahl zwischen dem 40. und 60. Lebensjahr.

Symptomatologie: Parästhesien im Versorgungsgebiet des M. medianus (dig. I, II, III und Radialseite des IV. Fingers). Die Beschwerden können ein- oder beidseitig sein; im letzteren Fall dominiert meist 1 Seite. Die Parästhesien sind besonders am Beginn der Erkrankung von heftigen nächtlichen Schmerzen im Medianusgebiet begleitet. Später tritt eine Hypästhesie auf, die sich auf den Daumen, Zeigefinger und Mittelfinger, vorwiegend palmar, erstreckt, aber auch die radiale Seite des Ringfingers ergreifen kann. Eine Thenaratrophie tritt meist sehr rasch ein. Vasomotorische Störungen sowie Hyperhidrosis und trophische Störungen finden sich hingegen selten.

Diagnostische Tests

Tinelsches Zeichen: Klopfen und Druck auf den Karpalkanal erzeugen im Medianusgebiet eine Parästhesie.

Phalen-Test (Flexionstest des Handgelenks): Bei maximaler Flexion des Handgelenks wird der N. medianus durch den oberen Rand des Ligamentum carpi transversum komprimiert. Dadurch werden bei Vorliegen eines Karpaltunnelsyndroms im Versorgungsgebiet des N. medianus Parästhesien ausgelöst.

Elektrische Tests: Das EMG zeigt eine Schwächung der Thenarmuskulatur. Die Messung der Reizleitgeschwindigkeit ergibt pathologische Werte = verlängerte distale Latenz im N. medianus und eine verzögerte sensible Leitgeschwindigkeit zwischen Finger I, II oder III und Handgelenk.

Pathogenese

Drucksteigerung im Karpaltunnel, bedingt durch verschiedene Ursachen:

1. Idiopathische Fibrosierung oder chronische Entzündung (z. B. cP) der Sehnenscheiden der Fingerbeuger. Dies führt zur Volumszunahme infolge Gewebsproliferation.

2. Idiopathische Hypertrophie des Ligamentum carpi transversum, Zunahme des Druckes im Karpalkanal.

3. Exostosenbildung oder Verknöcherungen im Grund des Karpalkanals, ausgehend von den Karpalknochen (Arthrose, Mikrofrakturen), oder posttraumatisch nach distaler Radiusfraktur mit Fragmentdislokation oder hypertropher Kallusbildung.

Alle angeführten Veränderungen können eine Drucksteigerung im Karpalkanal nach sich ziehen. Die Folge ist eine Atrophie des N. medianus mit dadurch bedingten Symptomen (Karpaltunnelsyndrom).

Therapie: Operative Behandlung mit Spaltung des Ligamentum carpi transversum und symptomatische Chirurgie je nach lokalem Befund (Neurolyse, Tenosynovektomie, Exostosenentfernung, Lösung von Adhäsionen, interfaszikuläre Neurolyse, Neuromektomie).

Druckschäden des Nervus ulnaris

Der N. ulnaris passiert in seinem Verlauf 2 anatomisch vorgegebene Engstellen, wo eine Kompression des Nervs möglich ist.

Die **1. Engstelle** ist der Sulcus nervi ulnaris am Condylus ulnaris des distalen Humerus. Kompressionssyndrome in diesem Bereich finden sich einerseits nach gelenksnahen Traumen, andererseits als Folge arthrogener Veränderungen (chronische Synovitis bei cP), bei gelenksnahen Neubildungen (z. B. Ganglion), aber auch idiopathisch als primäre Drucksteigerung.

Therapie: Neurolyse mit Freilegung des N. ulnaris bis über seinen Eintritt in den Musculus flexor carpi ulnaris hinausreichend. Von einer zusätzlichen Verlagerung des Nervs nach volar ist man in letzter Zeit wieder abgekommen.

Die **2. Engstelle** besteht in der Guyonschen Loge, wo der Nerv im Bereich des os hamatum durch einen ligamentär-ossären Kanals zieht.

Therapie: Neurolyse des N. ulnaris mit Durchtrennung der ligamentären Überbrückung der Guyonschen Loge.

Indikation: Therapieresistente Parästhesien im sensiblen und motorischen Versorgungsgebiet des N. ulnaris mit elektrodiagnostischer Zuweisung. Wichtig ist die Differenzierung der beiden Engstellen. Dazu eignet sich neben der Reizleitungsgeschwindigkeitsmessung und des EMG ein einfacher klinischer Test. Beim Daumenabspreiztest wird der Daumen ruckartig abduziert. Spannt sich dabei reflektorisch die Sehne des M. flexor carpi ulnaris am distalen volaren Unterarm ruckartig an, so ist dieser Muskel vom N. ulnaris normal versorgt. Die Läsion kann demnach als Kompressionssyndrom in der Guyonschen Loge angenommen werden. Spannt sich die Sehne des Muskels nicht an, so liegt die Läsion proximal des motorischen Astes für den M. flexor carpi ulnaris, d. h. im Sulcus nervi ulnaris im Ellenbogenbereich.

Druckschäden des N. Radialis

Der N. radialis passiert in seinem Verlauf 2 anatomische Engstellen, in denen eine Kompression möglich ist.

Die **1. Engstelle** findet sich im Bereich des Oberarms beim Durchtritt des Nerven durch das Septum intermusculare zwischen Musculus brachialis und M. brachioradialis.

Indikation: Sensible Ausfälle und Störungen im Ausbreitungsbereich des N. cutaneus antebrachii dorsalis und des Ramus superficialis nervi radialis bzw. Lähmungen der Finger- und Handgelenksstrecker. Ist bei diesem proximalen radialen Kompressionssyndrom durch konservative Maßnahmen kein Erfolg zu erzielen, sollte eine operative Behandlung erwogen werden.

Therapie: Neurolyse des N. radialis im Kompressionsbereich distaler Oberarm.

Die **2. Engstelle** gefährdet am Unterarm den Ramus profundus N. radialis. Dieser kann beim Eintritt in den M. supinator bzw. unter dem M. supinator und beim Austritt aus diesem Muskel einer Kompression ausgesetzt sein. Die Kompression wird bei voller Pronation wirksam und kann auch isoliert den N. interosseus dorsalis betreffen.

Indikation: Bei therapieresistenten Läsionen des motorischen Astes (Ramus profundus) des N. radialis bei normalen sensiblen Verhältnissen in seinem Versorgungsgebiet ist ein operatives Vorgehen angezeigt.

Therapie: Neurolyse des Ramus profundus N. radialis im Bereich des proximalen Unterarmes unter Spaltung des Hiatus, des M. supinators und seiner Arkade.

Literatur

(1) Eversmann WW: Entrapment und compression neuropathies, in Green DP (ed): Operative hand surgery. 2nd ed. New York, Livingstone, 1988, pp 1423-1478.
(2) Goodman HV, Foster JB: Effect of local corticosteroid injection on median nerve conduction in carpal tunnel syndrome. Ann Phys Med 1962;6:287-294.
(3) Harris CM, Tanner F, Goldstein MN, Pettee DS: The surgical treatment of the carpal tunnel syndrome correlated with preoperative nerve conduction studies. J Bone Joint Surg 1979;61A:93-98.
(4) Koris M, Gelberman RH, Duncan K, Boublik M, Smith B: Carpal Tunnel syndrome – Evaluation of a quantitative provocational diagnostic test. Clin Orthop 1990;251:157-161.
(5) Leblhuber F, Reisecker F, Witzmann A: Carpaltunnel syndrome: neurographical parameters in different stages of median nerve compression. Acta Neurochir (Wien) 1986;81:125-127.
(6) Phalen GS: The carpal tunnel syndrome – clinical evaluation of 598 hands. Clin Orthop 1972;83:29-40.
(7) Robbins H: Anatomical study of the meridian nerve in the carpal tunnel and etiologies of the carpal tunnel syndrome. J Bone Joint Surg 1963;45A:953-966.
(8) Steinberg DR, Gelberman RH, Rydevik B, Lundborg G: The utility of portable nerve conduction testing for patients with carpal tunnel syndrome: A prospective clinical study. J Handsurg 1992;17A(1):77-81.
(9) Tackmann W, Richter P, Stöhr M: Kompressionssyndrome peripherer Nerven. Berlin-Heidelberg-New York, Springer, 1989.
(10) Thomas JE, Lambert EH, Cseuz KA: Electrodiagnostic aspects of carpal tunnel syndrome. Arch Neur 1967:635-641.
(11) Wood MR: Hydrocortisone injections for carpal tunnel syndrome. Hand 1980;12:62-64.

Radikuläre Syndrome, pseudoradikuläre Syndrome und andere Ausstrahlungsschmerzen

H. Tilscher

Definition

Unter Ausstrahlungsschmerzen versteht man überregionale, von einem meist angegebenen Ursprung sich ausbreitende Schmerzen entlang einer Nervenwurzel – radikulär; entlang einer Muskelkette – pseudoradikulär; und in regionalen Anteilen des vegetativen Nervensystems.

Häufigkeit und Vorkommen

In Abhängigkeit von der Bandscheibenhöhe und der segmentalen Beweglichkeit dominieren die radikulären Syndrome in der unteren Lendenwirbelsäule und in der unteren Halswirbelsäule.

Ausstrahlungsschmerzen von der oberen Halswirbelsäule (hier fehlen die Bandscheiben) erfolgen entsprechend den Mechanismen von Projektionsschmerzen und pseudoradikulären Schmerzen (Spannungskopfschmerz!).

Die „Interkostalneuralgie" ist in den meisten Fällen Ausdruck eines Projektionsschmerzes in das thorakale Dermatom und einer pseudoradikulären Symptomatik der Interkostalmuskulatur durch Störungen der Brustwirbelsäule oder der Rippenwirbelverbindungen.

Radikuläre Symptome treten sehr häufig kombiniert mit Projektionsschmerzen, pseudoradikulären Schmerzen, aber auch vegetativen Aktivierungsvorgängen auf. Die solcherart entstehende Beschwerdesyndromatik stellt erfahrungsgemäß hohe Anforderungen an den Untersucher.

Ätiologie und Pathogenese

Radikuläre Syndrome

Die Kompression von radikulären Strukturen erfolgt meistens durch einen sogenannten raumfordernden Prozeß, vor allem durch den dorsolateralen Bandscheibenvorfall. Aus anatomischen Gründen kommt es dabei nicht zu einer Kompression der im gleichen Foramen die Wirbelsäule verlassenden Nervenwurzel, sondern häufig die an dem Bandscheibenvorfall zum nächst kaudalen Foramen intervertebrale vorbeiziehende Nervenwurzel. So komprimiert ein Bandscheibenvorfall zwischen dem 4. und dem 5. Lendenwirbel die 5. lumbale Nervenwurzel, die zwischen L5 und S1 die Wirbelsäule verläßt. Diese im lumbalen bzw. lumbosakralen Bereich häufigen Erkrankungen verursachen Ausstrahlungsschmerzen im Bereiche des gleichnamigen Dermatoms sowie entsprechende Störungen der Schmerzwahrnehmung. Diese zu beobachtende Hypalgesie entspricht dem Dermatom. Das Gefühl der feinen Berührung (Ästhesie), das auch vom Nachbardermatom überlappend versorgt wird, kann dabei nicht zur klinischen Diagnose herangezogen werden.

Die Abschwächung der sogenannten Kennmuskeln, z. B. für das Segment S1 der M. trizeps surae, für das Segment L5 der M. extensor hall. longus, ist eine weitere Möglichkeit der Höhenlokalisation einer radikulären Läsion. Reflexdifferenzen können besonders bei Störungen der Segmente L3 und L4 im Patellarsehnenreflex und bei einer Störung von S1 im Achillessehnenreflex beobachtet werden.

Die sogenannten Schulter-Arm-Syndrome, d. h. Schmerzen die vom Nacken über die Schulter in den Arm ausstrahlen, sind ebenfalls häufig Ausdruck einer radikulären Läsion besonders von C7 mit der dafür typischen Schwäche der Ellenbogenstreckung, dem abgeschwächten Trizepssehnenreflex und der Sensibilitätsstörung am mittleren Handrücken.

Seltener sind die Störungen im Bereich von C8 mit Ausstrahlung in die ulnare Hand und einer Schwäche des M. abductor dig. quinti sowie einer Hypalgesie am lateralen Handrücken.

Objektivierungsmöglichkeiten

Während früher, von elektroneurologischen Untersuchungen abgesehen, vor allem die Myelographie für die röntgenologische Darstellung eines Bandscheibenvorfalls verwendet wurde, hat diese ihre Indikation jetzt nur mehr bei weit lateral gelegenen Prolapsen, besonders aber bei Zuständen nach Bandscheibenoperationen zum Differenzieren von Rezidivprolapsen gegenüber einer Narbenbildung. Die wichtigen Methoden sind die Computertomographie und die Magnetresonanzuntersuchung, durch welche bandscheibenbedingte Erkrankungen dargestellt werden. Weitere seltenere Ursachen für radikuläre Syndrome sind destruktive Veränderungen, Tumoren, aber auch entzündliche Prozesse.

Pseudoradikuläre Syndrome

Schmerzhafte Störungen des Stütz- und Bewegungsapparates, aber auch viszerale Erkrankungen können in variierender Intensität muskuläre Aktivierungsvorgänge verursachen, welche die Schmerzsymptomatik verkomplizieren. Eine pseudoradikuläre Symptomatik im Rahmen von Schmerzsyndromen des Bewegungsapparates ist dabei nicht die Ausnahme, sondern die Regel. Starke und schmerzhafte muskuläre Verspannungen werden fälschlicher Weise oft als muskelrheumatische Beschwerdebilder interpretiert.

Sie sind die Indikation für Maßnahmen wie Massagen, Dehnungen, Friktionen, topische Injektionen usw.

Pseudoradikuläre Syndrome treten auch als Begleiterscheinung von echten radikulären Symptomen auf, wie z. B. die schmerzhafte Verspannung des M. piriformis bzw. der Glutealmuskulatur, der ischiokruralen Muskeln oder der Peronäusgruppe. Die pseudoradikulären Syndrome können die Schmerzsymptomatik auch bei echten radikulären Symptomen derartig dominieren, daß auch bei bandscheibenbedingten Erkrankungen z.B. gekonnte und gezielte Massagen die Schmerzen deutlich zu beeinflussen vermögen. Deshalb gewähren Schmerzen auf der Basis von radikulären Syndromen durch die bestehenden pseudoradikulären Symptome die Möglichkeit der konservativen Therapie. Ähnliche reflektorische muskuläre Phänomene bei inneren Erkrankungen wie die

„MacKenzie'schen Punkte" machen die Differenzierung von vertebragenen und inneren Erkrankungen notwendig.

Projektionsschmerz (dolor translatus, referred pain)

Die Schmerzprojektion in das zugehörige Dermatom ist in der inneren Medizin z. B. bei Schulterschmerzen durch Gallenerkrankungen bekannt: Die Gallenblase wird vom Nervus phrenicus innerviert, der aus dem Segment C3 und C4 entspringt. Bei Gallenerkrankungen kommt es zu einer (Fehl-)Projektion der Schmerzen in den Hautbereich von C4, also der homolateralen Schulter. Teile dieses Dermatoms erweisen sich bei der Untersuchung als hyperalgetisch (Head'sche Zone).

Ähnliche Phänomene einer Schmerzausstrahlung können auch bei Störungen des Bewegungsapparates beobachtet werden, so z. B. die Schmerzausstrahlung bei Hüftstörungen in das Dermatom L3 und L4, die Schmerzausstrahlungen bei Störungen des Kreuzdarmbeingelenks in L5/S1 (Pseudoischias) bzw. bei schmerzhaften Wirbelbogengelenken in das entsprechende Hautareal.

Erkrankungen der Schulter zeigen eine Schmerzirradiation in C5, C6 bzw. das Akromioklavikulargelenk in das Dermatom C4.

Vegetative Schmerzausbreitung

Schmerzreize aus dem Bewegungsapparat verursachen auch eine vegetative Aktivierung primär im Dermatom, die sich vor allem im Versorgungsbereich dorsaler Rami durch eine Verdickung der Unterhaut (Kibler'scher Hautfalte) präsentieren. Bei stärkeren Schmerzreizen erfolgt die vegetative (sympathische) Reaktion plexusgebunden, so daß größere Körperareale durch eine Herabsetzung der Schmerzschwelle spontanschmerzhaft oder druckschmerzempfindlich werden. Als Beispiel gilt hier das „obere Quadrantensyndrom" bei einer radikulären Läsion von C7, einer Kombination radikulärer Schmerzen mit Schmerzen im homolateralen Hinterkopf, im Schulter- und Thoraxbereich sowie in vielen Strukturen des Armes wie dem Epicondylus radialis und ulnaris.

Objektivierungsmöglichkeiten

Pseudoradikuläre Ausstrahlungsschmerzen, Projektionsschmerzen oder vegetative Schmerzausbreitungen sind reflektorische Erscheinungen von Grundkrankheiten, deren Abklärung durch strukturanalytische Aktivitäten zu erfolgen hat. Sie sind als Funktionsstörungen vor allem durch die klinischen (Funktions-)Untersuchungen zu finden. Die Objektivierung dieser Phänomene ist im normalen ärztlichen Tätigkeitsbereich nicht möglich.

Literatur

(1) Brügger A, Rhonheimer Ch: Pseudoradikuläre Syndrome des Stammes. Huber, Bern, 1967.
(2) Cyriax J: Textbook of Orthopaedic Medicine. 5.Ed. Tindall & Cassel ltd., London, 1970.
(3) Gutmann G: Funktionelle Pathologie und Klinik der Wirbelsäule. Band I. Teil I, G. Fischer, Stuttgart, 1981.
(4) Janda V: Muskelfunktionsdiagnostik, VfM, E. Fischer, acco, Belgien, 1979.
(5) Junghans H: Die Wirbelbogengelenke. Die Wirbelsäule in Forschung und Praxis. Bd. 87, Hippokrates Verlag, Stuttgart, 1981.
(6) Tilscher H, Thomalske G: Rücken- und Kreuzschmerz. VCH Verlag, Weinheim, 1989.
(7) Waller U: Pathogenese des spondylogenen Reflexsyndroms. Schw Rdsch Med 1975;42:127.
(8) Zimmermann M: Physiologische Mechanismen von Schmerz und Schmerztherapie. Triangel 1981;20:1-2.

Osteoporose

H. Bröll

1. Definition

Eine durch Knochenmasseverlust hervorgerufene Skeletterkrankung, die durch eine niedrige Knochenmasse und eine Störung der Mikroarchitektur des Knochengewebes mit daraus resultierender erhöhter Knochenbrüchigkeit und steigendem Frakturrisiko charakterisiert ist (Hongkong, 1993).

Nach der WHO-Definition (1994) liegt eine Osteoporose bei einem Knochenmineraldichtewert von unter – 2,5 Standarddeviationen unterhalb des Mittelwertes junger Erwachsener vor.

2. Häufigkeit und Vorkommen

Mit 5 bis 10% Morbidität die häufigste Skeletterkrankung. Frauen mit einem Faktor 9 bis 10 häufiger betroffen als Männer. Bei 2 Drittel der Frakturen im Senium spielt die Knochenrarifizierung neben einer altersbedingten Reduktion der Mobilität eine wesentliche Rolle. 12% der Mitteleuropäer weisen gegenüber der Norm eine verminderte Knochenmasse auf. ,,Primäre" Osteoporose 4mal häufiger als ,,sekundäre". ,,Perimenopausale" Osteoporose mit 80% Anteil an allen Osteoporoseformen.

3. Ätiologie, Pathogenese

Bei ,,idiopathischer" (kryptogenetischer) Osteoporose unbekannt. Bei ,,sekundären" Osteoporosen Knochenmasseverlust in Korrelation mit Störungen des Endokriniums (Sexualhormonmangel, Hyperkortisolismus, Hyperthyreose), den Lebensgewohnheiten oder anderen somatischen Erkrankungen.

4. Krankheitsbild und -verlauf

Im Rahmen des Knochenmasseverlustes und der daraus entstehenden Zerstörung der Mikroarchitektur ohne klinische Symptomatik zunehmender Abbau von Knochengewebe; wird als präklinische Osteoporose bezeichnet. Bei Erreichen der für jeden Menschen individuellen Frakturzone erhöhtes Knochenbruchrisiko. Bei weiterer Zunahme des Knochenabbaues Entwicklung von Wirbeldeformitäten (BWS: Keilwirbel; LWS: Plattenwirbel). Änderung der Anatomie mit Abnahme der Körpergröße, Entwicklung von Rundrücken und Kugelbauch, Rumpfverkürzung mit Tannenbaumphänomen und Scheinverlängerung der Extremitäten.

Bei frischen Wirbelfrakturen akuter Ruheschmerz (Periostschmerz) infolge Aktivierung der Nozizeptoren im Periost durch Veränderung der anatomischen Verhältnisse im Achsenorgan, Entwicklung einer statisch-dynamischen Rückeninsuffizienz mit Belastungsschmerz und Reflexmyalgien vom Typ der pseudoradikulären Syndrome. Im Endstadium einer Osteoporose ist der Knochen nicht mehr in der Lage, genügend zu reossifizieren, so daß sich Dauerbrüche an den Stellen der stärksten mechanischen Belastung des Skeletts bilden können.

Aufgrund klinischer Beobachtungen lassen sich verschiedene Osteoporoseformen differenzieren.

Aufgrund der Dynamik des Knochenabbaues lassen sich Patienten mit akzeleriertem Knochenabbau (über 2% pro Jahr und mehr), z. B. bis über 15% in wenigen Monaten (fast-looser), von solchen mit „physiologischer Knochenrarifizierung" unterscheiden (slow-looser). Das Stadium des erhöhten Knochenumsatzes (histologisch Zeichen der verstärkten Osteoklasie) wird auch als High-Turnoverstadium bezeichnet.

Aus didaktischen Gründen erfolgte die Osteoporoseeinteilung nach den Charakteristika des Knochenmasseverlustes als Typ I (trabekulärer Knochenmasseverlust) und Typ II (generalisierter Knochenmasseverlust an Kompakta und Spongiosa). Erstere Form wird vorwiegend im perimenopausalen Bereich gesehen und die Typ-II-Osteoporose ab dem 70. Lebensjahr. Diese Einteilung besitzt vorwiegend historische Bedeutung.

5. Hilfsbefunde

Labor: Die konventionellen Laboruntersuchungen Kalzium, Phosphor und alkalische Phosphatase im Serum sind uncharakteristisch. Für die Beurteilung der Osteoblastentätigkeit kommt das Knochenmatrixprotein Osteokalzin in Frage. Als biochemische Marker für die Osteoklastenaktivität stehen heute Kollagenabbauprodukte (Pyridinoline, Kollagen-crosslinks) zur Verfügung. Hydroxiprolin (im 24-Stunden-Harn) ist ebenfalls bei erhöhtem Knochenumsatz verstärkt im Harn nachweisbar (Bestimmung wegen einzuhaltender Prolinstandarddiät vermindert praktikabel). Osteokalzin (Serum) kann indirekt als Parameter für das Aktivitätsstadium im Einzelfall herangezogen werden.

Bei „sekundärer" Osteoporose Laborbefunde je nach Grundkrankheit pathologisch (aufwendige Diagnostik erforderlich!).

Röntgenuntersuchung: Dient der Objektivierung von anatomischen Veränderungen und der Beurteilung des Schweregrades. Routinemäßig Röntgen der BWS und LWS (a.p. und stl.).

Densitometrie: Zur Objektivierung der Knochenmasse und zur Beurteilung des Masseverlustes in bezug zur Zeit, mehrere densitometrische Methoden (pQCT, QCT, Röntgen- und Photonenabsorptiometrie, Ultraschall).

6. Komplikationen und Begleiterkrankungen

Knochenbrüche aller Art und deren Folgen: Bei inadäquaten Traumen; Spontanfrakturen, Dauerbrüche. Extrem beschleunigte Verläufe sind häufig mit einer neoplastischen Knochenmarkserkrankung assoziiert.

7. Differentialdiagnose

Gegenüber komplexen systemischen Osteopathien: Blutchemie (alkalische Phosphatase, Ca., P.; PTH, OH-Vit.D); gegenüber genuiner Hypostose: Anamnese, Klinik.

8. Prognose

Bei präklinischer Osteoporose und bei entsprechend frühem Therapieeinsatz gut. Osteoporotische Knochenverformungen sind irreparabel. Frakturrate durch reossifizierende Therapie positiv beeinflußbar.

9. Therapie

Bei allen Osteoporoseformen mit bekannter Ursache Behandlung der Grundkrankheit.

a) Medikamentös

Reossifizierende Therapie: Fluorid 15 - 20 mg/d (50 mg NaF, 150-200 mg MFP, Langzeittherapie über einen Zeitraum von 1 bis 2 Jahren; densitometrische Therapiekontrolle).

Kalzium: 1000 mg/d zur Fluortherapie zusätzlich (nicht gleichzeitig mit NaF; aber gleichzeitig mit Fluormonophosphat).

Anabolika: Nandrolondekanoat 0,5 mg/kg KG 1mal monatlich bei männlicher Osteoporose und bei seniler Osteoporose nach Ausschluß persistierender sexualhormonaktiver Tumoren (z. B. Prostata).

Antiresorptive Therapie: Kalzitonin bei klinisch manifester Osteoporose (100 U/d 4 bis 8 Wochen) parenteral.

Kalzitonin nasal (200 U/d) bei Unverträglichkeit der parenteralen Therapie (4 bis 8 Wochen) und im präklinischen Stadium als Langzeittherapie.

Östrogene (Kombination mit Gestagenen nicht gesichert, Ausschluß eines Mammakarzinoms). Wahl der Medikation und Überwachung durch den Facharzt für Gynäkologie.

Bisphosphonate: Reduzieren die Aktivität der Osteoklasten (Wirkung ist molekülabhängig, differiert bis zu einem Faktor 1 : 1.000; z.B. Etidronat, Didronel®, Alendronat, Fosamax®).

b) Physikalisch

Bei akuten Schmerzen (frische WK-Kompressionen) kurzzeitige Ruhigstellung (entlastende Lagerung, Stützmieder), topische Injektionen mit Lokalanästhetika.

Bei chronischen Schmerzen (ohne frische Frakturen) Krankengymnastik (Isometrik) nieder- und mittelfrequente Ströme, Funktionstraining.

c) Prävention

Körperliche Aktivität, Haltungsschulung, kalziumreiche Ernährung.

Bei frühem Ausfall der Ovarien Östrogensubstitution.

Bei Risikopatientinnen (genetische Disposition, graziler Körperbau, Nullipara, verminderte Östrogenexpositionszeit, Alkohol- und Niktonabusus) Östrogene (Mammographiekontrollen).

d) Mögliche künftige therapeutische Ansätze

Nach Stimulierung des endogenen PTH durch Phosphate oder durch Gabe von PTH-Aktivierung der Osteoklasten und nachfolgender Hemmung der Osteoblasten kann experimentell eine starke Reossifizierungstendenz nachgewiesen werden (ADFR).

Bisphosphonate: Alendronat bei praeklinischer Osteoporose.

Für Prävention Kalzitonin in der nasalen Anwendungsform.

Kalzitonin (nasale Anwendungsform) für die Therapie im präklinischen Stadium (Frakturprophylaxe) .

Für die Zukunft wird die Entwicklung neuer Präventionsstrategien enorme sozialmedizinische Bedeutung erlangen.

Klassifikation

nach pathogenetischen Gesichtspunkten

1. Osteoporose ohne erkennbare Ursache
(früher als primäre oder idiopathische Osteoporose bezeichnet)
1.1 Juvenile Osteoporose
1.2 Osteoporose des Erwachsenen
1.2.1 Idiopathische kryptogenetische Osteoporose
1.2.2 Senile Osteoporose
Eine Differenzierung der Osteoporose des Erwachsenen ist im Hinblick auf häufig unterschiedliche quantitative Knochenmasseverluste in bezug zur Zeit nicht immer leicht möglich.

2. Osteoporosen mit erkennbarer Ursache
(früher als sekundäre Osteoporosen bzw. metabolische Osteopathien bezeichnet)
2.1 Osteoporose im Rahmen von Endokrinopathien
2.1.1 Hormonmangel (z. B. Sexualhormonmangel, Vitamin D usw.)
2.1.2 Hormonüberschuß (z. B. Hyperkortisolismus, Hyperthyreose)
2.2 Nutritiv bedingte Osteoporose (häufig Mischformen von Osteoporose, Osteomalazie und reaktivem Hyperparathyreoidismus)
2.2.1 Malabsorption
2.2.2 Maldigestion
2.3 Renale Osteopathie
2.4 Osteoporose infolge Immobilisation
2.5 Osteoporose infolge entzündlicher Erkrankungen (Morbus Crohn, chronische Polyarthritis)
2.6 Osteoporose infolge neoplastischer Knochenmarkserkrankung

Literatur

(1) Bröll H, Jesserer H: Osteoporose. in Fehr K, Miehle W, Schattenkirchner M, Tillmann K (eds): Rheumatologie in Praxis und Klinik. Stuttgart, Thieme, 1989, pp 13.88-13.97.
(2) Bröll H: Konsensus-Statement: Osteoporose, Klassifikation und Klinik: Rheumatol Eur 1996;25:1-11.
(3) Bröll H, Dambacher MA (Hrsg): Osteoporose: Grundlagen, Diagnostik und Therapiekonzepte. Basel, Kager,1996, pp44-54.
(4) Dambacher MA, Bröll H: Anamnesis and course of examination in the osteoporotic. Ther Umsch 1991;2:66-76.
(5) Ringe JD (cd): Osteoporose. Berlin, Gruyter, 1991.
(6) Favus MJ (ed): Primer on the Metabolic Bone Diseases and Disorders of Mineral Metabolism. New York, Raven Press, 1993, 2nd Ed.

Osteomalazie

H. Bröll

Definition

Systemische Osteopathie, die infolge einer primären oder sekundären Vitamin D-Metabolitenstörung zu einem Unterbleiben der Mineralisation der neugebildeten Osteoide führt. Daraus entsteht eine plastische Verformung der Knochen.

Häufigkeit und Vorkommen

Im Hinblick auf die ätiologische Vielfalt richtet sich die Häufigkeit einer Osteomalazie nach der Grundkrankheit. Die Angabe absoluter Zahlen ist praktisch unmöglich. Wegen des rheumaähnlichen Beschwerdebildes muß bei einem rheumatologischen Krankengut jedoch jederzeit mit dieser Erkrankung gerechnet werden.

Ätiologie und Pathogenese

Als Ursachen kommen praktisch alle Veränderungen in Betracht, die zu einer Störung der Mineralisierung des Osteoids führen können, und zwar: Vitamin D-Mangel, Vitamin D-Metabolitenstörungen, renale Tubulusfunktionsstörungen, Knochenumbaustörungen (z. B. Fluoridosteoidose).

Infolge der Mineralisationsstörung wird Hartsubstanz des Skeletts durch Osteoid ersetzt. An Stellen der stärksten mechanischen Beanspruchung (Schenkelhals, Rippen, Beckenskelett und dergleichen) treten Umbauzonen (Looser) auf. Im Rahmen einer Abnahme der Stützfunktion entwickeln sich Knochendeformierungen wie Glockenthorax, Kartenherzbecken, Hirtenstab des Femurs usw.

Krankheitsbild und Verlauf

Zunehmende heftige Skelettschmerzen (,,Pseudorheumatismus") besonders im Beckenbereich; ausgeprägte Druck-, Biegungs- und Beanspruchungsschmerzhaftigkeit des Knochens. Durch muskuläre Insuffizienz Entwicklung eines ,,Watschelganges". Im fortgeschrittenen Stadium Ausbildung von Fischwirbeln, Umbauzonen und Größenverlust. Klinisch differenziert man zwischen rein Vitamin-D-Mangel-bedingten Osteomalazien, der pseudohypovitaminotischen Form (klinisch und biochemisch mit Vitamin D-Mangel-Osteomalazie identisch – ohne Hinweis auf entsprechende Verursachung), der Osteomalazie mit Glukosurie und Hyperaminoazidure sowie renal bedingten Osteomalazien.

Hilfsbefunde

Labor: Erhöhung der alkalischen Phosphatase, Verminderung von Vitamin-D-Metaboliten im Serum (Ausnahme pseudohypovitaminotische Osteomalazie), Ca, P, BUN (siehe Tab. 1).

Tab. 1. Chemische Befunde bei verschiedenen, ätiologisch unterschiedlichen Formen der Osteomalazie.

Krankheitsbild	Sulkowitch -Probe)	Aminosäure im Harn	Ca im Serum	P im Serum	Rest-N im Blut	Alkalireserve im Blut	Alkalische Phosphatase im Serum
Vitamin-D- Mangel- osteomalazie	O – +	N	N↓	↓	N	N	↑
Pseudohypo- vitaminotische Osteomalazie	O – +	N	N	↓	N	N	↑
Glukosurische Osteopathie	+ + – + + +	N↑	N	↓	N	N↓	↑
Osteomalazie infolge glom. Niereninsuff.	O	N	↓	↑	↑	↓	↓

N = normal, ↑ = vermehrt, ↓ = vermindert

Röntgenuntersuchung: Vermehrte Strahlentransparenz des Skeletts, unscharfe Konturen, Umbauzonen *(Looser)*.
Densitometrie: Verminderte Knochendichte (alle Qualitäten betreffend).
Histologie: Durch Knochenbiopsie Nachweis der Osteoidose.

Komplikationen und Begleiterkrankungen

Im Endstadium zunehmende Bewegungsunfähigkeit und Bettlägerigkeit mit Entwicklung entsprechender Liegekomplikationen. Entwicklung kardiopulmonaler Störungen durch Thoraxdeformitäten.

Differentialdiagnose

Sämtliche mit Rarifizierung von Knochengewebe einhergehenden Skeletterkrankungen (Osteoporose, Hyperparathyreoidismus usw).

Diagnostische Kriterien

Prognose
Frühdiagnose und Frühtherapie implizieren eine gute Prognose der hypovitaminotischen Osteomalazie. Bei nicht hypovitaminotischen Formen unsicher. Erfolgte Skelettdeformierungen sind irreversibel.

Therapie

Vitamin D parenteral oder oral (exakte Kontrollen des Kalzium- und Phosphatspiegels im Serum). Der optimale Therapieeffekt stellt sich bei der rein hypovitaminotisch bedingten Osteomalazie ein.

Literatur

(1) Jesserer H: Knochenerkrankungen. München-Berlin-Wien, Urban & Schwarzenberg, 1971.
(2) Dambacher M: Praktische Osteologie. Stuttgart, New York, Thieme, 1982.
(3) Favus MJ (ed): Primer on the Metabolic Bone Diseases and Disorders of Minerals Metabolism. 2nd ed. New York, Raven Preess, 1993.
(4) Schmidt KL: Checkliste Rheumatologie. Stuttgart, New York, Thieme, 1991.
(5) Jesserer H: Osteomalazie, in Prakt. Rheumatologie 2. Auflage 1984, 106-112.

Infektiöse Osteopathien
(Osteomyelitis)

R. Czurda

Definition
Durch bakterielle Infektion ausgelöste Entzündung des Knochens; Lokalisation meist in der Metaphyse langer Röhrenknochen (Femur, Tibia).

Häufigkeit und Vorkommen
Selten; eventuell im Gefolge bakterieller Organerkrankungen.

Ätiologie und Pathogenese
Häufigste Erreger: Staphylokokken, Salmonellen, Brucellen. Primär Entzündung im Knochen mit Ausbildung eines Marködems bis zur Markphlegmone. Ausbreitung durch die Havers'chen Kanäle nach außen, Entstehung eines subperiostalen Abszesses, später auch eines Weichteilabszesses. Durch Thrombosierung ernährender Gefäße und Störung der Nährstoffzufuhr Sequestrierung von Kortikalisanteilen. In Spätphase Knochenneubildung im periostalen Bereich.

Krankheitsbild und Verlauf

a) Akut hämatogene Osteomyelitis
Betroffen vor allem Jugendliche (8 bis 17 Jahre) oft nach Otitis, Furunkel, eitriger Angina oder selten nach lokaler Traumatisierung. Klinisch neben lokalen Entzündungszeichen auch Allgemeinerscheinungen (Fieber, toxische Symptome).
Gefahr: Ausbreitung in Epiphyse → Wachstumsstörung.

b) Primär chronische Osteomyelitis
Entstehung z. B. aus primär hämatogener Osteomyelitis (OM) unter antibiotischer Therapie. Klinischer Verlauf eher stumm.

c) Sekundär chronische Osteomyelitis
Spätstadium nach chronisch hämatogener OM mit chronisch rezidivierendem Verlauf mit akuten Exazerbationen (lokale Entzündungszeichen, Fistelaufbruch).

Hilfsbefunde
a) **Labor:** BSG ↑, Leukozytose ↑↑ (akute Form bei chronischer OM oft nur mäßig ausgeprägt).

b) **Röntgen:** Cave! Bei akut hämatogener OM erst ab 10. Tag positiv (früher eventuell Weichteilschatten), bei chronischer Form osteolytische und sklerosierende Veränderungen nebeneinander, eventuell Sequester.

Komplikationen

Auswirkung auf benachbarte Gelenke mit Erguß, Funktionseinschränkung; Muskelfibrosierung, eventuell Frakturen.

Differentialdiagnose

Nur wegen rheumatoider Beschwerden erforderlich.

Diagnostische Kriterien

Die Osteomyelitisdiagnose ist eine klinische!
Sowohl Labor als auch Röntgen haben nur nachgeordnete Bedeutung.

Prognose

Ausheilung der akuten hämatogenen OM nur bei frühest einsetzender, suffizienter (hochdosierter) Antibiotikatherapie möglich. Oft jedoch Übergang in chronische Form zu befürchten.

Therapie

Leitsatz: Konservative Therapie unter Bereitschaft zur chronischen Intervention; **Therapie gehört in Hände des Orthopäden!**
a) **Medikamentös:** Frühestmöglicher Beginn (schon bei Verdacht!), in maximaler Dosierung; entweder potentes Breitbandantibiotikum oder, wenn möglich, gezielt keimspezifisch.
b) **Physikalisch:** Ruhigstellung, Kryotherapie – sonst Hände weg!
c) **Operativ:** In **Frühphase** Entlastung durch Punktion bzw. Bohrung des Röhrenknochens mit nachfolgender Spülung (Antibiotika) durch 2 bis 3 Wochen.
In **Spätphase** Sequesterentfernung bzw. Herdausräumung (eventuell mit Auffüllung).

Literatur

(1) Klemm K: Die Behandlung chronischer Knocheninfektionen mit Gentamycin-PMMA-Ketten und -Kugeln. Unfallchir Sonderheft 1977:20.
(2) Matzen PF, Matzen KA: Unspezifische und spezifische Erkrankungen des Skeletts, in: Orthopädie in Praxis und Klinik. Stuttgart, Thieme, 1982, Bd IV.
(3) Müller KH: Exogene Osteomyelitis. Berlin-Heidelberg-New York, Springer, 1981.
(4) Weber BG: Die Osteomyelitis aus der Sicht des Orthopäden. Z Kinderchir 1970 (Suppl 8): 61-65.

Zirkulatorische Osteopathien

A. Wanivenhaus

Definition

Der Begriff Knochennekrose umfaßt ein vielgestaltetes ätiologisch unterschiedlich auf-
zufassendes Krankheitsbild, das zu umschriebenen Nekrosen meist im Epiphysen-, aber
auch im Metaphysen- und Apophysenbereich führt.

Häufigkeit

Die verschiedenen Formen der Osteonekrosen weisen eine Bindung an bestimmte Altersgruppen auf und sind teilweise geschlechtsdominiert.

Ätiologie und Pathogenese

Das Zustandekommen der ischämischen Knochennekrose kann durch posttraumatische
Einflüsse, wie nach Schenkelhalsfraktur oder nach chronischen Überbelastungstraumen
(Morbus Ahlbäck, Morbus Kienböck) bei Achsfehlstellungen oder anatomischer Prädis-
position erklärt werden. Auch am wachsenden Skelett werden mechanische Kräfte
(Druck, Scherung) für das Auftreten von Knochennekrosen angeschuldigt (Morbus
Köhler). Neben diesen offensichtlichen Ursachen müssen die spontanen (aseptischen)
Knochennekrosen genannt werden. Diese resultieren aus einzelnen oder multiplen Ge-
fäßverschlüssen im Rahmen von Stoffwechselerkrankungen wie Hyperurikämie oder
Hyperlipidämie und Diabetes mellitus. Weiters führen gefäßobliterierende Erkrankun-
gen, wie stenosierende Arteriosklerose und Endangitis obliterans zum Auftreten von
Nekrosen; ebenso embolische Ursachen der Ischämie wie chronischer Alkoholabusus,
Berufsexposition bei Chemiearbeitern, Kortisonmedikation bei chronischer Polyarthritis, bei Leukosen und Sichelzellanämie sowie häufig nach Organtransplantationen. Fett-
oder Gasembolien, iatrogen nach intraartikulären Kortisongaben.

Allgemeines Krankheitsbild

Die Erkrankung beginnt meist mit unspezifischer Symptomatik, die erst mit Fortschreiten
des Nekroseablaufs zu einer Funktionsbehinderung führt. Einige der aseptischen Knochennekrosen beim Jugendlichen verlaufen völlig symptomlos und stellen häufig einen
Zufallsbefund dar. Durch statische Belastung oder durch rezidivierenden Muskelzug an
betroffenen Apophysen kann es zur Schmerzverstärkung kommen. Bei nur wenig weich-
teilgedeckten Nekrosen (Morbus Osgood-Schlatter) besteht neben einer lokalen Schwellung auch ausgeprägter Druckschmerz.

Labor

Meist negativ. Eine erhöhte Blutsenkungsgeschwindigkeit ist unspezifisch zu werten und
steht mit der Grunderkrankung in Zusammenhang.

Diagnostik

Bei posttraumatischen Nekrosen (Hüftkopfnekrose bei Zustand nach Schenkelhalsfraktur), Alkohol oder Berufsdisposition (Taucher – N_2-Embolie, Preßluftarbeiter – Os Lunatum-Nekrose) gibt die Anamnese Aufschluß. Bei vielen der aseptischen Nekrosen muß an die Alterskorrelation gedacht werden. Die Diagnose wird in der Regel durch bildgebende Verfahren gestellt.

Bildgebende Diagnostik

Neben dem Nativröntgen und -tomogramm bietet vor allem der Ultraschall die Möglichkeit einer immer verfügbaren allerdings unspezifischen Diagnostik für begleitenden Gelenkerguß oder umgebende Weichteilschwellung. Das Nativröntgen kann im Initialstadium unauffällig sein. Für dieses Stadium der Markraumödembildung und Druckzunahme ist vor allem die Magnetresonanztomographie sehr sensitiv und der Szintigraphie überlegen, da zusätzlich auch eine Aussage über die Herdgröße und Lage getroffen werden kann.

Der Verlauf der Osteonekrosen läßt sich im wesentlichen mit den radiologischen Stadien der aseptischen Hüftkopfnekrose des Kindes (Morbus Perthes) charakterisieren:

a) **Initialstadium** – Kleinbleiben des Knochenkerns,

b) **Kondensationsstadium** – Verdichtung und Sklerosierung des Knochenkerns.

c) **Fragmentationsstadium** – Aufhellungen im Knochenkern (entspricht der beginnenden Revaskularisierung).

d) **Regenerationsstadium** – Verschmelzung der Knochenfragmente.

e) **Endstadium.**

1. Posttraumatische Nekrosen

Durch direktes Trauma oder chronische Überlastungsschäden entstandene Läsionen. Die am häufigsten vorkommende Nekrose überhaupt stellt die Hüftkopfnekrose nach Schenkelhalsfraktur mit Häufung beim weiblichen Geschlecht (Postmenopausen-Osteoporose) dar. Daneben ist vor allem ab dem 6. Dezennium die Osteonekrose des Femurkondyls, meist medial (Morbus Ahlbäck) zu erwähnen.

Die Therapie der posttraumatischen Nekrose stellt in der Regel die Endoprothese dar. Bei kleinen Nekrosearealen kann eine Umstellungsosteotomie mit mechanischer Entlastung des Nekroseareals ausgeführt werden.

2. Aseptische Nekrosen

Nach ihren Entdeckern sind die Osteonekrosen mit Eigennamen versehen. Einige sind hier nur der Vollständigkeit halber genannt, haben tatsächlich aber kaum klinische Relevanz.

Calvè (Wirbelkörper): sehr selten.

Scheuermann (Wirbelrandleisten und -deckplatten): Auch Adoleszentenkyphose (vor Abschluß des Wachstumsabschlusses, männlich gehäuft) genannt verläuft meist klinisch stumm und führt erst ab dem 3. bis 4. Dezennium zu sekundär degenerativen Veränderungen mit typischer Kyphosierung der Brustwirbelsäule. Therapie nur bei Schmerzen oder massiver Kyphosierung mit Heilgymnastik, selten Mieder erforderlich (s. 2.11.8).

Friedrich (Klavikula – sternales Ende): Vor allem differentialdiagnostisch als Abgrenzung zu einer spezifischen Arthritis des Sternoklavikulargelenks von Bedeutung. Auftreten nach exzessiver Belastung (lange Klettertour mit Rucksack).

Hass (Caput humeri): sehr selten.

Panner (Capitulum humeri).

Hegemann (Capitulum humeri).

Hegemann (Caput radii): Bei allen Osteonekrosen des Ellenbogengelenks Sportverbot, Gips- oder Apparatruhigstellung mit Entlastungsposition des Nekroseareals nur bei Deformierung oder Schmerzpersistenz. Nach Wachstumsabschluß selten Umstellungsosteotomie zur Achskorrektur.

De Cuveland (distale Radiusepiphyse).

Preiser (Os Scaphoid).

Kienböck (Os lunatum).

Auftreten fast ausschließlich bei manuell arbeitenden Männern im 2. und 3. Dezennium. Häufig besteht eine Minusvariante der Ulna wodurch eine Druckerhöhung im Radio-lunatum-Gelenk entsteht. Die Therapie besteht aus Handgelenksstabilisierung mit Ledermanschette, selten Gips, Korrektur einer Minusvariante durch Radiusosteotomie und bei kompletter Nekrose im Ersatz des Handwurzelknochens durch Sehneninterponat oder Silikon-Spacer.

Dietrich (Metakarpalköpfchen).

Thiemann (Basis der Mittel- und Endphalangen): sehr selten.

Van Neck (Synchondrosis ischiopubica): Kinder unter 10 Jahren betroffen. Ausstrahlungsschmerz inguinal (Differentialdiagnose Morbus Perthes). Schonung und Ruhigstellung im Bedarfsfall mit Beckenkompressionsband (Rippenbruchgürtel).

Calvè-Legg-Perthes (Femurkopf): Häufigste aseptische Osteonekrose. Buben 4mal häufiger betroffen als Mädchen. Altersgipfel zwischen 3 und 9 Jahren. Der radiologische Verlauf ist oben bereits dargestellt. Das stark belastete Hüftgelenk verlangt eine konsequente Entlastung und Ruhigstellung bis zur röntgenologischen Reparation des Hüftkopfes. Zur Entlastung wird ein Thomas-Splint getragen, der die Körperlast auf den Tuberossis ischii überträgt. Operativ kann die oft jahrelange Behandlungszeit reduziert werden und die Reparationsphase günstig beeinflußt werden. Ziel der operativen Therapie ist die Zentrierung des oft deformierten und vergrößerten Hüftkopfes (Coxa magna) in die Pfanne durch varisierende intertrochantäre und Beckenosteotomie (Salter, Chiari). Dadurch kommt es zu einer besseren Gelenkskongruenz und Druckspitzenverteilung sowie Entspannung der Iliopsoasmuskulatur. Auch hat die Osteotomie am Femur einen günstigen Effekt auf die Revaskularisation. Wesentlich erscheint es, daß bei notwendiger Operation diese in einem frühen Stadium stattfindet, um ein gutes Regenerationsresultat zu ermöglichen.

Sinding-Larsen-Johannson (Patella): Erkrankung des 8. bis 11. Lebensjahres, bevorzugt Knaben. Therapie: Schonung, gelegentlich Ruhigstellung mit Gipshülse.

Blount (Tibiakopf): Erkrankung während des 6. bis 12. Lebensjahres. Durch Nekrose des medialen Tibiametaphysenanteils entsteht ein Genu varum. Im Erkrankungsverlauf Apparatstabilisierung zur Achskontrolle. Eventuell laterale Epiphysiodese zur Wachstumslenkung bzw. Umstellungsosteotomie nach Wachstumsabschluß.

Osgood-Schlatter (Tibiakopfapophyse): Erkrankung während des 8. bis 15. Lebensjahres, häufig beidseitig, Knaben bevorzugt. Therapie durch Schonung und in seltenen

Fällen Ruhigstellung im Gipsverband sowie hyperämisierenden physikalischen Maßnahmen und Stretching der ischiokruralen Muskulatur. Bei Persistenz des Apophysenknochenkerns (Ossikel) und Beschwerden operative Ossikelentfernung.

Haglund (Kalkanäusapophyse): Betroffen sind sportlich aktive Knaben um das 14. Lebensjahr. Therapie durch lokale physikalische Maßnahmen und Entlastung des Achillessehnenansatzes durch das Tragen von Absätzen oder Fersenkissen.

Vogel (Talus): selten.

Köhler I (Os naviculare): Auftreten im 4. bis 8. Lebensjahr, Knaben bevorzugt. Gipsverband bis zur Beschwerdefreiheit, dann Modelleinlage mit exaktem Längsgewölbe.

Freiberg-Köhler II (Metatarsalköpfchen II bis IV): Altersgipfel zwischen dem 9. und 17. Lebensjahr, vor allem Mädchen. Die Therapie besteht in einer konsequenten Entlastung des betroffenen Metatarsalköpfchens durch Modelleinlage dar. Der deformierte Ausheilungszustand kann durch Köpfchenmodellierung oder -resektion operativ korrigiert werden.

Thiemann (Basis Großzehengrundphalange): selten.

Weiters sind noch die Osteochondritis-dissecans-Veränderungen (**König**) zu nennen, bei welchen sich subchondral eine schalenförmige Nekrosezone mit reaktivem Sklerosesaum ausbildet. Das Dissekat kann in seinem Gelenkbett verbleiben oder sich herauslösen und als Gelenkmaus zu Einklemmungen führen. Die Therapie ist neben Entlastung des betroffenen Gelenkes vor allem operativ. Dabei wird die Revaskularisierung des Dissekats durch Bohrung des umgebenden Sklerosewalls angestrebt. Bei Knorpelinfrakturierung kann das Dissekat herausgelöst und nach mehrfacher Durchbohrung der umgebenden Sklerose mit Fibrinkleber oder resorbierbaren Stiften refixiert werden. Ist das Dissekatbett leer, so kann eine Knorpel-Knochen-Transplantation von einem unbelasteten Gelenksabschnitt durchgeführt werden. Bis zur radiologisch erkennbaren vollständigen Einheilung ist Entlastung angezeigt.

Die **aseptische Hüftkopfnekrose** des Erwachsenen kann wie die posttraumatische behandelt werden. Die sensitive Diagnostik mit dem MRI ermöglicht es uns aber, bereits bei den ersten klinischen Zeichen die Nekrose in der Frühphase der Markraumödembildung zu erkennen und durch operative Entlastung (Bohrung des Nekroseherdes) nahezu mit einer vollständigen Restitutio zu behandeln. Voraussetzung ist dabei die Vermeidung der schädigenden Noxe (Alkohol, Berufsexposition)(s. 2.11.7).

Zusammenfassende Therapie: Bei den Osteonekrosen ist eine Entlastung des betroffenen Areals angezeigt. Resultierende Fehlstellungen oder Gelenksfunktionseinbußen können durch operative Maßnahmen (Osteotomie und Kunstgelenk) korrigiert werden.

Literatur

(1) Spezielle Orthopädie – Hüftgelenk und untere Extremität, in: Orthopädie in Praxis und Klinik. Bd VII/2. Stuttgart-New York, Thieme, 1987, pp 43-114.
(2) Zeiler H (ed): Rheumatologie, in Gerok W (ed): Innere Medizin der Gegenwart. Teil A. Wien-München-Baltimore, Urban & Schwarzenberg, 1990, p 249.
(3) Catterall A: The natural history of Perthes' disease. J Bone Joint Surg 1971;53B:37.
(4) Jacobs B: Epidemiology of traumatic and nontraumatic osteonecrosis. Clin Orthop 1978;130:51-67.
(5) Hegemann G: Die spontanen aseptischen Knochennekrosen des Ellbogengelenkes. Fortschr Röntgenstr 1951;75:89.

Knochenveränderungen bei Erkrankungen des hämatopoetischen und des retikulohistiozytären Systems

H. Bröll

Definition

Myelogene Osteopathie ist als Veränderung des Knochens bei Erkrankungen des hämatopoetischen und/oder des retikulohistiozytären Systems definiert, die zum Teil zu sehr schmerzhaften, charakteristischen Veränderungen des knöchernen Skeletts führen können.

Häufigkeit und Vorkommen

Nicht allzu selten, aus diesem Grund muß man in jeder Allgemeinpraxis stets an diese Erkrankungen denken.

Ätiologie und Pathogenese

Die Pathogenese dieser Osteopathien ist äußerst unterschiedlich:
Die primär markatrophische Osteoporose entsteht bei gemeinsamen Schwund von Mark- und Knochengewebe; die Suppressions-Osteoporose entsteht bei Unterdrückung der Osteogenese im Rahmen neoplastischer Myeloproliferation (Plasmozytom), ferner kommt es zur Anpassung der wachsenden knöchernen Matrix an eine abnorme Myelostimulation bei hämatischer Osteodysplasie. Weiters kommt es im Rahmen des Osteomyelosklerosesyndroms zu einer Stimulation der knöchernen Matrixbildung. Im Gegensatz dazu entwickelt sich eine destruktive Osteolyse infolge granulomatöser oder neoplastischer Gewebswucherungen.

Krankheitsbilder

Bei schweren **aplastischen Anämieformen** (im Kindes- und Erwachsenenalter) kommt es zu einer diffusen generalisierten sekundären Osteoporose. Da die Therapie häufig mit Kortison durchgeführt wird, kommt es zu einer zusätzlichen verhängnisvollen Verschlimmerung der Osteoporose unter dieser Medikation. Bei Polyzythämie kommt es in 60% ebenfalls zu sekundärer Osteoporose. Im Rahmen des seltenen, vererbten, enzymatisch - defekten **Abbaus von Zerebrosiden (Morbus Gaucher)** kommt es zu massenhaften Einlagerungen von Histiozyten, die zu herdförmigen Knochenauftreibungen führen können (bis 75%), was eine hohe Frakturgefährdung bedeutet. 3 weitere Krankheitsbilder sind unter dem Sammelbegriff **Histiozytosis X** zusammengefaßt. Es handelt sich um den Morbus Letterer-Siwe, das eosinophile Granulom und den Morbus Schüller-Christian. Das erstgenannte Krankheitsbild betrifft praktisch nur Kleinkinder mit Befall der Schädel- und Beckenknochen. Das eosinophile Granulom ist die häufigste Verlaufsform und ist jedoch nicht obligat an den Knochen gebunden, und am häufigsten sind Schädel und Femur befallen (das männliche Geschlecht überwiegt), Krankheitsgipfel um das 30. Lebensjahr. Der Morbus Schüller-Christian betrifft vor allem den mittleren Lebensabschnitt mit typischer Trias: Landkartenschädel, Diabetes insipidus und Exophthalmus. Im Gegensatz zum singulären eosinophilen Granulom treten die Veränderungen, die histologisch ident sind, multipel, vorwiegend im Schädel auf und expandieren rasch.

Weitere Erkrankungen des blutbildenden Knochenmarks stellen das **Plasmozytom** und die Myelofibrose sowie **Osteomyelosklerose** dar (siehe auch Kapitel 2.9.4). Bei beiden Krankheitsbildern kommt es zu einer Suppresionsosteoporose, das Plasmozytom macht rund 10% aller hämatologischen Neoplasien und 55% aller bösartigen Knochentumoren aus.

Bei Erkrankungen des retikulären Systems handelt es sich um Erkrankungen mit autonomer immunreaktiver Genese. Die häufigste Erkrankung stellt die **Sarkoidose** dar. An pathologischen Röntgenbefund hat man 13% reine Osteolysen, 6% reine Osteoporosen, 3% Frakturen und 57% gemischte porotisch osteolytische und sklerosierende Veränderungen zu erwarten. Die häufigsten Lokalisationen sind Wirbelkörper, Schädel, Becken, Femur und Klavikula. Im Rahmen der Lymphogranulomatose kann man in 12,7% mit osteolytischen Läsionen rechnen, wobei es zu sklerosierenden Reparationsvorgängen kommen kann. Am häufigsten sind Wirbelsäule und Stammskelett sowie die proximalen Anteile der Röhrenknochen befallen. Selten treten in Plattenknochen (Scapula) osteolytische Herde von honigwabenförmigem Aussehen in Erscheinung. Maligne Lymphome können ebenfalls zu Knochenveränderungen führen, die mit den Zeichen der destruktiven Osteolyse mit unscharfer Begrenzung und rasch fleckförmiger Auflösung der Kompakta mit Periostabhebung einhergehen.

Hilfsbefunde

Labor
Abhängig von der Grundkrankheit häufig exzessive Blutsenkung, charakteristische Veränderungen der Eiweischemie (Paraproteine etc.) und des peripheren Blutbildes.

Bildgebende Verfahren
Charakteristische Röntgenbilder und positive Szintigraphie als Zeichen von Umbauvorgängen im Knochen.

Diagnose

Häufig im Rahmen der Biopsie bzw. gezielten Punktion des Knochens.

Prognose

Prognose und Therapie sind abhängig von der jeweiligen Grundkrankheit.

Synonyme: Myelogene Osteopathie, hämatische Osteodysplasie.

Literatur

(1) Kuhlencordt F, Barteleimer UH: Myelogene Osteopathie, in: Handbuch der Inneren Medizin. Bd VI/1. Klinische Osteologie. Berlin-Heidelberg-New York, Springer, 1980.

(2) Eng LL: Chronic iron deficiency anemia with bone changes resembling Cooley's animia. Acta haematol (Basel) 1958;19:263.

(3) Kyle RA: Multiple myeloma. Review of 869 cases. Mayo Clin Proc 1975;50:29.

(4) Novak D, Probst P: Morbus Hodgkin: Häufigkeit und Lokalisation der Lungen-Knochen und Magen-Darm-Manifestation. Strahlentherapie 1973;146:403.

(5) Uehlinger E: Die allgemeine pathologische Anatomie der Hypo- und Hyperplasien der blutbildenden Gewebe, in Heilmeyer L, Hittmair A (eds): Handbuch der gesamten Hämatologie. Bd 4/II. München, Urban & Schwarzenberg, 1963, p 1.

Osteodystrophia deformans
(Morbus Paget)

H. Jesserer

Definition

Monoostische oder polyostische Knochenerkrankung mit massivem pathologischem Umbau und daraus resultierenden Formveränderungen.
Die mit dem Knochenumbau verbundene Gewebsmetamorphose eskaliert selten bis zur Sarkombildung.

Häufigkeit und Vorkommen

Die Osteodystrophia deformans ist bei beiden Geschlechtern häufig. Sie wird mit steigendem Alter zunehmend entdeckt, beginnt aber zweifellos schon in jüngeren Jahren. Paget-Sarkome finden sich praktisch nur in der 2. Lebenshälfte, mitunter auch ohne daß vor ihrem Auftreten eine Pagetsche Krankheit bekannt war.

Ätiologie

Die Ursache der Veränderung ist ungeklärt. Es muß sich jedoch um eine lokal wirkende Noxe handeln, die möglicherweise kontagiös ist (Hundestaupevirus?). So ließe sich erklären, daß die Erkrankung bisweilen familiär auftritt, andererseits aber sicher nicht vererbbar ist und seit ältester Zeit – jedoch nur bei Menschen – vorkommt.

Pathogenese

Die Affektion beginnt mit einer lokalen Veränderung des Knochenmarks, durch welche sowohl die Osteoklasie als auch die Osteoplasie abnorm gesteigert und das natürliche Gefüge des Knochengewebes in eine Mosaikstruktur umgewandelt wird. Neu auftretende Gefäße steigern den örtlichen Blutstrom, wodurch sich die veränderten Skelettpartien wärmer als ihre gesunde Umgebung anfühlen. Infolge einer überschießenden Osteoplasie sind die befallenen Knochen vielfach auch vergrößert bzw. verlängert, aufgrund der abnormen Struktur und einer (infolge der überstürzten Bildung) unvollständigen Mineralisation des Gewebes aber auch durch mechanische Einwirkungen verformbar. Wegen dieser Merkmale wurde die Veränderung zunächst als **Ostitis deformans** (Paget) und später als **Osteodystrophia deformans** bezeichnet.
In der Mehrzahl der Fälle bleibt die Affektion auf einen Knochen (z. B. auf eine Tibia) oder auf eine Skelettpartie (z. B. auf das Becken oder die Schädelkapsel) beschränkt; sie kann aber auch mehrere oder zahlreiche Knochen befallen (monoostischer, oligoostischer bzw. polyostischer Morbus Paget). Stets bleibt jedoch der weitaus größte Teil des Skeletts davon frei. Eigenartigerweise werden manche Knochen (wie Tibia, Becken, Femur, Wirbel, Hirnschädel) häufig, andere hingegen (wie Fibula, Radius, Rippen und andere) nur selten betroffen. Grundsätzlich kann die Erkrankung jedoch in jedem Skeletteil auftreten.

Krankheitsbild

Die Anfangsstadien einer Pagetschen Krankheit bleiben immer unbemerkt, weil die davon Betroffenen noch keine Beschwerden verspüren. Aber auch fortgeschrittene Veränderungen werden oft unerwartet entdeckt. Man kann jedoch auf das Vorliegen einer solchen Affektion in verschiedener Weise hingewiesen werden, wie:

– **klinisch** durch lokale, rheumaähnliche Knochenschmerzen, Ischialgie, Gangstörungen durch Knochenverkrümmungen, Schädelvergrößerungen, Schwerhörigkeit, Knochenbrüche, Nierensteine und anderes mehr;

– **röntgenologisch** durch eine örtlich verdichtete und vergröberte Knochenstruktur, Knochenverformungen und (pathologische) Frakturen;

– **biochemisch** durch eine (mitunter enorme) Steigerung der alkalischen Phosphataseaktivität im Serum, eine Vermehrung der Hydroxyprolinausscheidung im Harn oder durch eine Hyperkalziurie.

Bei allen diesen Beobachtungen ist deshalb auch an eine Pagetsche Krankheit zu denken und dieser Möglichkeit diagnostisch nachzugehen.

Diagnose

Sie hat folgendes zu umfassen:
1. die Feststellung der Affektion an sich;
2. die Erkundung ihrer Ausdehnung (monoostisch, polyostisch) sowie
3. die Beurteilung ihrer Aktivität.

Dazu ist im einzelnen zu bemerken:

Klinisch ist eine Osteodystrophia deformans nur zu vermuten; die definitive Diagnose wird in der Regel **röntgenologisch** gestellt. Sie kann im Zweifelsfall durch eine (gezielte) **Knochenbiopsie** erhärtet werden. Zur Standarduntersuchung gehört eine solche jedoch nicht.

Die **Ausdehnung** einer Pagetschen Krankheit kann bis zu einem gewissen Grad aufgrund der alkalischen Phosphataseaktivität im Serum beurteilt werden: Keine oder eine nur geringgradige Steigerung derselben spricht für eine örtliche begrenzte (monoostische) Veränderung, eine starke Vermehrung hingegen für einen ausgedehnten (polyostischen) Befall. Sicherer ist freilich eine Orientierung mittels einer szintigraphischen Untersuchung mit ^{99m}Tc-Phosphat. Sie hat gegenüber einer umfassenden Röntgenuntersuchung den Vorzug einer weit geringeren Strahlenbelastung. Alle Herde, die damit gefunden werden, sollen jedoch auch röntgenologisch aufgenommen werden, um den Grad der örtlichen Veränderung beurteilen zu können und um Vergleichsbilder für Verlaufskontrollen zur Verfügung zu haben.

Die **Aktivität des Prozesses** – und damit seine Tendenz zur Progression – läßt sich anhand der alkalischen Phosphatase im Serum sowie aufgrund einer quantitativen Auswertung der ^{99m}Tc-Speicherung in den einzelnen Herden abschätzen. Sie ist zur Beurteilung der Behandlungsbedürftigkeit der Krankheit von Bedeutung.

Die **differentialdiagnostische Trennung** einer Osteodystrophia deformans von röntgenologisch ähnlichen Knochenaffektionen anderer Art ist nur durch eine (gezielte) Knochenbiopsie möglich.

Komplikationen

– Frakturen,
– Nierensteine,
– Arterienverkalkung,
– akutes Hyperkalzämiesyndrom,
– Rechtsherzüberlastung (sogenanntes High output failure),
– Sarkome und Riesenzellgeschwülste.

Die Neigung zu solchen Sekundärveränderungen ist um so größer, je mehr Knochen von der Osteodystrophie erfaßt sind. Die ernsteste von ihnen ist die **Entartung eines Paget-Herdes zu einem Sarkom.** An ein solches Geschehen ist zu denken, wenn:
1. ungewöhnlich heftige Schmerzen oder eine Spontanfraktur (d. h. ein Knochenbruch bei normaler Beanspruchung) auftreten;
2. in Paget-Herden röntgenologisch weichteildichte Aufhellungen erscheinen und/oder
3. die alkalische Phosphatase im Serum sowie die Blutsenkungsgeschwindigkeit rasch ansteigen. Die Unterscheidung einer sarkomatösen Umwandlung von der Entwicklung einer (gutartigen) Riesenzellgeschwulst ist nur histologisch möglich.

Therapie

Dabei muß zwischen **Affektion an sich,** daraus resultierenden **Beschwerden und Komplikationen** unterschieden werden.

Die die Osteodystrophie verursachende Knochenmarkumwandlung kann mit Kalzitonin, Bisiphosphonaten unterdrückt und die Entwicklung der Krankheit dadurch gehemmt werden. Diese Behandlungsarten sind vorläufig nur von Spezialisten durchführbar. Diese haben auch über die Notwendigkeit einer solchen Therapie zu entscheiden, die keineswegs immer gegeben ist. Beschwerden, die durch Knochenverkrümmungen oder durch Einengung von Nervenkanälen bedingt sind, können operativ zu bessern oder zu beseitigen versucht werden. Komplikationen, wie Knochenbrüche, Nierensteine oder ein Hyperkalzämiesyndrom, sind den jeweiligen Gegebenheiten entsprechend zu behandeln.

Paget-Sarkome sind äußerst bösartig und selbst durch eine rasche Amputation kaum zu beherrschen, da sie einerseits schnell metastasieren und andererseits auch nach Absetzen eines Gliedes an einer anderen Stelle neu auftreten können – sofern eine radikale Entfernung überhaupt möglich ist. Aus Paget-Herden hervorgegangene Riesenzellgeschwülste sind hingegen meist gutartig und sprechen auf Röntgenbestrahlungen an.

Prognose

Von komplizierten Fällen abgesehen, quoad vitam gut, quoad sanationem schlecht; bei maligner Entartung infaust.

Literatur

(1) Jesserer H: Knochenkrankheiten. München-Berlin-Wien, Urban & Schwarzenberg, 1971.
(2) Dambacher M: Praktische Osteologie. Stuttgart-New York, Thieme, 1982.
(3) Favus MJ (ed): Primer on the Metabolic Bone Diseases and Disorders of Mineral Metabolism. HRSG. 2nd ed. New York, Raven Press, 1993.Literatur

Fibröse Knochendysplasie

H. Bröll

Synonyme: Morbus Jaffe-Lichtenstein; mit Pubertas praecox und Pigmentanomalien der Haut McCune Albright-Syndrom.

Definition

Örtlich umschriebene Fehldifferenzierung des knochenbildenden Mesenchyms, mono- bis polyostisch auftretend, die zu Skelettdeformitäten führt.

Häufigkeit und Vorkommen

Seltene Knochenerkrankung, Geschlechtsverteilung 1 : 1.

Ätiologie und Pathogenese

Ätiologie bisher unbekannt, eine übergeordnete Störung oder ein genetischer Defekt sind nicht gesichert.

Anstelle des regulären Knochengewebes entwickelt sich ein spindelzelliges Stroma, eingebettet in schlankgliedrige bizarr geformte Bälkchen aus Faserknochen.

Die dabei bei Mädchen auftretende Pubertas praecox ist in ihrer Ursache hinsichtlich einer Korrelation mit der Knochenerkrankung ungeklärt.

Krankheitsbild und Verlauf

Die ersten Symptome in Form von unklaren Skelettbeschwerden treten meist in der Jugend auf. Bei Mädchen kann die Erstsymptomatik eine Menstruation in der Kindheit darstellen. Pathologisch veränderte Knochen können sich unter der täglichen Beanspruchung verformen und Schmerzen verursachen. Eine typische Veränderung ist die ,,hirtenstabartige" Deformierung des proximalen Femurendes. Obwohl prinzipiell jeder Knochen erkranken kann, ist in der Regel eine Körperseite bevorzugt. Einen Hinweis können charakteristische, landkartenartige, milchkaffeefarbene bis dunkelbraune, zackig begrenzte Pigmentflecken geben. Die Krankheit verläuft nicht selten in Schüben; eine plötzliche Exazerbation läßt eine maligne Entartung befürchten. Dieselbe ist jedoch äußerst selten.

Komplikationen

Infolge verminderter Tragfähigkeit Frakturen. Im Zuge von Fehlbelastungen durch Knochenverformung Entwicklung von sekundären Arthrosen an gewichttragenden Gelenken.

Hilfsbefunde

Labor

In Phasen der Progression Vermehrung der alkalischen Phosphatase/Serum und der Blutsenkungsgeschwindigkeit. Mineralverhältnisse/Serum: normal (selten P/Serum gering vermindert). Fallweise serologische Zeichen von Osteoklasie und Osteoplasie.

Bildgebende Verfahren

Charakteristischer Röntgenbefund mit ein- und mehrkammerigen glattwandigen Zysten; die Kortikalis ist dabei bei erhaltener Kontinuität ausgebuchtet und arrodiert.
Am Schädel 3 Formvarianten: 1. Pagetoid (starke Verdickung der Schädelkalotte), 2. seltene sklerosierende Form und 3. zystoide Form mit rundlichen Kalottendefekten (bis 5 cm).

Differentialdiagnose

Bei monoostischer Form solitäre Knochenzyste, nichtossifizierendes Enchondrom, Riesenzelltumor und eventuell aneurysmatische Knochenzyste; können eventuell bioptisch diagnostisch gesichert werden.

Prognose

Die monoostische Form kommt meist mit der Pubertät zum Stillstand. Polyostische Formen zeigen ab der Geschlechtsreife meist eine Beruhigung, eine schubhafte Progredienz einzelner Herde bis ins 4. Lebensjahrzehnt ist jedoch möglich.

Therapie

a) **Medikamentös:** symptomatisch, Analgetika, Antiphlogistika (NSAR).
b) **operativ:** Im Einzelfall sind korrigierende Osteotomien oder Osteosynthesen erforderlich. Die Lebenserwartung ist in der Regel nicht verkürzt. In 0,5% der Fälle oder weniger ist sarkomatöse Entartung beschrieben.

Literatur

(1) Jesserer H: Knochenkrankheiten. München-Berlin-Wien, Urban & Schwarzenberg, 1971.
(2) Dambacher M: Praktische Osteologie. Stuttgart-New York, Thieme, 1982.
(3) Favus MJ (ed): Primer on the Metabolic Bone Diseases and Disorders of Mineral Metabolism. HRSG. 2nd ed. New York, Raven Press, 1993.

Dysplastische Osteoarthropathien

R. Czurda

Synonym: Ostitis fibrosa generalisata.

Definition

Unter diesem Überbegriff wird eine große Zahl von konstitutionellen bzw. Entwicklungsstörungen des Knochens zusammengefaßt.
Sie sind in ihrem Erscheinungsbild wie auch in der therapeutischen Bedeutung äußerst inhomogen.
In der folgenden Tabelle sind einige der wichtigsten Krankheitsbilder angeführt:
Achondroplasie (Chondrodystrophie)
Enchondrale Dysostosen
Arthrogrypose
Enchondromatose (Morbus Ollier)
Osteogenesis imperfecta (siehe Kapitel 2.4.1.3)
Osteopetrose (Marmorknochenkrankheit)
Melorheostose
Osteopoikilie
Fibröse Dysplasie (siehe Kapitel 2.11.5.2)
Neurofibromatose (Morbus Recklinghausen)

Einzelne Krankheitsbilder wurden unter anderen Kapiteln bereits behandelt (Osteogenesis imperfecta siehe Kapitel 2.4.1.3, fibröse Dysplasie siehe Kapitel 2.11.5.2).
Eine Besprechung aller angeführten Krankheitsbilder würde den Rahmen dieses Buches sprengen; besondere Beachtung verdient jedoch die Neurofibromatose im Hinblick auf die in ihrem Rahmen auftretenden schweren Wirbelsäulenveränderungen.

Literatur

Orthopädie in Praxis und Klinik. Thieme, 1984, Bd III.

Neurofibromatose (Morbus Recklinghausen)

Definition

Dominante Erbkrankheit mit Ausbildung von Neurofibromen, Pigmentflecken (Café au lait) sowie schweren Skelettdeformationen.

Häufigkeit

Sehr selten.

Ätiologie und Pathogenese

Dominante Erbkrankheit mit oft nur geringer Penetranz. Es kommt zum Auftreten von Neurofibromen im Bereich der Hirnnerven, an den Nervenwurzeln (Spinalkanal) und an den peripheren Nerven. Ferner Entwicklung von Kortikalisdefekten und zystischen Aufhellungen durch Schwannome im Knochen.

Klinisches Bild und Verlauf

Beginn der Krankheit meist in der Kindheit, oft schubartiger Verlauf mit sukzessiver Zunahme der Symptomatik. Neben Knotenbildungen in der Haut Entwicklung von Deformationen im Schädel sowie an der Wirbelsäule (Kyphoskoliosen mit oft starker Progredienz) sowie Deformationen der langen Röhrenknochen (insbesondere am Unterschenkel). Nicht selten auch Entwicklung von Pseudoarthrosen. Selten kommt es zum Auftreten einer Optikusatrophie. Als Begleiterscheinung kann eine Osteomalazie gefunden werden.

Hilfsbefunde

Röntgen mit typischen Knochenläsionen.

Komplikationen

Frakturen der langen Röhrenknochen, nicht selten Pseudarthrosenbildung durch schlechte Kallusbildung.

Differentialdiagnose

Wegen der Hautveränderungen Abgrenzung gegen fibröse Dysplasie erforderlich; eventuell Ausschluß eines Morbus Sturge-Weber.

Diagnostische Kriterien

Café-au-lait-Flecken, knotenförmige Verdickungen in der Haut, Deformationen der langen Röhrenknochen und der Wirbelsäule (Kyphoskoliose).

Prognose

Quo ad sanationem schlecht. In 5 bis 10% sarkomatöse Entartung.

Therapie

Im Vordergrund der Behandlung stehen orthopädische Maßnahmen: operative Entfernung der Neurofibrome; konservative Korrektur der Deformitäten (Mieder); operative Behandlung der Skoliose sowie Stabilisierung der Frakturen und Pseudarthrosen. Behandlung der begleitenden Malazie möglich.

Literatur

(1) Uehlinger A: Skelettveränderungen bei Neurofibromatose, in: Handbuch der medizinischen Radiologie, Bd 5/3.1968, p 390.
(2) Jörg J, Schlegel KF: Funktionsstörungen des Bewegungsapparates bei Erkrankungen des Nervensystems. In Witt AN, Rettig H, Schlegel KF (eds): Orthopädie in Praxis und Klinik, Bd. 4, Kap. 7.28, Thieme, 1982.

Osteochondritis dissecans

R. Czurda

Synonyme: Osteochondrosis dissecans.

Definition

Umschriebene herdförmige Nekrose des subchondralen Knochens mit muldenförmiger Defektbildung in bestimmten Gelenksanteilen.

Häufigkeit und Vorkommen

Eher selten; Auftreten meist bei Jugendlichen (besonders Sportlern), Männer häufiger betroffen als Frauen (z. B. am Knie etwa 4 : 1). Lokalisation am häufigsten am Kniegelenk (lat. Anteil des med. Femurkondyls), seltener am Hüftgelenk (obere Kopfkalotte), am oberen Sprunggelenk (med. Talusrand) und am Ellbogen (Capitulum humeri oder Capitulum radii).

Ätiologie und Pathogenese

Letztendlich unklar. Der Einfluß von Makrotraumen wird höchstens als Symptomauslöser (Loslösung des Dissekats) angenommen. Hingegen scheinen häufige Mikrotraumen im Rahmen chronischer Überlastung oder sportlicher Tätigkeit kausale Bedeutung zu haben. Das manchmal beidseitige Auftreten spricht für den Einfluß konstitutioneller Faktoren. Wahrscheinlich scheint, daß es aufgrund der besonders während der Wachstumsperiode bzw. des Epiphysenfugenverschlusses labilen Vaskularisation der Epiphyse im Zusammenspiel mit lokaler Überlastung durch häufige Knorpeldeformationen im Sinne eines Walkeffektes zum Auftreten der Veränderungen an anatomisch bevorzugten, typischen Stellen kommt. Pathologisch-anatomisch beginnt diese Erkrankung mit einer Sequestrierung eines Knochenbezirkes, dessen Grund in der Folge mit einer Bindegewebsschichte überzogen wird. Später Abstoßung des Dissekats, der verbliebene Defekt kann durch die Entwicklung faserknorpeligen Ersatzgewebes aufgefüllt werden.

Krankheitsbild und Verlauf

Anfangs symptomarm oder stumm; Beschwerden nur bei starker Belastung, begleitet von Ergußbildung. Später Einschränkung der Gelenksfunktion, akute Schmerzphasen durch einklemmungsähnliche Attacken.

Hilfsbefunde

a) **Labor:** negativ.
b) **Bildgebende Verfahren:** Röntgen: Die Nativaufnahmen zeigen die Veränderungen meist deutlich. Bei negativem Befund Spezialaufnahmen erforderlich (am Knie Tunnelaufnahme, an der Hüfte Aufnahmen in verschiedenen Flexionsstellungen). Zur genaueren Beurteilung im Hinblick auf die differenzierte Therapie sind nicht selten Tomographien

nötig; exakte Beurteilung heute durch Kernspintomographie, eventuell in Verbindung mit Kontrastmitteldarstellung.

Komplikationen

Bei gelöstem Dissekat Gelenksblockade möglich.

Differentialdiagnose

– Meniskuseinklemmung (konstante Schmerzlokalisation);
– enchondrale Dysostose;
– M. Ahlbäck (Alter!);
– Chondromatose;
– Hüftkopfnekrose;
– Osteoporose.

Diagnostische Kriterien

Entscheidend ist der sichere Nachweis des typischen Defektes. In der Regel kann mit den röntgenologischen Untersuchungsmethoden das Auslangen gefunden werden. Zur Einleitung einer optimalen adäquaten Therapie sind jedoch zusätzliche Informationen über den Grad des Stadiums (Ablösung des Dissekats) erforderlich. Hier stellt die Arthroskopie die sicherste und aussagekräftigste Untersuchung dar, um über Ausmaß des Knorpelschadens und Stabilität des Dissekats Aufschluß zu geben.

Prognose

Im Frühstadium bei konsequentem Therapiebeginn gut: Durch Entlastung des Gelenkes über einen Zeitraum von mindestens 6 Monaten ist eine Chance auf Ausheilung gegeben. Ruhigstellung nicht erforderlich. Kommt es zur Entwicklung eines Defektes, so ist auch in diesem Fall über lange Zeit ein symptomarmer Verlauf möglich; nur selten kommt es zur Ausbildung atrophischer Veränderungen. Sekundäre Schäden am Meniskus und auch an der Patella sind jedoch durch die bestehende Inkongruenz der Gelenksflächen möglich. Rechtzeitige Entfernung des abgelösten Dissekates in jedem Fall erforderlich.

Therapie

Im Frühstadium (Dissekat nicht gelöst, Knorpeldecke intakt) konservativer Behandlungsversuch angezeigt: strenge Entlastung durch mindestens 6 Monate; der Wert einer Gelenksruhigstellung ist umstritten (funktionelle Bewegung des Gelenkes günstig). In späteren Stadien je nach Grad der Dissekatablösung bzw. Schädigung der Knorpeloberfläche differenziertes operatives Vorgehen angezeigt:
– Fixation des Dissekats (Schraube, Stifte, Knochenbolzen);
– subchondrale Spongiosaplastik (WAGNER);
– Entfernung des Dissekats und Anbohren des Defektes (eventuell Refixation des Dissekats);
– autologe Transplantation eines Knochen-Knorpelblockes aus dem dorsalen femurkondylen Anteil;
– bei losgelöstem Dissekat Entfernung des freien Körpers;
– Umstellungsosteotomie bei Beinachsenfehlern.

Literatur

(1) Dexel M, Doering M: Osteochondrosis dissecans – 10- und Mehr-Jahres-Ergebnisse. Orthopäde 1976;8:120-126.
(2) Guhl J: Arthroscopic Treatment of Osteochondrosis dissecans. Clin Orth 1982;167:65-74.
(3) König F: Über Freie Körper in den Gelenken. Dtsch Z Chir 1982;27:90.
(4) Müller W: Osteochondrosis dissecans, in: Knorpelschaden am Knie. Hefte zur Unfallheilkunde. Berlin-Heidelberg-New York, Springer, 1976, p 127.
(5) Smillie IS: Diseases of the Knee Joint. Edinburgh, Livingstone, 1974.
(6) Smillie IS: Osteochondritis dissecans. Edinburgh, Livingstone, 1960.

2.11.8

Morbus Scheuermann

R. Czurda

Synonyme: Osteochondrosis deformans juvenilis, Adoleszentenkyphose.

Definition

Erkrankung der juvenilen Wachstumsphase (Beginn meist präpubertär) mit zunehmender Kyphosierung der Brustwirbelsäule.

Häufigkeit

Die Erkrankung ist relativ häufig, bei Knaben wesentlich mehr als bei Mädchen (etwa 4 : 1).

Ätiologie und Pathogenese

Ursache der Erkrankung nicht geklärt. Es handelt sich vermutlich um eine multifaktorielle Genese. Für eine Erbkomponente sprechen nicht nur die Geschlechtsdisposition, sondern auch eine familiäre Häufung. Die pathogenetische Nähe zu enchondralen Dysostosen wird angenommen.

Pathogenese: Aufbaustörung der kollagenen Fasersysteme an Wirbelgrund- und -deckplatten. Als Folge dieser kommt es zu einer Wachstumsstörung vor allem an der Ventralseite der Wirbelkörper, welche im Zusammenspiel mit dem kyphosierenden Druck zu einer keilförmigen Deformation der Wirbelkörper führt. Die Hauptlokalisation der Veränderungen findet sich zwischen dem 3. und 12. Brustwirbel, nicht selten jedoch bis zum 3. Lendenwirbel; der Scheitel der Kyphose liegt in der Regel zwischen D VII und D X. Bei asymmetrischer Veränderung auch Ausbildung einer Begleitskoliose möglich. Mit dem Abschluß des Wachstumsalters ist eine weitere Zunahme der Kyphose in der Regel nicht zu erwarten.

Krankheitsbild

Verläuft die Erkrankung anfangs häufig stumm, so kommt es später mit der zunehmenden Kyphosierung häufig zu Rückenschmerzen. Meist treten diese nur im „floriden" Stadium bei 20 bis 30% der Erkrankten auf, später unterschiedliche Symptomatik in Abhängigkeit von Belastung und Kompensationsfähigkeit der Rückenmuskulatur. Diese befindet sich durch die bestehende Kyphose ständig an der oberen Grenze ihrer Leistungsfähigkeit.

Hilfsbefunde

    a) **Labor:** negativ.
    b) **Bildgebende Verfahren:** Röntgen: Zur Diagnosestellung unbedingt erforderlich. Typische Befunde siehe unter „Diagnostische Kriterien".

Komplikationen und Begleiterkrankungen

Keine.

Differentialdiagnose

– Spezifische und unspezifische Spondylitiden;
– enchondrale Dysostose;
– im Alter Ausschluß einer Osteoporose erforderlich.
Cave: nicht jede juvenile Kyphose muß ein Morbus Scheuermann sein.

Diagnostische Kriterien

Klinik: Kyphose der BWS, zunehmende Funktionseinschränkung (Steifigkeit), Schmerzen bei Dauerbelastung.
Im **Röntgen** typische Veränderungen:
  Kyphose mit Krümmungsscheitel bei D VII bis D X;
– keilförmige Wirbelkörperdeformation;
– Unregelmäßigkeit der Wirbeldeckplatten;
– Verschmälerung der Intervertebralräume;
– Schmorl'sche Knötchen (Eindellungen der Wirbeldeckplatten; ventral durch Bandscheibenhernien);
– Ossifikationsstörung der Randleisten;
– im Spätstadium ventrale Ausziehung der Wirbelkörpervorderkanten und Verschmälerung der Bandscheiben (Osteochondrose).

Prognose

Der Grad der bestehenden Kyphose ist nicht unbedingt maßgebend für die bestehenden Beschwerden. In den meisten Fällen besteht lange Zeit keine wesentliche Verminderung der Leistungsfähigkeit. Diesem Umstand wird oft bei der Begutachtung zuwenig Rechnung getragen. Die Ausübung von Sport (Schule, Freizeit) ist nicht nur möglich, sondern zur Erhaltung einer funktionstüchtigen Muskulatur günstig.
Mit zunehmendem Alter langsame Entwicklung von osteochondrotischen Veränderungen begünstigt, ihre klinische Relevanz steht jedoch in engem Zusammenhang mit der körperlichen Belastung bzw. dem Funktionszustand der Rückenmuskulatur.

Therapie

a) Prophylaktischen Maßnahmen, wie etwa der Einhaltung der richtigen Sitzposition (Schulmöbel!), kommt in der Entwicklungsphase große Bedeutung zu.
b) Konservativ: Heilgymnastik: Solange die Deformität nicht fixiert ist, sind Übungen zur Kräftigung der Rückenmuskulatur sowie Dehnungsübungen (Streckung!) indiziert. Korrigierende Maßnahmen: Anfertigung eines ,,Scheuermann-Mieders" mit Abstützung am Jugulum und Gegenhalt knapp unter der Kyphose. In floriden schmerzhaften Phasen kann auch eine kurzfristige völlige Ruhigstellung durch Gipsmieder angezeigt sein. In jedem Fall auch aus dem Mieder heraus gymnastische Übungen.
c) Unterstützende physikalische Therapie in Form von Wärmeapplikation, Massagen, Ultraschall, Längsgalvanisation usw.

d) Operativ: In Ausnahmefällen bei schwerer Kyphose operative Korrektur mit Aufrichtung durch Spondylodese.

Literatur

(1) Aufdermauer M: Pathologische Anatomie und Pathogenese der Scheuermann-Kyphose. Die Wirbelsäule in Forschung und Praxis Bd. 60, Hippokrates, Stuttgart 1976.

(2) Brocher JEW: Die Scheuermann'sche Krankheit und ihre Differentialdiagnose. Schwabe, Basel 1946.

(3) Dihlmann W: Gelenke-Wirbelverbindungen: Klinische Radiologie. Thieme, Stuttgart, 2. Aufl. 1982, 3. Aufl. 1987.

(4) Moe JH: Scheuermann's Desease - surgical treatment. Die Wirbelsäule in Forschung und Praxis Bd.72, Hippokrates, Stuttgart 1978, pp125-129.

(5) Petersen D: Zur Differentialdiagnose der juvenilen Kyphose. Arch Orthop Unfall-Chir 1964;56:200-203.

(6) Romer U: Die Prophylaxe der Scheuermann'schen Krankheit. Orthopädie, 1973;2:140-145.

Rezidivierende Polychondritis

H. Bröll

Definition

Entzündliche Systemerkrankung des Knorpels, als primäres Leiden eigene Entität; sekundär bei verschiedenen entzündlich-rheumatischen Grunderkrankungen.

Häufigkeit und Vorkommen

Sehr selten (etwa 300 Fälle beschrieben).

Ätiologie und Pathogenese

Immunpathogenität wird als gesichert angesehen (Serumantikörper gegen Kollagen Typ II und gegen Knorpelgewebe). Lympho- und plasmozelluläre Infiltrate werden an der Knorpelgrenze nachgewiesen. Der Proteoglykangehalt des Knorpels ist vermindert, der Lyse des Knorpels folgt ein fibröser Gewebsersatz. Dem Knorpel angelagert, können Immunglobuline, Komplement- und elektronen-optisch nachweisbares granuläres Material nachgewiesen werden.

Krankheitsbild und Verlauf

Meist akut fieberhafter Beginn; chronisch rezidivierend. Beidseitig auftretende schmerzhafte Schwellung der Ohrmuscheln sowie der knorpeligen Anteile der Nase mit späterer Sattelnasenbildung. Fallweise pektanginoide Beschwerden bei Befall des Rippenknorpels und zunehmende Ateminsuffizienz bei Erkrankung des Tracheobronchialsystems. In 60% Sehstörungen und in 40% Tinnitus, Hörverlust und Vertigo (Konjunktivitis, Keratitis, Episkleritis, Iritis, Retinopathie, kann auch Erstsymptom sein). Als Komplikation (bis 15%) Aorteninsuffizienz, kochleäre und/oder vestibuläre Funktionsstörungen (40%).

Komplikationen und Begleiterkrankungen

Aorteninsuffizienz (15%), kochleäre und/oder vestibuläre Funktionsstörungen; Augenbeteiligung (kann auch Erstsymptom sein). Selten Kollaps von Rippen-, Tracheal- und Bronchialknorpeln. Sekundär bei zahlreichen Autoimmunerkrankungen, unter anderem SLE, cP, jcP, PSS, Psoriasisarthropathie.

Hilfsbefunde

Laborbefunde uncharakteristisch.

Prognose

Sehr unterschiedlich, Lebenserwartung in schweren Fällen verkürzt, Mortalität bis 30% (Infektionen, Herzversagen, Ateminsuffizienz).

Therapie

Prednisolon (60 mg/die initial).

Literatur

(1) Dolan DL, Lemmon GB, Teitelbaum SL: Relapsing polychondritis. Am J Med 1966;41:285-299.
(2) Ebringer R, Rook G, Swana GT, Bottazzo GF, Doniach D: Autoantibodies to cartilage and type II collagen in relapsing polychondritis and other rheumatic diseases. Ann rheum Dis 1981;40:473-479.
(3) Mitchell N, Shepard N: Relapsing polychondritis. J Bone Joint Surg 1972,54A:1235-1245.
(4) Shaul SR, Schumacher HR: Relapsing polychondritis. Arthritis Rheum 1975;18:617-625.

Pannikulitis

W. Graninger

Synonyme: Fettzellnekrose, Weber-Christian-Erkrankung, Fasziitis-Pannikulitis-Syndrom, Lupus profundus (Lupus erythematosus Pannikulitis).

Definition

Entzündung des subcutanen Fettgewebe mit subcutaner Knotenbildung, histologisch entzündliches Infiltrat mit fettspeichernden Makrophagen (Schaumzellen).

Häufigkeit und Vorkommen

Selten. Entweder lokalisiert als eigenständiges Geschehen (eventuell nach Trauma, Kälte) oder im Rahmen systemischer Erkrankungen.

Ätiologie und Pathogenese

Bei systemischen Formen unklar. Tritt assoziiert auf bei: Kollagenosen (als Erstmanifestation eines SLE möglich, tritt aber auch bei 2% der SLE-Patienten im Laufe der Erkrankung auf), α1-Antitrypsinmangel, Lymphome, Paraproteinämie, Pankreatitis. Bei Pankreaskarzinom auch in Form einer akuten disseminierten Fettnekrose.

Krankheitsbild und Verlauf

Derbe subkutane Knoten oft mit livid-roter Verfärbung der Haut, oft schmerzhaft, nach Abheilung Narbenbildung mit Kontrakturen und sklerodermieartigen Hautverdickungen. Dilatative Kardiomyopathie. Tendenz zum Wiederauftreten, geht manchmal mit Fieber und Allgemeinsymptomen parallel (dann als Weber-Christian-Erkrankung bezeichnet).

Hilfsbefunde

Oft Eosinophilie, Lipase und Amylase, eventuell diagnostische Biopsie.

Komplikationen

Fieber, Leberfunktions- und Gerinnungsstörungen, kosmetisch störende Gewebseinziehungen, Kontrakturen.

Differentialdiagnose

Siehe bei Pathogenese; auch das Erythema nodosum stellt eine (lokale) Pannikulitis dar (DD: Streptokokkeninfekt, Tbc, Lepra, Yersiniose, Sarkoidose, mykotische Erkrankungen, entzündliche Darmerkrankungen, Drogenreaktion insbes. Antibiotika).

Therapie

Unbefriedigend, gegebenenfalls der Grundkrankheit, bei idiopathischer histiozytischer Pannikulitis eventuell Versuch mit Kortison und zytotoxen Substanzen oder Dapson, bei α1-Antitrypsinmangel-Substitution; Versuch mit Kaliumjodid (300-900 mg/d) als Rückfallsprophylaxe.

Literatur

(1) Smith KC, Su WPO, Pittelhow MR, Winkelmann RK: Clinical and pathologic correlations with 96 patients with panniculitis. J Am Acad Dermatol 1989;21:1192-1196.
(2) Callen JP: Panniculitis. In Klippel SH, Dieppe PA (eds): Rheumatology. Mosby Year Book, Europe, 1994;6.24:1-4.

Familiäres mediterranes Fieber

W. Graninger

Synonym: Familiäre paroxysmale Polyserositis.

Definition

Genetisch bedingte rekurrierende Episoden von Fieber, Peritonitis und Pleuritis.

Häufigkeit und Vorkommen

Sehr selten, fast nur bei Arabern, Armeniern, anatolischen Türken und sephardischen Juden mediterraner Abstammung.

Ätiologie und Pathogenese

Autosomal rezessives Vererbungsmuster mit hoher Konkordanz bei monozygoten Zwillingen, chromosomale Kartierung des verantwortlichen Gens zu Chromosom 16.

Krankheitsbild und Verlauf

Beginn oft schon in Kindheit, Hohes Fieber durch 1 bis 3 Tage, gefolgt von langen Remissionsphasen, abdominaler Schmerz, ileusartiges Bild, akute Pleuritis, 75% der Patienten haben transiente Oligoarthritis mit hohen Zellzahlen im Erguß, keine Gelenksdestruktionen, subkutane ödematöse Schwellungen.

Hilfsbefunde

Leukozytose, BSG erhöht.

Komplikationen

Analgetikaabusus, Amyloidose.

Differentialdiagnose

Serositis im Rahmen von Kollagenosen, Sepsis, alle Abdominalerkrankungen mit Fieber und Schmerzen.

Diagnostische Kriterien

Ausschlußdiagnose, Familienanamnese (allerdings in 50% negativ).

Prognose

Sehr gut, wenn keine Amyloidosekomplikationen, in den Remissionsphasen gesund.

Therapie

Symptomatisch; Dauerprophylaxe von neuerlichen Anfällen mit Vermeidung der Amyloidose: Colchicin (langsam einschleichend, zuerst 1 mg pro Tag (2x1 Tabl. a 0.5mg), bis 2 mg pro Tag steigern. Wird in dieser Indikation über Jahre gegeben!

Literatur

(1) Sohar MJ, Gafni J, Pras M, Heller H: Familial Mediterrancean fever. Am J Med 1967;43:227-253.
(2) Zemer D, Prax M, Sohar E, Modan B, Cabili S, Gafni J: Colchicine in the prevention and treatment of the amyloidosis of familial Mediterranean fever. New Engl J Med 1986;314:1001-1005.

Medikamenteninduzierte rheumatische Syndrome

B. Leeb

Einleitung

Der große Fortschritt der medikamentösen Therapie in den letzten 30 Jahren wird von höherer Zahl und Schweregrad von möglichen Nebenwirkungen, die sich auch im Bereich des Skelettsystems manifestieren können, begleitet.

Definition

Veränderungen im Bereich des Bewegungsapparates, bei denen ein Zusammenhang mit einer medikamentösen Therapie hergestellt werden kann.

Häufigkeit und Vorkommen

Medikamenteninduzierte rheumatische Syndrome treten in wechselnden Häufigkeiten und Schweregraden, in Abhängigkeit vom auslösenden Medikament, auf (wie z. B. medikamentenassoziierter SLE und Nebenwirkungen einer Kortikosteroidbehandlung auf das Skelettsystem, die an einer anderen Stelle dieses Buches behandelt werden). In Summe kann jedoch von seltenen Ereignissen gesprochen werden. Zur Diagnosestellung wesentlich erscheint es vor allem, die Möglichkeit einer Arzneimittelnebenwirkung in Erwägung zu ziehen.

Ätiologie und Pathogenese

Arzneimittelnebenwirkungen sind entweder toxisch oder durch Hypersensitivitätsreaktionen, die von dem als Hapten wirkenden Medikament getriggert werden, bedingt. Medikamente können alle Typen der Hypersensitivitätsreaktion auslösen. Diese werden als wesentliche pathogenetische Mechanismen für rheumatologische Komplikationen einer Arzneimitteltherapie angesehen.

Krankheitsbilder und Verlauf

Medikamenteninduzierte Sklerodermie

Definition: Auftreten von Hauterscheinungen (Skleroderma) oder Organveränderungen (Raynaud-Syndrom, Lunge, Herz, Gastrointestinaltrakt und Nieren), wie im Rahmen einer systemischen Sklerose. In den letzten Jahren wurden Zusammenhänge zwischen der Einnahme von Bleomycin, Pentazocin, Appetitzüglern, Kokain, D-Penicillamin, L-5 Hydroxytryptophan und Carbidopa sowie der Anwendung von Silikonimplantaten und der Entwicklung von systemischer Sklerose ähnlichen Zustandsbildern beschrieben.
Pathogenetische Überlegungen: Bleomycin wird eine direkte Fibroblasten stimulierende Wirkung zugeschrieben, für Kokain wird dessen starke vasopressorische Aktivität als

möglicher pathogenetischer Faktor angenommen, während der Pathomechanismus für Appetitzügler bislang unklar ist. Allerdings wird auch zusätzlichen Faktoren, wie genetischer Prädisposition und Umweltfaktoren, Bedeutung beigemessen.

Medikamenteninduzierte Myopathien

Grundsätzlich sollte dabei zwischen schmerzhaften und indolenten Myopathien unterschieden werden, wobei diese eine nicht unübliche Komplikation medikamentöser Therapie darstellen. Proximale Muskelschwäche, Erhöhung der Muskelenzyme, typische elektromyographische und histologische Befunde geben wesentliche diagnostische Hinweise, wie auch Fehlen solcher Symptome vor Therapiebeginn bzw. im Intervall zwischen Therapiebeginn und deren Auftreten. In der Regel verschwindet die Symptomatik nach Absetzen des Medikamentes.

Als pathogenetisch werden metabolische Prozesse (Steroidmyopathie), aber auch immunologische Faktoren, wie bei den D-Penicillamin CDPA induzierten Myopathien und myasthenischen Syndromen diskutiert.

Myasthenische Syndrome sind für D-Penicillamin, Pyrithioxin, Chloroquin, Antibiotika und Beta-Blocker beschrieben, wobei der DPA-induzierten Myasthenie die praktisch größte Bedeutung zukommt.

Weitere indolente Myopathien können im Zusammenhang mit der Einnahme von Kortikosteroiden und Beta-Blockern (ohne Neuropathie) sowie mit Colchicin und Chloroquin (mit Neuropathie) entstehen. Im Rahmen der schmerzhaften Myopathien muß zwischen Polymyositis ähnlichen Erscheinungen, wie sie durch DPA, Thiopronin und Pyrithioxine, aber auch durch Cimetidin, Penicilline, Sulfonamide, Phenylbutazon, Propylthiouracil, Zidovudin und Kokain verursacht werden können, und Myopathien im engeren Sinne unterschieden werden. In diesen Fällen gibt es Berichte über Zusammenhänge mit Quinolonen, Lipidsenkern, Cyclosporin, ACE-Hemmern, Etretinat, Minoxidil, Metoprolol und auch Ipecacuanha. Alle diese Veränderungen gehen typischerweise ohne Begleitneuropathie einher. Zusätzliche neuropathische Komponenten bestehen im Rahmen des L-Tryptophan assoziierten Eosinophilie-Myalgie-Syndroms. Darüber hinaus sind für Amiodaron und Vincristin ähnliche Krankeitsbilder bekannt.

Medikamenteninduzierte Gicht und Hyperurikämie

Am bekanntesten ist die Harnsäureerhöhung durch Diuretika, wobei diese nur für Benzothiazidine und Schleifendiuretika, wie Furosemid und Ethacrynsäure beschrieben ist, nicht aber für Quecksilberdiuretika und Kaliumsparer, wie Triamteren und Spironolactone. Der pathogenetische Mechanismus ist komplex und beruht nicht alleine auf einer direkten Wirkung auf den tubulären Apparat.

Neben Diuretika können Salizylate, Pyrazinamid, Ethambutol, Nikotinsäure, Cyclosporin und Fruktose zu Hyperurikämie führen. Weiters soll in diesem Zusammenhang auch auf die Möglichkeit der Entstehung einer Hyperurikämie im Rahmen einer Chemotherapie durch Zytolyse hingewiesen werden. Zuletzt sei noch auf die Möglichkeit der Induktion von Gichtattacken durch zu rasche Senkung des Harnsäurespiegels hingewiesen.

Fluorinduzierte Schmerzsyndrome

Wiewohl heftig diskutiert, gehört die Natriumfluoridtherapie zum therapeutischen Arsenal in der Behandlung der Osteoporose. Unter dieser Therapie kommt es zur, möglicherweise mechanisch zunächst weniger belastbaren, Knochenneubildung. Relativ häufig (bis zu 30%) treten, typischerweise an den unteren Extremitäten, Schmerzen auf, die gelegentlich von Schwellungen begleitet werden. Selten lassen sich radiologisch Frakturen nachweisen, in der 99Tc-Knochenszintigraphie jedoch finden sich oft Zeichen eines erhöhten Knochenmetabolismus. In den meisten Fällen ergibt sich ein günstiger Verlauf nach Absetzen des Präparates.

Retinoide

Die im Rahmen einer Therapie mit synthetischen Vitamin A-Säurederivaten gelegentlich auftretenden Veränderungen am Binde- und Stützgewebe sind vielgestaltig und reichen von Hyperostosen, vorzeitigem Verschluß der Epiphysenfugen, Osteoporose und Spontanfrakturen bis zu Arthralgien, Arthritiden und Muskeldegeneration. Wesentlich erscheinen Hyperostosen, die relativ häufig bei langer, hochdosierter Einnahme zu beobachten sind. Etwa 20% der behandelten Patienten berichten über Episoden von Muskel- und Gelenksbeschwerden. Einzelne Fälle nekrotisierender Vaskulitiden (3 Fälle von Wegenerscher Granulomatose) sind beschrieben

Medikamenteninduzierte Vaskulitiden

Die Hypersensitivitätsvaskulitis, 1953 durch *Zeek* beschrieben, die auch durch zahlreiche Medikamente ausgelöst werden kann, betrifft vor allem kleine Gefäße und zeigt das histologische Bild der leukozytoklastischen Vaskulitis. Die Häufigkeit solcher Ereignisse wird in der Literatur mit 5 bis 20% aller Vaskulitiden angegeben. Eine Vaskulitis innerer Organe neben der Hautmanifestation wird in etwa 50% der beschriebenen Fälle angegeben. Die Zahl der möglicherweise auslösenden Medikamente ist ausgesprochen groß. Als Beispiele sollen vor allem Allopurinol, ACE-Hemmer, Beta-Blocker, Antibiotika, Antirheumatika, Diuretika, aber auch Psychopharmaka angeführt sein. Aufgrund des pathogenetischen Mechanismus muß grundsätzlich bei jeder Substanz mit einer Hypersensitivitätsreaktion gerechnet werden.

Bei Beschränkung der Vaskulitis auf die Haut besteht eine exzellente Prognose nach Absetzen des auslösenden Präparats. Bei disseminierter Vaskulitis wird in der Literatur eine Mortalität von bis zu 30% angegeben.

Quinolone

Antibiotika dieser Substanzklasse, deren Wirkung auf der Hemmung der DNA-Gyrase beruht, haben alle einen chondrokatabolen Effekt vor allem an gewichttragenden Gelenken. In allen Studien fand sich eine dosisabhängige Knorpelschädigung, die nach Absetzen reversibel war. Der pathogenetische Mechanismus ist noch nicht geklärt.

Vor allem betroffen sind Gelenke der unteren Extremitäten, gelegentlich mit Synovitiden und Gelenkergüssen, manchmal kommt es zum Auftreten einer Enthesiopathie der Achillessehne. Die Häufigkeit dieser unerwünschten Wirkung wird in klinischen Studien mit bis zu maximal 1% angegeben.

Literatur

(1)   Cohen I, Mosher M, O'Keefe E, et al: Cutaneous toxicity of bleomycin therapy. Arch Dermatol 1972;107:553-555.
(2)   Aeschlimann A, de Truchis P, Kahn MF: Scleroderma after therapy with appetite suppressants. Scand J Rheumatol 1990;19:87-90.

(3) Amor B, Rajzbaum G, Poiraudeau S, Haas C, Kahan A: Eosinophiliamyalgia linked with 1-trypto-phan. Lancet 1990;335:420.

(4) Carrol GJ, Will RK, Peter JB, Garlepp MJ, Dawkins RL: Penicillamine induced polymyositis and dermatomyositis. J Rheumatol 1987;14:995-1001.

(5) Waller PC, Ramsay LE: Predicting acute gout in diuretic-treated hypertensive patients. J Human Hypertens 1989;3:457-461.

(6) Briancon D, Meunier PJ: Treatment of osteoporosis with fluoride, calcium and vitamin D. Orthop Clin North Am 1981;12:629-647

(7) Bigby M, Stern RS: Adverse reactions to isoretinoin. A report from the Adverse Drug Reaction Reporting System. J Am Acad Dermatol 1988;18:543-552.

(8) Mullick FG, McAllister HA, Wagner BM, Fenoglio JJ: Drug related vasculitis. Clinicopathologic correlations in 30 patients. Hum Pathol 1979;10:313-325.

(9) Jeandel C, Maciaux MA, Bannwarth B, et al: Arthritis induced by norfloxacin. J Rheumatol 1989;16:560-564.

Dialyseassoziierte Syndrome

U. Stuby

Definition

Im Rahmen einer chronischen Nierenersatztherapie (Hämodialyse, Peritonealdialyse) auftretende ossäre, artikuläre und periartikuläre Veränderungen.

Zu den dialyseassoziierten Syndromen zählen:

1. Renale Osteopathie (renale Osteodystrophie) mit a) Osteomalazie (Osteoidose), b) sekundärer Hyperparathyreoidismus (Osteitis fibrosa) und c) Aluminiumosteopathie (aluminiuminduzierte Osteomalazie);
2. dialyseassoziierte Amyloidose (Beta-2-Mikroglobulinamyloidose);
3. Kristallarthropathien und -periarthropathien (Chondrokalzinose oder Pseudogicht, Gicht, Hydroxyapatit-Kristallarthropathie);
4. regionale Störungen.

Klassifikation nach der Dynamik des Knochenprozesses

I   "high bone turnover Osteopathie" - entspricht Hyperparathyreoidismus

II "low bone turnover Osteopathie" - Insuffizienz der Mineralisation, entsprechend eine low turnover Osteomalazie oder Insuffizienz der zellulären Knochenneubildung als adynamische Osteopathie (v.a. bei 1a, c).

III "gemischte urämische Osteopathie" - Zeichen des Hyperparathyreoidismus und der low turnover Osteopathie.

Häufigkeit und Vorkommen

Bei nahezu allen Patienten unter chronischer Langzeitnierenersatztherapie (durchschnittlich mehr als 8 Jahre) sind histologische Knochenveränderungen nachzuweisen. Radiologische Zeichen finden sich bei 30 bis 60%. Beschwerden treten bei 10 bis 70% der Patienten auf. Es besteht ein enger Zusammenhang zwischen Dialysedauer und Auftreten von radiologischen Veränderungen. Durch die Zunahme der Überlebensrate an der Langzeitdialyse werden dialyseassoziierte Syndrome häufiger gesehen.

Ätiologie und Pathogenese

Bei renalem Gewebsverlust im Rahmen einer chronischen Nephropathie kommt es zu Störungen des Mineral- und Hormonhaushaltes:

Verminderte Produktion von aktivem dihydroxyliertem Vitamin D_3 führt zu Störungen der Knochenmineralisation (Osteomalazie) und der intestinalen Kalziumaufnahme.

Die verminderte renale Phosphatausscheidung führt zu Hyperphosphatämie, Ausfall von Kalziumphosphat im Gewebe und Abfall des (ionisierten) Serumkalziums. Die Hypokalzämie ist der wesentliche Stimulus für die vermehrte Sekretion von Parathormon (PTH) – sekundärer Hyperparathyreoidismus: Zur Kompensation der Hypokalzämie wird über eine gesteigerte osteoklastäre Knochenresorption (Osteitis fibrosa) Kalzium aus dem Knochen mobilisiert.

Bei entsprechend verminderter renaler Aluminiumausscheidung kommt es vor allem bei Langzeitanwendung aluminiumhältiger Antazida (Phosphatbinder) zur Aluminiumretention. Hoch aluminiumkontaminierte Dialysatlösungen (> 100 µg/l) werden üblicherweise nicht mehr verwendet. Aluminium wird nach Hemmung der Kalzifikation des Osteoids statt Kalzium in die Mineralisationsfront eingebaut und induziert eine Vitamin-D-resistente Osteomalazie.

Bei renaler Insuffizienz kommt es zu Störung der glomerulären Filtration und Reabsorption von β2-Mikroglobulin (β2-MG), einem niedrig molekularen Protein (99 AS, MG 11.818 Dalton), das eine 30%-Homologie zu den konstanten Regionen von Immunglobulinen aufweist. Zirkulierendes β2-MG rekrutiert sich größtenteils aus dem „shedding" dieses Proteins von der Oberfläche kernhaltiger Zellen.

β2-MG wird zudem über die häufig verwendeten Cuprophan-Dialysemembranen nicht eliminiert. Möglicherweise kommt es auch zu einer dialysemembranbedingten vermehrten β2-MG-Produktion (via Interleukin-1-Stimulation durch Aktivierung des Monozyten-Makrophagensystems). Im Gewebe polymerisiert β2-MG zu Fibrillen, die die ultrastrukturellen Charakteristika von Amyloid aufweisen.

Die langjährige Erhöhung von zirkulierendem β2-MG ist Voraussetzung für die Manifestation einer Amyloidose. β2-MG-Serumspiegel bei Dialysierten mit Amyloidose unterscheiden sich jedoch nicht von denen ohne.

Für Hydroxapatitablagerungen (basisches Kalziumphosphat [BCP]) ist vor allem eine unzureichend behandelte Hyperphosphatämie, meist bei gleichzeitig laufender Vitamin-D- und Kalziumsubstitution verantwortlich. Für die Ablagerung von Kalziumpyrophosphatkristallen (CPPD) und Kalziumoxalat besteht eine enge Assoziation mit einem gleichzeitig bestehenden Hyperparathyreoidismus (40%) sowie Diabetes, Gicht, Hypophosphatämie, Amyloidose und Arthrose. Als weitere Ursachen werden angesehen: Hyperkalzämie und altersbedingte Veränderungen des hyalinen Knorpels, primäre Störungen der Knorpelmatrix, erhöhte Spiegel von Kalzium und anorganischem Phosphor in der Synovialflüssigkeit sowie Hydrolyse von ATP zu AMP und Pyrophosphat.

Krankheitsbild und Verlauf

Die renale Osteopathie, histologisch meist eine Mischung aus Osteomalazie und Osteitis fibrosa sowie Osteoporose und Osteosklerose führt nur bei 5 bis 10% aller Hämodialysierten zu Beschwerden. Eine **renale Osteopathie** kann auch schon im Prädialysestadium gesehen werden. Beschwerden treten auf in Form von:
– bewegungsabhängigen, schlecht lokalisierbaren Knochenschmerzen und Arthralgien im Bereich der Hände, Schultern, Becken, Füße, Wirbelsäule und Schädel. Knochenschmerzen sind vor allem typisch für eine fortgeschrittene Osteomalazie.
– Morgensteifigkeit, ähnlich wie bei chronischer Polyarthritis.
Die β2-MG-Amyloidose wird am häufigsten in Form eines
– Karpaltunnelsyndroms symptomatisch, im weiteren Verlauf auch als
– destruierende Arthropathie mit zystischen Knochenläsionen an großen und mittleren Gelenken.
Klinisch finden sich Schwellungen, Steifigkeit, Gelenksergüsse, vor allem in Schultern und Handgelenken, typischerweise in Ruhe, die sich während der Dialysebehandlung verschlechtern und auch auf Analgetika oder NSAR kaum ansprechen.

Aluminiumosteopathische Veränderungen gehen einher mit:
- Knochenschmerzen (Wirbelsäule, Hüften, Schultern, Rippen oder generalisiert);
- Muskelschwäche vor allem proximal an den unteren Extremitäten;
- osteomalazischen Frakturen (durch Vitamin-D-Mangel bei gleichzeitiger Vitamin-D-Resistenz). Besonders betroffen sind: Rippen, Schenkelhals, Wirbelkörper, Femurschaft, Humerus und Metatarsalia;
- periartikuläre Schmerzen über einem großen Gelenk.

Kristallarthropathien manifestieren sich häufig als
- akute Monoarthritis (gichtartige Attacken);
- akute Periarthritis mit schmerzhafter Entzündung, Schwellung und Hautrötung;
- seltener als chronische Polyarthritis.

Typische regionale Störungen bei Langzeitnierenersatztherapie sind:
- schmerzhafte Knieschwellungen mit Patellaresorption und Luxation (möglicherweise mit Hyperparathyreoidismus assoziiert);
- Bursitis olecrani als Teil der urämischen Polyserositis, meist auf derselben Seite wie AV-Fistel gelegen;
  - destruierende Spondylarthropathie mit erosiven Bandscheibenläsionen;
- Osteonekrosen: vor allem betroffen sind Schenkelhals, Femurokondylen, Tibiaplateau und Humeruskopf. Häufige Manifestation nach Nierentransplantation und Langzeitsteroidtherapie.

Hilfsbefunde

a) Labor
Bei keiner der genannten Erkrankungen ist ein Laborbefund als alleiniger Marker der Erkrankung verwertbar. Es gibt jedoch typische Laborveränderungen.

Renale Osteopathie mit Überwiegen der Osteomalazie: Hypokalzämie, Hyperphosphatämie, Verminderung der alkalischen Phosphatase, Erniedrigung von $1.25(OH)_2D_3$.

Renale Osteopathie mit sekundärem Hyperparathyreoidismus: Kalzium (inklusive ionisiertem Kalzium) normal oder erhöht (deutliche Hyperkalzämie bei überschießender autonomer PTH-Sekretion), anorganisches Phosphat im Normbereich, erniedrigt oder erhöht, Erhöhung von PTH, alkalischer Phosphatase, meist auch des Kalziumphosphatproduktes (berechnet auf mg% > 70, auf mmol/l bezogen über 6).

Aluminiumosteopathie: Kalzium normal oder leicht erhöht, anorganisches Phosphat normal oder leicht erniedrigt, alkalische Phosphatase normal oder leicht erhöht, PTH erniedrigt (oder erhöht), $25(OH)D_3$ nicht erniedrigt, Plasmaaluminium > 100 µg/l – Höhe der Konzentration korreliert nicht mit Aluminiumgehalt im Knochen. Zur Diagnose: Deferoxamin-(DFO-)Stimulationstest (siehe Differentialdiagnose) notwendig. Erhöhte Serum β2-MG-Spiegel sind bei allen Patienten unter chronischer Nierenersatztherapie nachweisbar – sie korrelieren nicht mit den **β2-MG-Ablagerungen** im Gewebe.

Hyperurikämie, Hypokalzämie, Hypophosphatämie und Hyperphosphatämie sind bei **Kristallarthropathien** nachweisbar.

b) Bildgebende Verfahren
Im konventionellen Röntgen sind vor allem Veränderungen eines sekundären Hyperparathyreoidismus sichtbar: Knochenresorptionen, Akroosteolysen, Kortikalisdefekte an

Ansatzstellen von Sehnen, Bändern und Kapseln, Pseudoerweiterung von Symphyse und Sakroiliakalgelenken, Spongiosierung der Kompakta, selten „braune Tumoren", Verkalkungen, Rugger-Jersey-Wirbel.

Osteomalazische Veränderungen sind erkennbar an diffuser Knochendemineralisation sowie Auftreten von Spontanfrakturen und Pseudofrakturen (Loosersche Umbauzonen vor allem in Sitz- und Schambein sowie Femurhals).

Osteosklerotische Veränderungen sind selten, am ehesten sichtbar als Zunahme der Knochenstruktur im Bereich der Lendenwirbelkörper oder in der Heilungsphase eines sekundären Hyperparathyreoidismus nach subtotaler Parathyreoektomie bzw. unter Vitamin-D-Therapie einer Osteomalazie. Spezifische röntgenmorphologische Veränderungen bei der Aluminiumosteopathie gibt es nicht. Hinweise dafür sind: diffuse Demineralisation, Frakturen im Bereich der Hüfte, Rippen und Wirbelkörper, subperiostale Erosionen.

Röntgenologische Parameter der dialyseassoziierten Amyloidose: subchrondale zystische Erosionen im Bereich großer und mittelgroßer Gelenke (Humeruskopf, Klavikula, Femurkopf, Hüftpfanne, Handwurzel, Tibiaplateau) ohne Umgebungsreaktion, sowie destruierende Spondarthropathie mit Verschmälerung des Bandscheibenraumes, Erosionen/Destruktionen der Wirbelplatten.

Bei Chondrokalzinose finden sich punktförmige oder lineäre Kalzifikationen im Faserknorpel (Meniszi der Knie), ebenso im Bereich der Gelenkkapsel, der Ligamente und Sehnen. Hydroxyapatit zeigt sich radiologisch als schollige periartikuläre Ablagerung.

Sonstige: Deferoxamintest zur Diagnose einer Aluminiumosteopathie: 40 mg/kg/Stunde Deferoxamin (DFO) i.v. über 2 Stunden nach Hämodialysebehandlung. Bei positiven Ausfall Erhöhung des Plasmaaluminiumspiegels über 400 μg (80%ige Spezifität für Vorliegen einer Aluminiumosteopathie). Knochenbiopsie nach Tetrazyklindoppelmarkierung zur Differenzierung der renalen Osteopathie mit zusätzlicher Aluminiumfärbung (Klassifikation nach *Delling*).

Histologischer Amyloidnachweis im Lichtmikroskop (Rosafärbung mit Hämatoxilin-Eosin, Kongorotfärbung).

Kristallanalyse im Punktat mit Polarisationsmikroskop: Urat: Negativ doppelbrechend, CPPD: schwach doppelbrechend, Alizarinrotfärbung zum Nachweis von Hydroxyapatit (häufig falsch positive Befunde) – spezifischer Nachweis nach Inkubation mit EHDP.

Knochenszintigramm mit Technetium 99 (zum Nachweis von Zonen mit erhöhtem Knochenumbau, Pseudofrakturen, Frakturen).

Komplikationen und Begleiterkrankungen

Renale Osteopathie: Durch Entgleisung des sekundären Hyperparathyreoidismus (diffuse Autonomie oder Adenombildung – sogenannter tertiärer Hyperparathyreoidismus) Entstehung von Hyperkalzämie und weiterer Komplikationen (siehe primärer Hyperparathyreoidismus).

Erhöhung des Kalziumphosphatproduktes (über 70 bzw. 6) bei Vitamin-D-Therapie und fehlender Senkung des Phosphatspiegels führt zu Organschäden mit vaskulären Verkalkungen (Durchblutungsstörungen), Verkalkungen periartikulär, im Bereich von Muskulatur, Myokard, Lunge, Augen und Haut mit Folgestörungen: Arrhythmie und

Überleitungsstörungen, restriktive Ventilationsstörung mit Diffusionsstörung und Hypoxämie, Konjunktivitis (red eye), Pruritus.

Aluminiumakkumulation führt zu osteomalazischen Frakturen, Enzephalopathie „Dialyse-Enzephalopathie", mikrozytärer Anämie, Neigung zu Hyperkalzämie bei gleichzeitiger Vitamin-D-Behandlung. Assoziationen finden sich weiters mit vorangegangener Parathyreoidektomie, Abstoßung eines Nierentransplantats und früher bilateraler Nephrektomie. Außer den Lokalsymptomen findet sich bei β2-MG-Amyloidose keine systemische Manifestationen. **Kristallarthropathien** (siehe die jeweiligen Kapitel).

Differentialdiagnostik

Renale Osteopathie mit Osteomalazie und sekundärem Hyperparathyreoidismus, primärer Hyperparathyreoidismus, sämtliche hyperkalzämischen Krankheiten (Vitamin-D-Intoxikation, Sarkoidose, Myelom, Knochenmetastasen), Aluminiumosteopathie, dialyseassoziierte Amyloidose, akute kristallbedingte Arthropathien und Periarthropathien, vaskuläre Knochennekrosen, septische Arthritiden, erosive Polyarthrosen, chronische Polyarthritis.

Diagnostische Kriterien – Diagnose

Neben der Anamnese mit länger dauernder Niereninsuffizienz und Nierenersatztherapie geben Art und Lokalisation der Beschwerden wichtige diagnostische Hinweise. Mehr oder minder typische Laborbefundkonstellationen und eventuell vorhandene radiologische Zeichen sichern meist die Diagnose. Goldstandard der Diagnostik ist bei sämtlichen Formen der renalen Osteopathie die Beckenkammbiopsie (Klassifikation nach *Delling;* am häufigsten Typ III b) sowie Gewebshistologie zum Nachweis von Amyloid. Zum Nachweis kristallbedingter Arthropathien ist neben etwaigen radiologischen Zeichen vor allem die Kristallanalyse im Punktat aussagekräftig.

Prognose

Die Entwicklung der renalen Osteopathie muß nicht unweigerlich Folge einer Langzeithämodialysebehandlung sein. Bei frühzeitiger diätetischer Einschränkung der Phosphatzufuhr gelingt es, die Entwicklung eines sekundären Hyperparathyreoidismus zu verhindern oder abzuschwächen. Ob durch die Einführung hochpermeabler Dialysemembranen die Inzidenz einer dialyseassoziierten Amyloidose bei Langzeitdialyse über 10 Jahre gesenkt werden kann, ist unklar.

Gut ist die Prognose der Aluminiumosteopathie, die bei entsprechender Therapie und Ursachenelimination reversibel ist.

Durch Reduktion des Aluminiumgehaltes im Dialysat und entsprechender Einschränkung der Antazidagabe konnte eine deutliche Reduktion der Inzidenz erreicht werden.

Therapie

Medikamentöse Therapie

Am wesentlichsten ist die frühzeitige Behandlung der Hyperphosphatämie durch entsprechende diätetische Phosphatrestriktion: Einschränkung der Phosphatzufuhr auf unter

800 mg/Tag, gegebenenfalls unter zusätzlichem Einsatz von phosphatbindenden Antazida (Aluminiumhydroxyd, besser Kalziumkarbonat 6 bis 10 g/Tag), Kalziumsubstitution, Gabe von Vitamin D (Calcitriol). Behandlung der Aluminiumosteopathie (nach histologischer Diagnosesicherung) mit Deferoxamin i.v. zur Mobilisation von Aluminium aus dem Gewebe. Eine medikamentöse Therapie der β2-Mikroglobulinamyloidose gibt es nicht. Spezifische Therapeutika bei Kristallarthropathien siehe entsprechende Artikel. Bei allen dialyseassoziierten Syndromen können Analgetika und nichtsteroidale Antirheumatika gegeben werden, wobei das Ansprechen darauf teilweise schlecht ist (Aluminiumosteopathie, Amyloidose).

Physikalische Therapie
Bei akuten Arthritiden Ruhigstellung, im allgemeinen Gabe von Steroiden und Lokalanästhetika.
Bei chronischen Verläufen krankengymnastische Therapie zur Verhinderung von Bewegungseinschränkungen.

Operative Therapie
Am häufigsten ist ein Medianusdekompression bei Karpaltunnelsyndrom notwendig. Bei Auftreten osteomalazischer Frakturen osteosynthetische Versorgung bzw. Alloplastik. Bei Auftreten eines schweren sekundären (oder tertiären) Hyperparathyreoidismus ist die subtotale Parathyreoidektomie indiziert.

Mögliche künftige therapeutische Ansätze
Durch Weiterentwicklung der Dialysetechnik und konsequenter Anwendung hochpermeabler Filter (Zelluloseazetat und Polyakrylfilter) mit besserer Clearance von Phosphat und β2-MG wird sich die Inzidenz dialyseassoziierter Syndrome unter Langzeitdialyse eventuell weiter senken lassen.

Stichwörterverzeichnis

renale Osteopathie
Osteomalazie
Hyperparathyreoidismus
β2-Mikroglobulin
Amyloidose
Aluminiumosteopathie
Kristallarthropathien
Karpaltunnelsyndrom

Literatur

(1) Schulz, Hümpfner: Knochen, kalziumregulierende Hormone und Niere. Dustri Verlag, 1992.
(2) Kuhlmann, Walb: Nephrologie. Thieme, 1994.
(3) Kelley, et al: Textbook of Rheumatology. Philadelphia, Saunders, 1993.
(4) Harrison: Principles of Internal Medicine. New York, McGraw-Hill, 1991.
(4) Ringe: Die renale Osteopathie. Intern Welt 1987;45:223-228.
(5) Rieden, et al: Radiologische Skelettdiagnostik bei Dialysepatienten. Med Klin 1990;85:488-492.
(6) Netter P, et al: Aluminium and dialysis arthropathy. Lancet 1988;I:886-887.
(7) Bardin T: The arthropathy of chronic haemodialysis. Clin Exp Rheumatol 1987;5:379-386.

Sweet-Syndrom
(akute febrile Neutrophilendermatose)

W. Gebhart

Definition

Mit hohem Fieber, reduziertem Allgemeinbefinden und akut auftretenden Hautveränderungen verbundene Erkrankung, die durch hohe Rezidivraten und Tendenz zur Spontanheilung innerhalb von 6 bis 8 Monaten charakterisiert ist.

Vorkommen

Frauen werden 2- bis 3mal häufiger als Männer betroffen.

Ätiologie

Unbekannt. In mehr als der Hälfte der Fälle gehen Infekte der oberen Luftwege den Hauterscheinungen Tage bis Wochen voraus.

Pathogenese

Das Sweet-Syndrom kann im Rahmen zahlreicher, ätiologisch durchaus unterschiedlicher Begleiterkrankungen auftreten. Dazu zählen neben Racheninfekten, Tonsillitis und Otitis auch Bronchopneumonien, gastrointestinale Infekte, Yersinien-, Toxoplasma-, Ureaplasma- und Mykobakterieninfekte. Auch nach BCG-Impfung wurden akute Neutrophilendermatosen beschrieben. Darüber hinaus ist das Sweet-Syndrom in 20 bis 30% der Fälle mit Malignomen assoziiert und somit als fakultative Paraneoplasie aufzufassen. Dabei dominieren maligne Hämopathien, aber auch extramedulläre Lymphome scheinen in der Liste der Begleiterkrankungen auf. Histologisch imponiert in den Hautläsionen ein dichtes, neutrophiles Infiltrat mit Leukoklasie und relativ geringen vaskulitischen Veränderungen. Im Zusammenhang mit der auch im peripheren Blut nachweisbaren neutrophilen Leukozytose wird die pathogenetische Bedeutsamkeit einer bisher unbekannten leukotaktischen Noxe diskutiert. Manche Autoren meinen, daß eine überschießende Produktion oder pathologische Ansprechbarkeit auf Interleukin 1 vorliegen könnte. Damit wird versucht, die chemotaktische Wirkung auf Granulozyten zu erklären und gleichzeitig die Pyrogenität dem Interleukin als Akutphasenreaktion zuzuschreiben. Bisher konnte jedoch keine immunkomplexvermittelte Hypersensitivitätsreaktion auf tumorale oder mikrobielle Antigene nachgewiesen werden.

Krankheitsbild

Bevorzugt im 4. bis 5. Lebensjahrzehnt kommt es häufiger bei Frauen als bei Männern zu allgemeinem Krankheitsgefühl, anschließend Fieber, Arthralgien, Konjunktivitis und akutem Auftreten von schmerzhaften erythematösen Plaques und Papeln. Innerhalb von wenigen Tagen konfluieren diese Läsionen zu großen nummulären Herden, die bevorzugt an den oberen Extremitäten (84%), den unteren Extremitäten (67%), im Gesicht (58%), am Stamm (37%) und im Nacken (25%) zu beobachten sind.

Eine Organbeteiligung ist häufig, bei renaler Beteiligung (44%) zeigen sich meist Proteinurie, Hämaturie und Pyurie. Nur gelegentlich ist eine Mitbeteiligung von Leber und Lunge nachweisbar. Konjunktivitis und Episkleritis finden sich bei etwa 20% der Patienten.

Arthralgien finden sich in etwa 30% der Patienten, wobei bevorzugt an Hand- und Kniegelenken wandernde Polyarthritisphänomene auftreten.

Diagnosekriterien (nach *Giesen* et al. 1992)

Majorkriterien:
1. Akutes Auftreten von schmerzhaften erythematösen Plaques und Papeln.
2. Überwiegend neutrophile Infiltration der Haut ohne Vaskulitis.

Minorkriterien:
1. Infekt mit allgemeinem Krankheitsgefühl im Prodromalstadium.
2. Fieber, Arthralgien, Konjunktivitis, maligne Neoplasien.
3. Erhöhte BSG.
4. Neutrophile Leukozytose im peripheren Blut.
5. Gutes Ansprechen auf systemische Glukokortikoide, Therapieresistenz gegenüber Antibiotika.

Differentialdiagnose

Erythema exsudativum multiforme, Erythema nodosum, Erythema elevatum et diutinum, Granuloma faciale, Bromoderm, Pyoderma gangraenosum, Lupus erythematodes chronicus discoides, systemischer Lupus erythematodes, Morbus Wissler, Arzneimittelexantheme sowie spezifische Hautinfiltrate im Rahmen von Hämoblastosen und Lymphomen.

Therapie

Kortikosteroide führen bei oraler Verabreichung häufig bereits innerhalb von 1 bis 2 Tagen zur Rückbildung der Hautveränderungen und Besserung der Symptomatik. In der Literatur variieren die Dosisangaben zwischen 10 und 250 mg Prednisolonäquivalent. Eine längerfristige Kortisonmedikation ist dabei nicht erforderlich, auch Spontanremissionen wurden gelegentlich berichtet.

Als alternative Therapiemöglichkeiten kommen Indomethazin, Clofacimin, Sulfone, Kolchizin und Kaliumjodid in Frage. In Anbetracht der häufigen Assoziation der akuten febrilen neutrophilen Dermatose mit malignen Erkrankungen ist eine diesbezügliche Durchuntersuchung und gegebenenfalls auch Therapie der Grundkrankheit erforderlich. Neben Leukämien und malignen Lymphomen sind auch zahlreiche Karzinomvarianten in verschiedensten Organen als Begleiterkrankung möglich. Darüber hinaus wurde eine Assoziation mit rheumatoider Arthritis, Morbus Crohn, Colitis ulcerosa, chronischer Glomerulonephritis, Hashimoto-Thyreoiditis und Morbus Behcet beschrieben. Die Behandlung dieser Grundkrankheiten sollte nach den jeweils gültigen Kriterien erfolgen.

Literatur

(1) Sweet RD: An acute febrile neutrophilic dermatosis. Br J Dermatol 1964;76:349.
(2) Giesen M, Stieler W, Hoffmann K, Stadler R: Akute febrile Neutrophilen-Dermatose (Sweet-Syn-drom) – Behandlung mit Kalium-Jodid. Z Hautkr 1992;67:629-634.
(3) Breier F, Hobisch G, Groz S: Sweet-Syndrom. Hautarzt 1993;44:229-231.

Sneddon-Syndrom

W. Gebhart

Definition

Seltene, aber potentiell ernsthaft lebensbedrohliche arteriookklusive Erkrankung mit typischen livedoartigen Hautsymptomen und häufiger zentralnervöser Beteiligung infolge Okklusion von mittelkalibrigen Arterien.

Häufigkeit und Vorkommen

Bis Ende 1992 waren lediglich 130 Fälle von Sneddon-Syndrom publiziert. In Mitteleuropa wird eine Inzidenz von 4 diagnostizierten Fällen pro Million und Jahr angenommen. Die Erkrankung betrifft häufig jüngere Frauen, die in etwa 50% der Fälle auch eine Hypertonie aufweisen.

Ätiologie

Unbekannt.

Pathogenese

Eine systemische Vaskulitis klein- bis mittelkalibriger Arterien mit Zeichen von häufig aufeinanderfolgenden Schäden und Reparaturprozessen führt schließlich zur Okklusion und Fibrose dieser Gefäße. Ursache des Entzündungsprozesses scheint eine Immunkomplexvaskulitis zu sein, wobei der initialen Phase mit Endothelitis ein teilweiser oder kompletter Verschluß des Lumens durch Fibrin und lymphohistiozytäre Zellen folgt. Im Stadium 3 (intermediäre Phase) wird der okkludierende Pfropf durch proliferierende subendotheliale Zellen ersetzt, die Spätphase (Stadium 4) zeigt Fibrose und Schrumpfung der betroffenen Gefäße. Neuere Untersuchungen zeigen, daß bis zu 40% der Patienten mit Sneddon-Syndrom Antiphospholipidantikörper aufweisen können (siehe Kapitel Antiphopholipidsyndrom). Es ergeben sich somit nicht nur Beziehungen zum systemischen Lupus erythematodes, sondern auch Hinweise darauf, daß das Sneddon-Syndrom ein polyätiologisches Krankheitsbild darstellt.

Krankheitsbild

Prodromalsymptome: Kopfschmerz und Schwindel sind bei 70 bzw. 50% der Patienten zu beobachten. Diese können der Livedovaskulitis und fokalen neurologischen Zeichen mehrere Jahre vorangehen und werden oft als Migräne oder Spannungskopfschmerz fehlinterpretiert.

Leitsymptome: Livedo racemosa, eine von *Ehrmann* bereits 1907 beschriebene Hautveränderung in Form von lilafarbenen netzwerkartigen Zeichnungen der Haut, dominiert den klinischen Aspekt des Sneddon-Syndroms. Diese Symptome werden anfangs als Livedo reticularis fehlinterpretiert und einer verstärkten „Kältereaktion" wie bei jungen Mädchen zugeschrieben. Weitere Leitsymptome finden sich häufig im Bereich des

Zentralnervensystems, aber auch periphere Nerven-, Nieren-, Herz- und Augengefäße sind in 50 bis 70% der Patienten betroffen. Meist sind diese Symptome jedoch mild und zum Teil transient, so daß sie in den Hauptkriterien zur Diagnose des Sneddon-Syndroms keinen Eingang gefunden haben. Die Liste der Nebenkriterien ist jedoch umfangreich und beinhaltet unter anderem Hemiparese, Epilepsie, Aphasie, Dysgraphie, Hemianopsie und Hypertonie. Speziell bei Patienten mit Antiphospholipidantikörpern treten auch wiederholte Aborte, Thrombosen, Gangräne, Unterschenkelgeschwüre, kutane Nekrosen und Akrozyanosen auf.

Verlauf und Prognose

Das Sneddon-Syndrom ist eine chronische Erkrankung. Über Jahre oder Jahrzehnte gesehen entwickeln praktisch alle Patienten fokale neurologische Symptome verschiedenster Art, die zu immer stärker werdenden Ausfällen führen können. Häufig imponieren diese als „Schlaganfall", der jedoch in protahierter Form in Erscheinung tritt.
Der Verlauf der Erkrankung ist individuellen Schwankungen unterworfen. Das Fortschreiten kann rasch oder langsam sein, Jahre stagnieren, und in einigen Fällen scheint es auch zum „Ausbrennen" der Erkrankung zu kommen. Patienten mit vorwiegend neurologischer Beteiligung scheinen einem höheren Risiko der raschen Progression und des gelegentlich letalen Verlaufes zu unterliegen. Eine Mortalitätsrate konnte jedoch bis heute nicht exakt determiniert werden. Sie wird in der Literatur mit etwa 10% innerhalb von 6 Jahren angegeben. Die Reduktion der Lebensqualität kann jedoch beträchtlich sein und ist durch progressive neurologische und intellektuelle Ausfälle charakterisiert. Transitorische ischämische Attacken und Hypertoniekrisen gehen den permanenten Symptomen meist um Jahre voraus.

Histopathologische Befunde

In Hautbiopsien sind meist die mittelkalibrigen Arterien der Dermissubkutisgrenze von entzündlichen Infiltraten und konsekutiven subendothelialen Proliferationen bzw. Fibrosen betroffen. Dabei ist eine korrekte Auswahl der Biopsiestelle besonders wichtig: Eine scheinbar nicht betroffene Hautstelle im Zentrum einer Livedo racemosa muß tief biopsiert und einer Serienschnittmethode unterworfen werden.

Laboratoriumsbefunde

Eine Verminderung der Kreatininclearance, beschleunigte BSG und erhöhte Cholesterinspiegel sind relativ häufig zu finden. Antiphospholipidantikörper finden sich bei 40% der Patienten (siehe Antiphospholipidsyndrom).

Therapie

Zur Zeit kann eine Standardtherapie nicht mit Sicherheit angegeben werden. Systemische Kortikosteroide, Immunsuppressiva, Plasmapherese, Aspirin, Pentoxiphyllin und subkutan gegebenes unfraktioniertes Heparin wurden als erfolgreich angesehen. Auf lange Sicht scheint jedoch kein signifikanter Unterschied im Verlauf gegenüber den unbehandelt gebliebenen Patienten nachweisbar. Bei einem Patienten wurde über Verschlechterung der neurologischen Symptomatik nach Gabe von Isotretinoin berichtet.

Literatur

(1) Sneddon IB: Cerebrovaskulär lesions and livedo reticularis. Br J Dermatol 1965;77:180-185.
(2) Zelger B, Sepp N, Schmid KW, et al: Life history of cutaneous vascular lesions in Sneddon's syndrome. Hum Pathol 192;23:668-675.
(3) Zelger B, Sepp N, Stockhammer G, et al: Sneddon's syndrome. Arch Dermatol 1993;129:437-447.
(4) Ocsai H, Török L, Csormai M, Soltesz P: Sneddon-Syndrom. Klinische Studie in Verbindung mit 4 Fällen. Z Hautkr 1994;69:459-462.
(5) Meurer M: Das Antiphospholipid-Syndrom. Hautarzt 1994;45:729-738.

Multizentrische Retikulohistiozytose

W. Graninger

Synonym: Lipoiddermatoarthritis.

Definition

Systemerkrankung mit Knotenbildung in Haut und Schleimhäuten und destruktiv-mutilierender Polyarthritis.

Häufigkeit und Vorkommen

Etwa 100 Fälle beschrieben, meist Frauen mittleren Alters.

Ätiologie und Pathogenese

Generalisierter Defekt der Makrophagen mit ständiger Überaktivierung, Ausbildung von Riesenzellen mit Speicherung von PAS-positivem Material.

Krankheitsbild und Verlauf

Schwere symmetrische Polyarthritis besonders der kleinen Fingergelenke, aber alle Gelenke möglich. Mutilationen (Arthritis mutilans), Erosionen. Rotblaue, zum Teil gelbliche Knoten (2 mm bis 2 cm) am ganzen Integument, besonders Finger und Lippen/Mund, zusätzlich Xanthelasmen. Beteiligung innerer Organe möglich (mit Galliumscan nachweisbar).

Hilfsbefunde

Meist RF-negativ, Assoziation mit Tuberkulose und Malignomen, typische Histologie der Knoten.

Differentialdiagnose

Gicht, rheumatoide Arthritis, Lepra.

Therapie

Nach Ausschluß von TBC und Malignom eventuell Kortison und Endoxan.

Literatur

(1) Doherty M, Martin MF, Dieppe PA: Multicentric Reticulohisticytosis associated with primary biliary cirrhosis. Successful treatment with cytotoxic agents. Arthritis Rheum 1984;27:344-398.
(2) Ginsburg WW, O'Duffy JD, et al: Multicentric Reticulohistiocytosis: Response to alkylating agents in six patients. Ann Intern Med 1989;111:384-388.

Synovitis villonodularis
(Villonoduläre Synovitis pigmentosa)

G. Wandner

Definition

Proliferative, mit Hämorrhagien verbundene Entzündung, vorwiegend in den Kniegelenken, weiters auch in Sehnenscheiden und Sehnen (Grenzfall zwischen einem neoplastischen und einem reaktiven Prozeß).

Häufigkeit und Vorkommen

Das Krankheitsbild ist relativ selten, betroffen werden vorwiegend jüngere Erwachsene, die Manifestation des Leidens findet nach dem 20. Lebensjahr statt. Typisch ist der Befall eines Hüftgelenks, eines Schulter-, Ellbogen-, Knie- und Sprunggelenks.

Ätiologie und Pathogenese

Die Ursache des Leidens ist ungeklärt. Es kommt zu einer Proliferation der Synovialmembran, die häufig mit Blutungen in den Gelenkraum verbunden ist. Makroskopisch finden sich eine zottige Wucherung und rundliche Knötchen. Das histologische Bild ist durch hypertrophe mehrkernige Riesenzellen, die Hämosiderin einlagern, gekennzeichnet. Sie bewirken die auffallende Pigmentierung der Synovialmembran des betroffenen Gelenkes sowie gelegentlich auch der kommunizierenden Schleimbeutel und der benachbarten Sehnenscheiden. Als sekundäre Folge – bedingt durch die villösen und nodulären Neubildungen – kommt es durch die Pannusbildung zur Schädigung des Gelenkknorpels und zu Sekundärarthrosen.

Krankheitsbild

Ein meist monoartikulärer Befall, vor allem eines Kniegelenkes, unter dem Erscheinungsbild eines hämorrhagischen Hydrops, muß an das Vorliegen einer Synovitis villonodularis denken lassen. Anfänglich kann das Gelenkspunktat gelblich sein, später hämorrhagisch, schließlich schokoladebraun.

Im **Röntgenbild** findet man anfänglich pfefferkorngroße Usuren, später mehrkämmerige und schließlich traubenförmige zystoide Läsionen. In fortgeschrittenen Fällen ist eine sekundäre Arthrose mit Gelenkspaltverschmälerung ohne entzündliche Porose zu beobachten.

Mehr Aussagekraft hat die **Arthrographie.** Dabei finden sich typische Aussparungen des Kontrastmittels, welche durch die villösen und nodulären Neubildungen bedingt sind. Nicht immer muß jedoch die gesamte Synovialmembran befallen werden, manchmal ist nur der Recessus suprapatellaris befallen.

Laborbefunde

Die Untersuchung der Synovialflüssigkeit ergibt eine bisweilen massive Hämorrhagie, kein positiver Nachweis von Rheumafaktoren im Serum und Punktat. Nach Zentrifugation ist eine Xanthochromie der Synovialflüssigkeit festzustellen, wodurch die Diagnose einer artifiziellen Blutung ausgeschieden wird. Die Blutgerinnung ist nicht gestört.

Diagnose

Gesichert wird die Diagnose nur mittels Arthroskopie, Arthrotomie bzw. Troikart-Biopsie. Bei Eröffnung des Gelenks ist die pigmentierte, gewucherte, braunrot bis schwärzliche Schleimhaut mit den typischen Zotten und Knötchen zu erkennen.

Differentialdiagnose

Folgende Affektionen sind auszuschließen:
a) Hydrops intermittens,
b) artifizielle Blutung
c) traumatische intraartikuläre Blutung,
d) Blutergelenk bei Hämophilie,
e) neuropathische Osteoarthropathie,
f) Gelenktumoren.

Therapie

Bei starken Schmerzen, Bewegungseinschränkung und/oder Einklemmungserscheinungen empfiehlt sich eine möglichst radikale Synovektomie. Die Rezidivneigung ist jedoch groß, da es oft nicht gelingt, sämtliche Zotten und Knötchen total zu entfernen.
Als weitere Möglichkeit zur Verhinderung eines postoperativen Rezidivs kommt allenfalls eine Instillation radioaktiver Isotope in Betracht.

Literatur

(1) Torklus DV: Verlauf und Behandlung der pigmentierten villonodulären Synovitis. Orthop Prax 1979;15:478.
(2) Vigorita VJ, Rao AS: Pigmented villonodular synovitis. Arthritis Rheum 1982;25:32.
(3) Rao AS, Vigorita VJ: Pigmented villonodular synovitis (giant-cell tumor of the tendon sheat and synovial membrane). J Bone Joint Surg 1984;66-A:76.

3. THERAPIE

Analgetika

F. Mayrhofer

Definition

Die medikamentöse Schmerztherapie hat die Beseitigung des Symptoms Schmerz zum Ziel. Über die Wirkung auf periphere oder/und zentrale Schmerzrezeptoren beeinflussen Analgetika primär nicht die Schmerzursache.

Rheumakrankheiten werden in erster Linie mit nichtsteroidalen Antirheumatika (NSAR) behandelt. In der Schmerzbehandlung rheumatischer Erkrankungen haben sich bei weichteilrheumatischen Syndromen auch Kombinationstherapien mit Myotonolytika oder/und Psychopharmaka, abhängig vom vorherrschenden Krankheitsbild bewährt (siehe eigene Kapitel).

Analgetika sollten in der Rheumatherapie nur verwendet werden, wenn zusätzliche Maßnahmen zur Beeinflussung von Ätiologie und Pathogenese der schmerzverursachenden Krankheit getroffen werden, oder solche nicht erforderlich sind.

Die Einteilung der Analgetika erfolgt in Nichtopiate und Opiate.

Für die Medikation mit Analgetika ergeben sich folgende Indikationen:
- Schmerzzustände bei Weichteilrheumatismus (Fibromyalgie, Periarthropathie, Insertionstendinosen, Tendoperiostosen usw.);
- Gelenksschmerzen: im Rahmen der Arthrose ohne Synovitis, vor und nach Gelenksersatz;
- Low back pain;
- radikuläre Syndrome;
- Schmerzen bei Paraneoplasie, Wirbelkörperfrakturen (Osteoporose);
- in Kombination mit NSAR, wenn deren analgetische Wirkung nicht ausreicht oder Nebenwirkungen (z. B. gastrointestinale Probleme) deren hohe Dosierung nicht erlauben.

Nichtopiate

Als Monosubstanzen stehen Paracetamol (Mexalen®) und Metamizol (Novalgin®) zur Verfügung. Viele Kombinationspräparate anderer Analgetika sind registriert, es ergibt sich daraus jedoch kaum eine gesteigerte analgetische Wirkung gegenüber den beiden Monosubstanzen. Die Kombination mit Koffein bzw. Barbituraten ist aufgrund des zentralen Effektes (führt zu gehäufter Einnahmefrequenz – mögliche Abhängigkeitsentwicklung) umstritten bzw. rückläufig. Für den Vitamin-B-Komplex (B_1, B_6 und B_{12}) gilt eine synergistische Wirkung in bezug auf die analgetische Wirkung der NSAR.

Paracetamol (wirkt analgetisch und antipyretisch, maximale Tagesdosis 3 g, hohe Einzeldosen sind lebertoxisch) und **Metamizol** (wirkt analgetisch, antipyretisch, spasmolytisch und schwach antiphlogistisch, maximale Tagesdosis 3 g, oral und parenteral – Cave kardiale Reizleitungsstörungen) sind beliebte Analgetika/Antipyretika. Sie sind für leichtere Schmerzzustände geeignet, besonders Paracetamol ist aufgrund der fehlenden antiphlogistischen Eigenschaft als Kombinationstherapie mit NSAR gebräuchlich.

Tab. 1. Orale schwache wirksame Opiate, nach Wirkstärke geordnet.

Freiname	Handelsname	Wirkungsdauer	max. Tagesdosis
Tramadol	Tramal		
Kapseln 50 mg (Supp. 100 mg)		4 bis 6 h	400 mg
Tropfen 20 gtt = 50 mg			
Filmtabletten 100 mg retard in Vorbereitung		12 h	
Ampullen 50 mg/100 mg (i.v., i.m., s.c.)		6 Std	
Codeinum hydrochloricum Tabletten 30 mg	Codein		
		4 h	180 mg
Dihydrocodein Tbl. 60/90/120 mg	Codidol retard	12 h	240 mg

Tab. 2. Stark wirksame orale Opiate (Auswahl).

Freiname	Handelsname	Wirkungsdauer	max. Tagesdosis
Buprenorphin	Temgesic	5 bis 8 h	1,6 mg
Sublingual Tabletten 0,2 mg			
Morphinsulfat	Mundidol retard	12 h	
Filmtabl. 10 mg / 30 mg/ 60 mg / 100 mg			

Opiate

Liegen starke, mit herkömmlicher Medikation nicht ausreichend beherrschbare Schmerz-zustände vor, besteht die Möglichkeit der Behandlung mit Opiaten. Sie interferieren mit der Schmerzwahrnehmung und der Schmerzreizleitung an zahlreichen Opiatrezeptoren ab der spinalen Ebene. Pharmakologisch sind Agonisten-Antagonisten und reine Agonisten sowie schwach und stark wirksame Opiate zu unterscheiden.

In der Rheumatologie ist die perorale Applikation der parenteralen vorzuziehen, Retard-Formulierungen bieten Vorteile in Wirkdauer und Einnahmesicherheit.

Schwach wirksame, ohne Suchtgiftrezept verschreibbare, orale Opiate sind in Tabelle 1 zusammengefaßt.

Stark wirksame orale Opiate (suchtgiftrezeptpflichtig) zeigt Tabelle 2.

Für die orale Therapie mit Opiaten sind folgende Regeln zu beachten:
– regelmäßige Einnahmen nach einem festen Zeitschema,
– Dosissteigerung bis zur ausreichenden Wirkung,
– kein Kombinieren von Opiaten,
– Nebenwirkungsspektrum: Ausschließlich funktionelle Störungen: Übelkeit, Brechreiz (Gabe von Antiemetika), Schwindel, Sedierung, Obstipation (besonders bei Dihydrocodein, über die Therapiedauer zunehmend, daher schon vorbeugend behandeln mit z. B. osmotischen Laxanzien), kaum Atem- bzw. Herz-Kreislaufdepression bei oraler Gabe.

Eine psychische Abhängigkeit ist bei oraler Verabreichung von Opiaten aufgrund der langsamen Anflutgeschwindigkeit nicht zu erwarten. Nach längerer Behandlungsdauer sollte jedoch die Dosis zur Vermeidung physischer Abhängigkeit ausgeschlichen werden.

Literatur

(1) Beubler E: Medikamentöse Schmerztherapie: Kriterien, Möglichkeiten, Risken. Therapiew Österr 1992;7:90-96.
(2) Lehmann K: Pharmakotherapie des akuten Schmerzes. Arzneimitteltherapie 1987;5:46-55.
(3) Kullich W: Opioide Neuropeptide und Schmerz. Therapiew Österr 1992;7:74-83.

3.1.2

Nichtsteroidale Antirheumatika

W. Siegmeth

Einleitung

Nichtsteroidale Antirheumatika (NSAR) sind kortisonfreie Substanzen mit antiphlogistischer, analgetischer und antipyretischer Wirkung; ferner noch mit Hemmwirkung auf Thrombozytenaggregation und -adhäsion.

Verschiedenste Ursachen können eine entzündliche schmerzhafte Gewebsreaktion auslösen. Dabei kommt es zur lokalen Freisetzung zahlreicher Entzündungsmediatoren, die für die klinischen Symptome wie Schmerz, Rötung, Überwärmung und Schwellung verantwortlich sind. In diese Vorgänge greifen die NSAR ein und bewirken eine antiphlogistische und analgetische Wirkung (siehe Kapitel 1.4 ,,Entzündung, Schmerz und ihre Mediatoren").

Wie in eben erwähntem Kapitel bereits ausgeführt, beruht die Wirkungsweise nichtsteroidaler Antirheumatica auf deren Inhibition ex Enzyms Cyclooxigenase (COX), welches die Bildung von Prostaglandinen aus der Arachidonsäure bewirkt.

In letzter Zeit konnte gezeigt werden, daß das Enzym COX in zwei Formen (Isoenzymen) vorliegt. Das eine Enzym (COX 1) ist verantwortlich für die Produktion von Prostaglandinen, welchen physiologische Funktionen, wie z.B. eine gastroprotektive Wirkung und die Aufrechterhaltung der Nierendurchblutung, zukommen; das andere Isoenzym (COX 2) bewirkt die Produktion von Prostaglandinen im entzündeten Gewebe. Diese Prostaglandine (PGE2) bewirken Vasodilatation und Reizung von Nervenendigungen mit dem Resultat von Schmerz und Zeichen der Entzündung. Die Produktion von COX 2 wird durch proinflammatorische Zytokine stimuliert.

Beide Isoenzyme, COX 1 und COX 2, sind in der Lage, Prostaglandine aus Arachidonsäure zu metabolisieren. Aufgrund der unterschiedlichen Struktur dieser beiden Enzyme wurde der Versuch unternommen, neue NSAR-Moleküle zu entwickeln, welche insbesondere COX 2 hemmen sollen. Der theoretische Hintergrund dieser Entwicklung beruht auf der Vorstellung bzw. Hoffnung, die Nebenwirkungen der NSAR besonders hinsichtlich Magen-Darm-Trakt und Nierendurchblutung beseitigen, zumindest aber verringern zu können.

Derzeit ist es möglich, die inhibierende Wirkung eines NSAR auf die zwei Isoenzyme von COX in vitro zu messen. Diese Inhibition kann im Verhältnis COX 1 : COX 2 ausgedrückt werden. Es zeigte sich aber, daß hier keine klare Korrelation zwischen dem Nebenwirkungsprofil eines NSAR und dessen COX-2-Selektivität besteht, was darauf hinweist, daß noch andere Faktoren von Bedeutung sein müssen.

NSAR, denen eine vorwiegende COX-2-Inhibition zugesprochen wird, sind Meloxicam, Acemetacin, Ibuprofen und Diclofenac.

Die NSAR lassen sich entsprechend ihrem chemischen Aufbau in verschiedene Untergruppen einteilen (Abb. 1; in Tab. 1 sind außerdem noch Darreichungsform, Dosiereinheiten und empfohlene Maximaldosis der einzelnen Präparate zusammengefaßt).

Tab. 1.

	Chemische Kurz-bezeichnung	Präparat	Darreichungs-formen Dosiereinheiten	Empfohlene Tageshöchst-dosis Erwachsene	Empfohlene Tageshöchst-dosis Kinder
Salicylate und Molekül-verbindungen	Acetylsalicyl-säure	Aspirin	Tbl. 0,5 g	5-6 g bis Ohrensausen	100 mg/kg
	Diflunisal	Fluniget	Filmtbl. 250 mg Filmtbl. 500 mg	1000 mg	
Pyrazolone und Molekül-verbindungen	Phenylbutazon	Butazolidin*	Dg. 200 mg Supp. 250 mg	600 mg	12 mg/kg
	Lonazolac	Irriten	Filmtbl. 200 mg Supp. 400 mg	600 mg	
Benzotriazin-Derivat	Azapropazon	Prolixan	Kps. 300 mg Tbl. 600 mg	1800 mg	25 mg/kg
Anthranilsäure-Derivate (Fenamate)	Mefenaminsäure	Parkemed	Kps. 250 mg Tbl. 500 mg Supp. 125 mg Supp. 500 mg Susp 50 mg	750 mg	20 mg/kg
Arylessigsäure-Derivate (Fenac-Verbindungen)	Diclofenac	Voltaren*	Filmtbl. 25 mg Filmtbl. 50 mg " ret. 100 mg Dg.rapid 50 mg Supp. 25 mg Supp. 50 mg Supp. 100 mg	150 - 200 mg	1,6 mg/kg
		Deflamat*	Kps. 25 mg Kps. 50 mg Kps. ret. 75 mg Kps. ret. 100 mg Supp. 50 mg Supp. 100 mg	150 - 200 mg	ab 6. Lj. 2-3 mg/kg
		Magluphen*	Filmtbl. 25 mg Filmtbl. 50 mg " ret. 100 mg Supp. 50 mg Supp. 100 mg	150 - 200 mg	ab 6. LJ. 0,5 - 2 mg/kg
		Diclobene*	Kps. ret. 100 mg Supp. 25 mg Supp. 50 mg Supp. 100 mg	200 mg	
		Neurofenac	Kps. 50 mg +Vit.B1,B6,B12	150 mg	
	Indometacin	Indocid	Kps. 25 mg Kps. forte 50 mg Kps. ret. 75 mg Supp. 50 mg Supp. 100 mg	150 - 200 mg	3 mg/kg
	Acemetacin	Rheutrop*	Kps. 60 mg Kps. ret. 90 mg	180 mg	
	Sulindac	Clinoril	Tbl. 100 mg Tbl. 200 mg	400 mg	

	Chemische Kurz-bezeichnung	Präparat	Darreichungs-formen Dosiereinheiten	Empfohlene Tageshöchst-dosis Erwachsene	Empfohlene Tageshöchst-dosis Kinder
Phenylthiazol-essigsäure	Fentiazac	Norvedan	Dg. 100 mg Dg. 200 mg Supp. 200 mg	600 mg	ab 3. Lj. 5 mg/kg
Pyrano-Indol-essigsäure	Fentiazac	Lodine	Filmtbl. 200 mg Filmtbl. 300 mg	60 - 1000 mg	
Arylpropion-säure-Derivate (Profene)	Ibuprofen	Brufen	Dg. 200 mg Dg. 400 mg Dg. 600 mg Supp. 500 mg	1800 - 2400 mg	20 mg/kg
		Avallone	Filmtbl. 200 mg Filmtbl. 400 mg Filmtbl. 600 mg	1800 - 2400 mg	ab 6. Lj. 20 mg/kg
		Dolgit	Dg. 200 mg Dg. 400 mg Dg. 600 mg	1800 - 2400 mg	bis 6. Lj. 6 mg/kg vom 8.-16. Lj. 3 x 200 mg
		Imbun	Filmtbl. 500 mg Supp. 500 mg	3000 mg	vom 6.-14. Lj. 500-1000 mg
	Dexibuprofen	Seractil	Filmtbl. 100 mg Filmtbl. 200 mg Filmtbl. 300 mg	1200 mg	ab 8 Lj. 300 mg
	Fenbufen	Lederfen	Filmtbl. 450 mg Kps. 300 mg	900 mg	
	Ketaprofen	Profenid*	Kps. 50 mg Supp. 100 mg	300 mg	
	Flurbiprofen	Froben	Dg. 50 mg Dg. 100 mg Supp. 100 mg	300 mg	
	Naproxen	Proxen	Filmtbl. 250 mg Filmtbl. 500 mg Supp. 500 mg	1000 mg	
	Naproxen-Natrium	Miranax	Filmtbl. 550 mg	1100 mg	
Oxicame	Piroxicam	Felden*	Kps. 10 mg Kps. 20 mg Supp. 10 mg Supp. 20 mg lösb.Tbl. 10 mg lösb.Tbl. 20 mg	40 mg	
	Tenoxicam	Liman*	Filmtbl. 20 mg	20 mg	
		Tilcotil*	Filmtbl. 20 mg Supp. 20 mg	20 mg	

auch parenterale Verabreichungsformen vorhanden
+ in Österreich beschränkte Indikation bei akuten Schmerzen, cave Blutbildschädigung,
maximale Behandlungsdauer 1 Woche

Tab. 2. Halbwertszeit (HWZ) der einzelnen nichtsteroidalen Antirheumatika.

Kurze HWZ:
Aspirin, Acemetacin, Diclofenac, Fenoprofen, Flurbiprofen, Ibuprofen, Indomethacin, Ketoprofen, Mefenaminsäure, Tiaprofensäure, Tolmetin
Mittlere HWZ:
Azapropazon (Apazone), Diflunisal, Fenbufen (Biphenylessigsäure), Fentiazac, Lonazolac, Naproxen, Sulindac (Sulfid), Etodolac
Lange HWZ:
Feprazon, Oxyphenbutazon, Phenylbutazon, Piroxicam, Tenoxicam

Carboxylsäuren	Essigsäurederivate	Carbo- und heterocycl Essigsäurederivate	Acemetacin Indometacin Etodolac Lonazolac Sulindac Tolmetin
		Phenylessigsäure-derivate	Diclofenac Fentiazac
	Salicylate und Molekülverbindungen		Acetylsalicylsäure Diflunisal
	Anthranilsäurederivate (Fenamate)		Flufenaminsäure Mefenaminsäure Meclofenaminsäure Nifluminsäure
	Propionsäurederivate		Ibuprofen Dexibuprofen Fenbufen Fenoprofen Flurbiprofen Ketoprofen Naproxen
Enolsäuren	Pyrazolone		Azapropazon Oxyphenbutazon Phenylbutazon
	Oxicame		Lornoxicam Piroxicam Tenoxicam Meloxicam
Nicht-Säuren			Nabumeton

Abb. 1. NSAR-Einteilung (Substanzgruppen).

Der schwache Säurecharakter der NSAR bewirkt die rasche Resorption in Magen und Duodenum sowie die gute Anreicherung in der Synovia entzündeter Gelenke. Die überwiegende Zahl der NSAR wird über die Nieren ausgeschieden. Eine teilweise

Ausscheidung über die Galle mit enterohepatischer Rezirkulation wurde bei Azapropazon, Diclofenac, Indomethacin, Phenylbutazon und Sulindac beschrieben.

Mit dem rasch wachsenden Verständnis der Immunhormone und Zytokine werden NSAR entwickelt, die zusätzlich zur Prostaglandinsynthesehemmung auch noch eine zytokinneutralisierende Wirkung haben. So hat z. B. das in Registrierung befindliche Tenidap (Enablex®) nicht nur schmerzstillende und antiphlogistische Wirkungen, sondern auch eine Hemmung der Interleukin-1-Wirkung, die zu einer basistherapieartigen Krankheitsverzögerung (im Sinne eines DMARD) führt.

NSAR können auf Basis ihrer Plasmahalbwertszeit in 3 Gruppen unterteilt werden (Tab. 2). Die Steady-state-Plasmakonzentration wird von NSAR mit kurzer Halbwertszeit rascher erreicht als von NSAR mit langer Halbwertszeit.

Von Bedeutung ist die Konzentration von NSAR in der Synovialflüssigkeit, da dieses Kompartiment sich in unmittelbarer Nähe der zu behandelnden Gelenksstrukturen befindet. Die NSAR-Konzentration in der Synovialflüssigkeit beträgt etwa 60% der Konzentration im Plasma.

Retardpräparationen von NSAR mit kurzer Halbwertszeit sollen den klinisch wirksamen Plasmaspiegel verlängern und somit auch die Compliance verbessern.

Eine errechnete lange Wirksamkeit von Retardpräparationen findet sich auch immer auch klinisch bestätigt.

Nichtsteroidale Antirheumatika in der klinischen Anwendung

Die verschiedenen pharmakologischen Eigenschaften der NSAR wären eine Erklärung für das zu beobachtende individuell unterschiedliche Ansprechen bei der klinischen Anwendung. Die NSAR-Dosis kann, wenn erforderlich, innerhalb eines Zeitraumes von 1 bis 2 Wochen auf die Maximaldosis erhöht werden. Ist die Wirkung unzureichend, empfiehlt sich der Versuch mit einem anderen NSAR. Die gleichzeitige Anwendung verschiedener NSAR ist nicht zu empfehlen.

Vergleicht man die Wirkung von NSAR an verschiedenen Patienten, finden sich individuelle Unterschiede hinsichtlich deren analgetischer Wirkung. Anzupassen sind auch Dosis und Verabreichungszeit der NSAR, entsprechend dem Schmerztagesprofil. Dieses Schmerztagesprofil ist somit genau zu erfragen.

Weichteilrheumatismus, u. a. Tendinitis, Tendovaginitis, Bursitis: Auswahl der NSAR nach eigener Erfahrung, kein Nebenwirkungsrisiko eingehen. Reine Analgetika (Paracetamol) oder Maßnahmen der physikalischen Medizin oft ausreichend, nicht selten sogar wirksamer.

Degenerative Wirbelsäulenerkrankungen: Zu unterscheiden sind hier Schmerzzustände mit und ohne Beteiligung der Nervenwurzeln, d. h. radikuläre Syndrome. Bei blanden Wirbelsäulenschmerzen sind oft Physiotherapie und Analgetika ausreichend. Auswahl des NSAR nach eigener Erfahrung. Kein Nebenwirkungsrisiko eingehen.

Arthrosen, NSAR und Knorpelschädigung: Die entzündliche Komponente im Verlauf einer Arthrose, erklärt die gute analgetische Wirkung der NSAR. Die Behandlung mit NSAR sollte sich aber nur auf diese Phase, d. h. aktivierte Arthrose beschränken. Eine unkontrollierte Dauertherapie mit NSAR soll vermieden werden. NSAR sind kein „Doping" bei Arthrose. Oft sind Aufklärung und Physiotherapie durchaus ausreichend. Bei der Behandlung von Arthrosen mit NSAR zu beachten ist die Problematik „NSAR-Therapie beim älteren Menschen". Dies beinhaltet das erhöhte Nebenwirkungsrisiko von

NSAR, Interaktionen mit anderen verordneten Medikamenten; weiters Wirkungsabschwächung von Diuretika und Antihypertensiva.

In In-vitro-Studien (Chondrozytenkulturen) und am Tiermodell zeigten einige untersuchte NSAR eine toxische Wirkung auf die Chondrozytenfunktion. Untersuchungen am humanen Knorpel wurden bisher nur am Knorpel älterer Menschen durchgeführt. Somit sind experimentelle Untersuchungen und Ergebnisse nicht ohne weiteres auf den Menschen übertragbar.

Fazit der bisherigen Ergebnisse: Eine Langzeitbehandlung mit NSAR kann bei Arthrose die Knorpelschädigung verstärken und beschleunigen; somit den Einsatz aller NSAR bei Arthrose nur auf die schmerzhaft entzündlichen Phasen beschränken.

Arthritis, u. a. chronische Polyarthritis, reaktive Arthritis, Arthritis urica: Die klinische Erfahrung und die Ergebnisse der transsynovialen Kinetik, d. h. Wirkstoffkonzentration in der Synovialflüssigkeit, erfordern bei Arthritis (Synoviitis) einen konstant hohen NSAR-Plasmaspiegel. Um dies zu erreichen, ist die notwendige Einzeldosis und Halbwertszeit des verwendeten NSAR zu beachten. Bei Arthritis findet sich ein zirkadianer Rhythmus von Schmerz und Entzündung. So empfiehlt sich die Gabe eines NSAR zum optimalen Zeitpunkt, z. B. spät am Abend oder zeitig am Morgen bei ,,entzündlicher, schmerzhafter Morgensteife".

Spondylitis ankylosans (Morbus Bechterew): Die durch NSAR erzielte Schmerzerleichterung ist wichtig für das notwendige, täglich durchzuführende Bewegungsprogramm. Aufgrund der meist erforderlichen Langzeittherapie empfiehlt es sich, in mehreren Versuchen das für den Einzelfall optimale NSAR zu erkunden. Hauptbeschwerden treten in den frühen Morgenstunden und nach dem Aufstehen auf. Somit soll die höchste NSAR-Dosis abends eingenommen werden.

Merksätze für die Anwendung von NSAR

– NSAR nicht mit reinen Analgetika verwechseln. Oft sind aber Analgetika, verbunden mit Beratung und Maßnahmen der Physiotherapie, ausreichend bei Schmerzen des Bewegungsapparates.

– Für die Erreichung des notwendigen Wirkungsspiegels ist eine bestimmte Tagesdosis notwendig. Ist ein konstanter NSAR-Plasmaspiegel notwendig, muß, abgesehen von der Einzeldosis, auch die Halbwertszeit des jeweiligen NSAR beachtet werden. Die Erfassung des Schmerztagesprofils ermöglicht den optimalen Therapiezeitpunkt während des Tages.

– Zu unterscheiden ist die analgetische und die antiphlogistische NSAR-Wirkung. Der Wirkungseffekt tritt nicht immer sofort ein, eine Informationsperiode ist abzuwarten; diese beträgt 4 bis 6 Tage.

– Bei Wirkungseintritt Titration der NSAR-Dosis auf eine individuelle Erhaltungsdosis. Bei fehlendem Wirkungseffekt Wechsel auf ein NSAR einer anderen chemischen Gruppe. Individuelle Unterschiede der therapeutischen Wirksamkeit der einzelnen NSAR sind möglich.

– Zur Feststellung eines Behandlungserfolges sind Beurteilungskriterien zu verwenden; diese sind Morgensteife, Schmerzintensität, Zahl der schmerzhaften und geschwollenen Gelenke, Gehdistanz, Faustschlußkraft, Bewegungsausmaß und Einschätzung des Allgemeinbefindens aus der Sicht von Arzt und Patient. Notwendig sind auch Laborbefunde, wie u. a. BSG und C-reaktives Protein.

– Besondere, d. h. klinisch relevante, Beeinflussung der Resorption und damit des Plasmaspiegels von NSAR durch andere gleichzeitig eingenommene Medikamente gibt es nicht. Allerdings kann die Elimination der NSAR gestört werden (Cimetidin verlängert HWZ von Piroxicam; Probenecid stört renale NSAR-Exkretion).
– Interaktionen von NSAR mit anderen gleichzeitig verordneten Arzneimitteln siehe Seite 341 und 342.

Nebenwirkungen

Die häufigsten Nebenwirkungen von NSAR sind Beschwerden des Magen-Darmtraktes, am häufigsten dabei eine Dyspepsie. Peptische Geschwüre und deren Komplikationen sind wesentlich seltener. Renale Nebenwirkungen sind ebenfalls häufig, werden aber oft übersehen. Relativ häufig sind auch benigne Hautveränderungen, gefolgt von Beschwerden des zentralen Nervensystems. Seltene Nebenwirkungen sind Blutunverträglichkeiten, Urtikaria, Hepatopathien und Pneumonitis. Beobachtungen über letztere Nebenwirkungen existieren nur als Fallberichte. Überaus seltene Beobachtungen sind Erythema exsudativum multiforme und Epidermiolysis acuta toxica (Lyell-Syndrom). Aufgrund der gleichzeitigen Einnahme anderer Medikamente ist die Bezugnahme zum jeweiligen NSAR schwierig.

Magen-Darmtrakt

Prostaglandine entfalten an der Magenschleimhaut zahlreiche protektive Wirkungen. Unter der Behandlung mit NSAR kommt es zu einer Verminderung der Prostaglandinsynthese in der Magenmukosa. Als deren Folge kann es zu Nebenwirkungen im Bereich des Gastrointestinaltraktes kommen. Dyspepsien können bei sämtlichen NSAR auftreten. Eine solche Dyspepsie muß aber nicht die Vorankündigung anderer gastrointestinaler Komplikationen sein. Weitere mögliche Nebenwirkungen sind Erosionen der Magenschleimhaut, peptische Ulzera mit und ohne Perforation, gastroduodenale Blutungen und bei langfristiger Einnahme subklinisch verlaufende chronische Dünndarmentzündungen mit Störungen der Schleimhautpermeabilität.
Das Risiko, ein peptisches Ulkus unter NSAR-Therapie zu bekommen, ist 3- bis 5mal, bei älteren Patienten sogar 7mal höher als bei einer vergleichbaren Patientengruppe ohne NSAR-Einnahme. Die hohe Nebenwirkungsrate der NSAR am Magen-Darmtrakt fordert eine wirksame Prophylaxe insbesondere der gefährdeten Patienten. Eine solche Risikogruppe für Magen-Darmunverträglichkeiten sind ältere Menschen (ab 60. bis 65. Lebensjahr), Ulzera in der Vorgeschichte, bekannte NSAR-Unverträglichkeiten, Raucher und Alkoholiker. Als wirksam erwiesen sich bei Risikogruppen in der Prophylaxe des Ulcus ventriculi und duodeni Misoprostol, in der des Ulcus duodeni wie auch in der Behandlung von Magen-/Darmulcera Famotidin, Omeparzol, Cimetidin, Ranitidin und Sucralfat.

Niere

Oft unerkannt bleiben unerwünschte Wirkungen von NSAR auf die Nierenfunktion. Prostaglandine als lokale Gewebshormone nehmen Einfluß auf die renale Durchblutung, die glomeruläre Filtration und die tubuläre Rückresorption von Elektrolyten und Wasser. Eine Hemmung dieser Prostaglandine ist durch alle NSAR möglich. Als Folgewirkungen können funktionelle, reversible Störungen der Nierenfunktion auftreten: Verringerung des Glomerulumfiltrats (Natrium- und Wasserretention), Ödeme und Elektrolytstörungen. Organische Nierenveränderungen wie interstitielle Nephritis, Papillennekrose, chronisches und akutes Nierenversagen sind sehr selten. Detaillierte Häufigkeitsangaben sind nicht möglich. Informationen darüber sind Fallberichte einzelner NSAR. Die Gefahr von Nierenschädigungen erhöht sich bei Begleitkrankheiten, wie bereits bestehender Nierenkrankheit, Leberzirrhose, Herzinsuffizienz, Hypovolämie und chronischer Diuretikaeinnahme.

Vorsicht ist somit geboten bei einer insbesondere chronischen NSAR-Therapie und vorgeschädigter Niere.

Antihypertensiva/Diuretika

Alle NSAR (Phenylbutazon und Indomethacin in besonderem, Sulindac in geringstem Ausmaß) können die erwünschte therapeutische Wirkung von Betablockern, Diuretika oder ACE-Hemmern in ihrer therapeutischen Wirksamkeit bei Hochdruck und Herzinsuffizienz hemmen. Das Ausmaß dieser Wirkung von NSAR am Einzelpatienten ist nicht genau voraussagbar.

Es ist somit notwendig, insbesondere bei Risikopatienten und einer chronischen NSAR-Therapie, durch engmaschige Kontrollen Körpergewicht, Blutdruck, Serumkreatinin, Elektrolyte und Urinstatus zu überwachen. Auf ausreichende Hydration (Trinkmenge!) ist zu achten. Bei bestehender Nierenkrankheit und eingeschränkter Nierenfunktion sollen NSAR mit kurzer Halbwertszeit verwendet werden. Empfehlenswert ist eine Reduktion der NSAR-Dosis um etwa 30%. Vorsicht ist auch geboten bei Patienten ab dem 70. Lebensjahr. Es darf hier eine eingeschränkte Nierenfunktion angenommen werden.

Hepatotoxizität

Bei 2 bis 3% der mit NSAR behandelten Patienten können vorübergehende, asymptomatische Anstiege eines oder mehrerer Leberenzyme beobachtet werden. Meist handelt es sich um Einzelfallbeschreibungen; derartige Berichte existieren von allen NSAR. Häufigere Berichte finden sich bei NSAR mit enterohepatischer Rezirkulation (u. a. Diclofenac, Phenylbutazon und Sulindac). Die Art der Leberschädigung ist meist vom Hepatitistyp, seltener Cholestase. Die Leberschäden sind meist reversibel, das Auftreten geschieht mit unterschiedlicher Latenz. Kontrolle der Leberenzyme bei chronischer NSAR-Therapie ist nötig; empfohlen werden solche in den ersten 6 Monaten in Abständen von 6 Wochen.

Haut

Die meisten durch NSAR bedingten Hautunverträglichkeiten sind gering, ungefährlich und klingen nach Absetzen der NSAR wieder ab.

Überaus selten sind das Stevens-Johnson-Syndrom und das Lyell-Syndrom. Diese seltene Nebenwirkung kann bei allen NSAR auftreten, Informationen darüber geben einzelne Fallberichte. Phototoxische und photoallergische Hautreaktionen, d. h. Blasenbildung an lichtexponierten Hautarealen, sind bei Piroxicam, Naproxen und Tiaprofensäure in sehr geringer Häufigkeit beschrieben worden. Nachdem diese Hautreaktionen in Korrelation zur Intensität und Dauer der Sonnenlichteinwirkung stehen, darf in Mitteleuropa mit einer besonders geringen Häufigkeit gerechnet werden.

Hämatopoetisches System

Beobachtet wurden Thrombozytopenie, Leukopenie, Agranulozytose, Panmyelopathie und hämolytische Anämie.

Seit der geringen Anwendung von Phenylbutazon und seiner Derivate sowie Indomethacin sind schwere Knochenmarksschädigungen überaus selten geworden. Eisenmangelanämien sollten an einen chronischen Blutverlust, bedingt durch gastrointestinale Erosionen oder Ulzera, denken lassen; die Anämie bei chronischer Entzündung ist von der eigentlichen Eisenmangelanämie abzugrenzen.

Zentralnervensystem

Kopfschmerzen, Schwindel und Verminderung des Reaktionsvermögens (im Straßenverkehr!) treten häufig auf bei Indomethacin, sind aber auch bei allen anderen NSAR möglich. Eine Übelkeit bei NSAR-Therapie kann auch zentral bedingt sein.

Respirationstrakt

Untersuchungen ergaben, daß 5 bis 20% von erwachsenen Asthmatikern unter einer Behandlung mit Aspirin und NSAR verstärkt Atembeschwerden bekamen. Es empfiehlt sich somit, bei diesen Patienten in den ersten 2 bis 3 Behandlungstagen nach verstärkter Atemnot zu fragen und eventuell auch Messungen mit einem Peakflowmeter vorzunehmen.

Nichtsteroidale Antirheumatika in der Schwangerschaft und Stillzeit

(Siehe 3.1.17 ,,Therapie während Schwangerschaft und Laktation".)

Merksätze zur Vermeidung von Nebenwirkungen bei Medikation mit NSAR

– Hinweise der Herstellerfirma beachten.
– Kontraindikationen:
Florides peptisches Ulkus und akute Gastritis; Allergie gegen das in Aussicht genommene Präparat; Asthma bronchiale; Gravidität und Stillperiode.
– Vorsicht bei peptischem Ulkus und Neigung zu gastrointestinalen Störungen in der Vorgeschichte; Vorsicht bei Alkohol- und Zigarettenkonsum; Vorsicht bei Kindern; Vorsicht bei älteren Menschen wegen möglicherweise bestehender Nierenschäden, Herzinsuffizienz und Interaktionen mit anderen einzunehmenden Medikamenten.
– Sorgfältige Indikationsstellung mit engmaschigen klinischen und Laborkontrollen bei allen Risikogruppen.
– NSAR während oder nach der Mahlzeit einnehmen.
– Dosierungsempfehlung für Intervall- und Langzeittherapie einhalten.
NSAR bei fehlendem Therapieeffekt absetzen.

– Vor Therapiebeginn unklare klinische, hämatologische und blutchemische Befunde abklären.

– Kumulationsgefahr der NSAR bei gestörtem Abbau (Leber) und gestörter Ausscheidung (Niere).

– Mögliche Interaktionen der NSAR mit gleichzeitig anderen verabreichten Medikamenten beachten: Verstärkung des „blutverdünnenden" Effektes von Marcoumar, Erhöhung der Lithiumplasmakonzentration, erhöhtes Hypoglykämierisiko oraler Antidiabetika, erhöhter Phenytoinplasmaspiegel, erhöhter Methotrexatplasmaspiegel (bedeutungsvoll nur bei hohen, nichtrheumatologischen Dosen), Erhöhung des Digoxinplasmaspiegels.

– Kontrollen während Therapie mit NSAR, insbesondere bei Dauertherapie: Hämoglobin, Leukozyten, Thrombozyten, Kreatinin und Leberenzyme innerhalb der ersten 3 Monate 3- bis 4wöchentlich, danach alle 3 Monate. Bei Bestehen einer Organopathie Erweiterung des Laborprogramms.

– Hypertonie, Herzschwäche und Nierenfunktion können sich unter einer NSAR-Langzeitmedikation verschlechtern. Engmaschigere Kontrollen sind somit erforderlich. Bei Asthma bronchiale Verstärkung des Bronchospasmus bereits in den ersten Therapietagen mit NSAR möglich.

– Risikopatienten sind ältere Menschen, Nierenkranke, peptische Ulzera in der Vorgeschichte, Leberkrankheiten, Zigarettenrauchen und regelmäßiger Alkoholkonsum.

– Patientenaufklärung darüber, daß eine Arztkonsultation zu jedem Therapiezeitpunkt notwendig ist, wenn Magen-Darmbeschwerden, Haut- und Schleimhautbeschwerden, Atemnot oder unklares Fieber auftreten.

Literatur

Nichtsteroidale Antirheumatika

(1) Brooks PM, Day RO: Nonsteroidal antiinflammatory drugs – differences and similarities. N Engl J Med 1991;324:1716-1725.

(2) Abramson SB, Weissmann G: The mechanisms of action of nonsteroidal antiinflammatory drugs. Arthritis Rheum 1989;32:1-9.

(3) Mielants H, Goemaere S, De Vos M, Schelstraete K, Goethals K, Meartens M, Ackerman C, Veys EM: Intestinal mucosal permeability in inflammatory rheumatic diseases. I: Role of antiinflammatory drugs. J Rheumatol 1991;18:389-393.

(4) Meade EA, Smitz WL, De Will DL: Differential inhibition of prostaglandin enderoperoxide synthase (cyclo-oxygenase) isozeymes by aspirin and other nonsteroidal anti-inflammatory drugs. J Biol Chem 1993;268:6610-6614.

Nebenwirkungen

(1) Börsch G, Ricken D: Unerwünschte Arzneimittelwirkungen am Gastrointestinaltrakt. Dtsch Med Wschr 1989;114:184-187.

(2) Fries JF, Miller SR, Spitz PW, Williams CA, Hubert HB, Bloch DA: Towards an epidemiology of gastropathy associated with nonsteroidal antiinflammatory drug use. Gastroenterology 1989;96 (suppl 2): 647-655.

(3) Oberle GP, Stahl RAK: Akute Nebenwirkungen nicht-steroidaler Antiphlogistika auf die Nieren. Dtsch Med Wschr 1990;115:309-314.

(4) Tolman KG: Hepatotoxicity of antirheumatic drugs. J Rheumatol 1990;17 (suppl 22): 6-11.

Glukokortikoide
und adrenokortikotropes Hormon

H. Bröll

Merksätze

Glukokortikoide sind die stärksten und verläßlichsten antirheumatisch wirksamen medikamentösen Therapeutika.

Die Hormonwirkung besitzenden Glukokortikoide müssen in unphsysiologischen Dosen angewandt werden. Daraus resultieren die zum Teil gravierenden Nebenwirkungen. Daher ist deren Einsatz limitiert. Glukokortikoide haben einen Einfluß auf den Eiweiß-, Kohlehydrat- und Mineralstoffwechsel.

Exogene Glukokortikoidzufuhr stört die Achse Hypothalamushypophysenebenniere mit der Folge einer Nebennierenrindensuppression.

Grundprinzip der Dosierung: Soviel wie nötig – sowenig wie möglich.

ACTH stimuliert die endogene Kortisolproduktion und wirkt prinzipiell wie Glukokortikoide. ACTH wird heute nur noch eingeschränkt verwendet, da einerseits allergische Reaktionen auftreten können, andererseits eine ACTH-Applikation keine genaue Vorhersage über die Menge an endogen ausgeschütteten Kortikoiden erlaubt. Ein Vorteil ist, daß praktisch keine Nebennierenrindensuppression erfolgt, der Nachteil, daß die Substanz parenteral verabreicht werden muß. Dies ist wieder ein Vorteil bei einer schlechten Patientencompliance.

Präparate und pharmakologische Daten

Glukokortikoide sind als Tabletten, Injektionslösungen und als Kristallsuspension verfügbar. Man hat zwischen kurz, mittellang und lang wirksamen Präparaten zu unterscheiden. Prednisolon und Methylprednisolon haben eine kurze, fluorierte Glukokortikoide, wie Fluocortolon und Triamcinolon, eine mittellange und Paramethason, Dexamethason und Betamethason eine lange biologische Halbwertszeit.

Spezialitäten:

Prednisolon (Aprednislon®, Prednisolon „AGEPHA"®), Prednisolon (Hafslund "Nycomed®", Solu-Dacortin®)

Methylprednisolon (Depo-Medrol®, Urbason®)

Triamcinolon (Volon®, Delphicort®, Lederspan®)

Dexamethason (Dexamethason Hafslund Nycomed®)

Betamethason (Celestan Biphase®, Bethnesol®)

Fluocortolon (Ultralan®)

Mischpräparate (Glukokortikoide + nichtsteroidale Antirheumatika), wie z. B. Ambene®, Clinit®, Delta-Tomanol B$_{12}$®, Rheumesser® können in der Akuttherapie kurzfristig eingesetzt werden. Ihr tatsächlicher Glukokortikoideffekt hinsichtlich der analgetischen Wirksamkeit wird großteils überschätzt.

ACTH-Präparate:
Synacthen Depot-Injektionssuspension® zu 1 mg entspricht 100 IE.

Indikation

Glukokortikoide werden in erster Linie bei chronisch entzündlichen rheumatischen Erkrankungen angewendet. Ihre systemische Gabe sollte nur dann erfolgen, wenn mit anderen Mitteln keine hinreichende Besserung erzielt werden konnte. Andererseits müssen Glukokortikoide in bestimmten Situationen (Arteriitis temporalis, schwere Organmanifestationen von Kollagenosen u. a.) oft sehr rasch und in ausreichend hohen Dosen verordnet werden. Eine weitere Indikation sind akute lokale Irritationszustände, z. B. aktivierte Arthrose, Periarthropathien, Tendovaginitiden. Dabei werden Glukokortikoide jedoch ausschließlich lokal angewendet.

Bei vielen rheumatologischen Krankheiten müssen Glukokortikoide auch langfristig gegeben werden. Hier von großer Wichtigkeit sind die Indikationsstellung, die initiale Einstellung und die laufende Dosisanpassung, entsprechend dem klinischen Bild.

Dosierung

Die Dosierung ist abhängig einerseits von der Art der Erkrankung und andererseits von der jeweiligen Krankheitsaktivität. Zu unterscheiden hat man die Dosis im Schub und die Erhaltungsdosis. Beispiele von Tagesdosierungen von Glukokortikoiden bei unterschiedlichen rheumatologischen Erkrankungen finden sich in Tabelle 1.

Tab. 1. Beispiele von Tagesdosen von Glukokortikoiden bei unterschiedlichen rheumatologischen Erkrankungen (mg Prednisolon bei normgewichtigen Patienten).

Krankheit	Dosis im Schub	Erhaltungsdosis	Dauer
chronische Polyarthritis	10 - 25	1 - 7,5	Wochen bis Monate
Polymyalgia rheumatica	20 - 50	1 - 7,5	Jahre
systemischer Lupus erythematosus	50 - 1000	2,5 - 25	Monate bis Jahre
Vaskulitiden	50 - 1000	2,5 - 25	Monate bis Jahre
andere Kollagenosen	50 - 1000	2,5 - 25	Monate bis Jahre

Zwecks Minimierung der Suppression der Hypothalamushypophysennebennierenachse wäre eine alternierende Gabe anzustreben, die aber meist nicht toleriert wird. Zur Anpassung an die zirkadiane Kortisolproduktion mit ihrem frühmorgendlichen Maximum sollten die Glukokortikoide möglichst nur als 1malige frühmorgendliche Gabe gegeben werden.

In manchen Fällen von SLE, Vaskulitiden oder schwerem Schub einer cP kann auch eine kurzfristige Kortisonbolustherapie (z. B. 1 g Prednisolonäquivalent/Tag durch 3 Tage, Wiederholung in 3- bis 4wöchigen Abständen) eingesetzt werden. Eine solche Bolustherapie sollte aber wegen möglicher Komplikationen ausschließlich an Fachabteilungen durchgeführt werden.

Bei vielen rheumatischen Erkrankungen kann die Kombination von NSAR, Basistherapeutika und/oder Immunsuppressiva Glukokortikoide einsparen helfen.

Reduktion und Absetzen

Ab dem 3. Monat einer Glukokortikoidtherapie kann beim abrupten Absetzen ein Nebennierenrinde- und Kortisonentzugssyndrom auftreten. Die Beendigung der Glukokortikoidbehandlung sollte daher nur sehr langsam, ausschleichend über Monate, erfolgen. Als Faustregel kann in Abhängigkeit von der klinischen Situation wöchentlich bis 2wöchentlich eine Verringerung der Dosen um 15 bis 20% angestrebt werden.

Kontraindikationen der systemischen Therapie

Absolute: akute Virusinfektionen, Parasitosen, Hbs-AG-positive, aktive Hepatitis.
Relative: floride Ulcera ventriculi aut duodeni, Diabetes mellitus, art. Hypertonie, Osteoporose, Tuberkulose, Herzinsuffizienz, Thromboseneigung, Psychosen.

Nebenwirkungen einer systemischen Glukokortikoidtherapie

Bei längerfristiger Glukokortikoidtherapie ist die Erhöhung der endogenen Kortisolausschüttung in Streßsituationen aufgrund einer Nebennierenrindeninsuffizienz ungenügend. In einer solchen Situation sind daher die exogenen Glukokortikoide zu erhöhen. Neben bekannten möglichen unerwünschten Wirkungen einer längerfristigen Kortikoidtherapie, wie u. a. Hochdruck, Flüssigkeitsretention, Verschlechterung einer diabetischen Stoffwechsellage, Aktivierung florider Infekte, Magen-Darmulzera, sind aus rheumatologischer Sicht vor allem die Steroidosteoporose und eine erhöhte Infektanfälligkeit zu erwähnen. Eine weitere Möglichkeit einer langfristigen Glukokortikoidbehandlung sind Steroidmyopathie und aseptische Knochennekrosen.

Aus den oben angeführten Gründen sind somit bei einer Langzeittherapie regelmäßige Kontrolluntersuchungen angezeigt. Diese sollten beinhalten: Gewichtskontrolle, Blutdruckkontrolle, Kontrolle von Kalium und Blutzucker und, wenn indiziert, Magenschutztherapie.

Lokaltherapie

Topische Injektionen (Infiltrationstherapie) an Sehnenansätzen, Schleimbeutel, Sehnenscheiden sind wirksam, und oft reichen niedrige Dosen (5 bis 10 mg Prednisolonäquivalent) aus. Die intraartikuläre Injektion wird je nach Gelenksgröße mit 2,5 bis 30 mg Prednisolonäquivalent pro Gelenk durchgeführt. Niedrige Dosen besitzen keinen schädigenden Einfluß auf den Knorpelstoffwechsel (bis 20 mg Prednisolon/Kniegelenk). Höhere Dosen führen dosisabhängig zu irreversibler Chondrozytenschädigung. Je nach

Wahl des Präparates ist auch bei Kortisonkristallsuspensionen mit einem gewissen systemischen Effekt zu rechnen.

Das Intervall zwischen intraartikulären Injektionen in dasselbe Gelenk sollte in Abhängigkeit von der Dosis 3 bis 5 Wochen nicht unterschreiten; im Laufe 1 Jahres sollten möglichst nicht mehr als 4 Injektionen in ein Gelenk appliziert werden. Bei häufigerer Injektionsnotwendigkeit ist an eine eingreifende Therapie (Synoviorthese, Synovektomie) zu denken.

Im Rahmen der lokalen Glukokortikoidtherapie sind weitere Kontraindikationen zu beachten. Dies sind: Infektionen von Haut, Gelenken, Bursen und Sehnenscheiden sowie Gerinnungsstörungen. Mögliche Nebenwirkungen sind eine kurzzeitige Kristallsynovitis, Aktivierung einer bisher unbekannten infektiösen Arthritis, beschleunigte Arthroseentwicklung bei wiederholten Injektionen, aseptische Knochennekrose und lokale Atrophie der Haut/Subkutis.

Zusammenfassung

Unter der Beachtung der Indikation, der Dosierung und der Behandlungsdauer vermögen Glukokortikoide in der Rheumatologie, mit einem Minimum an Nebenwirkungen eine dramatische Verbesserung der Lebensqualität zu erzielen. Bei den meisten rheumatischen Erkrankungen werden Glukokortikoide in Kombination mit anderen Antirheumatika (nichtsteroidale Antirheumatika, Basistherapeutika, Immunsuppressiva) eingesetzt, um die Kortisondosis so gering wie möglich zu halten.

Auf die Notwendigkeit der Beachtung der Glukokortikoidnebenwirkungen bei der systemischen und lokalen Therapie sei nochmals eindringlich hingewiesen ebenso wie auf eine laufende Patientenüberwachung.

Cave!

Dauercortison nie abrupt absetzen.
Langzeittherapie bei unkomplizierten rheumatischen Erkrankungen.
Unkontrollierte Einnahme von Glukokortikoiden.
Kombination von Glukokortikoid und ACTH.
Bei plötzlichem Therapieabbruch Kortisonentzugssyndrom (fallweise Lebensgefahr).

Literatur

(1) Bröll H: Molekularbiologische Untersuchungen an Zellen der Synovialflüssigkeit von Patienten mit chronischer Polyarthritis nach intraartikulärer Prednisolonmedikation. Wien klin Wschr 1984 (suppl 149): 96.
(2) Kaiser H: Cortisonderivate in Klinik und Praxis. 9. Aufl. Stuttgart-New York, Thieme, 1992.
(3) Smolen J: Glucocorticoide in der Rheumatologie. Int Z ärztl Fortb (Up Date) 1994;1.

Antimalariamittel

F. Aglas

Merksätze

Antimalariamittel finden auch Anwendung in der Behandlung der chronischen Polyarthritis, seit *Page* 1951 zufällig die Wirkung von Mepacrin bei SLE mit peripherer Gelenksbeteiligung entdeckte. Als milde Basistherapeutika haben Chloroquinderivate bei geringer Nebenwirkungsquote auch eine relativ geringe Erfolgsquote (je nach Literaturangaben 25 bis 60%). Als spezielle Indikation gelten wenig aktive Frühfälle. Ein Wirkungseintritt wird nach 3- bis 6monatiger Therapie erwartet. Chloroquinderivate wirken retinotoxisch und können schwere Netzhautschädigungen hervorrufen, die nur im Anfangsstadium reversibel sind. Daher Kontrolle des Augenbefundes vor Therapiebeginn, dann in 3monatigen Abständen, bei Sehstörungen sofort! Die Wirkungsmechanismen sind noch nicht ganz geklärt. In therapeutischen Plasmakonzentrationen hemmt Chloroquin die Freisetzung von Interleukin-1 und könnte so über eine geringe Immunsuppression wirken. Zusätzlich werden unter anderem eine Reduktion der Freisetzung ungesättigter Fettsäuren als Vorstufen der Entzündungsmediatoren, eine Hemmung der Chemotaxis und Phagozytoseaktivität der Granulozyten, eine Stabilisierung der Lysosomenmembranen und eine Hemmung destruktiver Proteasen und Kollagenasen diskutiert.

Präparate

Chloroquindiphosphat (Resochin®): Tabletten zu 250 mg (entsprechend 150 mg Chloroquinbase).

Hydroxychloroquinsulfat (Plaquenil®): Tabletten zu 200 mg (entsprechend 155 mg Chloroquinbase).

Dosierung

Üblicherweise wird eine fixe Dosis verwendet. Die Standarddosis liegt bei 250 mg (1 Tablette) Chloroquindiphosphat oder 400 mg (2mal 1 Dragee) Hydroxychloroquinsulfat. Nur selten wird nach Körpergewicht (die optimale Dosis für Chloroquin bzw. Hydroxychloroquin liegt bei 4 bzw. 6 mg/kg Körpergewicht) berechnet. Die Differenzen der in der Literatur angegebenen Dosierungsempfehlungen sind unter Berücksichtigung des Chloroquinbasenanteils nicht recht ersichtlich. Allgemein wird angenommen, daß sich 250 mg Chloroquin und 2mal 200 mg Hydroxychloroquin weitgehend entsprechen, Chloroquin vielleicht sogar gering, jedoch nicht statistisch signifikant wirkungsvoller ist. Wegen der Dosisabhängigkeit möglicher Augenkomplikationen sollte man Chloroquin bevorzugen oder in der Dauertherapie mit Hydroxychloroquinsulfat nur täglich einmal 200 mg applizieren.

Nebenwirkungen

Antimalarika zeichnen sich in der empfohlenen Dosierung durch eine relativ gute Verträglichkeit aus. Die unerwünschten Wirkungen sind meist verhältnismäßig harmlos. Klinisch am bedeutsamsten und der im wesentlichen limitierende Faktor für diese Therapie sind die Augenveränderungen. Ophthalmologischerseits wird die kritische Obergrenze mit 300 g Chloroquinbase beziffert. Abbruch schon bei Verdacht auf Retinopathie!

Augenveränderungen (10%): Hornhauttrübung (reversibel), Akkomodationsstörungen, Rotsehen (Zeichen der Retinopathie), Augenflimmern (trotz Weitergabe reversibel), Retinopathie (zum Teil irreversibel), Nachtblindheit.

Neurologische Veränderungen (5%): Schlaflosigkeit, Nervosität, Kopfschmerz, Schwindel, Neuromyopathie, sehr selten Psychosen und Konvulsionen.

Haut- und Schleimhautveränderungen (5%): Haarentfärbung (graue Haare), Haarausfall, Exantheme, Lichtüberempfindlichkeit, Pruritus.

Hämatologische Veränderungen (selten): reversible Neutropenie, Agranulozytose, Thrombozytopenie.

Andere (5%): Appetitlosigkeit (Gewichtsverlust), dyspeptische Beschwerden, Magenunverträglichkeit, Nausea, Diarrhoe, kongenitale Abnormitäten (Hör- und Augenschäden in vereinzelten Fallberichten).

Kontrollen

Augenärztliche Kontrolle (inklusive Spaltlampenuntersuchung, Gesichtsfeldbestimmung, eventuell Fluoreszenzangiographie) vor Einsetzen der Medikation, dann mindestens alle 3 Monate, bei Sehstörungen sofort. Zweimonatliche Blutbildkontrollen, insbesondere Leuko- und Thrombozyten.

Indikationen

Relativ milde, seronegative, polyartikuläre Verlaufsformen einer gesicherten cP (ARA-Kriterien 1987). In fortgeschrittenen Krankheitsstadien einer cP bei Kontraindikationen gegen andere Basistherapeutika. Milde SLE-Verlaufsformen mit lediglich dermaler Manifestation und/oder Arthralgien/Arthritis.

Kontraindikationen

Schwere Augenschäden, insbesondere Retinopathien und Katarakte, Erkrankungen der blutbildenden Organe und des ZNS, Glucose-6-Phosphatdehydrogenasemangel, Gravidität.

Relative Kontraindikationen: Psoriasisarthritis (mögliche Exazerbation der Hauteffloreszenzen, Rücksprache mit dem Dermatologen). Bei Niereninsuffizienz verzögerte Ausscheidung.

Therapieführung

Ein Effekt dieser Behandlung ist erst nach einer Anlaufzeit von mindestens 2 bis 3 Monaten zu erwarten. Eine Wirkungslosigkeit der Chloroquintherapie ist anzunehmen, wenn nach 6 Monaten Therapiedauer eine nicht mehr als 25%ige globale Verbesserung eingetreten ist.

Therapiedauer: Ab einer Gesamtdosis von 100 g Chloroquinbase treten erste medikamentös induzierte Augenschäden auf. Dies entspricht einer Routinetherapiedauer mit Chloroquin von etwa 2 Jahren. Bei guter Wirksamkeit und ausreichender Verträglichkeit kann die Therapie, unter entsprechenden Kontrollen, maximal bis zur ophthalmologisch als kritisch bewerteten Obergrenze von 300 g Chloroquinbase (entsprechend 5,5 Jahren Therapiedauer) fortgesetzt werden. Bei nur geringer Entzündungsaktivität eventuell halbe Dosis, nur bei einer Totalremission in einem frühen Krankheitsstadium Auslaßversuch.

Eine Kombination mit anderen Basistherapeutika kann entsprechend dem derzeitigen Stand der Forschung nicht empfohlen werden (kein klinischer Vorteil, mögliche Nebenwirkungszunahme).

Wirksamkeit von Antimalariamedikamenten beim SLE: Allgemeinbefinden unter der Medikation günstiger, bessere Kontrolle der Hautmanifestationen und Gelenksbeschwerden, Exazerbationen weniger häufig, signifikante Steroideinsparung.

Bei einer auf Chloroquin eingestellten SLE-Patientin ist im Schwangerschaftsfall das Absetzungsrisiko – Exazerbation des SLE – größer als das theoretische Risiko eines teratogenen Effektes.

Cave: Mindestens vierteljährliche Augenkontrollen! Massive Sonnenexposition sollte unter Chloroquinderivaten vermieden werden!

Literatur

(1) Mackenzie AH, Scherbel AL: Chlorquine and hydroxychloroquine in rheumatological therapy. Clin rheum Dis 1980;6:545-566.
(2) Pullar T, Wright V: The place of antimalarials in the second line therapy of rheumatoid arthritis. Br J clin Pract 1987;41 (suppl 52): 4-9.
(3) Rynes RI: Hydroxychlorquine treatment of rheumatoid arthritis. Am J Med 1988;85 (suppl 4A): 18-22.

Salazopyrin
(Salazosulfapyridin)

J. Gretler

Merksätze

Salazosulfapyridin (SASP) wurde erstmals 1941 von *Nana Svartz* für die Therapie der chronischen Polyarthritis und der Colitis ulcerosa eingesetzt.

Während die Anwendung von SASP bei der Therapie der chronischen Polyarthritis in Vergessenheit geriet, erhielt SASP bei der Therapie der Colitis ulcerosa, dem Morbus Crohn und bei den intestinalen Arthropathien einen festen therapeutischen Platz. Erst 1978 wurde SASP durch *McConkey* wiederentdeckt. Bei SASP handelt es sich um ein Kombinationspräparat aus Sulphapyridin – einem Sulfonamid – und der 5-Aminosalizylsäure, wobei das Gesamtmolekül im Kolon durch Darmbakterien in diese beiden Komponenten gespalten wird. Das Sulphapyridin wird zum überwiegenden Teil im Kolon resorbiert.

Langzeitstudien haben ergeben, daß SASP in seiner Wirksamkeit dem parenteralem Gold etwas unterlegen ist, jedoch treten ernsthafte Nebenwirkungen insgesamt geringer auf. Diese Tatsache sowie der rasche Wirkungseintritt lassen eine Einstufung des Präparats als Medikament der 1. Wahl zu.

Der Wirkungsmechanismus bei der chronischen Polyarthritis ist bis heute noch nicht eindeutig geklärt. Die Substanz wirkt antibakteriell, antiinflammatorisch und immunsuppressiv. Der entzündungshemmende und der immunsuppressive Effekt wurde vorwiegend in In-vitro Experimenten dokumentiert.

Präparate

Für die Therapie der chronischen Polyarthritis ist Salazosulfapyridin als Salazopyrin®-Filmtabletten à 500 mg erhältlich.

Dosierung

Die Medikation sollte einschleichend erfolgen, um eine bessere Verträglichkeit zu erzielen. Man beginnt mit 1 Tablette abends für 1 Woche, steigert dann auf 1 Tablette abends und morgens in der 2. Woche, in der 3. Woche 1 Tablette morgens und 2 Tabletten abends und ab der 4. Woche 2 Tabletten abends und 2 Tabletten morgens, das entspricht der Erhaltungsdosis von 2 g täglich.

Mit einem Wirkungseintritt ist nach Angaben in der Literatur nach 4 bis 9 Wochen zu rechnen. Therapieversager können daher bereits nach 2 bis 3 Monaten identifiziert werden. Sollte sich nach 3 Monaten kein Therapieerfolg einstellen, kann versuchsweise die Dosis für 4 Wochen auf 3 g täglich erhöht werden, läßt sich auch dann kein therapeutischer Effekt nachweisen, ist die Behandlung mit SASP zu beenden.

Nebenwirkungen

Sie treten gewöhnlich in den ersten 3 Behandlungsmonaten auf, sind jedoch selten schwer und nach Absetzen des Medikamentes oder einer Dosisreduzierung meist reversibel. Nach Angaben in der Literatur kommt es bei etwa 10 bis 30% zu Therapieabbrüchen wegen Nebenwirkungen.

Zu den häufigsten unerwünschten Wirkungen zählen:

1. Gastrointestinale Nebenwirkungen: Durchfall, Abdominalschmerz, Übelkeit, Erbrechen.

2. Zentralnervöse Nebenwirkungen (Inzidenz < 5%): Schwindelgefühl, Benommenheit, Depression, Kopfschmerzen, Verwirrtheitszustände.

Gastrointestinale und zentralnervöse Nebenwirkungen machen in etwa 2 Drittel aller Therapieabbrüche aus.

3. Kutan-mukokutane Nebenwirkungen (Inzidenz 1 bis 5%, Abbruchrate 15%). Am häufigsten: makulöse und makulopapulöse Exantheme. Seltener: Urtikaria, Erythema exsudativum multiforme, Purpura, Vaskulitis. Extrem selten: Stevens-Johnson-Syndrom, exfoliative Dermatitis.

4. Hämatologische Nebenwirkungen: Leukopenie (Inzidenz 1 bis 2%), Granulo-, Agranulozytose, Anämie (megaloblastär, hämolytisch, aplastisch), Methämoglobinämie, Thrombozytopenie, Eosinophilie.

5. Hepatotoxische Nebenwirkungen: Ein geringer Leberfermentanstieg wird in etwa 5% beobachtet.

Weitere seltene Nebenwirkungen – zum Teil nur Einzelbeobachtungen – sind: fibrosierende Alveolitis, Leberzellnekrose, Hypo-Gamma-Globulinämie, Bronchospastik, Autoimmunphänomene (ANA), Palpitationen, Tachykardien, Ageusie, Raynaud- Phänomen, Enanthem und Stomatitis, Anosmie.

Bei Männern wurde häufig eine Oligospermie, die zu einer Infertilität führen kann, beobachtet, welche jedoch innerhalb weniger Wochen nach Absetzen der Medikation reversibel ist.

Eine Nephrotoxizität wie sie bei anderen Basistherapeutika bekannt ist, konnte bisher nicht beobachtet werden, dennoch sollte eine regelmäßige Überwachung der Nierenfunktion erfolgen, da die meisten Patienten zusätzlich andere Medikamente einnehmen, die die Nierenfunktion beeinträchtigen könnten.

Kontrollen

Blutbild mit Leukozyten und Thrombozyten bis zur 8. Woche 14tägig, dann alle 4 bis 6 Wochen. GOT, GPT, AP, Serumkreatinin und Harnbefund alle 4 bis 6 Wochen. Serumelektrophorese und ANA alle 4 bis 6 Monate.

Indikationen

Während der Einsatz von SASP bei der chronischen Polyarthritis als Basistherapeutikum als gesichert anzusehen ist, wurde SASP zwar erfolgreich hinsichtlich einer deutlichen Verbesserung der klinischen Symptomatik und Rückgang der Entzündungsparameter bei der Spondylitis ankylosans eingesetzt, jedoch stehen Langzeitbeobachtungen zur Beurteilung der Hemmung einer radiologischen Progression noch aus.

Über Erfolge bei der Psoriasisarthropathie, beim Morbus Reiter und bei der juvenilen chronischen Polyarthritis sind bisher nur Einzelbeobachtungen bekannt.

Kontraindikationen

Überempfindlichkeit gegenüber Sulfonamiden und Salizylaten, schwere Leber- und Nierenerkrankungen, akute intermittierende Porphyrie. Vorsichtige Anwendung bei Patienten mit bekanntem Bronchialasthma, eingeschränkter Leber- und Nierenfunktion, Glucose-6-Phosphatasemangel (Risiko einer hämolytische Anämie) sowie bei einem Erythema exsudativum multiforme in der Vorgeschichte.

Merke

Die Substanz ist zwar plazentagängig, ein teratogener Effekt konnte bislang in epidemiologischen Studien nicht nachgewiesen werden. Das Medikament darf daher auch in der Frühschwangerschaft verabreicht werden.

Literatur

(1) Amos RS, Pullar T, Bax DE, Situnayake D, Capell HA, McConkey B: Sulphasalazine for rheumatoid arthritis: toxicity in 774 patients monitored for one to 11 years. Br Med J 1986;293:420-423.
(2) Bax DE, Amos RS: Sulphasalazine: a safe, effective agent for prolonged control of rheumatoid arthritis. A comparison with sodium aurothiomalate. Ann Rheum Dis 1985;44:194-198.
(3) Pinals RS: Sulfasalazine in the rheumatic disease. Sem Arthrit Rheum 1988;17:246-259.
(4) Pullar T, Hunter JA, Capell HA: Which component of sulphasalazine is active in rheumatoid arthritis? Br Med J 1985;290:1535-1538.
(5) Rave O: Blutbildveränderungen unter Sulphasalazintherapie bei rheumatischer Arthritis. Z Rheum 1987;46:89-91.

Goldsalze

R. Eberl und N. Thumb

Merksätze

Goldsalze werden seit 1927 als Basistherapeutikum zur Behandlung der chronischen Polyarthritis eingesetzt. Der Einsatz der parenteralen Goldpräparationen hat allerdings in den letzten Jahren an Bedeutung verloren, während das orale Präparat Auranofin weiterhin seinen gesicherten Platz im Therapierepertoire hat.

Goldsalze beeinflussen nur die entzündliche Aktivität, daher ist ihr Einsatz bei erloschener Aktivität, also sogenannten „ausgebrannten" Fällen nicht sinnvoll. Eine Frühbehandlung ist anzustreben. Der Wirkungsmechanismus der Goldtherapie ist bis heute nicht ganz geklärt, wesentlich dürfte jedoch eine Beeinflussung der pathologischen immunologischen Abläufe bei der chronischen Polyarthritis sein. Unter anderem wurden hemmende Effekte auf die Makrophagenfunktionen und auf das Endothel und die Synovial- und Lymphozytenstimulation beobachtet.

Der Wirkungseintritt der Goldsalze ist im allgemeinen erst nach etwa 3 Monaten, also nach einer doppelt so langen Zeit wie unter Methotrexat zu erwarten.

Die bei einer Goldtherapie und insbesondere der parenteralen Behandlung relativ häufig auftretenden Reaktionen und Komplikationen lassen sich durch eine eingehende Untersuchung vor der Behandlung und durch laufende klinische und Laborkontrollen während derselben beschränken. Auch nach Reduktion der Dosis bzw. durch zeitweises Absetzen der Medikation klingen viele Intoleranzerscheinungen ab. Bei schweren Komplikationen verhindert ein sofortiger Therapieabbruch in den allermeisten Fällen ernste Schäden für den Patienten. Zu bedenken ist allerdings, daß die Goldsalze eine sehr lange Halbwertszeit haben, die unter Umständen mehrere Monate betragen kann.

Präparate

		Gew.%/Lösung	Applikationsart
Tauredon®	Na-Aurothiomalat	46% wäßrige Lösung	Ampullen i.m.
Ridaura®	Auranofin (Triaethylphosphingold)	29% –	oral

Na-Aurothiomalat ist wasserlöslich und polymer, dementsprechend extrazellulär zu finden, während Auranofin eine fettlösliche und monomere Verbindung ist, die sich vor allem intrazellulär anreichert. Dementsprechend betragen die Serumspiegel des Auranofins nur etwa 1 Fünftel bis etwa 1 Zehntel der des Aurothiomalats. Die Ausscheidung erfolgt bei Na-Aurothiomalat zu 70% über den Harn und zu 30% über die Fäzes während Auranofin zum überwiegenden Teil über die Fäzes ausgeschieden wird.

Anwendung

Natriumaurothiomalat wird in Form von Kuren einschleichend nach den für dieses Präparat angegebenen Dosierungsschema bis zu einer Gesamtdosis von etwa 0,7 g reinem Gold (Dauer mehrere Monate) injiziert. Bei gutem Erfolg Beendigung der Kur oder Fortsetzung der Goldgaben als Dauertherapie mit einer Injektion der zuletzt gegebenen Dosis, meist 50 mg in 3wöchentlichen Abständen, eventuell über Jahre.

Auranofin: Beginn sofort mit der vollen Dosis von 6 mg täglich über Monate bis Jahre.

Dosierung

Tauredon®: Ampullen zu 10, 20, 50 mg

Initial: 1. Woche 2 x wöchentlich 10 mg, 2. Woche 2 x wöchentlich 20 mg, ab 3. Woche 1 x wöchentlich 50 mg.

Nach Erreichen der Gesamtdosis von 2000 mg Natriumaurothiomalat 50 mg alle 3 Wochen durch Jahre.

Ridaura®: Tabletten zu 3 mg

Tagesdosis 6 mg (entweder 2 Tabletten morgens oder früh und abends je 1 Tablette). Beginn sofort mit der vollen Dosis, Therapiedauer bis einige Jahre.

Klinische Wirkung etwas geringer als bei den parenteralen Goldsalzen. Vorteil: orale Gabe, geringere Nebenwirkungen.

Nebenwirkungen

Diese sind für beide Verbindungen prinzipiell ähnlich, bei Auranofin ist deren Häufigkeit jedoch geringer. Als spezifische Nebenwirkung des Auranofin werden häufig weiche Stühle, gelegentlich bis hin zu schweren Durchfällen, die unter Umständen das Absetzen erzwingen können, beobachtet. Vor allem beim Natriumaurothiomalat sind erste subjektive Hinweise auf Unverträglichkeit Metallgeschmack und/oder Hautjucken sowie eine Eosinophilie von 8% oder mehr.

Haut und/oder Schleimhaut	Nieren	Blut
Exanthem		
Pruritus	Hämaturie	Thrombopenie
Follikulitis		Anämie
Stomatitis, Gingivitis	Zylindrurie	Leukopenie < 2000
Laryngo-Tracheo-Bronchitis	Albuminurie	Eosinophilie $\geq$ 8%

Seltene bzw. sehr seltene Komplikationen
– cholestatische Hepatose,
– Hepatopathie (Steatose, eventuell Nekrose)
– Goldpolyneuropathie,
– Enterokolitis,
– Herpes Zoster,

– Pneumonitis,
– Auge (Goldeinlagerung in die Kornea, Ulzerationen)
– exfoliative Dermatitis,
– Haarausfall,
– nitritoide Reaktion

Kontrollen

Für **Natriumaurothiomalat** 14tägig Inspektion von Haut und Schleimhäuten, Fragen nach Hautjucken und Metallgeschmack, Kontrolle von Blutbild einschließlich Differentialblutbild und Thrombozytenzählung, Harnbefund. Alle 6 Wochen Leberfunktionsbefunde. Während der Dauertherapie mit protrahierten Gaben obige Kontrollen nach jeder 3. Injektion.
Für **Auranofin:** Im 1. halben Jahr alle 3 Wochen Leukozyten, Thrombozyten, Harnbefund, danach nur mehr monatlich. In 2monatigen Abständen: GOT, GPT, alkalische Phosphatase, Kreatinin. Klinische Kontrollen.

Therapiepause

Indiziert bei Auftreten von stärkerem Hautjucken, geringfügigen Hautveränderungen, einer leichteren Albuminurie bzw. einer Eosinophilie über 8%. Nach Rückbildung dieser Erscheinungen kann versucht werden, die Therapie mit der Hälfte der zuletzt gegebenen Dosis fortzusetzen.

Therapieabbruch

Bei Auftreten eines generalisierten Exanthems, einer schwereren Stomatitis, einer höhergradigen Albuminurie (über 1 g pro 24 Stunden) oder Zylindrurie und Hämaturie oder schweren Blutbildveränderungen (Leukopenie unter 3000mm^3 · Thrombopenie unter 100.000 mm^3 oder ausgeprägte Anämie). Desgleichen auch bei cholestatischer Hepatose oder Goldneuropathie. Im Zweifelsfall immer unterbrechen und eine Normalisierung der Befunde abwarten. Bei schweren Komplikationen Zuweisung an eine Fachstation.

Merke

Da leichte Nebenerscheinungen bei etwa 30% der Patienten auftreten, sind obige Kontrollen in den angegebenen Abständen unbedingt durchzuführen.

Cave

Bei wöchentlicher Gabe von Goldpräparaten Vermeidung praller Sonnen- und UV-Bestrahlung! Nicht bei Kollagenosen im engeren Sinn, insbesondere SLE geben – Gefahr eines frischen Schubes bzw. einer Verschlechterung.

Indikationen

Basistherapeutikum für eine chronische Polyarthritis, bei gesicherter Diagnose auch in Frühstadien. Eine Goldtherapie, insbesondere oral aber auch indiziert bei chronischer reaktiver Arthritis, juveniler chronischer Arthritis, Psoriasisarthropathie (allerdings Verschlechterung der Hautveränderungen möglich, deswegen genaue Kontrollen), eventuell auch bei Spondarthritiden mit ausgeprägter peripherer Gelenkbeteiligung.

Kontraindikationen

– Neigung zu Hautausschlägen,
– Stomatitis,
– Gravidität,
– Purpura,
– Leber-, Nieren- oder Bluterkrankungen.

Therapieführung

Der Effekt ist von der Therapiedauer abhängig und nicht vor etwa 3 Monaten zu erwarten. Bei der parenteralen Goldtherapie kann es im Verlauf der ersten Wochen sogar zu einer Verschlechterung der Gelenkbeschwerden kommen, worüber der Kranke aufgeklärt werden sollte. Eine Kombination mit nichtsteroidalen Antirheumatika und in Einzelfällen auch Glukokortikoiden ist möglich und in den ersten Therapiemonaten auch unbedingt erforderlich. Bei nicht ausreichendem Ansprechenden auf die orale Goldtherapie wird in den letzten Jahren über eine Kombination mit anderen Basistherapeutika wie vereinzelt Methotrexat, Salazopyrin usw. berichtet, dabei allerdings besonders strenge klinische und Laborkontrollen.

Literatur

(1) Schattenkirchner M: Die Goldbehandlung der chronischen Polyarthritis. Compendia Rheumatologica. EULAR Verlag, Base, 1977.
(2) Mathies H, Wagenhäuser FJ, Siegmeth W. Richtlinien zur Therapie rheumatischer Erkrankungen. EULAR Publ., Basel 1980.
(3) Kelley WN, Harris ED jr, Ruddy S, Sledge CB. Textbook of Rheumatology, 3rd. Ed. W.B. Saunders, 1989.
(4) Maddison PJ, Isenberg DA, Woo P, Glass DN (eds): Oxford Textbook of Rheumatology, Vol. 2. Oxford Univ. Press 1993.

D-Penicillamin

K. Chlud

Merksätze

D-Penicillamin (ββ-Dimethylzystein) wird seit 1960 zur Behandlung der chronischen Polyarthritis (cP) eingesetzt und gilt neben Gold, Antimalariamitteln, Salazopyrin und Zytostatika als Basistherapeutikum. Es wird nüchtern rasch gastrointestinal resorbiert, mit höchstem Plasmaspiegel bereits nach 2 Stunden. 80% des gegebenen Medikamentes werden innerhalb von 10 Stunden in Form von unterschiedlichen Metaboliten über die Niere ausgeschieden. Ein kleiner Teil wird in Haut und Knochen retiniert. Von Vorteil ist das Fehlen von mutagenen, onkogenen und teratogenen Eigenschaften. Wichtig ist eine langsam einschleichende Dosierung – go low, go slow! – und regelmäßige Kontrollen von Blutbild und Urin!

Die klinische Wirksamkeit beruht auf: Depolymerisation hochmolekularer Immunglobulinkomplexe (Interaktionen Sulfhydril- und Sulfidgruppen); Chelierung von Schwermetallen (Blei, Quecksilber, Kobalt und Kupfer); Hemmung der Kollagenreifung mit Umschichtung des Gesamtkollagens hin zu löslichen Fraktionen; Hemmung der Proteinsynthese; der DNS-Synthese; mesenchymsuppressive und myelotoxische Eigenschaften (Hemmung des Fibroblastenstoffwechsels) sowie Verminderung von immunkompetenten Lymphozyten im peripheren Blut. Keine antiphlogistische Wirksamkeit! Anhaltender Depoteffekt (bis 4 Wochen) nach Absetzen!

Präparate

Artamin® (Kapseln zu 50, 150 und 250 mg).

Dosierung

Bei der cP langsam einschleichende Dosisanhebung bis zu einer Maximaltagesdosis von 900 mg, etwa in folgender Weise: 150 mg p.d. im 1. Monat und weitere monatliche Anhebung um 150 mg p.d. Bei Medikamentenüberempfindlichkeit mit der halben Tagesdosis in den ersten 2 Monaten beginnen. Bei Langzeitmedikation nach dem Eintreten einer klinischen und labormäßig faßbaren Besserung jene kleinste Tagesdosis wählen, die gerade noch die erreichte Besserung aufrecht erhält.

Nebenwirkungen

Zu unterscheiden sind harmlose und gravierende unerwünschte Reaktionen. Diese treten in bis zu 40% der Langzeitbehandlungen auf und zwingen in etwa 25% zum Absetzen.

HARMLOS	
Hautjucken	10%
Exanthem	10 bis 15%
Stomatitis	5 bis 7%
gastrointestinale Beschwerden	10 bis 20%
Geschmackstörungen bis -verlust	etwa 20%
Fieber	5%
Mundtrockenheit	2%
Hautverdünnung (nach mehrjähriger Gabe)	10 bis 20%
Gesichtsödeme	2 bis 4%
Strumitis	selten
Haarverdünnung	selten
ERNST	
Proteinurie	etwa 10 bis 20%
bis zu Nephrose	etwa 0,1%
Leukopenie	1%
Thrombozytopenie	1%
Pemphigus	selten
Myasthenia-gravis-ähnliches Zustandsbild	selten
drogeninduzierter SLE	selten
verzögerte Wundheilung (nach mehrjähriger Gabe)	selten
Neuritis Nervi-optici	extrem selten
Leberschaden	selten

Verhalten bei unerwünschten Reaktionen

Harmlose Reaktionen können meist durch Halbierung der Tagesdosis, Gaben von Antihistaminika und kurzfristiges Absetzen (1 bis 3 Wochen) beherrscht werden. Bei allen gravierenden Nebenwirkungen muß abgesetzt werden, im speziellen bei Leukopenie unter 3000 Zellen /mm^3, Thrombozytopenie unter 100.000 Zellen/mm^3. Eine geringgradige konstante Proteinurie zwingt zu häufigen Harnkontrollen, erst bei quantitativer Zunahme ist Absetzen erforderlich. Eine Wiederaufnahme der D-Penicillaminmedikation ist in solchen Fällen nicht ratsam und sollte, falls überhaupt, mit noch geringerer und langsamerer einschleichender Dosierung, etwa 50 mg jeden 2. Tag durch 1 Monat, vorgenommen werden.

Kontrollen

Von Blutbild und Harn zu Beginn der Therapie in 2- bis 3wöchigen Abständen, bei guter Verträglichkeit nach etwa 6monatiger Gabe alle 6 Wochen. Zu berücksichtigen sind klinisches Verhalten (vorliegende entzündliche Aktivität), Veränderungen an Haut, Schleimhaut und des Geschmackes sowie Laborbefunde (komplettes Blutbild, Thrombozyten, Harn inklusive Sediment). Untersuchung auf ANF (Titerverlauf!) und DNS-Antikörper vor Beginn und während der Behandlung.

Indikationen

Chronische Polyarthritis bei Erwachsenen und bei Kindern einschließlich des Still-Syndroms; unabhängig von Rheumafaktortiter, Hyperglobulinämie und Serumkupferspiegel. Auszuklammern ist der akute Schub wegen der etwa 3monatigen Anlaufzeit bis zum Wirksamwerden des Medikaments. Progressive systemische Sklerose.

Kontraindikationen

Nephropathien jeder Art, schwere hämatopoetische Störungen, Gravidität. Penicillinallergie, das Vollbild des systemischer Lupus erythematodes sowie hochtitrige antinukleäre Antikörper und gravierende Nebenwirkungen unter D-Penicillamingabe.

Therapieführung

Klinische Besserung bei cP ist in etwa 50% bei Langzeitgabe zu erwarten. Osteokartilaginäre Destruktionen bleiben unbeeinflußt. Zusätzlich sind NSAR notwendig. Polyartikuläre Schübe der cP unter Medikation erfordern eine, kurzfristige Anhebung der D-Penicillamin-Tagesdosis oder eine Kombinationstherapie. Goldpräparate und D-Penicillamin nicht gleichzeitig verabreichen!

Literatur

(1) Chlud K (Hrsg): D-Penicillamin in der Rheumatherapie. Z Rheum 1988 (suppl 1);47.

Immunsuppressiva

B. Leeb und N. Thumb

Merksätze

Unter heute schon klassischen Immunsuppressiva verstehen wir Substanzen, die ursprünglich zur Therapie maligner Tumoren sowie von malignen hämatologischen Systemerkrankungen entwickelt und in weiterer Folge auch zur Behandlung verschiedener Autoimmunerkrankungen verwendet wurden. Diese Substanzen wirken antiproliferativ, antiphlogistisch und vor allem immunsuppressiv über eine im unterschiedlichen Ausmaß erfolgende Beeinflussung der T- und/oder B-Lymphozyten mediierten Reaktionen. Hinzu kam in den letzten Jahren das Cyclosporin A (CsA), das sich vor allem in der Transplantationsmedizin zur Unterdrückung der Abstoßungsreaktion sehr gut bewährt hat. Im Hinblick auf das relativ hohe Nebenwirkungsrisiko und die geringe therapeutische Breite dieser Substanzen sollte die Indikation zu einer solchen Therapie nur an einer Fachabteilung bzw. von einem Rheumatologen gestellt werden.

Präparate

Folgende Substanzen werden in der Rheumatologie angewendet:
1. **Antimetaboliten:** Azathioprin (Imurek®), Methotrexat (Methotrexat® Lederle bzw. Ebewe).
2. **Alkylanzien:** Cyclophosphamid (Endoxan®), Chlorambucil (Leukeran®).
3. **Cyclosporin A** (Sandimmun Sandoz® bzw. Sandimmun Neoral® Sandoz).

Wirkungsmechanismen

Methotrexat: Folsäureantagonismus durch Hemmung der Dihydrofolatreduktase und damit der Thymidinsynthese. Interleukin-1-Antagonismus? Hemmung der Lipoxygenase? Hemmung der neutrophilen Granulozyten durch Stimulierung des Adenosin-Release?

Azathioprin: Hemmung der Proliferation von T- und B-Lymphozyten über Hemmung der Enzyme des Purinmetabolismus. Eingriff in antikörperabhängige Immunreaktionen.

Cyclophosphamid (und im wesentlichen auch **Chlorambucil**): Vernetzung der DNS-Stränge mit nachfolgenden DNS-Brüchen, damit Proliferationshemmung der T- und B-Lymphozyten.

Cyclosporin A: Hemmung zellulärer Immunreaktionen und T-zellabhängiger Antikörperbildung sowie der Freisetzung von Interleukin-2. Keine Beeinträchtigung der Hämopoese.

Dosierung

Stoßtherapie (Bolusregime): Cyclophosphamid 0,5 bis 1,0 g/m^2 Körperoberfläche alle 4 Wochen. Besser verträglich als die orale Therapie.

Langzeittherapie

Für Methotrexat und Cyclosporin A Behandlungsdauer bei guter Verträglichkeit bis zu mehreren Jahren. Alkylanzien wie Cyclophosphamid oder Chlorambucil zeitlich begrenzt 6 bis eventuell 12 Monate, nur bei vitaler Indikation länger (bis 15 mg). Methotrexat 1mal wöchentlich 10 mg morgens nüchtern („Low-dose"-Therapie). An diesem Tag ein NSAR erst etwa 12 Stunden später. Die Dosis soll dem Therapieeffekt (zwischen 5 und 15 mg 1mal wöchentlich) angepaßt werden.

Azathioprin 0,75 bis 1,5 mg/kg Körpergewicht, d. h. meist zwischen 50 und 150 mg täglich.

Cyclophosphamid 50 bis 100 mg täglich.

Chlorambucil etwa 0,1 mg/kg Körpergewicht, das sind 4 bis 8 mg täglich.

Bei Langzeittherapie (Azathioprin, Cyclophosphamid, Chlorambucil) im Hinblick auf die unterschiedliche individuelle Empfindlichkeit Dosierung je nach Leukozytenwerten.

Cyclosporin A 2,5 mg/kg täglich, verteilt auf 2 Tagesdosen, eventuell langsame Steigerung bis 5 mg/kg täglich. Bei einem Kreatininanstieg um 30% des Ausgangswertes bzw. Auftreten einer Hypertonie Dosisreduktion um 30%.

Nebenwirkungen

Nebenwirkungen entsprechen mit Ausnahme von Methotrexat und Cyclosporin A im wesentlichen mit graduellen Unterschieden denen einer zytostatischen Therapie im allgemeinen:
– Blutbild (Leukopenie, Thrombopenie, Anämie);
– Magen-/Darmerscheinungen (Übelkeit, Erbrechen, Durchfälle);
– erhöhte Infektanfälligkeit (Herpes zoster, Harnwegsinfekte, Bronchopneumonie, Tbc usw.);
– Hauterscheinungen (z. B. Exantheme), Haarausfall, Schleimhautulzera;
– seltener Leberschäden (GPT- und GOT-Erhöhung, Cholestase).
Seltene Nebenwirkungen sind:
– Überempfindlichkeitsreaktionen (Fieber usw.), psychische und neurologische Veränderungen, Lungenveränderungen (Fibrosen), Gynäkomastie, Diabetes mellitus, Zyklusstörungen, Azoospermie.
– Von den verschiedenen Substanzen sind Methotrexat und Azathioprin am besten verträglich. Alkylanzien haben wesentlich mehr Nebenwirkungen, wobei Cyclophosphamid im speziellen relativ häufig zu Haarausfall, hämorrhagischer Zystitis, aber auch zu lang anhaltender Azoospermie führt.

Methotrexat: Neben Blutbildveränderungen (Leukopenie, Thrombopenie, megalozytäre Anämie), leichtem Haarausfall, Mundulzera, vor allem Anstieg der Leberfermente, der bis zum 2fachen der Obergrenze der Normalwerte toleriert werden kann, Methotrexatlunge (pneumonische Infiltrate mit Fieber), in ganz seltenen Fällen bei höherer Dosierung Leberfibrose (höheres Risiko bei Arthropathia psoriatica).

Cyclosporin A: Anstieg der Nierenwerte. Bei Anstieg des Kreatinins um 30% des Ausgangswertes (aber z. B. immer noch im Normbereich) Reduktion der Dosis um 30%. Hypertrichose, Gingivitis, Blutdruckanstieg, Hyperkaliämie. Im Hinblick auf eine mögliche Potenzierung der Nephrotoxizität möglichst kleine Dosen eines NSAR.

Mögliche Spätrisken

Die Gefahr chronischer Panzytopenien ist gering. Schwerwiegender ist das Risiko der Induktion von malignen Tumoren unter einer Alkylanzientherapie und in seltenen Fällen auch Azathioprin, wie sie bei Empfängern von Organtransplantaten (Niere!) gehäuft beobachtet wurde. Für Methotrexat, aber auch Cyclosporin A ist dieses Risiko offensichtlich nicht gegeben.

Indikationen

1. Chronische Polyarthritis: Bei

a) gesicherter Diagnose,

b) Methotrexat relativ früh im Verlauf, übrige Immunsuppressiva wie auch CsA bei rasch progredientem Verlauf und Ausschöpfung sonstiger therapeutischer Maßnahmen (wie Goldsalze, Chloroquin usw.). Azathioprin nimmt hier eine Mittelstellung ein.

c) Patienten unter Langzeitglukokortikoidmedikation, insbesondere bei Auftreten von Glukokortikoidschäden, und mit Ausnahme von MTX einem Alter der Patienten möglichst über dem 45. Lebensjahr.

Bevorzugte Substanzen: Methotrexat an 1. Stelle. Azathioprin nur im späteren Verlauf. Cyclophosphamid nur bei Organbefall (schwerere Nierenbeteiligung, Vaskulitis).

2. Kollagenosen im engeren Sinn (systemischer Lupus erythematodes (SLE), Dermato- und Polymyositis (DM/PM), progrediente systemische Sklerose (PSS) und Vaskulitiden wie M. Wegener, Panarteriitis nodosa (PAN usw.).

Cyclophosphamid beim SLE bei schwerer Organmanifestation, insbesondere proliferativer bzw. nekrotisierender Glomerulonephritis, weiters DM/PM mit bedrohlichem Verlauf und M. Wegener und PAN, überwiegend als Bolustherapie. MTX bei PM/DM und SLE mit vorwiegend arthritischem Verlauf.

Azathioprin bei mittelschweren Formen ohne potentiell lebensbedrohlichen Organmanifestationen bei diesen Erkrankungen kann im Hinblick auf die meist gegebene vitale Indikation sofort und in jedem Lebensalter die Einleitung einer immunsuppressiven Therapie, meist in Kombination mit einem Glukokortikoid angezeigt sein.

3. Psoriasisarthropathie: MTX in schweren Verlaufsformen.

4. Weitere: Ausnahmsweise in schweren Fällen von M. Behcet, Spondarthritiden inklusive M. Bechterew und schweren chronischen Verläufen von reaktiven Arthritiden insbesondere M. Reiter. Einzelne Therapieversuche auch bei Polymyalgia rheumatica.

Kontraindikationen

1. Blut- und/oder Leberschäden, letzteres gilt besonders für MTX.
2. Akute oder chronische Infekte (Tbc, Harnweginfekt, chronische putride Bronchitis usw.).
3. Gravidität, Stillperiode.
4. Vor allem bei MTX chronischer, höherer Alkoholkonsum.
5. Ungenügende Kontrazeption.
6. Schwerere Nierenschäden.
7. Bereits bekannte Überempfindlichkeit gegen eine der Substanzen.

Relative Kontraindikation

Patienten vor dem 45. Lebensjahr, bei MTX nur sehr bedingt.

Therapieführung

Bei Langzeittherapie regelmäßige Kontrolle des Blutbildes (in den ersten 4 Wochen wöchentlich, dann weitere 2 Monate 14tägig, danach 3wöchentlich), Leberfunktionsproben bei MTX monatlich, sonst alle 6 bis 8 Wochen, Überwachung hinsichtlich eventueller Infekte und sonstiger unerwünschter Wirkungen. Bei Frauen im empfängnisfähigen Alter Kontrazeption (gilt auch für die Gattin eines immunsuppressiv behandelten Patienten).

Eine **Kombination** von Immunsuppressiva mit Glukokortikoiden ist jederzeit möglich, in eingeschränktem Ausmaß auch mit NSAR. In den letzten Jahren in der Literatur Berichte über Kombinationen von Immunsuppressiva mit anderen Basistherapeutika (z. B. MTX und Auranofin; MTX und Resochin usw.).

Cave

Unkontrollierte Einnahme von Immunsuppressiva bei Langzeittherapie. Diesbezüglich eindringliche Information des Patienten, Übermittlung von entsprechenden Therapiebögen, wie sie von den verschiedenen Rheumakliniken bzw. -abteilungen herausgegeben werden, an den behandelnden Arzt.

Auftreten von Infekten: Insbesondere zunächst banal erscheinende „grippale" Infekte dürfen nicht bagatellisiert werden (z. B. MTX-Lunge!).

Blutbildschäden!

Literatur

(1) Furst DE, Kremer JM: Methotrexate in rheumatoid arthritis. Arthritis Rheum 1988;31:305-314.
(2) Wilkens RF, Williams HJ, Ward JR, et al: Randomized double blind placebo controlled trial of low-dose pulse methotrexate in psoriatic arthritis. Arthritis Rheum 1984;27:376-381.
(3) Clements PJ, Davis J: Cytotoxic drugs: Their clinical application to the rheumatic diseases. Sem Arthrit Rheum 1986;15:231-254.
(4) Huskisson EC: Azathioprine. Clin Rheum Dis 1984;10:325-332.
(5) Kovarsky J: Clinical pharmacology and toxicology of cyclophosphamide: Emphasis on use in rheumatic diseases. Sem Arthrit Rheum 1983;12:359-372.
(6) Altmann RD, Gottlieb NL, Howell DS (eds): Cyclosporine in the treatment of rheumatoid arthritis: moving towards consensus. Sem Arthrit Rheum 1992;21 (suppl 3).

Knorpelschutztherapie

B. Kaik und W. Siegmeth

Merksätze

Die Behandlung von Arthrosen der großen Gelenke basiert einerseits auf operativen oder konservativ-orthopädischen Maßnahmen, die unter Umständen als ursächliche Therapie angesehen werden können (bei präarthrotischen Deformitäten oder Vorschädigungen), andererseits auf physikalischen und medikamentösen Maßnahmen als symptomatische Therapie. Als Medikamente stehen nichtsteroidale Antirheumatika, Pharmaka zur Knorpelschutztherapie und Hyaluronsäure (HA) zur Verfügung. Unter Knorpelschutz- oder chondroprotektiver Therapie versteht man die Gabe von Substanzen, die die metabolischen Störungen im Knorpel, die als Ursache der Arthrosen angesehen werden, nämlich die Verarmung an Proteoglykanen in der Knorpelgrundsubstanz, direkt beeinflussen sollen. Voraussetzung für einen günstigen Einfluß der Chondroprotektiva ist aber das Vorhandensein von reaktionsfähigen Chondrozyten. Eine Heilung oder Wiederherstellung des physiologischen hyalinen Knorpels in einem schon weit fortgeschrittenen Arthrosestadium kann nicht erzielt werden, jedoch ist es nach bisherigen Ergebnissen der Grundlagenforschung und klinischen Prüfungen bzw. klinischen Erfahrungen möglich, das Fortschreiten der pathophysiologischen Vorgänge im Knorpel mehr oder minder zu verlangsamen und gegebenenfalls sogar zum Stillstand zu bringen (1, 2).

Die HA ist ein natürlicher Bestandteil der Synovialflüssigkeit und des Bindegewebes, insbesondere des Knorpels. Im Verlauf der Arthrose wird die HA-Konzentration in der Synovia vermindert. Die intraartikuläre HA-Substitution verbessert die Lubrikation und die HA-Biosynthese des behandelten Gelenks, Entzündung (PGE2-Produktion) und Schmerz werden vermindert. Eine günstige Beeinflussung der Matrixdegradation und -synthese konnte nachgewiesen werden (3).

Präparate

Dona 200-S® , Glukosaminsulfat
Glyvenol® , Tribenosid
Hyalgan® , Hyaluronsäure
Polyanion® , Pentosanpolysulfat
Rumalon® , Glukosaminglykanpeptidkomplex
Praktische Bedeutung hatten bisher nur Arteparon® und Rumalon®, dagegen sind Polyanion® und Glyvenol® in dieser Indikation in Österreich nicht zugelassen; seit anfangs 1993 ist Hyalgan® registriert. Das Pharmakon Dona 200-S® ist in Österreich derzeit nicht erhältlich.

1992 wurde die Auslieferung von Arteparon® wegen schwerer Zwischenfälle, deren Kausalzusammenhang mit der Medikation jedoch nicht sicher erwiesen war, vom Hersteller für Deutschland und Österreich vorläufig eingestellt. Arteparon® ist jedoch in den meisten osteuropäischen Ländern und Japan weiterhin erhältlich.

Hyalgan®

Zusammensetzung: 1 Ampulle enthält 20 mg Na-Hyaluronat in 2 ml gepufferter wäßriger Lösung.

Technik und Dosierung: Die Anwendung erfolgt 1mal wöchentlich intrartikulär in das betroffene Gelenk – insbesondere Knie, Hüfte (unter Ultraschall- bzw. Röntgensichtkontrolle) und Schulter über eine Dauer von etwa 5 Wochen. Die gleichzeitige lokale Behandlung mehrerer betroffener Gelenke ist möglich.

Kontraindikationen: Überempfindlichkeit gegen die Bestandteile des Präparats sowie allgemeine Kontraindikationen der intraartikulären Injektion, wie Infektionen oder Hauterkrankungen in der Umgebung der Injektionsstelle.

Verträglichkeit und Nebenwirkungen: In seltenen Fällen können während oder nach der Injektion von Hyalgan® Schmerzen, Hitzegefühl und Schwellungen im Bereich des behandelten Gelenks auftreten. Diese Nebenwirkungen bilden sich in der Regel selbst zurück und erfordern nur in Ausnahmefällen den Abbruch der Behandlung. Bisher wurden zwar keine schweren Überempfindlichkeitsreaktionen berichtet, sie können aber im Hinblick auf die Zusammensetzung derzeit nicht mit Sicherheit ausgeschlossen werden.

Rumalon®

Zusammensetzung: Extr. cartilaginis etwa 0,0035 g; Extr. medullae ossium rubrae etwa 0,03 g; m-cresolum (conservans) max. 0,003 g; aqua ad injectionem ad 1 ml.

Technik und Dosierung: Die Injektionen sind tief intramuskulär zu applizieren. Man gibt 0,3 ml am 1. Tag, 0,5 ml am 2. Tag, dann 3mal wöchentlich 1 ml während 5 bis 6 Wochen. Im Bedarfsfall ist die Behandlung zu wiederholen, wiederum beginnend mit den Dosen 0,3 und 0,5 ml.

Verträglichkeit und Nebenwirkungen: Rumalon® ist im allgemeinen sehr gut verträglich. Unverträglichkeitserscheinungen wie Nausea (zum Teil mit Erbrechen und Magenbrennen), leichter Kopfschmerz (zum Teil mit Schwindel und Hitzegefühl), Urtikaria und Pruritus (zum Teil mit temporärer Eosinophilie) und zunehmende Arthralgien wurden beobachtet. In diesen Fällen ist das Medikament sofort abzusetzen. Allerdings sind einzelne Beobachtungen schwerer, zum Teil lebensbedrohlicher Immunerkrankungen beschrieben. Es handelt sich um eine schwere Serumerkrankung, die unter dem Bild einer lebensbedrohlichen Sepsis abläuft, nephrotisches Syndrom, Glomerulonephritis, Polyneuropathie vom Typ des Guillain-Barre-Syndroms, Myositis, Dermatomyositis, Alveolitis und progressive Lungenfibrose (4, 5).

Kontraindikationen: allergische Disposition.

Literatur

(1) Pelletier JP, Martel-Pelletier J: Cartilage degradation by neutral proteoglycanases in experimental osteoarthritis. Arthr Rheum 1985;28:1393-1401.
(2) Kuettner KE, Schleyerbach R, Peyron JG, Hascal VC (eds): Articular cartilage and osteoarthritis. New York, Raven Press, 1991.
(3) Gosh P, Smith M, Wells C: Second line agents in osteoarthritis, in Dixon JS, Furst D (eds): Second line agents in the treatment of rheumatic diseases. New York-Basel-Hongkong, Dekker, 1992.
(4) Glogner P, et al: Dtsch med Wschr 1989;114:319-325.
(5) Berg PA, et al: Dtsch Ärztebl 1988;85:2917-2920.

Urikostatika und Urikosurika

J. Hermann

Merksätze

Behandlungsziel der Hyperurikämie und der Gicht ist die Senkung der Serumharnsäurewerte auf 5 bis 5,5 mg/dl.

Von medikamentöser Seite stehen uns dafür 2 Substanzgruppen zur Verfügung: **Urikostatika** und **Urikosurika**. Urikostatika hemmen die Purinsynthese sowie das für die Harnsäuresynthese notwendige Enzym Xanthinoxidase.

Urikosurika hemmen die Rückresorption von Harnsäure in den Nierentubuli und führen dadurch zu einer vermehrten Harnsäureausscheidung im Urin.

Wichtig: Urikosurika sollen immer mit reichlicher Flüssigkeitszufuhr und unter Beachtung einer suffizienten Harnalkalisierung verabreicht werden. Auch bei der Gabe von Urikostatika soll eine tägliche Flüssigkeitszufuhr von 1,5 bis 2l gewährleistet sein, da durch die Hemmung der Harnsäuresynthese vermehrt Hypoxanthin und Xanthin anfallen.

Präparate

A) Urikostatika

Allopurinol „Genericon" retard®Tabletten (Allopurinol 300 mg)

Gewapurol retard®-Tabletten (Allopurinol 300 mg)

Gichtex retard®-Kapseln (Allopurinol 250 mg)

Gichtex®-Tabletten (Allopurinol 100 mg)

Urosin®-Tabletten (Allopurinol-Tabletten zu 100 und 300 mg)

Zyloric®-Tabletten (Allopurinol-Tabletten zu 100 und 300 mg)

B) Urikostatika

Urikovac®-Tabletten (Benzbromaron 100 mg)

C) Kombinationspräparate

Allobenz®-Tabletten (100 mg Allopurinol + 20 mg Benzbromaron)

Duovitan®-Filmtabletten (100 mg Allopurinol + 20 mg Benzbromaron)

Gichtex plus®-Tabletten (100 mg Allopurinol + 20 mg Benzbromaron)

Uroplus-Tabletten® (100 mg Allopurinol + 20 mg Benzbromaron)

1. Urikostatika

Unter den untersuchten Substanzen hat sich Allopurinol aufgrund der geringen Nebenwirkungsrate zur Therapie von Hyperurikämie und Gicht durchgesetzt.

Wirkungsmechanismus

Allopurinol hemmt kompetitiv die Xanthinoxidase und damit die Oxidation von Hypo xanthin zu Xanthin und von Xanthin zu Harnsäure. Dadurch kommt es zur Senkung der

Serumharnsäurekonzentration und der Harnsäureausscheidung im Urin bei gleichzeitigem Anstieg von Hypoxanthin und Xanthin im Urin.
Allopurinol hemmt weiters die Purinsynthese und beeinflußt die Pyrimidinsynthese.

Pharmakokinetik

Allopurinol wird rasch aus dem Gastrointestinaltrakt resorbiert, jedoch nicht an Plasmaproteine gebunden. Die Halbwertszeit beträgt 2 bis 3 Stunden. 3 bis 10% werden im Urin unverändert ausgeschieden. Der größte Teil wird in der Leber zum **aktiven** Metaboliten Oxipurinol oxidiert. Die Halbwertszeit von Oxipurinol beträgt etwa 28 Stunden. Deshalb scheint die Verabreichung von Allopurinol in der Retardform nicht erforderlich zu sein. Oxipurinol wird unverändert im Darm ausgeschieden.

Dosierung

Die Therapie wird mit 300 mg Allopurinol 1mal/Tag begonnen. Liegt die Serumharnsäurekonzentration nach 2 Wochen noch nicht im Normbereich oder bereits unter 4 mg/dl, muß die Dosis entsprechend angepaßt werden. Die endgültige Dosis liegt zwischen 100 und 900 mg/Tag. Absetzen von Allopurinol führt innerhalb 1 Woche zum Ansteigen der Serumharnsäurekonzentration auf die Ausgangswerte.

Nebenwirkungen

Sie treten in etwa 33% der Fälle auf.
Zu Beginn der Therapie können vermehrt Gichtanfälle auftreten (deshalb eventuell Colchicinprophylaxe).
Bei sehr hoher Harnsäureausscheidung können Xanthinsteine entstehen.
Selten kommt es zu allergischen Reaktionen an der Haut, zu gastrointestinalen Störungen und durch die gleichzeitige Einnahme von Ampicillin zu gehäuften Arzneiexanthemen.
Sehr selten wurde das Auftreten einer Leukopenie, einer Thrombopenie, einer granulomatösen Hepatitis oder einer Hypersensitivitätsvaskulitis beobachtet. Letztere tritt besonders bei alten Menschen mit eingeschränkter Nierenfunktion, arterieller Hypertonie und Thiaziddiuretikatherapie auf.

Therapieführung

Bei einer Kreatininclearance < 30 ml/min muß die Tagesdosis reduziert werden!
Cave! Bei gleichzeitiger Gabe von Azathioprin oder 6-Mercaptopurin muß die Dosis der genannten Medikamente um 75% reduziert werden!

Indikationen für Urikostatika

Jede medikamentös therapiebedürftige Hyperurikämie und Gicht, Gichtniere, chronische (tophöse) Gicht, Enzymdefekte (z. B. Lesh-Nyhan-Syndrom), sekundäre Hyperurikämien, Unverträglichkeit von Urikosurika.

Kontraindikationen

Gravidität, Laktation.

2. Urikosurika

Urikosurika sind eine Gruppe chemisch unterschiedlicher Substanzen, die alle die tubuläre Harnsäurerückresorption hemmen.

In der Therapie eingesetzt wurden und werden Benzbromaron, Sulfinpyrazon und Probenecid. Zur Behandlung von Hyperurikämie und Gicht ist in Österreich lediglich Benzbromaron zugelassen.

Die Urikosurika hemmen die postsekretorische Harnsäurerückresorption in den proximalen Nierentubuli und führen dadurch zu einer vermehrten Harnsäureausscheidung. Dadurch steigt die Gefahr der Harnsäureausfällung in den Nierentubuli.

Dosierung

Die Anfangsdosis von Benzbromaron liegt bei 50 mg 1mal/Tag, eine wöchentliche Dosissteigerung bis 150 mg/Tag ist möglich.

Urikosurika müssen wegen der Gefahr der Harnsäureausfällung in den Nierentubuli einschleichend dosiert werden! Eine Dosissteigerung sollte nur in 1- bis 3wöchigen Abständen erfolgen! Begleitend müssen eine ausreichende Flüssigkeitszufuhr (> 2 l/Tag) und eine Harnneutralisierung z. B. mit Natriumzitrat (Uralyt U®) bis 10 g/Tag durchgeführt werden!

Die Dosierungsbereiche von Sulfinpyrazon liegen bei 100 bis 400 mg/Tag in 2 Einzeldosen; bei Probenecid sind 250 bis 2000 mg/Tag in 3 Einzeldosen erforderlich.

Nebenwirkungen von Benzbromaron:

Am häufigsten treten gastrointestinale Störungen auf (Übelkeit, Sodbrennen in etwa 9%, Durchfälle in 3 bis 4%).

Seltener treten Kopfschmerzen, Impotenz, vermehrter Harndrang sowie Eosinophilie auf.

Indikationen

Als Mittel 2. Wahl bei Hyperurikämie und Gicht, wenn kein Nierenschaden besteht (bei einer Kreatininclearance < 50 ml/min sind Urikosurika unwirksam); Allopurinolunverträglichkeit.

Kontraindikationen

Schwangerschaft, schwerer Nierenschaden, Antikoagulanzientherapie.

Therapieführung: Wechselwirkungen von Benzbromaron: Salizylate, Thiazid- und Schleifendiuretika und Immunsuppressiva können die Wirkung von Benzbromaron antagonisieren; Antikoagulantien die Wirkung verstärken!

3. Kombinationstherapie

Einzige Indikation: Massive tophöse Gicht, wenn Allopurinol zur Eliminierung des Harnsäurepools nicht ausreicht.

Neuerdings wird von einigen Autoren eine **Intervalltherapie** bei Hyperurikämie diskutiert:

Prinzip: Hochdosierte Kombinationstherapie über 3 bis 4 Monate erzeugt eine transitorische Hypourikämie und führt zu einer kompletten Ausschwemmung des Harnsäurepools. Bei neuerlichem Harnsäureanstieg über den Normwert Wiederholung der Intervalltherapie oder Erhaltungstherapie mit 1 Tablette à 20 mg Benzbromaron und 100 mg Allopurinol.

Vorgehen: 1. Woche 1 Tablette; 2. Woche 2 Tabletten; ab der 3. Woche 3 Tabletten/d für 3 bis 4 Monate. Dann therapiefreies Intervall.

Derzeit liegen jedoch keine Langzeituntersuchungen für eine diesbezügliche Therapie-empfehlung vor.

Literatur

(1) Goebel F-D, Gröbner W, Hartung R, Löffler W, Spann W, Zöllner N: Therapie und Prognose von Hyperuricämie und Gicht, in Zöllner N (ed): Hyperuricämie und Gicht 5. Berlin-Heidelberg-New York, Springer, 1982.

(2) Gröbner W, Zöllner N: Uricosurica, in Zöllner N, Gröbner W (eds): Gicht. Handbuch der inneren Medizin, Bd. 7/3. Berlin-Heidelberg-New York, Springer, 1976.

(3) Gröbner W: Pharmakologische Hemmung der Harnsäurebildung, in Zöllner N: Therapie und Prognose von Hyperurikämie und Gicht. Berlin, Springer, 1982, pp 38-58.

(4) May P, Lux B. Gichtbehandlung und Prophylaxe mit Urikosurika. Dtsch Ärztebl 1977;64:1593.

(5) Schattenkirchner M, Gröbner W: Arthropathia urica, in Fehr K, Miehle W, Schattenkirchner M, Tillmann K (eds): Praxis und Klinik. Stuttgart-New York, Thieme, 1989, pp 9.1-9.18.

Psychopharmaka in der Rheumatologie

H. Donat

Allgemeine Vorbemerkungen

Zunehmend wird in den letzten Jahren die Bedeutung eines gezielten Einsatzes von Psychopharmaka bei der Behandlung chronischer Schmerzzustände erkannt; damit wurde auch die Persönlichkeit des Menschen, der von chronischen Schmerzen betroffen ist, vermehrt ins Blickfeld gerückt und mit ihm die Notwendigkeiten und Möglichkeiten der psychischen Begleitung von Schmerzpatienten bzw. psychotherapeutischer Maßnahmen, auf welche hier nicht näher eingegangen werden kann.

Im Zentrum der therapeutischen Überlegungen stehen Antidepressiva (AD) und Neuroleptika (NL) sowie Antiepileptika wie Carbamazepin. Tranquilizer sind grundsätzlich für eine längerdauernde Behandlung chronischer Schmerzzustände ungeeignet (Gewöhnungs- und Suchtgefahr; eine anxiolytische Wirkung ist ebensogut mit kleinen Dosen von NL erzielbar).

Wirkungsweise

AD und NL interagieren mit physiologischen Neurotransmittern bzw. Opiatrezeptoren. Sie haben vor allem 2 charakteristische Angriffspunkte bei der Schmerzbekämpfung:
1. Einen zentralen, vor allem dienzephalen Angriffspunkt (durch diesen ist die Veränderung des Schmerzerlebens im Sinne einer Schmerzdistanzierung oder einer „Entpersönlichung" des Schmerzes erklärbar).
2. Direkte Einflußnahme auf die periphere Schmerzvermittlung über die Leitungsschleifen (dadurch ist die analgetische bzw. analgetikapotenzierende Wirkung erklärbar).

Vorteile des Einsatz von AD und NL bei chronischen Schmerzzuständen

1. Durch zentrale und periphere Einflußnahme auf Schmerzerleben und Schmerzvermittlung ist die Einsparung von Analgetika möglich.
2. Günstige Beeinflussung von Schmerzpatienten, die auf die üblichen Analgetika nicht ausreichend ansprechen.
3. Günstiges Wirkungs-/Nebenwirkungsverhältnis.
4. Keine Medikamentenabhängigkeit bei AD und NL, dadurch Verringerung der Gefahr des Mißbrauchs und der Abhängigkeit von Analgetika in einer Kombinationstherapie.
5. Potenzierung der Analgetikawirkung durch AD und NL.

Indikation/Differentialdiagnose

Vor dem Einsatz von Psychopharmaka sind folgende differentialdiagnostische Fragen zu beantworten:

1. Sind die Schmerzen vorwiegend „somatogen"? In diesem Falle ist eine Kombinationstherapie von Analgetika mit Psychopharmaka indiziert.

2. Haben längerdauernde somatogene Schmerzen zu psychischen Veränderungen geführt,
welche als „Schmerzkrankheit" *(Wörz)* zu charakterisieren sind (die Schmerzkrankheit
ist durch eine im Zuge längerdauernder chronischer Schmerzen entstandene psychische
Veränderung mit dysphorischer Verstimmung, verstärkter Empfindlichkeit und leichter
Reizbarkeit, selbstbezogenes in Interessen und Außenorientierung eingeschränktes Erleben bis letztlich resignierendem Rückzug und Apathie)? In diesem Fall ist vor allem der
Einsatz von AD, eventuell in Kombination mit NL und Analgetika, indiziert.

3. Handelt es sich um „psychogene Schmerzen"? Diese treten im Rahmen von primär
depressiven Erkrankungen auf, die Therapie der Wahl sind daher AD.

Die Klärung dieser differentialdiagnostischen Fragen mit dem Patienten und die Aufklärung über die daraus resultierenden therapeutischen Maßnahmen sind bereits ein Einstieg
in eine psychische Begleitung und/oder psychotherapeutische Hilfe.

(NB: Die Schmerztoleranz bzw. die Kapazität, Schmerzen zu bewältigen und die Motivation dafür ist persönlichkeitsabhängig. Lebensgeschichtliche Faktoren, psychodynamische Entwicklungen, Wertvorstellungen und persönliche Normen haben darauf
Einfluß. Grob verallgemeinernd könnte man sagen, daß extrovertierte, aufgabenorien-
tierte, psychisch stabile Menschen eine höhere Schmerztoleranz haben als introvertierte,
ängstliche, unsichere Patienten).

Therapie mit Psychopharmaka

Diese ist – mit Ausnahme der depressiogenen Schmerzen – grundsätzlich eine unterstützende Behandlung bei rheumatischen Erkrankungen.

Therapieführung

Es ist zu beachten, daß das volle Wirkprofil in der Regel erst nach 1 bis 3 Wochen
erkennbar ist. Nach erwünschtem Wirkungseintritt ist oft eine Reduktion der Anfangs-
dosierung möglich. Ein abruptes Absetzen der Psychopharmaka ist möglichst zu vermeiden. Die Information des Patienten über die Dauer des Wirkungseintrittes ist für seine
Compliance von großer Wichtigkeit.

A) Kombinationstherapie von AD und NL:

Therapievorschlag: Clomipramin (Anafranil), 3mal 10 bis 25 mg oral; Halperidol (Hal-
dol), 3mal 0,5 bis 1 mg oral (bei stationärer Behandlung entsprechende Dosis per
infusionem möglich).

B) Kombinationstherapie von AD + NL + Carbamazepin: Bei therapieresistenten
Schmerzen hat sich die Kombination von Clomipramin und Haloperidol mit Carbamazepin (Tegretol, Neurotop) in einer einschleichenden Dosierung bis 3mal 200 mg täglich
sehr bewährt.

Alternativpräparate

Da es aus verschiedenen Gründen, insbesondere unangenehmen Nebenwirkungen für die
Patienten, sinnvoll sein kann, andere Psychopharmaka als die oben angegebene Routi-
nekombination einzusetzen, sollen in der Folge die Präparate aufgeführt werden, mit
denen ebenfalls günstige Therapieerfolge bei der chronischen Schmerzbekämpfung
beschrieben sind:

a) AD: Imipramin (Tofranil), Tagesdosis 30 bis 150 mg; Mianserin (Tolvon), Tagesdosis 30 bis 120 mg; Amitriptylin (Tryptizol/Saroten), Tagesdosis 30 bis 150 mg.

NB: Die Wirksamkeit von Antidepressiva der „neuen Generation" (Fluvoxamin/Floxyfral, Fluoxetine/Fluctine, Citalopram (Seropram) ist in klinischen Untersuchungen unterschiedlich belegt, aber derzeit nicht breit veröffentlicht.

b) NL: Levopromazin (Nozinan), Tagesdosis 45 bis 75 (bis 100) mg, Thioridazin (Melleril), Tagesdosis 30 bis 75 (bis 200) mg, Flupentixol (Fluanxol), Tagesdosis 0,5 bis 5 mg.

Nebenwirkungen

In den angegebenen Dosierungen sind diese Nebenwirkungen passager und sehr gering, insbesondere in der Kombinationstherapie, allerdings abhängig vom Lebensalter und der körperlichen Gesamtverfassung:

Körperliche Nebenwirkungen: Akkomodationsstörungen, Erhöhung des Augeninnendrucks (Cave: Glaukompatienten), anfängliche Müdigkeit, Herabsetzung der Aufmerksamkeit und Reaktionsfähigkeit, vor allem zu Beginn der Behandlung (Verkehrstauglichkeit!), Tachykardie, gelegentlich Schwindel, Miktionserschwernis (Prostatahypertrophie!), Obstipation und Mundtrockenheit.

Allergische Hauterscheinungen sind bei AD und NL sehr selten, bei Carbamazepin treten sie gelegentlich in der 1. Woche auf und können durch vorübergehende Dosisreduktion meistens zum Abklingen gebracht werden.

Kontraindikationen

Bestehendes Glaukom, ausgeprägte kardiovaskuläre Schädigung, ausgeprägte Nephropathie und Hepatopathie, Gravidität und hohes Alter.

Interferenzerscheinungen

Hemmung der Phenylbutazonresorption durch orale Gabe trizyklischer Antidepressiva, keine Kombination mit Monoaminooxydasehemmern.

Potenzierung der Alkoholwirkung.

Abbauverzögerung bei gleichzeitiger Marcoumargabe (Blutungsgefahr).

Kumulationsgefahr bei forcierter Diurese.

Kontrollen

Trotz der geringen Bedeutung der Nebenwirkungen auf das blutbildende System sind Blutbildkontrollen sowie Kontrollen der Leber- und Nierenparameter zu Beginn der Behandlung und mit zunehmend größeren Abständen im Verlauf der Behandlung zu empfehlen.

Literatur

(1) Langer G, Heimann H: Psychopharmaka. Berlin-Heidelberg-New York, Springer, 1983.

Salben, Linimente, Gele, Peloide und andere äußerlich anzuwendende Substanzen

F. Singer

Merksätze

Unter Salben, Linimenten, Gelen, Peloiden und anderen äußerlich bei der Behandlung rheumatischer Erkrankungen anzuwendenden Substanzen versteht man solche, die, auf die Haut aufgebracht, imstande sind, durch Reizung sensibler Rezeptoren direkt bzw. reflektorisch gestörte Strukturen zu beeinflussen. Ein weiterer Wirkmechanismus ergibt sich aus der nachgewiesenen Resorption und Anreicherung von NSAR-haltigen Topika im darunterliegenden Zielgebiet (z. B. Kniegelenk).

Überblick

Diese Form der Therapie besitzt einen eindeutigen Stellenwert und zählt zu den ältesten überhaupt.

Theoretische Vorbemerkungen

Der lokalen Therapie liegen grundsätzlich 3 verschiedene Aspekte zugrunde:
– reflektorische, neurophysiologische Wirkungen;
– lokale Wirkungen aufgrund perkutaner Resorption;
– systemische, humorale Wirkung nach vollständiger perkutaner Absorption.

A) Perkutane Therapie mit Salben, Linimenten und Gelen

Sie ist einfach in der Anwendung, nicht invasiv und kann vom Patienten selbst vorgenommen werden. „Rheumasalben" stehen als Mono- und Mischpräparate zur Verfügung. Im Idealfall können in darunterliegenden Strukturen hohe Gewebekonzentrationen erreicht werden (für NSAR-haltige Topika nachgewiesen). Systemische bzw. unerwünschte Effekte und Überdosierungen werden dadurch auf ein Minimum reduziert oder sind praktisch unmöglich. Trotzdem ist diese Therapie nicht als vollkommen unschädlich anzusehen. Für die hautreizenden und gefäßerweiternden Mittel (Terpene, Capsicum), in traditionellen Mischpräparaten enthalten, ist die Stimulation der sensorischen Nervenendigungen erwiesen.

Das Bild der Wirkung dieser Substanzen ist aber unvollständig und wirft weitere Fragen auf. (Symptomatisch wirksam? Bedeutung der Vasodilatation? Psychosomatischer Effekt?)

Indikationsbereiche der perkutanen Therapie

Allgemein

a) Dermatologische Behandlung mit Salben, Lotionen usw. (Cave: systemische Wirkung).

b) Transdermale therapeutische Systeme mit kontrollierter Wirkstofffreisetzung (Östrogene, Nitrate).

c) Nichtsteroide Antirheumatika zur Behandlung rheumatischer Erkrankungen.

d) Auslösung eines Reflexgeschehens über die entsprechenden Hautrezeptoren.

Speziell am Bewegungsapparat

a) Weichteilrheumatische Syndrome;

b) Periarthropathien;

c) posttraumatische Zustände;

d) chronisch-entzündliche Gelenkerkrankungen;

e) bei gastrointestinalen Beschwerden zur Reduktion der oralen NSAR-Dosis und mono- bis oligoartikulärem Befall.

Die **Resorption durch die Haut** hängt von verschiedenen Faktoren ab:

a) Körperregion: Die Resorption variiert je nach Körperstelle und Hautarealgröße. Hautflächen mit vielen Haarfollikeln sind in der Regel durchlässiger als solche mit wenigen oder gar keinen.

b) Örtliche Manipulationen: Okklusivverbände erhöhen die Resorption um das 2- bis 5fache.

c) Physikalisch-chemische Eigenschaften: Wirkstoffe, Trägersubstanzen und die Wasserlipidlöslichkeit beeinflussen ebenfalls die Penetration.

Kontraindikationen

Offene Wunden, Exantheme, zerstörte Hautoberfläche, tuberkulöse oder spezifische Hautveränderungen, Allergien auf spezielle Inhaltsstoffe.

Kontrollen

Lokale Unverträglichkeitsreaktionen (Rötung, Juckreiz, Trockenheit), systemische unerwünschte Wirkungen.

Vorteile der transdermalen Rheumatherapie

Direkte lokale Wirkung, angemessene Dosierung und gleichbleibende Gewebsspiegel bei niedrigem Plasmaspiegel, Umgehung des First-pass-Metabolismus, keine Beschränkung der Applikationsintervalle (die intestinale Transitzeit fällt weg), Abbruch jederzeit möglich, große Akzeptanz und Compliance.

B) Wärme-, Kältetherapie

Durch die Wahl der Wärme- bzw. Kälteträger mit den sie charakterisierenden, physikalischen Eigenschaften, durch die Zeitdauer der Einwirkung, die gewählte Applikationstemperatur und durch die Größe der erfaßten Körperoberfläche können die thermischen

Reize in zahllosen Abstufungen fein dosiert werden. Sie hat sich nach den Gesetzmäßigkeiten der Thermoregulation des Menschen zu richten.

I. Wärmetherapie

Die Hyperthermie führt zu einer Hyperämie, Muskeldetonisierung, verbesserter kapilla-
rer Perfusion, einer segmentalen Fernwirkung u. a.
Folgende Möglichkeiten bieten sich an:
a) Lokale oder generelle Warm- oder Heißwasserbäder (Teilbad, Vollbad, Thermalbad,
Überwärmungsbad usw.).
b) Thermische Behandlung mit Luft (trocken-heiße Luft: Sauna/feucht-warme Luft:
Dampfbad). Verstärken des Wärmereizes durch Setzen von Hautreizen (Bürsten, Klat-
schungen).
c) Wickel: Als feucht-warme Wickel (lokales Dampfbad) und naß-kalte Wickel (führen
zu einem erheblichen Wärmeentzug der Haut) angewendet ohne Beeinflussung des
kardiorespiratorischen Systems.
d) Peloidtherapie: Schlamm, Moor, Parafango. Die Applikationstemperatur ist unterschiedlich (Fangopackungen zwischen 40 und 44°C).
e) Paraffinbad: Vorwiegend für Fingerbäder verwendet.
f) Behandlung mit trockener Wärme (Wärmelampen usw.).
Auf die mit Hochfrequenzbehandlung erzeugte lokale Tiefenhyperthermie wird an anderer Stelle eingegangen.

Indikation

Warm- und Heißwasserbäder, thermische Behandlungen mit Luft und Peloide können
vor allem bei Myalgien, vertebragenen Beschwerden angewandt werden, Wickel und
Peloide auch bei lokalen Prozessen (Arthropathien). Häufig additiv zur Krankengymnastik eingesetzt.

Kontraindikationen (relative)

– Akute Schmerzsyndrome (z. B. Ischialgie);
– akut entzündlich-rheumatische Erkrankungen im „Schub". Sie erfordern eine
  besondere Temperaturadaption (eher kalte Wickel);
– ausgeprägte Varikositas, postthrombotisches Syndrom;
– arterielle Verschlußkrankheit;
– Hautdefekte und Dermatomykosen.
Auf die Gefahr von Verbrennungen, Verbrühungen ist zu achten.

II. Kältetherapie

Intensität, Dauer und Ausmaß der Kryotherapie ergeben unterschiedliche Ziele. Hypo-
bis Analgesie, antiphlogistische, antiexsudative Wirkungen sowie eine reaktive Hauthy-
perämie mit den gewünschten Therapieeffekten sind die Auswirkungen.

Möglichkeiten

Kaltluft, Brucheis, gelgefüllte Kompressen, Ganzkörperkältebehandlung, kalte Teilbäder, kalte Güsse, naß-kalter Wickel, Aufsprayen von Flüssigkeiten mit niedrigem Siedepunkt.

Indikationen

Akute Schmerzzustände, als Vorbereitungsmaßnahme einer nachfolgenden krankengymnastischen Behandlung, entzündungshemmend, abschwellend.

Kontraindikationen

Angiospasmen, Kryglobulinämie, Algodystrophisches Syndrom, arterielle Durchblutungsstörungen, Vaskulitis, Raynaud-Syndrom, Kälteagglutinine, Kältehämoglobinurie.

III. Mittel mit entquellender Wirkung auf die Haut

Sie werden meist in der Folge nach Traumen angewandt, um zu einer rascheren Abschwellung der betreffenden Körperregion zu gelangen. Hier sind zu nennen: Aescin, Heparin, Heparinoide, Hirudin.

IV. Andere Möglichkeiten der Oberflächentherapie

Auf die verschiedenen anderen Möglichkeiten wie Massagen, Schröpfköpfe, Blutegel, verschiedene Hautreizmittel sei hingewiesen.

Literatur

(1) Birdwood G (Hrsg): neubewertung der perkutanen Rheumatherapie. Ciba-Geigy Scientific Publications. Folia rheumatologica, 1988.
(2) Chlud K, Berner G, Wagener HH: Therapiewoche 1985;35:2872-2876.
(3) Ebel R, Dittrich P: Akt Rheumatol 11, 1986.
(4) Francis MD, Horn PA, McCreary LD: Arthritis and Rheumatism 1983;26:861-865.
(5) Gillert O, Rulffs W, Boeglein K: Elektrotherapie. Pflaum Verlag München, 1995.
(6) Günther R, Jantsch H: Physikalische Medizin. Springer Verlag, Berlin-Heidelberg-New York, 1982.
(7) Vieider J, et al: Akt. Rheumatol 1984;9:183-187.
(8) Vogler P: Physiotherapie (Technik und Verfahrensweise). Thieme Verlag, Stuttgart, 1975.

Topisch-analgetische Injektionen (therapeutische Lokalanästhesie)

H. Tilscher

Definition

Man kann die topisch-analgetischen Injektionen als „therapeutische Lokalanästhesie" definieren, welche Lokalanästhetika zu therapeutischen Zwecken verwendet. Während bei der klassischen Lokalanästhesie für die Dauer der Einwirkung des Medikamentes die An- oder Hypästhesie zu entsprechenden Eingriffen verwendet wird, ist das Charakteristikum der therapeutischen Lokalanästhesie, daß die An- oder Hypästhesie nach Abklingen der Einwirkzeit in eine langdauernde An- oder Hypalgesie übergeht, die auch bei Dosierungen gelingt, die noch keine Anästhesie erzeugen.

Aus der therapeutischen Lokalanästhesie ergeben sich auch durch die Ausschaltung einer für die Schmerzsymptomatik verdächtigen Struktur diagnostische Möglichkeiten. Die Definition der therapeutischen Lokalanästhesie kann deshalb auch dahingehend erweitert werden, daß es sich hier um die Anwendung von Anästhetika zu therapeutischen, aber auch zu diagnostischen Zwecken handelt (Tab. 1).

Tab. 1.

Therapeutische Lokalanästhesie	
Therapie	Diagnose (Probebehandlung)

Wirkungsweise

Schmerzreize werden kortikalen Strukturen zugeleitet, um auch eine topische Zuordnung des Schmerzgeschehens zu ermöglichen.

Das Phänomen der kortikalen Schmerz(fehl)projektion in das zugehörige Dermatom erfolgt mit der Hyperalgesie dazugehöriger Hautareale, wie dies bei Organerkrankungen als „Head'sche Zone" bekannt ist.

Die Aktivierung von Vorderhornzellen läßt Muskeln anspannen, die mit der gestörten Struktur in funktionellem Zusammenhang stehen. Durch die in ihnen entstehenden

Schmerzen kommt es zur Verstärkung und Verkomplizierung des Schmerzbildes (pseudoradikuläre Symptomatik). Die Schmerzreize erreichen aber auch die vegetativen Zentren im Seitenhorn, wodurch einerseits eine Veränderung der Durchblutungsgröße, andererseits aber auch eine Herabsetzung der Schmerzschwelle resultiert. Eine weitere Intensivierung und Ausbreitung der ursprünglichen Schmerzsymptomatik ist die Folge. Dieses auch andere Strukturen erfassende Geschehen läßt das Bild der „Schmerzspirale" entstehen – ein sich selbst perpetuierender Schmerzvorgang, der sowohl in der Intensität wie auch in der Extensität fortschreitet (Abb. 1).

Mit der therapeutischen Lokalanästhesie soll nicht nur die primär gestörte Struktur beeinflußt werden, sondern auch die reflektorisch gestörten Strukturen, wie z. B. die muskulären Verspannungen, die vegetativ bedingten Unterhautzellverquellungen (Kibler'sche Hautfalte) und schließlich auch die sekundär gestörten Strukturen (Abb. 2). Das Lokalanästhetikum schützt die Membran über eine Absicherung des Membranpotentials vor Sensibilisierung gegen die sonst erfolgenden unterschwelligen Reize, die bei Verschiebung des Ruhepotentials in Richtung Depolarisation auftreten.

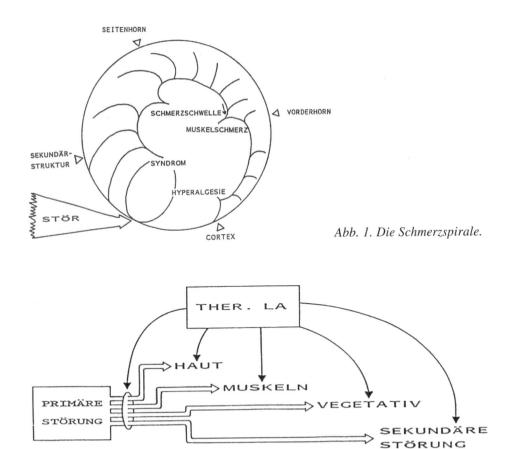

Abb. 1. Die Schmerzspirale.

Abb. 2. Indikationen und Zielstrukturen der therapeutischen Lokalanästhesie.

Techniken

Aus der Aktualitätsdiagnose, d. h. aus den Befunden der klinischen Untersuchung sowie aus Punkten der Anamneseerhebung können die Form und der Ort der Anwendung des Lokalanästhetikums indiziert werden.

Im wesentlichen unterscheidet man Techniken
– über die Haut,
– über die Muskulatur,
– über das Nervensystem,
– über die Sekundärstörungen wie fehlhaltungsbedingte Gelenke,
– über die sogenannten Störquellen (Head)

Daraus ergeben sich Behandlungen
– über die Rezeptoren der Haut,
– über die Rezeptoren der Muskulatur,
– über die Rezeptoren der Gelenke,
– über größere neurale Strukturen,
– die Neuraltherapie.

Therapie über die Haut (Tab. 2)

Die Behandlung mittels der sogenannten Quaddel, einer intrakutanen Injektion des Lokalanästhetikums, soll Afferenzen aus der hyperalgetischen Haut verringern und somit dem Hinterhorn durch die Verminderung der Reizüberflutung die Möglichkeit der Rekompensation geben.

Auch und besonders die Wirkung des Nadelstiches selbst darf nicht vergessen werden, die eine Reizung von Rezeptoren mit schnell leitenden A-Delta-Fasern bewirkt und welche chronische Schmerzafferenzen die über C-Fasern an das Hinterhorn leiten, unterdrücken (Gate-control-theory nach Melzack und Wall).

Tab. 2.

HAUT	
Quaddel	Verringerung der Afferenzen aus der hyperalgetischen Haut Nadelstich - Gate control
Indikation	Hyperalgesie Projektionszone (Referred pain, Head) Kiblersche Hautfalte Dysästhesie Parästhesie Akupunkturpunkte

Indikationen (Tab. 2)

Die Hauthyperalgesie, die Projektionszonen tiefliegender Strukturen, wie die innerer Organe (Head'sche Zonen), oder tiefer Strukturen des Bewegungsapparates etwa der Wirbelbogengelenke und der peripheren Gelenke; weiters die Kibler'sche Hautfalte paraspinös im Versorgungsbereich des Ramus dorsalis des entsprechenden Segmentalnerven tastbar, Dysästhesien und Parästhesien, schließlich die Quaddelung der Akupunkturpunkte.

Therapie über die Muskulatur (Tab. 3)

Schmerzhafte muskuläre Verspannungen sind reflektorische Erscheinungen durch nozizeptive Reize, weiters Ausdruck von Fehlhaltungen und Fehlbewegungen. Auch die Psyche kann sich in pathologischen, muskulären Haltungs- und Bewegungsmustern äußern. Die gleichzeitige Innervierung von Syn- und Antagonisten, zusammen mit vegetativen Aktivierungsvorgängen, bewirken bei einer verspannten Persönlichkeit schmerzverursachende Mechanismen.

Die „Erfassung" von muskulären Verspannungen erfolgt
– durch die Strukturpalpation, dem Erfühlen der Turgorveränderungen mit Seitenvergleich,
– durch die Schmerzpalpation, dem Prüfen auf die Druckschmerzhaftigkeit,
– durch die Verkürzungsteste, einer Untersuchung der durch die verspannte Muskulatur eingeschränkten Gelenkbeweglichkeit,
– durch die Muskelprovokationsteste, der Auslösung oder Vermehrung von Muskelschmerzen durch die isometrische Anspannung aus einer Dehnstellung.

Die bei der Tast- und Schmerzpalpation gefundenen „Triggerpunkte" oder auch „Maximalpunkte" sind spontan- und druckschmerzhafte Muskelpunkte, bei deren Schmerzpalpation die lokale und/oder die ausstrahlende Schmerzsymptomatik ausgelöst oder verstärkt wird (Abb. 3).

Die sogenannten Mackenzie'schen Punkte, lokale Muskelhärten durch nozizeptive Reize aus viszeralen Organen, sind eine weitere Indikation.

Eine wichtige Indikation zur Behandlung über die Muskulatur ist die „Insertionstendopathie".

Die Behandlungstechniken an der Muskulatur sollen meist mit Knochenkontakt erfolgen, da im Bereich der Muskelinsertion Schmerzrezeptoren gehäuft vorkommen.

Tab. 3.

MUSKULATUR	
Indikation	Trigger (-Maximal)Punkte (=Muskelpunkte der maximalen Spontan- und Druckchmerzhaftigkeit, Schmerzpalpation löst aus oder verstärkt die lokalen und/oder die ausstrahlenden Schmerzen) Mackenzie-Punkte Insertionstendopathien

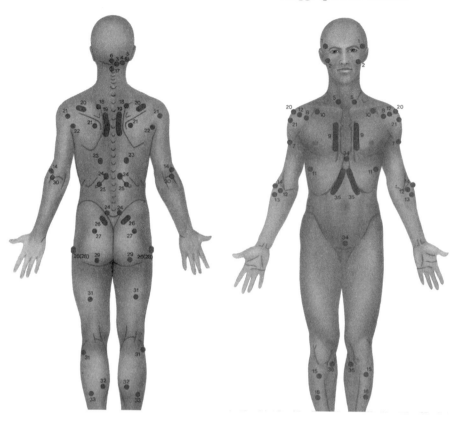

Triggerpunkte dorsal

Triggerpunkte ventral

Abb. 3.

X 1=M.temporalis	X13=M.supinator	X25=M.iliocostalis lumborum
X 2=M.masseter	X14=M.extensor carpi radialis	X26=M.glutaeus medius
X 3=M.semispinalis capitis	X15=M.tibialis anterior	X27=M.piriformis
X 4=M.splenius capitis	X16=M.extensor digitorum longus pedis	X28=Trochanter major
X 5=M.sternocleidomastoideus	X17=M.rectus capitis posterior major	X29=Ischiocrurale Muskulatur
X 6=M.trapezius	X18=M.levator scapulae	X30=M.extensor digitorum
X 7=M.deltoideus	X19=M.iliocastalis pars cervicis	X31=M.biceps femoris
X 8=M.subscapularis	X20=M.supraspinatus	X32=M.gastrocnemius
X 9=M.pectoralis major	X21=M.infraspinatus	X33=M.soleus
X10=M.pectoralis minor	X22=M.teres major	X34=M.rectus abdominis
X11=M.serratus anterior	X23=M.iliocostalis thoracis	X35=M.transversus abdomins
X12=M.biceps brachii	X24=M.longissimus thoracis	X36=M.Pes anserinus

Tab. 4.

GELENKE	
Indikation	Arthralgien mit und ohne Bewegungsstörungen (Einschränkung, Vermehrung, Instabilität)
Zielstruktur	intraartikulär periartikuläre Kapsel(ansätze) Band(ansätze)

Therapie über die Gelenke (Tab. 4)

Indikationen der Techniken über die Gelenke sind Arthralgien mit und ohne Bewegungsstörungen, wie Gelenkschmerzen nach Mikrotraumen, statische und dynamische Überbelastungen. Besonders instabile Gelenke haben als pathologische Beweglichkeitsvermehrungen ihre Maximalpunkte in ihren ligamentären Strukturen. Langdauernde Schmerzreize peripherer Gelenke entstammen häufig ihren Kapseln und Bändern und werden erst durch die gezielte Reflextherapie der Maximalpunkte beendet. Instabilitäten, Olisthesen, lokale Hypermobilitäten zeigen eine intensive lokale Schmerzausstrahlungssymptomatik aus den großen Bandsystemen der Wirbelsäule, besonders die der Lenden-Becken-Hüftregion, und sind eine spezielle Indikation für die therapeutische Lokalanästhesie.

Bei letzteren bewährt sich die Kombination des Lokalanästhetikums mit der sklerosierenden Lösung nach Hackett-Barbor.

Blockaden (Tab. 5)

Die Umflutung von großen nervösen Strukturen mit einem Lokalanästhetikum geschieht:
– an peripheren Nerven (N. medianus, N. ischiadicus),
– an Nervenwurzeln wie bei radikulären Läsionen im Plexius lumbosacralis (Reischauer-Blockaden),
– an Ganglien wie dem Ganglium stellatum oder dem unteren Grenzstrang bei der sogenannten postischialgischen Durchblutungsstörung,
– bei epiduralen Injektionen wie bei der akuten Lumbago, um Schmerzen aus dem hinteren Längsband zu beeinflussen,
– bei intrathekalen Applikationen von Medikamenten bei schwersten Schmerzzuständen.

All diese Anwendungen sind dann angezeigt, wenn es sich um „neuralgiforme" Schmerzen, d. h. Schmerzen mit intensivem Ausstrahlungscharakter, handelt. Es ist die Aufgabe der Blockaden, gesteigerte Schmerzafferenzen und auch intensive (reflektorische) Efferenzen zu unterbinden.

Tab. 5.

BLOCKADEN	
Indikation	Neuralgieforme Schmerzen
	Intensive Schmerzafferenz
	Intensive Efferenz
	Störtopik
	Organopathien
Zielstruktur	Periphere Nn.
	Nervenwurzeln
	Ganglien
	Epidural
	Intrathekal

Neuraltherapie (Tab. 6)

Die Bezeichnung „Neuraltherapie" sollte besonders für die lokale Applikation von Lokalanästhetika an sogenannten „Herden" verwendet werden. „Herde" oder „Störstellen" sind nach der Definition der Neuraltherapeuten chronisch entzündete Körperstrukturen, deren Solvatisierung und Eliminierung durch das menschliche Abwehrsystem nicht glückt und die ein entzündliches Vorfeld im homolateralen Körperbereich entstehen haben lassen. Durch die dabei erfolgte Veränderung des Reaktionsmusters, besonders im Bindegewebe (Reaktionsstarre), haben andere Erkrankungen in dieser Körperhälfte (Zweitschlag) dadurch die Tendenz zur Chronifizierung. Wenn der sogenannte Herd als Informationsgeber eines Krankheitsgeschehens mittels eines Lokalanästhetikums ausgeschaltet wird, kann die weit abgelegene Erkrankung durch die Aufhebung der Reaktionsstarre sich schlagartig bessern, was als „Huneckephänomen" bezeichnet wird. Die Neuraltherapie ist somit eine Behandlungsmöglichkeit und eine Indikation für eine eventuelle operative Eliminierung des Herdes („Herdsanierung").

Herde sind besonders in Hals und Kopf lokalisiert, wie im Zahnbereich, in den Tonsillen und in den Nebenhöhlen. Als „Herde" gelten auch Narben und chronische Entzündungen, z. B. der Organe des kleinen Beckens.

Tab. 6.

NEURALTHERAPIE	
Indikation	"Herde" mit Fernstörung
Zielstruktur	Chronische Entzündung
	Narben

Zu beachten:

Kontraindikationen

Diese bestehen bei Blutungsneigung, bei Allergien gegenüber dem Medikament, bei schweren Herz- oder Leberstörungen, aber auch beim Neigen zum sogenannten Nadel-kollaps.

Häufigkeit

Die Anwendung sollte 1- bis 2mal pro Woche, in seltenen Fällen pro Monat, in ganz akuten Fällen pro Tag erfolgen.

Gefahren

Die Gefahren der therapeutischen Lokalanästhesie liegen vor allem in der
– intrapleuralen,
  intravasalen,
– intraneuralen Injektion,
die durch entsprechende Techniken, aber auch durch die notwendigen anatomischen Kenntnisse verhindert werden müssen.

Vermeiden

Vermieden werden sollte der routinemäßige Einsatz der therapeutischen Lokalanästhesie in zu großer Häufigkeit bei zuwenig Diagnose.
Vor der Erstellung eines Therapiekonzeptes muß jedes Schmerzbild vorerst strukturana-lytisch und aktualitätsdiagnostisch abgeklärt werden.

Literatur

(1) Dosch P: Lehrbuch der Neuraltherapie. Ulm, Haug, 1977, 7. Aufl.
(2) Eder M: Herdgeschehen – Komplexgeschehen. Heidelberg, Haug, 1977.
(3) Gross D: Therapeutische Lokalanästhesie. Stuttgart, Hippokrates, 1985, 3. Aufl.
(4) Killian H: Lokalanästhesie und Lokalanästhetika. Stuttgart, Thieme, 1973, 2. Aufl.
(5) Tilscher H, Eder M: Reflextherapie, Behandlung von Schmerzen des Bewegungsapparates. Stuttgart, Hippokrates, 1989, 2. überarb und erw Aufl.
(6) Tilscher H, Eder M: Infiltrationstherapie – Therapeutische Lokalanästhesie. Stuttgart, Hippokrates, 1989.
(7) Travell JG, Simons DG: Myofascial Pain and Dysfunction. The Trigger Point manual. Baltimore-London, Williams & Williams, 1983.
(8) Zimmermann M: Physiologische Mechanismen von Schmerz und Schmerztherapie. Triangel 1981;20:1-2.

Intraartikuläre Therapie

N. Thumb

Merksätze

Wertvolle Monotherapie bzw. Ergänzung einer Allgemeintherapie (Basistherapie) bei mono-, aber auch oligo- und polyartikulären Gelenkerkrankungen (arthritisch, arthrotisch).
Wichtig: Gute Beherrschung der Injektionstechnik und strenge Asepsis.

Präparate und Dosierung

1. Glukokortikoide (Kristallsuspension)
Z. B. 6-Methylprednisolon, Triamcinolon , Betamethason.

Dosierung
Kleine Gelenke (Finger- oder Zehengelenke): 5 bis 10 mg Prednisolon, bis 10 mg 6-Methylprednisolon, 5 mg Triamcinolon, 2 mg Betamethason.
Größere Gelenke (Ellbogen-, Hand-, Sprunggelenke): 10 bis 25 mg Prednisolon, 10 bis 20 mg 6-Methylprednisolon, 10 bis 20 mg Triamcinolon, 2 bis 4 mg Betamethason.
Große Gelenke (Schulter-, Knie-, Hüftgelenke): 25 bis 50 mg Prednisolon, 20 bis 40 mg 6-Methylprednisolon, 20 bis 40 mg Triamcinolon, 4 bis 6 mg Betamethason.
Bis 3 (maximal 4) Injektionen pro Jahr in ein Gelenk, Injektionsabstände möglichst 3 bis 4 Wochen. Kombination mit einem Lokalanästhetikum günstig.

2. Radioaktive Isotope
= Strahlensynovektomie bzw. Radiosynoviorthese (nur an nuklearmedizinischen Abteilungen, nur in Form von Kolloiden. Z. B. Yttrium^{90} (Y^{90}), reiner Betastrahler, Halbwertzeit (HWZ) 2,7 d (für große Gelenke); Erbium^{169} (Er^{169}), reiner Betastrahler, HWZ 9,4 d (für kleine Gelenke); Eindringtiefe der Betastrahlung für Y^{90} $\varnothing$ 3,6 mm, für Er^{169} 1,2 mm. Dysprosium^{165} (Dy^{165}), 94% Betastrahlung, Rest Gammastrahlung, HWZ 2,3 h, Eindringtiefe 1,7 mm, etwa 2 Wochen vorher zur Entzündungshemmung Glukokortikoid intraartikulär.

Dosierung
Einmalige Injektion (eventuell Wiederholung nach 6 Monaten), z. B. Kniegelenk Y^{90} 4(–8) mCi, Dy^{165} 300 mCi; Fingergelenk: Er^{169} 0,5 mCi, oft kombiniert mit Glukokortikoidkristallsuspension.

3. Natriummorrhuat
Venenverödungsmittel (Varikozid®), nur in Deutschland registriert.

Dosierung

Je 2 Ampullen an 3 aufeinanderfolgenden Tagen, vorher jeweils Spülung mit 50 bis 100 ml eines 0,5%igen Lokalanästhetikums. Ruhigstellung für 3 Tage in Schiene.

4. Hyaluronsäure

Z. B. Na-Hyaluronat (Hyalgan®)

Dosierung

Z.B. Kniegelenk: 20 mg/2 ml Natriumhyaluronat wöchentlich durch insgesamt 5 Wochen.

5. Osmiumsäure

Im deutschen Sprachraum nicht gebräuchlich.

Dosierung

Z. B. Kniegelenk: 10 ml 1%-Osmiumtetroxidlösung zusammen mit Glukokortikoid. Vorher Lokalanästhetikum (z. B. 5 ml Lidocain).

6. Glycosaminoglykane

Z. B. Arteparon®, nicht mehr im Handel.

Injektionstechnik

Injektion prinzipiell in jedes Gelenk, außer Gelenke der Wirbelsäule, möglich. Die Technik ist für einzelne wichtige Gelenke in den Abbildungen 1 bis 6 dargestellt.

Speziell bei radioaktiven Substanzen Verwendung einer Kanüle mit Zweiweghahn. Nach der Injektion des Nukleids Nachspülen mit Kochsalz oder besser mit einem Kristallglukokortikoidpräparat. Anschließend Ruhigstellung des Gelenks mit Schiene für 2 Tage (deutlich geringerer Abtransport des Radiokolloids aus dem Gelenk, Verminderung der Bestrahlung anderer Körperregionen!). Strenge Asepsis bei intraartikulärer Injektion unbedingt erforderlich. Bei anderem als dem Kniegelenk vor Injektion Überprüfung der Lage der Kanüle mit einer Arthrographie.

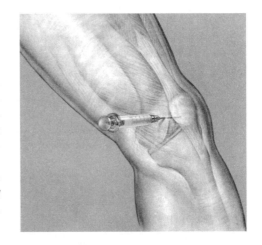

Abb. 1. Punktion des Kniegelenkes in Streckstellung. Eine 0,9mm starke und etwa 3,5cm lange Nadel wird 1-2 cm medial vom Rand der Patella eingestochen und in postero-lateraler Richtung zwischen Patella und Femur in den Gelenkspalt vorgeschoben.
Epicondylus und Condylus tibialis femoris sowie der korrespondierende Meniscus und Condylus tibialis tibiae sind wertvolle Wegweiser in den Gelenkspalt.

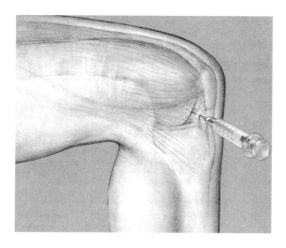

Abb. 2. Punktion des Kniegelenkes in Beugestellung. Eine 0,9mm starke und 5cm lange Nadel wird in antero-posteriorer Richtung neben dem medialen Rand des Lig. patellae eingestochen. Die Nadel ist etwas nach oben und gegen die Mitte des Kniegelenkes zu richten. Sie wird dann durch den infrapatellaren Fettpolster in den Gelenkspalt eingeführt, der bei einem Kniegelenk in Beugestellung in einer horizontalen Ebene liegt, die sich von der Apex patellae nach hinten erstreckt.

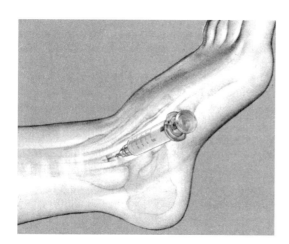

Abb. 3. Punktion des oberen Sprung-gelenkes. Die Injektion erfolgt an einem Punkt, der etwa 1 cm cranial der Malleolusspitze und von dort etwa 1 cm medialwärts liegt.

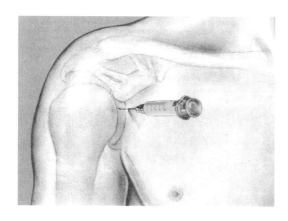

Abb. 4. Punktion des Schultergelen-kes. Eine 0,7mm starke, etwa 3,5 cm lange Nadel wird gerade unterhalb der Spitze des Processurs coracoides etwas medial vom Kopf des Humerus eingestochen. Die Nadel wird etwas nach abwärts gerichtet und gelangt dann in den Gelenkspalt.

Abb. 5. Punktion des Ellbogengelenkes. Eine Injektion von der Streckseite her wird mit einer 0,8mm starken, etwa 3,5cm langen Nadel vorgenommen. Die Nadel wird direkt unterhalb des lateralen Epicondylus humeri eingestochen und distalwärts längs des Oleokranon vorgeschoben. Bei einer mehr seitlichen Punktion wird die Nadel in medialer Richtung zwischen dem lateralen Epicondylus humeri und dem Köpfchen des Radius eingestochen.

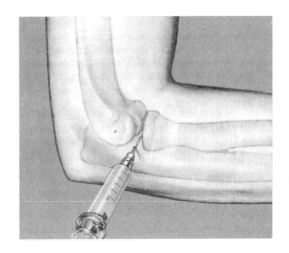

Abb. 6.Punktion des Handgelenkes. Am Handrücken stellt der Processus styloideus ulnae einen guten Richtpunkt für die intraartikuläre Injektion dar. Seine Sptize liegt in der gleichen horizontalen Linie wie der Gelenkspalt. Eine 0,6mm starke, etwa 2cm lange Nadel wird in der radialen Hälfte dieser Linie eingestochen und erreicht hier den Art. radionavicularis des Handgelenkes.

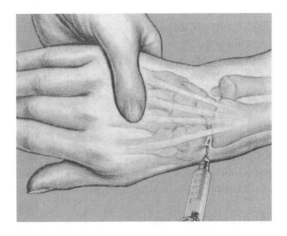

Nebenwirkungen

Wichtigste Komplikation ist die iatrogene Gelenkinfektion, nach großen Statistiken etwa 1 Fall auf 7000 bis 8000 Injektionen.

Glukokortikoide: Sehr selten lokaler Reizzustand durch die Kristallsuspension – in etwa 1 (bis 2)% der Fälle. Bei häufiger Injektion großer Gelenke auch Allgemeinwirkung und damit Nebenwirkung der Glukokortikoidtherapie möglich, namentlich bei gleichzeitig laufender systemischer Glukokortikoidtherapie.

Natriummorrhuat: Heftigere lokale Reaktionen möglich.

Radioaktive Isotope: Häufig Reizzustand am 2. bis 3. Tag, Entlastungspunktion ab Ende des 2. Tages möglich. Sehr selten Radiodermatitis über dem injizierten Gelenk. Bei paraartikulärer Injektion Strahlennekrose.

Osmiumsäure: Häufig nach der Injektion Gelenkschmerz, in etwa 1% sehr heftig. Gelegentlich auch Temperaturerhöhung bis über 38 °C. In bis 20% passagere Nierenveränderungen (Albuminurie).

Kontrollen

Bei 1maliger oder kürzer befristeter intraartikulärer Therapie im allgemeinen nicht erforderlich. Bei höherdosierter, mehrmaliger intraartikulärer Glukokortikoidtherapie Überwachung hinsichtlich eventuell unerwünschter Nebenwirkungen .
Überwachung hinsichtlich einer eventuellen Gelenkinfektion.

Indikationen

Intraartikuläre **Glukokortikoidgabe:** Prinzipiell bei jedem arthritisch veränderten Gelenk, mit Ausnahme der bakteriellen Arthritis, möglich, insbesondere bei mono- oder oligoartikulärem Befallmuster oder Fortbestehen einer Arthritis an einzelnen Gelenken im Verlauf einer sonst wirksamen Basistherapie, vor allem bei chronischer Polyarthritis. Bei Arthrosen Kortikosteroide nur bei eindeutiger Aktivierung (Synovitis) auf kurze Zeit begrenzt geben.

Radioaktive Isotope (Radiosynoviorthese, „Strahlensynovektomie"): Chronisch rezidivierende Ergüsse entzündlicher Natur (chronische Polyarthritis usw.), die auf mehrmalige intraartikuläre Kortikosteroidgabe und nichtsteroidale Antirheumatika sowie auf eine adäquate Basistherapie nicht ansprechen. Bei Arthrosen Versuch nur bei chronischem Reizerguß.

Natriummorrhuat; „chemische Synovektomie"): Ebenfalls prinzipiell bei jeder Arthritis, insbesondere chronischer Polyarthritis.

Hyaluronsäure: Arthrose großer Gelenke.

Osmiumsäure: Floride Synovitis. Indikationsbereich etwa zwischen Kortikosteroiden und radioaktiven Isotopen. Insgesamt im deutschen Sprachraum selten angewendet.

Hyaluronsäure: Lokale Reaktionen wie Hitzegefühl, Schmerz, Reizerguß.

Kontraindikationen

Für alle intraartikulären Injektionen: Bakterielle Infektionen des Gelenks bzw. des periartikulären Gewebes (z. B. Follikulitis, Pyodermie).

Glukokortikoide: Insbesondere bakterielle Infektion des Gelenks bzw. des periartikulären Gewebes, schwerste Gelenkdestruktion (Knocheninfarkt usw.). Relative Kontraindikation: Höher dosierte (über 10 mg täglich) systemische Kortikosteroidtherapie (erhöhtes Infektionsrisiko).

Radioaktive Isotope: Schwere Schäden der Leuko- und/oder Thrombopoese. Relative Kontraindikation: Laufende immunsuppressive Therapie (gilt auch für Kortikosteroide) und Patienten vor dem 45. Lebensjahr.

Osmiumsäure: Keine strikte Kontraindikation.

Natriummorrhuat: Keine sichere Kontraindikation.

CAVE! Paraartikuläre Injektion von Osmiumsäure und insbesondere von radioaktiven Isotopen (Gefahr der Strahlennekrose!); unkontrollierte Kombination peroraler und/oder parenteraler mit intraartikulärer Glukortikoidapplikation; Injektion in ein bakteriell infiziertes Gelenk; vorbestehende Blutungsübel oder laufende Antikoagulantientherapie.

Vorsicht bei intraartikulärer Injektion unter einer laufenden immunsuppressiven Therapie (Infektionsgefahr!).

Gelenkspülung: In mittelschweren bis schweren Fällen von Gonarthrose kann die Spülung des Kniegelenks eine etwas länger anhaltende Besserung erreichen. Ziel dieser Maßnahme ist die Entfernung hydrolytischer Proteasen und des Detritus aus dem Gelenk. Unter strenger Asepsis (Operationssaal!) werden medial eine etwas dünnere Nadel ($\varnothing$ etwa 0,8 bis 0,9 mm) und lateral eine dickere ($\varnothing$ etwa 2 mm) in das Kniegelenk knapp oberhalb des kranialen Randes der Patella eingestochen. Anschließend erfolgt die Spülung des Kniegelenks von medial her mit 500 ml isotoner Kochsalzlösung im Verlauf von etwa 30 Minuten. Ein Zusatz von Hyaluronsäure ist möglich und zum Teil günstig. Meist reicht 1 Spülung aus, um eine einige Monate anhaltende Besserung zu erzielen. Eine Wiederholung der Gelenkspülung ist, falls nötig, in etwa 3 bis 4 Wochen möglich.

Empfehlungen zur praktischen Durchführung einer intraartikulären Injektion, erarbeitet in Deutschland von einem Arbeitskreis aus Orthopäden, Rheumatologen, Unfallchirurgen und Juristen. Die wesentlichen Punkte dieser Empfehlungen werden im folgenden auszugsweise wiedergegeben: Regelmäßige Reinigung und Desinfektion patientennaher Gegenstände und Flächen; Beschränkung der Personenzahl im Behandlungsraum; Vermeidung der Kontamination mit Kleidungsstücken. Injektionsstelle und Umgebung desinfizieren, nötigenfalls vorher reinigen. Zur Desinfektion Verwendung alkoholischer oder jodhaltiger Desinfektionsmittel. Die Einwirkungszeit sollte mindestens 2mal je 1 Minute betragen. Wischdesinfektion nur mit sterilen Tupfern. Störende Behaarung wird nur mit einer Schere gekürzt (in Anbetracht einer Verletzungsgefahr kein Rasieren). Händedesinfektion mit alkoholhaltigen Desinfektionsmitteln. Öffnung der steril verpackten Instrumente und Ampullen unmittelbar vor der Injektion.

Information des Patienten über mögliche Komplikationen und darüber, daß bei vemehrten Beschwerden nach der Injektion sofort der behandelnde Arzt aufzusuchen ist.

Literatur

(1) Möllmann HW, Armbruster B, Barth J, Derendorf H, Flörke OW, Hochhaus G, Möllmann CR, Rohdewald P, Schmidt EW: Analyse von Form, Korngrößenverteilung und Aggregation der Kristalle in Glukokortikoid-Depotpräparaten. Akt Rheumatol 1990;15:101-124.
(2) Dixon ASJ, Graber J: Lokale Injektionstherapie bei rheumatischen Erkrankungen. Eular-Bulletin, Monograph series, Nr 4. Basel, Eular, 1984.
(3) Dixon ASJ, Graber J: Zur lokalen Injektionstherapie bei rheumatischen Erkrankungen. Eular-Bulletin, Bände 7 und 8, 8 Ausbildungsseparata, 1978/79.
(4) Thumb N: Indikationen und praktische Anwendung der intraartikulären Therapie. Der informierte Arzt/Gazette Medicale, 1992, pp 305-308.
(5) Graf J, Neusel E, Schneider E, Niethart FU: Intraarticular treatment with hyaluronic acid in osteoarthritis of the knee joint: a controlled clinical trial versus mucopolysaccharide polysulfuric acid ester. Clin Exp Rheumatol 1993;11:367-372.

Therapie akuter Schmerzzustände

N. Thumb und H. Tilscher

Merksätze

Die Therapie akuter Schmerzzustände bei Erkrankungen des Bewegungsapparates ist im allgemeinen eine kombinierte Behandlung, die sich allerdings in oft unterschiedlichem Ausmaß aus der medikamentösen Therapie, der lokalen Infiltrationstherapie und den verschiedenen physikalischen Maßnahmen zusammensetzt. Unterschiede ergeben sich weiters aus der Art der befallenen Strukturen (Muskel, Gelenke, Nerven usw.) und der Lokalisation der Schmerzen. Wichtig ist die gleichzeitige diagnostische Abklärung der dem akuten Schmerzzustand zugrunde liegenden Erkrankung.

Tab. 1. Analgetika.

Intern. Freiname	Spezialitätenname	Handelsformen (T = Tbl., A = Amp., S = Supp., K = Kps., D = Drg., Tr = Tropfen)	bis zu einer Tagesdosis in g
Acetylsalicylsäure	Acid. acetylosalicylicum® Aspirin® Aspro® Colfarit®	T = 0,5 T = 0,5 T = 0,32 T = 0,5	≥ 3,0
Ca-acetylosalicylicumcarbamid	Iromin®	T = 0,5 S = 1,0	3.0
Diflunisal	Fluniget®	T = 0,25; 0,5	0,5 - 1,5
Paracetamol	Mexalen 500 mg® und in Kombinationspräparaten	T = 0,5 S = 0,125; 0,250; 0,5; 1,0	3,0 3,0
Mefenamsäure	Parkemed®	K = 0,25; T = 0,5 S = 0,125; 0,5	1,5
Novaminsulfon-NA (INN = Noramido-Pyriniummethansulfonat-Natrium = Metamizol-Natrium)	Novalgin® Inalgon Neu®	T = 0,5 A = 2,5 1,0 S = 0,3; 1,0 A = 1,0 S = 1,0 Tr = 30 Tr = 0,5	3,0
Tramadolhydrochlorid	Tramal®	K = 0,05; S = 0,1 A = 0,05; 0,1 Tr = 20 Tr = 0,05	
Dihydrocodeinbitartrat	Codidol retard®	T = 0,06; 0,09; 0,120	0,240

Tab. 2. Muskelrelaxantien und ihre Kombinationspräparate.

Intern. Freiname	Spezialitätenname	Handelsformen	bis zu einer Tagesdosis in mg
Chlormezanon	Trancopal 200 mg® Trancopal comp.®	T = 0,2 T = 0,1 + 0,45 Paracetamol	200–1000
Chlorzoxazon	Parafon®	T = 0,25 + 0,3 Paracetamol	3x 1 T
Orphenadrin	Neo Dolpasse®	Infusionsfl. 250 ml 0,03 (Zitrat) + 75 mg Diclofenac + 2,25 NaCl T = 0,1 (Zitrat) T = 0,035 + 0,45 Paracetamol	
	Norflex® Norgesic®		100–200 2x 2 T
Diazepam	Gewacalm®	T = 0,002; 0,005; 0,01 A = 0,01	10–40
	Umbrium®	T = 0,002; 0,005; 0,01	
	Valium®	T = 0,002; 0,005; 0,01 K = 0,01; 0,015 A = 0,01 S = 0,005; 0,01	15–40

Tab. 3. Infiltrationsanästhetika.

Intern. Freiname	Spezialitätenname	Handelsformen / Lösung in %
Lidocain	Xylocain® Xylanaest purum® Xyloneural®	0,5; 1; 2 0,5; 1; 2 1
Mepivacain	Scandicain®	0,5; 1; 2

Medikamentöse Schmerztherapie

Neben den reinen Analgetika (Tab. 1) stehen vor allem antiphlogistisch und analgetisch wirksame Substanzen (Beitrag „Nichtsteroidale Antirheumatika"), ferner Muskelrelaxantien (Tab. 2) sowie zur Lokaltherapie die Lokalanästhetika (Tab. 3) zur Verfügung. Analgetika und/oder antiphlogistisch-analgetisch wirksame Substanzen können auch mit Muskelrelaxantien und/oder Lokalanästhetika kombiniert werden.

In den letzten Jahren wird bei akuten Schmerzzuständen am Bewegungsapparat zunehmend eine kombinierte Therapie von z. B. schwachen Opiaten, wie z. B. Dihydrocodein, mit einem Analgetikum der Nichtopiatreihen bzw. einem NSAR empfohlen.

Bei heftigsten Schmerzen können kurzfristig auch starke Opiate, wie z. B. Oralmorphin, z. B. 2mal 30 mg (Mundidol retard®), erforderlich werden. Dann sind allerdings die bisher gegebenen leichteren Substanzen wie Tramadol usw. unbedingt abzusetzen, da es zu Interaktionen kommen kann.

Indikationen für die verschiedenen Substanzgruppen

a) Analgetika: Akute Schmerzzustände bei Weichteilrheumatismus (Periarthropathien, Myalgien, Fibrositis usw.), leichte Arthroseformen, Neuralgien usw.
b) Antiphlogistisch-analgetisch wirksame Substanzen: Akute Schmerzzustände bei überwiegend entzündlichen rheumatischen Erkrankungen, wie z. B. akuter Schub einer chronischen Polyarthritis, akute Gichtarthritis, Bursitis calcarea, eventuell aktivierte Arthrose, akute Arthritiden anderer Genese.
c) Muskelrelaxantien als Unterstützung vor allem bei akuten Schmerzzuständen im Rahmen von Muskelverspannungen (Zervikalsyndrom, Myalgien usw.).
d) Lokalanästhetika: Quaddeltherapie bei verschiedensten Arten akuter Schmerzzustände, zur Leitungsanästhesie bzw. paravertebralen Blockaden usw.
e) Rubrefatientien (Salben, Linimente usw.) unterstützend bei allen Arten des akuten Schmerzes. Nicht jedoch gleichzeitig mit Quaddeln.

Therapie der akuten Schmerzzustände nach deren Art und Lokalisation

Die im folgenden aufgeführten Maßnahmen können gelegentlich für sich allein ausreichend sein, müssen aber meist zur Erzielung eines optimalen Effektes mit der oben angeführten medikamentösen Therapie kombiniert werden.

Behandlung des Bewegungsschmerzes
Akute Schmerzen, die durch Bewegung ausgelöst werden, müssen durch Ruhigstellung angegangen werden. Das geschieht am besten durch entsprechende Lagerung.
Akute Zervikalsyndrome: Lagerung in einem Bett mit harter Unterlage unter der Matratze; durch Polster soll eine möglichst schmerzfreie Stellung des Kopfes erreicht werden.
Akute Lumbalsyndrome: Meist ist eine Lagerung bei gebeugter Hüfte und gebeugten Knien am angenehmsten. Auch hier finden entsprechende Polster ihre Verwendung.
Akute Gelenkbeschwerden: Lagerung im Bett mit Unterlage und Polster sowie eventuell Fixation mit Tüchern. Entspannende Lagerung bei akutem Weichteilschmerz.

Schmerzbekämpfung über die Haut
Bei akuten Schmerzzuständen sollte Wärmeanwendung vermieden werden. Wesentlich besser ist **Kryotherapie.** Durchführung: Zerkleinerte Eiswürfel in ein Tuch einschlagen und etwa 20 Minuten auflegen.

Quaddeltherapie
Sie eignet sich besonders für hyperalgetische Zonen mit Verdickung des Unterhautzellgewebes.
Durchführung: Mit einer zarten Nadel wird ein Lokalanästhetikum intrakutan eingespritzt. Die Bildung einer Hautquaddel ist das Zeichen einer richtigen intrakutanen Applikation.

Die **Oberflächentherapie** mit Rubrefatientien (Salben, Linimente usw.): Ziel ist durch eine Hyperämie der zugehörigen Hautpartien eine Veränderung der Durchblutungsgröße in den tiefen, gestörten Strukturen zu erzielen.

Behandlung der schmerzhaften Muskulatur

Die Beeinflussung der schmerzhaft verspannten Muskulatur kann sowohl reflektorisch über die Haut als auch über das von ihr bewegte Gelenk sowie durch Muskelrelaxantien erfolgen. Wichtig ist die lokale Infiltration mit einem Lokalanästhetikum an den bei der klinischen Untersuchung gefundenen Maximalpunkten. Diese befinden sich häufig am Übergang von Muskeln in Sehnen oder an der Verankerung von Muskeln am Knochen.

Behandlung schmerzhafter Gelenke

Ruhigstellung zielt vor allem auf die Behandlung des schmerzhaften Gelenkes, besonders bei vorhandenem Bewegungsschmerz. In Fällen, die bei einem Probezug eine Erleichterung der Beschwerden zeigen, bewähren sich leichte Traktionen an den Gelenken. Im Bereich der Wirbelsäule geschieht dies durch Extensionen, die allerdings die Wirbelsäule genau in der Längsrichtung treffen sollen, weshalb die Extension bei akutem Lumbalsyndrom bei gestreckter Hüfte durch die hierbei entstehende Lordosierung der Lendenwirbelsäule ungünstig ist. Die manuelle oder maschinelle Extension der Lendenwirbelsäule sollte deshalb immer nur bei gebeugter Hüfte und gebeugten Knien durchgeführt werden. Auch an der Halswirbelsäule muß darauf geachtet werden, daß die Schlingenbehandlung oder eine manuelle Extension nie in einer für den Patienten oft unangenehmen Retroflexion durchgeführt werden. Auch hier hat man sich danach zu richten, daß die durchzuführende Behandlung keine Schmerzverstärkung zur Folge hat. Eine weitere Behandlungsmöglichkeit der Gelenke ist die Mobilisation, ein passives Bewegen der Gelenke in die schmerzfreie Richtung.

Auch die lokale Infiltration ist eine ökonomische Möglichkeit, einen akuten Gelenkschmerz zu beeinflussen.

Behandlung akuter Schmerzen infolge mechanischer Irritation einer Nervenwurzel

Wichtigste Ursache von Schmerzen durch mechanische Irritation einer Nervenwurzel ist der Bandscheibenvorfall. Das Schmerzbild stellt eine Kombination von lokalen Schmerzen, Ausstrahlungsschmerzen, Muskelschmerzen, Bewegungsschmerzen und Schmerzen im Bereich der Haut dar. Nach dem im Vordergrund stehenden Symptom erfolgt die Behandlung:

a) durch Ruhigstellung;

b) durch Behandlung der entsprechenden Hautzone;

c) durch Behandlung der entsprechenden Muskulatur;

d) durch Behandlung der entsprechenden Wirbelsäulenabschnitte durch Ruhigstellen oder Traktionen;

e) durch Infiltration an die Nervenwurzel;

f) durch entsprechende medikamentöse Maßnahmen.

Hilfsmittel

Außer den bereits genannten Lagerungsmöglichkeiten empfiehlt sich beim Akutschmerz die Versorgung mit Schienen, Bandagen, einer Halskrause oder einem Mieder, um dem Patienten trotz seiner Beschwerden eine gewisse Mobilität zu ermöglichen.

Physikalische Therapie akuter Schmerzzustände

Galvanisation: Durch ,,Dämpfung" der sensiblen Nervenerregung kommt es zu einem analgesierenden Effekt.

Iontophorese: Unter der Wirkung von Gleichstrom können ionisierte Medikamente perkutan in den Körper gebracht werden (Histamin, Salicylat, Diclofenac).

Diadynamische Ströme: Es handelt sich um gleichgerichtete Wechselströme mit stärkerer analgesierender Wirkung als bei Galvanisation.

CAVE: Exaktes Anlegen der Elektroden beachten! Kontraindikation beim Vorliegen von metallischen Fremdkörpern (z. B. auch Schrittmacher). Konsultation eines Facharztes für physikalische Medizin.

Medikamentöse Rheumatherapie während der Schwangerschaft und Laktation

S. Leodolter und J. C. Huber

Angeborenen Entwicklungsstörungen des Menschen liegen vielfältige Ursachen zugrunde, in 2 Dritteln der Fälle sind sie außerdem multifaktorieller Genese. Unter den exogenen Ursachen kommt der teratogenen Wirkung von Arzneimitteln besondere Bedeutung zu. Bei jeder medikamentösen Therapie während der Schwangerschaft ist deshalb zu bedenken, daß Entwicklungsentgleisungen, wie z. B. der embryonale oder fetale Tod, Mißbildungen, Retardierungen oder funktionelle Störungen bestimmten Gesetzmäßigkeiten unterliegen. Jedes Organ durchläuft während der Embryonalentwicklung eine oder auch mehrere Phasen, in denen es besonders störanfällig ist (Tab. 1). Abhängig vom erreichten Stand der Embryonalentwicklung können exogene Einflüsse den Tod, Mißbildungen unterschiedlichen Schweregrades oder funktionelle Defekte auslösen. Allerdings sind vor der abgeschlossenen Implantation, also bis zur 4. SSW, keine Malformationen zu erwarten. In dieser frühen Zeit reagiert der junge Embryo nach dem „Alles-oder-nichts"-Prinzip, d. h. der Embryo überlebt ungeschädigt oder es kommt zur Fehlgeburt. In diesem Zusammenhang ist allerdings festzuhalten, daß Wirkstoffe mit einer langen Halbwertszeit auch über diese frühe Phase hinaus wirksam sein können. Im anschließenden Zeitraum der Embryogenese (5. bis 10. SSW) entstehen die Organanlagen. Der Embryo reagiert nun auf exogene Einflüsse mit Tod oder mit Mißbildungen variablen Schweregrades. Jeder Mißbildungstyp ist dabei nur zu ganz bestimmten Zeiten hervorrufbar. Mit dem Beginn der Fetalzeit (ab 11. SSW) endet die sensible Phase für gröbere Mißbildungen, da bereits alle Organe angelegt sind. Es sind jedoch bis zur Geburt durch exogene Einflüsse Differenzierungsstörungen auslösbar, die sich später als Entwicklungsrückstand oder Funktionsstörung zeigen. Gegen Ende der Schwangerschaft reagiert der Fetus dann schon ähnlich wie unmittelbar post partum; es sind die gleichen Nebenwirkungen von Medikamenten zu erwarten, wie man sie beim Neugeborenen kennt. Wegen der Unreife der Organe sind diese Nebenwirkungen allerdings besonders schwerwiegend. Diese Tatsache ist vor allem auch während der Stillphase zu berücksichtigen.

Tab. 1. Entwicklungsphasen des Menschen.

Schwangerschaftswoche (SSW) (gerechnet ab 1. Tag der letzten Regel)		
3. - 4. SSW	Blastogenese	Teilungsphase
5. - 10. SSW	Embryogenese	Organ-Bildung
11. - 40. SSW	Fetogenese	Organ-Differenzierung

Tab. 2. Medikamentöse Rheumatherapie während der Schwangerschaft.

	1. Trimenon	2. Trimenon	3. Trimenon
Salizylate	MÖGLICH (Dosis bis zu 3 g/d)		ev. Verzögerung d. Geburt (Wehenhemmung), ev. Magen-Darm-Blutungen bei Mutter und Kind (bei hoher Dosis)
Andere nicht steroidale Antirheumatika (z.B. Pyrazolon-Verbindungen)	FÜR LANGZEITTHERAPIE UNGEEIGNET (Schädigung des Blutbildes, Leukopenie) Wenn überhaupt, dann nur in kleinstmöglichen Dosen, Therapieabbruch 4-6 Wochen vor Geburt (Prostaglandin-Synthetasehemmer)		
Kortikosteroide (v.a. Prednison, Prednisolon)	MÖGLICH		
Antimalariamittel (z.B. Chloroquin)	FÜR LANGZEITTHERAPIE UNGEEIGNET (Augendefekte berichtet) Nur für prophylakt. Anwendung geeignet (z.B. Malaria)		
Goldverbindung	UNGEEIGNET ? Teratogene Wirkung ?		
Penicillamin	UNGEEIGNET Teratogene Wirkung		
Zytostatika (Immunsuppressiva) *Methrotexat*	UNGEEIGNET		BEDINGT EINSETZBAR (Risikoabschätzung)
Cyclophosphamid	UNGEEIGNET		BEDINGT EINSETZBAR
	UNGEEIGNET		

Tab. 3. Medikamentöse Rheumatherapie während der Laktation.

	geeignet	nicht geeignet
Salizylate	bis 3 g/d	
Andere nichtsteroidale Antirheumatika (z.B. Pyrazolon-Verbindungen)	Ketoprofen Diclofenac Ibuprofen Mefenaminsäure Piroxikam	Naproxen ? Indometacin ? ? Flufenaminsäure ?
Kortikosteroide	bis 10 mg/d v.a. Prednison, Prednisolon	
Zytostatika (Immunsuppressiva)	? Methotrexat ?	Cyclophosphamid ? Azathioprin ?
Weitere Antirheumatika		Goldverbindungen Antimalariamittel

Zweifellos sind also bei der Verabreichung eines Medikamentes während der Schwangerschaft und der Stillperiode für den jeweiligen Einzelfall Benefit und Risiko der Therapie abzuwägen. Generell läßt sich aber sagen, daß die Mehrzahl der bei Erkrankungen des rheumatischen Formenkreises eingesetzten Medikamente auch in der Schwangerschaft und während der Laktationszeit Verwendung finden können (Tab. 2, 3).

Kortikosteroide

Die Risiken einer Steroidtherapie der werdenden Mutter sind in etwa die gleichen wie bei der nichtschwangeren Patienten. Es gibt jedoch physiologische und pathologische Zustände während der Schwangerschaft, die durch Kortikosteroidmedikation noch verstärkt werden. Deshalb sollte die Wahl speziell auf ein Steroid mit minimalen mineralokortikoiden Eigenschaften und maximalen glukokortikoiden Eigenschaften fallen, um nicht die schwangerschaftsbedingte Flüssigkeitsretention im Interstitium durch die Steroidgabe noch zu verstärken. Auch das während der Schwangerschaft zu beobachtende Auftreten von Akne oder von Striae wird durch Kortikosteroidgabe noch verstärkt. Ebenso ist diese Art der Medikation wenn auch nur mäßiggradig vergesellschaftet mit gastrointestinalen Beschwerden und der Gefahr von Ulkusbildungen im Magen-Darmtrakt. Da die Schwangerschaft schon physiologischerweise mit einer zunehmenden Dyspepsie assoziiert ist, wird als Begleittherapie die Gabe von Antazida nach den Mahlzeiten oder vor dem Schlafengehen empfohlen.

Eine weitere Gefahr ist die Induktion eines Gestationsdiabetes. Durch eine Reihe von Faktoren, so u. a. durch die körpereigene Produktion von diabetogenen Schwangerschaftshormonen (z. B. humanes Plazentalaktogen), ist schon im Normalfall, bezogen auf alle Schwangerschaften in etwa 1 bis 3%, mit dem Auftreten einer Gestationsdiabetes zu rechnen. Da Glukokortikoide die Glukosetoleranz herabsetzen, wird bei Schwangeren, die unter chronischer Steroidtherapie stehen, die zumindest 2malige Vornahme eines oralen Glukosetoleranztestes (OGTT) empfohlen (etwa 20. und 28. SSW).

Auch eine Verlaufskontrolle des kindlichen Wachstums mit Ultraschallbiometrie ist obligat, um einen makrosomen Feten erkennen zu können. Hingegen sind Kortikoide nicht teratogen, bei Menschen gilt dies auch für Langzeittherapie. Diskutiert wird allerdings, ob Glukokortikoiden Bedeutung als Cofaktoren bei der Auslösung von Gesichtsspalten zukommt. Es sollte weiters post partum dem Pädiater mitgeteilt werden, daß bei der Mutter eine Langzeitkortikosteroidtherapie durchgeführt wurde.

Bis auf die oben angeführten Einwände werden Kortikosteroide in der Schwangerschaft im Normalfall ohne wesentliche Nebenwirkungen von seiten der Mutter und des Fetus toleriert. Sie bewirken keine Supression des fetalen Hypothalamus bzw. der Nebennierenhypophysenachse und führen auch nicht zu einem Cushingsyndrom beim Neugeborenen. Zur Medikation empfiehlt sich Prednison, da in diesem Fall die Plazentapassage unerheblich ist.

Es ist weiters zu erwarten, daß die Kortikosteroidemedikation bei stillenden Müttern keinen negativen Effekt auf den Säugling hat. Zumindest bei Dosen von Prednison bis zu 10 mg/d besteht kein Stillverbot, bei höheren Dosen ist allerdings eine Nebennierensuppression der Kinder nicht auszuschließen.

Zweifellos kann auch die intraartikuläre Kortikoidapplikation aufgrund der nur geringen systemischen Nebenwirkungen gefahrlos während Schwangerschaft und Stillperiode angewandt werden. Hingegen ist die intraartikuläre Therapie mit Radioisotopen kontraindiziert.

Nichtsteroidale Antirheumatika

In diese Gruppe gehören vor allem die Derivate der **Azetylsalizylsäure,** für deren Einsatz es in der Schwangerschaft in Dosen bis zu 3 g/d keine absolute Kontraindikation gibt. Als Prostaglandinsynthetasehemmer sollten sie jedoch im 3. Schwangerschaftstrimenon nicht mehr eingesetzt werden. Einerseits hemmen sie die Wehentätigkeit und können auf diese Weise Schwangerschaft und Geburt verlängern, in höheren Dosen und bei Langzeittherapie wurden überdies Magen-Darmblutungen beim Neugeborenen beobachtet. Deshalb sollte auch, obwohl keine Kontraindikation zum Stillen besteht, insbesondere bei Langzeitverabreichungen von Salizylaten der Säugling regelmäßig vom Pädiater kontrolliert werden; nicht zuletzt, da intrakranielle Blutungen bei Frühgeburten berichtet worden sind.

Zusammenfassend ist anzumerken, daß die Salizylate wahrscheinlich die wichtigsten entzündungshemmenden Medikamente für eine Verwendung in der Schwangerschaft sind.

Pyrazol- und **Pyrazolonderivate** sowie **Essigsäurederivate** sollten wegen der bekannten Nebenwirkungen, wie Ulkusbildungen im Magen-Darmtrakt, sowie Allergien und Knochenmarksschäden während der Schwangerschaft nicht oder nur in der geringst sinnvollen Dosis verabfolgt werden. Eine solche Medikation interferiert allerdings nicht unbedingt mit der Laktation. Nur bei Verwendung von Präparaten mit längerer Halbwertszeit, wie z. B. Naproxen, besteht eine relative Kontraindikation gegen das Stillen.

Weitere wichtige Therapeutika bei Erkrankungen des rheumatischen Formenkreises sind **Antimalarika,** wie z. B. **Chloroquin,** weiters **Goldverbindungen, Penicillamin** sowie verschiedene **Zytostatika (Immunsuppressiva).**

Chloroquinderivate sind für eine Langzeittherapie während der Schwangerschaft ungeeignet, da bei Neugeborenen chloroquinbehandelter Mütter Chromosomenschäden, Retinopathien, Keratopathien und Schädigungen des Innenohrs berichtet worden sind. In niedriger Dosierung wird Chloroquin als Antimalarikum allerdings auch während der Gravidität akzeptiert. Wegen des nur äußerst geringen Übertrittes in die Muttermilch besteht gegen das Stillen unter Chloroquinmedikation kein Einwand.

Eine Therapie mit **Goldsalzen** sollte während der Schwangerschaft nicht weiter fortgeführt werden, da ein transplazentarer Transfer des Goldes von der Mutter auf den Feten beschrieben wurde.

Weiters enthalten die Muttermilch von Frauen unter Goldtherapie und das Serum der von ihnen gestillten Kinder Spuren von Gold, ohne daß die Folgen ausreichend bekannt sind. Deshalb sollte diese Therapieform auch während der Laktation nicht angewandt werden.

Für eine **Penicillamin**medikation besteht während der Schwangerschaft eine absolute Kontraindikation. Im Tierversuch wurde Teratogenität festgestellt; beim Menschen ist sie nicht auszuschließen, da Penicillamin die Plazentaschranke passiert. Da außerdem nichts über die Ausscheidung von Penicillamin in der Muttermilch bekannt ist, sollte auf diese Therapie bei stillenden Müttern verzichtet werden.

Zytostatika (Immunsuppressiva)

Trotz erfolgreicher Anwendung von Immunsuppressiva während der Schwangerschaft z. B. bei Hämoblastosen besteht für die Verwendung dieser Pharmaka bei Schwangeren mit rheumatischen Erkrankungen wegen möglicher mutagener, teratogener und kanzerogener Wirkung eine relative Kontraindikation. **Cyclosphosphamid** und **Methotrexat** sind als Folsäureantagonisten beim Menschen potentiell teratogen. Wenn sie in den ersten Schwangerschaftsmonaten gegeben werden, können sie multiple Fehlbildungen beim Feten hervorrufen. Sie sollten daher zumindest keinesfalls in der frühen Schwangerschaft zum Einsatz kommen, können aber unter Umständen bei entsprechender Indikation im letzten Trimenon verabreicht werden.

Über den Einsatz von **Azathioprin,** einem Purinantimetaboliten in der Schwangerschaft liegen Einzelbeobachtungen vor, die über Embryo- bzw. Fetotoxizität berichten. Daraus ergibt sich, daß Azathioprin in der Schwangerschaft kontraindiziert ist.

Nicht vergessen darf werden, daß unter immunsuppressiver Therapie das Risiko für intrautcrinc Virusinfektionen erhöht ist. Außerdem ist über den Langzeiteffekt einer immunsuppressiven Therapie auf die Nachkommenschaft von Müttern, die während der Schwangerschaft dieser Therapieform unterzogen worden waren, nichts bekannt, insbesondere muß an Chromosomenschädigungen und an erhöhtes Krebsrisiko gedacht werden. Stillen während einer Behandlung mit **Cyclophosphamid** ist kontraindiziert, da große Mengen dieser Substanz in die Muttermilch übertreten. Im Gegensatz dazu lassen sich nur minimale Konzentrationen von **Azathioprin** und **Methotrexat** in der Muttermilch nachweisen, weshalb diese Therapieformen während der Laktation möglich sein sollte. Der Einsatz hoher Dosen dieser Immunsuppressiva verbietet aber zweifellos das Stillen.

Hormonale Antikonzeption bei rheumatischer Erkrankung

Der Pille wird bei einer Reihe von Autoimmunkrankheiten, so vor allem bei der rheumatischen Arthritis, sogar eine gewisse Schutzfunktion gegen die Manifestation dieser Erkrankungen nachgesagt. Kontraindiziert ist sie hingegen zur Antikonzeption bei Fällen mit progressiver Sklerodermie und SLE. Zu beachten ist weiters, daß unter Medikation mit Ovulationshemmern die Wirkung von Glukokortikoiden verstärkt werden kann.

3.1.18

Interaktionen nichtsteroidaler Antirheumatika mit anderen Pharmaka

F. Rainer

Interaktionen sind viel häufiger, als man dies aufgrund der publizierten Daten annehmen möchte, und der „Rheumatiker" ist bezüglich Interaktion besonders gefährdet. In den meisten Fällen handelt es sich bei seiner Behandlung um eine Langzeittherapie, wobei oft nicht nur das jeweilige Antirheumatikum, sondern wegen einer Zweit- oder Dritterkrankung andere Medikamente über kürzere oder längere Zeit zusätzlich verabreicht werden müssen.

Grundsätzlich kommen folgende Möglichkeiten einer unerwünschten Arzneimittelinteraktion in Betracht:

– eine Wirkungsabschwächung, die bis zum völligen Verlust der therapeutischen Effektivität führen kann;

– eine Verstärkung der Hauptwirkung und Auftreten unerwarteter Nebenwirkungen sowie

– Auslösung und Verstärkung der an sich möglichen Nebenwirkungen.

Interaktionen manifestieren sich individuell mit teilweise ganz unterschiedlicher Intensität, und treten bei älteren Leuten besonders häufig auf. Sie werden in der ambulanten Medizin nicht selten durch „alltägliche" Mittel (rezeptfrei erhältliche Medikamente) verursacht.

Interaktionen müssen vermieden werden, da sie die Wirksamkeit und Sicherheit der jeweiligen Therapie beeinträchtigen. Wichtig für die Praxis sind solche Interaktionen, die das Risiko oder den Nutzen einer Therapie entscheidend beeinflussen können. Diese schwerwiegenden Interaktionen betreffen vorwiegend Medikamente mit geringer therapeutischer Breite, so z. B. orale Antikoagulantien, orale Antidiabetika, Antiepileptika sowie auch Digitalispräparate.

Interaktionsprobleme treten meistens dann auf, wenn eine bestehende Therapie geändert wird; d. h. wenn nun Medikamente hinzugefügt oder auch wenn bestehende Medikamente abgesetzt werden.

Regeln zur Verhütung von unerwünschten Interaktionen

1. Man soll vor jeder Therapieverordnung eine eingehende Arzneimittelanamnese erheben, um so eine zusätzliche Therapie durch andere Ärzte oder eine Selbstmedikation zu erfassen. Patienten erhalten gelegentlich ohne unser Wissen von mehreren Ärzten Medikamente oder nehmen rezeptfreie Medikamente ein.

2. An die Möglichkeit einer Interaktion denken, wenn man

a) 2 oder mehrere Medikamente zugleich verordnet; oder

b) wenn man eine laufende Therapie ändert bzw. zusätzlich Medikamente verordnet oder absetzt und

c) wenn bei an sich richtiger Dosierung die erwartete Wirkung nicht eintritt oder unerwartete Arzneimittelreaktionen auftreten.

3. So wenig Medikamente wie möglich verordnen; in der Prävention von Interaktionen spielt die Beschränkung eine entscheidende Rolle! Bei älteren Patienten, bei denen gleichzeitig mehrere Krankheiten vorliegen, Prioritäten setzen! Wir sollen nur wirklich notwendige Medikamente verschreiben, und auch eine Dauertherapie soll von Zeit zu Zeit einer Überprüfung unterzogen werden. Das Vorkommen unerwünschter Wirkungen ist bei Kranken, die 6 oder mehr Präparate erhalten, 7mal häufiger als bei jenen, die weniger einnehmen. Auch die Compliance nimmt mit der Zahl der Medikamente ab.

4. Kranke, die sogenannte Problempharmaka einnehmen (orale Antikoagulantien, orale Antidiabetika, Digitalispräparate, Antiepileptika), müssen hinsichtlich Interaktionen besonders überwacht werden.

Die folgenden Tabellen zeigten eine Zusammenstellung der heute bekannten Interaktionen von gängigen Medikamenten bei „Rheumakranken".

Literatur

(1)   Amman HPT (ed): Arzneimittelnebenwirkungen und Wechselwirkungen. Stuttgart, Wissenschaftliche Verlagsgesellschaft, 1991, 3. Aufl.

Klinisch relevante Interaktionen der wichtigsten in der Pharmakotherapie rheumatischer Erkrankungen verwendeten Arzneimittel

Arzneimittel		Interaktion mit	mögliche unerwünschte Wirkung
Internationaler Freiname	Präparatname	oralen Antikoagulantien (Marcoumar, Sintrom)	
Azetylsalizylsäure-Präparate	Aspro Tabletten Aspirin Tabletten Colfarit u.a.		
Phenylbutazon	Ambene Butazolidin Elmedal u.a.		Jeweils Verstärkung der Cumarinwirkung;Blutungsrisiko
Feprazon Azapropazon Bumadizon Mefenamsäure	Zepelin Prolixan Eumotol Parkemed		
Diclofenac Naproxen Indometacin Piroxicam	Voltaren Proxen Indocid Felden		In klinisch gut dokumentierten Studien konnten für diese NSAR keine Hinweise für eine klinisch relevante Interaktion mit oralen Antikoagulantien gefunden werden. Trotzdem ist eine gewisse Vorsicht bei dieser Kombination notwendig, aber eine Dosisänderung der Cumarine ist nicht erforderlich.
Tolmetin Ibuprofen	Folectin Brufen		

Arzneimittel		Interaktion mit	mögliche unerwünschte Wirkung
Internationaler Freiname	Präparatname	oralen Antikoagulantien	
Allopurinol	Urosin Zyloric Gichtex		Jeweils Verstärkung der Cumarinwirkung
Sulfinpyrazon	Anturan		Blutungsrisiko
Probenecid	Benemid		
Clofibrat	Regelan		Dosisreduktion der Antikoagulantien um etwa 50% erforderlich
Bezafibrat	Bezalip		
Etofibrat	Duolip		
Fenofibrat	Lipsin		
Lovastatin	Mevacor		
Glukokortikoide ACTH			Diese Pharmaka erhöhen die Gerinnungsfähigkeit des Blutes, so daß die Wirksamkeit der Antikoagulantien abgeschwächt wird.

Arzneimittel		Interaktion mit	mögliche unerwünschte Wirkung
Internationaler Freiname	Präparatname	Sulfonamidderivate (Euglucon 5 u.a.)	
Azetylsalizylsäure-Präparate	Aspro Tabletten Aspirin Tabletten Colfarit u.a.		
Phenylbutazon	Elmedal Butazolidin Ambene u.a.		Die blutzuckersenkende Wirkung wird verstärkt; Gefahr einer hypoglykämischen Reaktion
Clofibrat	Regelan		
Diclofenac	Voltaren		
Ketoprofen	Profenid		Eine Kombination mit diesen NSAR führt zu keiner signifikanten Änderung der diabetischen Stoffwechsellage
Sulindac	Clinoril		
Tolmetin	Tolectin		
Piroxican	Felden		
Glukokortikoide ACTH			Infolge der diabetogenen Kortikoidwirkung Steigerung der Antidiabetika- dosierung erforderlich.

Arzneimittel		Interaktion mit	mögliche unerwünschte Wirkung
Internationaler Freiname	Präparatname	Allopurinol (Zyloric, Urosin, Gichtex)	
Orale Antikoagulantien	Marcoumar Sintrom		Verstärkung der Cumarinwirkung
Azathioprin 6 Mercaptopurin	Imurek Puri-Nethol		Die Dosis von Imurek bzw. Puri-Nethol muß bei gleichzeitiger Gabe von Allopurinol um etwa 75% vermindert werden.
Ampicillin	Binotal Amblosin		Das Risiko einer Überempfindlichkeit der Haut auf Ampicillin ist bei dieser Kombination 3x höher
Sulfonylharnstoff derivate			Gefahr einer hypoglykämischen Reaktion
Eisentherapie			Mögliche Einflüsse durch Allopurinol auf den Eisenstoffwechsel können nicht ausgeschlossen werden; es wird daher empfohlen, Allopurinol und Eisentherapie nicht zu kombinieren. Patienten mit idiopathischer Hämochromatose sollen Allopurinol nur bei drigender Indikation erhalten.

Arzneimittel		Interaktion mit	mögliche unerwünschte Wirkung
Internationaler Freiname	Präparatname		
Azetylsalizlsäure-Präparate Phenylbutazon	Colfarit u.a. Elmedal Butazolidin Ambene	Phenytoin (Epanutin)	Es tritt eine Wirkungsverstärkung des Phenytoin ein und es besteht die Gefahr einer Phenytoinintoxikation
Indometacin Diclofenac	Indocid Voltaren	Lithium-Präparate (Neurolepsin, Quilonorm)	Es tritt eine klinisch relevante Erhöhung des Lithiumplasmaspiegels ein
Phenylbutazon	Elmedal Butazolidin Ambene	Digitoxin (Digimerck Dr. u. Tabl. Digitoxin-"HMW"-Dr.)	Serumspiegel der Glykoside wird vermindert, zusätzl. führen diese NSAR zu einer Wasser- und Kochsalzretention
Diclofenac Tolmetin	Voltaren Tolectin	Digoxin	Beide NSAR führen zu einem Anstieg des Digoxinspiegels
Azapropazon Piroxicam	Prolixan Felden	Digitoxin	Keine Interaktion

Thermotherapie einschließlich
Hydro- und Kryotherapie

K. Ammer und A. Ulreich

Physikalisch bedeuten Temperaturen oberhalb des absoluten Nullpunktes von – 272 °C Wärme. Menschen und andere Säugetiere, in deren Haut unterschiedliche Temperaturbereiche registriert werden, können subjektiv Wärme (Rezeptorenaktivität zwischen 40 und 47 °C) und Kälte (Rezeptorenaktivität zwischen [5] 16 und 32 °C) erleben. Die Erregung von Temperaturrezeptoren ist dabei von der absoluten Hauttemperatur, der Änderungsgeschwindigkeit der Hauttemperatur und der Größe der Reizfläche abhängig. Wärme kann durch Strahlung (z. B. Infrarot), durch Leitung (Packungen, Paraffinbad), durch Konvektion (Luft, Wasseranwendungen) zugeführt oder im Gewebe unter Einfluß hochfrequenter elektromagnetischer Wellen (Kurz-, Dezimeter-, Mikrowellen) oder Ultraschall gebildet werden.

Sämtliche Veränderungen der Zirkulation unter Wärmemaßnahmen sind Ausdruck der Wärmeregulation, deren vordringliche Aufgabe es ist, die Kerntemperatur konstant zu halten. Dies geschieht im wesentlichen durch eine Veränderung der Hautdurchblutung, augenscheinlich an der Rötung der Haut unter Wärmeanwendung erkennbar. Stärkere Temperaturänderungen werden durch Wärmeproduktion durch Muskelkontraktion (Kältezittern) oder durch lokale Schweißproduktion (Verdunstungskälte) beantwortet.

Während Teilanwendungen wie Teilbäder, Güsse, Waschungen, Packungen, Wickel im Regelfall die Kerntemperatur nicht beeinträchtigen, ist bei Ganzanwendungen, beim Überwärmungsbad oder bei Ganzkörperpackungen mit einer Erhöhung der Kerntemperatur und dadurch mit systemischen Wirkungen der erhöhten Körpertemperatur zu rechnen. Thermisches Wohlbefinden und thermische Indifferenztemperatur, jene Temperatur, bei der die Wärmeregulation nicht aktiviert wird, liegen nahe beisammen und sind durch Adaptationsmechanismen veränderbar.

Wirkweise der Wärmetherapie:
Veränderung der Hautdurchblutung;
verstärkte Dehnbarkeit von Gelenkkapsel und Sehnengewebe (in vivo bei Wasserbadtemperatur von 45 °C);
Beschleunigung von enzymatischen Reaktionen;
Beschleunigung der Nervenleitgeschwindigkeit;
Erhöhung der Schmerzschwelle;
Verminderung des Muskeltonus;
Hemmung von proliferativen Entzündungsmodellen;
Förderung von exsudativen Entzündungsmodellen bei Hyperthermie (erhöhte Kerntemperatur):
Aktivierung immunologischer Vorgänge im zellulären und humoralen Bereich.

Indikationen

Nicht aktivierte Arthrosen, muskulär bedingte Schmerzsyndrome.

Kontraindikationen

Reduzierter Allgemeinzustand, Fieber, akute Arthritiden. Bei Ganzanwendungen insta-bile Kreislaufsituation (kardiale Dekompensation, Hochdruck mit Organschäden, schwe-re koronare Herzerkrankung, Karditis).

Kryotherapie

Temperaturen unterhalb der Indifferenztemperatur aktivieren Kälterezeptoren und müs-sen damit im weitesten Sinn der Kryotherapie zugerechnet werden. Bei Kryotherapie, die vorwiegend über Wärmeleitung den Wärmeentzug durchführt, wird üblicherweise mit Temperaturen zwischen 0 und – 20 °C behandelt (Eis, kalte Packungen und Tücher). In der Hydrotherapie gelten Wassertemperaturen unter 15 °C als sehr kalt und zwischen 16 und 25 °C als kalt. Bei der Anwendung von Luft-Stickstoffgemischen liegen die Gastemperaturen zwischen – 160 (Kältekammer) und – 40 °C (lokale Behandlung im Abstand von 20 cm zur Düse). Bei Kaltluft liegt die Temperatur des Luftstroms bei üblichem Behandlungsabstand bei etwa 0 °C. Der kühlende Effekt an der Haut wird bei dieser Methode ganz wesentlich von der Windgeschwindigkeit der Kaltluft (konvektive Abkühlung) mitbestimmt. Verdunstungskälte führt bei der Verwendung von Alkohol oder chlorierten Kohlenwasserstoffen zur Kühlung der Hautoberfläche. Man muß wegen des unterschiedlichen physiologischen Effektes zwischen Kurzzeitanwendung (30 bis 60 Sekunden) und Langzeittherapie (mindestens 10 Minuten bis zu 30 [60] Minuten) unterscheiden.

Kurzzeittherapie

Nach anfänglicher Vasokonstriktion kommt es nach Beendigung der Kälteeinwirkung zur reaktiven Hyperämie. Dauert der Kältereiz länger als 60 Sekunden, kommt es noch während der Kälteapplikation zu einer kälteinduzierten Vasodilatation, die schließlich in die reaktive Hyperämie übergeht. Kurz dauernde Kältereize beeinflussen das Gefäß- und Kreislaufsystem und sind geeignet, die Aktivität von Alphamotorneuronen zu fazilitie-ren. Darüber hinaus erhöhten sie die kutane Schmerzschwelle und entspannen reflekto-risch die Skelttmuskulatur.

Langzeittherapie

Eine initiale Hemmung exsudativer Entzündungsmodelle wurde beschrieben. Die kli-nisch propagierte Hemmung posttraumatischer Ödembildung läßt sich im Tierexperi-ment nicht beweisen. Dort wird eher eine ödemfördernde Wirkung beobachtet. Eine Verlangsamung der Nervenleitgeschwindigkeit scheint der Mechanismus der Kälteanäs-thesie der Kryolangzeittherapie zu sein.

Indikationen

Akute weichteilrheumatische Erkrankungen, Arthritiden.

Wärmeproduktion im Gewebe
Hochfrequenztherapie (siehe Elektrotherapie)

Ultraschall

Die longitudinale Welle Ultraschall besitzt eine mechanische und eine thermische Wirkkomponente. Beim derzeitigen internationalen Trend, die Leistung des Ultraschalls mit 1,2 w/cm^2 zu begrenzen, tritt die thermische Wirkung deutlich in den Hintergrund. Mit der Beschränkung der Leistung sind aber auch viele der älteren Literaturzitate, die über eine positive Wirkung bei der ankylosierenden Periarthropathie der Schulter, Koxarthrose oder degenerativen Wirbelsäulenveränderungen berichten, nicht mehr nachvollziehbar. Somit bleiben Insertionstendinosen, etwa die Epicondylopathia humeri, Tendomyosen als Indikation über. Die Einbringung von Medikamenten mittels Ultraschalls, Phonophorese, konnte bislang keine größere Wirkung als die alleinige Ultraschalltherapie glaubhaft beweisen.
Cave: Anwendung am Kopf: Augenschäden (Kataraktbildung durch erhöhte Temperatur, Netzhautablösung durch mechanische Wirkung). Die Gefahr der „Kavitation" in Geweben gilt als wesentliches Argument zur Intensitätsverminderung des Ultraschalls.

Hydrotherapie

Hier ist wieder zwischen thermischen und mechanischen Wirkkomponenten zu trennen. Inhaltsstoffe und Badezusätze entfalten dabei zusätzlich eine pharmakologische Wirkung (perkutane Resorption von Wirkstoffen, chemische Irritation der Haut).
Die Immersion im temperaturindifferenten Bad hat eine Reihe von physiologischen Wirkungen, die vor allem den Wasserhaushalt beeinflussen. Die Kneipptherapie hat ein differenziertes System von hydrotherapeutischen Temperaturreizen entwickelt, dessen tonisierender Effekt auf das venöse Gefäßsystem sich auch wissenschaftlich reproduzierbar nachweisen läßt.
Weitere Einzelheiten sind dem Kapitel über Mechanotherapie bzw. Balneologie zu entnehmen.

Literatur

(1) Hildebrandt G (ed): Physiologische Grundlagen, Thermo- und Hydrotherapie, Balneologie und medizinische Klimatologie. Stuttgart, Hippokrates, 1990.
(2) Mayr H: Physiologische Reaktionen bei Kältetherapie. Thermol Österr 1991;1:39-56.
(3) Mayr H: Thermologische Aspekte der Hydrotherapie. Thermol Österr 1992;2:50-54.
(4) Michlovitz SL: Thermal Agents in Rehabilitation. Philadelphia, Davis, 1986.
(5) Kröling P, Mühlbauer M: Einfluß von Eisbeutel, Kaltluft und N_2-Kaltgas auf die gelenknahe elektrische Schmerzschwelle. Phys Rehab Kur Med 1992;2:1-6.
(6) Schmidt KL, Ott VR, Röcher G, Schaller H: Heat, cold and inflammation. Z Rheumatol 1979;38:391-404.

Mechanotherapie

A. Ulreich und K. Ammer

Als Mechanotherapie im weiteren Sinn kommen bei der Behandlung rheumatischer Erkrankungen folgende Methoden zur Anwendung: Krankengymnastik, apparative Mechanotherapie mit verschiedenen Trainings- und Extensionsgeräten und Massagebehandlungen. Die durch Übertragung mechanischer Energie wirkende Ultraschalltherapie wird im Kapitel „Thermotherapie" besprochen.

Krankengymnastik

Zielsetzungen
Bestimmte Ziele der Krankengymnastik sollten durch den Arzt vorgegeben werden, z. B. Training der Muskulatur (Kräftigung), Stabilisierung, Dehnung von Muskulatur und Bindegewebe, Kontrakturbehandlung, Mobilisation, Bewegungsschulung, Gangschulung, Haltungskorrektur, Atemtherapie.

Einzeltherapie – Gruppentherapie
Patienten mit gravierenden Einschränkungen am Bewegungsapparat benötigen eine intensive Zuwendung durch den Therapeuten im Rahmen einer Einzeltherapie. Ist das nicht notwendig, so können mehrere Patienten mit gleichartigen Veränderungen am Bewegungsapparat in Gruppentherapien zusammengefaßt werden.

Spezielle Techniken der Krankengymnastik
Propriozeptive neuromuskuläre Fazilitation (PNF-TEchnik) nach Kabat: Methode zur Kräftigung der Muskulatur durch Fazilitation (Förderung) zentralmotorischer Aktivitäten. Reflektorische Verknüpfungen zwischen Afferenzen aus dem Bewegungsapparat (Propriozeptivität) und motorischen Efferenzen werden als Reize eingesetzt. In komplexen Mustern (diagonaler Ablauf und Rotationskomponenten), wie sie bei alltäglichen Handlungen vorkommen, werden Muskelketten aktiviert.
Indikationen: Muskelschwäche bei Gelenkerkrankungen aller Art, postoperative Zustände, nach Verletzungen, Erkrankungen des peripheren Nervensystems und des Rückenmarks.
Funktionelle Bewegungslehre nach Klein-Vogelbach (FBL): Bewegungstraining, bei dem die Bremsfunktion eines Muskels (exzentrisches Muskeltraining), die Verankerung des Körpers mit der Umgebung und Bewegungen um den Verankerungspunkt herum geübt werden. Gegenbewegungen und Mitbewegungen werden gefördert, die als Reaktion auf einen primär handelnden Körperteil auftreten.
Indikationen: Abweichungen von der Norm am Bewegungsapparat, unabhängig davon, ob Schmerz, Bewegungseinschränkung, Funktionsausfall, psychische Faktoren oder Haltungsstörungen auslösende Ursachen sind.

Klappsches Kriechen: Traditionsreiche Methode zur Verbesserung der Beweglichkeit der Wirbelsäule bei Skoliosen und Haltungsstörungen, wobei Ausgangsstellung der Vierfüßlerstand benutzt wird.

3dimensionale Skoliosebehandlung nach Lehnert-Schroth: Zur Verbesserung der Haltungs- und Atemfunktion bei mäßiggradigen Skoliosen. Die individuelle Form der Skoliose wird in 3 Ebenen im Rahmen einer kombinierten Therapie aus Lagerungsübungen, Atemtherapie und Korrekturstellungen berücksichtigt.

Stemmführungen nach Brunkow: Über den Aufbau einer Ganzkörperspannung wird eine Verbesserung der Rückenmuskelkraft bei Skoliosen und Haltungsstörungen erreicht.

Atemgymnastik: Beeinflussung der Atembewegungen durch gezielte Übungen. In der Rheumatologie vor allem beim Morbus Bechterew und bei hochgradigen Skoliosen eingesetzt.

Krankengymnastik im Wasser: Wichtige Ergänzung zur Trockengymnastik. Entlastung des Gewichtes durch den Auftrieb des Wassers und Schutz vor abrupten Bewegungen durch den Wasserwiderstand ergeben ideale Übungsbedingungen.

Indikationen: Degenerative und weichteilrheumatische Erkrankungen, entzündlich rheumatische Erkrankungen im chronischen oder subakuten Stadium, postoperative Zustände am Bewegungsapparat und Osteoporose.

Kontraindikationen: Herzinsuffizienz, Atmungsinsuffizienz, fieberhafte Erkrankungen, entzündlich rheumatische Erkrankungen im akuten Schub.

Haltungsschulung: Haltungsschulung sollte ein Bestandteil jeder krankengymnastischen Behandlung sein. Bei im Vordergrund stehenden Haltungsstörungen wird sie als spezielle Therapieeinheit verordnet.

Gangschulung: Dabei wird der richtige Gebrauch verschiedener Gehhilfen (Stützkrükken, Gehwagen, Stöcke usw.) sowie verschiedene Gangarten, wie der 3-Punkte- und 4-Punkte-Gang, in verschiedenen Belastungsstufen unterrichtet. Auf die richtige Haltung beim Gehen und ein kontrolliertes Gehen zur Vermeidung von Hinkmechanismen wird geachtet.

Konzept nach Cyriax: Kombination verschiedener Techniken, vor allem zur Behandlung weichteilrheumatischer Erkrankungen (Periarthropathien, Tendomyosen). Querfriktionen z. B. der betroffenen Sehnenansatzstellen, Dehnung verkürzter Muskulatur, verbunden mit Kryotherapie und Infiltrationen, werden mit krankengymnastischen Übungen kombiniert.

Entspannungsübungen: Eine klassische Technik auf diesem Gebiet ist die progressive Muskelentspannung nach Jacobson. Durch Anspannungs- und Entspannungsübungen wird eine Kontrolle über Spannungszustände der Muskelpartien erreicht. Eine allgemeine körperliche und psychische Entspannung wird dadurch herbeigeführt.

Schlingentischtherapie: Krankengymnastik unter teilweiser Aufhebung der Schwerkraft ähnlich wie bei der Wassergymnastik. Der Vorteil des Schlingentisches liegt darin, daß der Therapeut die Möglichkeit hat, jede Gelenkbewegung genau zu kontrollieren. Besonders für eine belastungsarme Krankengymnastik an den großen Gelenken geeignet.

Einfache Hilfsmittel in der Krankengymnastik

Verschiedene Liegen, Matte am Boden (erlaubt mehr Spielraum und natürlichere Bewegungsabläufe), Hochmatte für schwerbehinderte Patienten, Keile, Kissen, Blöcke zur

Fixierung von Ausgangsstellungen, Sprossenwand zum Festhalten und als Verankerungspunkt für Übungen, Stäbe, Reifen, Bälle, Keulen, Seile, Handtücher. Diese Hilfsmittel machen die Übungen vielfältiger und spontaner.

Therapieball, Therapiekreisel, große Rolle und Schaukelbrett sind dynamische Übungsmittel, die die Bewegungen im Sitzen oder Stehen labilisieren und den Patienten zur dynamischen Stabilisation leiten.

Einfache Trainingsgeräte: Hanteln, Sandsäcke, Bleimanschetten, Knetmasse.

Apparative Mechanotherapie

Trainingsgeräte: Fahrradergometer zum Ausdauer- und Herz-Kreislauftraining, Laufbandergometer zusätzlich auch zur Gangschulung und Therapie von Haltungsstörungen. Quadricepstrainer, Rudergeräte, Seilzüge zum Training bestimmter Muskelpartien, Kufen- und Schulterwebstuhl zur Steigerung von Beweglichkeit und Kraft der oberen und unteren Extremitäten.

Isokinetische Geräte: Trainingsgeräte mit einstellbarer Winkelgeschwindigkeit, welche vom angewendeten Krafteinsatz unabhängig bleibt. In jedem Winkelabschnitt ist ein optimaler Krafteinsatz möglich. Rasches Muskeltraining von Agonisten und Antagonisten bei genauer Dosierung und Möglichkeit der Dokumentation der Trainingsfortschritte. Einsatz in der postoperativen Rehabilitation nach Gelenkoperationen und Unfällen sowie bei Gelenkinstabilität und Muskelatrophien als Folge verschiedener Gelenkerkrankungen.

Motorbetriebene Bewegungsschienen: Frühzeitiger Einsatz in der postoperativen Phase als Zusatz zur Krankengymnastik. Die strukturerhaltende Wirkung rhythmischer Gelenkbewegungen wird vor allem in der Nachbehandlung nach Knieoperationen benutzt.

Geräte zur Traktion bzw. Extension: Glissonschlingen zur Traktion der Halswirbelsäule und Extensionsgeräte für die Lendenwirbelsäule werden bei Vertebralsyndromen eingesetzt. Kontraindikationen dafür sind pathomorphologische Veränderungen an der Wirbelsäule, wie Osteoporose, Neoplasmen, Spondylitis, chronische Polyarthritis und die ersten Monate nach einer Wirbelsäulenoperation.

Massage

Definition: Mechanische Energie wirkt durch Druck, Zug, Verschiebung, Dehnung oder Erschütterung auf die Haut, das Unterhautgewebe, die Muskulatur, das Bindegewebe und auf die Reflexzonen.

Wirkung: Durch die Übertragung mechanischer Energie werden die Tonuslage des Gewebes, die Durchblutung, der Lymphabfluß und allgemein der Gewebestoffwechsel beeinflußt. Reflektorisch wird über kutaneoviszerale Reflexverbindungen auf verschiedene Organe eingewirkt. Neben den mechanotherapeutischen bestehen auch psychovegetative Wirkungen.

Massagetechniken

Klassische Massage (KM): Massagegriffe, wie Streichungen, Reibungen, Knetungen, Rollungen, und verschiedene Erschütterungsgriffe werden in zweckmäßiger Reihenfolge (Massageaufbau) untereinander kombiniert. Für den optimalen Behandlungseffekt der

Massage hat sich der Einbau in ein Behandlungskonzept in Kombination mit vorangehender Wärmetherapie und/oder Elektrotherapie und einer nachfolgenden Bewegungstherapie bewährt.

Indikationen: Muskelverspannungen, Myogelosen, Tendomyosen, muskulärer Hypertonus, verminderte Gewebeverschieblichkeit, weichteilrheumatische Schmerzzustände.

Manuelle Lymphdrainage (ML): Durch eine sehr leichte Streichmassage wird in Form verschiedener Griffe, wie Dreh-, Pump-, Schöpf-, Ödemgriffe und sogenannte stehende Kreise, die Zirkulation der Gewebslymphe in bestimmten Lymphbahnen gefördert.

Indikationen: Angeborene und erworbene Lymphödeme (z. B. posttraumatisches und postoperatives Lymphödem), Sudeck-Syndrom.

Segment- bzw. Bindegewebsmassage (BGM): Nach dem Prinzip der segmentalen Innervation reagieren funktionell gekoppelte Gewebe und Organe bei pathologischen Veränderungen reflektorisch mit. Umgekehrt können an Reflexzonen der Körperoberfläche gesetzte therapeutische Reize reflektorisch auf entfernte Gewebe und Organe wirken. Vor der BGM wird eine Untersuchung auf Quellungen des Bindegewebes durchgeführt. Der mechanische Reiz wird durch ziehendes Streichen gesetzt.

Indikationen: Funktionelle und organische Durchblutungsstörungen, Darmatonie, Obstipation, Blasenatonie, Narbengewebe.

Unterwasserdruckstrahlmassage (UWDM): Mechanische Reize eines Wasserdruckstrahls (Druck und Sog) wirken in Verbindung mit den Wärme- und Auftriebseffekten eines Wannenbades von 36 bis 38 °C. Es resultiert eine vorwiegend muskelentspannende Wirkung.

Indikationen: Alle Formen von Muskelverspannungen bei weichteilrheumatischen Erkrankungen und Morbus Bechterew.

Kontraindikationen der Massage: Lokal: Hauterkrankungen, Thrombophlebitis, Lymphangitis, Synovitis. Allgemein: schwere Allgemeinerkrankungen, fieberhafte Erkrankungen, dekompensierte Herzinsuffizienz, Antikoagulantientherapie.

Literatur

(1)   Baenkler DH: Rheumatic Diseases and Sport, Rheumatology, in Schattenkirchner M, Hagena F-W (eds): The Interdisciplinary Concept. Karger, 1992.
(2)   Beckers D, Buck M: PNF in der Praxis. Berlin-Heidelberg, Springer, 1990.
(3)   Cordes JC, Arnold W, Zeibig B: Physiotherapie, Grundlagen und Techniken der Bewegungstherapie. Darmstat, Steinkopf, 1987.
(4)   Dohnhauser-Gruber V, Mathies H, Gruber A: Rheumatologie. Entzündliche Gelenk- und Wirbelsäulenerkrankungen. Lehrbuch für Krankengymnastik und Ergotherapie. München, Pflaum, 1988.
(5)   Drexel H, Hildebrandt G, Schlegel KF, Weimann G: Physikalische Medizin, in Weimann G (ed): Krankengymnastik und Bewegungstherapie. Stuttgart, Hippokrates, 1989, Band 2.
(6)   Drexel H, Hildebrandt G, Schlegel KF, Weimann G: Physikalische Medizin, in Schlegel KF, Aalam M (eds): Massage, Orthopädie-Technik. Stuttgart, Hippokrates, 1990, Band 3.
(7)   Gollner E, Kreuzriegler F, Kreuzriegler K: Rehabilitatives Ausdauertraining in Orthopädie und Traumatologie. Pflaum, 1991.
(8)   Klapp B: Das Klappsche Kriechverfahren. Stuttgart-New York, Thieme, 1990.
(9)   Klein-Vogelbach S: Funktionelle Bewegungslehre. Berlin-Heidelberg, Springer. 1977.
(10) Puhl W, Noack W, Scharf HP, Sedunko F: Isokinetisches Muskeltraining in Sport und Rehabilitation. Erlangen, perimed, 1988.

Elektrotherapie

K. Ammer und A. Ulreich

Diese wird üblicherweise in Niederfrequenztherapie, Mittelfrequenztherapie und Hochfrequenztherapie unterteilt. Manchmal wird vom Bereich der Hochfrequenztherapie noch eine Magnetfeldtherapie abgetrennt.

a) Niederfrequenztherapie

Hier wird die konstante Galvanisation von der Behandlung mit gepulsten Gleich- oder Wechselströmen unterschieden.

Wirkung der konstanten Galvanisation

Eine Auslösung eines Aktionspotentials an Nerv oder Muskel ist nur beim Ein- oder Ausschalten des Stromes zu beobachten. Während des Stromflusses ist keine Erregung dieser Strukturen gegeben. Diese Öffnungs- bzw. Schließungszuckung ist der wesentlichste Wirkmechanismus der gepulsten Ströme. Die simplifizierende Deutung des menschlichen Körpers als Leiter 2. Klasse, an dem sich unter der Anode die negativen und unter der Kathode die positiven Ionen der Körperflüssigkeiten sammeln, trägt zwar zum Verständnis von Stromverätzungen, nicht aber zur Wirkungserklärung der konstanten Galvanisation bei.

Moderne Auffassungen stellen das galvanische Erythem als Ursache der beobachteten schmerzdämpfenden Wirkung in den Mittelpunkt ihrer Betrachtungen. Eine sogenannte „neurogene Entzündung", die durch die Freisetzung von Entzündungsmediatoren aus freien Nervenendigungen verursacht sein soll, wird als Wirkungsmechanismus postuliert.

Neben einer verstärkten Hautdurchblutung und Schmerzdämpfung ist auch eine Verbesserung der Gewebstrophik im Sinne einer rascheren Regeneration und Heilung von Hautdefekten durch die konstante Galvanisation gesichert.

Nebenwirkungen: Bei ungenügender Elektrodentechnik kann es durch lokale Erhöhung der Stromdichte zu Verätzungen und umschriebenen Nekrosen (Strommarken) der Haut kommen.

Wirkung von gepulsten Strömen: In Abhängigkeit von der Polarität wird von gepulsten Gleichströmen oder bei Polaritätswechsel von Wechselstrombehandlung gesprochen. Bisweilen wird für gepulsten Gleichstrom das Synonym unidirektionaler Wechselstrom verwendet. Bei sogenannten nulliniensymmetrischen Stromformen, bei denen die Flächen aus Zeit und Stromstärke an jeder Polung gleich groß sind, sind keine Ionenverschiebungen zu beobachten. Damit ist bei intakten Geräten die Gefahr von Verätzungen nicht gegeben. Hingegen bleiben bei asymmetrischen Stromformen die polaren Wirkungen des Gleichstroms erhalten.

Wesentlichster Wirkmechanismus ist die Auslösung von Aktionspotentialen an Nerven und damit die Erregung von Nerven und Muskeln. Da die Reizschwelle für Nervenfasern beträchtlich unterhalb jener von Muskelfasern liegt, erfolgt die Erregung von Muskulatur immer, also auch im Falle der Denervierung, über Aktionspotentiale der Nervenfasern. Die Reizschwelle ist durch das Verhältnis von Stromstärke und Impulsdauer gegeben, wobei eine minimale Zeitdauer von 5 bis 10 Mikrosekunden nötig ist. Je dicker die Myelinscheide einer Nervenfaser, desto niedriger die Reizschwelle für elektrischen Strom.

Die dokumentierten Wirkungen der Niederfrequenztherapie, unter die auch die sogenannte TENS-(transkutane elektrische Nervenstimulation-)Therapie, welche meist mit kleinen tragbaren und batteriebetriebenen Geräten durchgeführt wird, zu zählen ist, sind Schmerzdämpfung und elektrisch induzierte Muskelkontraktion (Schwellstromtherapie bei innervierter Skelettmuskulatur, Exponentialbehandlung bei denervierten Skelettmuskeln).

Als Wirkmechanismen der Schmerzdämpfung werden die Schmerzmodifikation im Sinne der Gate-Control-Theorie (Reizung dicker Fasern hemmt die Fortleitung von dünnen Schmerzfasern auf spinaler Ebene bzw. die Reizung von Schmerzfasern hemmt retrograd auf spinaler Ebene die Schmerzleitung durch Erregung von supraspinalen Kontrollzentren), direkte Hemmung der Erregungsleitung und Modifikation der Nozizeptoren (freie Nervenfasern gelten als polymodale Rezeptoren für Schmerz) diskutiert. Hinsichtlich der ,,Elektrogymnastik" gilt, daß die Zahl und Dauer der elektrisch induzierten Muskelkontraktionen, entsprechend den Regeln der medizinischen Trainingslehre, durchgeführt werden soll. Deshalb ist eine entsprechende Anpassung von Dauer und Intensität unumgänglich notwendig. Ein Muskelaufbau auf Basis der reinen Elektrostimulation ist zwar möglich, aber bedeutend zeitaufwendiger als durch Willkürkontraktion. Hinsichtlich der Muskelstimulation bei vorhandenen Metallimplantaten gilt, daß eine Behandlung mit Wechselstromimpulsen gefahrlos möglich ist. Ebenso kann mit polaren Strömen einer niedrigen durchschnittlichen Stromintensität (z. B. sogenannten Hochvoltimpulsen) behandelt werden.

Innervierte Skelettmuskeln zeigen die Eigenschaft der Akkomodation, d. h. ein nur langsam ansteigender Strom führt nicht zur Auslösung einer Kontraktion. Bei Denervierung verliert der Muskel diese Eigenschaft. Damit kann man mit breiten, langsam ansteigenden Dreiecksimpulsen selektiv denervierte Muskel erregen.

b) Mittelfrequenz

Frequenzen zwischen 1000 und 10 000 Hz werden als Mittelfrequenz bezeichnet. Es kommen entweder amplitudenmodulierte, sinusförmige Ströme oder überlagerte Ströme unterschiedlicher Frequenz bzw. Phasenlage (sogenannte Interferenzströme) zur Anwendung.

Der Mechanismus der Auslösung von Aktionspotentialen ist bei mittelfrequenten Strömen anders als bei der Reizung mit niederfrequenten Strömen. Es kommt durch die wiederholten kurzen Impulse zu einer Labilisierung der erregbaren Membran und zu einer apolaren, d. h. von der Polung unabhängigen, Erregungsauslösung.

Im Gegensatz zur niederfrequenten reizimpulssynchronen Reaktion antwortet bei mittelfrequenter Reizung jede motorische Einheit unabhängig von den anderen mit statistisch verteilten Aktionspotentialen, deren Häufigkeit keinen direkten Zusammenhang mit der Reizimpulsfrequenz erkennen läßt. Ein Akkomodationsverhalten ist für mittelfrequente Ströme nicht zu beobachten.

An der Haut wird bei Anwendung mittelfrequenter Ströme das Gefühl eines „Schwirrens" verspürt, das durch direkte reaktive Depolarisation sensibler Nervenendigungen bedingt ist. Dieses Phänomen ist nur unterhalb von 3000 Hz zu beobachten und führt zu keiner Veränderung der kutanen Schmerzschwelle. Die immer wieder beobachtete und mitgeteilte Schmerzdämpfung durch Mittelfrequenztherapie bei Schmerzsyndromen des Bewegungsapparates muß über andere Mechanismen als die Beeinflussung kutaner Nozizeptoren erklärt werden.

c) Hochfrequenztherapie

Bei einer weiteren Verkürzung der Impulsdauer geht die erregende Wirkung des elektrischen Stroms verloren, und aus der Stromdurchflutung resultiert nur mehr eine Erwärmung des Gewebes. Das Ausmaß der Erwärmung ist von der Frequenz und den Materialkonstanten – Dielektrizitätskonstante und elektrische Leitfähigkeit – abhängig, wobei ein Wassergehalt mit hohen Werten mit diesen Materialkonstanten vergesellschaftet ist.

Athermische, molekulare Wirkungen der Hochfrequenztherapie
Eine Rotation von polaren Molekülen, z. B. Wasser- oder Eiweißmoleküle, kann bei Mikrowellenbehandlung beobachtet werden. Das Ausmaß wird jedoch deutlich geringer beschrieben, als das der thermischen Brownschen Molekularbewegung. Wie aus dem Einsatz der Magnetresonanzdarstellung bekannt ist, sind schon für eine Ausrichtung von Wasserstoffionen bedeutend stärkere Felder notwendig.

Thermische Wirkung
Die verwendeten Hochfrequenztherapiegeräte – Kurzwelle im Kondensator- oder Spulenfeld, Dezimeter- und Mikrowelle im Strahlenfeld – haben eine unterschiedliche Erwärmung der durchfluteten Körpergewebe zur Folge. So wird im Kondensatorfeld der Kurzwelle das subkutane Fettgewebe stärker als die Muskulatur und die inneren Organe erwärmt. Hingegen kann man mit Kurzwelle im Spulenfeld Haut und Muskulatur besser erwärmen als das subkutane Fettgewebe. Ähnliche Effekte sind im Strahlenfeld zu sehen, wobei, bedingt durch Reflexionsphänomene, durch Dezimeterwelle die Muskulatur deutlich besser erwärmt wird als durch Mikrowelle.
Für die Wirkung der Hochfrequenztherapie ist eine Erwärmung des Zielgewebes zwischen 40 und 44 °C notwendig, die mindestens 3 bis 5 Minuten andauern soll. Ein rascher Temperaturanstieg und eine Vermeidung von Erwärmung in oberflächlichen Körperschichten ist zu fordern. Die immer wieder behauptete Durchblutungsförderung der Muskulatur bei Hochfrequenz- oder Ultraschallbehandlung läßt sich nur dann nachweisen, wenn die Gewebstemperatur bis in jene Bereiche ansteigt, in denen bereits Nozizeptoren erregt werden (mehr als 44 °C, länger als 15 Minuten). Derartige Temperaturen sind jedoch bei der üblichen Dosierung nicht zu erwarten.
Indikationen: nicht aktivierte Arthrosen, muskulär bedingte Schmerzsyndrome.
Kontraindikationen: implantierte Metallteile am Körper (Osteosynthesematerial, Endoprothesen, Geschoßsplitter; Schrittmacher); gleichzeitige Niederfrequenzbehandlung (Verwendung von Hoch- und Niederfrequenzapparaten an getrennten Stromkreisen und einem Mindestabstand von 6 m !).

d) Magnetfeldtherapie

Niederfrequente pulsierende Magnetfelder treten nicht nur in Therapiegeräten, sondern auch im Umfeld von technischen Einrichtungen (Umspannwerke, Hochspannungsleitungen) auf. Ihre biologischen Effekte von der Verhaltensänderung über Wachstumsbeeinflussung bis zur Leukämieinduktion sind nach wie vor heftig diskutiert und keineswegs eindeutig gesichert.

Während die Wachstumsförderung von Knochen durch implantierte Magnetfeldsysteme gut abgesichert ist, gibt es für alle anderen Anwendungen lediglich interessante Hypothesen zum Wirkmechanismus, aber keine suffizienten Daten zur Wirkung.

Ähnlich wie bei den athermischen Hochfrequenzwirkungen wird ein Effekt auf Zellmembranen postuliert, der allerdings bei den gegebenen Feldstärken aufgrund der physikalischen Gesetzmäßigkeiten keinen relevanten Einfluß zeigen dürfte.

Literatur

(1) Ammer K: Magnetfeldtherapie – eine kritische Literaturübersicht. Österr Z Phys Med 1993;3:61-69.
(2) Brühne H, Ammer K: Mittelfrequenztherapie – eine klinische Literaturanalyse. Österr Z Phys Med 1993;3:11-19.
(3) Drexel H, Becker-Casedemont R, Seichert N: Elektro- und Lichttherapie. Stuttgart, Hippokrates, 1988.
(4) Edel H: Fibel der Elektrodiagnostik und Elektrotherapie. München, Müller & Steinicke, 1993, 5. Auflage.
(5) Rathkolb O, Ammer K (eds): Elektrotherapie (Hochvoltstimulation) bei Schmerzsyndromen. Berlin, Volk und Gesundheit, 1990.
(6) Senn E: Die gezielte Wiedereinführung der Wechselstrom-Therapie. Basel, Eular, 1980.
(7) Wolf SL (ed): Electrotherapy. Livingstone, Churchil, 1981.

3.2.1.4

Balneotherapie

A. Ulreich und K. Ammer

Balneologie im engeren Sinne

Im engeren Sinne versteht man unter Balneologie die Behandlung mit Bädern, wobei ortsgebundene Heilwässer in Form mehrwöchiger Kuren angewendet werden. Die wichtigsten mechanischen Wirkungen gehen auf den hydrostatischen Druck, den Auftrieb und den viskösen Dehnungswiderstand des Wassers zurück. Die Übertragung kalorischer Energie durch die Wärme des Wassers führt zu thermischen Wirkungen am Körper. Chemische und pharmakologische Wirkungen hängen von den Wirkstoffen des Bades ab.

Hinsichtlich der Inhaltsstoffe von Heilwässern besteht eine Diskrepanz zwischen jahrhundertelangen praktischen Erfahrungen und Mangel an naturwissenschaftlichen Befunden. Gesichert ist z. B. die Steigerung der Hautdurchblutung durch CO_2-Thermen. Bei Schwefelwässern kommt es erst ab einer bestimmten Konzentration des 2wertigen Schwefels im Heilwasser zu Veränderungen der Hautdurchblutung. Radonwässern wird eine Beeinflussung des endokrinen und Immunsystems zugeschrieben. Peloide (Moorbäder) wirken durch ihre intensive Wärmeübertragung, wobei wäßrige Moorlösungen mit Breibädern in ihrer Intensität nicht vergleichbar sind.

Die Resorption von Inhaltsstoffen, wie z. B. Jod und Schwefel, über die Haut wird allgemein als unbedeutend angesehen.

Als Akratothermen werden Wässer mit weniger als 1 g gelöster Substanz/kg Wasser bezeichnet, die sich also ähnlich wie Leitungswasser verhalten, aber eine Temperatur von über 20 °C aufweisen.

Bade- oder Kurreaktion

Meist am Ende der 1. oder Anfang der 2. Woche tritt eine Phase der Fehladaption mit vegetativer Labilität und Verschlechterung der Grundkrankheit auf.

Indikationen für eine Balneotherapie

Degenerative und weichteilrheumatische Erkrankungen mit geringem Krankheitswert, die den großen Behandlungsaufwand eines Krankenhauses oder eines Rehabilitationszentrums nicht benötigen. Alle Arten von Bädern sind geeignet sowie auch Stolleneinfahrten.

Kontraindikationen der Balneotherapie

Akute, fieberhafte Erkrankungen, aktive entzündlich rheumatische Erkrankungen, konsumierende Erkrankungen (Tuberkulose, Karzinom usw.), Anfallskrankheiten, Psychosen, koronare Herzkrankheit, kardiale Dekompensation, schlecht eingestellter Hypertonus, chronisches Cor pulmonale, Karditis.

Stollentherapie

Der Thermalstollen in Böckstein wird für degenerative und weichteilrheumatische Erkrankungen und für die Spondylitis ankylosans (Morbus Bechterew) eingesetzt. Im Stollen herrscht 100% Luftfeuchtigkeit bei fast 42 °C Temperatur. Die Wirkung entfaltet sich über die Hyperthermie und den Radongehalt (im Mittel 3 nCi/l Stollenluft). Stimulierende Wirkungen auf das Endokrinium, desensibilisierende und schmerzlindernde Wirkungen wurden beobachtet.

Weiterentwicklung von der Balneologie zur Rehabilitation

Die Rheumatologie hat sich historisch gesehen zu einem wesentlichen Teil in Heilbädern entwickelt. Spätere Fortschritte der medikamentösen und physikalischen Therapie haben den Schwerpunkt der Rheumatologie auf Kliniken und Rehabilitationszentren verlagert. Diese Entwicklung vollzog sich auch an Orten mit ortsgebundenen Kurmitteln, wo sich schon frühzeitig Spitäler und Sonderkrankenanstalten für schwer Behinderte entwickelten. In der Folge kam es zu einer Aufteilung in Kuranstalten, die weiterhin mit ortsgebundenen Kurmitteln arbeiten – Balneotherapie im ursprünglichen Sinn (meist Heilbad in Kombination mit Krankengymnastik im Heilwasser), ferner in Kuranstalten, die im Sinne einer komplexen Balneotherapie zusätzlich einzelne andere Methoden der physikalischen Therapie anbieten, und in Rehabilitationszentren bzw. Sonderkrankenanstalten, die über das komplette Spektrum der nicht operativen therapeutischen Möglichkeiten am Bewegungsapparat und allgemeine Gesundheitsvorsorgemaßnahmen verfügen.

Während die Kur im klassischen Sinn zur Behandlung banaler Affektionen des Bewegungsapparates geeignet ist, hat die Idee der Rehabilitation zu einer wesentlichen Erweiterung der Indikationen auf alle Formen und Stadien rheumatischer Erkrankungen, auf die Nachbehandlung nach Gelenkoperationen (meist Gelenkersatz oder Wirbelsäulenoperationen), nach Unfällen und auf neuromuskuläre Erkrankungen geführt. Gleichzeitig wurde im Rahmen der Rehabilitation das Therapiespektrum durch weiterentwickelte Verfahren der Physio- und Ergotherapie unter Einschluß psychosomatischer Betreuung und Maßnahmen der Berufsrehabilitation erweitert.

Ein ortsgebundenes Heilmittel ist für das komplexe Rehabilitationskonzept nicht erforderlich.

Ein Großteil der bei der Balneologie angeführten Kontraindikationen fällt heute durch die Möglichkeiten der stationären Rehabilitation, internistische Begleiterkrankungen zu erkennen und zu behandeln, weg.

Ein wesentliches Kennzeichen der stationären Rehabilitation in Rehabilitationszentren bzw. Sonderkrankenanstalten ist die interdisziplinäre Zusammenarbeit im Rehabilitationsteam. Dabei sind verschiedene Disziplinen, wie internistische Rheumatologie, Orthopädie, Physikalische Medizin, Neurologie und Radiologie, sinnvoll am selben Ort zusammengefaßt und für den Patienten verfügbar. Fachärzte aus diesen Bereichen gehören ebenso zum Rehabilitationsteam wie praktische Ärzte, Physio- und Ergotherapeuten, Krankenschwestern, medizinisch-technische Dienste, Psychologen und Berufsberater.

Literatur

(1) Drexel H, Hildebrandt G (ed), Schlegel KF, Weimann G: Physikalische Medizin, Band 1: Physiologische Grundlagen, Thermo- und Hydrotherapie, Balneologie und med Klimatologie. Stuttgart, Hippokrates, 1990.
(2) Günther R, Jantsch H: Physikalische Medizin. Berlin-Heidelberg-New York, Springer, 1982.
(3) Seichert N: Zur Problematik der Radon-Balneotherapie, Physikalische Medizin, Rehabilitationsmedizin, Kurortmedizin. 1992;2:157-160.
(4) Ulreich A, Klein G: Stationäre Rehabilitation bei Erkrankungen des Bewegungsapparates. Therapiewoche Österreich 1990;5(11):850-860.

Manuelle Medizin

H. Tilscher

Einleitung

Unter manueller Medizin wird der Einsatz der ärztlichen Hand bei der Untersuchung, besonders aber bei der Behandlung von Schmerzsyndromen des Bewegungsapparates verstanden.

Aufgabe der manuellen Diagnostik ist es, durch die manuelle, d. h. klinische Untersuchung Ursachen und Auswirkungen vorwiegend reversibler Funktionsstörungen des Bewegungsapparates festzustellen.

Ziel der manuellen Therapie ist, durch gewisse Formen der manuellen Einwirkung (Behandlung) Funktionsstörungen des Bewegungsapparates sowie deren reflektorische Phänomene zu verringern oder zum Schwinden zu bringen. Die manuelle Medizin ist somit eine Urform ärztlichen Tuns, nämlich des Behandelns.

Grundlagen der manuellen Medizin

Reize auf der Basis von statischen oder dynamischen Fehlbelastungen werden durch entsprechende Rezeptoren des Bewegungsapparates perzipiert und zum Hinterhorn des Rückenmarks weitergeleitet. Hier können auch nozizeptive Afferenzen aus viszeralen Organen den Eingang finden und sich zu den Informationen aus dem Bewegungsapparat addieren. Wichtigste Elemente des segmentalen Reflexes auf diese Afferenzen sind
– die Erregung der großen motorischen Vorderhornzellen und
– die daraus folgende Verspannung der von ihnen innervierten quergestreiften Muskulatur;
– die Erregung vegetativer Zentren im Seitenhorn und
– die daraus folgenden Veränderungen der Durchblutungsgröße, der Schmerzschwellenerniedrigung usw.

Das bestehende Beschwerdebild erhält eine Variabilität an Einzelsymptomen u. a. durch die Perzeption des Schmerzes und seine Verarbeitung zum Schmerzerlebnis, durch die kortikale Schmerzprojektion bzw. Fehlprojektion in das zugehörige Dermatom, weiter auch durch eine eigenständige Schmerzentstehung in der verspannten Muskulatur, besonders aber aus den Rezeptoren der gestörten Gelenke im Bereich der Wirbelsäule aus den Wirbelbogengelenken.

Adäquater Reiz für die Nozizeptoren arthrogener Störungen ist die Bewegungseinschränkung (Blockierung) als Minusvariante und die pathologische Bewegungsvermehrung (Hypermobilität) als Plusvariante gegenüber der Eufunktion.

Aufgaben der manuellen Diagnostik am Bewegungsapparat

Voraussetzung für eine ökonomische, d. h. gezielte Therapie ist die Feststellung von Art und Ort der Funktionsstörung durch Einsatz aller im individuellen Fall weiterführenden Untersuchungsmethoden der Schulmedizin.

Aufgabe der manuellen Diagnostik bei segmentalen Funktionsstörungen des Bewegungsapparates ist die Ertastung pathologischer Befunde im Bereich der Haut, des Bindegewebes, der Muskulatur und der Gelenke, die nach ihrer Aktualität entsprechende Techniken der manuellen Therapie indiziert werden lassen. Veränderungen des Hautturgors, wie z. B. lokale Verquellungen des Unterhautzellgewebes ebenso wie hyperalgetische Hautzonen, können durch die Schmerz- und Strukturpalpation gefunden werden. Lokale oder generalisierte Muskelverspannungen können einerseits ertastet werden; andererseits verstärkt oder löst ein intensiver Fingerdruck auf die Stellen maximaler muskulärer Verspannungen die bestehende Schmerzsymptomatik aus (Triggerpunkt, Maximalpunkt). Diese Punkte sind besonders im Bereich der Muskelinsertionen, aber auch der Bandansätze zu finden. Die häufige Druckschmerzhaftigkeit von gestörten Gelenken erlaubt aber keine Differenzierung zwischen Blockierung und Hypermobilität. Bei der Blockierung handelt es sich um eine Gelenkbeweglichkeitseinschränkung mit fehlendem Gelenkspiel. Das Gelenkspiel, eine Voraussetzung für die freie Beweglichkeit eines Gelenks, besteht u. a. aus der manuell prüfbaren Eigenschaft, bei Fixation des einen Gelenkpartners den anderen einer leichten Traktion unterziehen zu können.

Die translatorische Gleitfähigkeit, ein weiteres wichtiges Element des Gelenkspiels, kann nachgewiesen werden, indem ein Gelenkpartner fixiert und der andere mit kleinen Gleitbewegungen passiv in transversaler Ebene hin- und herbewegt wird. Die „Endbeweglichkeit" schließlich bedeutet die Möglichkeit, bei Fixation des einen Gelenkpartners die aktiv erreichte Endstellung des anderen passiv, federnd zu vermehren. Die Funktionen wie Traktionsfähigkeit, translatorisches Gleiten und Endbeweglichkeit fehlen bei der Blockierung.

Die Hypermobilität eines Gelenks bedeutet eine Steigerung seines Bewegungsumfangs bei gleichzeitiger Vermehrung seines Gelenkspiels.

Methoden der manuellen Therapie

Mit den Techniken der manuellen Therapie übt die Hand des Therapeuten Reize auf die Rezeptoren der Haut, der Muskulatur oder der Gelenke aus.

Manuelle Therapie über die Haut

Dazu gehören Techniken, die mit den Fingern oder der Hand ohne wesentlichen Druck Rezeptoren der Haut (Mechanorezeptoren) reizen. Hierzu gehören u. a. das Streichen der klassischen Massage, aber auch die Reflexzonenmassage.

Manuelle Therapie über die Muskulatur

Die Zahl der Techniken zur manuellen Beeinflussung von Muskelfunktionsstörungen ist groß.

Die klassische Muskelmassage kann Verspannungen wie auch Abschwächungen der Muskulatur normalisieren.

Relativ leicht erlernbar, ökonomisch und effektiv sind folgende Techniken der manuellen Medizin, die besonders auf die Beeinflusung von lokalen oder großflächigen Muskelverspannungen gerichtet sind:

Inhibition: Als Inhibition wird die punktförmige, digitale Kompression einer lokalen Myogelose etwa 1 Minute lang bezeichnet.

Friktion: Die Friktion oder das tiefe Reiben zielt auf die Beeinflussung von lokalen Maximalpunkten durch kleine druckausübende Kreisbewegungen der Fingerspitzen.

Weichteiltechniken der manuellen Medizin: Es handelt sich um die Quermassage schmerzhaft verkürzter Muskelgruppen unter Vermeidung von Reibereizen auf der Haut. Die postisometrische Relaxation: Diese beeinflußt schmerzhafte Bewegungseinschränkungen durch muskuläre Verspannungen. Der schmerzhaft verkürzte Muskel wird 10 Sekunden geringgradig aktiviert. Diese isometrische Anspannung wird z. B. durch die gleichzeitig erfolgende Inspiration unterstützt. In der anzuschließenden durch den Patienten aktiv erfolgenden Entspannungsphase wird der Muskel darüberhinaus durch den Behandler soweit gedehnt, bis Widerstand und/oder Schmerz auftritt, und dieser Vorgang mehrmals wiederholt.

Manuelle Therapie über die Gelenke
Mobilisation

Mobilisationen beinhalten Techniken, die im wesentlichen darin bestehen, eine eingeschränkte Gelenksbeweglichkeit wieder zu normalisieren. Es wird dabei ein Gelenkpartner fixiert und der andere im Sinne einer Traktion, oder des translatorischen Gleitens, aber auch durch eine federnde Vemehrung der aktiv erreichten Endstellung bewegt. Die Behandlung erfolgt mit langsam dehnenden Bewegungen.

Manipulation

Das Wesen der Manipulation besteht im Überschreiten des von der Natur vorgesehenen Bewegungsraumes in den sogenannten „paraphysiologischen Raum", einem Beweglichkeitsbereich zwischen dem Ende der normalen Beweglichkeit und dem Beginn der Traumatisierung des Gelenks. Diese schnelle, in ihrer Exkursion aber kleine Bewegung geschieht mit einem Knacks- oder Krachgeräusch und reizt die Gelenkrezeptoren mit schnelleitenden Fasern. Die Indikation zur Manipulation erfolgt durch die Diagnose einer reversiblen, segmentalen Funktionseinschränkung der Wirbelsäule bzw. bei einem blokkierten peripheren Gelenk.

Bedeutung der manuellen Medizin

Die manuelle Medizin gilt durch die Erweiterung der Funktionsuntersuchung des Bewegungsapparates als wichtige Ergänzung orthopädischer Diagnostik. Ihre Integration in die Untersuchungstechniken des Bewegungsapparates ist deshalb wichtig, um besonders die große Zahl von vertebragenen Beschwerden auf der Basis von segmentalen Störungen, die unter den verschiedensten Verlegenheitsdiagnosen (Spondylose, Bandscheibenschaden, Weichteilrheumatismus, Neuralgie) geführt werden, exakt abklären zu können. Die klassischen orthopädischen, aber auch neurologischen, radiologischen, labormäßigen Untersuchungsmethoden bei Störungen des Stütz- und Bewegungsapparates haben für den Manualmediziner weiterhin ihre Bedeutung.

Die Unverzichtbarkeit auf die manuelle Diagnostik gilt nicht nur für die manuelle Therapie. Letztere ist eine der vielen Möglichkeiten reflextherapeutischer Methoden. Bei entsprechender Indikation kann die manuelle Therapie aufgrund ihrer Ökonomie und des raschen Wirkungseintritts als kausale Therapie unbedingt empfohlen werden. Voraussetzung dazu ist allerdings das Erlernen der Technik in Kombination mit dem unbedingt notwendigen Basiswissen des Arztes, d. h. dem Wissen von Indikationen und Kontraindikationen. Die manuelle Medizin, besonders die Diagnostik und die Manipulation an der Wirbelsäule, ist eine zutiefst ärztliche Aufgabe.

Literatur

(1) Frisch H: Programmierte Untersuchung des Bewegungsapparates. Berlin-Heidelberg-New York, Springer, 1983.

(2) Lewit K: Manuelle Medizin im Rahmen der ärztlichen Rehabilitation. Wien, Urban & Schwarzenberg, 1977.

(3) Peper W: Technik der Chirotherapie. Ulm, Haug, 1958.

(4) Sachse J: Manuelle Untersuchung und Mobilisationsbehandlung der Extremitätengelenke. Stuttgart, Fischer, 1983.

(5) Stoddard A: Lehrbuch der osteopathischen Technik. Stuttgart, Hippokrates, 1961.

(6) Tilscher H, Eder M: Chirotherapie. Vom Befund zur Behandlung. Stuttgart, Hippokrates, 1990, 2. Aufl.

(7) Wolff H-D: Manuelle Medizin und ihre wissenschaftliche Grundlage. Heidelberg, VfM, 1970, Kongreßband.

Übungstherapie

H. Tilscher

Einleitung

Heilgymnastische Übungen sollen primär das zivilisationsbedingt verlorengegangene Ausmaß an Bewegungen ersetzen und damit im Rahmen der Primärprävention von Störungen des Stütz- und Bewegungsapparates die Voraussetzung dafür schaffen, allen anderen Auflagen zu entsprechen, wie z. B. dem richtigen Stehen, Gehen, Setzen, Sitzen, Liegen, Tragen, Heben usw.

Bei Erkrankungen des Stütz- und Bewegungsapparates verfolgen die Übungen prinzipiell das vorrangige Ziel, die beschwerdefreie Lokomotion zu ermöglichen bzw. wiederherzustellen.

Dazu sollen folgende Übungsaufgaben dienen:

1. Die Erhaltung oder Wiederherstellung der normalen Gelenkbeweglichkeit durch:
1.1 Beweglichkeitsvermehrung von bewegungseingeschränkten Gelenken.
1.2 Beweglichkeitsminderung von überbeweglichen (instabilen) Gelenken.
2. Die Schaffung der normalen Muskelbalance durch:
2.1 Das Dehnen von Muskeln, die zur Verkürzung tendieren (z. B. posturale Muskeln).
2.2 Das Entspannen von Muskeln mit (schmerzhafter) Tonuserhöhung.
2.3 Das Stärken von Muskeln, die abgeschwächt sind (z. B. phasische Muskeln).
3. Die Erhaltung oder Wiederherstellung der harmonischen Funktionseinheit zwischen Gelenk und stabilisierender oder bewegender Muskulatur.
4. Die Erhaltung oder Wiederherstellung von ökonomischen Bewegungsabläufen.

Voraussetzung

Die Voraussetzung zur Erstellung eines Übungsprogrammes ist die nosologische Abklärung eines Beschwerdebildes und der sich daraus eventuell ergebenden Kontraindikationen, weiters die Erhebung von einschlägigen Befunden (s.o.) durch die Funktionsuntersuchung.

Indikationen

Die Indikation zur Übungstherapie:
– Alle gesunden Personen, um entsprechenden Störungen durch zivilisationsbedingte statische oder dynamische Überbelastungen entgegenzuwirken;
– Bewegungs- und Beweglichkeitsstörungen bei Erkrankungen des Stütz- und Bewegungsapparates;
– Erkrankungen, die die Funktion des Stütz- und Bewegungsapparates mitbeeinflussen;
– Erkrankungen, die zu einer Veränderung der normalen Gelenkfunktion führen, wie Arthrosen, Arthritiden im subakuten und chronischen Stadium;
– Zustände nach Traumen;
– Zustände nach Operationen im (be)übbaren Stadium.
– krankheits- oder altersbedingte Immobilitäten.

Kontraindikationen

– Alle Übungen, welche dem Patienten Schmerzen bereiten oder wesentlich verstärken;
– akute Schmerzbilder, die durch Übungen verstärkt werden;
– morphologische Gegebenheiten sowie postoperative Zustände, welche durch Übungen in ihrer Symptomatik und ihrer Erscheinungsform verschlechtert werden;
– schwere Gewebsveränderungen;
– herabgesetzter Allgemeinzustand;
– interne Kontraindikationen.
In vielen Fällen werden Übungen primär mit einer Therapeutin durchgeführt. Später oder bei Beschwerdefreiheit erfolgt dann das selbständige Üben.

Übungen für die Wirbelsäule und ihre Durchführung (Abb. 1-23)

– Nach Möglichkeit sollen die Übungen 2mal täglich (morgens und abends) durchgeführt werden; wenn möglich, auch öfter.
– Der Körper soll vor Übungsantritt warm sein, eventuell nach einer warmen Dusche, nach leichten Aufwärmübungen.
– Übungszeit von 5 bis 15 Minuten.
– Zwischen den einzelnen Übungen sollen Pausen eingelegt werden.
– Der Übende darf schwitzen, aber nicht keuchen.
– Die Übungen erfolgen im Liegen bzw. im Sitzen auf einem Hocker. Die Hockerhöhe soll ermöglichen, daß Hüfte und Knie im rechten Winkel stehen. Die Füße werden fest auf den Boden aufgesetzt. Um ein Hohlkreuz zu vermeiden, sollten Bauch- und Gesäßmuskeln leicht angespannt werden. Der Kopf wird dabei aufrecht gehalten.
1. Die Beweglichkeitsübungen 5- bis 15mal ansteigend.
2. Die Dehnungsübungen 5- bis 15mal ansteigend.
3. Die isometrischen Muskelübungen mehrmals täglich mit etwa 2 Drittel der Maximalkraft.

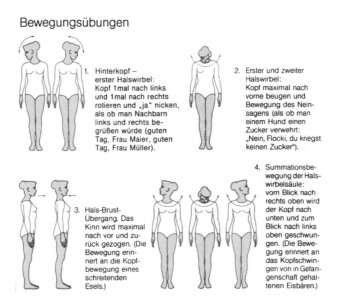

Bewegungsübungen

1. Hinterkopf – erster Halswirbel: Kopf 1mal nach links und 1mal nach rechts rotieren und „ja" nicken, als ob man Nachbarn links und rechts begrüßen würde (guten Tag, Frau Maier, guten Tag, Frau Müller).

2. Erster und zweiter Halswirbel: Kopf maximal nach vorne beugen und Bewegung des Neinsagens (als ob man einem Hund einen Zucker verwehrt: „Nein, Flocki, du kriegst keinen Zucker").

3. Hals-Brust-Übergang. Das Kinn wird maximal nach vor und zurück gezogen. (Die Bewegung erinnert an die Kopfbewegung eines schreitenden Esels.)

4. Summationsbewegung der Halswirbelsäule: vom Blick nach rechts oben wird der Kopf nach unten und zum Blick nach links oben geschwungen. (Die Bewegung erinnert an das Kopfschwingen von in Gefangenschaft gehaltenen Eisbären.)

Bewegungsübungen

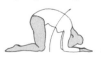

In Knie-Ellbogen-Lage wird der Rücken nach oben herausgedrückt und dann nach unten wieder fallen gelassen, wodurch Haltungen entstehen, die einerseits an einen Katzenbuckel, andererseits an einen Pferderücken erinnern.

Dehnungsübung

1. Wichtigster zur Verkürzung neigender Muskel im Brustwirbelsäulen-Bereich ist der große Brustmuskel. Seine Dehnung erfolgt durch Griff an einer Sessellehne in maximaler Vorbeugung. Nach kurzer isometrischer Kontraktion* des Muskels durch Druck der Hände auf die Sessellehne erfolgt die Dehnung des Muskels durch wippende Bewegungen nach unten.

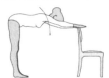

Kräftigung der abgeschwächten Muskeln

1. Wichtige zur Abschwächung neigende Muskeln im Brustwirbelsäulen-Bereich sind die Schulterblattfixatoren. Sie werden dadurch gekräftigt, daß in Bauchlage die Arme nach hinten, oben und seitwärts gehoben und in max. nicht schmerzender Stellung 6 Sekunden gehalten werden.

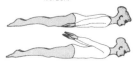

Dehnungsübungen

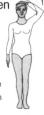

1. Wichtigster zur Verkürzung neigender Muskel im Halswirbelsäulen-Bereich ist der trapezförmige Muskel. Er wird gedehnt, indem die eine Hand den Kopf übergreift, der Kopf kurz gegen die angelegte Hand gedrückt wird (isometrische Kontraktion)*, und in der anschließenden Entspannung wird der Kopf in die Richtung des tätigen Armes gezogen.

* Isometrische Kontraktion bedeutet die Anspannung von Muskeln gegen einen Widerstand, ohne daß Bewegung erfolgt.

Kräftigung der abgeschwächten Muskeln im Halswirbelsäulen-Bereich

Hier müssen folgende Muskeln bevorzugt behandelt werden:

 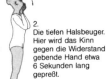

1. Die oberflächlichen Halsbeuger. Ihre Kräftigung gelingt durch eine isometrische Kontraktion* gegen die Widerstand gebenden Hände an der Stirne, etwa 6 Sekunden lang.

2. Die tiefen Halsbeuger. Hier wird das Kinn gegen die Widerstand gebende Hand etwa 6 Sekunden lang gepreßt.

3. Die Nackenmuskeln. Isometrische Kontraktion* gegen die am Hinterkopf Widerstand gebenden Hände durch 6 Sekunden.

Bewegungsübungen

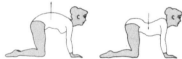

1. In Knie-Hand-Stellung wird ähnlich wie bei der entsprechenden Brustwirbelsäulen-Übung die Lendenwirbelsäule nach oben gedrückt und nach unten fallen gelassen. Wieder entsteht eine Art „Katzenbuckel-, Pferderückenstellung".

Dehnungsübungen

Wichtige zur Verkürzung neigende Muskeln im Lendenwirbelsäulen-Bereich sind:

1. Der Rumpf-Aufrichte-Muskel. Seine Dehnung erfolgt in Rückenlage. Nach isometrischer Anspannung des Muskels durch Druck der Knie gegen die sie umfassenden Hände ziehen die Hände das Kniegelenk maximal zum Kinn.

2. Der Lendenmuskel. Seine Dehnung erfolgt, indem der eine Fuß auf einem Schemel oder einer Sesselkante abgestützt wird und somit das Becken und die Lendenwirbelsäule etwas fixiert. Durch Schub der Schambeine in Richtung Ferse des abgestützten Fußes kommt es zu einer Überstreckung der Hüfte des Standbeins und damit zu einer Dehnung des Lendenmuskels.

Kräftigungsübungen

Folgende Muskeln im Lenden-Becken-Hüft-Bereich müssen gekräftigt werden:

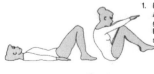

1. Die Bauchmuskulatur. Am schonendsten geschieht dies in Rückenlage bei aufgestellten Füßen. Es sollen nun gleichzeitig der Oberkörper und die Beine von der Unterlage abgehoben werden. Selbst das gleichzeitige Abheben nur des Kopfes und der Füße zeigt bereits einen Erfolg.

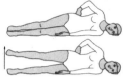

2. Die mittlere Gesäßmuskulatur. In Seitenlage wird das oben liegende Bein maximal seitlich und nach hinten gehoben. Nach kurzzeitigem Halten wird die Übung wiederholt. Anschließend Seitenwechsel.

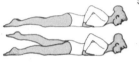

3. Die große Gesäßmuskulatur. In Bauchlage werden abwechselnd das linke und das rechte Bein gestreckt nach hinten oben gehoben, wobei darauf geachtet wird, daß durch eine leichte Beugung des anderen Hüftgelenks nicht „mitgeholfen" wird.

527

Übungen für die Schulter

1. Schultern kräftig hoch zu den Ohren ziehen, locker und schwer fallen lassen.

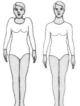

2. Schultern vorziehen und nach hinten ziehen.

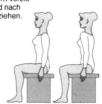

3. Arme vor- und rückwärts schwingen.

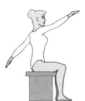

4. Arme seitlich hochnehmen und wieder fallen lassen.

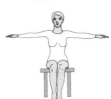

5. Arme nach vorne über den Kopf zurückheben und nach rückwärts federn. Einatmen, dann zurück und ausatmen.

6. Seitliches Heben der Arme mit Handflächen nach oben (Daumen nach hinten über den Kopf).

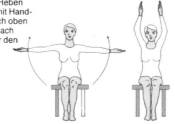

7. Hände im Nacken zusammengeben, Hände am Rücken zusammengeben.

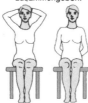

8. Isometrische Übungen: vor-, rückwärts und seitliches Pressen des Armes gegen die Tischkante. Evtl. Anpressen der Arme an den Körper.

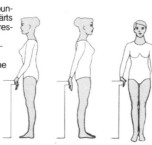

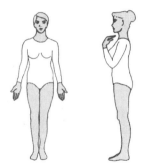
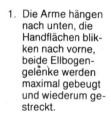

1. Die Arme hängen nach unten, die Handflächen blikken nach vorne, beide Ellbogengelenke werden maximal gebeugt und wiederum gestreckt.

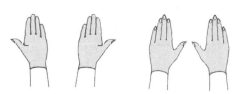

2. Beide Ellbogengelenke werden rechtwinkelig gebeugt, die Unterarme sind nach vor gerichtet, nun werden die Daumen maximal nach außen und nach innen gedreht.

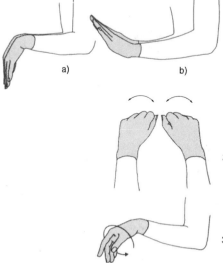

a)
b)

1. Die Ellbogen werden rechtwinkelig gebeugt, die Unterarme blicken nach vorne, die Fingergelenke befinden sich in einer Mittelstellung, die Hände werden nach unten (a) und oben (b) bewegt.

2. Haltung wie 1. Nach innen und nach außen abwinkeln der Hände.

3. Kreisen der Hände.

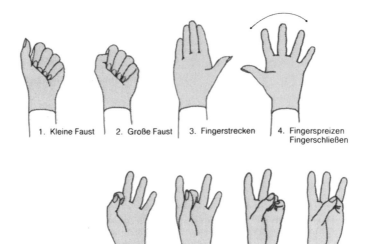

1. Kleine Faust   2. Große Faust   3. Fingerstrecken   4. Fingerspreizen
                                                          Fingerschließen

5. Spitzgriff mit jedem
   einzelnen Finger

Übungen in
Rückenlage

1. Es wird das eine
   Bein gebeugt und
   so weit als möglich
   das Knie zur Brust
   gezogen und wieder
   gestreckt, das
   andere Bein wird
   fest auf die Unter-
   lage gedrückt.

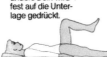

2. In der Hüfte und im
   Kniegelenk wird
   das eine Bein leicht
   gebeugt, der Fuß
   aufgestellt. Das
   andere, gestreckte
   Bein wird gespreizt
   und wieder ge-
   schlossen, an-
   schließend
   Wechsel.

3. Beide Beine wer-
   den in Hüfte und
   Knie leicht gebeugt,
   die Füße aufgestellt
   und langsam die
   Knie nach außen
   gepreßt.

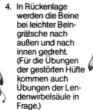

4. In Rückenlage
   werden die Beine
   bei leichter Bein-
   grätsche nach
   außen und nach
   innen gedreht.
   (Für die Übungen
   der gestörten Hüfte
   kommen auch
   Übungen der Len-
   denwirbelsäule in
   Frage.)

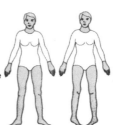

530

Übungen für das Knie

Die Übungen werden auf einem mit Decken erhöhten Hocker durchgeführt, so daß die Unterschenkel baumeln, die Hände halten sich seitlich am Hocker fest.

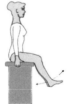 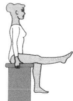 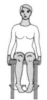

1. Im Wechsel wird der rechte und der linke US vor- und zurückgeschwungen (10–15 x), die OS liegen dabei ruhig auf dem Hocker auf.

2. Jeweils 1 Bein wird im Kniegelenk nach vorne gestreckt und gehalten, wobei die Kniescheibe maximal zu sich gezogen wird. Es erfolgt eine Kräftigung der Oberschenkel-Muskulatur.

3. Die herunterhängenden US werden einmal nach innen und einmal nach außen gedreht (10 x), die OS drehen sich nicht mit, anschließend wieder Beine auspendeln und ausschütteln.

Übungen für den Fuß und die Zehen

Übungen im Hockersitz

1. Die Füße stehen auf dem Boden, es werden die Vorfüße hochgezogen, die Fersen behalten Bodenkontakt, Vorfuß wieder senken.

2. Die Füße stehen wieder auf dem Boden, es werden die Fersen hochgezogen, dabei die Zehen fest auf den Boden gedrückt und die Fersen wieder gesenkt.

3. Die Füße ruhen auf dem Boden, der innere Fußrand wird gehoben, so daß man auf die Fußsohle blicken kann.

4. Beide Füße werden abgehoben, die Knie dabei gestreckt, Fußkreisen.

5. Hockersitz, die Füße ruhen auf dem Boden, es werden nun die Vorfüße hochgezogen und die Zehen von den Grundgelenken aus mehrmals gebeugt und gestreckt.

Literatur

(1) Höflich S, Kaiser PJ (ed): Orthopädische Rückenschule interdisziplinär. Berlin-Heidelberg-New York, Springer, 1990.
(2) Jacobsson E: Progressive Relaxation. Univ of Chicago Press, 1938.
(3) Kempf HD: Die Rückenschule. Hamburg, Rowohlt, 1992.
(4) Reinhardt B: Die stündliche Bewegungspause. Stuttgart, Hippokrates, 1983.
(5) Senn E: Krankengymnastik, in Jäger M, Wirth CJ: Praxis der Orthopädie. Stuttgart-New York, Thieme, 1992, 2. Aufl., pp 126-132.
(6) Tilscher H, Eder M: Der Wirbelsäulenpatient. Berlin, Springer, 1989.
(7) Tilscher H, Eder M: Die Wirbelsäulenschule aus ganzheitmedizinischer Sicht. Stuttgart, Hippokrates, 1994.

Der Rheumapatient und seine Probleme –
Kann eine Schulung helfen?

Ch. Scholten

Im Zusammenhang mit Kranksein, also auch bei Erkrankungen des rheumatischen Formenkreises, können verschiedene emotionelle Probleme auftreten, z. B. Angst, Depressivität oder Schwierigkeiten im Umgang mit anderen Menschen.

In diesem Kapitel sollen mögliche psychische Probleme eines Rheumapatienten sowie konkrete Hilfestellungen durch das Betreuungsteam behandelt werden.

Warum kommt es zu emotionellen Reaktionen auf die Erkrankung? – Vielleicht kann die junge Sekretärin mit morgensteifen, geschwollenen Fingern nicht mehr arbeiten. Oder kann der 40jährige Autolackierer und Vater 2er Kinder die Spritzpistole nicht mehr handhaben und verliert seinen Job. – Viele verschiedene Faktoren können hier eine Rolle spielen, und zahlreiche Folgen von rheumatischen Erkrankungen können derart gravierend Einfluß auf die erfolgreiche Bewältigung alltäglicher Lebensgewohnheiten haben, daß die psychischen Konsequenzen schwerwiegend sein können. Auch wenn es sich dabei um keine klassischen psychischen Krankheitsbilder handelt, sind emotionelle Probleme der Patienten unbedingt ernstzunehmen und zu behandeln.

Zu den größten Problemen vieler Patienten mit einer Gelenkserkrankung zählen Verzagtheit, Unsicherheit, manchmal Depressivität und Angst. – Angst bei der Diagnosemitteilung, Angst vor Schmerzen oder vor Krankheitsschüben, Angst vor Medikamenten, vor dem „Behindertsein" oder vor der Reaktion anderer Leute. Die Unwissenheit um ihre Erkrankung und deren Folgen und Konsequenzen ist oft ein Hauptfaktor für die depressive Verstimmung, den Mißmut und die Angst vieler Patienten.

Da die individuelle Wahrnehmung des Krankheitsverlaufes eine qualitativ bessere ist, wenn sie nicht in hilflosem und labilem Zustand, sondern in psychischer Stabilität und Stärke erlebt wird, ist es besonders wichtig, auf psychische Probleme der Patienten zu reagieren.

Jeder an der Therapie von Rheumapatienten Beteiligte sollte dem Patienten im Rahmen des Möglichen zuhören und seine meist zahlreichen Fragen beantworten. Das bessere Verständnis der Krankheit erleichtert es dem Patienten, an der Therapie und der Stabilisierung seiner meist chronischen Erkrankung aktiv mitzuarbeiten. Die Bereitschaft dazu wird entscheidend davon abhängig sein, ob die Hoffnung auf eine Verbesserung glaubhaft vermittelt werden konnte. Patienten, die sich, womöglich aufgrund mangelnder Information, „hoffnungslos" mit ihrem Erkrankungszustand oder gar mit dessen steter Verschlechterung abgefunden haben, sind ungleich schwerer zu motivieren als jene, die in der Therapie praktischen Lebenswert sehen – Information bewirkt meist eine größere Compliance!

Therapie psychischer Probleme von Rheumapatienten

Manchmal wird es notwendig sein, einen hoffnungslos verzweifelten Patienten **medikamentös** zu unterstützen, bis das psychische Tief überwunden ist. Manchmal ist auch eine Zuweisung an einen **Psychologen** oder **Psychotherapeuten** sehr sinnvoll.

Selbsthilfegruppen sind eine Hilfe auf breiter Basis. Daran teilnehmende Patienten können beobachten, wie andere mit ähnlichen Problemen umgehen, und unsichere Patienten haben oft die Chance, offener über ihre Probleme zu sprechen. Viele finden in der Gruppe starken Halt.

Falls sich für eine Krankheit keine Selbsthilfegruppe findet, könnte man den Patienten vorschlagen, ihre eigene kleine Gruppe zu gründen – andere Teilnehmer finden sich sicher in der Ambulanz oder der Klinik, in der sie betreut werden.

Entspannungsübungen werden von den meisten Patienten leicht erlernt und sehr gut aufgenommen. Schmerzen bewirken u. a. auch psychische Anspannung, ebenso wie Depression, Streß und Angst das tun. Mit der Entspannung verringern sich Schmerzen, und auch das Denken „lockert" sich, man wird ruhiger und gelassener, kann mit emotionellen Problemen leichter umgehen. Entspannungsübungen sind keine Allheilmethode, aber fast alle Patienten, die damit Erfahrung haben, berichten über Erleichterungen in verschiedenen Bereichen.

Schulung für Patienten mit rheumatischen Erkrankungen

Internationale Erfahrungen zeigen, daß eine Schulung von Rheumapatienten in verschiedener Hinsicht Vorteile mit sich bringt.

Sowohl physische als auch psychische Probleme lassen sich durch Information erleichtern, denn diese bewirkt bei einem großen Teil der Patienten eine größere Compliance und dadurch bereitwilligere Annahme konventioneller Therapiemethoden wie Ergotherapie, Physikotherapie oder regelmäßige Einnahme von Basistherapeutika – all das bringt Vorteile für Arzt, Patienten, übrige Betreuer und auch für die Familie des Patienten.

Unterschiedliche Schulungsmodelle haben sich als gleichermaßen sinnvoll erwiesen. Bei einem Modell hält eine Schulungsschwester – versiert auf allen Gebieten der Therapie – den Unterricht; eine andere Methode ist es, zu jedem Thema (bzw. zumindest für einige Teilgebiete) die entsprechenden Fachkräfte heranzuziehen.

Vorteilhaft ist es, die Patientengruppe möglichst klein (8 bis 10 Patienten) zu halten. Schwierigkeiten können sich bei der Auswahl der Patienten ergeben, wenn diese nicht alle an derselben Erkrankung leiden (z. B. Arthrotiker und Arthritiker).

Keinen Unterschied in den Schulungsergebnissen ergab die zeitliche Planung bzw. die Gesamtschulungsdauer: Ob 10 Schulungseinheiten in 14 Tagen komprimiert untergebracht oder auf 10 Wochen verteilt wurden, war für den Erfolg nicht relevant.

Insgesamt kann festgestellt werden, daß Schulungen chronisch Kranker zu einem verantwortungsvolleren Umgang mit Therapiemaßnahmen und zu einer besseren Compliance von seiten der Patienten führen und daß deren Lebensqualität verbessert wird.

Ergotherapie

F. Singer

Merksätze

Die Ergotherapie (Arbeits- und Beschäftigungstherapie/vom griech. „ergon" = Arbeit, Werk, Leistung, etwas tun)) hat das Ziel, bei Erkrankungen des rheumatischen Formenkreises optimale Selbständigkeit in den Aktivitäten des täglichen Lebens, zu Hause bzw. am Arbeitsplatz zu erlangen bzw. zu erhalten.

Die Ergotherapie ist eine Behandlungsform im Rahmen der medizinischen, beruflichen und sozialen Rehabilitation, die vom Arzt verordnet und vom diplomierten Ergotherapeuten ausgeführt wird. Sie nimmt ihren Ausgangspunkt nicht primär im Einzelsymptom, sondern berücksichtigt die Gesamtsituation des Menschen.

Als ergotherapeutische Aufgaben kristallisiert sich ein Gesamtziel unter 3 Aspekten heraus:
– Das Finden oder Wiedererlangen der eigenen Lebensqualität;
– das Erreichen der größtmöglichen Selbständigkeit unter Berücksichtigung der Funktionserhaltung;
– das Akzeptieren und Lebenlernen mit dieser Krankheit.

Diese Aufgabe umspannt ein weites Feld, in dessen Mittelpunkt der Patient steht, umgeben von zahlreichen ärztlichen Fachdisziplinen, medizinischen Assistenzberufen, Sozialbereichen, familiären und arbeitsplatzbezogenen Situationen. Bei dieser Aufgabenstellung wird einmal mehr bewußt, daß rheumatische Erkrankungen nur im Team behandelt werden können und aufgrund der Chronizität des Leidens einer Kontinuität und des Willens zur Adaptation in der Krankheitsbegleitung bedürfen.

Aufgabenbereich der Ergotherapie

a) Selbsthilfe- und Haushaltstraining: Es ist zu beurteilen, in welchen Bereichen des täglichen Lebens Behinderungen auftreten bzw. wo es eines Trainings bedarf. Eventuell ist die Anfertigung von Hilfsmitteln und das Üben vor Gebrauch notwendig.

b) Gelenkmobilisation–Muskelkräftigung unter Anwendung handwerklicher Tätigkeiten. (Es wird ein komplettes Bewegungsmuster unter Beteiligung mehrerer Gelenksysteme gefordert.)

c) Herstellung statischer und dynamischer Handschienen (Lagerungsschienen, Arbeitsschienen, dynamische Schienen [Quengel]).

d) Abklärung des häuslichen und beruflichen Bereiches nach ergonomischen Richtlinien: Individuelle Lösungen sind oft notwendig (Hausbesuch, Wohnungsadaptierung, Bad, Bett, Toilette, Türstaffel, Arbeitshöhe).

e) Unterweisung in Gelenkschutzmaßnahmen – Arbeitserleichterungen. Diese Gelenkschutzmaßnahmen sollten idealerweise als Primärprävention, aber jedenfalls als Sekundärprävention durchgeführt werden. Die Indikation zu Gelenkschutzmaßnahmen erstreckt sich über alle rheumatischen Erkrankungen (entzündlich, degenerativ und weichteilrheumatisch,

z. B. chronische Polyarthritis, Cox-, Gonarthrose, Lumboischialgien, Diskushernien, Myalgien usw.).

f) Rückenschule: Ihr kommt besondere Bedeutung zu. Dabei erfolgt eine umfassende Information und Schulung der Teilnehmer mit audiovisueller Unterstützung über korrekte Arbeitsstellungen, Arbeitsbewegungen (richtiges Sitzen, Stehen, Liegen, Heben, Tragen usw.).

Die Rückenschule dient nicht nur einer Aufklärung, sondern leistet einen Beitrag unter dem Motto ,,Motivation durch Verständnis".

Befundaufnahmen in allen Stadien der Erkrankung sind die Voraussetzung für ein umfassendes Therapieprogramm.

Grad/Stadium I (eine langsame Bewegung im noch verbliebenen Ausmaß kann problemlos ausgeführt werden, jedoch nur gegen einen geringeren Widerstand als normal bzw. kann die Deformität vom Patienten selbst noch aktiv korrigiert werden):
– Aufklärung über Krankheitsverlauf;
– Gelenkschutzinstruktion/Kontrakturprophylaxe;
– Organisation/Vereinfachung der Arbeit/Aufnahme von neuen Arbeitsmethoden;
– Reduktion von Belastung und Schmerz;
– funktionserhaltendes Heimprogramm in Verbindung mit Physiotherapie;
– Anpassung von Schienen zur Schmerzlinderung.

Grad/Stadium II (es kann nur eine langsame Bewegung ohne äußeren Widerstand bzw. Belastung im noch vorhandenen Bewegungsausmaß durchgeführt werden bzw. kann die Deformität passiv korrigiert und die physiologische Stellung vom Patienten dann aktiv gehalten werden):
– Gelenkschutzinstruktion unter Einsatz von Hilfsmitteln;
– Erkennen der Belastungstoleranz;
– Arbeitsplatzabklärung (Haushalt/Beruf); eventuell Umgestaltung und Arbeitszeitreduktion;
– krankheitsbegleitende Gespräche/Krankheitsverarbeitung/Schmerzbewältigungsstrategien;
– Information über Kontaktgruppen;
– Aufklärung der Angehörigen; Verständnis wecken;
– Selbständigkeit erhalten durch Unterstützung mit Hilfsmitteln;
– Bewegungsfähigkeit erhalten;
– postoperatives Funktionstraining;
– Schienenanpassung;
– Finden neuer Hobbies.

Grad/Stadium III (nur unter Entlastung der unteren Extremität ist die Bewegung im noch vorhandenen Bewegungsausmaß möglich bzw. kann die Deformität noch korrigiert werden; der Patient kann aber z. B. seine Finger nicht mehr in physiologischer Stellung halten):
– Gelenkschutz, Selbsthilfe, Einsatz von Hilfsmitteln/-adaption, Einbeziehung der Angehörigen;
– Kontrakturprophylaxe mit funktionserhaltendem Programm;
– Maßnahmen zur Erhaltung der reduzierten Tätigkeitsbereiche (Haushalt, Hobby, Kommunikation).

Grad/Stadium IV (die Bewegung ist nur unter Entlastung und nicht im ganzen noch möglichen [passiven] Bewegungsausmaß ausführbar bzw. kann die Deformität passiv nicht mehr korrigiert werden):
– Training der verbliebenen Funktionen, Förderung der Eigenaktivität, Instruktion der Hilfspersonen, Kontrakturprophylaxe;
– Anschaffung von Hilfsgeräten, Hilfsorganisationen, um Selbständigkeit zu erleichtern.

Ausbildung

3 Jahre im Rahmen der „Medizinisch-technischen Dienste". Vorbedingung sind Reifeprüfung einer AHS oder einer Bildungsanstalt für Kindergartenpädagogik oder einer Bildungsanstalt für Erzieher oder eine an einer Mittleren Lehranstalt abgelegte Reifeprüfung oder Krankenpflegediplom.
Spezielle Auskünfte erteilt der Verband der diplomierten Ergotherapeuten Österreichs.

Literatur

(1)   Jentschura G, Janz H-W (ed): Beschäftigungstherapie, Grundlagen und Praxis in 2 Bänden. Stuttgart, Thieme, 3. Auflage.
(2)   Seyfried A: Pathophysiologische Grundlagen der Bewegungstherapie chronisch-entzündlicher Gelenk- und Wirbelsäulenerkrankungen. Basel, Compendia rheumatologica 10, Eular, 1984.
(3)   Donhauser-Gruber U, Mathies H, Gruber A: Rheumatologie. Entzündliche Gelenk- und Wirbelsäulenerkrankungen. Lehrbuch für Krankengymnastik und Ergotherapie. München, Pflaum, 1988.

Gelenkschutzmaßnahmen
Primär- und Sekundärprophylaxe

F. Singer

Merksätze

Gelenkschutz ist die Bezeichnung für alle Maßnahmen, die dazu dienen, Gelenke vor falscher oder übermäßiger Beanspruchung zu bewahren im Sinne einer Primär- bzw. Sekundärprophylaxe. Ein konsequent durchgeführter Gelenkschutz kann
– vor unphysiologischen Gelenkbelastungen bewahren,
– Schmerzen herabsetzen;
– Kontrakturen verhindern;
– Deformitäten hintanhalten.
Gelenkschutz heißt **nicht** „nichts tun", sondern Gelenkschutz bedeutet ein ausgewogenes Verhältnis zwischen Ruhe und Belastung bzw. Bewegung.
Beim Überwiegen von Ruhe kommt es zu Bewegungseinschränkung, Kraftminderung, Fehlstellungen und Unselbständigkeit. Bei Überwiegen von Belastung kommt es zu Schmerzen, Ermüdung, vermehrter lokaler Entzündung und zu Fehlstellung sowie vorzeitiger Gelenkzerstörung.
Ein richtiger Gelenkschutz stellt eine richtige Prophylaxe dar, und dies bedeutet:
– Gute Organisation der Arbeit; lernen Sie, Ihre Belastungsgrenzen kennen (öfter geringe Belastung als einmal eine große, Minimierung von statischen Belastungen, Transporthilfen einsetzen, Arbeitspausen planen usw.).

Anhand folgender Berichte wird der Gelenkschutz näher erläutert
a) Bei entzündlich-rheumatischen Erkrankungen (z. B. chronische Polyarthritis);
b) bei degenerativen Erkrankungen peripherer Gelenke (Cox-, Gonarthrose) inklusive der gelenkerhaltenden, gelenkersetzenden Operationen;
c) Rückenschule.

Prinzipien

– Vermeidung einseitiger Belastungen;
– Vemeidung von Belastungen, die Fehlstellungen begünstigen;
– Verminderung der Belastung.

Ziele

– Entlastung der Gelenke;
– Verhinderung bzw. Verzögerung krankheitsbedingter Fehlstellungen;
– Herabsetzung der Schmerzen.

Ad a) Bei der chronischen Polyarthritis kommt es zu einer deutlichen Gefügelockerung des muskel- oder bandapparatgeführten Gelenks. Durch den Schmerz kommt es zu einer Schonhaltung in möglichst schmerzfreier Stellung, die aber oft für die Funktion des Gelenks ungeeignet ist. In der weiteren Folge geht weitere Muskelkraft und damit Gelenkstabilität verloren, da die Wechselwirkung auf Kapsel und Bänder wegfällt. Je eher die Prinzipien des Gelenkschutzes angewandt werden, desto mehr können Sie dem Ablauf der im folgenden beschriebenen Veränderungen entgegenwirken.

I. Im Bereich der Arme

Hier gilt es, der Ulnardeviation und der Subluxationsneigung der Fingergrundgelenke sowie der nicht achsengerechten Belastung des Handgelenks entgegenzuwirken.
Daher: Belastungsgrenze kennenlernen (Ruhepausen einschalten), Schmerz als Signal erkennen, Pausenintervall zwischen den einzelnen Belastungen, Arbeitstechnik ändern.
Ausschaltung von gewohnten fehlerhaften Bewegungsmustern (Abstützen des Kopfes auf den Fingern schädigt die Fingergelenke durch zu große Belastung; Waschlappen auswringen vermeiden; Hände in Ruhelage gehören unterstützt).
Lastverteilung auf so viele Gelenke wie möglich (beidhändig tragen).
Große Gelenke vertragen eine größere Belastung als kleine (Lasten mit beiden Händen von unten anfassen).
Nutzen der Hebelwirkung (Einhandwascharmaturen).
Vermeidung von unnötigen Erschütterungen im Gelenk (Vibration von Küchengeräten, Ausbeuteln des Staubtuchs).
Vermeidung von längeren statischen Arbeitshaltungen (z. B. zu langer und zu fester Faustschluß; Einsetzen von Hilfsmitteln (z. B. Lesestativ, weiche, dicke Griffe für das Schreibgerät, Handgelenksmanschetten), Wassereimer nicht tragen, sondern auf fahrbare Geräte stellen.

II. Im Bereich der Beine

Hier ist vor allem auf die Entwicklung einer Kontraktur und auf einen Stabilitätsverlust durch Bandlockerung zu achten.
Daher: Richtige Lagerung im richtigen Bett (Matratze soll druckelastisch sein, d. h. sich dem Körper anpassen). Rückenlage: Hüft- und Kniegelenke sind gestreckt. Knie: Kein Kissen unter die Kniegelenke legen. In Seitenlage ist auf die Entwicklung einer Adduktionskontraktur zu achten (daher: Kissen zwischen die Beine).
Das richtige Sitzen auf dem richtigen Sessel (Sitzfläche höhenverstellbar), Toilettensitzerhöhung, optimale Formung der Rückenlehne, richtige Gestaltung des Arbeitstisches, beim Stehen achten auf die Gewichtsverteilung, entsprechende Gestaltung des Schuhwerks, ständiges Tragen entsprechend geformter Einlagen.

Ad b) Der Gelenkschutz der unteren Extremität ist vielfältig. Es gilt auch hier, Bewegungsabläufe zu vermeiden, die schwer belastend sind und ein richtiges Verhältnis zwischen Ruhepausen und Phasen der Bewegung eventuell unter Verwendung von Hilfsmitteln zu wählen. Eine **Aufklärung** über die Art und das Wesen der Erkrankung ist Vorbedingung. Die richtige **Lagerung** kann Sekundärkontraktionen vermeiden. Es bedarf einer Liegeberatung (z. B. vollständige Bauchlage, Rückenlage mit leicht gespreizten Beinen ohne Knierolle, Seitenlage auf der nicht operierten Seite mit einem Kissen zwischen den Beinen, eine entsprechende Bettausstattung – nicht zur hart/nicht zu weich – druckelastische Matratze).

Der richtigen **Sitzposition** wird besonderes Augenmerk gewidmet. So soll die Sitzfläche nach vorne abgeschrägt sein (vor allem bei der Hüfttotalendoprothese), oder es wird ein Keilkissen (für eine Coxarthrose mit Flexionskontraktur) notwendig. Auf die richtige Sitzhöhe, abhängig von der Körpergröße, der Möglichkeiten der Hüftflexion und der Belastbarkeit der operierten Hüfte (Hebelwirkung) ist hinzuweisen. Eventuelle Hilfsmittel wie Haltegriffe, Toilettensitzerhöhung, Arthrodesenkissen, -stuhl, höherer Stuhl, Knieschaukel sind individuell zu besprechen und anzuwenden. Eine Adaptierung des Arbeitsplatzes (Arbeitsflächenhöhe, Pausen, statische Beschwerden, Stehen) müssen bezüglich ihrer Auswirkungen auf die jeweilige Gelenksituation bewertet werden.

Zur **Fortbewegung** ist es notwendig, Kompensationsmechanismen zu erklären und zu besprechen und bei der Verwendung von Gehhilfen die Hebelgesetze zu beachten. **Heben/Bücken/Tragen** sind ebenfalls wichtige Abschnitte, die bei zahlreichen gelenkerhaltenden, gelenkersetzenden Operationen wichtig sind. Die Gewichtsverteilung, das Maximalgewicht, das erlaubt ist, zu tragen, sind hier individuell festzulegende Faktoren. Die **Körperpflege** stellt für das Individuum einen wesentlichen Punkt dar, und mitunter sind entsprechende Adaptierungen beim Duschen (Haltemöglichkeiten, rutschfeste Matte, Duschsitz), in der Badewanne (eventuell Badewannensitz) und auf der Toilette (Sitzerhöhung, Haltegriffe) notwendig.

Das **An-** und **Ausziehen** kann durch das Trainieren und Zuhilfenehmen von Hilfsmitteln verselbständigt werden (Strumpfanzieher, Schlüpfer, langer Schuhlöffel, elastische Schuhbänder, Greifzange). Besonderes Augenmerk ist auf das **richtige Schuhwerk** zu legen (Absatzbeschaffenheit/Stoßabsorber, Vermeidung von Druckstellen, weiche Sohlen/Pufferwirkung). Die Beratung zu **Beruf** und **Haushalt** ist ebenso wesentlich und wurde sinngemäß unter „Sitzen" ausgeführt. Nicht zu vergessen sind die **Sportarten,** welche als gut und schlecht einzustufen sind mit entsprechender individueller Wertung (generell als gut zu bezeichnen: Rückenschwimmen, Radfahren, Wandern, Skilanglauf, Bewegung am Heimtrainer ohne Belastung; als problematisch wären anzuführen: Kampfsportarten, Tennis, Alpinskilauf/Sturzgefahr/Stöße).

Nicht vergessen werden darf auch das **Übergewicht,** da es dadurch zu einer beträchtlichen Belastung von eventuell bereits vorgeschädigten Gelenken kommt und im Rahmen der Biomechanik (Hebelgesetze) ihren Stellenwert besitzt.

Ad c) Das Rückenschmerzsyndrom hat sowohl für das Einzelindividuum wie volkswirtschaftlich einen hohen Stellenwert. Die Behandlung des Rückenschmerzsyndroms in der Primär- und Sekundärprophylaxe ist breit gefächert, einen wesentlichen Stellenwert darin hat die „Rückenschule".

Die Rückenschule ist ein Unterrichtsprogramm für Patienten mit Beschwerden der Wirbelsäule, ist aber auch als Primärprophylaxe für Gesunde gedacht.

Das Ziel des Unterrichts ist: Das Selbstvertrauen der Person in Beziehung auf die eigenen Beschwerden zu verbessern, Verhaltenskontrolle (Selbstbeobachtung, mentales Training, Schmerzbewältigung) zu erlernen, Hilfestellung bei der Wiederherstellung nach der akuten Schmerzsituation und für die Rezidivverhinderung zu geben, Minimierung der Entwicklung von Chronizität und Funktionseinschränkung zu erreichen sowie die Vermittlung von Kenntnissen über die normale und pathologische Funktion und vorbeugende Maßnahmen, das Erlernen von Lockerungsübungen, Übungen zur Kräftigung der entsprechenden Muskeln, einer angepaßten Körperhaltung an den jeweiligen Tagesablauf und Einbeziehung des Erlernten in den Tagesablauf zu Hause, im Beruf (angepaßtes Beugen, Heben, Tragen, Drehen, Ziehen, Sitzen) sowie das Erkennen und Erlernen von Kontrolle und Vermeidung von psychosozialen beruflichen und persönlichen Faktoren, die mitunter auf den Rückenschmerz negativ einwirken können.

Die Rückenschule wird von einer dafür speziell ausgebildeten Fachkraft durchgeführt.

Der Lehrinhalt der Rückenschule unter Zuhilfenahme von entsprechendem Demonstrationsmaterial wird auf mehrere Stundenbilder verteilt und umfaßt: Kennenlernen der Patienten und ihrer Beschwerden, Information über Häufigkeit der Rückenbeschwerden, Darstellung von Zweck und Kursinhalt der Rückenschule, Förderung der Eigeninitiative, Erklärung der Anatomie und Biomechanik der Wirbelsäule, Kraft und Druckverhältnisse im Bereich der Wirbelsäule, Ausführungen zu den einzelnen Risikofaktoren (Körpergewicht, Berufsbild, Vibration, Autofahren, Psyche, Rauchen). Schulung und selbständiges Üben zu den Themen: richtiges **Sitzen,** Beschaffenheit des Sitzes, Adaptionsmöglichkeiten.

Zum **Stehen:** Haltung im Stehen, Theorie des Bückens, Aufbau eines Muskelkorsetts.

Richtig **Heben** (Haltung, Muskelanspannung, Tempo des Hebens) sowie Üben verschiedener Situationen, richtiges **Tragen,** über Schulterhöhe heben bzw. arbeiten.

Liegen (richtiges Niederlegen und Aufstehen, Beschaffenheit des Bettes, entlastende Lagerungen, Form des Kopfkissens), **Sport-** und **Freizeitgestaltung, Kleidung** (z. B. Schuhe) sowie eine abschließende orientierende **"Prüfung".**

In den einzelnen Stundenbildern werden theoretische und praktische Erkenntnisse gemeinsam mit den Therapeutinnen erarbeitet, besprochen und geübt.

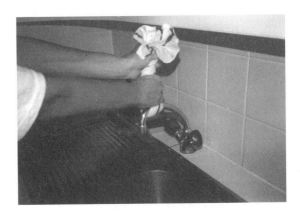

Abb. 1. Gelenkschonendes Auswingen eines Tuches.

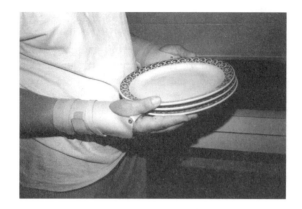

Abb. 2. Gelenkschonendes beiseiti-
ges Tragen mit handgelenksunter-
stützenden Ledermanschetten.

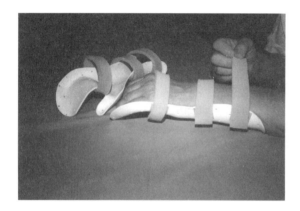

Abb. 3. Lagerungsschienen.

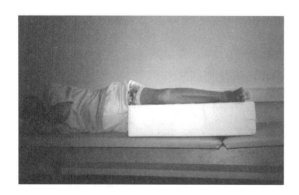

Abb. 4. Lagerungsmöglichkeiten.
a) mit Schaumstoffwürfel.

Abb. 4. Lagerungsmöglichkeiten.
b) mit Kopfkissen.

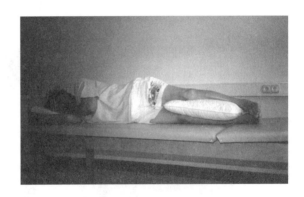

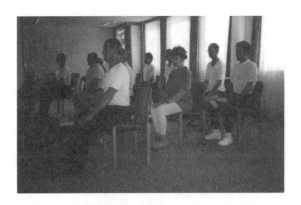

Abb. 5. Aktive Sitzhaltungskontrolle vor dem Spiegel.

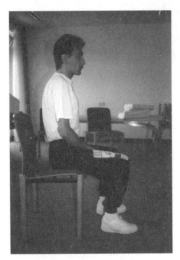

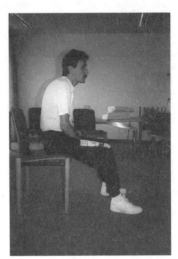

Abb. 6a). Sitzposition.
Richtige Sitzposition.

Abb. 6b). Sitzposition.
Falsche Sitzposition.

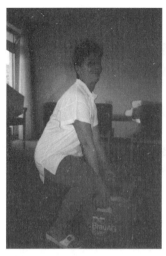 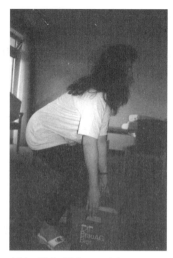

Abb. 7a). Hebeposition.
Richtiges Heben.

Abb. 7b). Hebeposition.
Falsches Heben.

Literatur

(1) Jentschura G, Janz H-W (ed): Beschäftigungstherapie, Grundlagen und Praxis in 2 Bänden. Stuttgart, Thieme, 3. Auflage.

(2) Seyfried A: Pathophysiologische Grundlagen der Bewegungstherapie chronisch-entzündlicher Gelenk- und Wirbelsäulenerkrankungen. Basel, Compendia rheumatologica 10, Eular, 1984.

(3) Donhauser-Gruber U, Mathies H, Gruber A: Rheumatologie. Entzündliche Gelenk- und Wirbelsäulenerkrankungen. Lehrbuch für Krankengymnastik und Ergotherapie. München, Pflaum, 1988.

(4) Fehr K, Miehle W, Schattenkirchner M, Tillmann K: Rheumatologie in Praxis und Klinik. Thieme Verlag, Stuttgart-new York, 1989.

(5) Mellenthin-Seemann U: Gelenkschutzunterweisung bei Patienten mit chronischer Polyarthritis. Springer Verlag.

(6) Gelenkschutz bei chronischer Polyarthritis. Broschüre der Österreichischen Gesellschaft für Rheumatologie (Eigenverlag).

Hilfsmittel für behinderte Rheumakranke

F. Singer

Merksätze

Bei bereits bestehender Funktionseinschränkung an einem peripheren Gelenk bzw. im Bereich des Achsenorgans im Rahmen einer rheumatischen Erkrankung kann das Einsetzen verschiedener Hilfsmittel erforderlich sein. Sie helfen mit, selbständig und unabhängig zu bleiben. Hilfsmittel müssen jedoch genauestens mit dem Patienten besprochen, geübt und adaptiert werden. Diese Tätigkeiten fallen im wesentlichen in den Aufgabenbereich der Ergotherapeutin.

Vor Verordnung eines Hilfsmittels ist eine detaillierte Bestandsaufnahme (Selbsthilfetest) mit dem Patienten durch die Ergotherapeutin notwendig.

Dabei sind folgende Punkte zu berücksichtigen:
– In welchen Lebensbereichen wird eine Selbständigkeit vom Patienten angestrebt?
– Was sind seine funktionellen Fähigkeiten?
– Spezifische örtliche Gegebenheiten zu Hause (WC, Bad, Lift)?
– Einstellung zum Hilfsmittel.
– Mentale Voraussetzung, dieses Hilfsmittel auch richtig einzusetzen.
– Einstellung der Familie bzw. des Umfeldes zum Behinderten, seinem Behinderungsgrad und der Hilfsmittel.

Im Rahmen der Hilfsmittelverordnung kann auch ein ,,Hausbesuch" durch die Ergotherapeutin notwendig sein.

Entsprechende Übungen lebensnah (Übungsküche, Übungsbad, An- und Auskleiden usw.) sind notwendig.

Cave: Ein Hilfsmittel kann nicht die Eigeninitiative des Patienten ersetzen, wie es auch nicht ein gezieltes Training der jeweiligen Muskelgruppen bzw. gelenkführenden Weichteile ersetzen kann. Vor einer unsachgemäßen Hilfsmittelverordnung ist zu warnen.

Einige Hilfsmittel aufgelistet

Schraubenverschlußöffner, rutschfeste Unterlage, Campingzange, Buchstütze, Federschere, Kartenhalter, Strumpfanzieher, verlängerter Kamm, Moosgummi, Wasserhahnöffner, Küchenmesser mit senkrechtem Griff, Greifzange, Toilettensitz, Badewannenbrett, Lifter usw.

Solche Hilfsmittel werden entweder nach Prüfung durch die Ergotherapeutin von dieser selbst angefertigt oder sind bei Sanitätsfirmen bzw. im normalen Handel (Installateur, Papiergeschäft, Haushaltsgeschäft, etc.) erhältlich. Ein Teil dieser Hilfen kann auch von einem geschickten Bastler hergestellt werden.

Derzeit übernehmen die Versicherungsträger für viele Hilfsmittel den größten Teil der Kosten, eine einheitliche Regelung für alle Bundesländer gibt es aber nicht. Einen Teil der Kosten (abhängig vom tatsächlichen Aufwand) ist vom Kranken zu tragen. Auch finanzielle Hilfen für größere Adaptierungen (Wohnung, Auto, etc.) sind über den zuständigen Sozialversicherungsträger möglich. Detaillierte Auskünfte sind bei der Rehabilitationsabteilung des jeweiligen Sozialversicherungsträgers (Krankenkasse oder Pensionsversicherungsanstalt) zu erfahren.

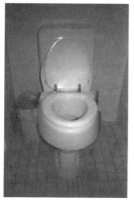

Abb. 1. Toilettsitzerhöhung.

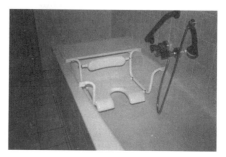

Abb. 2. Badewannensitzbrett und einhängbarer Badewannensitz.

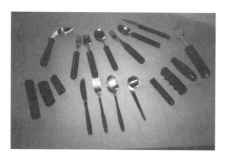

Abb. 3. Beispiele für Griffverdickungen und Besteckformen.

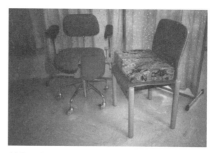

Abb. 4. Beispiele für Gestaltung der Sitzfläche bei Coxarthrose und Arthrodese der Hüfte.

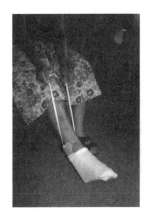

Abb. 5. Strumpfanzieher für Patienten mit Funktionsein-schränkungen des Hüft- und des Kniegelenkes.

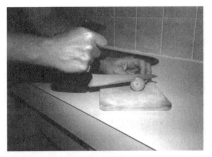

Abb. 6. Spezialmesser („Stirex-Rheumamesser").

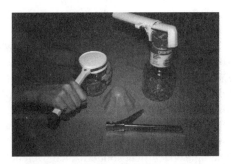

Abb. 7. Verschiedene Schraubver-schlußöffner.

Abb.8. Verlängerter Kamm bei Bewegungseinschränkungen im Schulter-Arm-Be-reich.

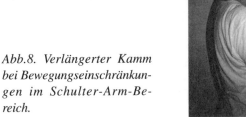

Rehabilitation

F. Singer und R. Hawel

In den letzten Jahren ist es zu einer deutlichen Zunahme der Bedeutung rehabilitativer Maßnahmen auf dem Sektor der Erkrankungen des Bewegungsapparates im weitesten Sinne gekommen.

Während im Jahr 1985 aus dem Zahlenmaterial der österreichischen Sozialversicherungen die Krankenstandsfälle bzw. Krankenstandstage bei Krankheiten des Bewegungs- und Stützapparates mit 293.498 bzw. 5,968.212 angegeben werden, zeigen die Zahlen aus dem Jahr 1988 ein deutliches Ansteigen auf 339.154 Krankenstandsfälle bzw. 6,715.250 Krankenstandstage, resultierend aus Krankheiten des Stütz- und Bewegungsapparates.

Statistisch hat jeder 2. bis 3. Österreicher während seines Lebens mindestens 1mal einen Arzt wegen einer Beschwerdesymptomatik am Bewegungsapparat aufgesucht.

Ersichtlich ist daraus, daß Erkrankungen des rheumatischen Formenkreises bzw. Erkrankungen des Stütz- und Bewegungsapparates eine enorme und ständig zunehmende volkswirtschaftliche Bedeutung haben.

Daraus ist nicht nur die Notwendigkeit einer entsprechenden frühzeitigen Diagnosestellung mit folgender entsprechender spezifischer medikamentöser und physikalischer Therapie ersichtlich, sondern auch, welche Bedeutung einerseits präventive, andererseits rehabilitative Maßnahmen auf dem Gebiet der Erkrankungen des Stütz- und Bewegungsapparates haben. Die Lebenserwartung liegt bei diesen Krankheitsbildern auch kaum unter dem Normalkollektiv; ins Gewicht fällt auch noch der Faktor der Zunahme der allgemeinen Lebenserwartung.

Große Fortschritte wurden in den letzten Jahren auch bei Implantationen von Gelenksersätzen erzielt, sowohl in Richtung einer Verbesserung der Operationstechniken als auch in der Entwicklung von neuen Verbindungen, die eine längere Haltbarkeit bzw. Stabilität für künstliche Gelenke verspricht. Während vor nicht allzu langer Zeit die Implantationen von künstlichen Gelenken bei Patienten unter einem Lebensalter von 50 bis 60 Jahren als Seltenheit zu bezeichnen war, ist die Angst, bei jüngeren Patienten mit einer entsprechend schweren Beschwerdesymptomatik einen Gelenksersatz zu implantieren, deutlich rückläufig.

Die Erkenntnis, daß zu einem zufriedenstellenden Gesamterfolg im Rahmen eines operativen Vorgehens nicht nur der orthopädisch-chirurgische Eingriff von Bedeutung ist, sondern eine ebenso große Bedeutung einer sinnvollen, entsprechenden postoperativen Rehabilitation zukommt, hat die Anforderungen an den Rehabilitationsmediziner wesentlich erhöht.

Rehabilitationsmaßnahmen sind ein Teamwork von spezialisierten Berufsgruppen, wobei im Zentrum der Bemühungen der Patient steht.

Eine entsprechende Mitarbeit bzw. Compliance von seiten des Patienten vorausgesetzt, wird unter der Leitung des Rehabilitationsmediziners in Zusammenarbeit mit dem

Physikotherapeuten, dem Psychotherapeuten usw. ein medizinisches Rehabilitationsprogramm mit einem entsprechenden Rehabilitationsziel erstellt.

Das Ergebnis der Rehabilitation wird mit den Begriffen der Leistungsfähigkeit im weitesten Sinne beurteilt. Die Rehabilitation stellt einen komplexen Ablauf dar, in welchem die Schwerpunkte wechseln und zur bestmöglichen Herstellung oder Wiederherstellung von körperlichen und auch seelischen Behinderungen entsprechende Maßnahmen zu setzen sind.

Seitens des Gesetzgebers wird unter Rehabilitation die Maßnahmensetzung in medizinischer, beruflicher und auch sozialer Hinsicht verstanden. Das Ziel soll sein, dem Behinderten entsprechend seiner spezifischen Neigungen sowie Eignungen unter Berücksichtigung seiner bisherigen Tätigkeit in einem solchen Maß seine Leistungsfähigkeit wiederherzustellen, daß er in die Lage versetzt wird, im beruflichen und auch im wirtschaftlichen sowie im sozialen Leben einen ihm angemessenen Platz so langfristig wie möglich einnehmen zu können.

Rehabilitationsmaßnahmen

1. **Medizinische Rehabilitation:** Die medizinische Rehabilitation kann im Rahmen von ambulanten oder stationären Krankenhaus- bzw. Klinikeinrichtungen, medizinischen Rehabilitationszentren und ähnlichen Einrichtungen erfolgen.

Die medizinische Rehabilitation im Rahmen von Erkrankungen des Bewegungsapparates setzt eine interdisziplinäre Zusammenarbeit verschiedenster medizinischer Fachrichtungen voraus.

Der konservativ-rheumatologisch tätige Internist wird z. B. immer wieder die Leistungen des Rheumachirurgen oder Orthopäden benötigen bzw. umgekehrt. Ebenso ist in den meisten Fällen die Zusammenarbeit mit einem Neurologen unerläßlich, ebenso wie eine Zusammenarbeit mit einem Facharzt für physikalische Medizin, einem Psychiater sowie einem Psychologen.

Damit sollen die physischen und auch psychischen Fähigkeiten des Rehabilitanden entwickelte werden, um ihm wieder ein weitgehend unabhängiges und aktives Leben, verbunden mit einer entsprechenden Lebensqualität, zu ermöglichen.

Der konservativen Therapie von Erkrankungen des Bewegungsapparates, sowohl von medizinischer als auch von den physikalischen bzw. balneotherapeutischen Maßnahmen her, folgt häufig ein operativ- bzw. rheumachirurgisches Vorgehen, wobei sich an das rheumachirurgische Vorgehen wiederum ein konservatives Therapiekonzept in den meisten Fällen anzuschließen hat.

Eine Restitutio ad integrum wird in den meisten Krankheitsbildern nicht zu erreichen sein und eine persistierende Funktionsbehinderung oder Funktionsbeeinträchtigung weiter bestehen bleiben, die in Kauf genommen werden muß. Hier kommt es dann zu einem Einsatz der Ergotherapie mit den Möglichkeiten der Versorgung von Patienten mit technischen Arbeitshilfen (Anfertigung von Schienenkonstruktionen, Erarbeitung von Hilfsmitteln – sogenannten „Aids"), Informationen über ergonomisch richtiges Arbeiten und Informationen über Gelenkschutzmaßnahmen im weitesten Sinne, Adaptierung der häuslichen Situation an die körperliche Leistungseinschränkung (Adaptierung der Küche, des Badezimmers, der Toilette usw.).

Insbesonders bei entzündlich-rheumatischen Krankheitsbildern mit einer häufig daraus resultierenden Instabilität von Gelenken hat die Ergotherapie eine enorme Bedeutung in der Rehabilitation.

2. **Berufliche Rehabilitation:** Die medizinische Rehabilitation soll auch eine Berufsberatung im Hinblick auf das vorliegende Krankheitsbild am Bewegungsapparat beinhalten. In weiterer Folge muß die psychische und physische Belastbarkeit des Rehabilitanden mit dem medizinischen Rehabilitationsziel in Richtung einer Berufsfindung in Einklang gebracht werden.

Durch sozialmedizinische Einrichtungen bzw. durch eine entsprechende berufskundliche Abklärung und Beratung soll das Ziel entweder eine Neuanpassung an den alten Arbeitsplatz sein oder eine innerbetriebliche Umschulung, eine adäquate Berufsausbildung oder eventuell auch Unterbringung in einer geschützten Werkstätte.

Die Bedeutung der beruflichen Rehabilitation ist im Hinblick auf die Psyche des zu Rehabilitierenden von enormer Bedeutung. Es kommt zu einer Steigerung des Selbstwertgefühls, wobei dieses im Regelkreis der Gesamtrehabilitation einen nicht zu unterschätzenden positiven Einfluß auf das Gesamtergebnis der medizinischen Rehabilitationsmaßnahmen bzw. der Compliance des zu Rehabilitierenden hat.

3. **Soziale Rehabilitation:** Unter sozialer Rehabilitation werden Aktivitäten zur Integration oder Reintegration des Behinderten in die Gesellschaft verstanden. Der zur Rehabilitierende soll den Anforderungen von Familie und Gesellschaft, aber auch des Arbeitsplatzes gerecht werden.

In einer WHO-Publikation wurden „Rehabilitationscodes" aufgezeigt, die zu einer verwertbaren Klassifizierung des Rehabilitationsanwärters führen sollen.

a) Schädigung (Impairment): Damit wird die fehlerhafte Funktion, bedingt durch die Struktur, Entwicklung des Ganzen oder von Anlagen oder von Systemen oder Organen, bezeichnet. Bei der chronischen Polyarthritis bezeichnet man als Schädigung die Veränderung an den Gelenken selbst.

b) Behinderung (Disability): Damit wird die Beeinträchtigung des geschädigten Individuums, Aktivitäten zu setzen, welche normalerweise von einem Menschen ausgeführt werden können, qualifiziert. Auch die Abhängigkeit des täglichen Lebens von einer anderen Person kann damit bezeichnet werden.

c) Benachteiligung (Handicap): Darunter versteht man die ungünstige Situation, die der Mensch durch Schädigung oder Behinderung im beruflichen oder gesellschaftlichen Leben erfährt.

Die Schädigung bezieht sich somit auf den morphologischen Bereich, die Behinderung auf den funktionellen und die Benachteiligung auf den sozialen Bereich.

Zusammenfassung

Im Mittelpunkt der Rehabilitation steht der Patient, umgeben von Hausarzt, rheumatologischen Spezialisten, Physiotherapeuten, Beschäftigungstherapeuten, Krankenschwestern, Orthopädiemechanikern, Kassen und Versicherungen, Politik, Gesetzgebung, sozialen Einrichtungen, Rehabilitationseinheiten und Rehabilitationsbeamten, forschender Industrie, Forschung und Lehre, Arbeitsamt, Familie und Arbeitskollegen.

Die Rehabilitation hat einen exakten wohlkoordinierten Einsatz der verschiedenen Disziplinen zu fordern, um dem Ziel, die Leistungsfähigkeit, eventuell auch die Restleistungsfähigkeit oder die Leistungsreserven, zu aktivieren.

Starre Abgrenzungen des Wirkungsbereiches der einzelnen in die Rehabilitation involvierten Personen oder Berufsgruppen verhindern ein sinnvolles Gesamtmanagement, zu dem zwingend notwendig Gedankenaustausch, Beratung und Fortbildung sind.

Prävention und Rehabilitation sind zwei Maßnahmen, die nicht voneinander zu trennen sind, wobei die Prävention grundsätzlich den Schaden an sich verhindern soll.

Am Beispiel von entzündlich-rheumatischen Krankheitsbildern, z. B. der chronischen Polyarthritis, ist eine Präventivmaßnahme per se nicht durchführbar, da die Ursache des Krankheitsgeschehens nicht bekannt ist.

Eine echte Prävention ist z. B. bei stoffwechselbedingten Arthropathien, wie der Gichtarthritis, möglich.

Bei degenerativen Gelenkserkrankungen kann durch Vorsorgeuntersuchungen (Einstellungsuntersuchungen in Betrieben, schulärztliche Untersuchungen in der Jugend, sportmedizinische Untersuchungen usw.) ein gewisser Ansatz zu einer Primärprävention getroffen werden.

Insbesonders bei entzündlich-rheumatischen Krankheitsbildern, z. B. der chronischen Polyarthritis, ist rein vom Krankheitsgeschehen eine Neigung zur Progredienz des Krankheitsbildes gegeben mit den damit zu erwartenden und verbundenen morphologischen und auch funktionellen Defektzuständen. Damit handelt es sich dabei um rehabilitationsbedürftige Krankheiten, bei denen das Krankheitsgeschehen meist das ganze weitere Leben anhält und damit der Verlauf der Rehabilitation bzw. auch das Rehabilitationsziel immer variiert werden muß. Die Rehabilitation von entzündlich-rheumatischen Krankheitsbildern ist daher ein dynamischer Vorgang, der die flexible Anpassung der mit der Rehabilitation beschäftigten Berufsgruppen erfordert.

Eine effiziente medizinische Rehabilitation ist die unverzichtbare Grundlage für die weiteren Rehabilitationsformen (beruflich, sozial).

Eine Rehabilitationsbehandlung bei entzündlich-rheumatischen Krankheitsbildern ist, soweit möglich, insbesonders zu Beginn im Rahmen eines stationären Aufenthaltes in einem Rehabilitationszentrum für Erkrankungen des Bewegungsapparates, anzustreben. Mit einer stationären Behandlung allein ist jedoch nicht das Auslangen zu finden; unerläßlich ist eine weiterführende entsprechend orientierte Nachbetreuung, ebenso wie die ständige Möglichkeit eines Rückkontaktes mit dem ursprünglichen Rehabilitationsteam, um stationäre Kontrollen und Adaptierungen der medizinischen und der weiteren Rehabilitationsmaßnahmen vornehmen zu können.

Immer wieder wird auch auf die Persönlichkeitsstruktur des „Arthritispatienten" Rücksicht zu nehmen sein, wie er sich zu einer Abnahme der körperlichen Leistungsfähigkeit, zu einer Hilfsbedürftigkeit usw. subjektiv verhält.

Depressive Verhaltensmuster, Gefühle der Trauer bzw. das Bedürfnis nach Hilfe zur Überwindung der Behinderung stellen das Rehabilitationsteam vor immer neue Fragen und Probleme.

Das Informationsbedürfnis von Patienten mit rheumatischen Erkrankungen ist relativ hoch, das medizinische Krankheitswissen selbst jedoch gering, so daß auch hier immer wieder Probleme bei Fragestellungen von Rehabilitanden im Rahmen von Rehabilitationsbemühungen entstehen.

Von den Personen der Rehabilitationsteams muß aufgrund der enormen Bedeutung eines optimalen Ablaufes der ersten und wichtigsten – der medizinischen – Rehabilitationsphase verlangt werden, daß eine entsprechende rheumatologische Qualifikation seitens der Ausbildung gegeben ist;

daß eine Vertrautheit mit dem Rehabilitationsproblem allgemein gegeben ist;

ebenso muß eine Fähigkeit zur sachgerechten Information und Aufklärung des Patienten vorhanden sein;

Geduld;

erfahrene psychologische Führung

und ein guter Kontakt zu den anderen Mitgliedern des Rehabilitationsteams und zu anderen Fachdisziplinen bestehen.

Konservative orthopädische Therapie

H. Tilscher

Die konservativ-orthopädische Therapie umfaßt alle nichtchirurgischen Behandlungsformen des erkrankten Stütz- und Bewegungsapparates. Die hierbei in Frage kommenden therapeutischen Maßnahmen grenzen dabei eng an die Behandlungstechniken anderer medizinischer Sparten, besonders der physikalischen Medizin und der Rheumatologie. Auf einzelne Therapieformen soll eingegangen werden, wie die Verbandstechniken, die Krankengymnastik, die Massage, die Kryo-Hydrotherapie, die Reflextherapie, die Phototherapie, die medikamentöse Therapie, orthopädietechnische Vorsorgungen, Einlagen und orthopädische Schuhe, die Ergotherapie.

Indikationen

Die zur konservativ-orthopädischen Therapie in Frage kommenden Krankheitsbilder sind

1. reversible Funktionsstörungen des Bewegungsapparates, vor allem Erkrankungen ohne schwere Pathomorphologie, deren operative anatomische Rekonstruktion in keiner Weise notwendig oder gerechtfertigt erscheint, wie z. B. die sogenannten banalen Nakken-, Schulter-, Arm-, Rücken- und Kreuzschmerzen, Muskelverspannungen, Zustände nach Bagatellverletzungen usw.;

2. Erkrankungen, die primär konservativ-orthopädisch und erst bei Versagen operativ behandelt werden sollen, wie z. B. Schmerzsyndrome durch leichte pathomorphologische Veränderungen wie Kreuzschmerzen bei der Spondylolisthesis, Lumboischialgien durch Bandscheibenprotrusionen, Inpingementsyndrome der Schulter, die Epicondylitis radialis, Gelenkarthrosen leichten und mittleren Grades usw.;

3. Erkrankungen, die konservativ-orthopädisch betreut werden müssen, weil sie aufgrund der pathomorphologischen Gegebenheiten durch eine Operation keine Besserung des Krankheitsbildes erwarten lassen. Weiters zu erwartende intraoperative oder postoperative Komplikationen.

Die konservative orthopädische Behandlung der Gelenke
Die Ruhigstellung

Indikationen
1. Akute Schmerzen, Schmerzverstärkung durch Bewegung, Erleichterung der Schmerzen durch Ruhe,
2. Vermeidung von Fehlhaltung und Fehlstellung.

Durchführung
1. Am einfachsten ist die Lagerung im Liegen mit Fixation in der am geringsten schmerzhaften Stellung der Gelenke oder Wirbelsäulenabschnitte durch Pölster.
2. Für die Extremitätengelenke Anpassen von Gipsschienen, bei längerem Gebrauch Kunststoffschienen. Für die Wirbelsäule kommt bei der Lendenwirbelsäule das Gipsmie-

der, im Bereich der Halswirbelsäule die Schanz'sche Wattekrawatte in Betracht. Bei längerem Bedarf bieten sich das Lendenstützmieder, die Walkleder- oder Plastikkrawatte (Schaumstoffkrawatte) usw. an.

Die Stützen

Indikation

1. Linderung von Schmerzen bei Belastung und Bewegung;
2. Vermeiden von zusätzlichen Schäden bei Belastung und Bewegung.
3. Ermöglichung von Belastung und Bewegung.

Durchführung

Becken – Bein – Fuß

1. Als wichtigste Unterstützung kommen der Gehstock, in schweren Fällen 2 Stöcke, Unterarmstützkrücken oder die Gehschule in Frage.
2. Weitere orthopädische Hilfen sind für die Hüfte die ,,Koxitishülse'', der ,,Thomass-plint''. Für das Knie gibt es entsprechende Bandagen mit Seitenverstärkung, in schweren Fällen Knieführungsschienen bzw. Apparate für das Knie.
3. Bei Störungen der Sprunggelenke können orthopädische Apparate verordnet werden, für den Fuß gibt es entsprechende Einlagen sowie orthopädische Schuhe.

Schulter – Arm – Hand

Die tragende Wirkung der Hilfsmittel spielt hier eine untergeordnete Rolle.
1. Stützapparate bei Lähmungen;
2. Führungsschienen bei Schlottergelenken.

Wirbelsäule

1. Korsette als starre Stützen mit festem Beckenkorb;
2. Mieder als halbstarre Stützvorrichtungen, die keinen festen Beckenkorb, aber eine verstärkte Rückenpartie besitzen;
3. Leibbinden aus elastischem Gewebe; sie werden mit Gurten und eingelegten Korsettstäben versehen, haben aber keinen festen Rückenteil.

Die Bewegungstherapie

Der Schmerz muß bei jeder Bewegungstherapie als Warnsignal berücksichtigt werden.

Indikationen

1. Bei reflektorischen Bewegungseinschränkungen (Blockierungen);
2. bei arthrogenen (arthritischen, arthrotischen) Bewegungseinschränkungen, z. B. Koxarthrose;
3. bei kapsulären Bewegungseinschränkungen (z. B. Schulterkontraktur);
4. bei muskulären Bewegungseinschränkungen (z. B. die muskulogenen Einschränkungen der Beweglichkeit von Wirbelsäulenabschnitten).

Ziel

Die Wiederherstellung der normalen Gelenkfunktion.

Die passive Bewegungstherapie

Durchführung

1. Das passive Bewegen eines Gelenkes in seinem physiologischen, willkürlichen Bewegungsraum;
2. die Mobilisation durch passives Bewegen eines Gelenkes im physiologischen, aber auch im unwillkürlichen Bewegungsraum, wie die Gelenktraktion, das translatorische Gleiten usw.;
3. die chirotherapeutische Manipulation durch Bewegen der Gelenkpartner in den paraphysiologischen Raum.

Die aktive Bewegungstherapie

(S. ff.)

Die konservative orthopädische Therapie der Weichteile

Indikationen

Die Behandlung der Weichteile erfolgt dann, wenn aus der Aktualitätsdiagnose Hinweise dafür vorliegen, daß die Störungen der Weichteile (Haut, Bindegewebe, Muskeln, Sehnen, Bänder usw.) einen wichtigen Anteil an der Beschwerdesymptomatik haben.

Durchführung

Haut: Wichtige Indikation für die Behandlung über die Haut (Rezeptoren) sind Dys-aesthesien, Paraesthesien und die hyperalgetischen Zonen; die Behandlung erfolgt im Akutstadium durch Kältetherapie (Kryotherapie). Später bieten sich an: Quaddeln; Salben, Linimente, Dunst, andere physikalische Maßnahmen.
Häufig kommt es zu einer reflektorischen Verquellung des subkutanen Bindegewebes. Ihre therapeutische Beeinflussung erfolgt durch Bindegewebsmassagen, aber auch durch die Neuraltherapie.
Muskulatur: Nach Ausschluß von primären Muskelerkrankungen ist es am ökonomischsten, jenes Gelenk zu behandeln, mit welchem der Muskel in engstem funktionellem Zusammenhang steht. Weiters bieten sich Infiltrationen der Maximalpunkte, Massagen, Muskelrelaxantien und die Übungstherapie an.
Sehnen, Bänder: Aus ihren gestörten Insertionen entstehen besonders häufig chronisch rezidivierende Schmerzen.
Therapie: Ruhigstellung, Infiltrationen, physikalische Therapie und zur Entlastung der Bänder eine entsprechende muskuläre Übungstherapie.

Therapeutische Strategien

Nach den strukturanalytischen Aktivitäten ist das Eingehen auf die Aktualität eines Beschwerdebildes eine weiterführende Indikation zu speziellen Therapien.

Im wesentlichen verlangt das akute Beschwerdebild den Abbau nozizeptiver Reize, besonders durch die Ruhigstellung, in Kombination mit der Gabe von Medikamenten, der Kryotherapie und der therapeutischen Lokalnästhesie.

Chronische Schmerzen sprechen auf das Setzen von Reizen an, wie sie verschiedene Techniken der Mechanotherapie, der Elektrotherapie, der Thermotherapie und der Hydrotherapie anbieten. Die von der Wissenschaft immer wieder geforderte Monotherapie zeigt sich der sogenannten Polypragmasie nicht überlegen, besonders dann, wenn die Kombination verschiedener therapeutischer Möglichkeiten sich nach den Gegebenheiten des Schmerzbildes richtet und versucht, einzelne Beschwerdesymptome einer Syndromatik diagnostisch darzustellen und therapeutisch zu beeinflussen.

Literatur

(1) Gillmann H: Physikalische Therapie. Stuttgart, Thieme, 1972, 3. Aufl.
(2) Hauberg G, John H: Die Orthesen für den Rumpf. Stuttgart, Thieme. 1973.
(3) Hohmann D, Uhlig R: Orthopädische Technik. Stuttgart, Enke, 1990, 8. neubearbb u erw Aufl.
(4) König G, Wancura I: Neue chinesische Akupunktur. Wien, Maudrich, 1975.
(5) König G, Wancura I: Praxis und Theorie der neuen chinesischen Akupunktur. Wien, Maudrich, 1979, Band I.
(6) Kohlrausch A: Reflexzonenmassage in Muskulatur und Bindegewebe. Stuttgart, Hippokrates, 1959.
(7) List M: Eisbehandlung in der Krankengymnastik. München, Zentralverband Krankengymnastik, 1978.
(8) Tilscher H, Eder M: Reflextherapie. Stuttgart, Hippokrates, 1989, 2. überrb u erw Aufl.
(9) Tilscher H, Eder M: Klinik der Wirbelsäule. Stuttgart, Hippokrates, 1993.
(10) Tilscher H, Eder M: Wirbelsäuleschule aus ganzheitmedizinischer Sicht. Stuttgart, Hippokrates, 1994.
(11) Tilscher H: Physikalische und manuelle Therapiemethoden, in Zenz M, Jurna I (eds): Lehrbuch der Schmerztherapie. Stuttgart, Wissenschaftl Verlagsges, 1993, pp 199-201.
(12) Vogler P: Physiotherapie. Stuttgart, Thieme, 1964.

Präventive Rheumachirurgie
(Synovektomie und Tenosynovektomie)

R. Czurda

Definition

Operative Eingriffe mit dem Ziel möglichst radikaler Entfernung des Stratum synoviale an Gelenken oder Sehnenscheiden (Synovektomie) zur Prävention weiterer destruktiver Veränderungen an den funktionell wichtigen Strukturen (Knorpel, Bänder, Sehnen).

Nomenklatur

1. Frühsynovektomie: Präventive Maßnahme vor Bestehen klinisch oder röntgenologisch nachweisbarer Schäden an Gelenksstrukturen wie Knorpeln, Knochen oder Sehnen.

2. Spätsynovektomie: Palliativmaßnahmen bei schon nachweisbaren Gelenksschäden wie etwa röntgenologisch faßbarer Knorpeldestruktion.

3. Erweiterte Synovektomie: Kombination der Synovektomie in fortgeschrittenen Stadien mit Maßnahmen zur Verbesserung der Gelenksfunktion: Resektion geschädigter Menisken, Abtragung von Knochenkanten, Lösung von Kapselkontrakturen, Tenotomie und weitere Weichteilkorrekturen wie etwa Rezentrierung von luxierten Sehnen.

Prinzip

Die Synovialmembran ist die primär erkrankte Struktur bei chronisch-rheumatischen Prozessen. Ihre Funktion besteht in der Produktion der Synovialflüssigkeit, die das ernährende Agens für den Knorpel darstellt. Die entzündlichen Veränderungen des Stratum synoviale stören nicht nur diese Funktion, sondern gefährden aufgrund des Übergreifens der aggressiven Proliferation auf die gelenksbildenden Knorpelflächen bzw. Sehnen das Gelenk direkt: Die Überwachsung des Knorpels und die Unterminierung vom Rand her durch Pannusgewebe führen schließlich zur irreversiblen Schädigung und zum Untergang desselben.

Effekt der Synovektomie

Durch den Eingriff wird die entzündliche Aktivität unterbrochen. Der durch die Gelenkskapselentfernung gleichzeitig erreichte Denervationseffekt bedingt eine entscheidende Schmerzreduktion. Innerhalb von 6 Wochen Neubildung eines Stratum synoviale bzw. der Gelenkskapsel. Dadurch Wiederaufnahme einer ungestörten Gelenksfunktion gegeben. Rezidive sind im Falle eines neuerlichen Befalles des Gelenkes nicht auszuschließen, jedoch selten. Wirklich befriedigende Ergebnisse sind auf Dauer nur bei der echten Frühsynovektomie zu erwarten. Langzeituntersuchungen an synovektomierten Gelenken haben gezeigt, daß es zwar nicht sicher gelingt, die Progredienz bereits existierender Schäden am Knorpel zu verhindern, daß es jedoch durch das Ausbleiben weiterer direkter Destruktionen sowie durch die Schmerzbefreiung zu einem mitigierten Verlauf kommt.

Die operierten Gelenke zeigen im Vergleich zu nicht synovektomierten Gelenken eine deutlich bessere Gelenksfunktion hinsichtlich Beweglichkeit, Belastbarkeit und eventuell auch Stabilität.

Indikation

Jede trotz konsequenter medikamentöser Therapie länger als maximal 6 Monate bestehende persistierende oder rezidivierende Synovitis. Wegen der präoperativ nicht diagnostizierbaren eventuellen Schäden an Knorpel und Sehnen ist die Unterschreitung dieses Zeitlimits in Einzelfällen angezeigt. Dringende Indikation bei drohenden oder manifesten Sehnenrupturen gegeben.

Kontraindikationen

Stellen neben allgemeinen Risikofaktoren nur Phasen akuter Entzündung (Schub) dar. Bei laufender Chemotherapie muß diese vor dem geplanten Eingriff abgesetzt und auf mindestens 14 Tage unterbrochen werden.

Technik

Eröffnung des Gelenkes durch einen oder mehrere Schnitte, radikale Exzision der das Stratum synoviale tragenden Gelenkskapsel bzw. Sehnenscheide, Säuberung der betroffenen Gelenks-, Band- oder Sehnenstrukturen vom anhaftenden Synovialgewebe, Exzision von Granulationsgewebsknoten aus den Sehnen.

Nachbehandlung

Aufgrund der Versteifungstendenz muß eine frühe Mobilisierung in allen Fällen angestrebt werden, d. h. Heilgymnastik ab dem 1. postoperativen Tag unter aktiver Mitarbeit des Patienten mit Unterstützung durch Physio- und Ergotherapeuten. Bei polyartikulärem Befall ist eine Abstimmung mit den individuellen Problemen des Patienten und somit oft eine Modifizierung des Nachbehandlungsschemas erforderlich.

Operationskombinationen

Da aufgrund des polyartikulären Befalles oft innerhalb von kurzen Zeitspannen Eingriffe an verschiedenen Gelenken indiziert sind, muß in Absprache mit dem Patienten eine Planung hinsichtlich Reihenfolge und eventueller Kombination erfolgen. Ziel: Verkürzung der Hospitalisationszeit, Minimierung der Narkose, Erleichterung der postoperativen Betreuungsphasen. Nach Möglichkeit werden daher bei Bedarf mehrere Gelenke in einer Sitzung operiert.

Untere Extremität

Hüftgelenk: Da der Befall dieses Gelenkes anfangs symptomarm ist und erst später klinisch zutage tritt, werden Synovektomien relativ selten ausgeführt. Technisch ist der Eingriff aus anatomischen Gründen schwierig, was auch die komplette Entfernung der Synovialmembran unmöglich macht. Auf die zur radikalen Synovektomie erforderliche Luxation des Hüftkopfes sollte wegen der möglichen Folgeschäden unbedingt verzichtet werden. Bei beginnenden Kontrakturen wird der Eingriff mit einer Tenotomie des Psoas und eventuell der Abduktoren kombiniert. Postoperativ mehrwöchige Entlastung (Krükken). Durch verbesserte Diagnostik mittels Sonographie ist in Zukunft eine Zunahme der Indikation zur echten Frühsynovektomie zu erwarten.

Kniegelenk: Die Chancen für eine echte Frühsynovektomie sind an diesem Gelenk so groß wie nirgendwo sonst: Durch die hohe Befallsrate und klinische Symptomatik mit starker Funktionsstörung ist die Indikationsstellung frühzeitig möglich. Durch medialen und lateralen parapatellaren Zugang kann in der Regel eine radikale Gewebsentfernung vorgenommen werden, in Einzelfällen ist ein zusätzlicher dorsaler Zugang zur Synovektomie bzw. Entfernung einer Bakerzyste erforderlich. Gleichzeitige Entfernung destruierter Strukturen (Meniskus, Knorpellappen). Auch bei Spätsynovektomie sind oft gute Erfolge über Jahre zu erzielen. Die Mobilisierung erfolgt frühestmöglich unter Teilentlastung.

Neben der chirurgischen Synovektomie hat in den letzten Jahren die arthroskopische Synovektomie zunehmende Bedeutung gewonnen, da sie aufgrund der kleinen Wundflächen den Vorteil problemloser Mobilisierung aufweist. Unseres Erachtens ist jedoch die Arthroskopie nur in Frühfällen mit geringer Synoviitis indiziert, da die Entfernung großer synoviitischer Gewebsmassen auf diesem Weg problematisch erscheint (fragliche Radikalität!).

Oberes Sprunggelenk: Eingriff nur bei guter Gelenksbeweglichkeit angezeigt.

Je nach Erfordernis werden die im Umfeld des Gelenkes liegenden Sehnenscheiden des Tibialis posticus, Flexor hallucis und der Peronealmuskulatur, die oft massive Synoviitiden bieten, gleichzeitig ebenfalls synovektomiert. Eine 1- bis 2wöchige Immobilisierung ist nötig.

Unteres Sprunggelenk: An diesem Gelenksabschnitt ist die Synovektomie nur selten indiziert, da einerseits Frühstadien kaum erfaßt werden können und andererseits die straffen Bandverbindungen der einzelnen Gelenksteile einen ausreichenden Zugang nicht erlauben, ohne diese zu gefährden. Somit meist nur Partialsynovektomie möglich.

Zehengelenke: Synovektomie an Grund- und Mittelgelenken sind selten, nur bei schwerem isolierten Befall, besonders an der Großzehe, indiziert. In Spätstadien wegen der meist kompletten Deformität und Kontrakturen keine Erfolgschance.

Obere Extremität

Schulter: Ähnlich dem Hüftgelenk anfangs symptomarmer Verlauf, daher ist die Frühsynovektomie selten möglich. Operation jedoch unbedingt angezeigt, wenn durch die enorme Synovialproduktion die Ausweitung der Gelenkskapsel zum Auftreten oft riesiger Zysten im Bereich des Deltoideus, oberhalb des Akromions oder weit in den Oberarm ventral führt. Die Entfernung dieser Zysten mit gleichzeitiger Synovektomie bringt auch im Spätstadium gute Resultate, muß jedoch meist als erweiterte Synovektomie ausgeführt werden (Entfernung rupturierter Sehnenanteile oder Knorpelschuppen, Akromioplastik zur Erweiterung des Gelenksraumes).

Ellenbogen: In Frühfällen alleinige Synovektomie ausreichend. In fortgeschrittenen Stadien mit Funktionseinschränkung (Streckhemmung) erweiterte Synovektomie erforderlich (Resektion des Radiusköpfchens, Abtragung von Knochenkanten, eventuell Resektion der Olekranonspitze), um dadurch vor allem Extension und Rotation entscheidend zu verbessern.

Bei Anzeichen einer N.-ulnaris-Kompression ist die Eröffnung des ulnaren Gelenksabschnittes durch einen zusätzlichen Zugang unbedingt vorzunehmen (Freilegung und Dekompression des Nerves, eventuell Verlagerung desselben).

Handgelenk: Als Schlüsselgelenk für die Handfunktion erfordert dieses Gelenk besonders frühe Beachtung und präventive Intervention. Je nach der Symptomatik (Sehnenbefall dorsal oder volar, Arthritis, Caput-ulnae-Syndrom, Karpaltunnelsyndrom) richtet sich der gestaffelte Operationsplan:

– Isolierte Tenosynovektomie einzelner Sehnen (Extensor pollicis longus, Extensor carpi ulnaris).

– Dorsale Tenosynovektomie der Fingerstrecker.

– Typische Handgelenkssynovektomie („Dorsal Wrist Stabilization").

Indiziert besonders in späteren Stadien. Säuberung des Handgelenkes mit Resektion des Caput ulnae sowie zum Schutz der dorsalen Sehnen vor weiteren Arrosionen Verlagerung des dorsalen Handgelenksbandes unter die Sehnen.

– Volare Tenosynovektomie: Eingriffe in der Hohlhand meist lohnend (invasive Synovitiden, häufig mit Knotenbildung und Destruktion der Sehnen), jedoch in der Nachbehandlung schwierig.

Absolute Operationsindikation bei stenosierender Tenosynovitis (schnellender Finger oder Inkarzeration), starker funktioneller Behinderung (Greiffunktion!) oder manifester Sehnenruptur. Da die Rekonstruktion (Naht oder Überbrückungsplastik) rupturierter Sehnen nicht immer zu befriedigenden Ergebnissen führt, sind Frühdiagnostik und rechtzeitige Intervention hier besonders wichtig. Erweiterung des Eingriffes bis auf die Langfinger unter Erhaltung der Ringbänder bei Bedarf erforderlich. Tenosynovitis des volaren Handgelenkbereiches häufig mit Karpaltunnelsyndrom verbunden (Operationsindikation siehe dort).

Finger: An MCP- und PIP-Gelenken und am Daumen ist die Synovektomie in jedem Stadium indiziert und lohnend, solange Bandstabilität gegeben ist. Operationsindikation am DIP äußerst selten. Bei beginnender Deformität (z. B. Ulnardeviation im MCP-Gelenk) sind zusätzliche Weichteileingriffe wie Kapselraffung, Sehnenrezentrierung oder Sehnenverlagerung erforderlich. Die Indikationsgrenze liegt bei Bestehen von Kontrakturen oder schweren Instabilitäten bzw. Deformitäten.

Indikationsparameter

Klinisch:
– Synovitische Schwellung;
– Erguß;
– Funktionseinschränkung
– drohende Sehnenruptur.

Röntgen: Wichtigster Indikationsparameter generell bzw. zur Abgrenzung zwischen Früh- und Spätsynovektomie ist die Einstufung der Röntgenbefunde: Klassifikation nach Larsen-Dale-Eek in 4 Stadien: Nur bis Stadium Larsen II ist der Begriff „Frühsynovektomie" gerechtfertigt.

Perioperative Probleme

– **Wundheilung:** Negative Beeinflussung durch Basistherapie (Immunsuppressiva); Unterbrechung der Therapie mindestens 2 Wochen postoperativ erforderlich.

– Verstärkte **Blutungsneigung** zu erwarten.

– **Mobilisierung:** Aufgrund der erhöhten Schmerztoleranz begünstigt, aber durch polyartikulären Befall (besonders bei Operationen an der unteren Extremität) erschwert.

Literatur

(1) Gschwend N: Die operative Therapie der chronischen Polyarthritis. Thieme, 1977.
(2) Simmen BR, Hagena FW (eds): The Wrist Rheumatoid Arthritis, in: Rheumatology, The Interdisciplinary Concept No. 17. Karger, 1992.
(3) Beddow FH: Surgical Management of Rheumatoid Arthritis. Wright, 1988.
(4) Tillmann K: Der rheumatische Fuß und seine Behandlung. Emke, 1977.
(5) Gschwend N, Böni A, Fehr K: Rheumatoide Arthritis. Rheumatischer Formenkreis, in: Orthopädie in Praxis und Klinik. Thieme, 1982, Bd IV, pp 5.36-5.54.

Rekonstruktive Eingriffe
bei chronischer Polyarthritis

W. Schwägerl

Einleitung

Arthroplastische Eingriffe haben während der letzten 35 Jahre stetig an Bedeutung zugenommen.

Insbesonders bei den Gelenksläsionen der chronischen Polyarthritis (cP) stellen sie in Form des operativen Gelenksersatzes die Therapie der Wahl dar.

Zunächst waren es Resektionsmethoden mit und ohne Interponat von Weichteilen (Haut-, Fett- und Faszientransplantate), die, verbunden mit einer biomechanisch richtigen modellierenden Zubereitung der Gelenksflächen, zum Teil sehr befriedigende Ergebnisse zeitigten. Man erkannte relativ spät, daß dem Interponat nur eine zeitlich kurz beschränkte Wirkung zukam, nämlich bis zur Ausbildung einer körpereigenen Gleitschicht, bestehend aus Faserknorpel oder narbigem Bindegewebe. Die zeitlich begrenzte Haltbarkeit dieser Gewebe, vor allem an den stark belasteten Gelenken der unteren Extremität, beeinflußte die Suche nach und die Entwicklung von Kunstgelenken.

Der Durchbruch zur Routinebehandlung gelang einerseits durch die Entwicklung moderner endoprothetischer Gelenkmodelle, die vom Material und von der Biomechanik so weit ausgereift waren, daß sie in breitem Rahmen zur Anwendung gelangen konnten.

Die operative Therapie der cP ist nur eine der zahlreichen Maßnahmen, die in einem oft komplexen und jahrelangen Behandlungsplan notwendig werden. Sie stellt eine Ergänzung der medikamentös-physikalischen Methoden dar, die vor, während und nach dem Eingriff fortgesetzt werden. Im operierten Abschnitt gewährleistet vor allem der arthroplastische oder endoprothetische Eingriff eine entscheidende Verbesserung. Fehlstellungen und Kontrakturen werden behoben und auch die Rehabilitationsmaßnahmen benachbarter Gelenke erleichtert. Das enge Ineinandergreifen der verschiedenen Behandlungsarten setzt die Notwendigkeit eines Teamworks aller jener voraus, die sich um diese Patienten bemühen.

Indikation

Im Gegensatz zu den Eingriffen mit präventivem Charakter (Synovektomie und Tenosynovektomie), die schon in frühen Stadien durchgeführt werden, sind die Gelenksersatzoperationen für das Spätstadium der cP bestimmt.

Die klinischen Grundpfeiler der Indikation sind Schmerz, Funktionsbehinderung und Fehlstellung des Gelenkes, wobei die Fehlstellung allein, an die der Patient oft gut adaptiert ist, keinesfalls als Indikation genügt. Die ästhetische Indikation darf in Zweifelsfällen mit zur Entscheidung beitragen, ist jedoch mit großer Reserve zu stellen. Die soziale Indikation wird bei bestimmten Berufen und familiären Dispositionen zu berücksichtigen sein.

Die röntgenologische Indikation entspricht den Stadien III-IV und IV nach *Larsen* (deutlich ausgeprägte bis beträchtliche Knorpel- und Knochendestruktion oder Ankylose des Gelenkes, also Stadien, die für eine Spätsynovektomie oder für einen korrigierenden gelenkserhaltenden Eingriff nicht mehr in Frage kommen).

Behandlungsziel

Wiederherstellung einer schmerzfreien Gelenksfunktion mit gleichzeitiger Korrektur von Fehlstellungen.

Bei den fortgeschrittenen Stadien sind die Behandlungserfolge am eindrucksvollsten. Bereits ein kleiner Bewegungsgewinn wird vom Patienten oft als sehr segensreich beurteilt. Die Wiederherstellung eines zerstörten Hüftgelenkes kann unter Umständen die bereits vorhandene Rollstuhlgebundenheit des Patienten aufheben.

Kontraindikationen

Seitens der Grunderkrankung gibt es keine Kontraindikation. Auch im aktiven Stadium der cP kann operiert werden, den operativen Eingriffen konnte keine schubauslösende Wirkung nachgewiesen werden.

Absolute Kontraindikationen

1. Kardiovaskuläre Krankheiten wie in der Allgemeinchirurgie
2. Krankheiten der Atmungsorgane wie in der Allgemeinchirurgie
3. hohes Alter und schwerste Polyarthritis, wo eine Unzahl von operativen Eingriffen notwendig wäre;
4. negativistische Psyche und mangelnde Mitarbeit des Patienten.

Relative Kontraindikationen

1. Komplizierende Nierenamyloidose;
2. Kortisonismus;
3. schwere Deformitäten bei guter Adaption des Patienten.

Nicht als Kontraindikation anzusehen sind

1. Die Krankheitsaktivität der cP;
2. Osteoporose;
3. Hautatrophie;
4. eine laufende Therapie mit Goldpräparaten, D-Penicillamin oder immunsuppressiv wirksamen Substanzen; eine temporäre perioperative Aussetzung ist aus Wundheilungsgründen günstig;
5. bei laufender oder abgelaufener Kortisontherapie ist eine prä-, per- und postoperative Nebennierenrindensubstitutionstherapie notwendig.

Spezielle Läsionen, die mit rekonstruierenden Operationen behandelt werden

I. Veränderungen an der oberen Extremität

1. Proximale Interphalangealgelenke (PIP)

a) Knopflochdeformität im Stadium III oder IV
Definition: Passiv korrigierbare (Stadium III) oder fixierte (Stadium IV) Beugestellung im PIP, Hyperextensionsstellung im distalen Interphalangealgelenk (DIP).

Art des Eingriffs: Im Stadium III (passive Korrigierbarkeit der Fehlstellung) Resektions- oder Interpositionsarthroplastik mit einem Spacer bzw. einer Endoprothese und ausgedehnte Weichteillösungen bzw. Verlagerungen.

Im Stadium IV mit extremer Beugestellung und Behinderung des Greifvermögens erfolgt eine Stellungskorrektur und Arthrodese des proximalen Interphalangealgelenkes.

b) Schwanenhalsdeformität im Stadium III oder IV
Definition: Passiv korrigierbare (Stadium III) oder fixierte (Stadium IV) Hyperextensionsstellung im PIP, Beugestellung im DIP.

Art des Eingriffes: Im Stadium III kann die Indikation zur Arthroplastik mit Interposition einer Silastikprothese gestellt werden, gleichzeitig verbunden mit Weichteiloperationen, doch sind die bisher vorliegenden Resultate mit diesem Eingriff noch nicht befriedigend.

Im Stadium IV bietet die Arthrodese in guter Funktionsstellung die besten Resultate.

2. Distale Interphalangealgelenke (DIP)
Im Rahmen der cP stellt sich mitunter eine extreme Lockerung des DIP (artikuläre und ligamentäre Destruktion) ein.

Art des Eingriffes: Stabilisierung des Gelenks mittels Arthrodese.

3. Metakarpophalangealgelenke (MCP)
Ulnare Deviation und Destruktion des Metakarpalköpfchens mit oder ohne volare Subluxation oder Luxation der Grundphalange.

Art des Eingriffes: Resektionsarthroplastik und Transposition der Musculi interossei, Silastikinterponate, verbunden mit Gelenkssynovektomie und Weichteillösung der Fibrocartilago volaris und Zentralisierung der nach ulnar abgeglittenen Strecksehne.

4. Daumengrundgelenk

a) Gelenkszerstörung mit sekundärer Instabilität
Art des Eingriffes: Bisher beste Ergebnisse mit der Arthodese in Funktionsstellung (10 bis 30° Flexion und 15° Pronation) zur Durchführung oder Wiedererlangung des Spitzgriffes.

**b) Kombinierte Läsion „ninety to ninety deformity": Beugefehlstellung im Daumen-
grundgelenk und Überstreckungsfehlstellung im Daumenendgelenk**
Art des Eingriffes: Eventuell Versorgung mit Silastikinterponat im Grundgelenk und
Arthrodese im Endgelenk, doch wurden bisher mit Arthrodesen in beiden Gelenken sehr
befriedigende Ergebnisse erzielt.

5. Daumensattelgelenk

Art der Läsion: Schmerzhafte Gelenksdestruktion mit oder ohne Adduktionskontraktur
des Daumens.
Art des Eingriffes: Weichteilinterpositionsarthroplastik und Exstirpation des Os mult-
angulum majus bei gleichzeitiger Adduktionskontraktur, verbunden mit Muskelrelease
von Metacarpale I. Neuerdings wird auch über befriedigende Ergebnisse mit endoprothetischen Ersatzoperationen des Daumensattelgelenkes berichtet.

6. Handgelenk

Art der Läsion: Caput-ulnae-Syndrom (Subluxation des Caput ulnae nach dorsal mit
Druck- und Bewegungsschmerzhaftigkeit) mit hochgradig schmerzhafter Bewegungseinschränkung des Handgelenkes mit oder ohne Beuge- oder Ulnar- bzw. Radialfunk-
tionsfehlstellung. Destruktionsgrad des Handgelenkes Stadium III-IV bzw. IV.
Art des Eingriffes: Übungsstabile Handgelenksarthrodese und Resektion des Caput
ulnae, verbunden mit Tenosynovektomie der Strecksehnen. Bei sehr ungünstigen und
komplexen Funktionsstörungen an den Fingern kann zur Funktionsverbesserung der
Hand eine Handgelenksendoprothese implantiert werden.

7. Ellbogengelenk

Art der Läsion: Gelenksdestruktion (Stadium III-IV oder IV), verbunden mit schmerzhafter Bewegungseinschränkung (hochgradige Flexionskontraktur), oder Ankylose.
Art des Eingriffes: Implantation einer Gelenksendoprothese. Die Resektionsarthroplastiken, die zum Teil sehr brauchbar waren, aber den Nachteil der Instabilität hatten,
wurden weitgehend verlassen.

8. Schultergelenk

Art der Läsion: Kontrakte schmerzhafte Schulter mit röntgenologisch hochstehendem,
mäßig bis stark destruiertem Humeruskopf, meist auch des Glenoids. Dadurch bedingt
entsteht eine schmerzhafte Bewegungsbehinderung.
Art des Eingriffes: Ein totaler Schultergelenksersatz ist bei hochgradigem Humeruskopfbefall und gleichzeitiger Pfannenzerstörung indiziert. Ein Teilersatz mit Implantation eines endoprothetischen Humeruskopfes und Belassung der Pfanne ist bei
hochgradigem Humeruskopfbefall und noch relativ gut erhaltener Pfanne die Methode
der Wahl.

II. Veränderungen an der unteren Extremität

1. Hüfte

Art der Läsion: Destruierende Koxitis mit hochgradiger Gelenksspaltverengung mit oder ohne Protrusionstendenz oder Protrusio acetabuli (röntgenologisch Stadium III-IV oder IV).

Art des Eingriffes: Totaler Hüftgelenksersatz, möglichst zementfrei, mit Verstärkung oder Aufbau des Pfannenbodens mittels Knochentransplantation.

2. Kniegelenk

Art der Läsion: Hochgradige Kniegelenksdestruktion (Stadium III-IV oder IV) mit oder ohne Achsenabweichung des Beines.

a) Mit noch suffizienter Bandstabilität und geringer Achsenabweichung (nicht über 20°)

Art des Eingriffes: Implantation eines Gleitflächenersatzsystems. Derartige Implantate ersetzen die Oberfläche der Femurkondylen, des Tibiakopfes und fakultativ die Oberfläche der Patellarückfläche.

b) Mit insuffizienter Bandstabilität (Schlottergelenk mit oder ohne geringer bis beträchtlicher Achsenabweichung)

Art des Eingriffes: Implantation eines Gleitflächenersatzsystems mit zusätzlichen weichteilchirurgischen Maßnahmen. Im Bereich des medialen oder lateralen Seitenbandes zur Verbesserung des patellaren Gleitweges ist mitunter eine Ablösung und Versetzung der Tuberositas tibiae notwendig. Als ultima ratio wird bei schweren und schwersten Kniegelenksdestruktionen eine Stieltotalendoprothese implantiert.

3. Oberes Sprunggelenk

Art der Läsion: Schmerzhafte Bewegungseinschränkung mit oft valgischer Deformität mit destruktiven Gelenksveränderungen Larsen III-IV. Mitunter besteht eine partielle oder komplette Talusnekrose.

Art des Eingriffes: Arthrodese des oberen Sprunggelenkes, in speziellen Fällen, wo die Erhaltung einer Beweglichkeit unbedingt notwendig ist, Implantation einer Sprunggelenksendoprothese.

4. Unteres Sprunggelenk

Art der Läsion: Schmerzhafte Bewegungseinschränkung der Pro- und Supination, verbunden mit Belastungsschmerzen. Röntgenologisch Gelenksspaltverschmälerung und ossäre Veränderungen (Osteoporose, Zysten und Hypersklerose) an den Knochen des Mittel- und Rückfußes.

Art des Eingriffes: Arthrodese des Subtalargelenkes des Talonavikular- und des Kalkaneokuboidealgelenkes.

5. Vorfuß

Art der Läsion: Destruktion, Luxation oder Subluxation der Metatarsalköpfchen nach plantar mit plantarer Schwiele.

Art des Eingriffes: Resektionsarthroplastiken an den Metatarsophalangealgelenken (Operation nach Hybinette oder Clayton).

III. Postoperative Remobilisationstherapie nach rekonstruierenden Gelenksoperationen

1. Möglichst frühe Remobilisation mit aktiven und passiven Übungen im Trockenen, wenn möglich auch unter Wasser;
2. nach Erreichung eines funktionell befriedigenden Remobilisationsausmaßes, Gehbeginn in partieller Entlastung;
3. unterstützende physiotherapeutische Maßnahmen.

IV. Wiederherstellungsoperationen bei Sehnenrupturen

Wird eine rezidivierende Tenosynovitis nicht rechtzeitig synovektomiert, droht eine Schnenruptur. Die Rupturen kommen an Prädilektionsstellen vor, und zwar dort, wo entweder enge Raumverhältnisse oder eine Richtungsabweichung mittels eines Hypomochlions erfolgt.

Die Sehnen folgender Muskeln sind besonders rupturgefährdet:

M. extensor pollicis longus,

M. extensor digitorum communis,

M. extensor indicis proprius,

M. extensor carpi ulnaris,

M. flexor pollicis longus,

M. flexor digitorum communis.

Prädilektionsstellen der Rupturen:

1. unter dem Ligamentum carpi dorsale;
2. im Karpalkanal,
3. im Bereich der distalen Sehnenscheiden der langen Beugesehnen.

Art der operativen Behandlung

1. Sehnennaht;
2. Benützung eines synergetischen Kraftspenders als neuen Sehnenmotor;
3. Überbrückung mit freiem Sehnentransplantat (z. B. Verwendung der Sehne des M. palmaris longus).

V. Anästhesie bei den angeführten Eingriffen

Je nach Art des Eingriffes und der individuellen Situation stehen verschiedene Möglichkeiten zur Verfügung:

– Allgemeinnarkose;

– axxiliäre Leitungsanästhesie an der oberen Extremität;

– intravenöse Leitungsanästhesie an der oberen Extremität;

– Ischiadikusblockade, verbunden mit Anästhesie des N. femoralis und des N. cutanis femoris lateralis;

– Lumbalanästhesie.

Da beim Polyarthritiker sehr oft mehrere Läsionen vorliegen, die einer chirurgisch-orthopädischen Behandlung bedürfen, ist eine genaue Planung und Koordinierung von Mehrfacheingriffen notwendig. Bei diesen Patienten werden folgende Ziele angestrebt:

1. Durchführung des orthopädischen Programms innerhalb weniger Krankenhausaufenthalte durch gleichzeitige Operationen an verschiedenen Gelenken innerhalb 1 operativen Sitzung;

2. Abstimmung der Eingriffe auf ein zumutbares Ausmaß, um vom Patienten nicht zuviel Rehabilitationsarbeit zu fordern.

Literatur

(1) Gschwend N: Die operative Behandlung der chronischen Polyarthritis. Thieme, 1977.
(2) Flatt A: The Care of the arthritic Hand. Qu. Medical Publishers, Saint Louis, 5th Ed, 1995.
(3) Souter W: Surgical Management of the Rheumatic Elbow, in Beddow FH: Surgical Management of Rheumatoid Arthritis. Wright, 1988.
(3) Hämäläinen M, Hagena FW, Schwägerl W, Teigland J (eds): Revision Surgery in Rheumatoid Arthritis, in: Rheumatology, The Interdisciplinary Concept. No. 13. Karger, 1990.
(4) Simmen BR, Hagena FW (eds): The Wrist in Rheumatoid Arthritis, in: Rheumatology, The Interdisciplinary Concept, No 17. Karger, 1992.

Orthopädisch-chirurgische Therapie der Arthrose

W. Schwägerl

Der jeweiligen Situation entsprechend, kommen verschiedene operative Verfahren in Frage.

1. Rekonstruktive Maßnahmen bei präarthrotischen Deformitäten;
2. bewegungserhaltende Operationen in Form von Korrekturosteotomien, Gelenksresektion, muskuläre Entspannung und Entfernung von freien Körpern;
3. partieller oder totaler Gelenksersatz;
4. Arthrodese.

I. Hüftgelenk

Die wichtigste präventive Maßnahme stellt die möglichst lückenlose Erfassung von angeborenen Hüftgelenksluxationen und Hüftgelenksdysplasien im Säuglingsalter dar. Durch eine möglichst früh (ab der 2. Lebenswoche) durchgeführte Ultraschalldiagnose läßt sich durch eine frühzeitige orthopädisch-konservative Behandlung meist eine Normalisierung des Hüftgelenkes erreichen.

Bleibt eine konservative Therapie erfolglos, kann zur Abklärung von Art und Ausmaß des Repositionshindernisses eine Arthrographie durchgeführt werden.

Durch eine offene Reposition werden Repositionshindernisse beseitigt und der Kopf zentriert in die Pfanne eingestellt. In Kombination mit der offenen Reposition kann allenfalls eine Pfannenplastik und/oder eine Derotationsvarisierungsosteotomie durchgeführt werden.

A. Präarthrotische Deformitäten

1. Pfannendysplasie: Eine dysplastische Pfanne, die dem Hüftkopf nur eine mangelhafte Überdachung bietet, kann durch folgende Operationen verbessert werden:

a) **Pfannendachplastik:** Bis Ende des 4. bis 6. Lebensjahres Einbringung eines autologen Knochenkeiles, der im kraniodorsalen Pfannendach fixiert wird.

b) **Beckenosteotomie:** Beckenosteotomie nach Chiari: Nicht vor dem 6. Lebensjahr. Der Beckenring wird leicht aufsteigend und bogenförmig durchmeißelt und die untere Beckenhälfte mit dem Hüftgelenk nach medial verschoben.

Beckenosteotomie nach Salter: Operationszeit 18. Lebensmonat bis 6. Lebensjahr. Nach einer geradlinigen Durchtrennung des Beckenringes wird das untere Fragment über den Hüftkopf gehebelt.

Perikapsuläre Beckenosteotomie nach Pemberton: Operationszeit 1. Lebensjahr bis zur Pubertät. Das Darmbein wird dicht über der Hüftgelenkskapsel bogenförmig durchtrennt und nach distal geklappt. Fixierung durch einen autologen Knochenspan.

c) 3dimensionale Beckenosteotomie: Dabei wird durch Osteotomie des os pubis, des os ilium und des os ischii eine Lageveränderung der dysplastischen Pfanne durch Kippung, Schwenkung und Drehung erreicht und dabei eine bessere biomechanische Beziehung zwischen Kopf und Pfanne erzielt.

2. Coxa-valga: D. h. eine Vergrößerung des Schenkelhalsschaftwinkels. Dieser Winkel beträgt bei Neugeborenen etwa 150°, geht im Lauf des Wachstums langsam zurück und erreicht beim Erwachsenen etwa 120°. Ein valgischer Winkel ist meist mit einer vermehrten Antetorsion des Schenkelhalses verbunden.

Diese Fehlform ist durch konservative Therapie nicht zu beeinflussen. Durch eine intertrochantäre, varisierende und derotierende Korrekturosteotomie wird der Schenkelhalsschaftwinkel normalisiert.

Liegen bereits Zeichen einer Koxarthrose vor und klagt der Patient über entsprechende Beschwerden, ist bei gleichzeitigem Bestehen einer Hüftdysplasie zugleich mit der Varisierungsosteotomie eine Chiarische Beckenosteotomie vorzunehmen.

3. Coxa-vara: Entspricht einer Verkleinerung des Schenkelhalsschaftwinkels unter das altersübliche Maß in Richtung 90° und weniger. Durch eine intertrochantäre Korrekturosteotomie im Sinne einer Valgisierung muß frühzeitig eine Normalisierung durchgeführt werden. Liegt gleichzeitig eine Pfannendachdysplasie vor und lassen sich bereits arthrotische Veränderungen nachweisen, ist eine gleichzeitige Beckenosteotomie nach Chiari zu erwägen.

B. Koxarthrose

Wird bei einem degenerativen Hüftleiden ein operatives Vorgehen erwogen, müssen zur Indikationsstellung folgende Punkte erfaßt werden:
1. Alter des Kranken;
2. Funktion des Hüftgelenkes;
3. Art der Koxarthrose (Dysplasiearthrose, idiopathische Arthrose, sekundäre Arthrose);
4. Beruf und Beschäftigung des Patienten (vorwiegend stehend oder sitzend),
5. röntgenologische Funktionsaufnahmen (in maximaler Abduktion und Adduktion, Müller-Projektionen zur Erfassung der reellen Schenkelhalsschaftwinkel- und Antetorsionsverhältnisse, Faux-profil-Aufnahme zur Erfassung der vorderen Überdachung).

Operationsmethoden

1. Varisierende Osteotomie: Ergibt die präoperative Röntgendiagnostik eine bessere Einstellung und eine Zunahme der Gelenksspaltbreite in Abduktion des Hüftgelenkes, ist die varisierende Osteotomie indiziert. Dabei wird intertrochantär ein Keil mit medialer Basis entnommen und die Osteotomie durch eine stabile Osteosynthese fixiert. Frühe Mobilisierung, entlastendes Gehen mit Unterarmstützkrücken bis zum Durchbau der Osteotomie (3 Monate).

2. Valgisierende Osteotomie: Ergibt die präoperative Röntgenfunktionsdiagnostik eine bessere Einstellung und eine Erweiterung des Gelenksspaltes in Adduktion, ist eine valgisierende Osteotomie indiziert. Dabei wird intertrochantär ein Knochenteil mit lateraler Basis entnommen und die Osteotomie stabil synthetisiert. Entlastendes Gehen (3 Monate) bis zum Durchbau der Osteotomie.

Biomechanisch wird bei der varisierenden Osteotomie der Lastarm des Hüftgelenkes verkürzt, der Kraftarm verlängert. Bei der valgisierenden Osteotomie ist es gerade umgekehrt. Außerdem wird bei den Umstellungsosteotomien die Druckübertragungszone des Hüftgelenkes vergrößert.

3. Operation nach Voss: Liegen kongruente Verhältnisse zwischen Pfanne und Kopf vor und ist die Hüftgelenksveränderung nicht allzu stark (wobei eine Beweglichkeit bis 90° Flexion gefordert wird), kann eine muskuläre Entspannungsoperation durchgeführt werden. Dabei werden der M. psoas, die Adduktoren und die Abduktoren operativ verlängert. Diese muskuläre Entspannung führt zu einer Reduzierung des intraartikulären Druckes. Postoperativ ist für 6 Monate ein entlastendes Gehen mit Krücken zu empfehlen.

4. Hüftgelenksresektion mit und ohne Angulation: Bei schwersten Koxarthrosen, bei denen die Beweglichkeit erhalten bleiben soll, eine Arthroplastik jedoch kontraindiziert ist, kann durch die operative Entfernung des Hüftgelenkskopfes eine Anlagerung der Osteotomiefläche an die Pfannendachebene erreicht werden (Girdlestone). Durch eine subtrochantäre, angulierende Osteotomie wird der Anlagerungseffekt noch verstärkt. Nachteil: Starke muskuläre Insuffizienz. Bei adipösen Patienten nicht zu empfehlen.

5. Hüftgelenksarthrodese: Dabei wird das Hüftgelenk in einer funktionell möglichst günstigen Stellung versteift. Bei jüngeren Patienten, die schwere körperliche Arbeit im Stehen zu verrichten haben, ist dieser Eingriff nach wie vor die Methode der Wahl.

6. Hüftgelenksarthroplastik: Sie ist bei schweren und schwersten Arthrosen jenseits des 60. Lebensjahres die Therapie der Wahl, kann aber aufgrund der modernen zementfreien Implantationstechnik auch bei jüngeren Patienten durchgeführt werden. Die verwendeten Materialien sind Titan, Polyäthylen und Keramik.

II. Kniegelenk

Führt eine Arthrose des Kniegelenkes zu einer varischen oder valgischen Fehlstellung oder liegt eine derartige Fehlstellung als Ursache einer Arthrose des Kniegelenkes vor, kann durch eine Korrekturosteotomie eine Normalisierung der Druckverhältnisse im Kniegelenk erreicht werden.

Operationsmethoden

1. Varisierende suprakondyläre Femurosteotomie: Ergibt die präoperative klinische und röntgenologische Diagnostik eine valgische Kniegelenksdeformität mit Überlastung des lateralen Kniegelenksabschnittes, kann durch eine korrigierende distale Femurosteotomie mit Keilentnahme und Osteosynthese der Osteotomie eine Korrektur erreicht werden.

2. Valgisierende Osteotomie des Tibiakopfes: Liegt eine varische Deformität des Kniegelenkes vor und ergibt die präoperative Diagnostik eine Überlastung des medialen Kniegelenksabschnittes, besteht bei noch nicht allzu fortgeschrittener Arthrose die Indikation für eine valgisierende Tibiakopfosteotomie. Dabei wird im Tibiakopf ein Keil mit lateraler Basis entnommen und die Osteotomie mit 2 Klammern stabilisiert. Durch Ventralisierung des distalen Anteiles wird ein Entlastungseffekt auf die Patella und auf eine retropatelläre Arthrose bewirkt. Gipsruhigstellung für 3 bis 4 Wochen, anschließend Remobilisierung des Kniegelenkes.

3. Operation nach Elmslie/Trillat: Liegt eine ausgeprägte retropatelläre Arthrose vor, so kann durch eine Ventralisierung der Tuberositas tibiae mittels Einpflanzung eines Knochenspanes eine Entlastung der isolierten Arthrose erreicht werden.

4. Kniegelenksarthrodese: Bei schwersten Arthrosen im jüngeren Lebensalter ist die operative Versteifung des Kniegelenkes in leichter Flexion die Methode der Wahl. Diese Indikation hat sich trotz der modernen Gelenksimplantate bislang nicht geändert.

5. Kniegelenksarthroplastik: Bei schweren und schwersten Arthrosen jenseits des 60. Lebensjahres liegt die Indikation zu einer Arthroplastik dann vor, wenn eine Umstellungsosteotomie nicht mehr durchführbar ist. Dabei gelten dieselben Grundsätze wie bei Patienten mit cP. Ist bei älteren Patienten die Arthrose überwiegend auf das mediale Compartment begrenzt, wird eine Hemiarthroplastik mit Implantation eines halbseitigen Gleitflächenersatzes des medialen Femurkondyls und medialen Tibiaplateaus vorgenommen.

III. Oberes und unteres Sprunggelenk

Bei schwerster Arthrose des oberen und unteren Sprunggelenkes ist die Arthrodese die Methode der Wahl. Ist es bei älteren Menschen unbedingt erforderlich, im oberen Sprunggelenk eine Beweglichkeit zu erhalten, so liegen heute auch Möglichkeiten zur Implantation einer oberen Sprunggelenksendoprothese vor.

IV. Fingergelenke

Bei isolierten Arthrosen von Fingergelenken ist die Arthrodese die Methode der Wahl. Dieses Verfahren kommt bei schmerzhaften Heberdenschen Arthrosen mitunter zur Anwendung. Liegt eine Bouchardsche Arthrose vor, kann die Einbringung von Fingergelenksimplantaten (Typ Swanson) erwogen werden.

V. Handgelenk

Am Handgelenk ist es notwendig, präarthrotische Veränderungen frühzeitig zu behandeln, um sekundäre Arthrosen dieses Gelenkes zu verhindern. Dazu gehören die operative Sanierung einer Lunatummalazie, einer Navikularpseudoarthrose, der Ruptur eines Discus triangularis sowie chronisch entzündlicher Prozesse im Handgelenk.

Handgelenksarthroplastik: Soll die Beweglichkeit des Handgelenkes bei polyartikulär erkrankten Patienten erhalten werden, ist die Implantation einer Handgelenksendoprothese möglich. Dazu stehen verschiedene Implantate zur Verfügung.

Handgelenksarthrodese: Bei schweren und schwersten Arthrosen des Handgelenkes ist die operative Versteifung in funktionell günstiger Stellung die Methode der Wahl.

VI. Ellenbogengelenk

Liegen arthrotische Veränderungen im Ellenbogengelenk mit einer Fehlstellung des Humerus vor, kann durch eine entsprechende Korrekturosteotomie eine Verbesserung erzielt werden.

Resektionsarthroplastik: Bei schwersten Arthrosen des Ellenbogengelenkes ist vor allem bei jüngeren Menschen mit dem Wunsch nach Erhaltung der Beweglichkeit des Gelenkes die Resektionsarthroplastik möglich. Nachteil: Instabilität.

Implantationsarthroplastik: Bei älteren Patienten kann durch die Implantation einer Ellenbogenendoprothese ein stabiles und gut bewegliches Gelenk erzielt werden.

Ellenbogenarthrodese: Bei schwersten und schmerzhaften, mit eingeschränkter Beweglichkeit einhergehenden Ellenbogengelenksarthrosen stellt die operative Versteifung mit Spananlagerung die Behandlung dar, aus der ein stabiles, schmerzfreies, wenn auch versteiftes Gelenk resultiert.

VII. Schultergelenk

Die Arthrose des Schultergelenkes ist eine Domäne der konservativen orthopädischen Behandlung.

Schultergelenksarthrodese: Bei schwersten Schultergelenksschmerzen mit therapieresistenter Symptomatik ist die Schultergelenksarthrodese letztlich die sicherste Methode, um eine Schmerzbefreiung zu erzielen.

Schultergelenksarthroplastik: Mit den modernen Schultergelenksimplantaten ist bei primären und posttraumatischen Arthrosen ein partieller, aber auch ein totaler Schultergelenksersatz routinemäßig möglich. Eine sorgfältige Indikationsstellung unter Berücksichtigung konservativer Maßnahmen und gelenkserhaltender chirurgischer Eingriffe ist jedoch Voraussetzung.

Literatur

(1) Morscher E (ed): Die zementlose Fixation von Hüftendoprothesen. Springer, 1983.
(2) Hackenbroch MH: Koxarthrose, in: Orthopädie in Praxis und Klinik. Thieme, 1987, Bd VII/1, pp 5.28-5.37.
(3) Maquet P: Biomechanics of the Knee. Springer, 1984.
(4) Niwa S, Paul JP, Yamamoto S (eds): Total Knee Replacement. Tokio, Springer, 1988.
(5) Ranawat CS (ed): Total-Condylar Knee Arthroplasty. Springer, 1985.

Orthopädisch-chirurgische Therapie bei chronisch entzündlichen Weichteilveränderungen

P. Zenz

Periarthritis humeroscapularis

Impingmentsyndrom

Ätiologisch muß hier zwischen extrinsischen und intrinsischen Ursachen klar unterschieden werden.

Bei extrinsisch bedingter Tendopathie liegen die Ursachen der Einengung des subakromialen Raumes außerhalb der Rotatorenmanschette (RM).

Primär kommen anatomische Einengungen in Frage: Knöcherne Veränderungen an der Unterseite des Acromions; Verlauf des Lig. coracoacromiale; Osteophyten des AC-Gelenkes und die Prominenz des Processus coracoideus. *Sekundär* führt eine vordere obere Instabilität des Glenohumeralgelenkes zu einer relativen subakromialen Einengung.

Die kritische Zone schlechter Durchblutung der Supraspinatussehne, welche ansatznahe am Tuberculum maj. gelegen ist, ist verantwortlich für intrinsische Veränderungen. Wiederholte Überbeanspruchung der Sehne, repetitive Traumata, muskuläre Koordinationsstörungen und vor allem degenerative Alterungsprozesse des Sehnengewebes führen zu einer chronischen Tendinitis. Die Therapie des Impingment bei Tendinitis zielt primär auf eine Wiederherstellung der gestörten Schulterfunktion ab.

Die konservative Therapie kommt bei allen Formen der intrinsischen Störung und bei instabilitätsbedingter sekundärer extrinsischer Störung zur Anwendung. Bei Therapieresistenz ist die Erweiterungsoperation (Acromioplastik) nach einem Intervall von in der Regel 6 Monaten angezeigt.

Bestehen pathoanatomische Einengungen, ist hier durch eine offene oder arthroskopische Operation Platz für den Gleitvorgang der RM zu schaffen: AC-Plastik, Resektion des Lig. coracoacr., Abtragung von Osteophyten des AC-Gelenkes bzw. Resektion des AC-Gelenkes.

Rotatorenmanschettenruptur

Sie ist Folge degenerativer Veränderungen. Die akute traumatische Ruptur einer gesunden RM stellt eher eine Rarität dar, meist reißen auch nach adäquatem Trauma nur vorgeschädigte Sehnen (frische degenerative Ruptur). Wir müssen zwischen inkompletten, gelenksseitigen, intratendinösen und bursaseitigen und kompletten Rupturen unterscheiden. Der natürliche Verlauf bei bestehender RM-Ruptur führt meist über eine Vergrößerung des Risses durch Retraktion der gerissenen Sehne und Abrieb an der Rißstelle zur „Cuff-Arthropathie".

Die Indikation zwischen konservativer und operativer Therapie ist gerade bei der RM-Ruptur sehr differenziert zu stellen. In hohem Maße sind Alter, Beruf, häusliche und sportliche Aktivität, Erwartungshaltung und Bereitschaft zur postoperativen Mitarbeit des Patienten in die Indikationsstellung miteinzubeziehen. Obwohl die konservative Therapie der RM-Ruptur gute Schmerzlinderung und Patientenzufriedenheit erreicht, kann sie die Funktion der Schulter nicht wiederherstellen, und die potentielle Gefahr der Entwicklung einer Defektarthropathie bleibt weiter gegeben.

Inkomplette Rupturen stellen wie die Tendopathie die Domäne der konservativen Behandlung dar und werden nach den gleichen Richtlinien behandelt.

Komplette Rupturen – operative Therapie

– Die akute Ruptur des jungen, aktiven Patienten sowie

– die frische Ruptur auf degenerativer Basis bei Patienten, die voll im Arbeits- und Lebensprozeß stehen, sind eine Indikation zur operativen Therapie zum frühest möglichen Zeitpunkt.

– Bestehen starke Schmerzen auf Basis einer Ruptur, liegt, unabhängig von Alter und äußeren Umständen des Patienten, die Indikation zum operativen Vorgehen vor.

– Rupturen der Größe bis 5 cm stellen unter Berücksichtigung der oben erwähnten patientenbezogenen Faktoren eine Operationsindikation dar. Kleine Rupturen werden primär genäht, bei größeren ist eine transössäre Reinsertion, eventuell zusätzliche Mobilisierung benachbarter Sehnen- und Muskelpartien, erforderlich, was eine längere und aufwendigere Rehabilitation erfordert.

– Große zum Teil jahrelang bestehende Rupturen sind an den operativen Rekonstruktionsmöglichkeiten mit aufwendigen Muskeltransferoperationen abzuwägen.

– Bei der Defektarthropathie bleibt die Möglichkeit palliativer Deckung mit Fremdmaterial, das offene oder arthroskopische Debridement, und im Endstadium die Implantation einer Humeruskopfendoprothese.

Tendinitis calcarea

Hier handelt es sich entweder um dystrophe Verkalkungen im Ansatz der Sehne, also um eine Enthesiopathie, dystrophe Verkalkungen in den Randzonen einer RM-Ruptur oder aber in den meisten Fällen um eine reaktive Verkalkung bei Vorliegen einer Tendinitis, welche in der „kritischen Zone", 1 bis 2 cm vor dem RM-Ansatz, zu finden ist.

In der formativen Phase kommt es in der Sehne zu einer Einlagerung von Kalksalzen. Diese Depots sind im Röntgen klar abgegrenzt und liegen entweder als Zufallsbefund vor oder geben, je nach Größe, zu einem Impingmentphänomen Anlaß.

Die Resorptionsphase mit Phagozytose des Depots ist durch ein milchiges Aussehen im Röntgenbild gekennzeichnet. Meist kommt es zur Entleerung der Kristalle in die Bursa subacromialis, was zum klinischen Bild der akuten Bursitis calcarea führt.

Die Therapie besteht aus intrabursaler Infiltration von LA + Kortikoid, Kryotherapie, Analgetika und Ruhigstellung. In der formativen Phase und bei ruhenden Kalkherden sollte bei Beschwerdefreiheit zugewartet werden; treten Impingment und Schmerzen hinzu, ist konservativ wie bei der Tendinitis vorzugehen. Zusätzlich kann durch „Needling", also Anstechen des Herdes nach LA-Infiltration, die Auflösung des Herdes versucht werden. Bei exzessiver Größe bzw. starken Beschwerden ist die operative Therapie – offene oder arthroskopische Curettage und Naht des entstandenen Defektes – angezeigt.

Bizepssehne

Die Therapie der Tendinitis richtet sich nach den Richtlinien der Tendopathie der RM. Die Ruptur im Rahmen einer RM-Ruptur wird beim chirurgischen Vorgehen mitversorgt. Die isolierte Ruptur der Bizepssehne stellt primär keine Indikation zum operativen Vorgehen dar. Der Kraftausfall beträgt im Durchschnitt etwa 20% und wird im allgemeinen gut toleriert. Eine OP-Indikation ergibt sich bei der traumatischen Ruptur beim jungen Menschen, bei manuell tätigen Menschen (Überkopfarbeiter), therapieresistenten Schmerzen trotz adäquater konservativer Therapie und bei kosmetischer Beeinträchtigung. Das Vorgehen der Wahl ist die Fixation des distalen Stumpfes im Sulcus intertubercularis. Bei der seltenen Luxation der Sehne aus dem Sulcus nach medial ist bei anhaltenden Schmerzen das gleiche operative Vorgehen indiziert.

Epicondylitis humeri radialis, ulnaris

Die chronische Tendopathie der Hand- und Fingerstrecker an ihrem Ursprungsgebiet am Epicondylus radialis humeri („Tennisellbogen") wird nach frustranen konservativen Behandlungen entweder als muskuläre Entspannungsoperation (Operation nach Hohmann) oder als Denervierungsoperation (nach Wilhelm) oder in Kombination beider Verfahren behandelt. In analoger Weise wird bei der selteneren Tendopathie der vom Epicondylus humeri ulnaris entspringenden Sehnen der Hand- und Fingerbeuger („Golferellbogen") vorgegangen.

Tendovaginitis stenosans
Der schnellende Finger

Durch eine chronische Sehnenscheidenentzündung der Beugesehnen des Daumens oder der Langfinger kommt es zu stenosierenden Phänomenen im Bereich des proximalen Ringbandes (pars anularis vaginae fibrosae) mit schmerzhaftem Einklemmen und dem markanten Springen des Fingers bei Flexion-Extension.
Therapie: Offene Spaltung des Ringbandes A1.

Tendovaginitis De Quervain

Stenosierende Sehnenscheidenentzündung der Sehnen des M. abd. poll. longus und Ext. poll. brevis im 1. Strecksehnenfach.
Therapie: Nach erfolgloser konservativer Behandlung Spaltung des 1. Strecksehnenfaches.

Chronische Bursitiden

Vor allem bei der chronischen Bursitis olecrani und präpatellaris kommt nach Ausschaltung der auslösenden Ursachen (mechanische Überlastung) und konservativen Behandlungsversuchen die operative Entfernung des Schleimbeutelgewebes in Frage.

Schnellende Hüfte

Bei Flexion-Extension und Rotation des Hüftgelenkes kommt es zu einem schmerzhaften Schnapphänomen des Tractus iliotibialis über dem Trochanter major unter Ausbildung einer chronischen Bursitis trochanterica.

Therapie: Nach erfolgloser intrabursaler Infiltration ist die Spaltung des Tractus ilioti-bialis und/oder die ossäre Fixation am Trochantermassiv (Traktopexie) angezeigt. Die chronisch entzündlich veränderte Bursa trochanterica kann entfernt werden.

Literatur

(1) Uthoff HK: An Algorithm for Shoulder Pain Caused by Soft-Tissue Disorders. Clin Orthop a related Res 1990;245:121-127.
(2) Codman EA: The Shoulder. Boston, Todd, 1934.
(3) Neer CS: Anterior Acromioplasty for the chronic Impingment Syndrome in the Shoulder. Preliminary Report. J Bone Joint Surg 1972;54A:41.
(4) Neer CS: Cuff Tear Arthropathy. J Bone Joint Surg 1983;65:1232.
(5) Ellman H: Diagnosis and Treatment of Incomplete Rotator Cuff Tears. Clin Orthop a related Res 1990;245:64-74.

Wirbelsäulenoperationen beim Rheumatiker

A. Wanivenhaus

Einleitung

In 30 bis 50% aller CP-Patienten bestehen Veränderungen im Rahmen der Grundkrankheit auch an der Wirbelsäule. Betroffen ist dabei fast ausschließlich die Halswirbelsäule. Die pannöse Entzündung der kleinen Halswirbelgelenke führt zur Gefügelockerung und Segmentinstabilität. Diese ist vor allem im Bereich Occiput/C1 und C1/C2 manifest. In dieser Höhe artikuliert der Dens epistrophei mit dem Atlas einerseits ventral, andererseits auch dorsal über das Lig. transversum. Die oberen Kopfgelenke sind pfannenförmig ausgebildet und im Vergleich zu den subaxialen Gelenken wesentlich größer. Die pannöse Tumorbildung und Knochendestruktion (Arrosion) sowie Banddestruktion führen zu einer Auslockerung mit Dislokation und nachfolgender Myelonkompression.

Die Dislokation kann horizontal erfolgen, was bei einer isolierten C1/2-Instabilität der Fall ist, oder kombiniert mit einer vertikalen Dislokation erfolgen, was einer kirschkernartigen Auspressung des Atlas nach ventral entspricht. Dabei kommt es zu einer vertikalen Dislokation des Dens in das Foramen magnum (pseudobasiläre Invagination), was zu einer Bulbärparalyse mit Atemstillstand führen kann (0,9 bis 7% aller Beteiligten). Etwa die Hälfte aller Patienten mit Halswirbelsäulenveränderungen bei CP zeigen eine Dislokation C1/C2. In weiterer Folge kann es auch subaxial zu Dislokationen kommen, wobei hier die oberen Bewegungssegmente C2-5 bevorzugt betroffen sind. Sind mehrere Segmente betroffen, so kann es zu mehrsegmentalen Subluxationen kommen, die als „Stepplader-Subluxation" bezeichnet werden.

In 7 bis 8% kommt es zur klinisch eindrucksvollen, aber nicht bedeutenden Usurierung und Destruktion des Processus spinosus, meist des 7. Halswirbelkörpers. Die Spondylodiszitis, die im Rahmen der Grunderkrankung zu verstehen ist, führt einerseits zu Destruktionen, andererseits zu ankylosierenden Veränderungen bis hin zur Blockwirbelbildung.

Daneben tendiert auch der Patient mit entzündlich rheumatischen Erkrankungen zu Veränderungen im Wirbelsäulenbereich, die beim degenerativen Formenkreis gefunden werden. Der Patient steht diesen Veränderungen als chronisch Kranker eher symptomarm gegenüber.

Diagnostik

Die Diagnose von Wirbelsäulenveränderungen gibt in der Regel das Nativröntgen. Zum Nachweis der Instabilität bietet sich das Funktionsröntgen in maximal inklinierter und reklinierter Haltung an. Bei Instabilität im Bereich C1/2 kann die atlanto-dentale Distanz ventral und dorsal gemessen werden. Der dorsale Diameter sollte ein Minimum von 15 mm für das Myelon nicht unterschreiten. Kommt es zu einer Vergrößerung der ventralen atlanto-dentalen Distanz über 7 mm, sind weitere Untersuchungen angezeigt.

Die Magnetresonanztomographie ermöglicht die Beurteilung der Weichteilverhältnisse – so können mit dem MRI das Myelon, der Subarachnoidalraum und der Dens sowie das Weichteiltumorverhalten an der Densspitze selbst beurteilt werden. Durch den Vergleich von T1- zu T2-gewichteten Aufnahmen ist sogar die Identifikation des Denskappenweichteilanteils möglich (frischer sukkulenter, alter ödematöser Pannus und Narbe) und damit die Indikation zur Operation leicht feststellbar.

Zur Beurteilung radikulärer Kompressionen (Diskusprolaps und/oder Wurzelkompression) ist die Computertomographie mit axialen Schnitten gut geeignet und der invasiven Myelographie vorzuziehen. In Einzelfällen kann ein Myelo-CT erforderlich sein.

Klinik

Die Anamnese gibt wesentliche Hilfe neben dem radiologischen Screening. Lokaler Schmerz und Schwäche an oberer und unterer Extremität. Das Vorliegen neurologischer Defizite stellt eine absolute und dringliche Operationsindikation dar. Objektive Angaben, wie morgendliche Schwäche, sind im Rahmen einer systemischen Gelenkserkrankung, die mit Morgensteifigkeit einhergeht, schwierig zu bewerten. Dennoch kann eine lageabhängige Symptomatik bei C1/2 zu passageren neurologischen Zeichen führen, die bei Entlastung (Reklination) trotz positivem MRI (in Anteflexion) reversibel sind.

Indikation

Die Indikation zum operativen Vorgehen ist bei knöcherner Myelonkompression mit oder ohne neurologische Zeichen gegeben. Weiters stellt eine schmerzhafte, rasch progrediente Instabilität eine Operationsindikation dar. Das Vorliegen von neurologischen Ausfällen ist eine absolute Operationsindikation ebenso wie eine permanente subjektive Schmerzbelastung.

Operationen

Haloextension

Bei akut auftretenden Paresen in Folge einer Myelonkompression im Halswirbelsäulenbereich sollte sofort eine Extension angelegt werden, die eine Teilreposition und Myelonentlastung erreicht. Dazu wird ein Haloring am Schädel befestigt und mit 2 bis 3 kg extendiert. Ein Gegenzug ist nicht erforderlich, wenn das Bett kopfwärts leicht erhöht wird. Dieses Vorgehen kann bei massiven Dislokationen auch als Vorbereitung auf andere Eingriffe sinnvoll angewandt werden. Sollte eine Operation nicht möglich sein, so kann der Haloring mit einem „Jackett" kombiniert werden, womit der Patient unter völliger Ruhigstellung der Halswirbelsäule mobilisiert werden kann.

Dorsale Fusion Occiput-C2

Die Indikation zu diesem Eingriff ist die ausgeprägte Instabilität mit Myelonkompression und/oder pseudobasilärer Invagination mit Drehkippgleiten des Atlas oder einer sonstigen Beteiligung der oberen Kopfgelenke.

Verschiedenste Techniken stehen zur Verfügung. Gebräuchlich ist die modifizierte Methode nach Brattström, bei der eine Cerclage vom Occiput um den Bogen C1 bis zum Processus spinosus C2 geführt wird, wodurch eine Reposition C1/2 erfolgt. Die Wirbel C1 + 2 können durch zusätzliche Cerclagen stabilisiert werden. Um bleibende Stabilität zu erzielen, wird autologer Knochen in Beckenkammspanform angelagert und für die Primärstabilität mit Knochenzement halbseitig fixiert.

Eine Alternative stellt die Durchführung eines instrumentierten Systems dar. Dabei wird eine am Occiput mit Schrauben fixierte Platte, die Stäbe bis C2 aufweist, mit Haken am Bogen C1 + 2 fixiert. Diese Haken können auf Distraktion oder Kompression gebracht werden, wodurch gute Korrektur erzielbar ist. Auch eine Zerklierung auf die Stäbe ist anstelle der Haken möglich. Die Instrumentierung wird schließlich mit autologer Spongiosa aus dem Beckenkamm überbrückt, wodurch die knöcherne Fusion erzielt werden soll.

Bei beiden Verfahren ist eine externe Ruhigstellung nicht erforderlich. Für 6 Wochen Verwendung einer Halskrawatte.

Dorsale Fusion C1/2
Bei isolierter Instabilität des C2 Reposition und Fixation durch Cerclage. Anlagerung eines Beckenkammspans zwischen die Wirbelbögen. Mit und ohne Zement anwendbar.

Transorale Densresektion
Bei fixierten Instabilitäten mit Myelonkompression ist eine ventrale transorale Entlastungsoperation durchzuführen. Dabei wird mit mikrochirurgischer Technik unter Verwendung des Auflichtmikroskopes durch den weichen Gaumen zugegangen, der ventrale Anteil von C1 reseziert und der Dens mit einer Fräse stückweise entfernt. Die Instrumentenlage und das Ausmaß der Entlastung werden im Bildwandler laufend kontrolliert. Eine erforderliche Stabilisierung wird 2seitig von dorsal ausgeführt.

Ventrale Fusion (+ Bandscheibenoperation)
Bei Dislokationen subaxial kann es zu Anterio- oder Retrolisthese kommen, die zu einer Myelonkompression führen. In diesen Fällen muß, wie auch beim zervikalen Diskusprolaps, von ventral das betroffene Segment dargestellt werden und nach kompletter Diskusentfernung, Anfrischung von Deck- und Bodenplatte und Reposition ein Beckenkammspan eingefalzt und mit Platte unter Kompression gesetzt werden.

Dorsale Bandscheibenoperation
Bis auf die Halswirbelsäule der Standardeingriff beim Diskusprolaps. Als neurochirurgischer Eingriff heute mit mikrochirurgischer Technik und minimaler Knochenresektion. Teilweise durch Chemonukleolyse und perkutane Diskektomie als weniger invasives Verfahren ersetzbar.

Literatur

(1) Dihlmann W: Röntgenatlas rheumatischer Krankheiten. Stuttgart-New York, Thieme, 1985.
(2) Torklus D von, Giehle W: Die obere Halswirbelsäule. New York, Thieme, 1987.
(3) Spezielle Orthopädie – Wirbelsäule, Thorax Becken, in: Orthopädie in Praxis und Klinik, Band V/1. Stuttgart-New York, Thieme 1990;9:52.
(4) Brattström HL, Granholm: Chirurgie der Halswirbelsäule bei Patienten mit rheumatischer Arthritis. Orthopäde 1973;2:118.
(5) Mohr W: Pathogenesis and morphology of degenerativ and inflammatory changes in the cervical spine. Eular Bulletin 1987;2:49-58.

Strahlentherapie entzündlicher
und degenerativer Skeletterkrankungen

G. Kolarz

Die Therapie mit ionisierenden Strahlen hat für nicht maligne Erkrankungen keinen sehr hohen Stellenwert. Ihre Wirkung auf die Entzündung wird mit der Stoffwechsel- und Proliferationshemmung aktivierter Entzündungszellen erklärt. Auch aktivierte Fibroblasten und Endothelzellen werden in ihren Stoffwechselvorgängen gebremst, so daß die regionale Entzündungsreaktion abklingt.

Röntgenstrahlung

Diese Form der Strahlentherapie wurde früher bei Arthrosen, chronisch entzündlichen Gelenkerkrankungen, degenerativen und entzündlichen Wirbelsäulenerkrankungen, Periarthropathien, Tendinopathien, aber auch bei schmerzhafter Osteoporose, Algodystrophie, Myositis ossificans localisata, Morbus Paget, Neuralgien und Coccygodynien eingesetzt.

Die Gesamtstrahlendosis lag etwa bei 300 bis 800 Röntgen pro Oberfläche, nur bei Spondylitis ankylosans wesentlich höher (etwa 2000 R/O). Die Einzeldosen schwankten zwischen 50 und 150 R/O. Die Erfolgsrate, bezogen auf den Schmerz (Beschwerdefreiheit oder wesentliche Besserung) betrug zwischen 50 und 75% der Patienten. Diese Form der Behandlung ist heute aus Strahlenschutzgründen praktisch komplett verlassen, bei Einzelfällen mit konservativ nicht beherrschbaren Schmerzen kann diese Methode dem Patienten jedoch immer noch Erleichterung bringen. Es ist aber darauf hinzuweisen, daß das theoretische Risiko der Induktion maligner Erkrankungen besteht, vor allem bei der Strahlenbehandlung der Spondylitis ankylosans wurde vereinzelt über eine Erhöhung der Leukämierate berichtet.

Therapie mit radioaktiven Isotopen

Diese Substanzen werden in der Rheumatologie zur Radiosynoviorthese – der Behandlung entzündeter Gelenke durch intraartikuläre Gabe von Radionukliden – eingesetzt. Nach der Einbringung radioaktiver Partikel in das Gelenk werden diese hauptsächlich von der entzündeten Synovialis aufgenommen, die Knorpeloberfläche bleibt größtenteils frei von Radioaktivität. Als Folge der Bestrahlung läßt sich ein Rückgang der Hyperämie, der zellulären Infiltration und meist auch das Auftreten von Sklerosierungsarealen im Synovialgewebe feststellen.

Als Radionuklide werden heute nur mehr 90 Yttrium oder 165 Dysprosium für große Gelenke und 186 Rhenium für mittlere Gelenke verwendet. Diese Substanzen geben hauptsächlich Betastrahlen ab; die Strahlenwirkung ist daher bezüglich der Eindringtiefe in das Bindegewebe auf einige Millimeter beschränkt. Die Isotope werden in Kolloidform appliziert, da eine bestimmte Partikelgröße erforderlich ist, damit das Isotop nicht auf dem Blutweg abtransportiert wird. Trotzdem muß damit gerechnet werden, daß besonders bei stark vaskularisierten entzündlichen Vorgängen ein Teil der applizierten Radio-nuklide vor allem auf dem Lymphweg das Gelenk verläßt. Somit kommt es doch zu einer gewissen Strahlenbelastung vor allem der regionären Lymphknoten; es sollte aus diesen Gründen diese Behandlungsform grundsätzlich Patienten über dem 50. Lebensjahr vorbehalten bleiben. Die erforderliche Dosis ist vom Radionuklid und von der Größe des Gelenks abhängig, die Technik der Radiosynoviorthese entspricht der einer intraartiku-lären Injektion. Nach der Punktion wird das Gelenk durch 3 Tage ruhiggestellt.

Die Ergebnisse nach 1 Jahr liegen bei etwa 70% sehr guten und guten Behandlungser-folgen; nach 5 Jahren sinkt dieser Prozentsatz auf etwa 50 bis 60% ab. Die Behandlung ist unter den oben skizzierten Kautelen vor allem bei persistierenden Synovitiden bei chronischer Polyarthritis und bei Arthopathia psoriatica indiziert, wenn sich ein chirur-gisches Vorgehen nicht empfiehlt. Der Hauptvorteil dieser Behandlungsform liegt in der kurzen Immobilisierungszeit.

Als Nebenwirkungen können Reizergüsse auftreten, bei korrekter Technik sollte ein lokaler Strahlenschaden zu verhindern sein. Als unerwünschte Langzeitwirkung besteht das theoretische Risiko des Auftretens eines Lymphödems durch Fibrosierung regionaler Lymphknoten und das Risiko der Induktion von Malignomen. Bei Nachuntersuchungen in mehreren Behandlungszentren konnten solche Fälle für das Kniegelenk nicht beob-achtet werden, nach Radiosynoviorthese des Handgelenks traten bei 9% der Patienten regionale Lymphödeme auf, die sich in 80% spontan rückbildeten. Wie bei der Synovek-tomie ist ein guter bis sehr guter Behandlungserfolg vor allem dann zu erwarten, wenn die lokalen röntgenologischen Veränderungen noch nicht sehr ausgeprägt sind. Diese Behandlungsmethode ist auf wenige spezialisierte Zentren beschränkt.

Literatur

(1) Fellmann N: Spondylitis ankylosans und verwandte Spondylitiden, in Fehr K, Miehlke W, Schatten-kirchner M, Tillmann K (eds): Rheumatologie in Praxis und Klinik. Stuttgart-New York, Thieme, 1989, p 12.38.

(2) Kolarz G, Thumb N (eds): Methods of Nuclear Medicine in Rheumatology. Stuttgart-New York, Schattauer, 1982, pp 123-182.

(3) Sledge CB, Zuckerman JD, Zalutsky MR, Atcher RW, Shortkroff S, Loinberger DR, Rose HA, Hurson BJ, Lankenner jr PA, Anderson RJ, Bloomer WA: Treatment of rheumatoid synovitis of the knee with intraarticular injection of dysprosium[165]-ferric hydroxide macroaggregates. Arthritis Rheum 1986;29:153-159.

(4) Zuckerman JD, Sledge CB, Shortkroff S, Venkatesan P: Treatment of rheumatoid arthritis using radiopharmaceuticals. Nucl Med Biol 1987;14:211-218.

Unkonventionelle Behandlungsmethoden rheumatischer Syndrome

H. Bröll, J. Gretler und F. Rainer

Vorbemerkungen

Im Zeitalter der Umweltbewegungen wird auch in der Rheumatologie zunehmend zu lokal und systemisch anzuwendenden Heilverfahren mit dem Schlagwort „Naturheilkunde" gegriffen. Jeder dieser Behandlungsmethoden liegt ein oft bis in Detailfragen reichendes philosophisches Konzept zugrunde. Die meisten dieser Therapieformen finden sich jedoch schon in den Arznei- und Medizinbüchern voriger Jahrhunderte. Diesen Behandlungsmethoden von Erkrankungen des Bewegungsapparates fehlt in den meisten Fällen der wissenschaftliche Beweis, d. h. kontrollierte Studien. Argumentiert wird zum Teil mit Erkenntnissen aus anderen Fachgebieten der Medizin, Erkenntnisse, die jedoch nicht einfach auf die Probleme rheumatischer Erkrankungen übertragbar sind. Vielfach wird auch mit dem Begriff „Rheumatismus" als Diagnose zu großzügig umgegangen, d.h. das zu behandelnde Substrat wird nicht exakt definiert.

Therapieformen

Lokalbehandlung

Textilien mit besonderer Wirkung bei rheumatischen Schmerzzuständen: Rheumadecken mit und ohne Einwebe von Metallfäden (Kupfer) finden verbreitete Anwendung. Besondere Heilkraft wird auch der textilen Wärmesegmenttherapie zugeschrieben.
Besondere Wirkung bei allen Rheumatismen sollen Katzen- und Hasenfelle besitzen, tatsächlich aber wohl nur bei solchen Affektionen, die mit schmerzenden Muskelspannungen einhergehen.
Äußerlich anzuwendende Agenzien: Von Tieren und Pflanzen gewonnene Salben und Linimente finden verbreitet bei rheumatischen Schmerzzuständen Anwendung: Ziegenbutter (mit ätherischen Ölen), Murmeltierfett, Ringelblumensalbe; alkoholische Einreibungen, die durch Zusatz von ätherischen Ölen Wärmeeffekte erzielen. Alle diese Lokaltherapeutika beruhen auf einem hyperämisierenden Effekt unterschiedlicher Intensität.
Blutegel: Zur Therapie entzündlicher und degenerativer Gelenkergüsse. In dieser Indikation ist eine derartige „Therapie" jedoch nicht mehr vertretbar.
Magnetismus: Magnetfolien: Magnetfeldern wird ein entzündungshemmender spasmolytischer und durchblutungsfördernder Effekt zugeschrieben. Magnetisierte Metallplättchen, die über schmerzenden Stellen fixiert werden, haben eine lokale hyperämisierende Wirkung.

Systemische Therapie

Diät: Die Verordnung von diätetischen Maßnahmen bei stoffwechselbedingten Arthropathien steht außer Zweifel. Darüber hinaus werden aber auch verschiedene Diätformen zur Behandlung entzündlicher rheumatischer Erkrankungen (z. B. chronische Polyarthritis) empfohlen: Reine Pflanzennahrung, makrobiotische Ernährung, laktovegetabile Diät. Durch solche Diätformen soll der erniedrigte extrazelluläre pH-Wert, der um die Nervenendigungen herum für die Auslösung des Schmerzes verantwortlich sein soll, beeinflußt werden. Vor einer diätetischen Ernährungsumstellung wird häufig eine 5- bis 23tägige Fastenperiode empfohlen. Wissenschaftliche Untersuchungen zeigten bisher jedoch, daß keiner dieser Diätformen ein positiver Einfluß auf den Verlauf entzündlicher rheumatischer Erkrankungen zukommt, wenngleich manche Kranke eine Schmerzlinderung feststellen.

In den letzten Jahren haben allerdings exakte Studien ergeben, daß totales Fasten wie auch eine langfristige Fischölgabe zu einer Besserung von Entzündungsparametern wie auch des Ritchie-Index führt (siehe auch Beitrag 3.4.3).

Rheumatee: Der Teufelskralle (Harpagophytum procumbens) wird ein antiphlogistischer Effekt zugeschrieben. Brennessel- und Birkenblättertee, schweißtreibender Tee (Hollunderblüte und Schlüsselblume) sowie Löwenzahntee sollen gleichfalls „antirheumatische Wirkung" besitzen.

Extrakt der grünlippigen Meeresmuschel (Perna canaliculus): Die oral einzunehmende Substanz wird bei chronischer Polyarthritis und degenerativen Gelenkleiden empfohlen. Angesichts der Inhaltsstoffe dieser Extrakte läßt sich wohl nur eine gewisse roborierende Wirkung erwarten.

Homöopathie: Homöopathische Mittel (u. a. Aconitum, Nux moschata, Rhus toxicodendron, Staphisagria) werden sowohl bei entzündlichen als auch degenerativen Erkrankungen des rheumatischen Formenkreises verbreitet angewandt. Irgendeine Wirkung ist ihnen schwer abzusprechen. Den Anhängern dieser Therapieformen ist jedoch das Fehlen kontrollierter Studien vorzuhalten.

Organtherapie: Organtherapeutische Methoden in Form der makromolekularen und zytoplasmatischen Therapie sowie verschiedene Modifikationen der Eigenblutbehandlung sollen natürliche Heilungsvorgänge unterstützen.

Neuraltherapie: Bei der Segmenttherapie werden Lokalanästhetika gezielt verabreicht. Bei entzündlich-rheumatischen Gelenkaffektionen werden intrakutane Quaddeln über dem Gelenksspalt gesetzt. Durch Ausschaltung von sogenannten Störfelder (z. B. Tonsillen, Operationsnarben) sollen Heilwirkungen erzielt werden können.

Akupunktur: Zur Akupunktur im allgemeinen ist zu sagen, daß an empirisch gefundenen Puncta maxima bestimmter Hautareale mittels Nadeln durch mehr oder minder tiefe Einstiche Reize gesetzt werden können, die dann lokale, überregionale oder allgemeine Wirkungen auf den Organismus bzw. auf Organfunktionen ausüben.

Indiziert ist die Akupunktur bei Beschwerden im Bereich des Bewegungsapparates, wenn sich weder grobe motorische noch sensible Ausfälle zeigen. Erfolgversprechend wurde die Akupunktur bei folgender Symptomatik angewandt: Nacken-Hinterkopfschmerz mit Zephalea, Nacken-Schulter-Armschmerz, Lumbalsyndrome und Lumboischalgien, Interkostalneuralgie, Gonarthralgien und ähnliches. Abzulehnen ist eine Akupunkturbehandlung bei entzündlichen rheumatischen Erkrankungen, so u. a. bei chronischer

Polyarthritis, Lupus erythematodes und anderen Kollagenosen sowie selbstverständlich auch bei allen infektiös bedingten Skelettbeschwerden.

Behandlungsarten mit Fernwirkung: Auch diverse in den magischen Bereich tendierende Behandlungsarten werden für Erkrankungen des Bewegungsapparates angeboten. Hierher gehört etwa die Anwendung von Silberkugeln bei Gicht sowie das Tragen von Armreifen aus Kupfer oder von Magnetarmbändern.

Merksatz

Da sämtlichen außerschulischen Methoden in der Rheumatologie der wissenschaftliche Wirkungsbeweis fehlt und die entzündlich-rheumatischen Erkrankungen (chronisch Polyarthritis, systematischer Lupus erythematodes, progressive systematische Sklerose, Spondylitis ankylosans usw.) schwerwiegende Leiden darstellen, kann durch solche Behandlungsformen bei diesen Erkrankungen nur wertvolle Zeit bis zum Einsatz einer wirksamen Therapie verlorengehen. Solche Behandlungsmethoden sind als alleinige Therapie ungeeignet und zu unterlassen.

Hingegen können bei Weichteilrheumatismus mit psychogener Überlagerung sowie bei Patienten, bei denen die Schmerzwelle besonders niedrig liegt, unter Umständen nicht notwendige Medikamente eingespart werden.

Da alternative Behandlungsmethoden weit verbreitet sind, kommt mehr als die Hälfte der Rheumapatienten mit ihnen in Kontakt. Es ist sicher unangebracht, Mitteilungen der Patienten über komplementäre Therapien zu verdammen. Dabei ist zu unterscheiden, ob es sich um Methoden mit ungünstiger Nutzen-Risiko-Relation oder um Methoden mit günstigem, unspezifischem Effekt mit geringem Risiko handelt. Es muß Verständnis dafür vorhanden sein, daß der chronisch Kranke, also der Rheumapatient, nach jeder Therapiemöglichkeit greift, die ihm sein Leiden erleichtern könnte. Die Patienten sind sicher gut in der Lage, mit mehr als einem Behandlungssystem zu leben, indem sie daraus Nutzen ziehen. Die Rheumatologie mit ihren vielfältigen Krankheitsbildern kann hier eine zentrale Stelle einnehmen, wo Zusammenarbeit stattfinden und Konflikte erörtert werden können.

Literatur

(1) Oepen J (ed): An den Grenzen der Schulmedizin. Deutscher Ärzte-Verlag, Köln, 1987.
(2) Jovenhans G, Miehle W: Außerschulische Methoden bei rheumatischen Erkrankungen. Verlag für Medizin Dr. Ewald Fischer GmbH, Heidelberg, 1979.

Diät bei rheumatischen Erkrankungen

N. Thumb

Merksätze

Mit Ausnahme der Hyperurikämie und der Gicht war bis vor kurzem eine diätetische Beeinflussung entzündlich rheumatischer Prozesse nicht gesichert. In den letzten Jahren ergaben sich aufgrund von kontrollierten Studien Ansätze für eine „Rheumadiät" bei entzündlich rheumatischen Erkrankungen, dies allerdings nur als unterstützende Maßnahmen zu einer medikamentösen Behandlung (NSAR, Basistherapeutika usw.). Bei der Arthrose gewichttragender großer Gelenke ist bei bestehendem Übergewicht die Notwendigkeit einer Reduktionskost absolut anerkannt.

Historische Entwicklung

In einer kritischen Betrachtung wurde schon in den 30er Jahren auf die Ineffizienz verschiedener damals angegebener Diätformen (Weglassen saurer Früchte und Gemüse, eiweißarme Diät usw.) hingewiesen. Erst in den letzten Jahren hat die Einführung einer sehr fischreichen, fleischarmen bzw. fleischlosen Kost und in weiterer Folge die Gabe von Fischölen die Möglichkeit einer diätetischen Beeinflussung entzündlich rheumatischer Prozesse eröffnet. Auch totales Fasten schon nur durch 1 Woche führt zu einer objektiven Besserung. Demgegenüber erwiesen sich andere Diätformen wie „allergenfreie" Kost, „Stufendiät" usw. als wirkungslos.

Wirkungsmechanismus

Die günstige Wirkung der Fischöle, d. h. mehrfach ungesättigter Fettsäuren, ist über eine Beeinflussung der Arachidonsäurekaskade zu erklären. Wesentlicher Bestandteil der Fischöle für diesen Effekt ist die Eikosapentaensäure, die sich von der Arachidonsäure durch eine zusätzliche Doppelbindung unterscheidet. Diese führt zu einer kompetitiven Hemmung der Cyklooxygenase und Lipoxygenase, wodurch es zu einer verminderten Bildung von PGE_2 und LTB_4 kommt. Auch die Konzentration einzelner Interleukine, wie z. B. IL-1α und IL-1β wie auch des Tumornekrosefaktors (TNF) nimmt ab. Besonders intensiv ist dieses Absinken der Prostaglandine unter Nahrungskarenz.

Kostformen

– Fischreiche, fleischarme Kost. Hierfür liegen allerdings keine Doppelblinduntersuchungen vor.
– Ungesättigte Fettsäuren (Fischöle, Öl des Nachtkerzensamens): Seit 1985 liegen einige Arbeiten vor, die in zum Teil randomisierten, doppelblinden Studien eine statistisch gesicherte Besserung gegenüber den mit Plazebo (Kokosnußöl, Olivenöl) behandelten Patienten zeigten.

– Vegetarische bzw. laktovegetabile Kost: In einer ersten 1991 erschienenen Studie wurde über einen sehr guten Erfolg mit einer zunächst rein vegetarischen, danach laktovegetabilen Kost berichtet.

– Totales Fasten: Dieses sollte maximal für 1 Woche empfohlen werden, wobei in dieser Zeit je nach Studie Kräutertee, Gemüseabsud, Säfte von Karotten, roten Rüben und Sellerie erlaubt sind. Allerdings kann dies bestenfalls nur als Einleitung für eine der beiden oben angeführten Diätformen dienen.

Praktische Durchführung einer Rheumadiät

Bezüglich der Menge der zu verabreichenden **Fischöle** liegen derzeit noch keine verbindlichen Richtlinien vor. In den bisher publizierten Arbeiten wurden Dosen von bis zu 1,8 g Eikosapentaensäure zusammen mit 0,9 g Dokosahexaensäure täglich verabreicht, was aber die Einnahme einer großen Zahl von Fischölkapseln abedeutet. Eine Dosisfindungsstudie liegt bisher nicht vor. Der Maximaleffekt einer solchen Diät ist erst nach etwa 12 Wochen zu erwarten. Pulverzubereitungen mit konzentrierten Omega-3-Fettsäuren sind in Vorbereitung.

Da bezüglich der **vegetarischen bzw. laktovegetabilen Kost** lediglich bisher 1 Studie publiziert ist, kann hier ganz allgemein nur auf die entsprechenden Diätempfehlungen, die allerdings in den ersten 3 Monaten relativ streng durchzuführen sind, verwiesen werden. Eine solche Therapie ist sicherlich nicht jedem Patienten zumutbar und bedarf wohl eines großen Einfühlungsvermögens durch den Arzt, um den Patienten auf lange Sicht zur Einhaltung einer solchen Diät zu motivieren.

Nebenwirkungen der Fischöldiät

Häufig werden intensivere gastrointestinale Beschwerden wie Nausea, Aufstoßen und Diarrhöen beobachtet. Auch die Verschlechterung eines aspirinsensitiven Asthmas wurde beschrieben. In Einzelfällen wurde auch ein Abfall der Thrombozyten, Verlängerung der Blutungszeit und eine verstärkte Aktivität des Inhibitors des Plasminogenaktivators beobachtet. Dementsprechend ist eine regelmäßige Überwachung des Patienten hinsichtlich der Blutgerinnung und der Thrombozytenzahl wie auch des Allgemeinzustandes angezeigt.

Allgemeindiätetische Regeln

Anpassung des Kalorienbedarfes an den Krankheitsverlauf, bei ausgeprägt kataboler Situation doch vermehrte Eiweißzufuhr, weiters ausreichend Vitamine und Spurenelemente.

Bei Übergewicht Reduktionskost.

Bezüglich der Diät bei **Hyperurikämie** und **Gicht** darf auf das entsprechende Therapiekapitel verwiesen werden. Festzuhalten ist, daß auch bei Einhaltung einer sehr strengen purinarmen Kost nur eine relativ bescheidene Senkung des Harnsäurespiegels zu erzielen ist, die im Vergleich zu den heute gegebenen medikamentösen Möglichkeiten in den Hintergrund tritt.

Bei der **Osteoporose** ist auf eine entsprechend kalziumreiche Kost (mindestens 800 mg täglich) zu achten (Näheres siehe im entsprechenden Beitrag).

Vitamine

Neuere Untersuchungen haben ergeben, daß Vitamin E in höheren Dosen (etwa 300 mg täglich) imstande ist, freie Sauerstoffradikale, die im Rahmen der Arachidonsäurekaskade entstehen und proentzündlich wirken, unschädlich zu machen. Gravierende Nebenwirkungen sind bisher nicht bekanntgeworden. Dieser günstige Effekt konnte sowohl bei der chronischen Polyarthritis als auch bei der Arthrose nachgewiesen werden.

Andere Vitamine besitzen nach unserem heutigen Wissensstand keinen Einfluß auf den entzündlichen Prozeß.

Literatur

(1)   Kjeldsen-Kragh J, Haugen M, Borchgrevink CF, Laerum E, Ecek M, Mowinkel P, Hovi K, Förre Ö: Controlled trial of fasting and one-year vegetarian diet in rheumatoid arthritis. Lancet 1991;338:899-902.

(2)   Kremer JM, Bigaouette J, Michalek AV, Timchalk MA, Lininger L, Rynes RI, Huyck C, Zieminski J, Bartholomew LE: Effects of manipulation of dietary fatty acids on clinical manifestations of rheumatoid arthritis. Lancet 1985;1:184-187.

(3)   Cleland LG, French JK, Betts WH, Murphy GA, Elliott MJ: Clinical and biochemical effects of dietary fish oil supplements in rheumatoid arthritis. J Rheumatol 1988;15:1471-1475.

(4)   Van der Tempel H, Tulleken JE, Limburg PC, Muskiet FAJ, Van Rijswijk MH: Effects of fish-oil supplementation in rheumatoid arthritis. Ann Rheum Dis 1990;49:76-80.

(5)   Willich SN, Winther K: Omega-3-Fettsäuren (Fischöl) in der klinischen Anwendung. Dtch med Wschr 1995;120:227-233.

4. KLASSIFIKATIONSKRITERIEN

Kriterien zur Klassifikation von Erkrankungen des rheumatischen Formenkreises

G. Witzmann

Die nachfolgend angeführten Kriterien zur Diagnose von Erkrankungen des rheumatischen Formenkreises wurden zum Teil in multizentrischen Studien erhoben. Sie entsprechen dem derzeitigen Goldstandard zur Diagnosestellung und sind international anwendbar. Sie sind die Basis der Diagnostik und somit auch von besonderer Bedeutung für internationale Therapiestudien und epidemiologische Forschung. Obwohl in ihrer Abfassung manchmal wie Kochrezepte erscheinend, bedarf es jedoch zu ihrer Anwendung eingehender rheumatologischer Erfahrung.

Modifizierte Kriterien der amerikanischen Rheuma-Association für die rheumatoide Arthritis

(Arnett FC, Edworthy S, Block DA, et al: The 1987 revised ARA criteria for rheumatoid arthritis. Arthritis Rheum 1987;30:17.)

4 oder mehr Kriterien müssen für die Diagnose „rheumatoide Arthritis" zutreffen:
1. Seit 6 Wochen bestehende Morgensteifigkeit von mindestens 1 Stunde;
2. Schwellung von 3 oder mehreren Gelenken über mindestens 6 Wochen hindurch;
3. Schwellung des Vorfußes, der Metakarpophalangealgelenke oder der proximalen Interphalangealgelenke über mindestens 6 Wochen hindurch;
4. symmetrische Gelenksschwellung;
5. für die rheumatoide Arthritis typische Veränderungen des Handröntgens mit Erosionen oder eindeutiger knöcherner Dekalzifikation;
6. Rheumaknoten;
7. Rheumafaktor im Serum positiv (nachgewiesen durch eine Methode, die in weniger als 5% der Normalpersonen positiv ist).

Klassifikation der funktionellen Kapazität bei rheumatoider Arthritis

(Steinbrocker O, Traeger CH, Battermann RC: Therapeutic criteria in rheumatoid arthritis. JAMA 1949;140:659-662.)

Klasse 1: Komplette funktionelle Kapazität mit der Fähigkeit, alle notwendigen Anforderungen ohne Einschränkung durchführen zu können.
Klasse 2: Funktionelle Kapazität entsprechend, um normale Aktivitäten trotz Behinderung oder eingeschränkter Beweglichkeit eines oder mehrerer Gelenke durchführen zu können.

Klasse 3: Funktionelle Kapazität entsprechend, um nur wenige oder keine Tätigkeiten gewöhnlicher Beschäftigungen und der Körperpflege auszuführen.

Klasse 4: Bettlägeriger oder an den Rollstuhl gebundener Patient, weitgehend oder zur Gänze unfähig, sich selbst zu versorgen.

Klassifikation der Progression der rheumatoiden Arthritis

Steinbrocker O, Traeger CH, Battermann RC: Therapeutic criteria in rheumatoid arthritis. JAMA 1949;140:659-662.)

Stadium I – Frühstadium
1. Keine destruktiven Veränderungen radiologisch nachweisbar;
2. radiologische Zeichen der Osteoporose dürfen vorhanden sein.

Stadium II – mäßig fortgeschritten
1. Radiologische Zeichen der Osteoporose mit oder ohne leichter subchondraler Knochendestruktion: leichte Knorpeldestruktion bereits vorhanden;
2. keine Gelenksdeformitäten, Einschränkung der Gelenksbeweglichkeit vorhanden;
3. begleitende Muskelatrophie;
4. extraartikuläre Weichteilläsionen, wie z. B. Rheumaknoten oder Tenosynovitiden, können auftreten.

Stadium III – weit fortgeschritten
1. Radiologischer Nachweis von Knorpel- und Knochendestruktion, zusätzlich zur Osteoporose;
2. Gelenksdeformität, wie z. B. Subluxationen, ulnare Deviation, Hyperextension, ohne fibröse oder knöcherne Ankylosierung;
3. extensive Muskelatrophie;
4. extraartikuläre Weichteilläsionen wie in Stadium II.

Stadium IV – terminal
1. Fibröse oder knöcherne Ankylosierung;
2. alle Kriterien von Stadium III.

Jones-Kriterien als Richtlinie zur Diagnose rheumatisches Fieber

(Stollerman GH, Markowitz M, Taranta A, et al.: Jones criteria (revised) for guidance in the diganosis of the rheumatic fever. Circulation 1965;32:664-668.)

Major-Manifestationen	Minor-Manifestationen
Carditis	Klinisch
Polyarthritis	Fieber
Chorea	Arthralgien
Erythema marginatum	Ex anamnesis:
Subcutane Knoten	rheumat. Fieber
	rheumat. Herzkrankheit
plus	

Modifizierte Kriterien für die Klassifikation des systemischen Lupus erythematodes

(Tan EM, Cohen AS, Fries JF, et al: The 1982 revised criteria for the classification of the systemic lupus erythematodes. Arthr Rheum 1982;25:1271-1277.)

Kriterium	Definition
1. Schmetterlingsexanthem:	Fixiertes Erythem, flach oder erhaben über den Backenknochen, die Nasolabialfalten aussparend.
2. Diskoides Exanthem:	Erythematöse erhabene Flecken mit adhärenter, keratotischer Schuppung und follikulärer Verzahnung: atrophe Vernarbung kann bei älteren Läsionen vorkommen.
3. Photosensitivität:	Hautausschlag als Ergebnis einer ungewöhnlichen Reaktion auf Sonnenlicht, ex anamnesis oder durch den Arzt beobachtet.
4. Orale Ulzera:	Orale oder nasopharyngeale Ulzera gewöhnlich schmerzlos, durch einen Arzt beobachtet.
5. Arthritis:	Nonerosive Arthritis, 2 oder mehrere Gelenke betreffend, charakterisiert durch Druck- und Bewegungsschmerz, Schwellung oder Erguß.
6. Serositis:	a) Pleuritis, typische pleuritische Schmerzanamnese oder Pleurareiben (diagnostiziert vom Arzt) oder Pleuraerguß; b) Perikarditis – dokumentiert durch Echokardiogramm oder Evidenz von Reibegeräusch oder Perikarderguß.
7. Nephropathie:	a) Persistierende Proteinurie, größer als 0,5 g/die oder größer als 3+ positiv, falls keine Quantifizierung erfolgte – oder b) Harnzylinder: Erythrozyten, hämoglobin, granulär, tubulär oder gemischt.
8. Neurologische Störung:	a) Anfällebei Fehlen von auslösenden Medikamenten oder metabolischer Störungen (Urämie, Ketoazidose oder Elektrolytentgleisung) oder b) Psychosen bei Fehlen von auslösenden Medikamenten oder metabolischen Störungen.

9. Hämatologische Störungen	a) Hämolytische Anämie – mit Retikulozytose oder b) Leukopenie – weniger als 4000/mm^3 bei 2 oder mehr Messungen oder c) Lymphopenie – weniger als 1500/mm^3 bei 2 oder mehr Messungen oder d) Thrombozytopenie – weniger als 100.000/mm^3 bei Fehlen auslösender Medikamente.
10. Immunologische Störungen:	a) Positive LE-Zellen oder b) DNA-Antikörper: abnormale Antikörpertiter gegen Nativ-DNA oder c) Anti-Sm: Vorhandensein von Antikörpern gegen Sm-Kernantigen oder d) falsch positive Luesserologie für 6 Wochen bestätigt durch T. pallidum - Immobilisation oder T.-AK-Fluoreszenzabsorptionstest.
11. Antinukleäre Antikörper:	Ein erhöhter antinukleärer Antikörpertiter im Immunofluorassay oder einem äquivalenten Assay zu jedem Zeitpunkt – in Abwesenheit von Medikamenten, die ein Drug-induced-Lupussyndrom auslösen können.

4 der 11 Kriterien müssen simultan oder in Serie während des Beobachtungszeitraumes zutreffen.

Vorläufige Kriterien für die Klassifikation der Sklerodermie

(Masi AT, Rodnan GP, Medsger Jr TA, et al: Preliminary criteria for the classification of systemic sclerosis [scleroderma]. Arthr and Rheum 1980;23:581-590.)

Das Hauptkriterium oder mindestens 2 Nebenkriterien müssen zutreffen:

A) Hauptkriterium
Proximale Sklerodermie: Symmetrische Verdickung, Versteifung und Verhärtung der Haut im Bereich der Finger und proximal der metakarpophalangealen und metatarsophalangealen Gelenke. Die Veränderungen können die gesamte Extremität, das Gesicht, den Nacken und den Stamm betreffen.

B) Nebenkriterien
1. Sklerodaktylie: Oben angeführte Hautveränderungen sind nur auf die Finger beschränkt.
2. Eingezogene Narben im Bereich der Finger oder Substanzverlust an der Fingerbeere als Folge der Ischämie.
3. Bibasiläre pulmonale Fibrose: Bilateral netzförmiges Muster oder lineare oder linearnoduläre Verdichtungen, meist basal verstärkt, im Thoraxröntgen. (Kann das Bild eines

diffusen Netzes oder einer Honigwabenlunge annehmen.) Diese Veränderungen sollten nicht einer primären Lungenkrankheit zuzuschreiben sein.

Lokalisierte Formen der Sklerodermie, eosinophile Fasziitis und verschiedene andere Formen der Pseudosklerodermie sind von diesen Kriterien ausgeschlossen.

Präliminäre Kriterien für die Klassifikation des Sjögren-Syndroms

(Vitali C, et al: Preliminary criteria for the classification of Sjögren's syndrome. Arthritis and Rheumatism, 1993;36:340-347)

1. Augensymptome

Definition: Eine positive Antwort auf mindestens 1 der folgenden 3 Fragen:
a) Haben Sie täglich andauernd störend trockene Augen für mehr als 3 Monate?
b) Haben Sie immer wieder das Gefühl, daß Sand oder Kies in den Augen wären?
c) Benützen Sie eine Tränenersatzflüssigkeit mehr als 3mal täglich?

2. Orale Symptome

Definition: Eine positive Antwort auf mindestens 1 der folgenden 3 Fragen:
a) Haben Sie täglich das Gefühl von Mundtrockenheit seit mehr als 3 Monaten?
b) Haben Sie als Erwachsener immer wieder oder ständig geschwollene Speicheldrüsen?
c) Trinken Sie häufig Flüssiges als Hilfe beim Schlucken trockener Speisen?

3. Augenzeichen

Definition: Objektiver Nachweis einer Mitbeteiligung der Augen, auf der Basis eines positiven Resultats von mindestens 1 der folgenden beiden Tests:
a) Schirmer-Test ≤ 5 mm in 5 Minuten);
b) Rose-Bengal-Score ≥ 4, nach dem Van-Bijsterveld-Scoring-System).

4. Histopathologische Zeichen

Definition: Herdscore größer oder gleich 1 in einer Biopsie der kleinen Speicheldrüsen (minor s. gland). (Herd definiert als die Ansammlung von mindestens 50 mononukleären Zellen; Herdscore definiert als die Anzahl von Herden in 4 mm^2 Gewebe.)

5. Speicheldrüsenbeteiligung

Definition: Objektive Zeichen von Speicheldrüsenmitbeteiligung, definiert auf der Basis des Vorhandenseins zumindest 1 positiven Ergebnisses folgender 3 Tests:
a) Szintigraphie der Speicheldrüse;
b) Sialographie der Parotiden;
c) unstimulierter Speichelfluß (kleiner oder gleich 1,5 ml in 15 Minuten).

6. Autoantikörper

Definition: Nachweis von mindestens 1 der folgenden Autoantikörper im Serum:
a) gegen Ro/SS-A oder La/SS-B Antigene;
b) antinukleäre Antikörper;
c) Rheumafaktor.
Ausschlußkriterien: vorbestehendes Lymphom, AIDS, Sarkoidose, Graft versus host disease.

Für die Diagnose eines Sjögren Syndroms müssen 4 von 6 Punkten zutreffen (als serologischer Parameter gelten nur positive Antikörper gegen Ro/SS-A und La/SS-B)

Klassifikationskriterien für Dermatomyositis und Polymyositis

(Kiyokaki T, et al: Journal of Rheum, Vol. 22, No. 4, 1995)

1. Hautveränderungen
a) Helitroper Ausschlag (purpurrotes ödematöses Erythem der Oberlider).
b) Gottron's Zeichen (purpurrotes keratotisches atrophes Erythem, oder Macula im Bereich der Haut der streckseitigen Fingergelenke)
c) Erythem im Bereich der streckseitigen Hautoberfläche der Extremitätengelenke: Leicht erhabenes purpurrotes Erythem über Knie oder Ellenbogen.
2. Schwäche der proximalen Muskulatur (obere und untere Extremitäten und Stamm).
3. erhöhte Serum-CK (Creatinin-Kinase) oder Aldolase-Spiegel
4. Muskelschmerz auf Druck oder spontaner Schmerz
5. Myogene Veränderungen im EMG
Polyphasische Potentiale der motor. Einheit mit spontanen Fibrillationspotentialen.
6. Positive anti-Jo-1 (Histadyl-tRNA synthetase) Antikörper.
7. Nicht destruktive Arthritis oder Gelenksschmerzen.
8. Systemische Entzündungszeichen (Fieber: Höher als 37 Grad Celsius axillär, erhöhte Serum-CRP-Spiegel oder beschleunigte Blutsenkung von mehr als 20 mm/Stunde nach Westergren).
9. Pathologische Veränderungen, die mit einer entzündlichen Muskelentzündung einhergehen: (entzündliche Infiltration der Skelettmuskulatur mit Degeneration oder Nekrose der Muskelfasern; aktive Phagocytose, zentrale Nuclei, oder Evidenz von aktiver Regeneration können beobachtet werden).

Mindestens ein Punkt von 1., und 4 Punkte von 2.-9. müssen für die Diagnose der Dermatomyositis zutreffen. Sensitivität 94.1 %, Spezifität der Hautveränderungen gegen SLE und SSc, 90.3%.

Mindestens 4 Punkte von 2.-9. müssen für die Diagnose einer Polymyositis zutreffen. Sensitivität 98.9 %, Spezifität 95.2 %.-

Diagnostische Kriterien für die Fibromyalgie

Hauptkriterien
1. Ausschluß jeder systemischen Krankheit, die ähnliche Symptome machen kann;
2. generalisierte Schmerzen oder Steifigkeit 3er oder mehrerer anatomischer Regionen für mindestens 3 Monate;
3. mindestens 6 typische und reproduzierbare Druckpunkte.

Nebenkriterien
1. Generalisierte Müdigkeit;
2. chronische Kopfschmerzen;
3. Schlafstörungen;

4. neuropsychiatrische Symptome;
5. subjektive, jedoch keine objektive Gelenksschwellung;
6. Taubheitsgefühl, brennende, prickelnde Sensationen;
7. Colon irritabile;
8. Wechsel der Symptome durch Aktivität, Wetter und Streß.
Die Hauptkriterien und mindestens 4 Nebenkriterien müssen erfüllt werden.

Spondylarthropathien: ROM-Kriterien 1986

1. Schleichende Rückenschmerzen im Lendenwirbelbereich und morgendliche Steifheit von mindestens 3monatiger Dauer, die vor dem 45. Lebensjahr einsetzen.
2. Rezidivierende Schmerzen in der Thorakalregion bei Patienten, in deren Verwandtschaft 1. oder 2. Grades bereits jemand an Spondylitis ankylosans erkrankt ist oder die HLA-B27 positiv sind.
3. Akute Uveitis, Fersenschmerzen oder Oligoarthritis bei Verwandten von SA p.a. Patienten oder Trägern des HLA-B27 vor dem 45. Lebensjahr.
4. Einschränkung der Bewegungsfreiheit der Lendenwirbelsäule in 2 Ebenen, wobei infektiöse Spondylitis und degenerative Wirbelerkrankungen differentialdiagnostisch ausgeschlossen werden müssen.
5. Eingeschränkte Thoraxausdehnung, die nicht auf einer im Jugendalter erworbenen Thoraxdeformation, einer angeborenen Herzerkrankung oder Lungenfunktionsstörungen beruht.
6. Bilaterale Sakroiliitis mindestens 2. Grades oder einseitige Sakroiliitis 3. oder 4. Grades.

Wenn 3 der 5 klinischen Kriterien oder das letzte Kriterium und ein weiterer Parameter vorliegen, kann die Diagnose einer Spondylitis ankylosans mit Sicherheit gestellt werden.

Stadieneinteilung der Spondylitis ankylosans

(in Anlehnung an *Ott* und *Wurm* [1957])

Stadium I: Lumbalgien, Thoraxschmerzen, Polyarthralgien, Tendoostosen;
Bewegungseinschränkung der Wirbelsäule im lumbalen Abschnitt (Lateralflexion, Rotation, Hyperextension);
röntgenologisch: doppelseitige Sakroiliitis initial.
Stadium II: Lumbalgien, Thoraxschmerzen, Zervikalgien, Polyarthralgien, Polyarthritis;
Bewegungseinschränkung in mehreren Wirbelsäulenabschnitten;
röntgenologisch: fortgeschrittene Sakroiliitis, Syndesmophyten am thorakolumbalen Übergang der Wirbelsäule, Intervertebralgelenksveränderungen möglich.
Stadium III: Schmerzsymptome rückläufig (jedoch nicht obligatorisch), progrediente Versteifung der Wirbelsäule einschließlich der kostovertebralen Gelenke;
röntgenologisch: fortgeschrittene Sakroiliitis, Ausbreitung der Veränderungen in mindestens 2 Abschnitten der Wirbelsäule.
Stadium IV: Rückläufige Schmerzsymptome am Wirbelsäulenskelett, komplette Versteifung der gesamten Wirbelsäule;

röntgenologisch: Bambusstabwirbelsäule, Einbeziehung der stammnahen Gelenke (Coxitis, Omarthritis).

Kriterien für die Klassifikation der akuten Arthritis urica

(Wallace SL, Robinson H, Masi AT, et al: Preliminary criteria for the classification of the acute arthritis of primary gout. Arthritis Rheum 1977;20:895-900.)

A) Das Vorhandensein charakteristischer Uratkristalle in der Gelenksflüssigkeit oder
B) aus einem Tophus durch chemische Methoden oder im Polarisationsmikroskop nachgewiesene Uratkristalle oder
C) die Gegenwart von 6 der nachfolgend angeführten klinischen, laborchemischen und radiologischen Phänomene:

1. Mehr als 1 Attacke einer akuten Arthritis;
2. die maximale Entzündung entwickelt sich innerhalb 1 Tages;
3. anfallsartige, monoartikuläre Gelenksentzündung;
4. beobachtete Rötung des Gelenks;
5. das 1. Metatarsophalangealgelenk schmerzhaft oder geschwollen;
6. unilaterale Attacke, das 1. Metatarsophalangealgelenk mitbeteiligt;
7. unilaterale Attacke, das tarsale Gelenk mitbeteiligt;
8. suspekter Tophus;
9. Hyperurikämie;
10. asymmetrische Schwellung im Bereich eines Gelenks (radiologisch);
11. subkortikale Zyste ohne Erosionen (radiologisch);
12. negative Kultur der Gelenksflüssigkeit während der Attacke der Gelenksentzündung.

Die ACR-1990-Kriterien für die Klassifikation der Polyarteriitis nodosa

(Arthritis and Rheum, Vol 33, No 8.)

3 der angeführten Kriterien müssen für die Diagnosestellung zutreffen (Sensitivität = 82,2%, Spezifität = 86,6%).

1. Gewichtsverlust von mehr als 4 kg: Gewichtsverlust von mehr als 4 kg seit Krankheitsbeginn ohne Diät oder andere Faktoren;
2. Livedo reticularis: netzartiges Muster auf der Haut an Teilen der Extremitäten oder des Stammes;
3. Hodenschmerz oder Empfindlichkeit: Schmerz oder Empfindlichkeit der Hoden ohne Trauma, Infektion oder andere Ursachen;
4. Muskelschmerzen, Schwäche oder Empfindlichkeit der Beine: diffuse Muskelschmerzen oder Schwäche oder Empfindlichkeit der Beinmuskulatur (ausgenommen des Beckengürtels);
5. Mono- oder Polyneuropathie;
6. diastolischer Blutdruck > 90 mm Hg;

7. BUN oder Kreatinin erhöht: BUN > 40 mg/dl oder Kreatinin > 1,5 mg/dl ohne Dehydratation oder Obstruktion;
8. Hepatitis-B-surface-Antigen oder Antikörper im Serum;
9. arteriographische Veränderungen; Aneurysmen oder Okklusionen der viszeralen Arterien, die nicht auf Arteriosklerose, fibromuskuläre Dysplasie oder andere nicht entzündliche Erkrankungen zurückzuführen sind;
10. polymorphkernige Neutrophilie in der Biopsie kleiner oder mittlerer Arterien; histologische Veränderungen: Granulozyten oder Granulozyten und mononukleäre Leukozyten in der Arterienwand.

ACR-1990-Kriterien für die Klassifikation des Churg-Strauss-Syndroms

4 oder mehr Kriterien müssen für die Diagnosestellung zutreffen (Sensitivität 85%, Spezifität 99,7%).

1. Asthma bronchiale;
2. Eosinophilie: mehr als 10% Eosinophile im Differentialblutbild;
3. Mono- oder Polyneuropathie (handschuh- oder sockenartige Verteilung, die einer systemischen Vaskulitis zugeschrieben werden kann);
4. flüchtige Lungeninfiltrate (wechselnde vorübergehende Lungeninfiltrate im Lungenröntgen);
5. paranasale Sinusabnormität: anamnestisch akute oder chronische Nasennebenhöhlenschmerzen oder Empfindlichkeit oder radiologische Verschattung der Nasennebenhöhlen;
6. extravaskuläre Eosinophile: Biopsiestücke, inkludierend Arterie, Arteriole oder Venole, zeigen eine Anhäufung von Eosinophilen im extravaskulären Raum.

ACR-Kriterien 1990 für die Wegenersche Granulomatose

(Arthritis and Rheumatism, Vol 33, No 8, August 1990.)

Mindestens 2 der angeführten Kriterien müssen zutreffen (Sensitivität 88,2%, Spezifität 92%).

1. Nasale oder orale Entzündung: schmerzvolle oder schmerzlose orale Ulzerationen oder purulentes oder blutiges Nasensekret;
2. abnormales Thoraxröntgen: Knoten, fixierte Infiltrate oder Kavernen im Thoraxröntgen;
3. Mikrohämaturie (> 5 Erythrozyten) oder rote Zellzylinder im Harnsediment;
4. granulomatöse Entzündung in der Biopsie: granulomatöse Entzündung in der Arterienwand oder perivaskulär oder in extravaskulären Arealen (Arterie oder Arteriole).

ACR-Kriterien 1990 für die Klassifikation der Hypersensitivitätsvaskulitis

(Arthritis and Rheumatism, Vol 33, No 8, August 1990.)

Für die Diagnose müssen drei der fünf angeführten Kriterien zutreffen (Sensitivität 71%, Spezifität 83.9%).

1. Alter bei Krankheitsbeginn > 16 Jahre;
2. Medikation zu Krankheitsbeginn (möglicherweise ein auslösender Faktor);
3. palpable Purpura: leicht erhabener purpurfarbener Ausschlag an 1 oder mehreren Stellen der Haut; blaßt auf Druck nicht ab und steht in keinem Bezug zu einer Thrombozytopenie;
4. makulopapulöser Ausschlag: flache und gehobene Läsion von verschiedener Größe, über 1 oder mehrere Stellen der Haut;
5. Biopsie (Präparat muß Arteriolen und Venolen beinhalten): perivaskulär und extra-vaskulär lokalisierte Granulozyten.

ACR-1990-Kriterien für die Klassifikation der Purpura Henoch-Schönlein

(Arthritis and Rheumatism, Vol 33, No 8, August 1990.)

2 der vier angeführten Kriterien müssen für die Diagnose zutreffen (Sensitivität 87,1%, Spezifität 87,7%).

1. Palpable Purpura; leicht erhabene, palpable, hämorrhagische Hautläsion, nicht in Bezug zu einer Thrombozytopenie;
2. Alter bei Krankheitsbeginn > 20 Jahre;
3. „Bowel-Angina": diffuse abdominelle Schmerzen, verstärkt nach Mahlzeiten; Ischä-mie der mesenterialen Arterien, üblicherweise mit blutigem Stuhl einhergehend;
4. Biopsie: Granulozyten in der Wand von Arteriolen und Venolen.

ACR-Kriterien für die Klassifikation der Riesenzellarteriitis

(Arthritis and Rheumatism, Vol 33, No 8, August 1990.)

3 der 5 angeführten Kriterien müssen zutreffen (Spezifität 91,2%, Sensitivität 93,5%).

1. Alter bei Krankheitsbeginn > 50 Jahre;
2. neu aufgetretener Kopfschmerz;
3. Abnormalität der Temporalarterien (Empfindlichkeit der A. temporalis, herabgesetzte Pulsation, nicht in bezug mit Arteriosklerosis der Halsarterien); 4. erhöhte Blutsen-kung (1-Stundenwert > 50 mm nach Westergren);
5. Biopsie (mit Arterie): Vaskulitis, charakterisiert durch gehäufte mononukleäre Zellin-filtration oder granulomatöse Entzündung, üblicherweise mit multinukleären Riesen-zellen.

ACR-Kriterien 1990 für die Klassifikation der Takayasu-Arteritis

(Arthritis and Rheumatism, Vol 33, No 8, August 1990.)

3 der 6 angeführten Kriterien müssen für die Diagnose zutreffen (Sensitivität 90,5%, Spezifität 97,8%).

1. Alter bei Krankheitsbeginn < 40 Jahre;
2. Claudicatio der Extremitäten: Entwicklung und Verschlechterung von Müdigkeit und Schwächegefühl der Muskeln von 1 oder mehreren Extremitäten bei Bewegung, besonders der oberen Extremitäten;
3. herabgesetzte Pulsation 1 oder beider Brachialarterien;
4. systolische Blutdruckdifferenz von > 10 mm Hg zwischen beiden Armen;
5. Arteriographie: Verengung oder Verschluß der gesamten Aorta, ihrer Hauptäste oder der großen Arterien proximal, im Bereich der oberen oder unteren Extremitäten, nicht in Bezug zu Arteriosklerose, fibromuskulärer Dysplasie oder ähnlichen Ursachen. Die Veränderungen treten üblicherweise fokal oder segmental auf.

SACHREGISTER

A

allergische Granulomatose 238
Allopurinol 145, 468
Alopezie 210
Alterspolyarthritis 160
Aluminiumosteopathie 415
Alveolitis 138
Amyloidablagerungen 137
Amyloidnachweis 416
Amyloidose 138, 171, 172, 192, 207, 356, 407, 413
ANA (antinukleäre Antikörper) 88, 168, 171, 212, 226
ANA-Subtypen 88
Anabolika 376
Analgetika 431
Anämie 160, 241
– hämolytische 210
Anaphylatoxine 43
ANCA (Anti-Neutrophilen-Zytoplasma-Antikörper) 91, 92, 235
Anderson-Läsion 114, 191
Angiitis 238
Ankylose 101
anti – CD4 149
– CD5 149
– DNS 212
– DNS-Radioimmunoassay 122
– Histon 212
– Kardiolipin-Antikörper 232
– Ku 226
– La 90, 211, 212, 214
– La/SSB 229
– Phospholipid-Antikörper 232
– RA33 91, 93, 226
– RNA-Polymerase 218
– RNP 93, 211, 212, 214
– Ro 211, 212, 214
– Ro/SSA 88, 229
– rRNP 212
– Scl70 218
– Sm 212
– TNF-Antikörper 32
– U1RNP-Antikörper 225, 226
– U2RNP-Antikörper 226
– Zentromer 218
Antibiotika 145
Antidepressiva 64, 145
antigenpräsentierende Zellen 25
Antigenrezeptoren 22, 24

C

H